U0668897

AME科研时间系列医学图书013

# 姑息医学的艺术与科学


总主编：季加孚

主　编：刘　巍　李萍萍　唐丽丽　张　力

副主编：凌　扬　蔡修宇　丁　政　何　健

魏　嘉　方　芳　王宏伟



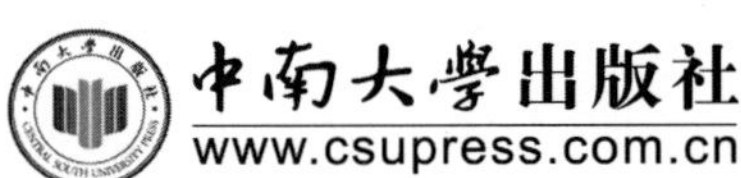


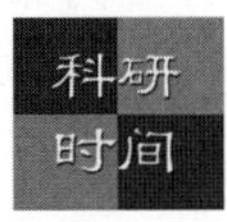


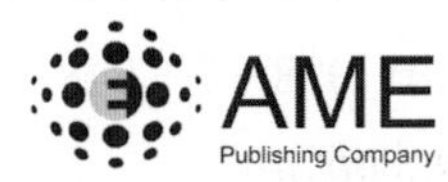


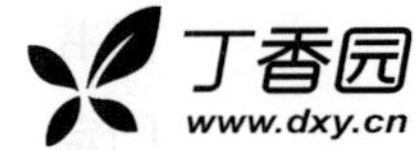

**图书在版编目（CIP）数据**

姑息医学的艺术与科学/刘巍等主编. —长沙：中南大学出版社，2016.8

ISBN 978-7-5487-2416-2

Ⅰ. ①姑… Ⅱ. ①刘… Ⅲ. ①姑息疗法 Ⅳ. ①R459.9

中国版本图书馆 CIP 数据核字（2016）第 189790 号

AME 科研时间系列医学图书 013

# 姑息医学的艺术与科学

GU XI YI XUE DE YI SHU YU KE XUE

刘巍　李萍萍　唐丽丽　张力　主编

□丛书策划　汪道远　昌　兰

□责任编辑　赵伊遐　陈海波　李　媚

□责任校对　彭常富

□责任印制　易建国　潘飘飘

□版式设计　胡晓艳

□出版发行　中南大学出版社

社址：长沙市麓山南路　邮编：410083

发行科电话：0731-88876770　传真：0731-88710482

□印　　装　湖南印美彩印有限公司

□开　　本　889×1194　1/16　□印张 36.75　□字数 1035 千字　□插页

□版　　次　2016 年 8 月第 1 版　□ 2016 年 8 月第 1 次印刷

□书　　号　ISBN 978-7-5487-2416-2

□定　　价　385.00 元

**总主编：**


**季加孚** 北京大学肿瘤医院


**主编：**


**刘　巍** 北京大学肿瘤医院姑息治疗中心

**李萍萍** 北京大学肿瘤医院中西医结合科

**唐丽丽** 北京大学肿瘤医院康复科

**张　力** 中山大学附属肿瘤医院肿瘤内科


**副主编：**


**凌　扬** 苏州大学附属常州肿瘤医院肿瘤内科

**蔡修宇** 中山大学附属肿瘤医院综合科 (VIP)

**丁　政** 南京医科大学附属江宁医院

**何　健** 复旦大学附属中山医院放疗科

**魏　嘉** 南京大学医学院附属鼓楼医院肿瘤中心

**方　芳** 复旦大学附属中山医院麻醉科

**王宏伟** 浙江大学医学院附属邵逸夫医院麻醉科

## 译者(以姓氏笔画为序):

**丁翠敏**
河北医科大学第四医院东院呼吸内科，主任医师、教授

**王宏伟**
浙江大学医学院附属邵逸夫医院麻醉科，副主任医师

**王苒**
安徽医科大学第一附属医院呼吸内科，副教授

**王俊**
济南军区总医院肿瘤科，副主任医师

**王爽**
解放军第二〇二医院骨科，副主任医师

**孔祥平**
首都医科大学附属北京朝阳医院心内科，副主任护师

**申鹏**
南方医科大学南方医院肿瘤科，副主任医师

**史晓舜**
广州医科大学附属肿瘤医院胸外科，住院医师

**朱廷准**
大连医科大学附属第二医院神经外科，主治医师

**朱进**
苏州大学附属第二医院泌尿外科，副主任医师、讲师

**朱启航**
广州军区广州总医院胸外科，住院医师

**朱季香**
遂宁市第一人民医院内一科，住院医师

**刘越**
哈尔滨医科大学附属第一医院心内科，副主任医师

**刘揆亮**
首都医科大学附属北京世纪坛医院消化内科，主治医师

**李伟聪**
中山大学孙逸仙纪念医院泌尿外科，住院医师

**李梦梦**
首都医科大学附属北京朝阳医院心内科，实习医生

**杨成林**
北京大学深圳医院胸外科，主治医师

**轩兴田**
重庆医科大学附属儿童医院血液科，住院医师

**肖定洪**
上海市嘉定区中医医院消化科，主治医师

**吴开杰**
西安交通大学第一附属医院泌尿外科，副教授、副研究员

**吴晓英**
北京大学人民医院护理部，主任护师

**张首龙**
军械工程学院门诊部，住院医师

**张晓玲**
金华市中心医院 ICU，住院医师

**陈伟**
南京军区南京总医院口腔科，副主任医师

**陈明泉**
复旦大学附属华山医院感染科，主任医师、教授

**陈相军**
四川大学华西医院肿瘤科，主治医师

**陈琳**
金华市中心医院重症医学科，住院医师

**邵明海**
温州医科大学附属台州医院放疗科，主任医师

**范博**
大连医科大学附属第一医院泌尿外科，住院医师

**周建博**
首都医科大学附属北京同仁医院内分泌科，主治医师

**赵玉月**
北京协和医院内科，住院医师

**赵成龙**
河南省人民医院药学部，主管药师、抗肿瘤临床药师

**赵晋波**
第四军医大学唐都医院胸外科，主治医师、讲师

**赵爽**
天津第四中心医院检验科，主治医师

**胡宝吉**
复旦大学附属浦东医院麻醉科，主治医师

**钟光珍**
首都医科大学附属北京朝阳医院心内科，副主任医师、副教授

**姜友定**
广州市胸科医院胸外科，主治医师

**类成林**
武汉大学中南医院神经外科，主治医师

**顾劲扬**
上海交通大学医学院附属仁济医院肝脏外科，副主任医师、副教授

**殷飞**
河北医科大学第四医院消化内科，主任医师、教授

**郭旭光**
广州医科大学附属第三医院检验科，主管技师

**黄智伟**
北京协和医学院、中国医学科学院、阜外医院心内科，主治医师

**黄雷**
天津市第三中心医院心脏中心，主治医师

**梁国标**
沈阳军区总医院神经外科，主任医师

**梁俊卿**
北京大学人民医院护理部，护师

**覃雪军**
广西壮族自治区人民医院呼吸内科，副主任医师

**强光亮**
中日友好医院胸外科，主治医师

**靳斌**
西安市第一医院消化内科，主治医师

**雷艳**
南方医科大学中西医结合医院胸部肿瘤外科，主治医师

**褚旭**
兰州大学第一医院老年呼吸科，住院医师

**蔡修宇**
中山大学肿瘤医院肿瘤内科，主治医师

**熊国兵**
电子科技大学附属医院、四川省人民医院泌尿外科，主治医师

**魏云飞**
南京中医药大学附属医院、江苏省中医院泌尿外科，主治医师

**审校者**(以姓氏笔画为序)：


**王玉梅**
中国医科大学附属盛京医院宁养病房，主任医师、教授

**王昆**
天津医科大学附属肿瘤医院疼痛科，主任医师、教授

**王晓红**
内蒙古包头市肿瘤医院肿瘤内科，主任医师、教授

**宁晓红**
北京协和医院老年医学科，副主任医师、副教授

**成文武**
复旦大学肿瘤医院综合治疗科，副主任医师、副教授

**刘小立**
河北医科大学第四医院疼痛康复科，主任医师、教授

**刘俊峰**
河北医科大学第四医院胸外科，主任医师、教授

**刘晓红**
湖南省肿瘤医院，党委副书记

**刘爱国**
安徽济民肿瘤医院院长，主任医师、教授

**刘巍**
北京大学肿瘤医院姑息治疗中心，主任医师、教授

**闫祝辰**
天津市肿瘤医院中西医结合科，主任医师、教授

**李萍萍**
北京大学肿瘤医院中西医结合科，主任医师、教授

**吴晓明**
医科院肿瘤医院综合科，主任医师、教授

**吴敏慧**
陕西省肿瘤医院中西医结合科，主任医师、教授

**吴瑾**
哈尔滨医科大学肿瘤医院肿瘤内科，主任医师、教授

**邱文生**
青岛大学医学院附属医院肿瘤科，主任医师、教授

**沈伟**
上海交通大学医学院附属新华医院肿瘤科，主任医师、教授

**宋丽华**
山东省肿瘤医院肿瘤内科，主任医师、教授

**张力**
中山大学肿瘤医院肿瘤内科，主任医师、教授

**张沂平**
浙江省肿瘤医院化疗中心，主任医师、教授

**周晓艺**
湖北省肿瘤医院放疗科，主任医师、教授

**祝淑钗**
河北医科大学第四医院放疗科，主任医师、教授

**姚文秀**
四川省肿瘤医院肿瘤内科，主任医师、教授

**桂冰**
大连市中心医院关爱病房，主任医师、教授

**唐丽丽**
北京大学肿瘤医院康复科，主任医师、教授

**强万敏**
天津医科大学附属肿瘤医院护理部，主任护师

**路桂军**
解放军总医院疼痛科，副主任医师

**褚倩**
华中科技大学同济医学院附属同济医院肿瘤中心，主任医师、教授

**潘占宇**
天津医科大学附属肿瘤医院中西医结合科，副主任医师、副教授

本书为 ***The Art and Science of Palliative Medicine***（出版方：**AME Publishing Company**）一书中文版，特此鸣谢以下英文版作者


## EDITORS

**Howard S. Smith**
Albany, NY, USA
**Julie G. Pilitsis**
Albany, NY, USA

## ASSISTANT EDITOR

**Pya Seidner**
Albany, NY, USA

## AUTHORS

**Salahadin Abdi**
Department of Pain Medicine, The University of Texas, MD Anderson Cancer Center, Houston, TX 77030, USA

**Susan Alexander**
University of Western Sydney, Penrith NSW, Australia

**Charles Bakhos**
Division of thoracic surgery, Department of Surgery, Albany Medical Center, Albany, NY 12208, USA

**Athanasios Bantis**
Urology Department, University Hospital of Alexandroupolis, Dragana 68100, Alexandroupolis, Greece

**Costas S. Bizekis**
Division of Thoracic Surgery, Department of Cardiothoracic Surgery, New York University School of Medicine, New York, NY 10016, USA

**Patricia A. Bomba**
Excellus BlueCross BlueShield, Rochester, New York 14647, USA

**Michael R. Brodeur**
Albany College of Pharmacy and Health Sciences, Albany, New York 12208, USA

**Abdul Qadir Brula**
Albany Medical College, Department of Psychiatry and Alzheimer's Disease Center, Albany Medical Center, MC 65, Albany NY 12208, USA

**Guo-Hong Cai**
Department of Anatomy, Histology and Embryology, K. K. Leung Brain Research Centre, The Fourth Military Medical University, Xi'an 710032, China

**Joannalee C. Campbell**
Center for Neuropharmacology and Neuroscience, Albany Medical College, Albany NY 12208, USA

**Amy Allen Case**
State University of New York at Buffalo School of Medicine and Biomedical Sciences, VA Western New York Healthcare System, Buffalo, NY 14214, USA

**Edward Chow**
Department of Radiation Oncology, University of Toronto, Odette Cancer Centre, Sunnybrook Health Sciences Centre, Toronto, Ontario M4N 3M5, Canada

**Lorraine R. Cox**
Division of Palliative Medicine, Albany Medical College, Albany, New York 12208, USA

**Mellar P. Davis**
Harry R Horvitz Center for Palliative Medicine, Division of Solid Tumor, Taussig Cancer Institute, Cleveland Clinic, Cleveland, OH, USA

**James de Courcy**
Department of Pain Medicine, Cheltenham General Hospital, Sandford Road, Cheltenham GL53 7AN, UK

**Yu-Lin Dong**
Department of Anatomy, Histology and Embryology, K. K. Leung Brain Research Centre, The Fourth Military Medical University, Xi'an 710032, China

**Sharon Elad**
Division of Oral Medicine, Eastman Institute for Oral Health, University of Rochester Medical Center, Rochester, NY, USA

**Thomas Fabian**
Division of Thoracic Surgery, Department of Surgery, Albany Medical Center, MC-192, Albany, NY 12208, USA

**Pirouz Fakhraei**
State University of New York at Buffalo School of Medicine and Biomedical Sciences, VA Western New York Healthcare System, Buffalo, NY, USA

**Lorenzo E. Ferri**
Division of Thoracic Surgery, Montreal General Hospital, Montreal, QC H3G 1A4, Canada

**Douglas G. Fish**
Albany Medical College, Albany, NY 12208, USA

**Pamela Gamier**
Harry R Horvitz Center for Palliative Medicine, Division of Solid Tumor, Taussig Cancer Institute, Cleveland Clinic, Cleveland, OH, USA

**Abel Gonzalez**
Pain Management and Palliative Care, Englewood Hospital and Medical Center, Englewood, New Jersey 07631, USA

**Karina Gritsenko**
Department of Anesthesiology, Pain Medicine, Montefiore Medical Center, Albert Einstein College of Medicine, Bronx NY 10467, USA

**Jeff Gudin**
Pain Management and Palliative Care, Englewood Hospital and Medical Center, Englewood, New Jersey 07631, USA

**Neha Gupta**
University of New York at Buffalo School of Medicine and Biomedical Sciences, Palliative Medicine Fellow, VA Western New York Healthcare System, Buffalo, NY 14214, USA

**Waël C. Hanna**
Division of Thoracic Surgery, Toronto General Hospital, Toronto, Ontario, M5G 2C4, Canada

**Robert Horowitz**
Palliative Care Division, University of Rochester Medical Center, Rochester, New York, USA

**Shiveindra Jeyamohan**
Department of Neurosurgery, Albany Medical College, Albany NY 12208, USA

**Kyung-Hoon Kim**
Department of Anesthesia and Pain Medicine, School of Medicine, Pusan National University, Yangsan, Korea

**Gerald V. Klim**
Department of Physical Medicine and Rehabilitation, University of Kentucky College of Medicine, Lexington, Kentucky 40504, USA; Hospice of the Bluegrass, Lexington, Kentucky 40504, USA

**Boleslav Kosharskyy**
Department of Anesthesiology, Pain Medicine, Montefiore Medical Center, Albert Einstein College of Medicine, Bronx NY 10467, USA

**Joon Lee**
Pain Management and Palliative Care, Englewood Hospital and Medical Center, Englewood, New Jersey 07631, USA

**Kenneth Li**
Department of Clinical Oncology, Queen Elizabeth Hospital, Kowloon, Hong Kong SAR, China

**Paul MacMahon**
Department of Neurosurgery, Albany Medical College, Albany NY 12208, USA

**Vincent Maida**
Division of Palliative Care, University of Toronto, Toronto, Canada; Division of Palliative Care, McMaster University, Hamilton, Canada; Palliative Medicine & Wound Management, William Osler Health System, Toronto, Canada

**Laura Maselli**
Division of Social Work and Case Management, Albany Medical Center, Albany, New York 12208, USA

**Boris Medarov**
Division of Pulmonary and Critical Care Medicine, Albany Medical College, Albany, New York 12208, USA

**Patrick D. Meek**
Albany College of Pharmacy and Health Sciences, Albany, New York 12208, USA

**Sebastiano Mercadante**
Anesthesia and Intensive Care Unit & Pain Relief and Palliative Care Unit, La Maddalena Cancer Center, Palermo, Italy; Chair of Anesthesiology, Intensive care and Emergency, and Palliative Medicine, University of Palermo, Italy

**Robert A. Milch**
Clinical Surgery, State University at Buffalo School of Medicine, Palliative Care Service, 9A, Veterans Administration Hospital, Buffalo, New York 14221, USA

**Intikhab Mohsin**
Department of Anesthesiology, Albany Medical College, Albany, NY 12208, USA

**Florence Mok**
Department of Clinical Oncology, Pamela Youde Nethersole Eastern Hospital, Chai Wan, Hong Kong SAR, China

**Lisa J. Norelli**
Department of Psychiatry, Capital District Psychiatric Center, Albany, New York 12208, USA; Department of Psychiatry, Albany Medical College, Albany, New York 12208, USA; Department of Epidemiology and Biostatistics, University at Albany, School of Public Health, Rensselaer, New York 12144, USA

**Andrea Pace**
Neurology Unit, Regina Elena National Cancer Institute, Via Elio Chianesi, 53-00144 Rome, Italy

**Saroj Pani**
Department of Anesthesiology, Albany Medical College, Albany, New York 12208, USA

**Purvi Y. Parikh**
Albany Medical Center, Albany, NY 12208, USA

**Vikas K. Parmar**
Department of Neurosurgery, Albany Medical College, Albany NY 12208, USA

**Nishi Patel**
Department of Pain Medicine, Cheltenham General Hospital, Sandford Road, Cheltenham GL53 7AN, UK

**Philip WH Peng**
Department of Anesthesia, Toronto Western Hospital, University of Toronto, Toronto, Ontario, Canada; Wasser Pain Management Center, Mount Sinai Hospital, Toronto, Ontario, Canada

**Julie G. Pilitsis**
Department of Neurosurgery, Albany Medical College, Albany NY 12208, USA; Center for Neuropharmacology and Neuroscience, Albany Medical College, Albany NY 12208, USA

**Joanne C. Porter**
Divisions of Pediatric Palliative Care and Pediatric Hematology Oncology, Children's Hospital, Albany Medical College, Albany, NY 12208, USA

**Eric Prommer**
Department of Hematology/Oncology, Mayo Clinic College of Medicine, Mayo Clinic Hospital, Phoenix, AZ 85054, USA

**Adolfo Ramirez-Zamora**
Department of Neurology, Albany Medical College, Albany NY 12208, USA

**Suresh Reddy**
Department of Palliative Care, The University of Texas, MD Anderson Cancer Center, Houston, TX 77030, USA

**Danielle Rodin**
Department of Radiation Oncology, Odette Cancer Centre, Sunnybrook Health Sciences Centre, University of Toronto, Toronto, Ontario M4N 3M5, Canada

**Renato V. Samala**
Center for Connected Care, Cleveland Clinic, Cleveland, OH 44195, USA

**Jana Sawynok**
Department of Pharmacology, Faculty of Medicine, Dalhousie University, Halifax, NS, B3H 4R2 Canada

**Jaclyn Schneider**
Palliative Care and Hospice, State University at Buffalo School of Medicine, Palliative Care Service, 9A, Veterans Administration Hospital, Buffalo, New York 14221, USA

**Dirk Schrijvers**
Department Medical Oncology, Ziekenhuisnetwerk Antwerpen (ZNA)-Middelheim, Lindendreef 1, B-2020 Antwerp, Belgium

**Naum Shaparin**
Department of Anesthesiology, Pain Medicine, Montefiore Medical Center, Albert Einstein College of Medicine, Bronx NY 10467, USA

**David Shapiro**
Albert Einstein College of Medicine, Bronx, New York 10461, USA

**Farhan Sheikh**
Department of Anesthesiology, Albany Medical College, Albany, New York 12208, USA

**Juan Shi**
Department of Anatomy, Histology and Embryology, K. K. Leung Brain Research Centre, The Fourth Military Medical University, Xi'an 710032, China

**Nicole Siparsky**
Albany Medical Center, Albany, NY 12208, USA

**Howard S. Smith**
Department of Anesthesiology, Albany Medical College, Albany, New York 12208, USA

**Petros Sountoulides**
Urology Department, General Hospital of Veria, 55133, Thessaloniki, Greece

**Monisha Sudarshan**
Division of Thoracic Surgery, Montreal General Hospital, Montreal, QC H3G 1A4, Canada

**Mark P. Tallman**
Clinical Cardiologist/Advanced Heart Failure Management, The Heart Failure Center at Corporate Woods, Albany, New York 12211, USA

**Hung Ling Tan**
Department of Anesthesia, Toronto Western Hospital, University of Toronto, Toronto, Ontario, Canada; Wasser Pain Management Center, Mount Sinai Hospital, Toronto, Ontario, Canada

**AmiLyn M. Taplin**
Department of Neurosurgery, Albany Medical College, Albany NY 12208, USA

**Veronica Villani**
Neurology Unit, Regina Elena National Cancer Institute, Via Elio Chianesi, 53-00144 Rome, Italy

**Michelle M. Walter**
State University of New York at Buffalo School of Medicine and Biomedical Sciences, Office of Graduate Medical Education, Buffalo, NY 14214, USA

**Ya-Yun Wang**
Department of Anatomy, Histology and Embryology, K. K. Leung Brain Research Centre, The Fourth Military Medical University, Xi'an 710032, China

**Bee Wee**
Sir Michael Sobell House, Oxford University Hospitals NHS Trust and University of Oxford, Churchill Hospital, Oxford OX3 7LE, United Kingdom

**Bruce D. White**
Alden March Bioethics Institute (AMBI), Albany Medical College, Albany, New York 12208, USA; Albany College of Pharmacy and Health Sciences, Albany, New York 12208, USA

**Angelique Wong**
Department of Palliative Care, The University of Texas, MD Anderson Cancer Center, Houston, TX 77030, USA

**Kam-Hung Wong**
Department of Clinical Oncology, Queen Elizabeth Hospital, Kowloon, Hong Kong SAR, China

**Sara E. Wordingham**
Division of Hematology/Oncology, Mayo Clinic College of Medicine, Mayo Clinic Hospital, Phoenix, AZ 85054, USA

**Sheng-Xi Wu**
Department of Anatomy, Histology and Embryology, K. K. Leung Brain Research Centre, The Fourth Military Medical University, Xi'an 710032, China

**David W. Yaffee**
Department of Cardiothoracic Surgery, New York University School of Medicine, New York, NY 10016, USA

**Rebecca Yeung**
Department of Clinical Oncology, Pamela Youde Nethersole Eastern Hospital, Chai Wan, Hong Kong SAR, China

**Yehuda Zadik**
Chief Dental Officer, Israeli Air Force Surgeon General, Headquarters, and Israel Defense Forces Medical Corps, Tel Hashomer, Israel; Department of Oral Medicine, Hebrew University-Hadassah School of Dental Medicine, Jerusalem, Israel

**Michael D. Zervos**
Division of Thoracic Surgery, Department of Cardiothoracic Surgery, New York University School of Medicine, New York, NY 10016, USA

# 丛书介绍

很高兴，由AME出版社、中南大学出版社和丁香园网站联合策划的“AME科研时间系列医学图书”，如期与大家见面！

虽然学了4年零3个月医科，但是，仅仅做了3个月实习医生，就选择弃医了，不务正业，直到现在在做医学学术出版和传播这份工作。2015年，毕业10周年。想当医生的那份情结依旧有那么一点，有时候不经意间会触动到心底深处……

2011年4月，我和丁香园的创始人李天天一起去美国费城出差，参观了一家医学博物馆——马特博物馆(Mütter Museum)。该博物馆隶属于费城医学院，创建于1858年，如今这里已经成为一个展出各种疾病、伤势、畸形案例，以及古代医疗器械和生物学发展的大展厅，展品逾20 000件，其中包括战争中伤者的照片、连体人的遗体、侏儒的骸骨以及人体病变结肠等。此外还有世界上独一无二的收藏，比如一个酷似肥皂的女性尸体、一个长有两个脑袋的儿童的颅骨等。该博物馆号称“The Birth of American Medicine”。走进一个礼堂，博物馆的解说员介绍宾夕法尼亚大学医学院开学典礼都会在这个礼堂举行。当时，我忍不住问了李天天一个问题：如果当初你学医的时候，开学典礼在这样的礼堂召开的话，你会放弃做医生吗？他的回答是：不会。

2013年5月，参加BMJ的一个会议，会议之后，有一个晚宴，BMJ对英国一些优秀的医疗团队颁奖，BMJ的主编和BBC电台的著名节目主持人共同主持这个年度颁奖晚宴。令我惊讶的是，BMJ给每个获奖团队的颁奖词，从未提及该团队过去几年在什么大牛杂志上发表过什么大牛论文，而是关注这些团队在某个领域提高医疗服务质量，减轻病患痛苦，降低医疗费用等方面所作出的贡献。

很多朋友好奇地问我，AME是什么意思？

AME的意思就是，Academic Made Easy, Excellent and Enthusiastic。2014年9月3日，我在朋友圈贴出3张图片，请大家帮忙一起从3个版本的AME宣传彩页中选出一个喜欢的。最后，上海中山医院胸外科的沈亚星医生竟然给出一个AME的“神翻译”：欲穷千里目，快乐搞学术。

AME是一个年轻的公司，拥有自己的梦想。我们的核心价值观第一条是：Patients Come First！以“科研(Research)”为主线。于是，2014年4月24日，我们的微信公众号上线，取名为“科研时间”。“爱临床，爱科研，也爱听故事。我是科研时间，这里提供最新科研资讯，一线报道学术活动，分享科研背后的故事。用国际化视野，共同关注临床科研，相约科研时间。”希望我们的AME平台，能够推动医学学术向前进步，哪怕是一小步！

如果说酒品如人品，那么，书品更似人品。希望我们“AME 科研时间系列医学图书”丛书能将临床、科研、人文三者有机结合到一起，像西餐一样，烹调出丰富的味道，搭配出一道精美的佳肴，一一呈现给各位。

**汪道远**

AME出版社社长

# 前言

死亡，你准备好了吗？

简单，但复杂；悲观，但乐观；病态，但发泄。在过往的 20 年中，我不断追问自己这个问题，并且惊讶地发现随着经验和责任的积累，这个答案变得越发复杂。对我而言，这个问题目前仅是假设，而对于姑息治疗的患者，由于面临着死亡的逼近，却成为一个每天需要面对的难题。这个问题关系到医生和护理人员如何持续解决临终患者病情变化出现的临床状况，关系到如何确保作出的每一个决定都是共同决策，每一个决策都关系到是否接受治疗。当然，这个问题已超越了宗教、文化、民族、性别和年龄。

平和地面对濒临死亡和死亡是姑息治疗患者、照顾者和医护团队的终极目标。为了实现完美的精神宣泄，患者需要处于舒适的状态，并且要对各个方面进行检查。缓解疼痛、改善睡眠、解除焦虑与抑郁都是有效姑息治疗的一些主要特征。本书的焦点就是关注每个组织器官系统，如何实现最大的舒适度。

这本书的目的是提供一个全球可用的资源，以此来为全球的医疗服务提供者提供直观的数据和精神食粮。本书由 Howard Smith，MD 设计，在简洁性以及覆盖范围方面都很出众。本书对接触到死亡和临终关怀的学生、住院医师，以及专注于患者某个方面疾病的姑息治疗专家都是有用的。Smith 博士的目的是希望读者在读完本书后，能用一套他们日常工作职责中的新工具来武装自己，并成为患者的最佳医疗服务提供者。本书旨在使读者在进一步阅读感兴趣的话题方面产生兴趣，并促进未来研究的发展。

本书首先介绍了姑息治疗专业，姑息治疗患者身心结合的独特状况。在接下来的章节中重点介绍了当每个患者组面临一系列新的问题时，不同器官系统相关的姑息管理。然后对特殊症状治疗进行了讨论。这些章节对各种症状体征的不同诊断提供了详情和标准，并汇总了从传统到未来的创造性治疗手段。最后，本书对姑息患者可能出现的特别状况进行了总结讨论。

能够为 Smith 博士编辑本书，并能继续和他的长期助理 Pya Seidner，MEd 共事，我感到非常荣幸。我从本书中获益颇丰，相信其他读者也会从中受益。

**Julie G. Pilitsis, MD, PhD**

*Albany, NY, USA*

# 序言

“……有时，去治愈；常常，去帮助；总是，去安慰”。

为了纪念 19 世纪肺结核疗养院创建者 Edward Livingston Trudeau 博士，同时由于几乎所有的关怀模式都强调了以个人为中心的关怀理念的重要性，这句话也顺理成章地被定义为姑息治疗的口号。从最初卑微的起步，姑息医学实践和临终关怀运动在治疗轨迹上经历了一场模式的转变。无论是理论领导者，还是践行者都已从临终死亡的关照转变为当危及生命或严重疾病初始诊断时即开始姑息干预措施。

这项职业正是在患者和家属对于最佳临终关怀的重要性充分认可的潮流中应运而生的。尽管每年为超出 100 万的患者服务，并得到了来自面临死亡者的家庭的高度赞扬，临终关怀依然处于主流医疗的边缘，直到死亡接近和有效治疗终止。患者家属理解并认同姑息治疗的广泛原则，即姑息治疗能够促进和鼓励沟通交流，可以推进护理计划的顺利实施，并可以针对每位患者特有的并发症和痛苦提供有针对性的持续、有效、全面的护理，以尽可能地提高患者的生活质量。

此书最初由 Dr. Howard 策划和发起，在他辞世后由其同事共同完成，为我们的研究领域带来了一次无与伦比的探索。本书的创作团队汇集了一大批思想领导者，包括了该领域活跃的研究人员，从业人员和教育人员；他们引入了关键性的背景知识，从而帮助构建起该领域，规范它的范畴，并指明了未来的发展方向。

本书从影响一个姑息治疗团队成员的问题开始，再到与特定医疗状况相关的姑息问题，治疗一系列困扰那些生命有限疾病患者的症状，最后以特定的人群和状况的姑息治疗结束。总之，通过对那些受独特的生理、心理和精神挑战困扰的人群进行调查和实践经验的积累，区分出需要特别照顾的特定人群，从而不断提升我们对姑息医学作用的理解。基于良好的理论和实践经验，这里介绍的学习经验将增强初级和成熟从业者提供人文关怀和个体化关照的能力，而只有通过提高思想和认识，我们才能通过提高医院、长期护理机构和家庭的姑息疗法核心能力的专业标准，继续推进移情的实践，不断规范和完善对临终患者宣教、治疗、护理和支持作用。

我对这样一本权威的、综合性、多样的并且可读的纲要充满自信，例如，本书将会进一步提升并且会影响到其潜在的发展、成长、政策、道德和该领域未来的发展。无论是对于最终接受死亡的垂危患者，还是对于需要面对死亡而悲伤、承受丧亲之痛和选择死亡方法两难的家人和爱人，都需要提供全面、平衡和高质量的照顾。

同时，我还要感谢本书的其他作者，Dr. Smith 的愿景实现了，如此，该领域的患者、照顾者和提供者都可以在本书中领会到他对这项重要工作的关怀和无私的梦想，即“为多学科的职业人士和国家之间进一步合作发展设立了标准”。最终，我们将成功地转变该专业服务人员的理念，从“我们也无能为力”到坚信“我们还可以做更多”，再次向他们重申，并提升他们的生活质量。

**Amy P. Abernethy, MD, PhD**

*Current President, American Academy of Hospice & Palliative Medicine;*

*Associate Professor, Division of Medical Oncology, Department of Medicine, Duke University School of Medicine;*

*Director, Center for Learning Health Care, Duke Clinical Research Institute;*

*Director, Duke Cancer Care Research Program, Duke Cancer Institute, Durham, North Carolina, USA*

*November 2013*

# 献词

仅以此书缅怀 Howard Smith，一位伟大的导师、居家男、挚友。感谢我的丈夫 Tim 和孩子们 Ryan 和 Lauren。

**Julie G. Pilitsis, MD, PhD**

*Albany, NY, USA*

译　者：蔡修宇，主治医师，肿瘤内科，中山大学肿瘤医院
(译文如与英文原文有异义，以英文原文为准)

# 怀念

Howard Steven Smith，医学博士，他的朋友亲切称呼他为“Howie”，于 2013 年 5 月 8 日离开了这个世界。Howie 是一位杰出的医生，接受过严格的培训，并在麻醉学专业疼痛医学、内科医学和核医学方面得到专业委员会认证。

Howard Smith 出生于加利福尼亚州旧金山市，成长于纽约东梅多，在芝加哥、奥尔巴尼、辛辛那提和纽约完成了医学教育和住院医师培训。他在众多学术部门担任重要职位，作为一个成果丰硕的研究者在许多学术刊物上担任多个职务。他是两本疼痛杂志 (*Pain Physician* 和 *Journal of Pain Research*) 的主编。Howie 不仅仅是一位成果丰硕的作家，还是一位科学家。他的出版物涉及患者管理的基础医学以及临床方面。他还是一位伟大的教师，凭着他的知识和智慧指导了众多学生。

自从他加入美国介入疼痛医师学会 (American Society of Interventional Pain Physicians，ASIPP) 开始，他就热衷于包括教学并参与委员会的审阅以及介入技术和阿片类药物的循证指南出版在内的各个方面的工作。

更为重要的是，他是一位有爱心的丈夫、父亲、儿子以及兄弟。Howie 的去世，不论是生活上，还是工作中，对于所有和他有关系的我们来说，都是无以言表的巨大损失。

**Laxmaiah Manchikanti, MD**

*Chairman of the Board and Chief Executive Officer, ASIPP and SIPMS,*

*Medical Director, Pain Management Center of Paducah; Clinical Professor, Anesthesiology and Perioperative Medicine, University of Louisville, Kentucky, USA*

Howard Smith是我遇见过的最好的聆听者和对同事的观点最感兴趣的人。在今天，当你和某人说话时，如果他不是边玩手机或者回邮件边点头回应你“我正在听”是非常罕见的。和Howard说话则完全不同，他总是全神贯注于你说什么。我们都知道，Howard是一位多产的书刊编辑，现在我完全理解他聆听的能力与他为什么从事这种无偿的工作之间的联系，因为他不仅想表述自己有关缓解患者慢性疼痛的观点，还包括他同事的观点。他尊重他的同事，并希望每一个人都有机会展现自我。我和Howard多次合作出版刊物，有一次出版一本关于疼痛与药物依赖的教材。当作品完成后，他在奥尔巴尼投掷硬币(当时我在纽约和他通电话)决定谁的名字放在第一位。还有比Howard更诚实、更无私的人吗？他如此值得信任以至于在我缺席的情况下以投掷硬币的方式决定作品排名，最后署名为Smith和Passik。这个世界失去了一个高尚的、美好的灵魂以及一位宁愿自己吃苦的倡导者。当我思念他的时候我会注视着这本书，非常欣慰看到我的名字和他的名字在一起，这也总是让我想起和他在一起分享观点和相互倾听的时光。

**Steven D. Passik, PhD**

*San Diego, California, USA*

Howard Smith博士(我们经常叫他Howie)是我最好的朋友、邻居以及在疼痛方面的合作者。对于他的妻子Joan来说，他是一位乐于付出的丈夫，对于他喜爱的女儿Alyssa和儿子Joshua，Benjamin，Eric(像Howie一样按照年龄和字母顺序排名以示公平)来说，他是一位乐于奉献的父亲，当然对于他的黄色实验室伙伴Maggie来说他也是一位很好的合伙人。他性格善良活泼，所有人都喜欢他，他可以给你他的全部，他具有一颗圣人般的心灵。

Howie是我见过最朴实无华的人。他经常谈及世界上著名的从事疼痛及其治疗的学者，以及各种各样的利益和荣誉，却没有考虑到他其实就是其中之一。由于他可以专注地聆听任何人有远见及有见地的观点，他意识到用团队的方式护理患者，以及用可以信服的原则处理同事关系。

Howie是一位令人尊重的学者、教师、医生以及麻醉师，他获得了一系列荣誉、委员会认证以及学术成果，不仅如此，他的数百篇出版物有助于改善疼痛患者的治疗效果。同时，他也是居家好男人，他喜欢注视着他的孩子们运动，在Narragansett海岸度假，去迪士尼公园游玩，夜晚围着篝火吃棉花糖，与家人及朋友欢笑喧闹。

几年前，我读博士生时，在他的疼痛诊所和他一起工作过。他对病人的态度是无可挑剔的，我记得他说过，即使我们不能帮助患者，我们也可以通过聆听使患者感觉好受些。Howie会和他的患者坐在一起，仔细聆听他们的故事。他不会催促任何人，他只是倾听并点头，再听一些，再次点头，握住患者的手温暖他们的心。所有人都喜欢他，这是真的，他至少一半的工作是聆听患者的倾诉，他用爱心和活力去缓解他的患者的疼痛。

在这样一个更依赖技术、语言处理、文字信息的社会，Howie坚持用老方法做事。他是一位充满智慧的学者，拒绝屈服于那些至今已成为日常工具的电子设备。他告诉他的同事和朋友，他不擅长使用电子计算机，但是很少有人知道他摒弃技术设备的真正原因。在他心情低落的时候，他曾经告诉我说，他喜欢用手拿着稿件去阅读和审阅各种作品，因为他感觉这样做更接近于那个花费很多时间和精力写作的人。

Howie是一个热爱和平、温柔、善良、乐于付出的人。他的遗产包括爱心、温暖的微笑、每次偶遇时衷心的握手、技术高超的医生、教育、写作、家庭、友谊，以及他通过多次到中国，乃至全世界学习让其他在美国生活的人活得更幸福的激情。

真的，Howard Smith博士将被深深地怀念，他对生活的热爱将永远留在那些被他感动的人心中。

**Jeffrey Fudin, BS, PharmD, FCCP**

*Diplomate, American Academy of Pain Management, Owner & Managing Editor, PainDr.com;*

*Adjunct Associate Professor of Pharmacy Practice & Pain Management*

*(Albany College of Pharmacy & Health Sciences), Albany, New York 12208, USA*

自从我的朋友 Howie 去世，我就开始反思他的生活，并且意识到他是多么的伟大。他的一生奉献于疼痛医学的新进展。这可以通过他对该领域的巨大贡献反映出来。他写了若干部专著，在若干个杂志编辑部任职，并且发表了很多高质量的文章。最重要的是，他为他的患者鞠躬尽瘁。因此，疼痛领域损失了一位乐于奉献的医生——Howard Smith 博士——他不知疲倦地去培训、教导、激励，并且与当今优秀的疼痛医生进行合作，他在许多领域的见解都令人眼前一亮，比如药物研究、临床医学、医药学会的政策等。总之，Howie 是一位富有思想和智慧的人，他的患者、朋友以及经他培训的人都会怀念他。

就我个人而言，Howie 是我最好的值得信任的朋友，我能经常和他分享我的喜悦与沮丧。我们真心喜欢彼此的陪伴。我们经常通话分享我们的成功和失败，幸福、喜悦和伤心。我们经常互相检查确定我们都很好。有他在身边，品一两口啤酒，谈论一些有兴趣的话题总是那么的开心。

我的朋友是一位真正的绅士，是那类总是被身边的人喜欢的人。他真实地拥有一个宽广的心胸、一颗聪明的大脑和一个清澈无罪的灵魂。无论他去哪里，他都能很快适应环境并且人们会立即喜欢上他。他好像有一种神奇的魔力。最后，在他最后的时光陪他去韩国釜山，在那里我们一起度过了愉快的时光，为此我感到很荣幸和幸运。我们讨论过很多事情，包括疼痛医学今后的发展方向。我们享受在一起的每一刻，并且计划在将来的一次会议中再次相聚。当我需要多待一天的时候，他单独离开釜山回到家。不幸的是，几天后我得到他去世的消息，我被震惊了，不相信我所听到的噩耗。这像一个梦，至今我仍处在怀疑与否定中，我不相信他已经不能和我们在一起了，这是一个多么大的损失！

我永远怀念我的朋友 Howie 以及和他在一起的回忆。希望他在天堂安息！


**Sal Abdi, MD**

*Professor of Anesthesiology and Chair, Department of Pain Medicine at University of Texas, MD Anderson Cancer Center, Houston, Texas, USA*



**译　者：**魏云飞，主治医师，泌尿外科，南京中医药大学附属医院、江苏省中医院

(译文如与英文原文有异义，以英文原文为准)

# 致谢

我想感谢 Pya Seidner 的巨大努力，使这本书结出硕果。同时，我也感谢 Drs. Kevin Roberts 和 Alan Boulos 在完成 Dr. Howard Smith 的后期工作中所给予的支持。最后，如果没有以下这些本科生和医学学生对章节的校正与帮助，就无法完成此项工作，他们是：Gabriella De La Cruz，Priscilla De La Cruz BS，Jessica Haller，Steven Lange BA，Nicole Patel，Julia Prusik BS，Elaina Pullano，Stephen Roth MS 和 Cailey Simmons BA。

**Julie G. Pilitsis, MD, PhD**

*Albany, NY, USA*

**译　者：**蔡修宇，主治医师，肿瘤内科，中山大学肿瘤医院

(译文如与英文原文有异义，以英文原文为准)

# 目录

# 第一篇

# 姑息医学问题

# 第一章　医疗伦理与疼痛管理

**Bruce D. White**[1,2]

[1]Alden March Bioethics Institute (AMBI), Albany Medical College, Albany, New York 12208, USA; [2]Albany College of Pharmacy and Health Sciences, Albany, New York 12208, USA

*Correspondence to:* Bruce D. White, DO, JD, Professor of Pediatrics and John A. Balint, MD, Chair of Medical Ethics, and Director. Alden March Bioethics Institute (AMBI), Albany Medical College, Albany, New York 12208, USA; Adjunct Professor of Pharmaceutical Sciences, Albany College of Pharmacy and Health Sciences, Albany, New York 12208, USA. Email: whiteb@mail.amc.edu.

**我愿尽余之能力与判断力所及，遵守为病家谋利益之信条，并杜绝一切堕落及害人行为。**

——摘自《希波克拉底誓言》，公元前4世纪(Miles，2004)

**我将以减轻人类痛苦，维护社会安宁为首任。**

——摘自《药师誓言》，1994(Fink，2007)

## 引言

医生、药剂师和其他人员在卫生保健、疼痛管理以及姑息医学中都会针对进退两难的伦理学问题展开讨论，他们常会反问：帮助遭受疼痛折磨的患者是道德上的义务，有理性的人会挑战这一主张吗？回答当然是否定的。医生和药剂师在伦理上有义务来减轻患者疼痛，人们如何会争辩甚至怀疑这一公认的信念呢？此外，人们可能会注意到，回答者在解答这个问题的同时会坚称，医生、药剂师、整个患者群体，以及社会本身普遍都持有一种观点，即医生和药剂师有道德义务或职业责任帮助患者减轻疼痛(这是这一回答的前题条件)。因此，虽然人们尚未意识到或全面理解这一问题，但是他们均接受专业的伦理学标准。也就是说，在回答问题时，人们意识到，对于医生或药剂师而言，竭尽全力帮助患者缓解疼痛症状是标准的伦理学行为。同时，人们也承认在医疗和用药中存在伦理学标准。

履行伦理学责任或者简称为伦理学，是指“正确”的行为。人们认为伦理学行为是正确的，或者至少是个体行动者在特定情况下最为恰当的行动或选择，也希望是个体的同伴及社会群体都认可的伦理学行为(Morris，1999)。伦理学属于哲学领域或哲学的子系统，它不仅研究正确的行为，也包括具备伦理观的人如何确定行为的正确性、在某一特定情形下遇到道德上的两难问题时，具备伦理观的人采用何种决策流程来作出正确的决定(Ingram and Parks，2002)。医疗伦理学解决与患者照护相关的困境和决策。

“职业伦理学”用于更准确地描述专业人员(如医生和药剂师)的正确行为。“职业伦理学”对专业人员的专业行为进行严格检验，检验专业人员如何确定专业行为是道德的或正确的。职业伦理学是“应用伦理学”的一个分支，后者是分析人们如何在日常实践中应用伦理学原理或伦理学概念以及公认的伦理学原则的学科(Ingram and Parks，2002)。与应用伦理学相似，医疗伦理学和生物伦理学是更为宽泛的术语，它比职业伦理学涵盖的内容更广。生物伦理学包含生命的决策，所以它比卫生保健、生命科学甚至生命质量涵盖的内容更广泛。不过，作为医疗专业人员，医生和药剂师的决策能够明确地影响患者、个体、群体的卫生保健。实际上，充分控制姑息治疗患者的疼痛症状是有关同情心、制定正确决策以及正确的行为相互交融最好的例子。

总之，姑息医学是有关正确处理疼痛及其他

症状的科学，它也探讨对心理–社会问题提前计划及处理的必要性，但目的均是提高生活质量(Jadad & Bowman，1995)。

## 概念及背景：义务与选择

自从医生和药剂师被认证后，有效控制疼痛一直是他们的伦理义务。我们基本不需要相关的证据来确证这一观点，无论是古代的还是现代的。有关这方面的古代或现代参考资料为数不多，但足以支持这一观点并在专业承诺中得到认可。希波克拉底(公元前460年~公元前380年)是西方医学之父，他给分娩的妇女开出柳树皮和叶子的处方是为了减轻她们的分娩痛(Chapman and Gavrin，1996)。

公元47年，Scribonius是罗马皇帝克劳狄乌斯的宫廷医生或药剂师，他编纂的药典是最早的药典之一，其中包含有关疼痛治疗的处方(Pellegrino，2002)。碰巧，该手稿在涉及从事康复行业的人员时，用到了“职业观”这一词汇。如此早期的手稿是对“职业观”这一词汇有史以来最早的记录。在这本简单的著作中，作者将“职业观”定义为“对减轻痛苦的承诺、同情心或者仁慈”。在仅存的这几页书中，Scribonius认为应正确使用药物来帮助并治愈患者，该观点与希波克拉底誓言相一致。

当然，在医疗和药学实践中，控制疼痛、减轻疼痛在如今与过去几个世纪一样重要。Albert R. Jonsen，Mark Siegler和William J. Winslade在他们的《临床伦理学》一书中，在描述广义的实践目标或者“医学目的”时，将“减轻患者症状、疼痛与痛苦”仅列在“促进健康、预防疾病”之后(Jonsen *et al.*，2002)。有关专业伦理责任这一基本信念，在实证数据中很容易得到支持(美国联合通讯社的分析发现美国疼痛控制药物的使用率猛涨88%，2007年)：

• “美国人现在生活在疼痛中，突然需要大量药物来应对疼痛，而且这一需求量正在告急。”

• “美国联合通讯社对药品执法局的数据进行了分析，从1997年到2005年，零售的5种主要的止痛处方药，其需求量增加88%。”

• “数据显示，最近几年，零售药店卖出的可待因、吗啡、羟氢可待因酮以及哌替啶超过200 000英镑(90 720 kg)。这一数量足以给每个美国人‘开具’300 mg的计量。”

• “复方羟氢可待因(Purdue Pharma L.P.公司)的成分为羟氢可待因酮。羟氢可待因酮是上述止痛药物增长的最大原因。从1997年到2005年，羟氢可待因酮的用量跳跃式增加6倍。”

在美国医学会(美国医学会，2001)或美国药师协会(Fink，2007)最近公布的伦理准则中，虽然未特意提出“疼痛”一词，但是在适当的语段中，人们应该可以理性地推断出有关疼痛控制和疼痛缓解的涵义：“医生应致力于为患者提供充分的医学治疗，并且应具备同情心、尊重人格和人类的权利”；“药剂师应关心、同情患者，还要保护他们的隐私”；“药剂师应尊重每个患者的自主权和尊严”。而且，在阐释有关美国医学会准则适用范围的文件中，隶属于美国医学会的伦理司法委员会在提到临终患者时特别指出：“医生有义务减轻临终患者的病痛，并有义务维护临终患者的尊严和自主性。”(美国医学会伦理和司法事务委员会，2002)。与此相似，美国药师协会在最近的出版物中讨论了药剂师的责任以及疼痛管理，从中可以发现下列观点(Singh and Wyant，2003；美国药师协会，2005)：

• 在对28家药学院进行的课程总结中，所有28家药学院均将疼痛管理作为课程的一部分；

• 参与者(研究对象为教授疼痛治疗的药学教师)普遍认为药学专业的学生必须理解自身所处的独特位置，他们应该是对患者进行疼痛管理的提倡者，对于临终患者的慢性疼痛尤其如此；

• 在为患者提供治疗时，药剂师在卫生保健团队中起到关键作用，他们影响并监管着疼痛管理是否成功；

• 药剂师的疼痛管理目标应该包括减轻疼痛水平，包括预防疼痛的再发生；

• 为疼痛的患者使用正确的药物是必要的，预防不恰当使用阿片类药物也是必要的，二者必须保持平衡。

医生和药剂师应开具、分发“正确的”药物、按照“正确的”的剂量、在“正确的”时间来帮助急慢性疼痛的患者。人们应该立即注意到，在上述最后一条声明中，强调了医生和药剂师保持伦理学“平衡”是有难度的。过多使用控制疼痛的药物可能导致过度使用、滥用甚至成瘾，过少使用将使饱受疼痛折磨的患者得不到治疗或治疗不足。专业人员、患者和监管部门都会同样地谴责这种极端的情况，或者认为不恰当(超出期望的专业规范)，或者认为不道德(美国药师协会，2005)。

除了医生和药剂师从业者本身指定的规范和标准外，社会团体通过他们的授权代表，如立法、管理办法、类监管机构以及法院，已在可实施的法律标准中建立了类似的行为准则，如：

• 应使用管制的药物来治疗疼痛，许多州的医学协会已经将此确定为规则或政策。自1998年，美国联邦州医生协会一直支持各州医学协会有关这方面的指导方针(美国联邦州医生协会，2004)；

• 在2001年，医疗卫生机构认证联合委员会发布了有关疼痛的标准，将疼痛症状确定为“第五大生命体征”，并要求认证的医疗卫生机构对有症状的患者应建立测量疼痛的方法，以确保疼痛管理的质量(Landis，2001)；

• 许多受理上诉的案例，如Bergman状告Chin(Okie，2001)以及U.S.状告Hayes(U.S. v. Hayes，1979)等案例，说明了对临终患者使用的止痛药物过少、未按照“合法的医学目的”故意过多使用管制药物可能需要承担民事或刑事责任。

即使有了公认的标准伦理行为声明，如美国医学会和美国药师协会的相关规范以及其他说明性材料，由于特定的情形，人们仍然无法及时确定什么是正确的决策或做法。使用希波克拉底誓言、美国医学会和美国药师协会有关伦理准则中的字眼，坚持做“善事”、避免“损害”“照顾”“同情”“自主权”“尊严”“公正”等，可能是有价值的，这对于作出正确决策是重要的。但是，在特定情形下，在药房或患者床旁，由于情形的复杂性，作出正确决策可能是一件非常难的事情。在实践中，人们必须能够跳出“简单的字眼”以及浮夸的陈词滥调，作出正确的决策并采取可辩护的伦理行为。

解释这些单词和词组并将这些单词付诸行动是有难度的，而且这些困难并不是新出现的。千年来，哲学先贤们一直致力于为伦理困境提供建议和咨询。重要的建议包括：

• 当面临道德抉择时，亚里士多德(公元前384年~公元前322年，希腊)主张善良的人们或者具备“善良品格”的人们会作出善良或“正确”的抉择。他的这一基于美德的伦理学阐述家喻户晓、展示了在生命中作出正确的决策意味着在高贵与卑鄙之间维持一个平衡实际上对决策者也是一种挣扎和折磨。亚里士多德因此而闻名于世(Aristotle，1987)。从亚里士多德的教诲中，人们可能总结出善良的医生和药剂师会做出正确的决策这一结论。

• 通过理解不变的自然法则和上帝本性，圣托马斯·阿奎那(1225年~1274年，意大利)认为，人们能够理性推断出准确的解决方法或者一致的行为标准。圣托马斯·阿奎那的观点有助于帮助神学者和伦理学家发展自然法理论(Pence，2004)。从圣托马斯·阿奎那的教诲中，人们可能总结出，当面对道德上的难题时，医生和药剂师能够对适当行为做出理性判断并得出更准确的结论。

• Immanuel Kant(1724年~1804年，德国)认为，在特定的情况下，当一个人面临道德上的困境时，他只需要确定自身的职责，然后解决方法肯定会立即出现。Kant把职责看做必须要尽的义务。他认为职责是伦理学的核心(他的著作源自希腊语deon，意即“义务”或者“职责”，Kant的支持者称之为基于职责的伦理学或义务伦理学)。

• John Stuart Mill(1806年~1873年，英国)扩充了Jeremy Bentham(1748年~1832年，英国)的功利主义理论或因果论。为了使决策所影响的最大数量人群得到最大利益化结果，人们应考虑做出伦理决策的可能结果(Pence，2004)。在该语境中，行为的最终结果或结局必须与目标有关。从哲学上说，这是目的论观点，源于希腊语telos，或“目标”。从Bentham和Mill的教诲中，人们可能总结出医生或药剂师在解决道德难题、尽可能帮助更多人时，应一直将各种决策可能后果或结果考虑在内。

• John Rawls(1921年~2002年，美国)认为，如果社会是真正公平的，那么就不必完全依赖于个体的决策(基于公平的伦理学)。Rawls注意到“公平”的社会平等机会意味着将“幸运”(血统、智力等方面的偶然特权)的影响降到最小化。根据社会的价值和需求，集体利益得到更为公平地分配(Pence，2004)。从Rawls的教诲中，人们可能总结出，在解决伦理学难题时，医生和药剂师应将公平和正义考虑在内。

在解决真正的有关生命的伦理难题方面，与伦理准则中的单词以及陈词滥调相比，古往今来的哲学思想并不会使卫生保健专业人员的能力增加多少。但是，这些观点以及历史分析确实更有助于引发人们进行彻底反思。

在确定正确行为、作出正确决策方面，现代伦理决策方法或学说有助于形成伦理学准则及理论伦理学框架。现代伦理决策包括：

• 原则主义——这个概念是指伦理学难题的解决源于识别相互矛盾的原则，权衡或依主次排序，从而赋予更为重要或关键的问题优先权(Beauchamp and Childress，2001)。Tom Beauchamp和James Childress在他们富有创意的著作《生物医学伦理学原则》中，确定了四大原则：

• 有益——是指人们应努力做“善事”(源于拉丁语bene，“良好”或“做善事”，在希波克拉底誓言中得到体现)；

• 无损害——是指人们应该努力“避免伤害”(源于拉丁语non，“做无害的事情”“罪行”“作恶”，这与拉丁语中对医生的要求(primum non nocere)相似，“首先，勿作有损之事”，希波克拉底誓言中再次具体体现了无损害原则)；

• 自主性——是指人们应该尊重每个个体所作出的决定(从希腊语auto，“自身”或“自身法则”直译而来，美国医学会和美国药师协会的伦理准则中体现了自主性)；

• 公平——是指人们在解决难题时，应按照对个体和群体公平的方式进行(美国医学会和美国药师协会的伦理准则体现了公平，而且在Rawls的教诲中得到加强)。

要想平衡相互矛盾的原则是存在困难的。难点之一在于医生和药剂师无法总是在“有益”与“有害”两者之间做出最佳选择：有害行为是副产品，人们无法总是在不冒有害风险的情况下做有益的事情(比如说，几乎所有药物都有有害副作用，这些副作用是无法避免的)。

• 殊案决疑论(基于实例的伦理学)——该论断认为每个伦理学难题都是独特的(以同样的方式，每个患者都是独特的，每个患者的解剖学特点、生理学特点，药物的吸收与代谢都不同，每个人的心理社会背景都与众不同)，任何一个问题可能无法按照之前类似的案例或准则来解决(Jonsen *et al.*，2002)。然而，采用个案分析解决问题，会遗留许多困惑，因为它让决策者去把握相对主义，没有任何依据地去处理无可争辩的事实；

• 叙事伦理——当人们遇到伦理学难题时，该反思系统解决问题的方式如同一个讲述者在讲故事，在展开解决方案时，尽可能地填充重要细节(Nelson，1997)。无论如何确定、登记、考虑争议点或事实，人们仍需要作出决策。相比解决两难问题，叙事伦理学可能更适用于教授伦理学；

• “关怀伦理学”(源于女性伦理学)——该观点认为伦理学应更多得关注社区，应与提供医疗照顾更多地联系起来，而不应仅关注个体(以及自主性)(Sherwin，1997)。该观点认为抛弃专制以及冷淡的目标或冷酷无情的公平，是绝大多数正确决策的基本要素之一。正确的决策应该强调良好的包容和关爱他人等更高尚的道德，而不是去挑剔抱着最好初衷的解决问题方法是否是更好或者更糟。

• 实用主义——它是经适当分析和反思后所作出的底线，该底线是可接受或可实现的。人们必须做出把当前事情做完的决策，并继续前进。人们要意识到后续可能会有更为麻烦的副作用需要处理(McGee，2003)。遗憾的是，如果人们在争议点或处理过程中太过实用主义，仓促决定，而未充分注意到价值观、法则、社会标准、哲学反思或同时代的观念，人们可能无法做出尽善尽美的决策。

在考虑伦理学问题时，除了使用多种技巧或心理模式外，人们也必须采用某种方法或过程，从而最终得出解决方法或做出决策。David Bruce Ingram和Jennifer A. Parks写到：“伦理学两难问题促使我们选择一种打破某些伦理学准则的方法，或否定某些伦理学价值观”(Ingram and Parks，2002)。人们可能描述出某一伦理学难题的特征，然后做出决策，该决策可能在两个或多个“正确”行为之间涉及冲突，其结果可能因以往的价值观、原则或普遍认为的信念而妥协(White，2007)。

Robert A. Buerki和Louis D. Vottero编纂了药剂学伦理学教科书《药学实践中的伦理责任》，他们为面临伦理两难问题的人们提供了系统的决策框架(Buerki and Vottero，2002)。按照《药物学、伦理学及生命质量》专题汇编一书所呈现的方式，他们修改的问题顺序如下(White，2007)：

(1)确定问题。

1)确定技术上的事实；

2)确定道德特征；

3)确定道德约束；

4)确定法律制约；

5)确定相关的人文价值。

(2)确定可选择的行动步骤。

1)确定每一项选择的相关伦理准则；

2)确定每一项选择的伦理学假设；

3)评估可能出现的其他伦理学问题。

(3)选择正确的行动步骤，该行动步骤能够使决策者获得精神上最大的平静或满足道德上的需求。

1)证明选择是正确的；

2)根据伦理学基础，为该选择辩护。

(4)针对选定的行动步骤，预测逻辑上、理性上的反对理由。

1)对选定的行动步骤可能提出因事实性错误而引起的反对理由，准备好为选定的行动步骤进行辩护；

2)对选定的行动步骤可能提出因错误推理而引起的反对理由，准备好为选定的行动步骤进行辩护；

3)对选定的行动步骤可能提出因价值观冲突而引起的反对理由，准备好为选定的行动步骤进行辩护。

## 注释和说明：疑难案例和艰难抉择

不幸的是，而从某种意义上说又幸运的是，在任何特定情况下，对于解决在有效的疼痛管理和良好的患者医疗中遇到的两难问题，医生或药剂师可能发现准则、政策、睿智的伦理学观点、现代生物医学伦理学观点都无法如愿起到帮助或决定作用。但是，人们仍会确定伦理关怀问题，然后努力作出更好的决策。在疼痛管理方面，有4个假定的案例有助于实践伦理学问题的识别和分析。

### 假设案例1

Jones小姐是一名非洲裔美国人，17岁。她终生患有镰状细胞病。她和妈妈以及另一个1岁小孩生活在一起。她是高年级的高中学生。6个月前，Jones小姐被诊断为临床抑郁症。目前，每天服用抗抑郁药。在过去的几年中，几乎每隔6~9个月，她都会因镰状细胞病所引起的严重血管闭塞或疼痛而住院。大部分时候，每一次危机都因病毒或链球菌引起的喉部感染而引发。Jones小姐因在学校与患病的人接触而感染上这些疾病。每一次危机都通过连续3~5 d使用静脉内水化、吸氧、麻醉剂、非甾体类抗炎药物(non-steroidal-anti-inflammatory drugs，NSAIDs)、卧床休息等方法治疗。该治疗方案是相对可预测的。通常，她在出院后会服用口服药物，其中包括维柯丁片剂(二氢可待因酮和扑热息痛，雅培实验室)和泰诺3号片剂(对乙酰氨基酚和可待因，Ortho McNeil制药厂)。遗憾的是，自从3个月前发生的那次危机后，为了充分控制疼痛，所需的麻醉剂剂量逐渐增加，甚至超过过去几年所需的剂量。目前所需的麻醉剂剂量异乎寻常的高，以至于长期照顾Jones小姐的血液病专家和药剂师都担心她可能会在生理和心理上成瘾，因此目前需要采取措施预防麻醉剂成瘾。

在该案例中，对于任何真实的疼痛，也即伦理学认为的“真正的”疼痛，法律上认为的“合法的”疼痛症状，涉及的医生和药剂师都十分担心因提供过多止痛药物造成患者误用或滥用而使情况变得更糟糕。根据该案例中的事实，人们能理性地怀疑患者可能从合法地使用麻醉剂(控制镰状细胞病引起的疼痛这一合法的治疗目的)转变为不合法的目的(形成药物成瘾)。当医生和药剂师在考虑疼痛管理的伦理问题时，最为关注的就是在有益原则(做善事，控制疼痛)和无损害原则(避免伤害、避免受监管药物的成瘾、避免触犯法律)之间的平衡(White，2007)。著名的评论员，如兼具药剂师、律师、教师身份的David B. Brushwood，针对这一专题展开很多讨论并著书立说(Smith & Brushwood，2012)。

本案例中涉及的医生和药剂师应在维护患者最大利益的前提下，根据理性怀疑采取行动。对于医生和药剂师而言，触犯公认的法律和伦理准则是违法的。不恰当的行为对于其他患者和社会其他部分是不公平的(公平性原则)。在此，医生和药剂师可采取很多正确的措施：观察患者何时出现疼痛症状、何时舒服(无疼痛)(监测患者的表情、生理状态以及心率、呼吸、血压的变化、是否无法集中注意力)，从而更好地了解疼痛问题的程度；与照顾者及其同伴进行恰当交流并比较观点的异同；向患者询问麻醉剂的增加剂量；反思目前止痛所需的药物剂量变化；学习更多有关慢性疼痛患者成瘾的知识；重新评估麻醉剂所需的剂量以及患者的疼痛水平；探讨减轻疼痛的情形(例如，患者的抑郁状态、家庭环境紧张、药物耐受力或可能的药物相互作用)；就药物的正确使用与患者签订“合同”；设置开具或使用麻醉药的限定；告知患者可能的风险以及已确立的法律学标准；向有关当局报告任何一起非法使用事件；正确记录所有行为。一旦确定患者对受监管药物成瘾，并从“合法的医学目的”发生转变，那么主要的医生和药剂师与患者的关系，从先前的伦理规范转变为目前的法律规范，因为只有法律标准才适用于目前这种情况。在美国缉毒局(Drug Enforcement Administration，DEA)的管理办法中，有专门一部分来直接处理这些发生变化的情况(White，2007)。也可以说，针对这样的案例，法律规范中规定了常见的可接受的伦理学行动步骤，或者说伦理学规范出现在法律规范中。

人们可能会质疑，为什么医生或药剂师可能也会采取其他措施，比如忽视这一难题、告知患者他们再也无法开麻醉剂了、不再提供继续治疗或药房麻醉剂缺货。上述做法中的任何一个(患者无药可用或放弃患者)都可能会承担民事责任或治疗不当风险(White，2007)。值得说明的是，从伦理上和法律上，医生应建议患者通过单方面决定终止医患关系，并尽可能地帮助患者找到替代治疗(例如，写一份未来30天不可使用药物的书面声明，并列出在治疗镰状细胞病方面有能力的医生名单)。在这些替代选择中，医生和药剂师可能会根据自身的最大利益来解决关键的伦理问题(例如，简单地回避患者，或者将法律纠纷降至最低甚至避免法律纠纷)，而不考虑患者的最大利益(在伦理决策中，这可能是有关利益冲突的很好的一个例子)。

Edmund D. Pellegrino在著作中指出，如果医生或药剂师一旦这样做，那么他们就无法严格符合历史上对“专业人员”的定义。他所理解的“专业人员”的定义为：当专业人员所服务的人群需要某项利益时，能够压抑自身利益的人才是专业人员(Pellegrino，2007)。另外，在该案例中，至少还需要强调另一个伦理问题：患者是未成年人，知情同意(consent)与同意(assent)是不同的(O'Rourke，2000)。回忆一下，该患者年龄为17岁，法律上是未成年人，因此在法律上欠缺行为能力，在技术上无法对医学治疗作出知情同意(White，2007)(注意：这是因为患者虽然生了一个孩子，但是她尚未从未成年人的法律地位中自动解放出来，她无法同意或拒绝医学治疗)。然而，对于“能力”的纯正法律定义，许多州放松了要求。这样，在伦理上，就有利于那些具有临床决策能力的人获得知情同意权(一些法律学者和法官将此称为“成熟未成年人原则”)(Moore，2006)。这一原则在伦理学上是对自主原则的延伸，这样就允许具备决策能力的个人作出他们自己的抉择，因为他们有自我决定的能力。这种知情同意的过程可描述如下：

“为了获得知情同意，执业医生应确保患者完全理解所遭遇疾病的特点、诊断、预后、可得到的理性评估以及治疗选择，每一选择的益处和风险(包括全部放弃治疗的可能性)(White，2007)”。

正如案例中所描述的，这位17岁的患者肯定具备自主能力。但是，即使患者因年龄没有作出知情同意的法律能力，在进行治疗前，也应获得患者的同意，这样在伦理上更为正确，也对患者更为有利。

## 假设案例2

Smith女士28岁，她目前怀了第一个孩子。Smith女士和她丈夫计划“自然分娩”。他们参加了心理分娩的课程并安排了助产护士来接生。9个月的妊娠期进展顺利，她接受了良好的产前检查。在“破水”(羊膜破裂，羊水流出)后，Smith女士住进了医院。但是，Smith女士的宫缩乏力，次数也非常少。在产房，Smith女士的宫缩越来越强。Smith女士开始抱怨非常不舒服(其严重程度超出分娩团队的预料)。不舒服加剧一小时后，Smith女士要求用止痛药物。因为她不断请求Smith先生和助产士使用止痛药物，他们都非常吃惊甚至感到有些挫败。Smith女士坚持使用止痛药物后，助产士为她静脉使用了维泰宁安(太乐，辉瑞公司)50 mg，以减轻她的焦虑情绪，并轻度镇痛。然而，这对于Smith女士而言只是轻微减轻了疼痛。几分钟后，患者要求使用更多药物(患者疼痛只有轻度减轻，这与其他相似的产妇相比，是一个不同寻常的反应)。而且，宫口仅开了大约4 cm，产程进展似乎非常缓慢。助产士希望能等时间长一点，再使用更多药物。但是，30分钟后，Smith女士越来越无法集中精力分娩了，相反她越来越关注尚未减轻的疼痛。在这种情况下，助产士使用了硫酸吗啡和异丙嗪(异丙嗪，惠氏制药公司)来止痛。止痛药的常规剂量又一次使Smith女士的疼痛仅得到轻微缓解。在随后的一小时内，疼痛越来越加剧，而分娩进程缓慢，助产士向产科医生和麻醉师求助，采用硬膜外麻醉(局部神经阻滞)来更好地控制疼痛。采用局部麻醉后，分娩团队发现患者所经历的不舒服，在一定程度上，来源于组织的张力和拉伸。后来，患者要求再次使用小剂量的吗啡和异丙嗪，然后顺产一婴儿。患者因使用麻醉剂和抗组胺药物而继发轻度抑郁。

这一假设案例提醒卫生保健人员记住：(Ⅰ)除了“不正常的”情况下(如疾病或外伤)会产生疼痛外，“正常的”情况下(如分娩)也会产生疼痛；(Ⅱ)疼痛可以预料，也有的无法预料；(Ⅲ)对于个体患者而言，疼痛完全是主观感觉；(Ⅳ)随着时间的推移，具有自主权的患者可以随意改变他们对治疗和干预措施的态度。对于产房内(或手术室、复苏室、监护室、急诊室或门诊)的医生或药剂师而言，与患者或患者的法定授权人讨论疼痛症状的特点、程度或持续时间等，这看起来非常尴尬——有些人可能认为这很滑稽。起初，人们认为在获得更多信息前，最好为患者解答任何疑问并设法治疗疼痛症状。

这个案例讨论了有关母婴治疗单元的伦理学特点以及平衡主义。有些人可能不愿意为怀孕的患者提供治疗，他们认为这些治疗可能对胎儿造成伤害。毫无疑问，在分娩或怀孕的过程中，使用某些药物可能“伤害”到未出生的胎儿(例如，减缓产程的硫酸镁会造成新生儿肌张力降低，并影响新生儿的呼吸功能)。但是，在通常情况下，医疗团队会尊重孕妇，获得他们的知情同意，使他们更为全面地理解：任何同意或拒绝都是真正意义上的“知情”(也就是说，孕妇理解了药物对胎儿的风险以及出生后可能出现的副作用)。更为极端的例子是：孕妇被诊断患有癌症，预期接受的化疗毫无疑问地会对胎儿造成伤害，或威胁本次妊娠。美国天主教联合会采纳《伦理和宗教为天主教医疗服务指令》，其中涵盖更为保守的伦理学反思。即使这些更为保守的伦理反思也对母婴室的伦理涵义、母亲在知情同意中的独特位置等内容进行了推断：

当以治愈为直接目的的手术、治疗和用药无法推迟到胎儿可养活后，即使这些治疗可能导致胎儿死亡，但仍允许为患病的孕妇进行治疗(美国天主教联合会，2001)。

## 假设案例3

幼儿Josiah Quincy仅有3岁。在他8个月大的时候，医生为他进行了健康儿童体检，发现腹部包块，从而被诊断患有神经母细胞瘤。在确诊时，已在他的骨髓中见到肿瘤细胞。他在一家世界级的儿童研究与教学医院接受治疗。医院为他采取全新的“预”化疗方案，该治疗方案包括伊立替康和易瑞沙。在干细胞移植后连续使用伊立替康和易瑞沙16个月进行维持化疗，并且交替口服13-顺式视黄酸和拓扑替康(该药物为试验用药，试用的儿童不超过25名)。非常不幸的是，癌症继续扩散。Josiah Quincy的照顾者认为患儿一直不舒服、一直疼，并且总是易激惹、易焦躁。他安静睡眠的时间很少。随着逐渐增加静脉点滴吗啡的剂量，Josiah Quincy的易激惹以及疼痛暂时得到缓解。他经口进食越来越少。他的父母先前允许经鼻胃管进行人工喂养，但是现在也拒绝了。因为他们认为鼻胃管会造成更多的不舒服，患儿腹部膨胀、排稀便。因高烧39 ℃，也为了更好地控制疼痛，Josiah Quincy现被收入院。他被麻醉剂催眠，接近昏迷，但是即使在睡觉的时候，他看起来仍然焦躁不安。他的父母现在要求Josiah Quincy的主治医生和医院的临床药剂师采用“临终镇静”，作为缓解疼痛的选择。

这一假设案例包含如此多的不幸事实，引发人们思考：(Ⅰ)更全面地思考“医学的目标”；(Ⅱ)医学无用；(Ⅲ)决策代理以及决策代理者在评估疼痛与不适中的作用；(Ⅳ)双重效果学说；(Ⅴ)“临终镇静”。

据说希波克拉底曾说过，能够识别并“拒绝治疗那些被疾病过度控制的患者”的医生是“医学大师”(Hippocrates，1950)。当不再可能“治愈”时，为了达到治疗目的而继续治疗，这不是公认的医学目的。在19世纪，法国肺结核医院的医生Edward Trudeau写到：“有时去治愈，时常去缓解，总是去安慰”(Cayley，2006)。其思想与希波克拉底的“医学大师”品格相类似。单词“安慰”通过将拉丁单词cum(意思是“和”)和fortis(意思是“力量”)联合起来而产生；安慰就是指“用力量支持”。在临终阶段，所有照顾者可能做到的就是站在患者身边，给他们微薄的力量、支持和慰藉。

不再可能“治愈”而继续治疗可能就是医学无用的定义之一。哲学家Mark Wicclair认为医学无用发生在下列三种情况下，当治疗：(Ⅰ)在生理学上不可能完成；(Ⅱ)无法实现患者目标；以及

（Ⅲ）被推荐的治疗没有合理的机会去获得专业推理下的任何目标(Wicclair, 1996)。在这个假设案例中，特别是当先前采用的人工喂养，如今可能造成更大负担或更多不适的时候(也就是说，给患者造成的负担大于益处、虽然想做善事，但却造成了更多伤害)，那么最为恰当的医学措施似乎就只有安慰治疗(尽可能多地使用止痛药来减轻疼痛症状)。

在该案例中，患儿的照顾者和其父母意识到他处于明显的临终状态，而且出现了败血症。为了让Josiah Quincy舒服，他的父母要求尽可能多地使用止痛药。在更好地判断自己孩子状态及症状方面，父母具有道德上的权威性。对此，很少有人怀疑。一旦父母关心这件事情，那么在处理时就应表现出镇静、同情、谦逊。在这种情况下，使用的吗啡剂量越来越高的话，可能会造成呼吸抑制和死亡。某些药剂师和医生可能会因此而犹豫。在伦理学文献(比如Jonsen-Siegler-Winslade的《临床伦理学》)中，提到了双重效应学说。卫生保健人员可能从该学说中得到一些安慰："双重效应原则认为，在一些情况下，人们有时必须作出选择，而该选择既可以产生良好作用，也可以产生不良作用。这些作用之间存在难解难分的联系。在这些作用中，只要有实施者所需要的作用(比如说，治疗严重的疼痛)，那么该选择就可获得伦理学上的许可。根据上述观点，天主教的医学伦理学证明，即使可预见的不良作用会缩短患者的寿命，但合理使用止痛药物来缓解疼痛这一做法是恰当的(Jonsen *et al.*, 2002)"。

当其他治疗手段都不起作用后，"临终镇静"用于控制终末期患者的疼痛，使他们更为舒服(Orentlicher, 1997)。由此而论，在Texas儿童医院和Baylor医学院出版的《儿童恶性肿瘤患者的疼痛管理》一书中，对"临终镇静"进行了描述：

"在极少数情况下，儿童可能遭遇难以忍受的疼痛或其他症状，此时就需要考虑镇静的必要性。一般而言，不管是因为时间有限还是因为并发症风险的增加，其他方法无法控制疼痛时，就应该考虑镇静。医疗卫生保健人员必须确定什么是真正无法控制的疼痛或症状。在考虑镇静之前，必须努力尝试一切方法来控制疼痛及其症状。

镇静一定不要与安乐死相混淆。安乐死是指出于同情或者怜悯，有目的地由他人结束临终患者的生命(Hockenberry-Eaton *et al.*, 1999)。"

## 假设案例4

Williams先生是一名退休警察，今年96岁。他居住在美国俄勒冈州的波特兰，兼职做卫理公会教派牧师。Williams先生患有结肠癌并已转移到腰椎。他使用吗啡针剂(美沙酮，罗克珊实验室制造)、芬太尼(杨森制药厂)贴剂来控制严重的背痛。Williams先生加入了临终关怀项目。因为俄勒冈州出台了《尊严死亡法》，在该法律的授权下，医生可对俄勒冈州的临终患者进行安乐死，所以Williams先生的肿瘤医生给他使用了速可眠(西可巴比妥，兰巴克斯制药公司)。医生宣读了处方标签上的说明："按照说明使用，按照俄勒冈法律开药。"当该处方到了药房后，Williams先生的药剂师，也是他终生的朋友，John Able，将Williams先生拉到私人咨询室，并悄悄地告诉Williams先生——他"出于好心"，没法为Williams先生取药。因为John Able认为那样自己就会变成"谋杀"。Williams先生说，"John，你是我的好朋友——我理解"，然后患者就带着处方离开了药房。但是，几分钟后，Williams先生的三个孙女要求见Able先生。Able先生还没来得及打招呼，Williams先生的三个孙女就当着其他顾客和工作人员的面，大骂他是一个"无情无义的畜生"。

自1998年，俄勒冈州就批准医生进行安乐死(Egan, 1998)。从1994年(当时俄勒冈人首次投票通过Ballot Measure 16——《尊严死亡法》)到1997年(俄勒冈人再次投票通过Ballot Measure 51法律)，有些州试图推翻上述法律并阻止其付诸实施(White, 2007)。有些人认为，是在2006年，美国最高法院对冈萨雷斯状告俄勒冈所作出的判决最终了结此事(Greenhouse, 2006)。

根据2007年的官方报告(俄勒冈州卫生服务部门，2007年)，自从该法律实施以来，有341名患者使用药物结束了自己的生命：

"根据《尊严死亡法》，在2007年，共开了85份有关致死性药物的处方，而在2006年，只有65份。在这85份中，有46人使用了致死性药物，有26人死于原发疾病，有13人在2007年末仍活着。另外，有3名患者使用之前开具的处方而安乐死。这样在2007年，共有49名患者依照《尊严死亡法》安乐死。据估计，这相当于每10 000例死亡中，有15.6例为安乐死。"

因此，不管反对安乐死的个人如何看待安

乐死的伦理性或“正确性”，俄勒冈通过公共政策出台了法律。依照法律，任何人都无法将自我控制的致死剂量视为谋杀或“不合乎法律的死亡”，该法律批准终末期患者无疼痛地、受控制地死去，他们具有自己决定的权利(Schmidt，2007)。同样的，如果俄勒冈的医疗卫生保健人员(其中当然包括药剂师)不愿意实施安乐死，那么该法律也对此表示尊重(Schnabel and Schnabel，2007)。该项政策对其他州的影响仍需继续观察。但是，到目前为止，华盛顿、蒙大拿、福蒙特州都已经采用了类似《尊严死亡法》这样的临终患者安乐死办法。

在该案例中，虽然临终患者合法地开了致死性药物，但是一名药剂师可能出于“良心上的反对”而拒绝为患者拿药，这也符合法律：

从概念上讲，“良心上的反对”是指对于认为违背自身良心的行为，即使该行为合法或得到专业认可，但人们没有义务来执行。对于医疗卫生专业人员而言，良心上的反对是原则问题，并得到专业伦理法规的支持。比如说，医院的护士拒绝参与孕妇的流产。俄勒冈州的《尊严死亡法》认可本着良心的实践，并通过下列陈述明确地表示尊重：“在合同、法规或其他法律要求中，医疗卫生专业人员都没有义务参与到临终患者的安乐死中”(Dunn *et al.*，2007)。

从法律上或者从伦理上来说，药剂师都没有责任完成每一份处方。实际上，由于药房的收入一般都由处方的执行量决定，所以尽可能多地完成处方，才能实现利益最大化。但是，药剂师可以从法律或伦理学上区分该处方是否应该执行。但他们拒绝执行处方行为必须是公平、公正的。公正的定义之一就是“坚持……公正、公平的治疗以及应有的奖励应符合尊严、规范或法律”(Soukhanov，1992)。那么，在本案例中，不执行处方的决定就符合法律(例如，药剂师可能认为医生开具的处方超出了“专业实践的范围”或并未出于“合法的医学目的”)(美国药品执法局，2004)、规范[例如，药剂师可能认为所开的药物剂量过高、而且可能增加损伤风险(治疗不当)、药剂师不参与患者的保险索赔计划(商业准则)]、或尊严(例如，有良心的反对)。

对于药剂师Able而言，该假设案例中还包括另一个伦理学问题：机密信息的交流、侵犯有关专业人员责任的隐私。此案例中不幸的是Williams先生的孙女得知了其与药剂师之间的对话内容。Able可以直接说：“我无法同你们讨论此事。”进一步交流会违背信任的原则或侵犯Williams先生的隐私。Able为患者提供哪种药或不提供哪种药，这都是隐秘的专业行为。除非得到患者或法律、规范、尊严的许可，禁止在药剂师—患者关系之外与他人讨论。

## 总结

在以往关于医疗卫生人员在疼痛管理质量中所起作用的编著中，任何一个作为伦理领域调查的章节，都肯定缺少了解决具体难题的参考资料，而后者非常有必要在书中阐述。在本文中，各章节与伦理专业规范、著名生物伦理学家的著作以及个案记录有许多相同之处。仍有许多问题无法回答，有些难题无法成功解决。伦理学难题的显著特点就是无法顺利解决，常有许多困难。伦理学也是对个性领域的研究。除了特定的事实外，伦理问题的解决可能也依赖于决策者的独特气质。

在这一点上，从很多方面讲，伦理学不同于法律。法律具有普适性，对行为设定了最低标准。而伦理难题的解决却需要具体分析。伦理为行为设定了理想的标准。不过，由于法律是由社会强制执行，因此法律标准有时过于严格、苛刻。例如，医疗卫生法教授Barry R. Furrow写到：“不能恰当地管理疼痛(评估、治疗、控制)是专业过失”(Furrow，2001)。

在疼痛管理方面，医生和药剂师将来会遇到更多伦理难题：新药带来更大利益、综合产生不可预料的负担；会涉及不同的专业法律行为标准；随着疼痛管理涉及多学科及花费越来越高，卫生保健也会随之发生变化。不过，自从文明时代开始，善良的人们不得不处理道德难题。除非这一事实发生改变，否则，“有益”“无损害”“自主性”和“公平”等伦理原则和哲学价值观，将继续会在理论与实践中困惑善良的医疗卫生专业人员。

## 致谢

声明：作者声称无任何利益冲突。

## 参考文献


- Associated Press. Analysis finds pain medicine use has risen by 90 percent. (2007, August 20). Available online: http:// www.katu.com/news/medicalalert/9258176.html. Accessed June 24,2013.
- American Medical Association Council on Ethical and Judical Affairs. Code of Medical Ethics: Current Opinions with Annotations, 2002-2003 edition. Chicago: American Medical Association, 2002.
- American Medical Associaton. Principles of Medical Ethics of the American Medical Association (2001 version). Available online: http://www.ama-assn.org/ama/pub/ physician-resources/medical-ethics/code-medical-ethics/ principles-medical-ethics.page? Accessed June, 24, 2013.
- American Pharmacists Association. APhA 2005 Pain Management Joint Summit. Highlights Newletter 2005, 9: 1-6.
- Aristotle. The Nicomachean Ethics. (J. Welldon, Trans.) Amherst, New York: Prometheus Books, 1987.
- Beauchamp TC, Childress JF. eds. Principles of Biomedical Ethics (5th ed.). New York: Oxford University Press, 2001.
- Buerki RA, Vottero LD. eds. Ethical Responsibility in Pharmacy Practice (2nd ed.). Madison, Wisconsin: American Institute of the History of Pharmacy, 2002.
- Cayley Jr WE. (2006, October). Comfort always (The Last Word). American Family Physician, 74. Available online: http://www.aafp.org/fpm/20061000/74comf.html. Accessed June 24, 2013.
- Chapman CR, Gavrin J. Suffering and the dying patient. In: Battin MP, Lipman AG. eds. Drug Use in Assisted Suicide and Euthanasia. Binghamton, NY. USA: Pharmaceutical Products Press (an imprint of Haworth Press, Inc.), 1996: 68.
- Drug Enforcement Administration. (2010). Pharmacist's Manual. Washington, Dictrict of Columbia: Drug Enforcement Administration. Available online: http:// www.deadiversion.usdoj.gov/pubs/manuals/pharm2/. Accessed June, 24, 2013.
- Dunn P, Reagan B, Tolle SW. Conscientious practice. In: Dunn P, Reagan B, Tolle SW, et al. eds. The Oregon Death With Dignity Act: A Guide for Health Care Professionals. Portland, Oregon: The Center for Ethics in Health Care, 2007: 12-15.
- Egan T. (1998, March 26). First death under an assistedsuicide law. The New York Times. Available online: http:// www.nytimes.com/1998/03/26/us/first-death-under-anassisted-suicide-law.html. Accessed June, 24, 2013.
- Federation of State Medical Boards of the United States, Inc. (2004). Model Policy for the Use of Controlled Substances for the Treatment of Pain. Euless, Texas 76039: Available online: http://www.fsmb.org/pdf/2004_grpol_ Controlled_ Substances.pdf. Accessed June, 24, 2013.
- Furrow BR. Pain management and provider liability: no more excuses. J Law Med Ethics, 2001, 29: 28-51.
- Fink III JL. Ethics and a code of ethics in pharmacy. In: White BD. eds. Drugs, Ethics, and Quality of Life: Cases and Materials on Ethical, Legal, and Public Policy Dilemmas in Medicine and Pharmacy Practice. Binghamton, New York: Pharmaceutical Products Press, 2007: 7-12.
- Greenhouse L. (2006, January 18). Justices reject U.S. bid to block assisted suicide. The New York Times, A1.
- Hippocrates. Aphorisms. In: Chadwick J, Mann WN (Trans). The Medical Works of Hippocrates. Oxford: Blackwell Scientific Publications, 1950: 149.
- Hockenberry-Eaton M, Barrera P, Brown M, et al. (1999). Pain Management in Children With Cancer. Available online: http: //childcancerpain.org/contents/ childpainmgmt.pdf. Accessed June, 24, 2013.
- Ingram DB, Parks JA. eds. The Complete Idiot's Guide to Understanding Ethics. Indianopolis, IN: Alpha Books (an Imprint of Penguin Group (USA) Inc.), 2002.
- Jadad AR, Bowman GP. The WHO analgesic ladder for cancer pain management: stepping up the quality of its evaluation. JAMA, 1995, 274: 1870-1873.
- Jonsen AR, Siegler M, Winslade WJ. Clinical Ethics: A Practical Approach to Ethical Decisons in Clinical Medicine. New York: McGraw-Hill, Inc., 2002.
- Kant I. Groundwork of the Metaphysic of Morals. (H. J. Patton, Trans.) New York: Harper & Row Publishers Inc. (Harper Torchbooks Imprint), 1964.
- Landis NT. New pain standards offer key role for pharmacy. Am J Health Sys Pharm, 2001, 58: 358-360.
- McGee GE. Pragmatic Bioethics (2nd ed.). Boston, Massachusetts: The MIT Press, 2003.
- Miles SH. The Hippocratic Oath and the Ethics of Medicine. New York: Oxford University Press, 2004.
- Moore MT. (2006, July 11). Virginia teen fights for right to pick Hodgkin' s treatment. Available online: http: //www.usatoday.com/news/health/2006-07-11-herbal-remedy_x.htm. Accecssed June, 24, 2013.
- Morris T. eds. Philosophy for Dummies. Foster City, CA: IDG

Books Worldwide, Inc., 1999.

- Nelson HL. Stories and Their Limits: Narrative Approaches to Bioethics (Reflective Ethics). London: Routledge, 1997.
- Okie S. (2001, June 15). California jury finds doctor negligent in managing pain. Washington Post, A3.
- Oregon Department of Health Services. (2007). Summary of Oregon's Death With Dignity Act. Portland: Oregon Department of Health Services. Avavilable online: http://www.oregon.gov/DHS/ph/pas/year10.pdf. Accessed June 24, 2013.
- Orentlicher D. The Supreme Court and physicianassisted suicide - rejecting asisted-suicide but embracing euthanasia. N Engl J Med, 1997, 337: 1236-1239.
- O'Rourke K. eds. A Primer on Health Care Ethics: Essays for a Pluralistic Society (2nd ed.). Washington, District of Columbia: Georgetown University Press, 2000.
- Pellegrino ED. Professionalism, profession and virtures of the good physician. Mt Sinai J Med, 2002, 69: 378-384.
- Pellegrino ED. Pellegrino on professionalism: a human values basis for the healing arts. In: White BD. eds. Drugs, Ethics, and Quality of Life: Cases and Materials on Ethical, Legal, and Public Policy Dilemmas in Medicine and Pharmacy. Binghamton, New York: Pharmaceutical Products Press (an imprint of Haworth Press), 2007: 1-6.
- Pence GE. Classic Cases in Medical Ethics: Accounts of the Cases That Have Shaped Medical Ethics, with Philosophical, Legal, and Historical Backgrounds (4th ed.). New York: McGraw-Hill, 2004.
- Schmidt T. The meaning behind the patient's request. In: Dunn P, Reagan B, Tolle SW, et al. eds. The Oregon Death With Dignity Act: A Guide for Health Care Professionals. Portland, Oregon: The Center for Ethics in Health Care, 2007: 8-10.
- Schnabel G, Schnabel J. Pharmacists and pharmacyrelated issues. In: Dunn P, Reagan B, Tolle SW, et al. eds. The Oregon Death With Dignity Act: A Guide for Health Care Professionals. Portland, Oregon: The Center for Ethics in Health Care, 2007: 67-73.
- Sherwin S. Feminist and medical ethics: two different approaches to contextural ethics. In: Jecker NS, Jonsen AR, Pearlman RA. eds. Bioethics: An Introduction to History, Methods, and Practice. Sudbury, Massachusetts: Jones and Bartlett Publishers, 1997: 184-189.
- Singh RM, Wyant SL. Pain management curricula in U.S. schools of pharmacy. J Am Pharm Assoc, 2003, 43: 34-40.
- Smith WT, Brushwood DB. The pharmacist's responsibility to optimize drug therapy outcomes. The Pain Practitioner, 2012, 22: 38-42.
- Soukhanov AH. eds. The American Heritage Dictionary of the English Language (3rd ed.). Boston, Massachusetts: Houghton Mifflin Company, 1992.
- United States Conference of Catholic Bishops. Ethical and Religious Directives for Catholic Health Services (4th rev. ed.). Washington, District of Columbia: United States Conference of Catholic Bishops, 2001.
- U.S. v. Hayes, 595 F.2d 258 (5th Cir.). Available online: https://bulk.resource.org/courts.gov/c/F2/595/595. F2d.258.78-5347.html. Accessed July 9, 2013.
- White BD. Drugs, Ethics, and Quality of Life: Cases and Materials on Ethical, Legal, and Public Policy Dilemmas in Medicine and Pharmacy. Binghamton, New York: Pharmaceutical Products Press (an imprint of Haworth Press), 2007.
- Wicclair MR. Medical futility: a conceptual and ethical analysis. In: Mappes T, DeGrazia D. eds. Biomedical Ethics. New York: McGraw-Hill, Inc., 1996: 346.

**译　者：**钟光珍，副主任医师、副教授，心内科，首都医科大学附属北京朝阳医院
孔祥平，副主任护师，心内科，首都医科大学附属北京朝阳医院
**审　校：**刘　巍，主任医师、教授，姑息治疗中心，北京大学肿瘤医院
**终　审：**刘　巍，主任医师、教授，姑息治疗中心，北京大学肿瘤医院
(译文如与英文原文有异义，以英文原文为准)

# 第二章　预立照护计划

**Patricia A. Bomba**

Excellus BlueCross BlueShield, Rochester, New York 14647, USA
*Correspondence to:* Patricia A. Bomba, MD, FACP, Vice President and Medical Director, Geriatrics. Excellus BlueCross BlueShield, 165 Court Street, Rochester, New York 14647, USA. Email: Patricia.Bomba@lifethc.com.

## 背景

20世纪普遍认为死亡是治疗的失败，其实不然，死亡是生命的最后一章。如果你突发急病或重伤而不能作出自己的医疗选择将会怎样？你的家人或爱人是否了解你的价值观，知晓你对医疗照护方式的选择？

预立照护计划是在当发生死亡及任何可能丧失医疗决策能力的情况时，如面对急性发病或有康复可能的创伤时，提前作出医疗选择的过程。制定预计划可避免由患者丧失医疗决策能力带来的不利影响，患者、家属及将来提供照护的专业人员均可从中获益。预立照护计划应提前制定并定期评估修订。个人价值观、信念、所期望的照护目标会随时间的推移而改变，尤其在经历了重大生活事件、出现新的生命威胁或患慢性疾病之后。预立照护计划体现了预防伦理的理念。

患者临终时处于慢性病终末期，常伴随着身体的极度虚弱，医疗决策的共享及知情是预立照护计划的重点所在。在患者情况需要的时候，回顾预立照护计划十分重要。预立照护计划可通过预设医疗指示和/或生命维持治疗医嘱的形式获取。生命支持治疗的医嘱(physician orders for life-sustaining treatment，POLST)范式是一个临床治疗流程，专为促进医疗照护人员和疾病晚期患者(或其合法委托人)之间的沟通而设计，旨在方便及时共享、通知医疗决策内容。POLST以单一形式记录，是一系列便携式医嘱单，适用于所有医疗机构及照护过渡交接时，具有可回顾性，就心肺复苏、气管插管和机械通气、住院监护等生命维持治疗方面尊重患者的护理意愿。

## 预立照护计划：未来照护计划的关键因素

预立照护计划是临终关怀的一大支柱。临终关怀是跨学科的医疗照护，应从确诊之日即与临床治疗同时进行。临终关怀是艺术和医学科学的结合，着重生活质量并为临终患者及其家庭提供高质量的支持。高质量的医疗照护不仅是提供适当、及时、无误的治疗措施，还是富于同情心、以人为本，尊重个人意愿、价值观和信仰的人文关怀。当患者失去交流能力无法知悉其自身意愿时，实施高质量的照护便更加困难，这也是临终关怀中的常见难题。

简而言之，预立照护计划是指在个人意识清楚且具有决策能力时，为将来自己病情恶化无法作出判断的情况所预先设立的医疗照护选择，常与死亡计划和临终计划相关，也适用于可能丧失医疗决策能力的情况，如急性创伤或罹患预后未知的疾病时。但通常让人们直接谈论死亡计划十分困难，而为突发事故或急性事件预立计划则更容易被人们接受，从而提前进行预立照护计划的讨论。有健康自主权的个人对疾病恢复的期望各异，在预立计划时要着重以下两方面：选择一个可信赖的医疗委托人；评估自己的价值观、信仰和照护目标。对医疗的选择随对康复期望的不同而不同。医疗决策应以个人价值观、信仰及期望的照护目标为指导，由患者的医疗委托人制定。

预立照护计划是未来护理计划的一个关键问题。另外诸如个人的法律、经济、实际问题也同样重要，尤其是修复和结束一些人际关系。认识到上述问题的价值和相互关系能鼓励个人将预立照护计划作为未来保健计划的一部分来完成，也为其他专业人员(如律师、理财规划师等)提供了有力的支持。

**患者对临终照护计划的观点：计划好个人的一切事务**

自从被诊断为晚期癌症，我才有机会仔细思考与临终相关的问题。在某种意义上，我认为这是赐予我的一个礼物。我终于有机会将自己生活的每个细节理顺出来，包括家人对我的死亡作出的决定和请求。我也有了对家人、朋友表达爱和关怀的机会，同时我也为之前可能忽略的情况——如我去世后我的猫会怎样——作出了规划：指定了银行账户受益者，通知房地产经纪人当我的房子要出售时为我的家庭提供关心和支持，考虑自己准备接受怎样的照护，谁会打电话给我的重要客户，怎样通知到每个人等等。

就预立照护计划的细节，我会将我对临终时照护的意愿告诉我的父母及好友，比如我不希望成为家庭的负担，希望去临终关怀院接受姑息治疗，如果死亡那一刻来临我不愿采取过度措施来延长生命。我相信死亡不是结束也不是悲剧，它是生命中一个篇章的结束、下一个篇章的开启，我的亲朋好友都理解并支持这一观点。将我的遗愿落实到书面上很重要，这会帮助我的家人在"那一刻"来临时确认我的意愿。我希望能与医生更深入地探讨自己的预后并了解他们的医疗方案及观点。

有些人认为谈论死亡计划十分可怕，也许还会有人认为目前我已幸运地活过了预期寿命，谈死亡会很晦气。但在我看来，为"那一刻"做好详细的安排会给我带来心灵上的宁静。我不需要再担心这些细节了，当想到自己已为所爱的人扫除一些麻烦事，心中便会感到一丝平和，是他们一直以来给予我无条件的支持和关爱，是他们的正能量带我走出了生活的阴霾。

我知道临终关怀对照顾者来说是一个挑战。据我的经验，这类话题的沟通可以加深医患关系。在一次就诊后一个称职的医生告诉我，"你可以问我任何事"。这话从一个医护人员口中说出着实让人欣喜。如果一个患者说"我很担心去世后我的狗怎么办"，这是一个有效开启临终对话的方式，谈论患者担心的问题对增强患者免疫力十分有意义。

《新英格兰医学杂志》上的临终关怀研究(Temel *et al.*，2010)表明，患者接受早期姑息治疗会有更高的生活质量。姑息治疗是为患者缓解疼痛，提供包括生理、心理、精神层面的身心舒缓照护。谈论敏感的临终问题本质上就是姑息性的，患者会卸下心理负担，知道已为"那一刻"做好计划而感到如释重负。照顾者也可以针对患者提出的具体医疗问题进行沟通，帮助患者渡过难关。

最近，我在医疗社区中提出了自己的想法："当我的'那一刻'到来时，我希望医生肯定地告诉我'和你相处十分愉快，我们会帮你平静祥和地离开'"。难道这不是姑息治疗最好的礼物吗？知道医生将在我们最需要的时刻给予我们安慰，这才是医疗的真正含义(Webster，2013)。

## 现状

对临终患者的人文关怀是一项尚未充分实现的社会义务。上世纪，"死亡"被认为是医学的失败而非不可避免的生命完结，从以前在家中离别亲友的自然事件转变为如今在医院的医疗事件(Institute of Medicine，2013)。很多临终患者都惧怕孤独、被遗弃感，害怕疾病的折磨。但患者及家属的意愿与实际接受的照护之间存在差距。当患者内心渴望探讨临终关怀，而医护人员忽视此类话题时，会加大这种差距。通常直到患者失去表达自己意愿和期望的能力时才开始进行相关讨论。比如，有研究发现约42.5%的60岁以上临终患者在临终前有制定医疗决策的需求，其中70.3%已丧失医疗决策能力(Silveira *et al.*，2010)。从这些数据可看出人们在重病及临终时丧失决策能力的比例较大，所以早期预立照护计划对每个人都很有必要。

为了消除现存的临终关怀问题，医学研究所(Institute of Medicine，IOM)发起了临终关怀医学转化项目(Institute of Medicine，2013)。1997年

IOM作出了关于临终课题里程碑式的报告：要完善临终关怀且在各方面均须改进(Institute of Medicine，1998)。IOM的一个专设研究委员会回顾了自1997年起临终关怀的研究进展，同时计划在医疗照护的实施和社会支持，患者—家庭—照护提供者就价值观和选择的沟通，预立照护计划，卫生保健质量和融资，专业人员、患者及家属的教育等方面描述临终关怀的现状(the Institute of Medicine，2013)。此项工程旨在通过政策改进来改善针对患者及家属的照护服务质量，并呼吁一个全国范围内的对话——涉及个人、家庭和社区，以达到优化临终应对方式的目标。

目前美国及国际上对预立照护计划的实行存在差异，但一致强调以下几点关键内容：

• 若当事人丧失医疗决策能力时需指定可信赖的医疗委托人；

• 注意当事人的价值观、信仰和期望的照护目标会随时间的推移而改变；

• 当事人及其家庭、医疗照护专业人员之间的预立计划对话越早越有价值；

• 医疗决策的伦理体系要基于专业准则。

美国对临终关怀数十年的研究表明，目前对临终照护在医院内或是在家中，以及人们对生命维持治疗的选择尚有很大不同。但这些差异不会导致典型的高生活质量和低死亡率。事实上，有数据显示在临终6个月内，生活在高治疗强度地区的患者寿命并不长于在低治疗强度地区的患者(The Dartmouth Atlas of Health Care，2013)。不同地区医疗水平和社会状况的差距，文化价值观和信仰的不统一使社会呈现多元化，鉴于这个多元化社会的心理和精神需求不同以及目前临终关怀服务水平的差异，临床医护人员需要系统的方案来实行此计划。

## 普通人群预立照护计划的基本过程

1990年，26岁的特丽•夏沃不明原因的变成植物人，并在她生命的最后15年间一直是植物人状态。她的个人医生及法院指派医生均表示她已无康复可能。夏沃的父母，鲍勃和玛丽辛德勒，拒绝接受医生建议，坚信他们的女儿还有康复机会。而夏沃的丈夫迈克尔•夏沃认为妻子一定不希望依赖生命支持的方法活下去。民事冲突解决和医院伦理介入对这场争论已无能为力。夏沃案在佛罗里达州法院举行听证会超过20次。夏沃的父母一再拒绝接受判决。每一次法院都判定特丽的意愿应由其丈夫决定。终于在2005年3月18日，夏沃的肠内营养管被拔除并于13天后去世(Wikipedia，2013；The Boston Globe，2005)。

广为人知的特丽•夏沃案件建议每个18岁以上的成人均应指定医疗委托人，并与家人、爱人和医疗照护人员谈论预立照护计划。

预立照护计划被认为是一个过程，而不单是一种形式。预立照护计划强调的基本内容包括：指定合适的医疗决策委托人(健康管理机构、保健代理人、永久性医疗照护代理人或代办人)；阐明个人价值观、信念和期望的护理目标；明白提前讨论照护计划的价值；了解生前预嘱(living will)带来的问题；有谈论记录和书面形式的合法的预设医疗指示；定期回顾、修订预立计划的基本内容。

预立照护计划应尽早从积极谈论个人价值观、信仰和期望的护理目标，从指定当事人失去做决定能力时的医疗决策者开始。与患者及其家属、密友及其他医疗照护人员之间的谈话应该开放、坦诚，适当应用积极聆听、共情的交流技巧。讨论此类话题会与个人的价值观、信仰和文化传统产生强烈的心理冲突，所以对多数人而言比较困难。在为失去决定能力的患者制定预立照护计划过程中，医疗照护人员首先应与患者家属、朋友建立彼此信任的关系。预立照护计划对他们大有裨益，它可减少潜在的冲突，减少患者及其家属内心的不确定，帮助他们解决困惑，消除在照护选择上的心理矛盾，让他们获得心灵上的安宁。可将预立照护计划的制定过程及患者当时的个人医疗选择落实在书面上，形成有法律效力的文件。

任何人都可能遭遇意外、突发疾病而面临失去医疗决策能力的风险，因此预立照护计划其实是一个健康倡议。如何帮助当事人顺利制定预立照护计划便是相关专业人员需要解决的一大课题。行为改变理论被应用于诸如戒烟等健康事件的行为改变中。评估出一个人对开启预立照护计划对话的准备情况，便可根据该个体所处的行为改变阶段进行针对性干预，以帮助他尽早投入积极的对话中。

## 评估预立照护计划的行为准备情况

行为改变阶段理论认为行为是复杂的，且不能对单一类型的干预作出系统持久的反应(Prochaska DiClemente，1984；Prochaska DiClemente，1985；Prochaska，1991)。改变的跨理论模式为行为改变提供了一个基础框架，行为改变可用于促进预立照护计划的完成。一个成功改变行为的人会在一系列行动和态度发生坚定的改变后逐步改变不良的生活方式。针对当事人行为改变所处的阶段促成其进行预立照护计划对话的干预措施才会有效。为达到干预效果，询问患者时要做到因人而异，根据患者当时的身体状况和完成预设医疗指示的行为准备情况，询问内容要包括预立照护计划中的关键元素，如图1(Bomba Vermilyea，2006)。

指定医疗委托人是指当你失去表达自己选择的能力时，正式指定一名代表你作出医疗决策的委托人。最好的指定方式就是填写一份健康照护委托书。在填写健康护理委托书时下列哪个答案能够最好地反映你填写前的准备情况？

□ 我觉得没有必要完成健康照护委托书
(阶段一——意向前期)

□ 我觉得有必要填写健康照护委托书，但是我有理由来说明自己为什么不填
(阶段二——意向期)

□ 我已经做好准备填写健康照护委托书
(阶段三——准备期)

□ 我已经填写完成我的健康照护委托书了，而且它反映了我的意愿
(阶段四——行动期)

□ 我已经填写完成我的健康照护委托书了，而且我觉得有必要重新修订
(阶段五——维持期)

**图1　完成健康照护委托书的行为准备情况(Bomba and Vermilyea，2006)**

基于行为改变和行为改变阶段理论，2002年“健康照护代理准备情况”(Health Care Proxy Readiness Survey)问卷被成功研制，用于评估“人文关怀的社区对话”(Community Conversations on Compassionate Care，CCCC)的工作效果，CCCC是一个社区教育工作组，用于促进预立照护计划的实施(Bomba *et al.*，2013)。行为的改变分为以下阶段。在第一阶段，即意向前期(precontemplation)，当事人看不到完成预设医疗指示的需要；第二阶段，即意向期(contemplation)，当事人开始思考完成预设医疗指示，但存在阻碍实际行动的因素。识别并协助当事人去除这些因素是此阶段干预措施的重点。阻碍行动的因素一般包括：

- 我不清楚它具体是什么；
- 它对我不重要；
- 我不想思考、谈论与它相关的问题；
- 我没有充足的时间去做这件事；
- 我不知道如何和我的家人提起这个话题；
- 太困难。

在第三阶段，即准备期(preparation)，当事人已经开始或准备开始完成预设医疗指示，此阶段应以激励患者为主；在第四阶段，即行动期(action)，当事人根据个人价值观和意愿完成预设医疗指示。在这种情况下，谈论患者的个人价值观、治疗倾向，鼓励家庭参与讨论，评估指定的医疗委托人是否适合，并获得预设医疗指示的副本。第五阶段，即维持期(maintenance)，定期审视并及时修订预设医疗指示。2008年的调查显示主要关注行为改变的教育资源已为CCCC项目立项，并取得了可喜的成功。

## 指定合理的医疗决策者

如果患者既失去作决定的能力又无指定代理人的有效书面文件，对医疗照护人员来说医疗决策则变成一个棘手的问题。这种情况下作出的医疗决定可能与患者的个人意愿和医疗选择相悖。

诸如“健康照护代理(Health Care Proxy)”，传统的预设医疗指示关注对合法医疗决策者的指定，要求被指定人能根据患者当时的价值观和信念为患者作出医疗选择。

此医疗决策者应十分了解患者，知道患者的个人价值观，并愿意参与敏感话题的讨论，愿意倾听。另外，指定医疗决策人必须自愿代表患者表达意愿，同时在将来作出医疗决定时要以患者为中心，避免融入自己的价值观。由于要求被指定者在将来医疗决策时能在场，所以应选择亲近的人或自愿参加的人。最重要的是，被指定的医疗决策者在患者危急时能与医疗照护人员积极配

合，并能处理好家庭和医疗团队间的潜在冲突。

## 与家庭、爱人和医疗照护人员谈论个人的价值观、信念和期望的照护目标

参与讨论预立照护计划是提高照护满意度的重要途径(Tierney *et al.*，2001)。老年慢性病患者中，相比未与医生谈论预设医疗指示的患者，谈论过的患者拥有更高的医疗满意度(Tierney *et al.*，2001)。一项对1 500名已故者及丧亲家属的回顾性研究显示，完成预设医疗指示可增加临终关怀医院的入院率，减少与医生沟通时可能出现的问题(Teno *et al.*，2007)。但不幸的是多数医生不清楚患者对临终照护的意愿和选择，或医生明白患者对照护的偏好而患者并未与其家属沟通，结果临终关怀方式的选择未能与患者意愿及预后相结合，或与患者家属的意愿相左(Covinsky *et al.*，2000)。为解决类似问题，如今已研制出帮助患者探寻自己对临终照护意愿的工具，如图2所示(Bomba and Vermilyea，2006)。

虽然制定预立照护计划的方式不同，关于死亡、濒死、临终照护的对话在不同文化背景、宗教信仰、精神信念的社会人群中也有差异，但人群中个体差异也不容忽略，需要识别每个人独特的偏好。因此，为避免出现无效设定，了解每个人独特的价值观、信念和期望的照护目标至关重要。

总之，与患者及其指定家庭成员谈论预立照护计划时，谈论内容应包括以患者为中心的照护目标、医疗照护的选择和患者倾向的治疗地点。

**指导语：对下表中的每一行，选出一个在你临终时，最能表达这件事在你心中重要性的选项。**

| | 不重要 | 一般重要 | 比较重要 | 十分重要 |
|---|---|---|---|---|
| 即使以缩短寿命为代价也要消除疼痛等症状 | | | | |
| 我希望保持清醒，即使这样会使我处于疼痛的折磨中 | | | | |
| 我希望能在家人和朋友的身边 | | | | |
| 希望能有识别别人触摸我的感觉 | | | | |
| 当我离开时希望有宗教或精神指引在我身边 | | | | |
| 我希望能给别人讲述自己的故事，为他们留下美好的记忆 | | | | |
| 能与家人朋友说“再见”并消除分歧 | | | | |
| 我希望在家中离开 | | | | |
| 我希望在医院中离开 | | | | |
| 即使失去意识，我也希望能尽量维持到所有亲人在我临终前来身边见我最后一面 | | | | |

你认为什么事可以让你在人生最后几个星期、几天或几小时获得心灵的平静？

你对人生结束时最大的希望是什么？

你在人生结束时最大的恐惧是什么？

**图2　患者对临终关怀期望的探索性问题。该信息来源于1999年罗伯特伍德约翰逊基金会的© EPEC项目**

## “生前预嘱(living will)”存在的缺陷

尽管推荐患者建立传统的预设医疗指示，但仅用“生前预嘱”不足以获得个人的临终照护意愿。将来需要时，要由患者指定的医疗委托人和医疗照护人员对“生前预嘱”作进一步解释，但要避免引起医疗控诉。对“疾病晚期”、“不可逆状况”的界定模糊，加上医生、医疗决策者、家属对上述临床状况的视角不同，这些均成为履行患者“生前预嘱”的障碍。例如，一个临终的痴呆患者出现进食减少、大小便失禁、呼吸困难的症状，经常发生肺炎，尽管终末期痴呆属于“疾病晚期”，但肺炎是“可逆”的。照护方式的选择要由对患者“生前预嘱”的理解和医生对

患者预后的评估决定，甚至医生、医疗决策者和患者家人的个人信念也会对最终决定产生影响。在没有与家属、亲朋好友和患者的主管医生提前沟通的情况下，“生前预嘱”也无法清楚阐述患者的治疗意向。由于“生前预嘱”明显的局限性，指定医疗委托人作为“生前预嘱”的补充内容逐渐成为预立照护计划的一部分。

此外，书面法律文件并不适用于所有情况。因此，指定的医疗决策者及家属需要知道患者的个人价值观、信念、期望的照护目标和临终时的医疗倾向。获得这些信息的最好途径是与患者开诚布公地交流。预设医疗指示完成后需医生审查以确保其准确性，遵守现行公众健康法并符合患者的真实意愿。

### 实施中的实际问题

可获得性

预设医疗指示的可获得性是预立计划过程重要的衡量指标，需要有效的记录形式，但不能因此取代谈话。书面法律文件形式的医疗指示及时获得，可提高医疗决策效率，防止产生不理想的结果。

定期审视及修订

对预设医疗指示的重复评估和定期更新是一个持续的过程。经历如结婚、离异、生育、伴侣去世等生活事件后，患者可能需要重新指定一名医疗决策委托人。慢性病的进一步发展，接受过生命维持治疗后，患者对照护的期望和选择会发生相应改变。

虽然传统预设医疗指示在患者失去决策能力时为传达其医疗意愿提供了有效的依据，但该医疗指示不能包含对所有可能治疗方案和照护方式的选择。因此，计划中患者的价值观、信念、期望的照护目标和对照护地点的选择应随患者情况的改变定期审视及修订(Fischer *et al.*, 2000)。

## 晚期疾病患者的预立计划内容

一个85岁的男性患者因大面积脑卒中导致偏瘫失语，出院后选择了去疗养院。患者卧床无自理能力，经口进食不佳且不能与人交流。姑息治疗量表得分为30分，医生估计他的寿命不会超过6个月。他的主治医生认为患者已永久丧失了医疗决策能力。

该患者无预设医疗指示，且失去了指定医疗决策者的能力，州法律指定其女儿为医疗决策代理人。他的女儿认为如果父亲可以说话，会倾向于选择舒适的治疗方式。在以舒适为照护目标，医疗决策内容知情、共享的前提下，其女经过深思熟虑表明父亲选择自然死亡并请求执行“不抢救”医嘱，并确认已认真查看了生命维持治疗指南和其他治疗方案。为获得最大程度的舒适，患者女儿希望放弃插管和机械通气，拒绝喂养管和静脉输液，要求小心喂食，只有当疗养院不能控制的疼痛和症状出现时才选择入院治疗。医生基于此决定完成并签署生命支持治疗的医嘱(physician orders for life-sustaining treatment, POLST)表格，根据患者的期望目标和医嘱制定了患者的照护计划，提纲已呈现在POLST表格上。所有的参与者都获悉了患者的照护计划、治疗目标和POLST医嘱。

### POLST范式®

POLST：临终关怀的新方法

从1990年《患者自主权法案》在美国通过以来，仅以“生前预嘱”等传统的预设医疗指示与患者交流已不够全面(Patient Self-Determination Act of 1990)。同时，越来越多的文献认同POLST范式在用于尊重和获取患者个人意愿方面的有效性(Dunn *et al.*, 1996; Tolle *et al.*, 1998; Lee *et al.*, 2000; Hickman *et al.*, 2004; Hickman S., 2010)。

POLST范式在美国各州之间名称尚不统一，它是一个临床治疗流程，专为促进医疗照护专业人员和疾病晚期患者(或其合法委托人)之间的沟通而设计，旨在方便及时共享、通知医疗决策。结果是记录在彩色表格(如图3)上的一系列便携式医嘱单，可应用于任何医疗场所及连续护理的过渡转接期，具有可回顾性，就心肺复苏、气管插管及机械通气、住院治疗和其他生命维持治疗方面尊重患者的照护意愿。

<table>
<tr><td colspan="5">当有治疗必要时健康保险流通与责任法案允许将以下患者信息公开给医疗照护专业人员并用于电子注册</td></tr>
<tr><td colspan="5">生命维持治疗医嘱</td></tr>
<tr><td colspan="2" rowspan="3">1、在未修订前请遵照此医嘱；<br>2、此医嘱是根据患者目前的身体状况和个人治疗倾向制定的；<br>3、以下任何部分若不完整均是无效的，未完成的部分代表要应用全部的治疗方法；<br>4、若患者病情发生重大变化须重新制定医嘱；<br>5、更多关于美国俄勒冈州POLST信息请登陆：www.orpolst.org</td><td>患者姓：<br>________</td><td>患者名：<br>________</td><td>患者中间名缩写：<br>________</td></tr>
<tr><td>出生日期：(月/日/年)<br>____/____/____</td><td>性别：<br>(　　)男<br>(　　)女</td><td>社会保险号后四位：<br>________</td></tr>
<tr><td colspan="3">地址(街道/城市/州/邮政编码)：<br>________</td></tr>
<tr><td rowspan="2">A</td><td colspan="4">心肺复苏：患者没有脉搏和呼吸</td></tr>
<tr><td colspan="4">(　　)试图进行心肺复苏<br>(　　)未试图进行心肺复苏<br>如果无心肺功能停止，请遵照B和C</td></tr>
<tr><td rowspan="2">B</td><td colspan="4">医疗干预：患者有脉搏和/或呼吸</td></tr>
<tr><td colspan="4">(　　)舒适路径(自然死亡)：通过任何途径应用各种方式、姿势、伤口护理和其他方式减轻痛苦；以舒适为目的应用氧气、抽吸及人性化地处理气道阻塞的方式；进行生命支持疗法时患者不希望被转运到医院，转运只有在就地情况下不能完成舒适路径的情况下进行。<br>医疗计划：为了患者舒适尽量改善患者症状<br>(　　)限制附加的干预路径：除了以上所说的舒适路径外，只有在必要的情况下才应用医疗干预手段、抗生素、静脉输液和心电监护。不应该应用插管、积极的气道干预或机械性通气。可以考虑应用非侵入性的气道支持(例如：CPAP，BiPAP)。必要时转入医院；避免重症监护治疗。<br>医疗计划：提供基础的医疗手段<br>(　　)全面医疗措施路径：除了以上的舒适路径和限制附加干预路径所提供的关怀外，必要时应用插管、积极气道干预和机械通气。必要时转入医院或给予重症监护治疗。<br>医疗计划：全面处理包括入重症监护室为主的生命支持<br>附加医嘱：________</td></tr>
<tr><td rowspan="2">C</td><td colspan="4">人工营养支持：条件允许的情况下通过口腔摄取食物</td></tr>
<tr><td colspan="4">(　　)未通过管路方式摄取营养　　(　　)限制通过管路方式摄取营养的时间<br>(　　)长期通过管路方式摄取营养　　附加的医嘱：________</td></tr>
<tr><td rowspan="5">D</td><td colspan="4">讨论文献资料</td></tr>
<tr><td colspan="4">(　　)患者本人(有决策能力的患者)　　(　　)健康照护代表或法律认可的代理人<br>(　　)未成年患者的父母　　(　　)逐渐失去决策能力或有严重精神疾患者的代理人<br>(　　)法庭指定的监护人　　(　　)其他________</td></tr>
<tr><td colspan="4">患者或代理人签字</td></tr>
<tr><td>手写体(推荐使用)：________</td><td colspan="2">姓名(印刷体)：________</td><td>与患者关系(患者签字则写“本人”)：<br>________</td></tr>
<tr><td colspan="4">本表格将移交POLST注册处，若患者决定退出，请在退出框中划勾：☐</td></tr>
<tr><td rowspan="4">E</td><td colspan="4">医生/私人助理/NP签字</td></tr>
<tr><td colspan="4">我的签字表示就我的医学知识所及，这些医嘱与患者目前的身体状况和个人治疗倾向相符</td></tr>
<tr><td>医生/私人助理/NP印刷体签字<br>(必填)：________</td><td colspan="2">签名者电话：<br>________</td><td>签名者执照号码(选填)：<br>________</td></tr>
<tr><td>医生/私人助理/NP手写体签字<br>(必填)：________</td><td colspan="2">日期(必填)：<br>________</td><td>机构专用</td></tr>
<tr><td colspan="5">无论转交或废除，当将表格发送至患者时均将复印件送交登记处</td></tr>
</table>

© 医疗保健伦理研究中心，俄勒冈州健康与科学大学，波特兰市山姆杰克逊公园路3181号，UHN-86
邮编：OR 97239-3098　联系方式：(503) 494-3695

**当有治疗必要时健康保险流通与责任法案允许将以下患者信息公开给健康照护专业人员并用于电子注册**

患者信息　患者姓名：____________

POLST表格是自愿填写的，通常用于疾病晚期或身体虚弱的人群。POLST记录在你当前健康状况下对医疗照护的选择倾向。一旦开始了初始的治疗措施，那么将来治疗的利弊也会清晰起来，你的治疗选择可能会改变。你接受的医疗照护和此表格将适时改变以随时反映你新的治疗选择。俄勒冈州的预设医疗指示可适用于任何有行为能力的成年人，不论其健康状态如何。预设医疗指示允许你详细记录自己将来的健康照护指示和/或在你不能表达的情况下，指派一名健康管理代表替你发言。

**联系人信息**

| 代理人姓名(选填)： | 关系： | 电话号码： | 住址： |
|---|---|---|---|
| ____________ | ____________ | ____________ | ____________ |

**健康照护专业人员信息**

| 准备人员姓名： | 准备人员职称： | 电话号码： | 准备日期： |
|---|---|---|---|
| ____________ | ____________ | ____________ | ____________ |

个人助理的指导医生：____________　电话号码：____________

主要保健专业人员：____________

**健康照护专业人员指南**

**填写POLST表格**

- 填写POLST表格需患者出于自愿，患者不能授权填写
- 应该反映疾病晚期和身体虚弱患者目前的治疗倾向，并鼓励完成预设医疗指示
- 根据机构或社区政策，带有医生/个人助理/NP签名的口头的或电话医嘱是有效的
- 推荐使用原始表格，复印件、传真和电子登记表格也是合法有效的
- 进行性功能减退者或严重精神疾患者在填写POLST表格前需进行额外评估，详情参见健康照护人员指南 http://www.ohsu.edu/polst/programs/documents/Guidebook.pdf

**转交给俄勒冈州POLST登记部门(必须，除非“退出”框打勾)**

俄勒冈州POLST登记部门要求以下信息填写完整：
- 患者全名
- 出生日期
- 表格A部分
- MD/DO/NP/私人助理签名
- 填表日期

将POLST表格的双面复印件传送到俄勒冈州POLST登记部门

传真或电子传真：503-418-2161　　填写日期：_____/______/_____

或邮寄：

俄勒冈州POLST登记部门
CDW-EM
3181SW Sam Jackson Park Rd.
Portland，OR 97239

登记电话：503-418-4083

*登记处处理信息时间为10天，邮寄的确认函需4周。

注册号码条贴于此处：

**审查POLST**

此POLST表格应该定期回顾，且如果：
- 患者从一个照护中心或照护级别转送到另一个时
- 患者的健康状况出现重大变化时
- 患者的治疗意愿发生改变时
- 患者的主要医疗照护人员改变时

**废除POLST**

- 有行为能力的患者或患者的合法代理人无行为能力可废除此表格或更换治疗方式
- 如果更换或废除POLST表格，在表格的A到E格处划线并用大写写上“VOID”
- 按上述要求把废除的POLST表格移交POLST登记部门(必须)
- 如果包含有电子病例登记内容，请遵循社区或机构的规定程序

根据健康护理伦理中心的规定允许使用PLOST表格的拷贝版本，POLST项目可以通过以下途径得到：www.orpolst.org或polst@ohsu.edu

**无论转交或废除，当将表格发送至患者时均将复印件送交登记处**



**图3　生命维持治疗医嘱(Physician orders for life-sustaining treatment，POLST)**

POLST 与传统的预设医疗指示

POLST不同于传统的预设医疗指示(如医疗委托人或生前预嘱)，因为传统的预先医疗指令适用于每个人，而POLST仅适用于符合下列条件之一的人群：

- 明年有可能去世；
- 需住在长期护理机构或需长期护理服务；
- 希望避免或接受所有生命维持治疗。

上述标准缩小了适合POLST的人群。临床上能帮助识别某患者是否适合POLST的方法是：询问医生“如果该患者明年去世你会感到惊讶吗？”如果医生的答案是否定的，那该患者便符合POLST标准。关于POLST与传统预设医疗指示的区别见表1(Bomba *et al.*，2012)。

**表1 PLOST与预设医疗指示的区别**

| 特性 | POLST | 预设医疗指示 |
|---|---|---|
| 人群 | 重病患者 | 所有成人 |
| 应用时间 | 现在 | 未来 |
| 完成表格者 | 健康照护专业人员 | 患者 |
| 结果形式 | 医嘱(POLST) | 预设医疗指示 |
| 健康照护人员或代理人角色 | 如果患者失去决策能力可以参与谈论 | 不能参与 |
| 携带人员 | 表格提供者负责 | 患者或家属负责 |
| 周期性回顾 | 表格提供者负责 | 患者或家属负责 |

缩写：POLST，生命维持治疗医嘱。

POLST 流程

对患者及其家庭进行预先医疗计划的相关教育，保证医疗决策内容的共享与知情，解决临终关怀方式选择方面存在的潜在冲突，是如今跨学科医疗团队的重要职责。健康照护专业人员可依据POLST的8步方案(表2)为伦理框架识别临终患者的个人医疗意愿(Bomba *et al.*，2012)。

POLST 在行动

俄勒冈州的急诊医技人员报道POLST能明确的指示患者的医疗倾向，对医疗方案的选择大有裨益(Schmidt *et al.*，2004)。与以出院患者“不抢救医疗指示”为单一准则的治疗方案相比，

**表2 POLST 8步治疗方案**

准备讨论
- 回顾我们目前对患者及其家属的治疗目的和价值倾向的了解程度
- 清楚患者的医疗状况和预后
- 审视我们对患者认知能力的了解程度
- 提取并回顾已完成的预设医疗指示和之前的“不抢救”文件
- 确定谁是最重要的家庭成员，并且在患者没有决策能力的情况下确定是否有一个同等的健康管理人员、监护人或健康管理代表
- 选择合适的时间进行讨论以保证谈话连续进行

从患者及其家属知道的内容开始
- 确定就患者的病情和预后，患者及其家属了解的程度
- 确定就医疗条件而言，我们对患者的看法和价值观知道些什么

从医疗团队的角度，提供任何新的关于患者医疗状况和价值倾向的信息
- 应每次提供少量信息，以保证充足的反馈时间
- 找到理解一致的部分；清楚一致同意及意见相左的部分
- 就患者的身体状况根据临床经验给出建议

尝试在预后、治疗目标、希望和预期方面消除分歧
- 通过交流商讨的方式尽量消除分歧，寻找共同的基础，要有创造性
- 必要时采取解决冲突的方法

富有同情心地回应
- 认同
- 合法化
- 探讨(而不是过早的劝慰)
- 同情
- 强调会尽力且不放弃

利用POLST指导选择并完成患者/家属的愿望
- 与患者和/或家人一起审视PLOST中的重要元素
- 共同参与医疗决定
- 解决好冲突

完成并签署PLOST
- 从患者及健康护理人员、监护人、健康护理代表那里得到口头的和书面的合同
- 从治疗医生或证明人那里得到书面医嘱
- 记录讨论内容

周期性地回顾和修订PLOST

*PLOST是一个提供个人或社区范围内预立计划的医嘱表格，用来确保患者对生命维持治疗的个人意愿得以实现，且易于识别。这8步方案是由Patricia Bomba博士为纽约州生命维持治疗医嘱(MOLST)项目制定的，该项目详情参考www.CompassionAndSupport.org。缩写：POLST，生命维持治疗医嘱；MOLST，维持生命治疗的医嘱(纽约)。

POLST表格具有更大程度的个性化，可以记录下每个患者对治疗的期望及在多种治疗方案中选择出的倾向方案(Hickman *et al.*，2004)。发表于2010年的POLST多中心研究分层随机抽取了美国90家入选医疗补助计划的疗养机构，对这些机构内住院患者的医疗记录进行了全面审查。该项目就医嘱单反映患者个人治疗倾向的程度、症状管理和生命维持治疗的应用几方面将POLST与传统预先医疗计划进行了对比。研究发现相对于使用传统预立医疗计划的患者，使用POLST表格的患者显然更多地考虑到了对生命维持治疗方案的取舍。但在症状评估和管理方面，使用两种计划方式的患者之间无明显差异。由此可见，POLST表格能更有效地控制不必要的生命维持治疗。该研究建议在疗养机构中应用更有优势的POLST表格(Hickman *et al.*，2010)。对POLST项目的研究证实POLST表格可改良个人治疗倾向的记录并与降低不必要的入院率相关(Hickman *et al.*，2010)。

POLST 在推广

POLST表格目前正在美国大部分地区使用(图4，POLST地图)。尽管POLST模式源于俄勒冈州，但在美国对该程序有许多不同的命名：包括纽约的生命维持治疗医嘱(Medical Orders for Life-Sustaining Treatment)或“MOLST”，或西维吉尼亚州的治疗范围医嘱(Physician Orders for Scope of Treatment)或“POST。退伍军人健康管理局以“SAPO”(授权的便携式医嘱单，State-Authorized Portable Orders)指代POLST文件(Department of Veterans Affairs，2012)。更多POLST项目及使用地点信息参见POLST.org。关于POLST在预立照护计划中的重要性见表3列出的参考工具和资源(Bomba *et al.*，2012)。

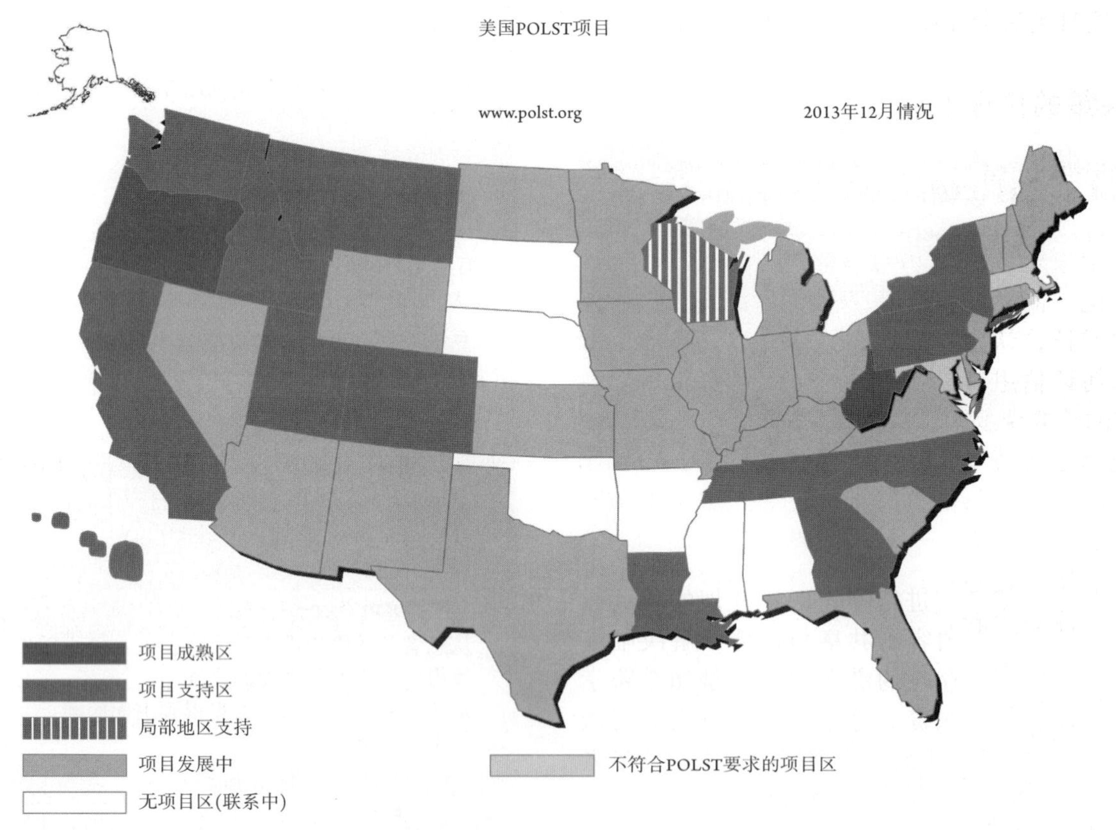


**图4　2013年6月POLST项目在美国的州分布图**

| 表3　有助于理解预立照护计划和POLST的工具和资源 |
|---|
| AARP公共政策机构。改进的晚期疾病护理：国家POLST项目改革 http://assets.aarp.org/rgcenter/ppi/cons-prot/POLST-Report-04-11.pdf |
| 卫生保健伦理中心和国家POLST范式项目：www.polse.org |
| 社区合作临终关怀/姑息治疗组织和纽约州的MOLST：www.CompassionAndSupport.org |
| UPMC高级服务的老年机构和匹兹堡大学网站 www.aging.pitt.edu/professionals/resources.htm |
| 佛吉尼亚临终关怀中心 www.wvendoflfe.org |
| 临终关怀和姑息治疗教育资源中心www.eperc.mcw.edu |
| 缩写：POLST，生命维持治疗医嘱；MOLST，维持生命治疗的医嘱(纽约)；POST，治疗范围医嘱(西维吉尼亚州)。 |

POLST始于美国并已推广到世界上的许多国家(Pope and Hexum，2012)。POLST在德国已进入实施阶段，在加拿大和澳大利亚也备受欢迎。美国POLST专家组(National POLST Paradigm Taskforce，NPPTF)和“尊重选择”(Respecting Choices)项目组正与巴西和新加坡的政策制定者商讨相关事宜(Pope and Hexum，2012)。关于“尊重选择”项目稍后会在此章节作相应的介绍。

## 医疗决策的伦理框架

### 决策能力评定

卫生事业的发展和人口结构的变迁导致了人口老龄化，同时临终关怀模式也日益复杂。随着年龄的增长，认知功能障碍的发生率也在不断增加，如何评估患者及其医疗决策能力成为医疗照护领域的重要课题。

能力是指接受信息、了解信息含义并基于信息作出明智决定的能力。拥有能力使我们能够成为独立的人。能力评估内容包括日常生活中心理技巧的应用，还包括记忆、语言、逻辑思维和运算能力、注意力转移的灵活性及执行能力。执行功能是将相对简单的想法、动作或行动编排为有目标的行为的认知过程。没有执行功能，待加工的信息部分将无法组合成对独立生活至关重要的行为指令。执行功能包括：解决问题、排序、抽象、洞察、规划(包括对某一行动后果的鉴定能力)、创新、定向和行动的执行、自我监督和抑制不当行为。

对能力的衡量通常比较困难，如今尚无统一的评估工具。能力是一个复杂的过程，不能仅通过简易智力状况检查表(Mini-Mental Status Exam，MMSE)来衡量。进行能力评估时要评估患者的病史、家族史，有侧重的体格检查包括认知、功能和情绪筛查，以及做适当的测试来排除可逆情况。

能力因事而异。能力评定的总体原则是评估患者对所做决定产生的后果的理解力。个别患者有能力指定一个信任的人作为医疗决策委托人，但可能没能力同意一个简单的医疗程序或姑息照护方案，或不能作出关于生命维持治疗的复杂的医疗决策。在这种情况下，患者可能会选择他们信任的人作出以下医疗决策：

- 生命维持治疗：例如心肺复苏术、气管插管和机械通气、透析、鼻饲管；
- 普通疗法：例如用抗生素治疗感染；
- 姑息疗法：对疼痛和一些症状的对症治疗。

有无能力是法律术语。这意味着法院对这些术语有具体的界定。从法律的角度看，是否有能力取决于是否有理解具体行动或事务的能力，是否明白采取或不采取行动的后果，是否清楚处理或不处理事务的后果，是否能理解选择并作出权衡，是否能作出决定并加以实施。

### 医疗决策的标准

医疗决策者有义务按照患者曾表达过的偏好或患者的利益进行医疗选择。有些患者希望医疗决策者严格遵循他们的愿望。然而，其他人希望他们的医疗决策者能够灵活作出决定(Fins *et al.*，2005；Sulmasy *et al.*，2007；Sulmasy and Snyder，2010)。患者可以具体化医疗决策者在决策过程中的职权和自由度。

当没有口头或书面的预设医疗指示，亦不明确患者的价值观和治疗偏好时，医疗决策应基于监护人或爱护患者的家人的意见，选择对患者有最佳利益的方案。通常当人们认为所患疾病发生不可逆恶化、需依赖生命维持疗法、丧失社会交往能力和独立人格或接近死亡的情况发生时，他们会决定停用或撤销生命维持治疗。此时最重要的是家庭成员和临床医生要避免将自己对生活质量的看法附加到失去能力的患者身上，而是要站在患者的角度评估生活质量(Karlawish *et al.*, 1999；American College of Physicians-American Society of Internal Medicine，2001)。

## 为失去决策能力的患者制定照护计划

为失去决策能力的患者制定预立照护计划时需进行特别的考虑，要确保患者最大程度地参与以及医疗决策者适当地介入(Miller and Bolla，1998)。在为失去决策能力的患者建立照护计划时，最常见的错误在于未做到以下几方面：

- 使用有效的沟通技巧；
- 识别患者的价值观和期望的照护目标；
- 以患者的个人目标指导照护，按目标选择干预方式；
- 针对患者的病情和预后，医生和家属之间能达成相互信任；
- 在延长寿命和提高生活质量的方案间提供选择，而不是提供治疗和放弃治疗之间的选择；
- 指出临终决策的全部内容——从放弃抢救的医嘱到个性化的临终关怀；
- 对话要以能证实患者先前反复表达的口头意愿为目标，而不是仅抓住一个脱离背景的患者的早年声明；
- 应用代替判断的原则，代理人制定计划时需尽量准确地反映患者可能作出的决定；本标准通过以患者对照护的意愿为重心来尽量保留患者的自主决定权(Bomba and Vermilyea，2006；Lang and Quill，2004)。

医疗代理人需遵守伦理专业准则，如美国内科医生学会的伦理手册规定的准则(Snyder，2012)。要有充足的保障措施来确保医疗代理人为重症患者作出的决策是公平且尊重患者意愿的，而非出于代办人或医生的个人价值观和信念。对无家可归，处于社会边缘的弱势群体患者，若非患者自己选择不应放弃积极的治疗。

## 医疗决策的共享与知情

患者、家属和代理人往往不愿问及这类问题，害怕讨论死亡过程。医生也无法预测复杂的医疗决策可能产生的所有影响。医生很难知道一个治疗方案所有可能的结局或疾病的确切发展情况。在此情况下，明白患者对照护的期望并根据患者的预期目标制定治疗方案才是积极有益的。另外要想保证医疗决策有效可行，患者、家属、代理人要有知情权并共享医疗决策内容。医疗决策者必须衡量以下问题：

- 治疗会有效果吗？
- 治疗的负担会超过带来的利益吗？
- 有康复的希望吗？如果有，康复后的生活会是怎样的？
- 患者关注的是什么？患者期望的照护目标是什么？

## 功能性健康素养和生命维持治疗

低功能性健康素养会造成个人对医疗信息理解不全面，缺乏对医疗服务进行适当理解和选择的能力，包括从基本的预防保健到临终照护服务，如姑息治疗和临终关怀。健康素养低下的患者常有以下问题：“理解医用标识和健康相关信息的能力不足”“接受预防保健的可能性较低”“合理用药的能力受限”“更高的住院率”“急诊使用率高”“老年患者有更糟的整体健康状况和高死亡率”(Koh *et al.*，2012；Berkman *et al.*，2011)。许多类似的问题，尤其是逐年升高的住院率和急诊量，大幅增加了医疗费用支出，尤以老年患者和严重疾病患者为甚(Koh *et al.*，2012)。据美国卫生与人类服务部(Department of Health and Human Services，DHHS)估计，只有12%的人口拥有“充足”的健康素养，53%有“一般水平”的健康素养，21%有“基本”的健康素养，14%缺乏基本的健康素养(Koh *et al.*，2012；DHHS，2008)。当涉及复杂的医疗问题，如在决定是否应用生命维持治疗时，临床医生须考虑到绝大多数患者和代理决策者不具备充足的健康素养。

在提高临终关怀质量和改善预立照护计划过程中，确保患者或医疗决策者有充足的功能性健康素养是至关重要的一环。功能性健康素养是一种能力，指当患者或其医疗决策者被告知必需的医疗信息以作出具体医疗决定时，特别是作出关于接受生命维持治疗等这类复杂的医疗决定时，当事人能通过这些医疗信息，了解自己"需要知道的"和"需要做的"。因此，医疗决策者必须对医疗护理、医疗条件、健康状态和预后有一个基本的了解。功能性健康素养是共享、知情医疗决策过程中的一个关键因素，在完成POLST的预立照护计划的对话中起重要作用。

告知患者相关信息时需用患者能理解的词汇认真表达。交流时医务人员要起主导作用并控制谈话节奏，计划方案提供者应对患者的反应十分敏感，尤其在讨论临终关怀治疗的选择时。向患者传达坏消息时采取适当方式以尽量减少患者的痛苦。如患者不能理解他或她目前的状况，应向其指定的医疗决策者完全公开谈论的内容。

### 解决冲突

失去所爱的人是一种难以接受、情绪崩溃的体验。当出现冲突时，训练有素的健康照护人员能通过识别并有效管理可能出现的误解来化解冲突，如诊断尚未确定，交流时使用太多专业术语，提供的信息前后矛盾，或之前许诺的结局过于乐观等。此外，医疗决策者需在患者面临生命危险时作出医疗决定，通常此时他们情绪低落、易失眠、未做好充足的心理准备，这就需要医疗照护人员对决策者提供支持——识别出决策者内心的不信任、内疚、痛苦，处理这些情绪及家庭中的矛盾冲突，并发现可能存在的有益之处。价值观上的冲突导致不能得到统一的照护目标，也导致人们对照护带来的益处看法不一，此时专业团队可以协助解决这些冲突。如果仍未解决，可将案件移交伦理委员会协助处理。

撤除和停止生命维持治疗没有道德或法律上的区别，然而两者在适应证和文化、宗教解释上有所不同。由于人们思维中常存在生命维持治疗一旦开始便不能撤除的误区，所以认为治疗不能停止。这会否定对患者可能有益的治疗方案。相反，有时限的试验性治疗可用来判断患者的预后。试验治疗结束时重新评估并更正治疗计划。此时，如果患者家属不愿撤销治疗或他们相信患者不希望继续治疗时便可能引发冲突。健康照护专业人员可以通过让患者家属产生负罪感和恐惧，以及告诉他们撤去生命支持治疗时患者会遭受折磨等方法来解决冲突，并可以保证应用所有适当的缓解压力的治疗方法，解释尊重患者个人意愿是照护服务的伦理责任和法律责任。

## 对特殊人群的重要考虑

### 未成年患者

如果未成年患者尚无作出医疗决定的能力，其父母或法定监护人需作出医疗决策。作为决策者，他们要被告知患者的医疗状况，进行生命维持治疗时面临的风险、益处、负担和备选方案。如父母或法定监护人了解患者，则须根据患者意愿、宗教、道德信仰作出决定；若不清楚患者的意愿，决策时要尽可能满足患者的最佳利益。父母或监护人做评估时不能融入自己的期望，要着重考虑患者的意愿和利益、患者的尊严、延续患者生命的可能性、患者健康状况、患者身体功能的改善程度、患者痛苦的缓解程度以及患者希望考虑在内的任何医疗状况。

如果未成年患者有作出医疗决策的能力，患者也要与父母或监护人一起参与医疗决策过程。对那些无需监护人，已独立生活，有自己孩子的年轻患者，在作生命维持治疗的决定时需特殊对待，给予特殊的考虑。

当低龄患者到了18岁，应该建议他/她作出预立照护计划，鼓励他/她指定医疗决策者，积极谈论自己的价值观、信念和期望的照护目标。

### 残疾人

发育残疾的人群中，有能力作出关于停止和/或撤除生命维持治疗决定者有权参与到此类医疗决策中。

发育残疾的人群中缺乏医疗决策能力者，若尚有能力指定医疗决策人，应鼓励患者选择委托人。其他患者可以指定监护人作出医疗决定。如同为未成年患者作出医疗决策一样，决策者要将发育残疾的患者的意愿、信仰、尊严、功能状态、自身利益考虑在内。

## 有精神疾病的人

有精神疾患的人，如慢性精神分裂症和双相情感障碍患者，评估其是否具有决策能力、选择医疗决策代理人以及了解患者对临终关怀的个人意愿是医疗决策过程的一大挑战。精神疾病本身不一定代表患者缺乏医疗决策能力。当患者存在慢性精神疾患时，可借助心理咨询的方法评估患者是否存在参与医疗决策的能力。

## 社区模式

有效的预立照护计划可通过专业培训、社区教育、系统实施和持续的质量改进等促成文化的改变。社区的参与对提升大众对预立照护计划的认识和准备十分必要，在社区中可通过教育和授权达成这一目的。建立医疗、社区协作伙伴关系的目标可由个人、患者倡议、宗教组织、社区和专业组织来达成。美国质量论坛发布了医疗社区合作的两个实例——“尊重选择”和“人文关怀的社区对话”(National Quality Forum，2006)。

## 尊重选择®

“尊重选择”是位于威斯康辛州拉克罗斯市的循证照护计划项目，它将协调人员培训与系统发展相结合，让训练有素的协调员融入到临床实践中以提高照护质量。“尊重选择”项目促成与社区机构的合作关系，号召个人及团体的参与，从而改变整体文化氛围。这项社区工作的宗旨在于帮助大众做好预立照护计划的准备(BJ Hammes，personal communication，February 2，2013)。“尊重选择”强调四大必要元素：(Ⅰ)体系/系统设计；(Ⅱ)优秀的预立照护计划协调员；(Ⅲ)社区参与；(Ⅳ)持续的质量改进(BJ Hammes，personal communication，February 2，2013)。

众多同行评议的出版物记录了“尊重选择”项目协助干预的积极结局(Hammes and Rooney，1998；Briggs，2004；Hammes *et al.*，2010；Hammes *et al.*，2012；Romer and Hammes，2004；Schellinger *et al.*，2011；Schwartz *et al.*，2002；Song *et al.*，2005)。协调员需为以下三个阶段的计划进行培训：基本阶段；针对具体疾病阶段；晚期疾病阶段。POLST表格是第三阶段的计划中特有的记录工具。

训练有素的协调员可以没有丰富的医疗经验，他们通过培训来完成预立照护计划中医疗照护代理人或长久授权的医疗委托人的指定。这些协调员通常是神职人员或信徒传道师，作为预立照护计划的基本角色，他们无需广泛的医疗保健知识和经验。他们在质量监控卫生组织中工作，并与医生一起成为团队中的一部分。

## 预立照护计划的2步方法：CCCC和MOLST

2001年在美国纽约州罗彻斯特市，一个新兴的2步方法的预立照护计划研发成功，研发单位是覆盖社区的临终关怀和姑息治疗组织(CompassionAndSupport.org. Advance Care Planning，2013)，该组织旨在改善临终关怀服务质量(CompassionAndSupport.org About Us，2013)。这个2步方法成功地增加了纽约北部居民指定健康照护代理人的比例，促进了MOLST(纽约州对POLST项目的命名)的发展和实施。

2步法是一种针对传统预立照护计划和MOLST的方法，认识到不同人群有不同需求。预立照护计划不只针对寿命有限的患者人群，其适用于18岁以上的所有成年人。健康独立的个体均有遭遇突发重病或意外创伤的可能。

每个人都有设立传统预设医疗指示的必要。疾病晚期患者在尚有决策能力时自然会从多次关于医疗指示的对话中获益，所以应该完成切实可行的医嘱单，例如MOLST。因此，预立照护计划应合并到整个连续照护过程中。

CCCC项目鼓励所有18岁以上成人在健康时完成医疗代理项目，并在健康到疾病动态连续过程中(图5)定期回顾修订预设医疗指示，直到生命结束(Bomba and Vermilyea，2006)。对于慢性病晚期患者中期望寿命小于一年者和有兴趣进一步明确自己所接受照护的患者，要鼓励他们基于期望的照护目标进行深入对话并完成MOLST(CompassionAndSupport.org Advance Care Planning，2013)。

CCCC项目工作组基于行为准备情况和CCCC预立照护计划手册，聚焦事例描述和“5个简单步骤”[CCCC Advance Care Planning Booklet (English)，2011；CCCC Advance Care Planning Booklet (Spanish)，2011]。2002年~2004年间的试点研究结果显示CCCC项目工作组能激励个

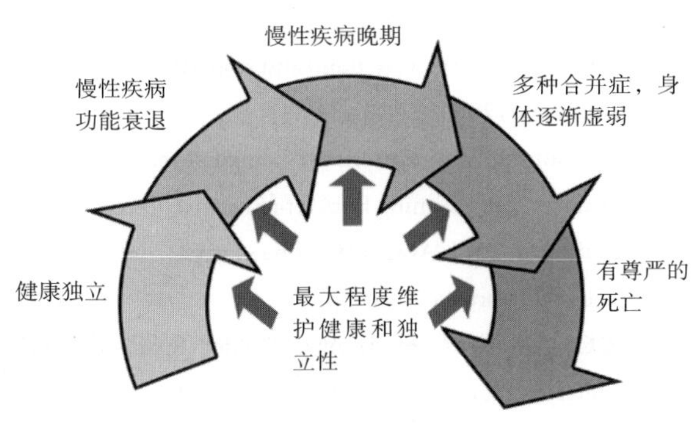


**图5 健康–疾病流程图**

预立照护计划不只针对寿命有限的患者人群，其适用于18岁以上的所有成年人和老年人。健康独立的人都可能遭遇意想不到的重病或创伤。每个人都有设立传统预立医疗指示的必要。疾病晚期的患者在尚有决策能力时自然会从多次关于医疗指示的谈论中获益，所以应该完成切实可行的医疗嘱托单，例如MOLST。因此，预立照护计划应合并到整个连续照护过程中(Bomba and Vermilyea，2006)。

经美国国家综合癌症网络杂志许可重印。

人完成预设医疗指示(CCCC Workshop Attendee Responses，2004)。参与CCCC项目工作组的成员中，平均有48%在参加工作组之前已经完成预立医疗指示，6~8周后的随访调查中平均有55%的回复者建立了预设医疗指示，前后比较差异有统计学意义($P$=0.01)。在此基础上，CCCC项目制作了CCCC项目视频，开发了“5个简单步骤”网页和在CompassionAndSupport.org上的其他相关网页，以及由社区合作的临终关怀/姑息治疗组织设计的社区网站(CCCC Videos，2013；Compassion And Support.org，2013)。

CCCC项目在纽约州北部实行交流共享。该地发起了临终关怀调查来评估患者对两个预立医疗指示(医疗代理和生前预嘱)的态度和行为，同时通过评估预立照护计划的价值和实施及总结报告评估CCCC项目的影响。这是该地对相关问题做过的最全面的调查。证据表明患者完成预立照护计划的原因部分来自社区教育和医生与他们的沟通。与医生沟通率最高的是罗彻斯特区(47%)，而尤蒂卡区为27%；同样的，医疗代理完成率最高的是罗切斯特区(47%)，最低的是尤蒂卡地区(35%)。在医生与患者谈论预立医疗照护较频繁的地区患者的预设医疗指示完成率更高(Excellus BlueCross BlueShield，2008)。

## 总结

制定预立照护计划需要更全面、更系统的方法。为促进有效预立照护计划和临终决策在社区和健康服务组织中的普及推广，应组织综合性的专业培训、患者教育，并制定相关政策。在任何医疗机构经培训合格的健康照护专业人员均可向患者及其家属进行预立照护计划的健康教育。

推荐使用符合美国质量论坛(National Quality Forum，NQF)的7个步骤(National Quality Forum，2006)，现解释如下：

### 代理人/医疗决策者的指定

按州法律程序为处于疾病初期、急性期、长期照护、姑息治疗过程中的每个患者指定代理人或医疗决策者，并以书面文件记录。

### 患者/代理人的治疗倾向

记录患者/医疗决策者期望的照护目标、治疗意向和对照护场所的选择，并定期审视修订。

### 医嘱单

将患者个人的治疗目标落实到医嘱上，通过POLST等以保证医嘱信息在任何医疗保健机构均可被获取并识别，包括长期照护机构，急诊，住院部等。

### 预设医疗指示

保证预设医疗指示和指定的代理人信息可用于任何医疗保健机构，同时保护患者隐私并遵守1996年健康保险流通与责任法案(Health Insurance Portability and Accountability Act，HIPAA)的规定，比如使用基于互联网的注册中心或个人电子健康记录。

## 推广预立照护计划

发展医疗、社区合作，通过已制定的如“尊重选择”和CCCC项目促成每个人的预设医疗指示和预立照护计划。

## 伦理咨询

通过伦理委员会或保健机构的道德咨询来解决临终时的伦理冲突。

## 未成年人的决策

有决策能力的未成年患者，记录下孩子对医疗照护的看法和偏好，包括同意治疗方案，在决策时重视他们的意见。当孩子的医疗意愿与作为其医疗决策者的监护人相左时，专业人员需适当介入提供咨询，给予干预(National Quality Forum，2006)。

## 致谢

特别感谢凯蒂·奥瑞姆，公共卫生学硕士(MPH)，老年病学和姑息治疗项目经理，感谢Excellus蓝十字蓝盾对本章和引用文献的评论及编辑建议。

声明：作者声明无任何利益冲突。

## 参考文献


- Berkman ND, Sheridan SL, Donahue KE, et al. Low Health Literacy and Health Outcomes: An Updated Systematic Review. Ann Intern Med, 2011, 155: 97-107.
- Bomba PA. Advance care planning along the continuum. Case Manager, 2005, 16: 68-72.
- Bomba PA, Doniger A, Vermilyea D. Staging Questions: Health Care Proxy Readiness. Rev 2013. Available online: http://www.compassionandsupport.org/pdfs/professionals/training/HCP_Readiness_Form_Updated_021810.pbomba_.pdf. Accessed February 3, 2013.
- Bomba PA, Kemp M, Black JS. POLST: An improvement over traditional advance directives. Cleve Clin J Med, 2012, 79: 457-464.
- Bomba PA, Vermilyea D. Integrating POLST into Palliative Care Guidelines: A Paradigm Shift in Advance Care Planning in Oncology. J Natl Compr Canc Netw, 2006, 4: 819-829.
- Briggs LA. Shifting the focus of advance care planning: using an in-depth interview to build and strengthen relationships. J Palliat Med, 2004, 7: 341-349.
- Community Conversations on Compassionate Care (CCCC) Advance Care Planning Booklet (English). Excellus BlueCross BlueShield. 2011. Available online: http://goo.gl/GxCPE. Accessed February 3, 2013.
- CCCC Advance Care Planning Booklet (Spanish). Excellus BlueCross BlueShield. 2011. Available online: http://goo.gl/AJmlv. Accessed February 3, 2013.
- CCCC Videos. CompassionAndSupport.org 2013. Available online: http://www.compassionandsupport.org/video-library/community_conversations_on_compassionate_care_videos.php Accessed February 3, 2013.
- CCCC Workshop Attendee Responses. CompassionAndSupport.org 2004. Available online: http://www.compassionandsupport.org/pdfs/research/Community_Conversations_on_Compassionate_Care_Pilot_Results.pdf. Accessed January 30, 2013.
- CompassionAndSupport.org. About Us: Background and Mission. CompassionAndSupport.org 2013. Available online: http://www.compassionandsupport.org/index.php/about_us Accessed January 28, 2013.
- CompassionAndSupport.org. Advance Care Planning—Patients & Families. CompassionAndSupport.org. 2013. Available online: http://www.compassionandsupport.org/index.php/for_patients_families/advance_care_planning. Accessed January 28, 2013.
- CompassionAndSupport.org. Five Easy Steps. CompassionAndSupport.org. 2013. Available online: http://www.compassionandsupport.org/index.php/for_patients_families/advance_care_planning/five_easy_steps. Accessed: July 11, 2013.
- Covinsky KE, Fuller JD, Yaffe K, et al. Communication and decision-making in seriously ill patients;findings of the SUPPORT project. The Study to Understand Prognoses and Preferences for Outcomes and Risks of Treatment. J Am Geriatr Soc, 2000, 48: S187-S193.
- Department of Health and Human Services (DHHS). America's Health Literacy: Why We Need Accessible Health Information. DHHS. 2008. Available online: http://www.health.gov/communication/literacy/issuebrief/ Accessed February 12, 2013.
- Department of Veterans Affairs, Veterans Health

Administration. Veterans Health Administration Handbook 1004.04: State Authorized Portable Orders (SAPO). Department of Veterans Affairs, Veterans Health Administration. 2012. Available online: http: //www1.va.gov/vhapublications/ViewPublication.asp?pub_ ID=2823 Accessed February 11, 2013.

- Dunn PM, Schmidt TA, Carley MM, et al. A method to communicate patient preferences about medically indicated life-sustaining treatment in the out-of-hospital setting. J Am Geriatr Soc, 1996, 44: 785-791.
- Excellus BlueCross BlueShield. End-of-life Care Survey of Upstate New Yorkers: Advance Care Planning Values and Actions. Excellus BlueCross BlueShield. 2008. Available Online: http: //www.compassionandsupport.org/pdfs/research/End_of_Life_survey-EX.pdf.Accessed January 21, 2013.
- Fins JJ, Maltby BS, Friedmann E, et al. Contracts, covenants and advance care planning: an empirical study of the moral obligations of patient and proxy. J Pain Symptom Manage, 2005, 29: 55-68.
- Fischer GS, Arnold RM, Tulsky JA. Talking to the older adult about advance directives. Clin Geriatr Med 2000;16: 239-54.
- Hammes BJ, Rooney BL. Death and end-of-life planning in one Midwestern community. Arch Intern Med, 1998, 158: 383-390.
- Hammes BJ, Rooney BL, Gundrum JD. A comparative, retrospective, observational study of the prevalence, availability, and specificity of advance care plans in a county that implemented an advance care planning microsystem. J Am Geriatr Soc, 2010, 58: 1249-1255.
- Hammes BJ, Rooney RL, Gundrum JD, et al. The POLST program: a retrospective review of the demographics of use and outcomes in one community where advance directives are prevalent. J Palliat Med, 2012, 15: 77-85.
- Hickman SE, Nelson CA, Perrin NA, et al. A comparison of methods to communicate treatment preferences in nursing facilities: traditional practices versus the physician orders for life-sustaining treatment program. J Am Geriatr Soc, 2010, 58: 1241-1248.
- Hickman SE, Tolle SW, Brummel-Smith K, et al. Use of the Physician Orders for Life-Sustaining Treatment program in Oregon nursing facilities: Beyond resuscitation status. J Am Geriatr Soc, 2004, 52: 1424-1429.
- Institute of Medicine. Approaching death: Improving care at the end of life—A report of the Institute of Medicine. Health Serv Res, 1998, 33: 1-3.
- Institute of Medicine. Committee on transforming end-of-life care: activity description. Institute of Medicine. 2013. Available online: http: //www.iom.edu/Activities/Aging/TransformingEndOfLife.aspx Accessed February 11, 2013.
- Institute of Medicine. Transforming End-of-Life Care. Available online: http: //www8.nationalacademies.org/cp/projectview.aspx?key=49481 Accessed January 20, 2013.
- Karlawish JH, Quill T, Meier DE. A consensus-based approach to providing palliative care to patients who lack decision-making capacity. ACP-ASIM End-of-Life Care Consensus Panel. American College of Physicians-American Society of Internal Medicine. Ann Intern Med, 1999, 130: 835-840.
- Koh HK, Berwick DM, Clancy CM, et al. New Federal Policy Initiatives to Boost Health Literacy Can Help the Nation Move Beyond the Cycle of Costly "Crisis Care." Health Aff (Millwood), 2012, 31: 434-443.
- Lang F, Quill T. Making decisions with families at the end of life. Am Fam Physician, 2004, 70: 719-723.
- Lee MA, Brummel-Smith K, Meyer J, et al. Physician Orders for Life-Sustaining Treatment (POLST): Outcomes in a PACE Program. J Am Geriatr Soc, 2000;, 48: 1219-1225.
- American College of Physicians-American Society of Internal Medicine. Living with a serious illness: talking with your doctor when the future is uncertain. Philadelphia: American College of Physicians. 2001. Available online: www.acponline.org/patients_families/end_of_life_issues/peace/ Accessed February 2, 2013.
- Miller DL, Bolla LR. Patient values: the guide to medical decision making. Clin Geriatr Med, 1998, 14: 813-829.
- National Quality Forum. A National Framework and Preferred Practices for Palliative and Hospice Care Quality: A Consensus Report. Domain 8. Ethical and Legal Aspects of Care. National Quality Forum, 2006, 42-44.
- Patient Self-Determination Act of 1990. Pub. L. No. 101-508, ss 4206,104 Stat. 1388.
- Pope TM, Hexum M. Legal Briefing: POLST: Physician Orders for Life-Sustaining Treatment. J Clin Ethics, 2012, 23: 353-376.
- Prochaska JO, DiClemente C. Transtheoretical approach: crossing traditional boundaries of therapy. Homewood(IL): Dow Jones-Irwin, 1984.
- Prochaska JO, DiClemente CC. Common process of self-change in smoking, weight control and psychological distress. In: Shiffman S, Wills T. eds. Coping and Substance Abuse: A Conceptual Framework. New York: Academic Press, 1985: 345-363.
- Prochaska JO, Goldstein MG. Process of smoking cessation.

Implications for clinicians. Clin Chest Med, 1991, 12: 727-735.

- Romer AL, Hammes BJ. Communication, trust, and making choices: advance care planning four years on. J Palliat Med, 2004, 7: 335-340.
- Schellinger S, Sidebottom A, Briggs L. Diseasespecific advance care planning for heart failure patients: implementation in a large health system. J Palliat Med, 2011, 14: 1224-1230.
- Schmidt TA, Hickman SE, Tolle SW, et al. The physician orders for life-sustaining treatment program: Oregon emergency medical technicians' practical experiences and attitudes. J Am Geriatr Soc, 2004, 52: 1430-1434.
- Schwartz CE, Wheeler HB, Hammes B, et al. Early intervention in planning end-of-life care with ambulatory geriatric patients: Results of a pilot trial. Arch Intern Med, 2002, 162: 1611-1618.
- Song MK, Kirchhoff KT, Douglas J, et al. A randomized, controlled trial to improve advance care planning among patients undergoing cardiac surgery. Med Care, 2005, 43: 1049-1053.
- Silveira MJ, Kim SYH, Langa, KM. Advance Directives and Outcomes of Surrogate Decision Making before Death. N Engl J Med, 2010, 362: 1211-1218.
- Snyder L, for the American College of Physicians Ethics, Professionalism, and Human Rights Committee. Ethics Manual, Sixth Edition. Annals of Internal Medicine. 2012, 156: 73-104. Available online: http: //www.acponline.org/running_practice/ethics/manual/ Accessed January 21, 2013.
- Sulmasy DP, Hughes MT, Thompson RE, et al. How would terminally ill patients have others make decisions for them in the event of decisional incapacity? A longitudinal study. J Am Geriatr Soc, 2007, 55: 1981-1988.
- Sulmasy DP, Snyder L. Substituted interests and best judgments: an integrated model of surrogate decision making. JAMA, 2010, 304: 1946-1947.
- Temel J, Greer JA, Muzikansky A, et al. Early palliative care for patients with metastatic non-small-cell lung cancer. N Engl J Med, 2010, 363: 733-742.
- Teno JM, Gruneir A, Schwartz Z, et al. Association between advance directives and quality of end-of-life care: A national study. J Am Geriatr Soc, 2007, 55: 189-194.
- The Boston Globe. Exploiting Terri Schiavo (Editorial). The Boston Globe. March 22, 2005. Available online: http: //www.boston.com/news/globe/editorial_opinion/editorials/articles/2005/03/22/exploiting_terri_schiavo/Accessed February 11, 2013.
- The Dartmouth Atlas of Health Care. 2013. End of Life Care. Available online: http: //www.dartmouthatlas.org/data/topic/topic.aspx?cat=18. Accessed: July 11, 2013.
- Tierney WM, Dexter PR, Gramelspacher GP, et al. The effect of discussions about advance directives on patients' satisfaction with primary care. J Gen Intern Med, 2001, 16: 32-40.
- Tolle SW, Tilden VP, Nelson CA, et al. A prospective study of the efficacy of the physician order form for life-sustaining treatment. J Am Geriatr Soc, 1998, 46: 1097-1102.
- Webster N. Gratitude in the Setting of Stage IV Lung Cancer: How Innovative Caregivers Help the Success of Treatment. Ann Intern Med, 2013, 158: 71-72.
- Wikipedia. Org. Terri Schiavo case. Available online: https: //en.wikipedia.org/wiki/Terri_Schiavo_case.Accessed February 11, 2013.

**译　者：** 吴晓英，主任护师，护理部，北京大学人民医院
梁俊卿，护师，护理部，北京大学人民医院
**审　校：** 刘晓红，党委副书记，湖南省肿瘤医院
**终　审：** 唐丽丽，主任医师、教授，康复科，北京大学肿瘤医院
(译文如与英文原文有异义，以英文原文为准)

# 第三章 营养与水分

**Lorraine R. Cox**

Division of Palliative Medicine, Albany Medical College, Albany, New York 12208, USA

*Correspondence to:* Lorraine R. Cox, NP, Clinical Instructor in Adult Palliative Medicine. Division of Palliative Medicine, Albany Medical College, 47 Scotland Avenue, Albany, New York 12208, USA. Email: CoxL@mail.amc.edu.

## 引言

不断吸收营养和水分常常是人体每天最重要的机能。不同的文化和亚文化群对饮食活动的看法完全不同。人体生病时，疾病最早的迹象可能就是食欲的改变。随着疾病的进展患者开始变得虚弱，或由于治疗不能经口进食，常常临时使用人工营养与补液(artificial nutrition and hydration，ANH)直至病情好转。如果疾病进展到无法治疗，而ANH又在进行，并且还没准备好如何解决这些问题，那么患者及其家庭成员都将很痛苦。同样的，如果一个临终患者不能继续安全地经口进食，如何提供营养和水分将成为患者、患者家属及医疗保健者所要面临的重要问题。从所有学科的角度来探讨营养选择、根据患者及家属的期望值及焦虑等方面来确定恰当的治疗目标，对患者和家属往往都是十分有帮助的。这种方法将减轻患者及家属的痛苦，增进患者、家属及医疗保健者之间的信任，最终改善患者的生活质量。

## 营养及水分的定义和目标

饮食行为是满足人体需要不可或缺的活动。据报道，人体在几乎没有营养和水分的情况下在海上或陆地上可以存活数周至数月，但最终由于营养和水分的失衡，人体将进入一种不可逆转的状态并最终死亡。营养和水分不足将导致机体很多方面代谢紊乱，但厌食症、负氮平衡、骨骼肌分解代谢增强、肌肉含量减少通常是长期营养不良的晚期表现。其他表现如糖代谢增加、胰岛素抵抗增加、脂肪合成减少、机体脂质和脂蛋白脂肪酶活性下降。营养和蛋白合成代谢受身体水化机能的影响。机体水分的摄入和排出受神经内分泌活动控制，神经内分泌活动通过产生口渴感促进机体摄入水分并通过肾脏排泄水分。

## 食物摄入的意义

摄入食物因人而异，因家庭情况、文化背景和亚文化水平而存在差异。人类学家长期以来用民族志证据来证明食物摄入是符合社会秩序、道德、审美的信仰及价值观的。饮食既是文化的载体也是文化的端点。进餐时间不仅使家庭成员摄取能量维持体能，还是家庭成员相互之间进行感情交流、融洽关系的纽带。饮食是需要进餐者投入特定感情的社会活动(Ochs and Shohet，1996)。一项关于美国和意大利晚餐活动的对照研究发现，美国父母敦促孩子进食，强调这样才能获得营养，有时候为了鼓励孩子进食而奖励甜点。而意大利父母则强调饮食能使人感到愉快(Ochs and Shohet，1996)。孩子们愉快进餐能缓解紧张情绪并且能促进主动进食。以甜点作为进餐奖励则更强调食物的营养价值。换句话说，美国父母认为食物的好处在于饮食多样化，意大利父母则不苛求孩子吃掉盘子里的所有食物，而是鼓励孩子像成人一样培养对食物口味的偏好，意大利父母会试着认可孩子们的偏好。成人和儿童都会用积极的语言来赞美食物以及购买和准备食物的人(Ochs and Shohet，1996)。

在美国姑息医学关于食物和水分占主导地位的人思想是认为食物必须吃掉，因为食物具有营养，有利于健康，所以应该愉快进食。正是这种膳食观点使很多患者及其家庭相信要给所有患者进食，不管是自主进食还是人为地辅助进食。

## ANH

对管饲的一个普遍误解是认为管饲是“常规护理，如用勺子喂食”。除了意味着提供卡路里和水，管饲并不同于常规饮食。在美国，管饲率在各个州都不一样，提示患者的需求并不是决定因素。美国养老院的阿尔茨海默病患者常常比荷兰患者更有可能使用抗生素、补液治疗以及管饲(Mehr *et al.*，2003；van der Steen *et al.*，2004)。放置喂食管道导致味觉快感缺失，丧失进食的社会属性，丧失尊严并且影响人体美观。有时候认为放置喂食管有助于患者转出ICU病房。还有观点认为喂食管使家庭护理变得更容易，并且能提供营养和水分。在其他西方国家，临终前管饲率很高，但各国仍有差别。内科医生对于何时开始管饲的时机观点不一，这与社会和组织环境对临终关怀的决策有关。

一项纳入了32例疾病终末期临终患者的研究显示：20例没有经历过饥渴，11例开始感受到饥渴，一些接受持续人工喂食的患者也感觉到“饥饿”，这可能由于缺乏经口进食时产生胃部舒缩带来的进食满足感。

研究表明，临终过程处于脱水状态是有好处的，因为脱水能减轻疼痛并预防水肿、过度通气及胃酸分泌。脱水还能降低呕吐和腹泻的发生率，也就是说临终时轻度脱水会感觉更舒适。

在医疗中使用ANH已经被广泛接受，作为姑息医学的一部分，医生给临终患者执行ANH只是作为基础护理，目的是为了缓解患者的饥渴感。然而，ANH一直存在争议，因为它被认为是一种基础护理而不是一种医疗干预措施，每个患者都应该得到。

ANH可以作为一种说明患者状态的手段。医生们对于ANH是否能让患者获益有自己的观点，但他们希望人人能参与，患者及其家庭成员、医护人员都对ANH感觉舒适。

## 绝症和 ANH

预计阿尔茨海默病的发病率每20年将翻一倍，到2040年患者将达到8.1亿(Buiting *et al.*，2011)。阿尔茨海默病是一种绝症，进行性恶化，无法治愈。痴呆的病程取决于痴呆的诊断类型以及患者身边的长期支持体系。晚期阿尔茨海默病患者常出现进食困难，并且常常缺乏饥渴感(Pasman *et al.*，2005)。与其他患者无法自己作决定的疾病相比，阿尔茨海默病的情况更为复杂，医生和家人考虑ANH能否给患者带来好处也将更加困难(Sheldon，1997；The AM *et al.*，2002)。

并没有临床依据证实ANH能给晚期阿尔茨海默病患者带来好处(Sampson *et al.*，2009；Finucane *et al.*，1999)。既往的临床证据表明，ANH会使患者水负荷过重及引起吸入性肺炎(Finucane *et al.*，1999；Winter，2000；Murphy and Lipman，2003)。尽管人工营养及补液疗效存在差异，一项研究发现在死亡前48 h进行人工补液效果值得考虑，但也没有充分证据证实给晚期阿尔茨海默病患者施行ANH会导致患者不适(Pasman *et al.*，2005；Di Giulio *et al.*，2008；McCann *et al.*，1994)。

尽管缺乏证据，人们仍然在讨论晚期阿尔茨海默病患者接受ANH的目标，如防止吸入性肺炎、延长生命、避免营养不良、促进伤口愈合、改善患者机体功能及缓解病情等。

## 姑息医学与 ANH

拒绝食物和水，将食物和水吐出以及拔管都被认为是患者表达不适的方式(Buiting *et al.*，2011)。尤其是有荷兰医生指出，这些行为是患者在表达他们不需要这些侵入性医疗行为的意愿(Buiting *et al.*，2011)。如果患者康复希望渺茫且家属同意，就可能决定不进行ANH，此时不认为是“拒绝给予ANH”而认为是避免“护理不当”。在美国很少听到医疗保健者说患者及家属需要“一切东西”，对于某些处于特定情况的患者来说“一切东西”这个词必将包括“护理不当”。撤除或拒绝ANH在姑息医学中被广泛认为是“改变治疗方向”。撤除生命支持治疗或拒绝侵入性治疗并不意味着停止治疗。

大部分荷兰及一些澳大利亚医生提及“撤除治疗”和“拒绝治疗”相比会带来更大的精神负担。一些医生认为“拒绝治疗”更容易是因为他们可以很清楚的告知家属“患者的预后”，其他人认为“拒绝治疗”容易是因为与患者死亡的相关性小于撤除治疗(Buiting *et al.*，2001)。

## 预先医疗指示和知情同意

一些医生的预先医疗指示被认为不够具体，并且已经过时，没有在病历中及时更新正在进行的讨论和护理目标。患者的病情、患者周围的环境及患者的意愿一直在改变。预先医疗指示在讨论患者病情的细节时被认为太宽泛和粗略。荷兰医生对老年患者的治疗策略更为全面，综合治疗策略更关注患者的实际情况(Buiting *et al.*，2011)。这些综合策略更有助于制定治疗措施。澳大利亚医生的策略以分析为主，客观科学依据在制定治疗措施时起着重要作用。有认为荷兰医生和澳大利亚医生制定治疗策略的差异可能是由于两者卫生保健系统不同。澳大利亚对阿尔茨海默病患者的护理措施显得比荷兰杂乱，尤其是在大城市。全科医生、老年病学医生和神经病学医生都可以参与阿尔茨海默病的初始诊断。一旦病情恶化，阿尔茨海默病患者就入住养老院由全科医生护理。澳大利亚的卫生保健系统与美国相似，需要急性期治疗的老年阿尔茨海默病患者住院治疗，治疗措施由医院的专家确定，而全科医生并不参与。在荷兰，晚期阿尔茨海默病患者很少住院，即使需要住院也是短期的。医生参与整个医疗保健系统对晚期阿尔茨海默病决策医疗措施的过程，ANH在荷兰和澳大利亚的差异除了与医疗相关还与文化差异相关(Buiting *et al.*，2011)。

在进行ANH前必须签署知情同意书。一份完整的知情同意书需要包括三个基本要素：(Ⅰ)患者或其代理人获得足够的医疗信息；(Ⅱ)患者或其代理人拥有决策能力；(Ⅲ)患者或其代理人能按自己的意愿行事(能自由作出决定)。一份完整的知情同意书要包含但不限于诊断、预后及侵入性治疗的性质(ANH的风险及好处)，以及替代措施，包括不进行任何干预。患者及其代理人签署知情同意书时不能受到任何压力与威胁(Applelbaum and Grisso，1988)。研究显示，慢性疾病患者放置喂食管道时签署知情同意书的过程很少能满足上述条件(Buiting *et al.*，2011)。2001年，一项对154例进展性疾病患者的回顾性研究显示，只有一例患者被告知放置喂食管道的好处、负担和替代措施(Brett and Rosenberg，2001)。这项研究中33例本人签署知情同意书的患者只有12例拥有决策能力。

在姑息医学中，医疗保健提供者与患者及家属关于ANH知情同意书完整的、没有压力的、充分的多次事前讨论渗透在对患者的日常工作中。

## 吞咽困难

众所周知正常的衰老也影响吞咽功能(Logeman，1993)。不可避免的老龄化最终都会带来吞咽问题。结合病情考虑吞咽障碍可能更有意义(Roe *et al.*，2007)。吞咽困难是至少46%的恶性肿瘤患者生命最后一周的常见症状，并且出现吞咽困难常常与寿命缩短相关(Conill *et al.*，1997；Vigano *et al.*，2000)。吞咽困难是最让患者及家属感到痛苦的症状，也是姑息医学的常见问题。患者和家属往往突然意识到摄食障碍与寿命缩短共存。大约有63%的患者在生命的最后1年经历过吞咽困难(Addington-Hall *et al.*，1998)，这些患者中37%受吞咽困难困扰时间超过半年(Addington-Hall *et al.*，1998)。研究表明医疗卫生保健提供者对吞咽困难的症状和体征缺乏认识，而患者也认为这是身体老化不可避免的一个过程(Ekberg *et al.*，2002)。当患者突然停止吞咽，需要依赖人工补液与营养，家属也会很困扰，对于下一步应该如何做观点也不一致。在绝症患者疾病终末期治疗的早期阶段如果进行了有预期的对话，困扰和冲突则可以避免或减轻。

## 生命终末期的生活质量(Quality of life，QoL)及姑息医学

通常姑息医学的目标是改善患者的QoL，早期并且定期评估患者的症状、营养状态及患者身体机能状态以帮助患者生命更有活力，尽量延长存活时间。我们在很大程度上相信QoL是基于临床表现和其他地区的研究基础之上的。QoL是患者所描述的、处于不断的变化中的表现，并且在与其他医疗卫生保健提供者沟通后在图表上记录和更新，很少进行科学评审和验证，尤其是在姑息医

学领域中验证(Prevost，2012)。营养不良和恶病质常导致抑郁症高发，折磨着患者，导致生活质量和身体机能状态明显下降(Ottery，1995)。一些研究显示，单纯体重下降就是恶病质的强有力研究终点，体重下降的患者普遍生活质量降低(Dahele and Fearson，2004)。

姑息医学全面数据监控应该基于卡氏的机能状态或九个症状(疼痛、乏力、恶心、抑郁、焦虑、嗜睡、气促、纳差及全身不适感)分级的更全面的埃德蒙顿症状评估系统(Edmonton Symptom Assessment System，ESAS)。

恶性肿瘤患者的营养护理目标应该随着疾病的进展而改变。疾病早期的主要目标是储存营养并维持功能状态，生命终末期则将目标转至维持最佳生活质量和机体感觉，以及缓解不适症状(Acreman，2000)。营养支持主要目标在于尽可能久的维持足够补液，缓解和控制症状(恶心/呕吐)，以及维持体重(Marin Caro *et al.*，2007a；2007b)。选择营养干预类型的时候要考虑患者及家属的意愿(Acreman，2009)。必须识别患者存在的营养问题，以便与患者及家属讨论营养支持计划，并且根据患者病情变化定期总结。告知不要进行过于积极的喂养和过度喂养也是导致患者和家属发生冲突的常见问题，因为如果食物带来的不适感超过愉快感，过于积极的喂养和过度喂养也是不恰当的。家属及朋友可以通过其他方式表达爱意。对于终末期疾病患者，避免过度治疗营养不良，这样会降低患者的QoL (Ho，2003)。这些患者营养状态和QoL的关系是个很关键的问题。因此，为患者提供适当的营养护理和支持姑息护理应该成为改善QoL的目标之一(Acreman，2009)。

补液是否有利于缓解生命终末期症状的对照研究很少。在临床实践中强调通过改善医疗卫生人员、患者及家属之间的沟通，以达到更好地理解患者和照顾者的感受，这对于为生命终末期患者制定提供补液和个体化治疗措施，并最好地满足患者的特定需求来说很重要(Cohen *et al.*，2012)。营养和补液治疗需要每天评估患者的病情严重度，危及生命的疾病或对治疗反应不佳的患者常合并多种慢性病和合并症。当NPO禁食患者等待化验结果时，或患者即将出现吞咽困难及食欲改变可能是与患者及家属讨论QoL相关问题的关键时刻。这些讨论应该在开始侵入性治疗的早期进行。这样使患者及家属有机会互相讨论这些问题，使他们能提前意识到经口摄食、营养不良和补液可能出现的相关问题。

虽然关于这些未来可能出现的潜在问题的讨论是不受欢迎的，但它可以减少疾病晚期对家属的影响，并且缓解患者"拒绝或撤除"这些治疗引发的焦虑。很多时候喂食管是不被接受的治疗方式，患者或家属可能选择不放置喂食管。有些家庭可能愿意患者放置喂食管，因为他们认为尽管患者不能交流，但患者"很饥饿"，或者放置喂食管后能活得更久，或能最低限度感觉到他们的身体发生的情况。有些家庭可能考虑到患者的病情不可逆转而放弃人工喂食。

疾病、衰老和死亡的现实往往不属于营养和补液的讨论范畴，但一些家庭可能希望进行这些讨论。

终末期疾病患者治疗手段用尽之后，很多患者可能会获得静脉补液及人工喂养。为患者治疗的肿瘤科医生、神经科医生及外科医生可能会告诉患者及家属他们的疾病已无法治疗并提倡他们进入姑息医学及临终关怀。患者如果是清醒的，家属关心他们用什么进行ANH治疗，他们仍会接受。很多患者和家属可能没有时间去考虑他们当前处于临终状态的现实，对于疾病和即将死亡没有进一步治疗措施。在绝症患者疾病终末期治疗的早期阶段如果进行了有预期的对话，那么困扰和冲突可以避免或减轻。没有证据显示晚期肿瘤患者通过鼻饲管或胃造瘘管喂食可以延长生命或改善代谢异常(Brennan，1981)。有证据显示肿瘤生长加速营养消耗，因而加重肿瘤部位的局部症状(Rice and van Rij，1987)。营养支持对于病变局限，病变导致吞咽困难但还没有广泛转移的患者有好处，如头颈部肿瘤患者。

健康人急性脱水的体征有口渴、嘴唇干燥、头痛、乏力、认知减退、循环衰竭、肾衰竭、无尿或死亡。对接受治疗并且病情持续恶化的临终患者的临床观察提示肿瘤患者脱水的第一表现与健康人急性脱水并不相同。在晚期肿瘤患者，乏力和嗜睡先于他们水入量不足前几天或几周前就已经出现，甚至在停止液体摄入量后，临终患者仍然可以唤醒并且对家人的提问有所反应。

一项对于有6周预期寿命的肿瘤临终患者的回顾性研究显示没有发现与脱水相关的生化参数，如血清渗透压、尿素和血钠，也没有相关联的口渴症状(Burge，1993)。给临终患者补充水分缓解嘴唇干燥和口渴没有太大的作用。饥饿并不是恶病质的特点，因为临终患者口渴与液体摄入减少并不相关。在一项临终患者口服补液与静脉补液的对照研究中，两组患者的生化参数与意识状态并没有差别(Waller *et al.*，1991)。

不给临终患者提供营养或补液看起来是合理的。液体治疗对于有低白蛋白血症导致低胶体渗透压的患者可能是有害的，低胶体渗透压使液体向血管外渗出，这可能导致肺水肿、腹水及外周水肿而使临终患者感到不适。如果家属对是否停止补液意见出现分歧则通常是继续补液，除非患者本人也明确表示不愿意继续补液。有时候给予间断补液，补液在夜间进行，而不是24 h都在补液，这样家属在考虑停止补液治疗时更容易作出决定。这也是人工营养。

## 小结

详细讨论患者疾病进程中营养和补液往往介入得太晚。在大多数患者口服摄食突然停止后才发起讨论，这往往几乎常规开始了“临时的”ANH。在患者知道自己处于终末状态如阿尔茨海默病，早期开始讨论ANH的好处/负担及不进行ANH的替代措施能给患者及家属带来裨益。在正确的时间少做点事实际上能提高患者的生活质量。

## 致谢

声明：作者声称无任何利益冲突。

## 参考文献


- Addington-Hall J, Fakhoury W, Mc Carthy M. Specialist palliative care in non-malignant disease. Palliat Med, 1998, 12: 417-427.
- Acreman, S. Nutrition in Palliative Care. Br J Community Nurs, 14: 427-431.
- Appelbaum PS, Grisso T. Assessing patients' capacities to consent to treatment. N Engl J Med, 1988, 319: 1635-1638.
- Brennan MF. Total parental nutrition in the cancer patient. N Engl J Med, 1981, 305: 373-375.
- Brett AS, Rosenberg JC. The adequacy of informed consent for gastrostomy tubes. Arch Intern Med, 2001, 161: 745-748.
- Buiting HM, Clayton JM, Butow PN, et al. Artificial nutrition and hydration for patients with advanced dementia: perspectives from medical practitioners in the Netherlands and Australia. Palliat Med, 2011, 25: 83-91.
- Burge FI. Dehydration symptoms of palliative care cancer patients. J Pain Symptom Manage, 1993, 8: 454-464.
- Cohen MZ, Torres-Vigil I, Burbach BE, et al. The meaning of parenteral hydration to family caregiviers and patients with advanced cancer receiving hospice care. J Pain Symptom Manage, 2012, 43: 855-865.
- Conill C, Verger E, Henriquez I, et al. Symptom prevalence in the last week of life. J Pain Symptom Manage, 1997, 14: 328-331.
- Dahele M, Fearson KC. Research methodology: cancer cachexia syndrome. Palliat Med, 2004, 18: 409-417.
- Di Giulio P, Toscani F, Villani D, et al. Dying with advanced dementia in long-term care geriatric institutions: a retrospective study. J Palliat Med, 2008, 11: 1023-1028.
- Ekberg O, Hamdy S, Woisard V, et al. Social and Psychological burden of dysphagia: Its impact on diagnosis and treatment. Dysphagia, 2002, 17: 139-146.
- Finucane TE, Christmas C, Travis K. Tube feeding in patients with advanced dementia: a review of the evidence. JAMA, 1999, 282: 1365-1370.
- Logeman J. Evaluation and treatment of swallowing disorders. San Diego: College-Hill Press, 1983: 27-28.
- McCann RM, Hall WJ, Groth-Juncker A. Comfort care for terminally ill patients. The appropriate use of nutrition and hydration. JAMA, 1994, 272: 1263-1266.
- Marin Caro MM, Laviano A, Pichard C. Nutritional intervention and quality of life in adult oncology patients. Clin Nutr, 2007a, 26: 289-301.
- Marin Caro MM, Laviano A, Pichard C. Impact of nutrition on quality of life during cancer. Curr Opin Clin Nutr Meta Care 2007b, 10: 480-487.
- Mehr DR, van der Steen JT, Kruse RL, et al. Lower respiratory infections in nursing home residents with dementia: a tale of two countries. Gerontologist, 2003, 43: 85-93.
- Murphy LM, Lipman TO. Percutaneous endoscopic gastrostomy does not prolong survival in patients with dementia. Arch Intern Med, 2003, 163: 1351-1353.
- Ochs E, Shohet M. The Cultural Structuring of Mealtime Socialization. New Dir Child Adolesc Dev, 2006, (111): 35-49.
- Ottery FD. Supportive nutrition to prevent cachexia and improve quality of life. Semin Oncol, 1995, 22: 98-111.
- Pasman HR, Onwuteaka-Philipsen BD, Kriegsman DM, et al.

Discomfort in nursing home patients with severe dementia in whom artificial nutrition and hydration is forgone. Arch Intern Med, 2005, 165: 1729-1735.

- Prevost V, Grach MC. Nutritional support and quality of life in cancer patients undergoing palliative care. Eur J Cancer Care, 2012, 21: 581-590.
- Rice ML, van Rij AM. Parenteral nutrition and tumour growth in the patient with complicated abdominal cancer. Aust N Z J Surg, 1987, 57: 375-379.
- Roe JW, Leslie P, Drinnan M. Oropharyngeal dysphagia: the experience of patients with non-head and neck cancers receiving specialist palliative care. Palliative Medicine, 2007, 21: 567-574.
- Sampson EL, Candy B, Jones L. Enteral tube feeding for older people with advanced dementia. Cochrane Database Syst Rev, 2009, (2): CD007209.
- Sheldon T. Row over force feeding of patients with Alzheimer's disease. BMJ, 1997, 315: 327.
- The AM, Pasman R, Onwuteaka-Philipsen B, et al. Withholding the artificial administration of fluids and food from elderly patients with dementia: ethnographic study. Br Med J, 2002, 325: 1326.
- van der Steen JT, Kruse RL, Ooms ME, et al. Treatment of nursing home residents with dementia and lower respiratory infection in the Unites States and The Netherlands: an ocean apart. J Am Geriatr Soc, 2004, 52: 691-699.
- Vigano A, Dorgan M, Buckingham J, et al. Survival prediction in terminal cancer patients: a systematic review of the medical literature. Palliat Med, 2000, 14: 363-374.
- Waller A, Adunski A, Hershkowitz M. Terminal dehydration and intravenous fluids. Lancet, 1991, 337: 745.
- Winter SM. Terminal nutrition: framing the debate for the withdrawal of nutritional support in terminally ill patients. Am J Med, 2000, 109: 723-726.



**译　者**：覃雪军，副主任医师，呼吸内科，广西壮族自治区人民医院

**审　校**：刘　巍，主任医师、教授，姑息治疗中心，北京大学肿瘤医院

**终　审**：李萍萍，主任医师、教授，中西医结合科，北京大学肿瘤医院


(译文如与英文原文有异义，以英文原文为准)

# 第四章　信仰

**Lorraine R. Cox**

Division of Palliative Medicine, Albany Medical College, Albany, New York 12208, USA

*Correspondence to* Lorraine R. Cox, NP, Clinical Instructor in Adult Palliative Medicine. Division of Palliative Medicine, Albany Medical College, 47 Scotland Avenue, Albany, New York 12208, USA. Email CoxL@mail.amc.edu.

## 背景介绍

信仰一词通常等同于宗教信仰，但最近越来越多的人将其视为一种提高生活质量的途径，具有主观性和个性化的特点(Elkins，1995；Emblen，1992)。在临床实践中，当问及关于患者宗教、传统信仰和灵性这些名词的问题时，我们往往听到这样的回答“我有信仰，但不是宗教信仰”。宗教信仰往往指人们对某一宗教信条的笃信，包括参与许多宗教活动及对宗教付出的奉献。人们将信仰也定义为某个个体追求生命或者自我的途径。它亦可能是一种体验自我与他人、自然或其他事物之间内在联系的方式，这种方式或意义重大，或具有神圣意味(Puchalski *et al.*，2009)。宗教可被看作是塑造人性，帮助人们感知与表达信仰的一种工具，尤其在宗教仪式中这一特点表现得尤为突出。信仰是宗教发挥作用的关键，同时亦被定义为“访求神圣”(Pargament，1999)。神圣一词具有上帝的概念、赋有神性，超越现实的事物也可被认为是神圣的(Pargament and Mahoney，2009)。而这些概念难以界定何为“真实”，何为“虚构”。

信仰离不开与“生命的本质、存在与现实”相关的哲学问题。这其中包含了基本的哲学问题，诸如“生命或者存在的意义是什么？”“存在的不同层次有哪些？而这种层次又由什么构成？”。在姑息医学中，同样的问题也常常存在于患者与医生之间的讨论之中。

关于信仰、生命的意义与目的存在诸多争论，常常集中在“什么是存在”，以及“我们把什么看做是真实而不是虚幻的”这两方面。具有神圣意义的客观事物可能会影响或启迪一个人的信仰，令他变得神圣。这些神圣事物可以是安息日、一副十字架、音乐、葡萄酒、佛珠或者一尊雕像。对于某些人来说信仰即是感知神圣，或是一种神秘体验。

宗教和信仰的定义多种多样，多种定义倾向于区分甚至两极化这两种概念(Zinnbauer *et al.*，1999)。由Batson等人所提出的宗教定义(1993)为无论我们是否能感知到，它都是一种通往宗教性、灵性或是神秘主义的方式方法。宗教即是“我们都知道作为一个个体，无论是否亲自去解决我们所面临的问题，都会和其他人一样生存于世并终将死去”。在姑息医学中，这往往是个人及其家庭对于这一重要定义的苦苦探求。

## 信仰的探索

探索所谓的神圣，即探索神、上帝和/或信仰。当人类的局限性通过疾病暴露无遗的时候，探索神圣过程的作用有时会显得更为突出，而有时会毫无用处(图1)。信仰往往是由外在因素和内在因素共同塑造而成，外在因素诸如家族、制度、文化等；而内在因素则指个体自己的想法。神或上帝在多种文化中被描述为一种愤怒、严厉与专制的形象，或是一种富有爱心、善良与宽恕的形象。父母将洗清子女的罪孽看作是上帝的赐福，并将这一行为当作是展现他们宗教信仰的方式。姑息医学的顾问需要对患者的信仰进行评估，探究患者对于神圣的认识以及他们关于治疗方案选择上的内心冲突，还包括神圣或神秘的体验，且需要评估以上这些是否对患者的治疗有所帮助。

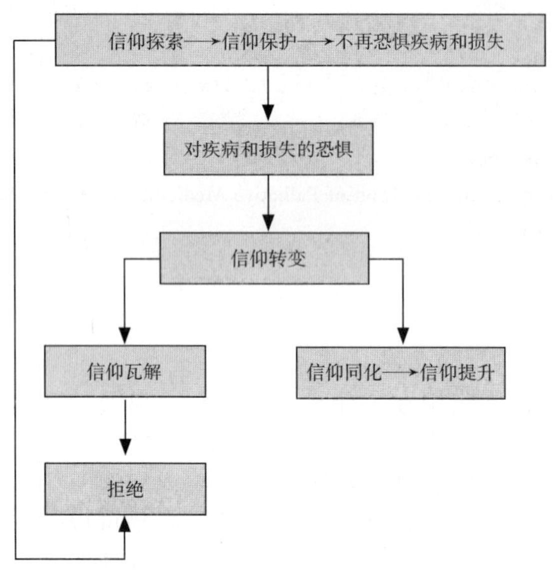


**图1　探索信仰的意义**

## 信仰带来的保护

信仰带来的保护指个人与其所信仰的神圣之间的特殊关系，它可以借由系统的宗教、信仰活动、新的个性化的世界观或神秘体验而发生。它是人们在精神上应对生命威胁或面对危及生命的疾病时所做出的有关信仰的一种努力与尝试(Pargament and Ano，2005)。在姑息医学的范畴内，为了了解哪些因素可以支持和保护患者，常常需要评估患者的信仰，即他们对神圣或信仰的定义是什么。有些患者可能并没有发现，过去他们在信仰上的实践和笃信，今天会对他们每况愈下的健康状况有所帮助。临床上接纳患者在信仰上的经历和他们对信仰的表达并作出反应对患者是很有帮助的。

## 信仰的转变

信仰的挣扎可以描述为我们对信仰体系、宗教或任何我们认为神圣的事物的质疑。较差的心理和生理健康与这种信仰挣扎相关(Pargament *et al.*，2005)。宗教仪式是一种使人在信仰上改变他们对多种事物看法的方式，如迎接死亡、应对失去家庭成员，并重新定义个人生活中的神圣价值。患者或家属可能会找到对于世界或人生意义的崭新定义(Paloutzian，2005)。这种对于神圣观念的转变会贯穿生命始终，同时也是信仰的精华所在(Pargamant and Mahoney，2009)。

## 信仰同化和瓦解

探求神圣、宗教的意义或者寻求信仰并非总是如愿以偿或有所帮助的，甚至有时候对我们会造成破坏性的打击。它可能导致患者与社会之间的矛盾。当我们需要信仰时却将我们导向歧途，在我们身患病症之时这种矛盾尤为突出。追求信仰也可以帮助患者尤其是身患绝症的患者认识得到提升，因为从某种意义上来说，它向患者提供了对自我的不同看法和对所身处的世界的不同理解。这一过程可以通过使用致幻剂而产生。

## 宗教致幻剂

宗教致幻剂或心理活性物质在20世纪50年代、60年代和70年代得到秘密使用，造成不良的社会影响，从而导致70年代末北美所有的迷幻研究全部停止。在宗教中，致幻剂被认为是“圣物”，其应用于宗教仪式中已有长达几百年的历史。宗教中运用致幻剂是为了追求他们在精神上以及宗教中的效果，如服用裸盖菇碱和死藤水。虽然用以消遣用的致幻剂与宗教致幻剂属于同一种物质，但宗教致幻剂这一名词常常拿来与之对比。这些药物已存在上百年，运用这些药物将会使人们的意识状态改变(Walsh，2003)。此类药物所致的意识状态的改变，尤其是远期效果，是否与那些宗教或神秘体验相似仍处于研究中。由Huston Smith提出的5个论点(Smith 1964；2000)提示药物体验永远不能等同于神秘体验。他认为，药物显然不具有神秘性或有益性，药物诱发的体验和神秘事物诱发的体验有所不同。一个神秘的体验是上帝的恩赐，且永远不可能被人类所控制或经历；而药物性体验过于短暂和易得，不可能等同于多年冥想训练中所获得的体验，药物后遗作用引起的体验比那些从沉思中获得的神秘体验获益更少且更加短暂。我们在评估Huston Smith

的看法时，认可他“并非所有的药物都能产生神秘体验”的结论，但是我们无法证明任何一种致幻剂都不会产生神秘体验(Walsh，2003)。在哲学范畴内，药物和神秘事物所带来的体验具有现象学上的差异。我们很难区分宗教体验与药物体验之间的差异。具有沉思经验的信仰导师认为药物诱导和沉思诱导的体验完全一样。因此，那些关于神秘体验是上帝的恩赐且永远不可能被人类所掌控的观点似乎只能被那些具有一定神学信仰理论的人所认同。若致幻剂与冥想的体验相同，那么由于体验过于短暂且易得，药物体验能否是真正的体验一直是悬而未决的问题。客观上讲，多种原因可以导致相同的体验。然而，就个性和行为的转变来说，药物诱导的体验并不持久且无益(Walsh，2003)。

这场争论的焦点在于宗教致幻剂是否产生“货真价实的”神秘体验。目前没有任何理论来解释它与冥想所产生的完全相同的神秘体验，或者他们可能存在不同的后效应(Walsh，2003)。随着心理学与神经生物学的进展，解析意识状态改变的原因已成为可能。也有观点认为神秘体验是多元的且可以叠加(Katz，1983；Foreman，1990；Walsh and Vaughn，1993；Wilbur，2000)。特定的意识状态改变可以通过多种方法实现，如通过可视化的办法，专注于呼吸或者服用致幻药物。大多数人在这一观点上达成了一致。上述不同的方法虽然导致大脑中神经元或化学变化可能有所差异，但所得到的意识状态结果却是类似的。Charles Tart认为“化学神秘主义”在经验上可能类似于自然神秘主义(Tart，1983)。尽管存在争议，但使用致幻剂产生神秘体验确实对增强人们的信仰产生了持久且有价值的影响(Doblin，1991)。

冥想体验者具有多年的信仰习惯和经验，有着强大的信念和支撑系统，给他们应用致幻剂要比单纯应用致幻剂而无任何相关技巧者的效果明显。

在20世纪50年代，儿科医生Valentina Pavlovna Wasson首次建议将致幻药物应用在临终前的不治之症患儿身上。同期，既是作家又是哲学家的Aldous Huxley，对濒死现象和迷幻药所致的宗教和神秘体验抱有浓厚兴趣。他感觉到活着的人们可以强化临终患者的观念，告诉他们“不仅人类的生理作用存在，人类信仰作用同样存在”，可以大大帮助这些患者。这种神秘主义的领悟被认为有益于减少患者对于死亡的恐惧，帮助他们接受“死亡仅仅是一个生理过程”的观点(Grof and Halifax，1977)。

20世纪60年代，芝加哥医学院的Eric Kast的致幻剂相关研究发现：致幻剂可使患者耐受疾病的能力得到提高，与家人的沟通得到改善，自尊和士气得到增强，享受生活细节的能力也有所增强。他还指出，在患者临终前，他们对哲学和宗教的观念有所改变(Grof and Halifax，1977)。作为心理医生的Sidney Cohen博士注意到Kast以前研究的重要性，并认为“死亡必须成为一个更加人性化的经历。保持死亡的尊严、防止生存者抛弃和远离临终的人们是现代医学的巨大困境之一”(Grof and Halifax，1977)。

面对健康状况发生意外，患者会产生不安、恐惧和躯体依赖性反应，而这些正是姑息医学常常遇到的棘手问题，即面临此种情景用还是不用致幻剂。致幻剂对特定的患者会有所帮助，可减轻或减少患者对于躯体的依赖性，或改变他们“死亡为人生终点”的想法，但即使风险不大，仍存在一定风险。

## 求索信仰遇到的问题

对于神圣的负面看法会导致心理压力的产生(Exline and Rose，2005)。一个人可能会认为上帝极为严酷并容易惩罚百姓，进而影响享受生活的能力。相比之下，对于那些正在经历痛苦、苦难或遭遇这个世界的邪恶面的人来说，很难笃信上帝是仁爱且仁慈的。William James(1902)认为正常心理的宗教都会认为仅仅相信“上帝是仁爱的”是不完全的，而且作为哲学主义也是不够的。一个人所经历的邪恶或痛苦能将人们拉回现实，这种经历也是通往生命意义之门的钥匙，更可能是唯一能打开最深层真相的钥匙。人们过度崇拜上帝，其信仰可能会崩塌，因为崇拜的对象无法承载来自于人们赋予其身上神圣化的全部责任(James，1902)。一些研究报告表明，在宗教资本的投资可以弥补人类股票市场的跌落(Wink and Dillon，2001)。深层内在的信仰有益于心理的健康，而自责与外部压力驱使的信仰则无此影响(Ryan *et al.*，1993)。相比于那些并不强烈笃信于上帝的人，虔诚信仰上帝的人的心理困扰要少(Kirkpatrick，2005)。然而对同性恋与变性人的研究发现，尽管他们坚定地信仰上帝，但仍有可能陷入与信仰、教会或者神职人员的矛盾当中，这将会导致他们经历相当大的痛苦、排斥、内疚和羞耻感(Schuck and Liddle，2001)。

信仰轨迹的上升或下滑由生活中多种因素决定。当我们努力接受这个世界的看法，处理我们自己与身边最近的事物之间的关系之时，信仰轨迹依然或上升，或下降。作为医疗服务的提供者，通过对患者面对疾病时信仰的评估，找出行之有效的方法来提高患者的幸福感非常重要。

美国心理学家试图帮助人们更好的控制自己的生活。然而，往往发生在我们身上的比如出生、疾病、失业、意外事故以及死亡都超出了我们的控制。如果我们深入思考何为我们真正掌控的东西就只剩下我们的思想和我们如何看待自己和我们周围的世界了，信仰的求索或许能帮助我们理解人类的不足，让我们在能力所及范围之内掌控生活，帮助认识到人类的极限。

## 信仰的判断

无论是寻求更高的权力、终极真理、现实，还是生活的意义，求索信仰就是一项艰巨的任务，尤其是在面临绝症时。据说，皈依宗教或某种信仰是应对死亡的一种方法。求索更高权力的信仰有益于找寻生命的意义和目的，或可在生活中帮助弥补过去的关系。其他人可能并未发现信仰权力有所益处。他们可能对生活所展示的缺点漠不关心，而更倾向于磨炼耐心、顺从以及信任。对于一些人来说信仰权力是他们情绪上的兴奋剂，而非信仰者则满足于自己的努力与选择。当我们患有疾病或者产生了对死亡的病态恐惧时，我们对待生活的态度不可避免地走向崩溃。“建议一个无药可救的患者重新振奋个人意志和努力即建议做最不可能实现的一件事。在无法避免的衰亡中，他所渴望的是在其无助时的安慰，借此感受到仿佛天地万物之灵皆知晓和保护着他，以及万物均有衰落与灭亡之时”(James，1902)。在姑息医学中，我们常能看到家人甚至医务工作者试图恳求生命垂危的患者相信、祈祷，并寄希望于某些永远不可能发生的结果。每一个人的信仰赋予他自己生活的意义。因此，在姑息医学中探求患者的宗教、信仰、传统与信念尤为重要，因为这都将对他们的生活产生不同的影响。

我们没有必要将一定的知识和高大权力的出现解释为神的存在使然。不同的人有不同版本的解释，试图证明上帝的强有力的存在，或其存在的自然环境氛围，或对于某一个体来说极为“真实”的存在。然而其结果是人类本体论的想象以及随之而来的个人的现实。这些人相比于逻辑更加相信经验。故而，作为医务工作者应该对这种现象更加开明并且摒除自身的价值判断，并在患者个人与家庭中间寻找其信仰的意义。

## 神秘经验

人的一生发生重大变化之时，如诊断出患了绝症或影响生命期限的病症、离婚或再婚的时候，人格已经发生了改变(Roberts and Mroczek，2008)。某些部落在圣礼当中使用宗教致幻剂如天然的裸盖菇素。这些致幻剂可以产生神秘体验，并有长期的和个性化的效果(Griffiths，2008)。药物所引起的神秘体验对开放性人格产生了持久的影响(MacLean *et al.*，2011)。五大人格即经验开放型、尽责型、外向型、亲和型和情绪稳定型在多种文化部落当中表现相似(Digman，1990；McCrae，2009)。开放型人格包括欣赏力、敏感力、想象力，并拥有可以包容他人的观点和价值观的宽广胸怀(MacLean *et al.*，2011)。其他唯一的可以改变健康成人个性的实验性干预需要几个月内数百小时的冥想(Sahdra *et al.*，2011)。迷幻药具有持续改变核心个性特征的能力，但这还需要在一个更大的人群且具有更加多样化的基线人格特性的样本中进行重复研究(MacLean *et al.*，2011)。有研究表明，神秘体验和信仰体验具有正向改变人们态度、价值观以及行为的作用(Miller，2004；Paloutzian *et al.*，1999)。

## 总结

运用姑息医学的方法来帮助患者应对威胁生命的疾病是这一学科的根本特性。无论是药物治疗还是非药物治疗，如果这些神秘的、宗教的或是信仰的体验可以提供有益的帮助，那么针对这一领域的进一步研究是有必要的。当灵魂深处与患者邂逅，在其面对无常且致命的疾病时，会给患者的生活与家庭带来情绪上、心理上、精神上和生理上的多方面、多维度的复杂变化。尽管在做好充足准备的条件下，宗教致幻剂可作为一种有益的治疗方法，但它的使用存在很大风险。

## 致谢

声明：作者声称无任何利益冲突。

## 参考文献


- Batson CD, Schoenrade P, Ventis WL. eds. Chapter 1; Toward a Social Psychology of Religion In: Religion and the individual: A social-psychological perspective. New York: Oxford University Press, 1993: 8.
- Digman JM. Personality structure: emergence of the five-factor model. Annu Rev Psychol, 1990, 41: 417-440.
- Doblin R. Pahnke's "Good Friday Experiment": A long term follow-up and methodological critique. Journal of Transpersonal Psychology, 1991, 23: 1-28.
- Elkins DN. Psychotherapy and Spirituality: Toward a theory of the soul. Journal of Humanistic Psychology, 1995, 28: 5-18.
- Emblen JD. Religion and spirituality defined according to current use in nursing literature. J Prof Nurs, 1992, 8: 41-47.
- Exline JJ, Rose E. Religious and spiritual struggles. In: Paloutzian RF, Park CL. eds. Handbook for the psychology of religion. New York: Guilford, 2005: 315-330.
- Foreman R. eds. The problem of pure consciousness. New York: Oxford University Press, 1990.
- Griffiths RR, Richards WA, Johnson MW, et al. Mystical-type experiences occasioned by psilocybin mediate the attribution of personal meaning and spiritual significance 14 months later. J Psychopharmacol, 2008, 22: 621-632.
- Grof S, Halifax J. eds. The Human Encounter with Death (Ch. 2). New York: E.P. Dutton, 1977: 13-25.
- James W. eds. The varieties of religious experience: A study in human nature. New York: Modern Library, 1902.
- Katz S. eds. Mysticism and religious traditions. Oxford: Oxford University Press, 1983.
- Kirkpatrick LA. eds. Attachment, evolution, and the psychology of religion. New York: Guilford, 2005.
- MacLean KA, Johnson MW, Griffiths RR. Mystical experiences occasioned by the hallucinogen psilocybin lead to increases in the personality domain of openness. J Psychopharmacol, 2011, 25: 1453-1461.
- McCrae RR. The five-factor model of personality traits: Consensus and controversy. In: Corr PJ, Matthew G. eds. The Cambridge Handbook of Personality Psychology. Cambridge: Cambridge University Press, 2009, 148-161.
- Miller WR. The phenomenon of quantum change. J Clin Psychol, 2004, 60: 453-460.
- Paloutzian RF. Religion, conversion, and spiritual transformation: A meaning-system analysis. In: Palouztian RF, Park CL. eds. Handbook of the psychology of religion and spirituality. New York: Guilford, 2005: 331-347.
- Paloutzian RF, Richardson JT, Rambo LR. Religious conversion and personality change. Journal of Personality, 1999, 67: 1047-1079.
- Pargament KI. The Psychology of religion and spirituality? Yes and no. The International Journal for the Psychology of Religion, 1999, 9: 3-16.
- Pargament KI, Ano G. The religious dimension of coping: Advances in theory, research, and practice. In: Paloutzian RF, Park CL. eds. Handbook of the psychology of religion and spirituality. New York: Guilford, 2005: 479-495.
- Pargamant KI, Mahoney A. Spirituality: The Search for the Sacred. In: Lopez SJ, Snyder CR. eds. Oxford Handbook of Positive Psychology. New York: Oxford University Press, 2009: 611-619.
- Pargament KI, Murray-Swank N, Magyar G, et al. Spiritual of struggle: A phenomenon of interest to psychology and religion. In: Miller WR, Delaney H. eds. Judeo-Christian perspectives on psychology: Human nature, motivation, and change. Washington, DC: APA Press, 2005: 245-268.
- Puchalski C, Ferrell B, Virani R, et al. Improving the quality of spiritual care as a dimension of palliative care: the report of the consensus conference. J Palliat Med, 2009, 12: 885-904.
- Roberts BW, Mroczek DK. Personality trait change in adulthood. Curr Dir Psychol Sci, 2008, 17: 31-35.
- Ryan RM, Rigby S, King K. Two types of religious internalization and their relations to religious orientation and mental health. J Pers Soc Psychol, 1993, 65: 586-596.
- Sahdra Bk, MacLean KA, Shaver PR, et al. Enhanced response inhibition during intensive meditation training predicts improvements in self-reported adaptive socioemoional functioning. Emotion, 2011, 11: 299-312.
- Schuck KD, Liddle BJ. Religious conflicts experienced by lesbian, gay, and bisexual individuals. Journal of Gay and Lesbian Psychotherapy, 2001, 5: 63-82.
- Smith H. Do drugs have religious import? The Journal of Philosophy, 1964, 61: 517-530.
- Smith H. eds. Cleansing the doors of perception: The religious significance of entheogenic plants and chemicals. New York: Tarcher/Penguin Putnam, 2000.

- Tart C. eds. States of consciousness. El Cerrito, CA: Psychological Processes, 1983.
- Walsh R. Entheogens: True or False? The International Journal of Transpersonal Studies, 2003, 22: 1-6.
- Walsh R, Vaughn F. eds. Paths beyond ego: The transpersonal vision. New York: Tarcher/Putnam, 1993.
- Wilbur K. eds. Integral psychology: Consciousness, spirit, psychology, therapy. Boston: Shambhala, 2000.
- Wink P, Dillon M. Religious involvement and health outcomes in late adulthood: Findings from a longitudinal study of men and women. In: Plante TG, Sherman AC. eds. Faith and health: Psychological perspectives. New York: Guilford, 2001: 75-106.
- Zinnbauer BJ, Pargament KI, Scott AB. The emerging meanings of religiousness and spirituality: Problems and prospects. Journal of Personality, 1999, 67: 889-919.



**译　者：** 钟光珍，副主任医师、副教授，心内科，首都医科大学附属北京朝阳医院
李梦梦，实习医师，心内科，首都医科大学附属北京朝阳医院

**审　校：** 刘　巍，主任医师、教授，姑息治疗中心，北京大学肿瘤医院

**终　审：** 唐丽丽，主任医师、教授，康复科，北京大学肿瘤医院

(译文如与英文原文有异义，以英文原文为准)

# 第五章　家庭问题

**Lorraine R. Cox[1], Laura Maselli[2]**

[1]Division of Palliative Medicine, Albany Medical College, Albany, NY 12208, USA; [2]Division of Social Work and Case Management, Albany Medical Center, Albany, New York 12208, USA

*Correspondence to:* Lorraine R. Cox, NP. Division of Palliative Medicine, Albany Medical College, 47 New Scotland Avenue, Albany, NY 12208, USA. Email: CoxL@mail.amc.edu; Laura Maselli, LMSW. Division of Social Work and Case Management, Albany Medical Center, 43 New Scotland Avenue, Albany, New York 12208, USA. Email: Laura.maselli1@gmail.com.

## 导言

姑息治疗涉及的家庭问题通常是多因素的。家庭常常影响患者，反之亦然。当患者被确诊患有危及生命或生命受限的重症疾病后，家庭中每个成员的角色及相互关系都会受影响。尽管如此，临床治疗和治疗方法的选择通常只关注于患者，这会潜在地导致家庭成员不了解患者的病情。当一个医疗保健系统主要针对患者，那么在治疗失败、治疗负担过重，或者当对症治疗和安慰仅仅只是为了延长突发垂危患者生命时，容易形成患者、家庭成员和医疗服务者之间的矛盾。患者的整个医治历程：即从患者被诊断出身患有生命危险或生命受限的疾病开始，通过不同治疗方法的选择，患者和家庭无尽的网上查询，医生的随访和评估，伴随着的副作用以及治疗的成功或失败等常常是一个漫长的路程。尽管我们的医疗保健系统可以但却没有提供各种方式的支持，致使患者常常是孤独的。患者是罹患疾病的人群，并且只有患者有疾病的经历。

## 患者、家庭和医疗社区

家属通常是患者最直接的照护者和经历者，他们常常与患者的疾病、治疗副作用的抗争和机能下降没有直接关联。当患者病情发展没有随医生的意愿好转时，治疗不再是主要手段，姑息治疗专家介入。随着现代医学的进步，死亡更容易被控制，临终患者不再是关注的焦点，这时关注的焦点转移到对家属的哀伤辅导上，再将死亡问题交给医务人员和医疗机构，远离家庭，留给家庭的仅是情感上的悲伤。在姑息治疗中，我们通常理解生死之间的转变，关注临终患者的照护和意愿。

在今天的医疗界越来越重视将家庭关系纳入考虑范围。评价家庭功能通常涉及家庭成员是否关注患者健康、他们的自身需要，或者他们是否关注患者的状况对彼此的影响。一段时间从不同家庭成员处收集信息，帮助决定是否家庭功能更紧密还是更松散，在患者患病期间增强家庭的应对技巧。当家庭结构因疾病或死亡改变的时候，医疗社区有义务去帮助家庭完成这些转变。一些家庭成员在分享观点之前需要时间去和医疗照护者建立信任，有些人不习惯在其他人面前讨论他们不同的观点，还有一些家庭成员则可充当代言人的角色，而评价家庭其他成员是否赞同代言人的观点是很重要的。家庭描述有助于医疗照护者理解家庭结构，却不必去改变这种结构。

家庭将会面对，患者会要离去。家庭最终会了解他们所面临的问题，或许是一种危机。这种情况通常要求所有的家庭成员意识到衰老和死亡是不可逆转的。患者生命已经离去了，曾经的强大已经不复存在了。

我们发现许多患者和家庭在诊断明确时会悲伤(Minuchin and Nichols，1993)。在美国，我们的医疗系统总是导向宣传我们最先进的医疗技术，很少机构宣传姑息医疗服务。家庭和患者通常在讨论最先进的医疗措施时感到困惑。怎样才能回避疾病和死亡呢？在悲伤确诊时，许多患者和家庭同样很想否认死亡和躲避疾病。因此，最重要的就是明确患者可能不行了，但仍然活着，而且未来很珍贵(Minuchin and Nichols，1993)。一个衰弱的患者仍然是一个家庭或社会的有价值的成员。

当一个家庭成员死亡时，每个家庭成员的角色和功能都会发生变化。一些家庭成员能很好应对家庭事务，一些成员却可能不行，成为家庭成员之间产生怨气的根源。我们常常感到如果一些家庭成员不能完成照护助理的任务，那么他们的付出就是无效的或者无用的，家庭成员不得不重新学习，在照顾患病的家庭成员时，合作出力，互相满足。在患者死亡后，还须重新适应成员缺失的家庭。

大多数家庭成员有能力去合作，找到最合适的、适应自己的新环境，以适应周围世界的改变。不同文化背景下，我们需要认识和强调家庭的这些合作和生活经历。不幸的是，我们作为医疗照护者关注的通常是家庭成员之间的争执、紧张和冲突，努力去详述不和谐的原因，找到这些难题的解释，却没有参与构建家庭和谐环境(Minuchin and Nichols，1993)。许多家庭拥有友好、忠诚、责任和相互容忍的素质，这些都使每个家庭成员的生活更丰富多彩。

## 家庭事务谈判

当某人被诊断患有威胁生命的或生命有限的疾病时，我们通常称之为危机，这时家庭事务谈判是有难度的。通常在这个时候，医生的权威面临挑战，家庭问题将会加重，因彼此意见分歧出现困扰，乃至提起诉讼，这些问题的解决将因医生和治疗团队的文化差异而不同。随着今天的人口老龄化，患者不仅要面对自己的不良预后，还有可能需要照护其他重病家庭成员，这时，及时地、明确地信息沟通对家庭成员非常重要，但却常常被忽视。

在过去的10年里，由于科学界和医学界给予了高度重视，姑息治疗的理念明显得到了加强，同时提高了患者的可及性。虽然患者、家属和医疗照护者对此亚专科的知识知之甚少，例如仅仅在临终前使用姑息治疗，其他领域对早期姑息治疗的咨询也增长缓慢。姑息治疗的目的就是当患者和家庭面临危及生命的疾病或可能有害的医疗处理以及当他们被诊断为晚期慢性疾病时提高他们的生活质量。

世界卫生组织(World Health Organization，WHO)支持姑息治疗方法。不仅是因为与疾病斗争的人需要它，也是家庭认识经历斗争的需要。姑息治疗通过早期对患者身心痛苦(不仅仅是疾病本身)的识别、评估和治疗来预防和减轻痛苦，姑息治疗往往需要进行社会心理的和灵性的评估，以妥善解决患者及家属在疾病全过程中的担忧(WHO，2013)。

姑息治疗需要家庭每天都参与到患者的照护中去，有时它是一位配偶、伙伴，更多则是广义的家庭。不同家庭和文化背景下，家庭参与程度不同，也与家庭成员之间关系密切度有关，即多年建立或脱离的相互关系有关。

对临终或照护安排作决定是一个家庭可能面临的最艰难的决策之一，它可以是突然的，也可以在几周、几个月或几年里。无论如何，家庭被要求参与决定和承担责任，虽然有时他们不愿意。家庭通常是一个人生活的基础、主要的支撑、最主要的资源，可共享最幸福的时候，共同应对挑战，并分担悲伤。一个家庭可能是由一个人或多个成员组成，也可以是朋友、合作伙伴、一个儿子、一个女儿、一个母亲，患者决定了家庭构成和谁应该参与决策(Hudson and Payne，2009)。当姑息治疗成为患者治疗的一部分时，无论涉及临终问题与否，家庭担当的角色都非常重要，协助患者及家属的多学科医疗团队也同样重要。

家庭最难解的事是家庭成员彼此差异非常大。他们有不同的文化、价值观念、宗教信仰、生活习惯、思维方式，最重要的是表现在对临终的看法和愿望上。由于患者和家属的愿望和目标将最终决定治疗过程，多学科成员必须考虑这些因素。明显地，当患者不能为他或她自己作出决定时，需要健康照护代理人参与决策。姑息治疗常常向家庭解释健康照护代理人的作用，不是为患者做决定，而是给医疗照护者提供有关患者需要或不需要选择治疗的信息。健康照护代理人不是给医疗机构授权以作声明，如，为我的家人“我想要一切”，而是处在一个更困难的代言人的角色，去代表患者的最佳利益。

## 文化和临终

生死决策对于家庭来说是一个巨大的负担，而他们需要知道他们并不是一个人在决策。文化的影响在临终时可能不总是被深究，但却有利于决策，重要的是从中找出患者的身份信息，然后患者和家庭必须愿意与医疗照护者讨论这件事，通过与患者及家属进行决策讨论找到文化信仰，了解他们对待生死的信念和态度，依据他们生活与工作的环境、社区的灵性和非灵性支柱作出判断。可以发现，尽管有需求使用先进技术以延长他们的生命，但患者和家属更偏向于选择自然死亡，这是因为他们还没有坦诚的讨论该患者垂危的病情。与此相比，同样重要的是一个人的历史和政治生活、出生地、移民背景和难民状况、歧视经历或缺乏关怀以及他们的伦理社会与语言的融合程度(Kagawa-Singer and Blackhall，2001)。以一个完整的社会历史角度来看待患者及家属，使我们反思文化如何塑造了患者的生命，并促进理解我们自己的偏见，信仰和习俗。

最近的一项研究报告指出，照护人员对上帝的信任排名仅次于医生建议，这让我们清醒地认识到宗教信仰有多么强大，在我们的生活中它是如何发挥强大作用的(Brownwynne and Ebere，2012)。非裔美国人和高加索人相比，不太可能使用临终关怀与姑息治疗。研究报道称，因为无从了解，只有8%的人使用，而这些人中又有很多人可能刚参与就退出了，并且不太可能愿再回头使用(Brownwynne and Ebere，2012；Haley *et al.*，2004)。非裔美国人可能认为苦难是上帝计划人生的一部分，是艰难求生的几代人的宿命，他们长期生活在健康卫生的不平等与歧视当中，其结果就是非裔美国人更倾向于在医院接受安宁照护，认为在医院环境中，家庭成员将获得良好的照护，而不是将它们转运到照护质量不确定的另一个机构(Johnson *et al.*，2008；Brownwynne and Ebere，2012)。

西班牙裔家庭往往选择直接在家里照护患者，他们与家人呆在一起，彼此支持；他们祈祷，共同承受，他们花足够的时间与心爱的人一起直到死亡的那一刻，家庭作为一个整体陪伴临终患者。据他们已有的文化背景，寻求援助是一种不能接受的负担。最近的一项研究表明，关于决定生命的终结方式，其与文化适应程度高度相关。有更多的被同化的家庭不喜欢插管进食，但却喜欢临终关怀与姑息治疗，同化少的家庭则选择更激进的方法(DeSanto-Medaya *et al.*，2009)。这一趋势不仅影响西班牙裔人，还影响高加索裔人。西班牙文化中常常不接受临终关怀服务，这使许多家庭失去了一些治疗机会。

## 交流和家庭

在美国，由于地理距离，许多患者和家属的沟通充满挑战。美国土地面积比许多欧洲国家大，但小于俄罗斯或中国。传统上，青少年可能会远离家乡去上大学，毕业后又在同一个地方开始新工作。根据一项研究表明：人们普遍知道人不会长生不老，甚至也许会发生意外，这是一个在年轻时就被理解和内化的概念(Schaefer and Lyons，2010)。在美国，家庭成员分散全国各地，这种现象似乎较其他国家更常见。当住院时，许多患者有健康照护代理人或有住在离患者医院很远的地方的近亲，当必需要交流时，患者常常但并不总是想让其家庭参与讨论。这对患者来说是有负担的，他们需要和家庭成员讨论一些坏消息或者是对未来的不确定性情况，还要讨论他们的疾病以及治疗方式，而且在决策过程中，尤其是对于临终治疗方案，其往往要求非常精确，但家庭成员此时对于患者的病情和治疗方式常常没有一个透彻的理解。

当家庭成员有时间与医生、顾问和护士咨询，基于交流目的的家庭会议通常是最好的选择。虽然有许多方法用来进行信息沟通交流，却没有一种方法可被认为是正确的方式。通常的模式是找到患者和家属对于被告知内容的理解，随后询问他们更倾向于哪一种处理方式。信息可以共享，信息提供者可以等待回应，其中包括家属的情感反应，然后确定治疗目标(von Gunten *et al.*，2000)。然而，常常更为重要的是我们能够在家庭会议之前洞察患者及其家属的想法，在家属可接受的情况下，也可以通过与家庭中多个信息提供者频繁充分的互动沟通来达到目的。此时需要全面的、社会的、灵性的评估，以及信息提供者的记录、患者和家属的口头或非口头表达的想法。如果家属不接受，那么通过多次电话接触可以帮助建立信任以及洞察家庭动态和决策过程。家庭成员可能带着怨恨参加会议，或者关注在各自对患者的照护中，或在插管问题上持个人想法，这些可能并非都是患者本人之亲身体验。在这种情况下，有时重要的是要迅速重新建立失去的信任，促进医疗团队地有力沟通，并尽可能提供最好的治疗。也许需要临床医生主导谈话，让患者和家属知晓和医生与医院一起寻找治疗中的差漏，一同为患者提供最好的关怀帮助，这些都与每个人的努力密不可分。同样重要的是移情作用的应用，从情感上拉近与患者和家属的距离，使他们不去幻想不切实际的目标，更多理解患者的现实情况。如果他们坚持可能永远不会实现的虚幻的想法和希望，可能造成患者和家庭太多的痛苦，导致情感上的幼稚、隔离和疏远。漫长的疗程或死亡的确定、要为已改变了的家庭状况而做准备，知晓度对很多患者和家属来说都是非常重要的(Steinhauser *et al.*，2000)。患者因疾病和临终带来的痛苦影响是较深的，但通常医疗机构都不知情或错误应对，无法帮助患者度过困难期。研究表明患者和医疗照护者之间的牢固关系比患者的疾病更应该得到重视(Steinhauser *et al.*，2000)。研究发现除了疾病管理或治疗外，患者与家庭的关系优于患者和医疗照护者的关系。一些患者显示心智认知有所提升，感觉与上帝同在，平和安详，不再是家庭的负担，还能帮助鼓励别人，成了临终患者照护中的关键点，而医疗照护者并没察觉到这一点的重要性(Steinhauser *et al.*，2000)。为临终做好准备，患者需要正视自己的人生终结，并使其明白当他的家人已经做好准备时，在生命衰竭或是死亡之前开始转换自己在家庭的角色。在讨论患者和家庭成员个人的恐惧时，它暗示患者的死亡即将到来，因此往往被认为是不受欢迎的讨论，这将激起关于我们一些基础人性问题的讨论(Steinhauser *et al.*，2000)。

一些证据表明，长期参与姑息治疗，可以降低家庭成员之间的焦虑(Higginson，1996)。在20年前就预测到，未来的半个世纪将是老龄时代，临终关怀需求将迅速增加，它将广泛应用于帮助患者及家属适应社会心理和灵性的一系列变化。

## 濒临死亡：一个家庭问题

我们曾有过关于悲伤、死亡和垂死的各种理论，过去多年有学者批评悲痛理论，他们认为悲痛是一种个人情感的反映，并非特定于某一个特定的阶段。可以肯定的是，悲痛在这些阶段是普遍存在的，但他们忽略了在临终处理上的文化差异。事实上，有些民族并未将生命的终结当作哀悼和痛苦的事件，他们认为死亡是生命周期的一个自然结果，应该庆贺生命的完结和完整。

当家庭中某个成员生病需要住院治疗时，医疗机构的医疗照护者诸如医生、护士和社工，是第一个需要面对和处理患者和家庭的悲伤、愤怒、恐惧等诸多情绪的人。虽然患者只有一个，但与支持患者的家庭形成了一个整体，医院的工作人员必须从中学习并与其一同工作。家庭作为一种功能性或非功能性的关系，包括各种动态的和相互关联的纽带。当他们必须处理临终事件时，可能会变得不可预知，并且那些稳定多年的动态平衡关系从此可能被从根本上改变。

临终期可能需要几分钟、几小时、几天、几周或几个月，死亡对每一位家庭成员来讲，意味着以不同的方式让生活发生了改变。经历过从生过渡到死，深刻影响一个家庭。

## 东西方家庭构成

西方文化强调个体，个体不同于其他人群。在西方文化中，它依赖于核心家庭，通常有两个家长，充分培养个人的自尊、自信和独立性。在核心家庭结构中，家庭成员之间有一种固有的关系缺失倾向。在美国，人们感到核心家庭和个人的自主权意识铸成了家长和孩子之间过于紧张的关系(Epstein，2004)。当一个孩子违背了自己的父母或者父母对孩子的期望高于孩子真正的水平时，核心家庭就会处于一种破坏或封闭的状况，孩子就有可能尝试躲避他们最依赖的人。

相反，东方人期望融入家庭和集体，通常使个人没有隐私。东方人对家庭的移情能力、情感和谐和适应家庭关系的能力都有助于放松自我界线，提高家庭成员的归属感和接纳感(Epstein，2004)。在东方文化中，人们很早就被教育要悦纳自我，并通过家庭中的许多相互依存的关系获得支持。

西方核心家庭的重点是个人和自主权，这往往会导致其情感与所获成就的对立，导致家庭成员关系的分离和异化。

在美国，有时难以使家庭成员(即使是较大的家庭)参与到健康照护体系中来。西方的家庭往往很少参与床边清洗以及为患者喂食。在东方文化中，不仅是文化使然，医院职工常常也期望家属多在床边照护患者。随着时间的推移，这让家庭成员之间关系更加亲密，也更能感受到患者病情随着时间的改善或者恶化情况。

了解更多关于在家庭关系上的不同文化，可以帮助医疗照护者建立更适合患者和家属的照护目标。姑息治疗认为这将有赖于进一步研究。

## 作出决定

在美国的医疗保健制度，法律赋予个人自己做决定的权利。如果一个人不能由他或她自己决定，这项权利将授权于健康照护代理人或者律师。虽然患者权益法赋予患者和医护代理决策能力，在实践中，尽管有时候可以但他们不会真的去实施。如果患者能够作出他们自己的决定，则给予治疗方案。如果他们不能，那么健康照护代理人的作用则是告诉医疗提供者，如果患者站在房间里并可以自行判断的话，他们将接受或不接受什么样的治疗方案。患者和健康照护代理人给出合理的改善病情的治疗方案，如果患者想要继续治疗的方法是医生所不建议的，医生没有义务向他提供该种治疗方案，而患者可以寻求其他不同的方法。正如以上所说，健康照护代理人实际上并不作决定，而只是给医疗照护者建议患者可能的想法。健康照护代理人应将患者的最佳利益放在最重要位置，否则代理可以被视为不称职。健康照护代理人经常要讨论姑息治疗有关合理治疗的选择。家庭成员也对此有责任，关键是在正确的时间放手，并认识到这对患者来说也是最好的。

在一些发达国家，如意大利，法律意义上对60岁以上人终止生命的决定基于民法和刑法。但在2004年，美国国会批准了“支持管理员”这一身份，其等同于健康照护代理人(Zamperotti and Proietti，2006)。

其中最难与患者及其家属讨论的话题是治疗的喜好和选择，因为他们必然引导决策。当患者及家属声明：“我想要一切”，很多医疗机构就会简述“患者说他们想要一切”。基于这一要求，可能会让人担心会加重病情，担心医疗照护者会忽略或者不采纳他们的选择，而选择较保守的疗法。“一切”应包括各种治疗理念，在提及这一词前，应该尽可能地收集更多关于患者治疗方法的信息(Quill *et al.*，2009)。包括最大或最小的患者愿意、忍受痛苦的程度和一个合理的生命延长或衰弱的度。患者的衰弱程度是大不相同的，但使患者明白自身衰弱程度，清楚自身身体的变化以及了解治疗方案是十分重要的。

患者与其宗教信仰和医疗的关系，可能让他们说：“上帝是唯一能作出生死决定的人，它与医疗无关”。一些患者以为自己能因上帝而活下去，希望奇迹发生。医疗提供者与患者及家属之间的讨论可以说明，他们都是上帝的代理人，都在努力做最利于患者的事。讨论信仰上帝时，可以让我们知道在上帝或者患者宗教信仰的引导下，他们何时可以离开逝去。

可以利用家庭交流来产生同理心，如希望治疗可以扭转乾坤，或是让患者苏醒。类似的说法可以帮助家庭认识到医疗机构将进行所有可能的治疗和理解家庭的希望与损失(Quill *et al.*，2001)。

决策需要更深入地了解患者和家属对延长生命的想法、担心、情感和价值观、避免痛苦、生存质量哲学观以及对在家庭中生与死的意义的看法等等。医疗机构应该将此作为其一项日常工作任务。

## 总结

家庭在姑息治疗中扮演着重要的角色。当面临患者每况愈下、治疗选择的利弊时，家庭事务会很繁忙。更多关注家庭背景和结构、家庭的担忧、他们对生死的经历，可能有助于缓和患者、家庭和医疗机构之间的紧张度。需要常规化讨论患者不断恶化的病情、有限的治疗方案和临终时尽可能地从家庭成员间了解到详情、家庭如何克服与生命有限或有危险的患者相关的治疗或临终的困难，他们都应是每个医疗行业工作者的工作内容。

## 致谢

声明：作者声称无任何利益冲突。

## 参考文献


- Evans BC，Ume E. Psychosocial，cultural，and spiritual health disparities in end-of-life and palliative care：Where we are and where we need to go. Nurs Outlook，2012，60：370-375.
- DeSanto-Madeya S，Nilsson M，Loggers ET，et al.

Associations between United States acculturation and the end-of-life experience of caregivers of patients with advanced cancer. J Palliat Med, 2009, 12: 1143-1149.

- Epstein M. eds. Thoughts without a Thinker: Psychotherapy from a Buddhist Perspective. New York: Basic Books, 2004.
- Haley W, Gitlin L, Wiszniewski S, et al. Well-being appraisal, and coping in African American and Caucasian dementia. Aging Ment Health, 2004, 8: 316-329.
- Higginson I, Priest P. Predictors of family anxiety in the weeks before bereavement. Soc Sci Med, 1996, 43: 1621-1625.
- Hudson P, Payne S. eds. Family careers in palliative care. A guide for health and social professionals. Oxford: Oxford University Press, 2009.
- Johnson KS, Kuchibhatla M, Tanis D, et al. Racial differences in hospice revocation to pursue aggressive care. Arch Intern Med, 2008, 168: 218-224.
- Kagawa-Singer M, Blackhall LJ. Negotiating cross-cultural issues at the end of life: "You got to go where he lives". JAMA, 2001, 286: 2993-3001.
- Minuchin S, Nichols MP. eds. Family Healing. Tales of Hope and Renewal from Family Therapy. New York: The Free Press, 1993.
- Quill TE, Arnold RM, Platt F. "I Wish Things Were Different": Expressing Wishes in Response to Loss, Futility, and Unrealistic Hopes. Ann Intern Med, 2001, 135: 551-555.
- Quill TE, Arnold RM, Back AL. Discussing Treatment Preferences Wit Patients Who Want "Everything". Ann Intern Med, 2009, 151: 345-349.
- Schaefer D, Lyons C. How Do We Tell the Children? A Step-by-Step Guide for Helping Children and Teens Cope When Someone Dies. (4th ed.). New York: Newmarket Press, 2010.
- Steinhauser KE, Christakis, NA, Clipp EC, et al. Factors Considered Important at the End of Life by patients, family, Physicians and Other Care Providers. JAMA, 2000, 284: 2476-2482.
- von Gunten CF, Ferris FD, Emanuel LL. Ensuring Competency in End-of-Life Care Communication and Relational Skills. JAMA, 2000, 284: 3051-3057.
- World Health Organization. WHO Definition of Palliative Care. Available online: http: //www.who.int/ cancer/palliative/ definition/en/. Assessed April 17, 2013.
- Zamperotti N, Proietti R. End of life in the ICU: laws, rules and practices: The situation in Italy. Intensive Care Med, 2006, 32: 1620-1622.

**译　者：** 王　苒，副教授，呼吸内科，安徽医科大学第一附属医院
**审　校：** 刘晓红，党委副书记，湖南省肿瘤医院
**终　审：** 唐丽丽，主任医师、教授，康复科，北京大学肿瘤医院
(译文如与英文原文有异义，以英文原文为准)

# 第六章　姑息医学和丧亲

**Lorraine R. Cox**

Division of Palliative Medicine, Albany Medical College, Albany, New York 12208, USA

*Correspondence to:* Lorraine R. Cox, NP, Clinical Instructor in Adult Palliative Medicine. Division of Palliative Medicine, Albany Medical College, 47 Scotland Avenue, Albany, New York 12208, USA. Email: CoxL@mail.amc.edu..

## 前言

一旦入院患者经过筛选，那些罹患影响寿命或有生命危险的患者需要姑息医学时，姑息医学的整合就应当运行。当患者病情转变，需要不同层次的照顾，姑息医学应当贯穿始终。姑息医学也包括家庭支持，这涉及到濒死患者的临终关怀。这也是处理家庭悲伤和丧亲而附加的支持咨询服务。丧亲的定义是指人际关系中重要的人的丧失的客观情形。丧亲本身是一种社会现象。悲伤是对丧失重要的人的情绪反应。服丧是悲伤的表达或行为，往往通过文化或宗教的实践反映出来。丧亲关怀是临终关怀医院登记服务的一部分。当患者和家庭经历侵入性治疗，把丧亲关怀整合进姑息医学，能使保健提供者更好地理解患者和家庭如何哀伤，更好地理解有生命极限或有生命危险的疾患和生命丧失之间关联的复杂情感。更好地理解悲伤和服丧，使临床医生在协助患者及家庭经历患者重要器官衰竭或死亡过程中，提前更好地做好准备。

## 丧亲研究

丧亲，因为与死亡风险增加相关，早在1858年，W. Farr在其书——《婚姻对法国死亡率的影响》中就进行了相关研究。历史上，丧亲的研究主要集中在健康的影响和对社会或经济的后果(Stroebe *et al.*，1988)。丧失配偶后，根据社会角色的变化，守寡的影响、经济地位的变化、在群体中自我的重新鉴定是主要的研究热点。研究发现，已婚人士的死亡率比守寡的人更低，鳏夫比寡妇有更高的死亡风险。年轻时丧偶的人比年老丧偶的人死亡率更高。短暂经历丧亲之痛与更高风险的健康后果相关。Freud的早期研究集中于精神健康，丧亲(1917)有严重的影响，需要进一步研究悲伤和丧亲，但是主要研究复杂的悲伤。不复杂的悲伤的首次研究中，Eliot(1930，1932)做的部分工作是对情绪状态的认知，例如震惊、拒绝、放纵、渴望和一个连续时期的情绪变化。1944年，Lindemann，一位精神病学家，概括了正常悲伤反应与病理悲伤反应的不同(Lindeman，1944)。自那时起，悲伤的症状学有深入的研究，有重要的证据显示丧亲和丧失的后果有显著的情绪上的、心理上的、身体上的影响(Parkes and Weiss，1983)。20世纪80年代后期，在丧亲和非丧亲个体之间，精神健康问题的发生率、患病率，仍然缺乏相关研究资料。由于丧亲的人有身体或心理的疾患，不大可能招募入组研究，丧亲对体格健康的影响难以测试。对于丧亲不良后果的高风险组，成为丧亲研究的最新热点。由于危险因素，例如突然死亡、缺乏社会支持及英年早逝，一个人丧亲后容易落到贫穷、衰弱境地的本性是要考虑的因素。识别危险因素对于丧亲的不良后果的预防是重要的。开始远离病态悲痛的原因，可以预防性治疗丧亲而减少其不良后果的发生率。有证据强力提示社会干预能减少丧亲的不良后果。

Bowlby的依恋理论(Bowlby，1983)提出了治疗人与人关系悲伤的内心方法，用替代的情感对别人，帮助个人度过悲伤的阶段。研究接着集中于丧亲的人如何必须利用社会支持系统建立新的生活和自我概念(Lopata，1979)。Lazarus and Folkman(1984)提出的丧亲缺省模式使用内心和人际间的关系帮助分析和预知那些丧亲后克服和战胜悲伤的人。

因为丧亲是一种社会现象，与健康的恶化相关，其潜在的辅助工通常是卫生保健专家。为了了解个人患者和家庭成员如何悲痛，了解丧亲发生的社会环境是最重要的。认识这一点，是所有卫生保健专家的职责，这也更直接涉及到帮助丧亲的变化因素，也涉及到帮助新诊断的影响寿命或有生命危险的患者经历不可逆过程。

## 悲伤和损失评估

所有临床医生可以参与评估或评价患者如何悲伤及他们如何处理生活中其他损失。损失不一定是丧失生命，可以是失去了工作、宠物、某段肢体或房子。我们如何应对失去所珍惜的事物，我们想当然认为我们能阐明我们如何悲伤面对我们自己或家庭成员濒临死亡的现实。一个规范的姑息医学评估是发现患者和家庭成员如何作决定的。悲伤和损失的评估应当同发现如何作决定一样规范。每位患者及其每位家族成员会对彼此依赖关系的丧失感到悲伤，且应对不同。围绕预想悲伤的正常讨论及与患者及家族成员的讨论中，不接受或接受某项治疗选项都是正常的。应对丧亲之痛的双重过程模型(Stroebe and Schut，2010)描述了什么事情在个体中经常发生。这个过程是在失去自我定位和关注悲伤逐渐过渡到重新确定方位之间的震荡，例如形成新的关系，直到整个注意力转移远离这些事情。

## 存在的痛苦

精确描述存在主义的定义和价值是困难的。据称，这个词是Kierkegaard从诗人、文学批评家Wellhaven借来使用的，但经常被自称存在主义哲学家的Sarte使用。19世纪后期及20世纪哲学家把存在主义应用于基本理念——哲学思想是从个人行为和情感起步的。“存在主义态度”被描述成在一个无意义和荒诞的世界里，个人定向障碍和困惑(Solomon，1974)。Kierkegaard提出每个人，而非社会或宗教，应用正直的热情和实事求是的态度负责地给出生命和生活的意义。

从哲学、宗教、生物学、生理学、心理学、情感的不同角度来说，苦难有很多定义。它通常与个人生活或家庭的痛苦和不幸相关。从斯多葛哲学的观点来看，理智和美德的最大的好处在于对快乐、疼痛、苦难采取漠视的态度。它是一种对痛苦的严格自制，也是一种审视自己痛苦经历的方法。

保健提供者的义务在于减轻人类的痛苦，但是患者和(或)家庭可以展示苦难。晚期疾病和急慢性疾病的成功治疗必然给我们带来对死亡意识的不确定压抑 (Kissane，2012)。苦难通常是这样的情形——当自我受到威胁或者伤害导致悲伤、无助或者发现苦难可能是无穷无尽的时候。生活的不确定性是突然出现的。在姑息医学里，对于患者和家庭成员不同模式受苦的认知是重要的工作，需要评估、评价和诊断。经治医生和(或)与姑息医学提供者沟通，而不是与具体治疗操作医务人员或主治医生沟通的治疗医生，通常认识不到这一点。不为人知存在的焦虑和未认识的家庭痛苦是人们苦难的共性(Kissane *et al.*，2001)。Simone de Beauvoir写道，“这样的事情不能当作自然死亡……对每一个人来说，个体的死亡是一个意外，即使他知道且同意，仍然是无理侵犯”(de Beauvoir，1966)。

当死亡的可能性出现或限制生命、威胁生命的诊断做出的时候，我们的防护也形成了。这些防御措施被我们个体特殊性的强烈感、我们对宗教的信念、对于现实的积极否定或不确定压抑及我们自己的英雄气概激发出来。姑息医学通过处理患者症状的附加援助，同时找到方法帮助患者和家庭成员有勇气面对患者临终或衰亡，来试图减轻他们苦难的强度。帮助患者和家庭成员在恐惧、过度自我、对立和过度自信及大胆之间找到合适的平衡点。这也是我们帮助患者和家庭成员如何面对丧亲。

## 不确定性

尽管医学有了显著进展，但医学的不确定性仍然比大多数患者和家庭成员认为的多得多。通常，姑息医学里提到的不确定性，是作为患者和家庭成员开始思考的方法，而且越来越认识到，由于不确定性，医学成果比预期的要少。通过小心地确信患者是干净的、穿着衣服的、没有味道的，人性的不确定性在医学中通常被掩盖。我们的体系持续控制着我们对死亡冒失的提醒，让患者和家庭成员远离疾病的折磨。不确定性是一个特殊的机会，使得家庭聚会对临近的丧亲、接受患者的新自我、在家庭成员中鼓励分担悲伤达成协议，最终学会当生活改变时，如何继续爱着彼此。

当疾病占据了一个人的生活，恐惧、愤怒和被迫控制的想法会使思维偏离心理应对和重构期望。姑息医学通常通过早期进行的支持治疗这样的综合医学和治疗来帮助患者和家属。

## 悲伤和丧亲的应对

家庭成员的丧失引起悲伤和丧亲通常遇见许多不确定的事件。家族通常有许多不同意见。姑息医学认为重要的是让家族明白这是正常的。家族里经常有不一致意见，也是正常的。家族的每位成员如何参与死亡的过程是有差别的，关于葬礼的安排也会有不同意见，往往还会有经济上的激烈争论。先前的亲情关系发生不可挽回的破坏。姑息医学的一个主要目标是支持患者身边的人，允许患者带病生存。预期的悲伤是濒死的患者及其家庭感知丧失经历的正常反应(Periyakoil and Hallenbeck，2002)。注意到患者及家人可能多次问相同的问题来关注患者的真实境况，促进家庭关怀可能有助于减轻愧疚，有助于家人告别及做好临终关怀。姑息医学通常是通过常规的家庭会议提供帮助减轻预期的悲伤和丧亲之痛，逐渐促使患者和家人朝着关心涉及的所有事物的共赢目标前进。“家庭成员的资格带有历史的联系，一种亲缘关系和责任感，危难之时的忠诚”(Kissane，2012)。在姑息医学里，家庭经常是资产而不是义务，因为可能有些患者没有家庭。消除期望未来结果的保护可能从来不会发生，或者说以团队协作和凝聚力换取的不现实的乐观主义也是姑息医学的一项主要功能。在家庭讨论照顾患者的医学人员提供的病史，谈论患者所取得进步，可以减轻预期的悲伤和丧亲的强度。这可能是重新制定患者生命价值的一种方法，对于家庭和为患者及家人将创建一个有意义目标的医学工作者来说，也是维持一个有意义生命的机会。关注患者家庭和医学工作者的关系和感激的价值，有助于关注患者的生存，直至死亡(Kissane，2012)。

## 总结

当试着和家人交谈关于他们对人的局限性、令人尊敬的才能和宽容他人的理解时，亚里士多德的名言，“人生最终价值在于觉醒和思考的能力，而不只在于生存”是宝贵的思想。力图使患者和家庭共同做决定、互相支持、彼此关爱，直到永远。甚至死后，有更多的医药职业能实现更有意义的接受人的局限性。要实现这一点，医学专业自身要接受医学的局限性。

与其他专业合作，姑息医学为没有这方面专业或没有时间解决病痛的临床医生提供有价值的信息。认为一个专业或无处不在的医学工作者能够解决所有患者和家属苦恼和痛苦的想法已经过时了，这个问题不再是知识水平的范畴了。丧亲的未来研究涉及不同的领域，终生学习有助于医药专业的人作为团队协同工作，与患者及家庭真正互相作用且产生真正的同情。

## 致谢

声明：作者声称无任何利益冲突。

## 参考文献


- Bowlby J. Point of View. In：Bowlby J. eds. Attachment：Attachment and Loss; Volume One. 2nd Edition. New York：Basic Books，1983：3-13.
- De Beauvoir S. A Very Easy Death. New York：GP Putnam Sons，1966：106.
- Eliot TB. Bereavement as a problem for family research and technique. The Family，1930，11：114-115.
- Eliot TB. The bereaved family. Annals of the American Academy of Political and Social Science，1932，160：184-190.
- Freud S. Mourning and Melancholia. The Standard Edition of the Complete Psychological Works of Sigmund Freud，Volume XIV (1914-1916)：On the History of the Psycho-Analytic

Movement, Papers on Metapsychology and Outer Works, 1917: 243-258.

- Kissane DW. The Relief of Existential Suffering. Arch Intern Med, 2012, 172: 1501-1505.
- Kissane DW, Clarke DM. Street AF. Demoralization syndrome: a relevant psychiatric diagnosis for palliative care. J Palliat Care, 2001, 17: 12-21.
- Lazarus RS, Folkman S. eds. Stress, appraisal and coping. New York: Springer, 1984: 181-223.
- Lindemann E. Symptomatology and management of acute grief. 1944. Am J Psychiatry, 1994, 151: 155-160.
- Lopata HZ. eds. Women as widows: Support systems. New York: Elsevier, 1979.
- Parkes CM, Weiss RS. eds. Recovery from bereavement. New York: Basic Books, 1983.
- Periyakoil V, Hallenbeck J. Identifying and managing preparatory grief and depression at the end of life. Am Fam Physician, 2002, 65: 883-890.
- Solomon RC. Existentialism. New York: Random House, McGraw-Hill: 1974, Introduction xvii.
- Stroebe M, Schut H. The dual process model of coping and bereavement: A decade on. Omega, 2010, 61: 273-289.
- Stroebe MS, Stroebe W, Hansson RO. Bereavement Research: An Historical Introduction. J Social Issues, 1988, 44: 1-18.

**译　者：** 靳　斌，主治医师，消化内科，西安市第一医院
**审　校：** 刘　巍，主任医师、教授，姑息治疗中心，北京大学肿瘤医院
**终　审：** 唐丽丽，主任医师、教授，康复科，北京大学肿瘤医院
(译文如与英文原文有异义，以英文原文为准)

# 第七章　预后

**Amy Allen Case[1], Michelle M. Walter[2]**

[1]State University of New York at Buffalo School of Medicine and Biomedical Sciences, VA Western New York Healthcare System, Buffalo, NY14214, USA; [2]State University of New York at Buffalo School of Medicine and Biomedical Sciences, Office of Graduate Medical Education, Buffalo, NY 14214, USA

*Correspondence to:* Amy Allen Case, MD, Hospice and Palliative Medicine Fellowship Program Director, Assistant Professor of Medicine, Palliative Medicine Director. State University of New York at Buffalo School of Medicine and Biomedical Sciences, VA Western New York Healthcare System, 3495 Bailey Avenue, Buffalo, NY 14214, USA. Email: amy.case@va.gov or amycase@buffalo.edu; Michelle M. Walter, DO, Palliative Medicine Fellow. State University of New York at Buffalo School of Medicine and Biomedical Sciences, Office of Graduate Medical Education, 117 Cary Hall, 3435 Main Street, Buffalo, NY 14214, USA. Email: m_walter82@yahoo.com.

## 引言

预后一词源于希腊语，意为“先知”。在现代医学中，医生经常忽视预后，使之几乎成为一门失传的艺术。对于姑息治疗提供者来说，当谈及治疗目标和临终相关内容，具备精确的预测能力显得至关重要。预测需要医生将已知疾病的发展过程、症状评估、生物标记和与患者及其家属的沟通等信息整合在一起，才能真正地协调好医学的科学性和艺术性。

精确的预测对患者及其家属制定未来的计划，明确护理的目标以及是否加强或停止治疗很必要(Maltoni，2009)。当患者及其家属了解疾病的预后时，他们可能放弃侵袭性或不合适的干预和治疗。当一个患者知道他预后不佳时，就可以提早准备后事(比如葬礼的安排，遗嘱和其他合法文件)，并利用剩余时光陪伴亲朋好友，以提高生活的质量。对那些预期生存时间少于6个月的，精确的预后能够协助医生及家属开展恰当且及时的临终关怀。

## 准确性

内科医生往往不是精确的预测者。他们通常不习惯并避免和他们的患者讨论预后。因为在告知患者预后不好的消息时，医生一方面会感到难过(Christakis and Iwashyna，1998)，另外一方面又担心在剥夺患者仅有的希望或信念后患者可能产生的强烈反应(Reinke *et al.*，2011；Daugherty，2004)，因为患者知道自己的预后后可能最终同医生的预测一样死亡(Rich，2001)，此外，假如预后提供的不正确，患者就会对医生的能力失去信心。特别是患者缺乏针对预后相关的训练和知识，加剧了这种担忧(Christakis and Iwashyna，1998)。在过去的30年里，有研究详述了不精确的预测引发的问题。尽管我们已意识到这种问题，但医疗教育的缺乏和日益增加的对预后的不准确性判断确实客观存在着。

一项研究比较了住院医生、有经验的医生及肿瘤专家对于肿瘤患者预后的评估，预测的准确率仅分别为61%、55%、63%(Gripp *et al.*，2007)。在区别“死亡”和“反复性的疾病”方面有很多技巧，而这些技巧得来自大量的临床经验(Taylor and Johnson，2011)。总体来说，经验越丰富的医生对预后判断就越准确(Christakis and Lamont，2000)。尽管如此，对于那些技高一筹的医生，比如肿瘤学家，其经常去预测，但也不见得一定都准确，整体来说会比非肿瘤专业的医生表现得更好(Christakis and Lamont，2000)。

另外，当医生或其他的工作者提供预后时，经常会出现高估的情况(Llobera *et al.*，2000)。在上述研究中，住院医生、有经验的医生和肿瘤专家都高估了生存时间少于1个月的患者的预后，其概率分别为96%、71%、87%(Gripp *et al.*，2007)。由于2个或更多因素的影响，医生的预测有80%被证实为过度乐观(Parkes，1972)。

此外，医生和患者关系的持续时间和深度也可能会影响其提供的预后判断。有研究发现，医生同患者相识时间越久，就越有可能高估预后(Christakis and Lamont，2000)。但也有其他研究提示如果医生和患者越为熟悉，医生越有可能给出准确的预后(Reinke *et al.*，2011)。另外，预测的准确性也可能和预测者的自信心有关，当其越不确定时，越可能会提供一个不够准确的预后(Marcin *et al.*，2004)。

还有，患者的预期寿命也影响着医生准确预测的能力。当患者有更长的预期寿命，其预后可能会越不准确(Christakis and Lamont，2000)。不到1个月的预期寿命通常最准确，而多于6个月的预期寿命就与实际生存时间相关性不大了(Glare *et al.*，2003)。

总之，预后只是很简单的描述了一个时间，但它跟无数的不确定因素相关。预后不是简单固定的评估，它应该是动态的和发展的。随着各种事件的发生以及时间的流逝，医生应该和患者及其家属一起重新评估预后。

## 评估预后

和预后相关的因素包括疾病的类型和严重程度、功能状态、患者的症状、生物标志和精神社会因素。评估预后时只简单地考虑一种因素是不合适的。发展基于多因素的预后模型可提高预测的准确性。经常会有些特殊的标记或标准在某些特殊的疾病进展过程中帮助我们预测。总的来说，尽管我们已努力去理解和提高预测的准确性，但仍对并发症可能在预后中产生的影响不够重视(Maltoni，2009)。

## 分期

当评估预后时，疾病的分期和严重程度是个很有用的起始点(例如轻度 *vs.* 进展性痴呆，局部肿瘤 *vs.* 广泛转移灶)。然而，仅仅了解分期对于做出准确的预后还不够，进展期或终末期疾病的发展过程将要在后续文章中给予详细讨论。

## 症状

一些主要症状的反复发生提示预后不佳。例如，来自国家临终关怀研究的数据显示：厌食和饮食问题、体重下降、呼吸困难、口干和吞咽困难都是独立的预后差的表现(Reuben *et al.*，1988)。自此，文献中常把出现呼吸困难、厌食和体重下降、乏力、吞咽困难和谵妄或精神混乱等症状作为预后差的预示。上述症状多个出现提示预后更差(Llobera *et al.*，2000；Teunissen *et al.*，2006)，相关研究多来自于肿瘤患者，但是多数症状也可适用于其他疾病。

### 呼吸困难

呼吸困难或窒息感，在疾病终末期很常见。无论什么疾病类型(Currow *et al.*，2010)，即便在没有潜在心脏或肺脏疾病的患者中，仍有高达1/4的患者在临终前数月内有中度到重度的呼吸困难症状(Reuben *et al.*，1988；Mitchell *et al.*，2009)。在肿瘤的和非肿瘤患者中，呼吸困难的持续时间和严重程度是不同的，患有肿瘤的患者在生命的最后阶段(10 d内)越有可能出现更严重和持续时间更长的呼吸困难(Currow *et al.*，2010)。在患有肿瘤的患者中，呼吸困难是生存率低的一个独立预后因素(Barbot *et al.*，2008；Gripp *et al.*，2007；Maltoni *et al.*，2005)。

### 厌食和体重下降

厌食-恶病质综合征不仅出现在终末期COPD，充血性心力衰竭(congestive heart failure，CHF)，获得性免疫缺陷综合征(acquired immunodeficiency syndrome，AIDS)，肾功能衰竭和肝衰竭，也会出现在进展期肿瘤中(Del Fabbro and Bruera，2006)。在进展期肿瘤患者中，恶病质非常常见，有超过80%的患者会发生(Bruera，1992)。在肿瘤患者中，体重下降是死亡率的一个独立预后因素(Vigano *et al.*，2000a)。患有CHF的患者可出现心源性恶病质。总之，厌食是姑息医学预后评分的一部分，将在后续文章中作进一步讨论。

### 乏力

乏力是常见且易被忽视的症状，尤其在进展期肿瘤患者。感觉乏力的患者生活质量将受到很大影响，且可能引起比疼痛或者恶心更加痛苦的感受(Morrow *et al.*，1995)。乏力是预后差的一个表现，且和肿瘤患者的生存率降低有关(Kikuchi *et al.*，2007)。高达96%的儿科肿瘤患者被报道在生命的最后1个月出现了乏力，且和生活质量差密切相关(Ullrich *et al.*，2010)。乏力比较复杂，且和其他症状密切相关，也与其他症状的治疗相关(比如阿片类药物治疗疼痛)，而这些治疗引起的乏力也许认识和治疗起来更加困难。

### 吞咽困难

吞咽困难是肿瘤患者死亡率增加的一个独立预后因素(Teunissen *et al.*，2006)，也与肿瘤患者生存率降低相关(Vigano *et al.*，2000a)。吞咽困难在患者合并其他疾病时也有意义，尤其是痴呆。在晚期痴呆的患者，吞咽困难常常导致吸入性肺炎而引起患者的死亡(Mitchell *et al.*，2009)。

### 谵妄

谵妄或者急性精神错乱，在姑息性治疗中十分常见，且谵妄的出现是患者预后差的一个表现(Caraceni *et al.*，2000；Inouye *et al.*，1990；Vigano *et al.*，2000b；Maltoni *et al.*，2005)。感染、代谢异常、药物、便秘和顽固性疼痛均可以加剧谵妄。尽管谵妄可以发生在任何人群中，包括儿童，但是存在认知障碍的患者是发生谵妄的高危人群(Brietbart *et al.*，1997)。谵妄常与以下的因素相关，包括男性、中枢神经系统转移癌、低功能状态、更差的临床生存预测评分(clinical prediction of survival，CPS)、出现厌食、呼吸困难或类固醇的应用(Caraceni *et al.*，2000)。因此，谵妄已被包括在姑息性预后指数(Palliative Prognostic Index，PPI)中。

## 功能状态

一个人的功能状态与他们的行动和完成日常生活的能力(activities of daily living，ADLs)相关。功能状态在进展期肿瘤中比其他疾病具有更好的预测价值，当患者作为化疗或需进一步行侵袭性治疗的候选者时，肿瘤学家经常将东部肿瘤协作组(Eastern Cooperative Oncology Group，ECOG)作为评估功能状态的工具来指导工作。卡氏行为评分法(Karnofsky Performance Scale，KPS)、姑息性行为评分法(Palliative Performance Scale，PPS)及其他评分法常被用于评估预后，其中就包含了功能状态。将功能状态与出现的症状结合起来，功能状态就会显现额外的重要性。甚至当功能状态保持的相当好，出现多个症状也会导致患者寿命的缩短(Reuben *et al.*，1988)。功能状态差提示生存期短十分可靠，但是评估功能状态的变化比单一的状态也许更为关键(Maltoni *et al.*，2005)。因此，PPI和姑息性预后评分均包括了功能状态的评估。

## 生物标记

将生物标记和功能状态或疾病情况结合起来可以提高预后判断的准确性。早期的研究主要把白蛋白和白细胞计数作为预后因素，而最近更加看重脂质和炎症标记。

### 白细胞

白细胞计数的升高(Gripp *et al.*，2007)和淋巴细胞百分数的降低(Maltoni *et al.*，2005)与患者预后不佳相关。姑息性预后评分包含了白细胞计数和淋巴细胞百分数。

### 白蛋白

低白蛋白是患者生存率低的一个标志，且常与其他因素相独立(Horwich *et al.*，2008；Barbot *et al.*，2008)。和对照组相比，白蛋白低于2 g/dL显著增加患者死亡率(Hannan *et al.*，2012)，但通常我们把低于3 g/dL作为患者预后差的一个标志(Kikuchi *et al.*，2007)。另外，即便白蛋白降至正常范围内，其变化或降低也有评估预后的价值(Horwich *et al.*，2008)。类似，对于诊断不清的患者，低白蛋白也可以作为其死亡率的预测因素(Goldwasser and Feldman，1997)。在透析的患者中，白蛋白也是反映死亡率的一个独立预后因素(Iseki，1999)。

### 脂质

高密度脂蛋白(high-density lipoprotein，HDL)水平降低和炎症的发展相关(Kim *et al.*，2012)，而其他的炎症标记如C反应蛋白的升高和患者死亡率的升高相关。低密度脂蛋白(low-density lipoprotein，LDL)水平升高也和患者预后不佳相关(Vigano *et al.*，2000a)。对于慢性心衰患者，西雅图心衰模型可用于评估预后，其中就包含了胆固醇。

### 尿酸

尤其是在肿瘤患者中，尿酸已被作为影响预后的一个因素。在终末期肿瘤或炎症引起的组织破坏中，高尿酸也许与肾功能的下降相关。高尿酸水平(高于7.2 mg/dL)与患者生存率降低相关，且在患者死亡前1~2周会持续升高(Shin *et al.*，2006)。在CHF中，尿酸也具有预后的意义，亦被包含在西雅图心衰模型中。

### C反应蛋白(C-reactive protein，CRP)

CRP是一个炎症标记，在很多人群中都被作为预后的工具，包括肿瘤患者，CHF患者、终末期肾病(ESRD)患者和慢性阻塞性肺病(COPD)患者。在透析的患者中，CRP是预测死亡率的一个独立危险因素，且与疾病的进展和组织损害密切相关(Iseki，1999)。在COPD的患者中，CRP水平升高且大于3 mg/L不仅与肺功能降低和$FEV_1$大幅下降相关，而且与死亡率增高相关(Dahl *et al.*，2007)。

### 维生素$B_{12}$

在肿瘤患者中，维生素$B_{12}$水平升高与生存率降低相关，当其水平高于600 pmol/L可与生存率显著缩短正关联。在肿瘤患者中，维生素$B_{12}$也和CRP联合一起被研究，发现如果未完善$B_{12}$乘以CRP高于60 000，就预示着患者预后更糟糕(Geissbuhler *et al.*，2000)。

### 低钠血症

在一项有关中年人群的研究中，血清钠低于137 mEq/L与发生死亡和心肌梗死的危险度相关(Sadadeij *et al.*，2009)。下文会进一步描述低钠血症在终末期肝病中的预后意义。在肿瘤患者中，水平低于138 mEq/L与更低的生存率相关联(Kikuchi，2007)。钠在CHF的生存率中也有一定的预测价值(Levy *et al.*，2006)。

## 模型

现在已经开发了多个模型将多个预后因素结合起来以提高预测的准确性。一些模型多基于功能状态，比如ECOG和卡氏量表。然而更为先进的模型综合了功能状态、生物标志和症状。当然，模型是基于人群而非个人(Taylor and Johnson，2011)，当评估预后时，将患者和他们所处情况的各个方面进行综合考虑至关重要。

### KPS评分

20世纪40年代制定了KPS模型，评估化疗对功能状态的影响。KPS是基于功能状态进行评分，100分表示没有损害，0分代表死亡，KPS分值低于50%与患者生存率降低相关(Gripp *et al.*，2007)。国际临终关怀研究显示，KPS分值和寿命长度相关，比如在进展期肿瘤中，10~20分预示着平均2周的期望寿命，30~40分预示着7周的期望寿命，>50分预示着12周的期望寿命(Maltoni *et al.*，1994)。

### PPS评分

PPS是KPS的衍生方法，包括疾病程度、步行、活动、自我护理、摄入和意识状态。最早制定于英国哥伦比亚，不仅可用于评估预后，也可用于评估收容所的进出(Ho *et al.*，2008)。类似KPS，PPS也被分解为百分数，100%表示功能良好、无疾病症状，0表示死亡。验证分析显示，每个PPS水平与相应的患者中位数生存率相关(Anderson *et al.*，1996；Morita *et al.*，1999；Virik and Glare，2002)。PPS是一种经过验证的可用于评估预后的工具，且可以提供比KPS更多的信息。

## CPS评分

CPS多被医生用于评估生存率，像前面讨论一样，医生并不是良好的预测者，所以CPS受到广泛质疑。尽管如此，仍有研究显示CPS和实际生存率正相关，提示它确实有一定的预测价值(Glare *et al.*，2003)。此外，CPS会遭遇“水平效应”，与看水平线之外的物体一样，预测的时间越长，预测就越难(Maltoni *et al.*，2005)。因此，也许CPS与其他预后因素结合起来可能会更有效。

## PPI评分

PPI最初在日本肿瘤患者中得以应用，后来在爱尔兰肿瘤患者中得到再次验证(Stone *et al.*，2008)。不像其他的预后评分，它没有使用生物标记或CPS，而是纳入PPS、经口摄入、有无呼吸困难、水肿和谵妄。这些因素将被评分并制成表格，然后被分层为3组用于预测生存率，分别为少于3周、少于6周和多于6周。

## 姑息性预后评分(palliative prognostic score，PaP)

PaP最初在意大利被应用于进展期实体瘤的患者(Tarumi *et al.*，2011)。这个评分包含了症状、KPS、CPS和生物标记。以上因素被评分并制成表格来计算总分数。总分数然后被分为三组表示30 d生存率的不同百分数。这一评分包括了所有预后因素，是一种被研究最为透彻的方法(Pirovano *et al.*，1999；Maltoni *et al.*，1999)。然而，由于它包含且过分强调CPS，而后者又被认为不可靠，所以它仍受到了质疑(Gwilliam *et al.*，2011)。

# 特殊人群

绝大多数预后的研究和文献都是针对进展期肿瘤。而痴呆或者终末期器官衰竭，比如CHF或COPD，都会有自己不同的疾病进展。这些疾病根据个人的疾病发展和过程评估有着自己特殊的预后因素。因此，理解这些疾病的发展轨迹对准确预测也很关键。

## 儿科

关于儿科患者预后的数据很有限。患慢性病的儿童常常比成人预期活得更久。在儿童，疾病病程不是呈线性的或可预测的，因此作预测就显得更为困难。患进展期疾病的儿童会出现和成人相似的症状，包括乏力、疼痛、呼吸困难和食欲差(Wolfe *et al.*，2000)。在20世纪80年代，制定有Lansky评分，主要通过活动和玩耍的情况来评估患肿瘤儿童的功能状态(Lansky *et al.*，1987)。

## 肿瘤

“晚期癌症综合征”的KPS<50%(功能状态需要ADL辅助和频繁的医疗护理)，且出现相关症状，包括口干、呼吸困难、吞咽困难或进食困难、体重下降(Reuben *et al.*，1988；Vigano *et al.*，2000b)。一般情况下，肺癌比其他恶性肿瘤预后更差，出现肝脏转移灶时也一样(Vigano *et al.*，2000a)。如图1，患肿瘤的患者通常表现相对很好，直到出现一个特殊拐点，然后病情很快恶化并最终死亡(图1)。

## 终末器官疾病

终末器官疾病比如COPD、肾衰和CHF，都有各自不确定的病程且常常反复恶化，并且每次发作后都不能回到起始的基线，如图2。这种不确定性会一直存在，尤其是每次发作都有可能引起患者死亡。这些患者的姑息性治疗，比如COPD使用

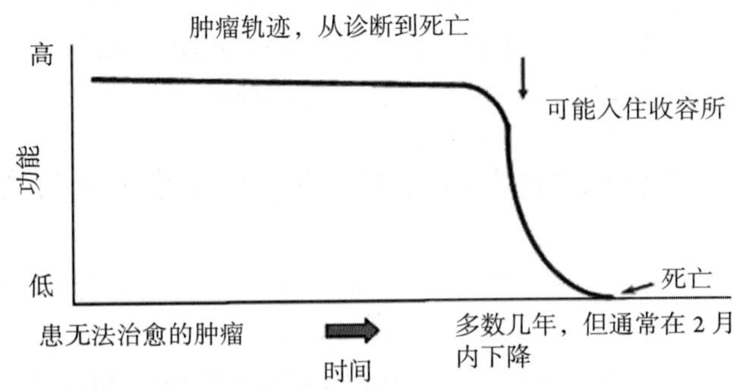


**图1　肿瘤轨迹，从诊断到死亡(Youngworth，2011)(获得允许后摘抄自Youngwerth J. End-of-life care. BJM 2011)**

类固醇或CHF使用利尿药，也许可能逆转这种恶化，有助于患者恢复(Taylor and Johnson，2011)。因此，评估每次发作时的护理目标和进入收容所的尺度很重要(图2)。

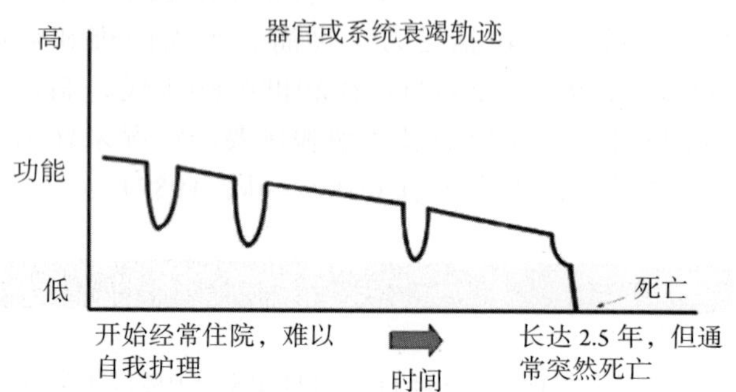


**图2　器官或系统衰竭轨迹(Youngworth，2011)(获得允许后摘抄自Youngwerth J. End-of-life care. BJM 2011)**

## CHF

CHF是一个复杂且常见的疾病，影响了1%~2%的普通人群和10%年龄>80岁的老人(Anker *et al.*，2004)。基于功能状态和症状，纽约心脏协会(New York Heart Association，NYHA)分期系统将CHF分期1~4期，其中4期最严重。患有CHF的患者常常会有呼吸困难、胸痛、水肿和乏力。体重下降和消耗也是进展期CHF的重要特征，被称为“心源性恶病质”，并影响着10%~15%的进展期CHF的患者(Anker *et al.*，2004)。对于心源性恶病质没有严格的诊断标准，但是在过去超过6个月的时间内，体重下降>6%且无水肿表现对判断恶病质有提示意义(Anker *et al.*，2004)。心源性恶病质与高死亡率相关联，但与NYHA分期无相关性(Yin *et al.*，2004)。此外，与心源性恶病质相关的死亡率也独立于白蛋白(Horwich *et al.*，2008)。

另外，CRP也被发现对心衰预后评估有意义。CRP在慢性心衰中常常是升高的，且与高发病率和高死亡率相关，具体病因并不清楚，可能是多因素的(Lourenco *et al.*，2010)。

西雅图心衰模型(Seattle Heart Failure Model，SHFM)是评价CHF患者预后的一个有力工具，已经被验证可以预测1、2和5年患者生存率和死亡率(Levy *et al.*，2006)。SHFM应结合人口统计学信息(年龄和性别)、CHF分期和射血分数百分数、收缩压、体重、利尿治疗、药物治疗(比如ACE抑制剂或β受体阻断剂)、生物标记包括血红蛋白、淋巴细胞百分数、尿酸、胆固醇和钠资料。Seattleheartfailuremodel.org是一个网上计算工具，有PC版和手机版。

## 肺部疾病

终末期肺疾病如COPD病程亦不确定，经常恶化且需住院处理相关症状。对一年内发生呼吸衰竭的危险因素包括$FEV_1$小于预测值30%、功能状态降低、反复住院(超过每年一次)、相关并发症和老年(Reinke *et al.*，2011)。自我生活质量评分低与高死亡率相关(Fan *et al.*，2002)。

## 肝脏疾病

对于肝脏疾病有两个预后模型可使用，Child-Turcotte-Pugh(CTP)评分和终末期肝病模型(Model for End-Stage Liver Disease，MELD)，后者已经替代CTP。这些评分不仅可用于评估行器官移植的患者，也是预测患者死亡率的一个有效的工具。MELD结合了血清胆红素、肌酐和INR，可以得到一个与3个月死亡率百分数相关的数字。这个评分已被进一步改进，包括了血清钠，可以提高评估预后的能力(Kim *et al.*，2008)。MELD已经在多个患肝脏疾病的人群中被验证，包括肝硬化、急性酒精性肝炎和伴有急性静脉曲张破裂出血的患者(Kamath *et al.*，2001；Wiesner *et al.*，2001；Sheth *et al.*，2002；Chalasani *et al.*，2002)。MELD不包括肝性脑病，但仍具有一定的评估意义，且是提示死亡率的一个独立预测因素(Said *et al.*，2004)。MELD的另一个版本儿科终末期肝脏疾病评分(Pediatric End-Stage Liver Disease score，PELD)已被用于患有肝脏疾病的患儿。

## 肾脏疾病

终末期肾脏疾病(end stage renal disease，ESRD)有着较高的1年和5年死亡率，分别高达25%和60%(Wittenberg and Cohen，2009)。多数ESRD患者的死亡和冠状动脉疾病(coronary artery disease，CAD)相关，且ESRD是加速CAD进展的一个因素。在ESRD患者中，血清白蛋白具有提示预后的价值，低于3.5 g/dL与患者死亡率增加密切关联。察尔森合并症指数(Charlson Comorbidity Index，CCI)可用来预测合并19种其他疾病时的10年死亡率，且已经在行血液透析的ESRD患者被验证(Hemmelgarn，2003)。因此，若肾脏病学家提出“如果这个患者在一年内死亡，你会感到吃惊吗？”当答案是“不”时候，这就表示其死亡率危险性增加了3.5倍或更高(Wittenberg and Cohen，2009)。http://touchcalc.com/calculators/cci_js是一个基于CCI和SQ在内的在线计算器。

## 痴呆

如果痴呆患者没有其他并发症，比如感染，常常可生存很多年(Mitchell *et al.*，2009)，因此，痴呆还没有被认为是一种终末期疾病(图3)。当痴呆逐渐进展和功能状态下降时，发生感染的危险性会增加，比如泌尿道感染或吸入性肺炎。在进展期痴呆的患者中，痴呆相关感染常是引起死亡的原因。当痴呆进展时，摄食(食物和液体)会下降，继而引起体重下降。在生命最后的3个月，肺炎、突发发热和饮食障碍发生率分别为37%，32%和90%(Mitchell *et al.*，2009)。然而，很难确定这些威胁生命的并发症何时出现。临终关怀使用的预后模型比如功能评估分期测验(Functional Assessment Staging Test，FAST)系统，由于不能准确地预测6个月死亡率而受到质疑，因为痴呆的进展并不像FAST准则那样呈现线性变化(Mitchell *et al.*，2004)。另外，在进展期痴呆中，行为和厌食是更好的预后指征(Schonwetter *et al.*，2003)。

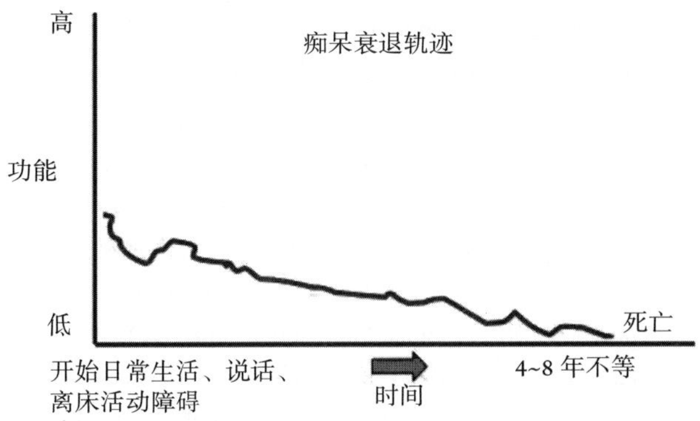


**图3　痴呆衰退轨迹(Youngworth, 2011)(获得允许后摘抄自Youngwerth J. End-of-life care. BJM 2011)**

## 沟通

和患者、家属以及其他护理相关人员的交流沟通与评估疾病可能的诱因同等重要(Glare and Sinclair，2008)。当讨论预后时，医生常保持乐观，且将注意力放在维持生命的治疗选择上，而不是姑息性治疗或生命终末期护理，且不太愿意讨论现实(Reinke *et al.*，2011)。医生总是不确定何时开始进行有关临终关怀的交代，仅有18%的健康护理委托人从医生收到进展期痴呆患者的预后信息(Mitchell *et al.*，2009)。另外，即便已经形成了准确的预后，医生还是可能选择向患者及其家属告知更加乐观的预后(Lamont and Christakis，2001)，尽管没有证据显示因为医生告知坏消息或隐瞒真情会造成伤害(Rich，2001)。

此外，大多数患者都想要全面了解他们的疾病和预后，因此，在讨论开始前确定患者想了解多少关于他们的诊断和预后很重要(Ley，1982)。同时，完全告知病情对儿科患儿的父母也适用(Levetown，2008)。

与患者家属讨论关于预后和护理目标也许很困难，所以参照以下准则也许很有帮助。SPIKES模型作为一个告知坏消息的工具非常有效，在与患者家属沟通进展期疾病病情时可作为模板(表1)。

当讨论预后时，给出一个浮动的范围很关键，比如“小时到天”，“天到周”，“周到月”，和“也许少于6个月”，且常常不应很固定。提醒患者和家属这个浮动范围是预估的，患者可能会比预测的活的更长或更短，这些都很重要。因为当提出比较固定的数字时，患者就会关注这个数字并会引起悲痛或准备不足。举一个例子，一个医生告知患者他有“6个月生存时间”，而6个月后患者依然活着，患者就会感到不安和困惑。因为当告知预后时间比较固定时，患者有可能会变得不自信或沮丧。

其实，提供信息的人可以用这样的措辞表达信息：根据我们现有的知识，我们认为你的预后按月计算，更有可能<6个月，当然一些人活得会比这个预计更长，而另一些人则活得较短。我们希望你活的更长，我们期盼好结果，但您需做好最坏的打算。

归根结底，预后不是一成不变的，随着收集的信息越多或患者状态的变化，预后经常发生变

**表1 SPIKES**

| 背景 | 保证患者想要在场的每个人是有价值的，时间合适，环境安静舒适，众人就坐 |
|---|---|
| 看法 | 询问患者和家属对目前的状况和预后了解多少，允许有任何错误的看法 |
| 邀请 | 对于疾病和预后，患者想要知道多少 |
| 知识 | 和患者及其家属分享疾病的过程、期望的发展轨迹和预后。用简单的、可理解的词语。如果不能治愈，就说“不能治愈” |
| 同情 | 根据患者和家属对消息的反应，提供支持 |
| 策略/总结 | 讨论护理的目标和怎样最好地完成目标。讨论在有限的时间里患者想要做些什么 |

(Baile *et al.*，2000)。

化。一个患者平时表现很好，但是当发生严重感染时就会产生比之前期望更坏的结果。因此，当发生一个事件时或随时间迁移，一旦重新评估预后，就应告知患者及其家属，并让他们完全了解。

最后，尽管对于提供者和患者，讨论预后都很困难，但是以富有同情和真诚的方式向患者提供预后信息是必要的。患者及其家属常常很感谢关于预期生存率真诚的和开放的谈论，当患者面对生命的终结时，在失去他们的健康和独立之间，他们或许会根据这样的信息为其以后的日子做出相应的计划，并完成他们未尽的目标。

## 致谢

声明：作者声称无任何利益冲突。

## 参考文献


- Anderson F，Downing GM，Hill J. Palliative Performance Scale (PPS)：a new tool. J Palliat Care，1996，12：5-11.
- Anker SD，Steinborn W，Strassburg S. Cardiac cachexia. Ann Med，2004，36：518-529.
- Baile WF，Buckman B，Lenzi R，et al. SPIKES-A six-step protocol for delivering bad news：application to the patient with cancer. Oncologist，2000，5：302-311.
- Barbot AC，Mussault P，Ingrand P，et al. Assessing 2 month clinical prognosis inhospitalized patients with advanced solid tumors. J Clin Oncol，2008，26：2538-2543.
- Brietbart W，Rosenfeld B，Roth A，et al. The memorial delirium assessment scale. J Pain Symptom Manage，1997，13：128-137.
- Bruera E. Clinical management of cachexia and anorexia in patients with advanced cancer. Oncology，1992，49：35-42.
- Caraceni A，Nanni O，Maltoni M，et al. Impact of delirium on the short term prognosis if advanced cancer patients：Italian multicenter and study group on palliative prognostic index. Cancer，2000，89：1145-1149.
- Chalasani N，Kahi C，Francois F，et al. Model for end-stage liver disease (MELD) for predicting mortality in patients with acute variceal bleeding. Hepatology，2002，35：1282-1284.
- Christakis NA，Iwashyna TJ. Attitude and self-reported practice regarding prognostication in a national sample of internists. Arch Intern Med，1998，158：2389-2395.
- Christakis NA，Lamont EB. Extent and determinants of error in doctors prognoses in terminally ill patients：prospective cohort study. BMJ，2000，320：469-472.
- Currow DC，Smith J，Davidson PM，et al. Do the trajectories of dyspnea differ in prevalence and intensity by diagnosis at the end of life? A consecutive cohort study. J Pain Symptom Manage，2010，39：680-690.
- Del Fabbro E，Bruera E. Pathophysiology of cachexia/ anorexia syndrome. In：Bruera E，Higginson I，Ripamonti C，et al. eds. Textbook of Palliative Medicine. London，Great Britain：Hodder Arnold，2006：527-533.
- Dahl M，Vestbo J，Lange P，et al. C-reactive protein as a predictor of prognosis in chronic obstructive pulmonary disease. Am J Respir Crit Care Med，2007，175：250-255.
- Daugherty CK. Examining ethical dilemmas as obstacles to hospice and palliative care for advanced cancer patients. Cancer Invest，2004，22：825-834.
- Fan VS，Curtis JR，MacDowell M，et al. Using quality of life to predict hospitalization and mortality in chronic obstructive lung diseases. Chest，2002，122：429-436.
- Glare PA，Sinclair CT. Palliative medicine review：prognostication. J Palliat Med，2008，11：84-103.
- Glare P，Virik K，Jones M，et al. A systematic review of physicians' survival predictions in terminally ill cancer patients. BMJ，2003，327：195-198.
- Geissbuhler P，Mermillod B，Rapin CH. Elevated serum vitamin B12 levels associated with CRP as a predictive factor of

mortality in palliative care cancer patients: a prospective study over five years. J Pain Symptom Manage, 2000, 20: 93-103.

- Goldwasser P, Feldman J. Association of serum albumin and mortality risk. J Clin Epidemiol, 1997, 50: 693-703.
- Gripp S, Moeller S, Bolke E, et al. Survival prediction in terminally ill cancer patients by clinical estimates, laboratory tests, and self rated anxiety and depression. J Clin Oncol, 2007, 25: 3313-3320.
- Gwilliam B, Keeley V, Todd C, et al. Development of prognosis in palliative care study (PiPS) predictor models to improve prognostication in advanced cancer: prospective cohort study. BMJ, 2011, 343: d4920.
- Hannan JL, Radwany SM, Albanese T. In hospital mortality in patients older than 60 years with very low albumin levels. J Pain Symptom Manage, 2012, 43: 631-637.
- Hemmelgarn BR, Manns BJ, Quan H, et al. Adapting the Charlson Comorbidity Index for use in patients with ESRD. Am J Kidney Dis, 2003, 42: 125-132.
- Ho F, Lau F, Downing MG, et al. A reliability and validity study of the palliative performance scale. BMC Palliat Care, 2008, 7: 10.
- Horwich TB, Kalantar-Zadeh K, MacLellan RW, et al. Albumin levels predict survival in patients with systolic heart failure. Am Heart J, 2008, 155: 883-889.
- Inouye SK, van Dyck CH, Alessi CA, et al. Clarifying confusion: the confusion assessment method. A new method for detection of delirium. Ann Intern Med, 1990, 113: 941-948.
- Iseki K, Tozawa M, Yoshki S, et al. Serum C-reactive protein (CRP) and risk of death in chronic dialysis patients. Nephrol Dial Transplant, 1999, 14: 1956-1960.
- Kamath PS, Wiesner RH, Malinchoc M, et al. A model to predict survival in patients with end-stage liver disease. Hepatology, 2001, 33: 464-470.
- Kikuchi N, Ohmori K, Kuriyama S, et al. Survival prediction of patients with advanced cancer: the predictive accuracy of the model based on biological markers. J Pain Symptom Manage, 2007, 34: 600-606.
- Kim KI, Oh SW, Ahn S, et al. CRP level and HDL cholesterol concentration jointly predict mortality in a Korean population. Am J Med, 2012, 125: 787-795.
- Kim WR, Biggins SW, Kremers WK, et al. Hyponatremia and mortality among patients on the liver-transplant waiting list. N Engl J Med, 2008, 359: 1018-1026.
- Lamont EB, Christakis NA. Prognostic disclosure to patients with cancer near the end of life. Ann Intern Med, 2001, 134: 1096-1105.
- Lansky SB, List MA, Lansky LL, et al. The measurement of performance in childhood cancer patients. Cancer, 1987, 60: 1651-1656.
- Levetown M. Communicating with children and families: from everyday interactions to skill in conveying distressing information. Pediatrics, 2008, 121: e1441-e1460.
- Levy WC, Mozaffarian D, Linker DT, et al. The Seattle Heart Failure Model: prediction of survival in heart failure. Circulation, 2006, 113: 1424-1433.
- Ley P. Giving information to patients. In: Eiser JR. eds. Social Psychology and Behavioral Medicine. New York: Wiley, 1982: 353.
- Llobera J, Esteva M, Rifa J, et al. Terminal cancer: duration and prediction of survival time. Eur J Cancer, 2000, 36: 2036-2043.
- Lourenco P, Paulo Araujo J, Paulo C, et al. Higher C-reactive protein predicts worse prognosis in acute heart failure only in noninfected patients. Clin Cardiol, 2010, 33: 708-714.
- Maltoni M, Nanni O, Innocenti MP, et al. Clinical prediction of survival is more accurate than the Karnofsky performance status in estimating span of terminally ill cancer patients. Eur J Cancer, 1994, 30A: 764-766.
- Maltoni M, Nanno O, Pirovano M, et al. Successful validation of the palliative prognostic score in terminally ill cancer patients. Italian multicenter study group on palliative care. J Pain Symptom Manage, 1999, 17: 240-247.
- Maltoni M, Caraceni A, Brunelli C, et al. Prognostic factors in advanced cancer patients: evidence-based clinical recommendations - a study by the steering committee of the European association for palliative care. J Clin Oncol, 2005, 23: 6240-6248.
- Maltoni M, Caraceni A, Modonsei C. Prognostic indicators of survival. In: Bruera E, Higginson I, Ripamonti C, et al. eds. Textbook of Palliative Medicine. London, Great Britain: Hodder Arnold, 2009: 965-975.
- Marcin JP, Pretzelaff RK, Pollack MM, et al. Certainty and mortality prediction in critically ill children. J Med Ethics, 2004, 30: 304-307.
- Mitchell SL, Kiely DK, Hamel MB, et al. Estimating prognosis for nursing home residents with advanced dementia. JAMA, 2004, 291: 2734-2740.
- Mitchell SL, Teno JM, Kiely DK, et al. The clinical course of advanced dementia. N Engl J Med, 2009, 361: 1529-1538.
- Morita T, Tsunoda J, Inoue S, et al. The Palliative Prognostic Index: a scoring system for survival prediction of terminally ill

cancer patients. Supportive Care Cancer, 1999, 7: 128-133.

- Morrow GR, Shelke AR, Roscoe JA, et al. Management of cancer-related fatigue. Cancer Invest, 2005, 23: 229-239.
- Parkes CM. Accuracy of predictions of survival in later stages of cancer. Br Med J, 1972, 2: 29-31.
- Pirovano M, Maltoni M, Nanni O, et al. A new palliative prognostic score: a first step for the staging of terminally ill cancer patients. J Pain Symptom Manage, 1999, 17: 231-239.
- Reinke LF, Slatore CG, Uman J, et al. Patient-clinican communication about end-of-life care topics: is anyone talking to patients with chronic obstructive pulmonary disease. J Palliat Med, 2011, 14: 923-928.
- Reuben DB, Mor V, Hiris J. Clinical symptoms and length of survival in patients with terminal cancer. Arch Intern Med, 1988, 148: 1586-1591.
- Rich BA. Defining and delineating a duty to prognosticate. Theor Med Bioeth, 2001, 22: 177-192.
- Said A, Williams J, Holden J, et al. Model for end stage liver disease score predicts mortality across a broad spectrum of liver disease. J Hepatol, 2004, 40: 897-903.
- Sajadiej A, Binici Z, Mouridsen MR, et al. Mild hyponatremia carries a poor prognosis in community subjects. Am J Med, 2009, 122: 679-686.
- Schonwetter RS, Han B, Small BJ, et al. Predictors of six month survival among patients with dementia: an evaluation of Hospice Medicare guidelines. Am J Hosp Palliat Care, 2003, 20: 105-113.
- Sheth M, Riggs M, Patel T. Utility of the Mayo End-Stage Liver Disease (MELD) score in assessing prognosis of patients with alcoholic hepatitis. BMC Gastroenterol, 2002, 2: 2.
- Shin H, Lee H, Lee D, et al. Uric acid as a prognostic factor for survival time: a prospective cohort study of terminally ill cancer patients. J Pain Symptom Manage, 2006, 31: 493-501.
- Stone CA, Tiernan E, Dooley BA. Prospective validation of the palliative prognostic index in patients with cancer. J Pain Symptom Manage, 2008, 35: 617-622.
- Tarumi Y, Watanabe SM, Lau F, et al. Evaluation of the palliative prognostic score (PaP) and routinely collected clinical data in prognostication of survival for patients referred to a palliative care consultation service in an acute care hospital. J Pain Symptom Manage, 2011, 42: 419-431.
- Taylor PM, Johnson M. Recognizing dying in terminal illness. Br J Hosp Med (London), 2011, 72: 446-450.
- Teunissen SC, de Graeff A, Haes HC, et al. Prognostic significance of symptoms of hospitalized advanced cancer patients. Eur J Cancer, 2006, 42: 2510-2516.
- Ullrich CK, Dussel V, Hilden JM, et al. Fatigue in children with cancer at the end of life. J Pain Symptom Manage, 2010, 40: 483-494.
- Vigano A, Bruera E, Jhangri GS, et al. Clinical survival predictors in patients with advanced cancer. Arch Intern Med, 2000a, 160: 861-868.
- Vigano A, Dorgan M, Buckingham J, et al. Survival prediction in terminal cancer patients: a systematic review of the medical literature. Palliat Med, 2000b, 14: 363-374.
- Virik K, Glare P. Validation of the Palliative Performance Scale for inpatients admitted to a palliative care unit in Sydney, Australia. J Pain Symptom Manage, 2002, 23: 455-457.
- Wiesner RH, McDiarmid SV, Kamath PS, et al. MELD and PELD application of survival models to liver allocation. Liver Transpl, 2001, 7: 567-580.
- Wittenberg SM, Cohen LM. Estimating prognosis in end-stage renal disease. Progress in Palliative Care, 2009, 17: 165-169.
- Wolfe J, Holcombe EG, Klar N, et al. Symptoms and suffering at the end of life in children with cancer. N Engl J Med, 2000, 342: 326-333.
- Yin WH, Chen JW, Jen HL, et al. Independent prognostic value of elevated high-sensitivity C-reactive protein in chronic heart failure. Am Heart J, 2004, 147: 931-998.
- Youngwerth J. "Illness trajectories." BMJ Best Practice. Web. Updated 2011. Available online: http: //bestpractice. bmj.com/best-practice/monograph/1020.html


**译　者**：吴开杰，副教授、副研究员，泌尿外科，西安交通大学第一附属医院
**审　校**：刘　巍，主任医师、教授，姑息治疗中心，北京大学肿瘤医院
**终　审**：唐丽丽，主任医师、教授，中西医结合科，北京大学肿瘤医院
(译文如与英文原文有异义，以英文原文为准)

# 第二篇

# 医疗条件下的姑息治疗问题

# 第一章　神经系统肿瘤

**Andrea Pace, Veronica Villani**

Neurology Unit, Regina Elena National Cancer Institute, Via Elio Chianesi, 53-00144 Rome, Italy

*Correspondence to:* Andrea Pace, MD. Neurology Unit, Regina Elena National Cancer Institute, Via Elio Chianesi, 53-00144 Rome, Italy. Email: pace@ifo.it; Veronica Villani, MD. Neurology Unit, Regina Elena National Cancer Institute, Via Elio Chianesi, 53-00144 Rome, Italy. Email: veronicavillani@hotmail.it.

## 前言

发达国家原发的恶性脑肿瘤(brain tumors，BTs)年发病率男性约为5.8/10万，女性约4.1/10万。尽管采取了包括手术、放疗及化疗的多模式治疗手段，这类患者的预后依然很差。其中神经胶质瘤的预后最差，WHO Ⅳ级胶质母细胞瘤预期生存仅仅12~15个月，WHO Ⅲ级间变神经胶质瘤的预期生存也仅有2~5年(Wen and Kesari，2008；Stupp *et al.*，2009)。至今，需要姑息治疗的神经肿瘤患者在放弃治疗和疾病晚期时的记录文件并不充分。这类患者从确诊到生命终结(end of life，EoL)的治疗需求很高，但是却往往被低估甚至被忽略了(Ford *et al.*，2012)。随着疾病进展，神经系统及心理的症状也逐渐加重，同时这种治疗需求也不断提高(Catt *et al.*，2008)。而这往往会诱使医疗护理提供者或家庭将患者送入医院进行治疗。

BT患者不同于其他癌症或者其他神经系统疾病的人群，他们需要一种特殊的姑息治疗。研究提示这是一类具有复杂需求的特殊群体(Ostgathe *et al.*，2010)。改善这类神经系统肿瘤患者的护理治疗已经达成了一致共识，对于神经系统肿瘤领域的姑息护理和EoL决策理念亟待改善。而对于这部分患者的支持性护理仍然缺乏循证医学证据。

随着越来越多有效治疗手段的开展，为BT患者提供医疗护理，从而能够有效、合理的支持由于肿瘤所导致的症状和并发症，正在变得更加重要。支持性护理包括很多内容，比如瘤周水肿的控制、静脉血栓栓塞(venous thromboembolism，VTE)、癫痫、康复、抑郁、机会性感染、心理支持/沟通、临终护理策略等等。神经系统肿瘤患者姑息治疗的主要目的在于控制因疾病所导致的症状，尤其是对于分级较高的肿瘤以及临终患者。因此需要由训练有素的神经肿瘤团队进行特殊的、多学科姑息干预，包括有效的疼痛处理、意识不清、焦虑、亢奋以及癫痫的处理，从而能够使患者平静安详的走向死亡。

本章我们将提供一些数据，能够为将来的有效临床治疗打下基础。

## 症状控制

### 水肿

BT患者瘤周水肿的机制主要为血管源性，主要是由于体液通过血脑屏障(blood-brain barrier，BBB)进入了脑实质的细胞间隙(Kaal and Vecht，2004)。很多学者提出了多种假说来解释BT患者BBB的通透性为何增加，其中之一认为原因在于血管内皮生长因子(vascular endothelial growth factor，VEGF)的异常分泌(Criscuolo and Balledux，1996；Kaal and Vecht，2004)。瘤周水肿会导致异常并且升高颅内压，继而引起一些疾病相关的症状和体征，对患者病情不利(Gomes *et al.*，2005)。

恶性脑肿瘤血管源性水肿多是胞外水肿，起源于脑血管通透性增加(Criscuolo and Balledux，

1996)。类固醇类药物可以降低血管通透性，是目前瘤周水肿唯一的治疗手段(Gomes *et al.*，2005)。最常使用的药物是地塞米松，半衰期较长(36~54 h)且能够降低盐皮质激素作用(French and Galicich 1964)。但是长时间使用甾体类激素会产生很多副作用，包括库欣综合征(肥胖、满月脸)、糖耐受、类固醇性肌病、精神障碍、机会性感染等(尤其是肺孢子菌肺炎(pneumocystis jirovecii pneumonitis，PJP))以及骨质疏松、精神症状、肾上腺功能减退及继发的下丘脑-垂体-肾上腺(hypothalamo-pituitary-adrenal，HPA)轴抑制(Kountz and Galicich，1997；Weissman *et al.*，1987；Kaal and Vecht，2004)。地塞米松的治疗有经验可循，初始治疗剂量一般为4~16 mg，但也有报道最高可达50~100 mg。12~48 h后评估神经系统症状改善(Gomes *et al.*，2005)。临床实践中皮质醇激素的剂量需按照患者的症状予以调整，通常伴随神经症状的改善需要逐步减量。突然减量容易引起包括肌痛/关节痛在内的身体疼痛等戒断反应，可能需要再次增量(Kountz and Galicich，1997)。治疗效果和副作用均与其他同期治疗相关，比如酶诱导的抗癫痫药物(anti-epileptic drugs，AEDs)以及其他治疗(Gattis and May，1996)。

由于脑水肿加重而导致快速脑疝的患者需要及时采用甘露醇脱水治疗。但甘露醇降低脑水肿的效果仅能维持数小时，停药后颅内压会再次升高。基于此，甘露醇的使用间隔不建议超过24~48 h(Keyrouz *et al.*，2008)。

因此，目前急需寻找新的安全替代的有效药物，能够像皮质醇类药物一样用以控制BT患者的血管源性水肿。

可的瑞林(Xerecept®；CrA)是一种合成肽，由一种内源性神经内分泌释放因子组成，在治疗BT患者的血管源性水肿研究中非常活跃(Mechtler *et al.*，2009；Recht *et al.*，2009；Shapiro *et al.*，2009)。CrA的作用机制似乎与HPA轴的功能不相关(Tjuvajev *et al.*，1996；Villalona-Calero *et al.*，1998)，而是直接作用于BBB的血管内皮(Tjuvajev *et al.*，1996)。由于其相对于皮质类固醇类药物的温和的副作用(Mechtler *et al.*，2009)，CrA药物在脑肿瘤瘤周水肿治疗策略中体现出优势。在一项近期的随机临床试验中，200名原发或转移的BT患者被随机分配到CrA组(1.0 mg，2次/日，皮下注射)或安慰剂组，CrA组观察到50%以上的地塞米松剂量的下降(CrA组57%，安慰剂组46%，*P*=0.12)(Recht *et al.*，2009)。此外，CrA组相较于安慰剂组有更多患者能够继续接受地塞米松治疗(15% *vs.* 6%，*P*=0.04)。CrA至少能够达到增加4 mg地塞米松相同的疗效(Recht *et al.*，2009)。CrA组的患者地塞米松相关的不良反应例如肌病和库欣综合症也有明显的降低(Recht *et al.*，2009)。另外一项对比CrA和地塞米松的临床实验中，恶性胶质瘤患者的治疗过程也出现了明显增多的地塞米松相关的瘤周水肿的症状(Shapiro *et al.*，2009)。基于此，该研究也由于改善过缓而提前终止(计划中的120例患者仅有37例分组)。尽管有如此受鼓舞的临床研究结果，CrA在治疗瘤周脑水肿的作用仍然需要进一步明确。



## 癫痫

癫痫在原发脑肿瘤患者中非常常见，大约1/3的患者在病程中曾有癫痫发作(Liigant *et al.*，2001；Lynam *et al.*，2007；van Breemen *et al.*，2008)。癫痫发作可以是诊断神经胶质瘤的症状，也可以是神经胶质瘤复发或进展的信号(Hildebrand *et al.*，2005；Scott and Gibberd，1980；Wrensch *et al.*，2002)。大约30%~50%的患者癫痫发作是脑肿瘤的首要临床症状，10%~30%的患者在病程中也会出现癫痫发作(Hildebrand *et al.*，2005；Sizoo *et al.*，2010)。很多因素都可以影响BT患者癫痫的发作，包括肿瘤的病理特征、肿瘤位置、瘤周环境的变化以及肿瘤起源因素等(Scott and Gibberd，1980；Wrensch *et al.*，2002；Lee *et al.*，2010)。低级别脑胶质瘤(low grade gliomas，LGG)最容易癫痫发作，大约60%~88%的患者都会出现癫痫发作。可能是由于LGG的生长迟缓以及脑皮质刺激导致癫痫发作几率的提高(Rudà *et al.*，2010)。

在高级别胶质瘤(high grade gliomas，HGG)患者中癫痫发生的几率明显下降大约30%~50%，但是仍然会在EoL前随时发生癫痫(迟发性癫痫)(Hildebrand *et al.*，2005)。如果在起病初期未发生癫痫，该患者后期发生癫痫的几率是比较低的(Scott and Gibberd，1980；Moots *et al.*，1995)。但是如果以癫痫为首发症状的恶性胶质瘤患者再发癫痫的几率会增高(Hildebrand *et al.*，2005)。尽管使用了抗癫痫药物，那些首发症状为癫痫的患者仍然会频发癫痫(50%~75%)(Hildebrand *et al.*，2005；

Glantz *et al.*，2000)。癫痫控制是神经肿瘤重要的临床治疗和支持性护理。BT患者的生活质量(quality of life，QOL)很大程度上取决于癫痫发作的强度以及抗癫痫药的使用剂量。难控制的癫痫可能会导致神经学、神经心理学以及心理学上的损害(Glantz *et al.*，1996；Glantz *et al.*，2000)。

认知障碍可能与AEDs使用有关，但是低的健康相关的生活质量(health related quality of life，HRQOL)评分更多与癫痫控制差相关(Klein *et al.*，2003)。此外，肿瘤患者中AEDs的副作用比非肿瘤患者更加常见(van Breemen *et al.*，2007)。

癫痫发作被认为是BT患者长期残疾最为重要的危险因素(Taillibert *et al.*，2004；Klein *et al.*，2003)。良好的癫痫控制能够明显改善患者的心理及其他体验(例如社会、个人以及职业体验)(Maschio and Dinapoli，2012)。AEDs副作用的评价是很重要的，因为影响患者QOL感受的不仅仅是癫痫频率，更重要的是抗癫痫药物的副作用(Maschio and Dinapoli，2012)。

AEDs的选择不仅仅要考虑到癫痫控制的效果，也要考虑到对患者日常生活产生影响的副作用，例如认知功能、性功能、系统治疗的效果以及副作用发生的频率(Van Breemen *et al.*，2007)。

## VTE

在所有癌症患者中，原发神经胶质瘤患者占所有发生VTE高位风险的第二位，自确诊后一年内大约会有16%~28%的概率发生(Brandes *et al.*，1997；Kayser-Gatchalian and Kayser，1975；Marras *et al.*，2000)。最近的一项Meta分析提示脑肿瘤发生VTE的风险占所有肿瘤的第二位(每年48/1 000人)，仅次于胰腺癌(Horsted *et al.*，2012)。在这类高危人群中，肿瘤中促凝药前体的直接释放以及血栓因子的调节异常是VTE发生率高的主要机制。据临床上记载，手术切除术后，年龄75岁以上的胶质母细胞瘤患者是恶性胶质瘤患者中发生VTE风险最高的危险因素(Marras *et al.*，2000)。治疗推荐使用低分子肝素(low molecular weight heparin，LMWH)以及预防VTE复发，但是在肿瘤患者中并没有确定的预防VTE发生的方法(Gerber *et al.*，2006；Lyman，2009)。事实上，在胶质瘤患者中，目前数据均不建议使用LMWH 用于VTE的主要预防。在近期一项提前终止的随机对照实验中，观察到LMWH组有增高的颅内出血的风险(LMWH组 5.1%，安慰剂组1.2%，$P$=0.2)(Perry *et al.*，2007)。

采用最新的抗血管生成药物如贝伐珠单抗相关的VTE风险仍然是不确定的。当这些患者发生VTE后，对于颅内出血并发症管理是否使用抗凝药是有争议的，并且这类患者通常比未发生VTE的患者预后更差。但是目前也不能明确是否由于贝伐珠单抗而导致了BT患者颅内出血风险的增加(Kreisl *et al.*，2009；Friedman *et al.*，2009；Besse *et al.*，2010)。重要的一点是，一项回顾性的研究提示，无论是采用了华法林还是LMWH来预防VTE发生的患者群体，在接受贝伐珠单抗治疗的患者抗凝治疗能得到安全管理(Nghiemphu *et al.*，2008)。

## 抑郁

情绪障碍的发生以及影响并不仅存在于BT患者中。胶质瘤患者中抑郁的发生率从0%~93%不等(Litofsky and Resnick，2009；Kilbride *et al.*，2007；Pelletier *et al.*，2002；Wellisch *et al.*，2002)。最近一项关于抑郁与胶质瘤关系的综述中，Rooney和同事报道胶质瘤患者中临床诊断的抑郁发生率大约为15%(Rooney *et al.*，2011；Rooney *et al.*，2013)。

大多数关于胶质瘤患者抑郁的临床研究样本量都不大、部分交叉而且是回顾性分析。与临床研究相比，采用临床器械来检测抑郁似乎容易放大抑郁的发生率。最新的一项综述报道胶质瘤患者中大约会有15%被确诊抑郁，临床医生应该预料到这种心理障碍的发生率对于胶质瘤患者的影响(Rooney *et al.*，2011)。

抑郁可以导致功能障碍、认知障碍、降低QOL以及降低生存率(Pelletier *et al.*，2002；Mainio *et al.*，2006)。已经有多个作者曾报道抑郁和低HRQOL的关系，但是可惜的是仅有少数研究采用临床有效工具同时评估了抑郁和HRQOL的关系。此外，也缺少疾病评估过程中的重复测定的纵向研究数据。Pelletier等(Pelletier *et al.*，2002)研究证实在BT患者中，抑郁是HRQOL总体变差最显著的独立预测因子。Litofsky等在一项有598例胶质瘤患者的研究中报道(Litofsky and Resnick，2009)，纳入研究的患者中发生抑郁的比例高达93%。情绪障碍的发生率以及肿瘤患者中评价效果的方法一直以来都是有争议的。在关于肿瘤和抑郁的文献中，主要的问题是区别严重抑郁和轻微抑郁的困难性。标准的检测方法通常很难辨别是治疗丧失信心还是严重抑郁。反应性的抑郁应该被认为是患者被确诊癌症后的情绪变化，这种类型的抑郁从本质上来讲应该是心理学上的反应，而不是生理学上的改变，更适合于支持性的心理治疗而非药物治疗(Weitzner，1999；Litofsky and Resnick，2009)。

多位作者已经报道过抑郁不仅仅是对于患癌心理上的反应，也可能与某种生物因子相关(Brown *et al.*，2005)。但是，缺乏与其他变量(包括肿瘤位置、病理类型以及切除范围)明确的关联意味着胶质瘤患者的抑郁更主要的是一种对于失去心理中介的反应，包括失去健康。

抗抑郁药以及心理治疗(尤其是认知行为疗法)已经证实在治疗大部分抑郁患者中具有类似的疗效(Caudill *et al.*，2011)。早期针对癌症患者抑郁的治疗结果提示治疗抑郁可以提高生存(Spiegel *et al.*，1989)。然而，Litofsky等 (Litofsky and Resnick，2009) 并没有观察到在高级别胶质瘤患者中治疗抑郁后产生明显的生存获益。目前有证据证实某些肿瘤相关或患者相关的因素能够影响BT患者的抑郁。仍然需要更大型的临床研究来证明，哪些患者的抑郁需要治疗，并明确对BT患者恰当的抑郁治疗方法。

## 康复

患者在病程中可能会发生多种神经学上的受损，这些受损可能由于原发肿瘤的影响，也可能是肿瘤治疗后的副作用。总之，疾病早期康复的目标是保存治疗后的功能，而晚期患者康复的目的是保持患者的自主生活能力以及QOL(Santiago-Palma and Payne，2001)。遗憾的是，到目前为止康复在BT患者中的作用还被研究的很少。值得庆幸的是，与其他神经病变例如中风或创伤性脑损伤相比，已经证明康复治疗在BT患者中的显著作用，尤其是在急性期可伴随功能的获得(Huang *et al.*，1998)。除此之外，康复在BT患者中的作用仍远未发掘。由于康复治疗在患者QOL中的重要作用，康复治疗应该被纳入BT患者的标准治疗中。

近年来，神经领域专家已经广泛认识到BT患者的认知障碍。神经心理学家记录的关于未接受放疗的低级别胶质瘤患者中认知障碍的比例大约29%(Klein *et al.*，2002)，而正接受抗肿瘤治疗的患者则达到90%(Tucha *et al.*，2000；Klein *et al.*，2001；Taphoorn，2003；Meyers *et al.*，2004；van Nieuwenhuizen *et al.*，2007；Talacchi *et al.*，2011)。数值的较大差异可以通过其他方面来解释，比如纳入标准、治疗方案以及研究中采用的神经心理学测试方法。对于认知改变的兴趣与改善患者的QOL和明确认知康复策略有关。一项近期针对恶性胶质瘤患者的随机试验证实，认知康复训练不仅能够明显改善短期的认知功能障碍，也能够改善长期的认知评分以及精神症状(Gehring *et al.*，2009)。

## 心理上的支持

BT的确诊会引发患者和患者家人情感上的不适，产生一种对未来的不确定以及失落(Davies and Higginson，2003)。确诊和确诊前的预测交流是保守治疗非常重要的一步，它可以促进治疗。患者和他们的照料者可以从训练有素的多学科姑息团队那里得到帮助，然而医生本身常常缺少交流以避免传播不好的消息。一项关于精神病专家研究的报告指出，在保守治疗和沟通技能方面，我们还需要做很多努力(Carver *et al.*，1999)。除此之外，尽管在影响认知功能的神经症状上的研究进展很快，但和患者及患者家庭的沟通还是非常困难。根据可以观察到的事迹表明，患者对预测的结果的意识存在很大差异，并且有40%没有这种意识(Davies and Higginson，2003)。一个关于评估患有恶性肿瘤患者的医学决策能力(medical decision-making capacity，MDC)的研究表明，50%以上的患者都有MDC(Triebel *et al.*，2009)。并且，这个研究也对认知功能和同意能力之间的关系进行研究，结果表明MDC能力的缺失和认知能力的缺失有关(Marson *et al.*，2010)。然而，不是所有的患者都愿意被事先告知这些预设的诊断结果与相应的治疗手段。

我们很少关心BT患者照料人员的QOL和生活幸福度。常常由于我们把重点放在患者身上，所以这些照料人员本身的需求被忽略。最近有关报道表明，在严重的疾病面前，这些照料者自身的压力常常被忽视，这暗示我们需要给患者家庭提供一个更加全球化、更全面的并拥有药理学和心理学支持的方法(Finocchiaro *et al.*，2012)。一些支持这些照料人员的项目包括家人的询问、网络以及通过电话形式的支持可以给他们带来情感上的满足(Ford *et al.*，2012)。

## 临终治疗决策

在一些作者看来，神经肿瘤专家在治疗肿瘤的办法上投入大量精力，然而他们很少去关心那些渐进性的、并且现在没有进一步肿瘤治疗选择的疾病。对于BT患者的症状以及需求我们了解甚微，有太多的患者得不到足够的姑息治疗，所以很多压力就落到了患者家人身上(Batchelor and Byrne，2006；Carver *et al.*，1999；Pace *et al.*，2010)。最近一项研究表明，临终的BT患者患有痛苦症状的概率很高，这会影响到他们死亡过程中的QOL(Oberndorfer *et al.*，2008；Sizoo *et al.*，2010)。为了患者能平静的故去，特殊的姑息干预是必要的，比如控制痛苦、迷惑、悲伤、兴奋等(Sizoo *et al.*，2010)。BT患者的姑息治疗与临终关怀的主要目的是提供充足的症状控制、减轻痛苦程度，避免不恰当的延长死亡进程，并且给患者和患者家属提供心理和精神上的支持。姑息治疗计划外的症状控制不足常导致再次入院，以致增加经济成本，患者的QOL也进一步恶化(Pace *et al.*，2012；Bausewein *et al.*，2003)。

在神经肿瘤学中，姑息治疗和EoL受到越来越多的关注。从EoL的确诊来看，BT患者的照顾需求是很高的，并且总是会被低估(Ford *et al.*，2012)。在临终阶段，BT患者展现出和其他癌症患者一样的复杂需求。更严重的是，由于肿瘤变大，一些严重的症状需要来自神经科和肿瘤科团队多学科的管理。

最近，有些人员对处于BT最后阶段的患者需求做了一项研究。从我们小组的报告来看，那些有神经-肿瘤研究人员帮助的BT患者在死亡时有痛苦症状的比例较高。在231个死亡患者中，有169个(66%)患者死前曾经在家接受过帮助(Pace *et al.*，2009)。死亡前四周最常见的症状是：癫痫(30%)、头疼(36%)、嗜睡(85%)、吞咽困难(85%)、死前恐惧(12%)、痛苦和谵妄(15%)。另外两份调查数据也显示了类似结果。一个澳大利亚的小组发现，一小部分BT患者死前一周的症状为警惕性下降、高烧、吞咽困难、癫痫、以及疼痛(Oberndorfer *et al.*，2008)。在Sizoo等的研究中(Sizoo *et al.*，2010)，55位神经胶质瘤患者的临床记录显示，大部分的患者都会在死前一周经历意识的丧失、吞咽困难。在EoL有近一半的患者都会经历突然发作，并且有1/3的患者在死前也会经历这种症状。其他症状有渐进性神经迟缓、失禁、渐进性意识丧失以及头疼(表1)。

在BT的支持治疗方面缺乏Ⅰ期研究数据，没有指南可以描述。然而最近的文献资料可帮助我们尽可能改善最常见症状管理的治疗质量。

## 临终症状

### 癫痫

最近研究表明，在BT患者生命的最后一周内，患癫痫的概率明显上升(37%~50%)(Krouwer *et al.*，2000；Oberndorfer *et al.*，2008；Pace *et al.*，2009；Pace *et al.*，2012)。癫痫是终末期最常见的症状之一，即使患者从未有过癫痫病史(Moots *et al.*，1995)。

住院BT患者中，约有50%的患者在死前的最后两周出现癫痫(Oberndorfer *et al.*，2008)。我们前期关于BT患者在EoL的研究表明，癫痫已经成为管理临终患者的主要问题之一，特别是那些在家受过帮助的患者(Pace *et al.*，2009)。癫痫在EoL的发作会影响到患者和患者家庭，这需要足够的关心和治疗来帮助他们。这对于EoL患者会更加复杂，因为他们会由于意识以及吞咽困难导致服药困难(Pace *et al.*，2013；Oberndorfer *et al.*，2008；Sizoo *et al.*，2010)。

最近，我们对EoL的157例BT患者做了一个研究：51例患者在死亡前的一个月出现癫痫发作，占总人数的30%，其中85%是部分发作，而15%是大发作。6%的患者处于癫痫状态。神经胶质瘤患者的癫痫发作高于脑转移患者(34% *vs.* 10%)。多数(53%)在生命最后几个月出现癫痫的患者往往以前也有过癫痫发作史。在剩余的病例中患者从未有癫痫病史。14例曾预防性使用AEDs，10例从未使用。

考虑到癫痫的高发病率，一些抗痉挛药物十分有必要。我们建议神经-肿瘤患者用一些AEDs，但不是只关注终末期(Krouwer *et al.*，2000；Rudà *et al.*，2010；Tremont-Lukats *et al.*，2008；Wick *et al.*，2005；Sirven *et al.*，2004)。很多替代的给药方法也必须要予以考虑，比如肌肉、直肠、经皮吸收、以及皮下给药。我们推荐给居家的患者肌肉镇静安眠剂或者给住院患者静

表1 原发脑肿瘤患者疾病末期症状发生率

| 症状 | Sizoo *et al.*，2010 (%) | Pace *et al.*，2009 (%) | Faithfull *et al.*，2005 (%) | Oberndorfer *et al.*，2008 (生命最后2周) (%) |
|---|---|---|---|---|
| 神经系统 | | | | |
| 嗜睡、意识丧失 | 87 | 85 | – | 90 |
| 乏力/偏瘫 | – | – | 62 | – |
| 癫痫发作 | 45 | 30 | 56 | 48 |
| 局部神经功能障碍/失语 | 51 | – | – | – |
| 运动减少 | – | – | 77 | – |
| 交流变少 | – | – | 64 | – |
| 视觉障碍 | – | – | 21 | – |
| 认知/心理 | | | | |
| 认知障碍/记忆受损 | 33 | – | 39 | – |
| 错乱 | 29 | – | – | – |
| 焦虑/抑郁 | 9 | 15 | – | – |
| 躁狂/谵妄 | – | – | 31/na/51 | – |
| 进食及消化 | | | | |
| 吞咽困难 | 71 | 85 | 10 | 79 |
| 恶心/呕吐 | 20 | – | 33 | 28 |
| 便秘 | 9 | – | – | – |
| 疼痛 | | | | |
| 头痛 | 33 | 36 | 62 | 38 |
| 肢体疼痛 | 25 | – | 13 | – |
| 呼吸系统 | | | | |
| 呼吸困难 | 16 | – | – | – |
| 死前喉鸣 | – | 12 | – | – |
| 肺炎 | – | – | – | 24 |
| 泌尿系统 | | | | |
| 尿失禁 | 40 | – | 28 | – |
| 尿路感染 | – | – | – | 21 |
| 其他 | | | | |
| 皮肤问题 | – | – | – | 28 |
| 发热 | – | – | – | 86 |
| 疲倦 | 25 | – | 44 | – |

Ford E *et al.*，2012。Oxford允许转载。

脉注射左乙拉西坦。由于缺少对癫痫发作的控制，往往导致再次住院、医疗费的增加以及患者QOL更恶化。正确的管理提供给家属的适当信息，可避免未控制的癫痫患者再次住院。

## 头疼

人生最后几个小时的疼痛感是无法评定的，但是痛苦的表情以及坐立不安的呻吟我们常常看作是身体上的疼痛，并且需要治疗(Pace *et al.*，2009)。有关数据表明，很大一部分患者出现头疼现象。大部分患者的头疼是轻微的、间接性的，由颅内压力升高所致，常常给予类固醇治疗。在有些情况下头疼会比较厉害，因此需要服用大量的类固醇和止痛药。由于脑膜受累而患脑膜综合征的患者或是那些脑膜炎患者，治疗疼痛需要用类固醇、鸦片、以及神经性药物等多种药物同时治疗。

## 吞咽困难

吞咽困难被认为是患者在生命最后几个星期中最常见的症状之一。吞咽功能的丧失会导致肺部吸入，并且影响到营养吸收。除此之外，患者在口服药物、液体以及食物上的困难需要恰当的治疗以及和家人共同探讨如何弥补营养与水分流失的问题。从所有生命最后几周里出现吞咽困难的患者来看，抗惊厥疗法需要在口服治疗上有所改进，我们应该采取其他方式(Pace *et al.*，2009)。

## 意识退化

大部分BT患者在生命最后几周内，意识都会大幅度下降。嗜睡、迷惑、以及昼夜颠倒都是一些早期现象。大部分的患者会在生命最后进入昏迷状态。意识的转变是由多方面因素造成的，并且它可以通过抗水肿疗法来治疗。精神错乱或者行为障碍会改变正常的"平静"死亡模式。这种没有完全丧失意识而出现的痛苦、神志失常、迷惑都会让患者以及患者家庭感到痛苦，特别是对那些有家庭照顾的患者。在这种情况下，药理学的镇静剂就会起到作用。如：安定药、鸦片、苯二氮卓类等(Bonito *et al.*，2005)。相反的，躁动可以通过减少类固醇的剂量来得到控制。

## 死前喉鸣

对那些意识不清临近死亡的患者来说，在他们生命的最后几个小时里，他们呼吸结构往往会发生改变。在有些情况下，由于不能及时清理上呼吸道会引起分泌物堆积。死前喉鸣对于家人和专业护理者来说都是一个非常难过的时期。我们也要告知患者家属，对于那些意识水平下降的患者本身而言，他们感觉不到喉鸣带来的痛苦。

抗胆碱能药物可以减少分泌物的产生，并且少量的缺水可以帮助控制这一症状(Kompanje，2006)。其他可能的治疗方式包括少量抽取鼻咽和气管内的分泌物以及体位引流法。

## 临终治疗决策过程

临终治疗决策是神经-肿瘤患者特殊的需求且与医疗相关的处理方式。在牵扯到药物治疗的决定时还需要特定的办法，比如对于那些植物人状态的患者，到底是选择退出还是抑制营养物和水分，保留类固醇疗法和缓和镇静(Ford *et al.*，2012)。

拒绝给予是一个有计划的决定，不承担症状治疗但需要授权。撤出是停止已经开始的对症治疗。临终镇静被定义为是药理学诱导的警觉减少，旨在恰到好处的减少或消除难以忍受的痛苦。关于BT患者在EoL决定过程的数据非常少。BT患者在最后作决定的过程是非常复杂的，会常常出现影响患者作决定的认知问题。最近研究表明，只有在很先进的护理计划中，EoL才有实现的可能。

最近的一项研究在6个欧洲国家对EoL治疗决策流程做了评估，只有40%的有能力的患者参与了EoL的决定权，不到7%的人在事前表达了他们的意愿，50%以上的决定是在没有患者与患者家人参与的情况下作出的(Pace *et al.*，2009)。然而，考虑到大部分BT患者已经无法参与做决定，所以在任何可能的情况下与患者以及他们的家人谈论这一话题就变得尤为重要。目的就是为了让所有的参与者在抑制或者是撤退之间达成共识，以表示对患者和患者家属的尊重。在不同的国家，安宁护理有着不同的规定条例。能够在患病期间得到好的安宁护理，特别是在EoL期间，是每个人的权利，并且我们应该创造便利条件以便每个患者都享受这种权利。

目前，很少有国家对深入研究姑息治疗有兴趣。每10欧元癌症研究，在英国只有不到2分，美国9分用于姑息治疗和临终关怀研究(Higginson *et al.*，2007)。欧洲议会2003年建议成员国政府通过政策和其他必要措施为姑息治疗制定相关的综合政策框架。姑息治疗被认为是一种整体的面对躯体、心理以及社会需求的关怀方式。最近研究表明，医疗数据特别是一个医院的再次住院率可以被视为评判EoL质量的考核指标(Pace *et al.*，2012)。然而，关于BT患者在姑息治疗和EoL方面的研究仍很缺乏。尽管如此，BT患者对姑息治疗和EoL关怀有大量的教育需求。提高临床知识和伦理的认识能够改善神经-肿瘤患者服务的护理质量(Carver *et al.*，1999)。姑息治疗和居家照顾模式可以作为BT患者住院的替代方式并改善护理的质量(Pace *et al.*，2012)。

## 伦理关注

考虑到大部分BT患者最后已经丧失了参与共同决策的能力，提前和患者及其家属人做好有关营养以及水分补充的决定是极其重要的(Sizoo *et al.*，2012)。一项神经-肿瘤支持治疗的回顾研究(Ford *et al.*，2012)显示，只有一小部分BT患者建立了关于临终治疗、进展的神经损伤以及意识丧失的预立医嘱，它通常意味着代表他们作出的决策。一项关于HGG患者的调查显示，有40%的患者不会有医生来和他们讨论临终治疗。大多数肿瘤患者希望参与临终决策，这一研究结果提示临终决策的过程是对BT患者权力保证的改进，及时组织预立临终照顾计划有助于ELD的制定(Sizoo *et al.*，2012)。

## 临终照护者的观点

关于BT患者的照护人员的QOL和生活幸福方面我们了解得很少。症状的严重性不仅仅影响到患者的QOL，也影响到他们的照护者。现在这些照护人员已经被发现常常心情抑郁。为了研究照护人员的情况，最近有两项BT患者家属的研究。在一项荷兰的研究中(Sizoo *et al.*，2013)，这些家属被要求完成问卷，问卷内容涉及照顾的质量以及死亡的质量等。研究结果表明，这些家属认为有1/4以上的患者死得没有尊严。死亡地点以及EoL提供服务的满意度对这个比例有很大影响。在相似的一个对52例澳大利亚的恶性肿瘤患者照护者的研究中(Flechl *et al.*，2013)，低质量的QOL、精疲力竭、经济困难以及信息不足成为最常见的抱怨。

## 总结

一些障碍使BT患者在疾病进展和临终时不能提供足够的姑息治疗：

- BT患者在疾病进程和临终时表现出与其他癌症不同的特有的症状；
- 在BT支持治疗和症状管理方面，缺少循证指南；
- 医护人员缺乏训练；
- 缺少患者和照护者的信息。

## 致谢

声明：作者声称无任何利益冲突。

## 参考文献


- Batchelor TT, Byrne TN. Supportive care of brain tumor patients. Hematol Oncol Clin North Am, 2006, 20: 1337-1361.
- Besse B, Lasserre SF, Compton P, et al. Bevacizumab safety in patients with central nervous system metastases. Clin Cancer Res, 2010, 16: 269-278.
- Bonito V, Caraceni A, Borghi L, et al. SIN Bioethics and Palliative Care Study Group. The clinical and ethical appropriateness of sedation in palliative neurological treatments. Neurol Sci, 2005, 26: 370-385.
- Brandes AA, Scelzi E, Salmistraro G, et al. Incidence of risk of thromboembolism during treatment high-grade gliomas: a prospective study. Eur J Cancer, 1997, 33: 1592-1596.
- Brown PD, Maurer MJ, Rummans TA, et al. A prospective study of quality of life in adults with newly diagnosed high-grade gliomas: the impact of the extent of resection on quality of life and survival. Neurosurgery, 2005, 57: 495-504.
- Carver AC, Vickrey BG, Bernat JL, et al. End-of-life care. A survey of US neurologists' attitudes, behavior and knowledge. Neurology, 1999, 53: 284-293.
- Catt S, Chalmers A, Fallowfield L. Psychosocial and supportive-care needs in high-grade glioma. Lancet Oncol, 2008, 9: 884-891.
- Caudill JS, Brown PD, Cerhan JH, et al. Selective serotonin reuptake inhibitors, glioblastoma multiforme, and impact on toxicities and overall survival: the mayo clinic experience. Am J Clin Oncol, 2011, 34: 385-387.
- Criscuolo GR, Balledux JP. Clinical neurosciences in the decade of the brain: hypotheses in neuro-oncology. VEG/PF acts upon the actin cytoskeleton and is inhibited by dexamethasone: relevance to tumor angiogenesis and vasogenic edema. Yale J Biol Med, 1996, 69: 337-355.
- Davies E, Higginson IJ. Communication, information and support for adults with malignant cerebral glioma: a systematic literature review. Support Care Cancer, 2003, 11: 21-29.
- Faithfull S, Cook K, Lucas C. Palliative care of patients with a primary malignant brain tumour: case review of service use and support provided. Palliat Med, 2005, 19: 545-550.
- Finocchiaro CY, Petruzzi A, Lamperti E, et al. The burden of brain tumor: a single-institution study on psychological

patterns in caregivers. J Neurooncol, 2012, 107: 175-181.

- Flechl B, Ackerl M, Sax C, et al. The caregivers' perspective on the end-of-life phase of glioblastoma patients. J Neurooncol, 2013, 112: 403-411.
- Ford E, Catt S, Chalmers A, et al. Systematic review of supportive care needs in patients with primary malignant brain tumors. Neuro Oncol, 2012, 14: 392-404.
- Friedman HS, Prados MD, Wen PY, et al. Bevacizumab alone and in combination with irinotecan in recurrent glioblastoma. J Clin Oncol, 2009, 27: 4733-4740.
- French LA, Galicich JH. The use of steroids for control of cerebral edema. Clin Neurosurg, 1964, 10: 212-223.
- Gattis WA, May DB. Possible interaction involving phenytoin, dexamethasone, and antineoplastic agents: a case report and review. Ann Pharmacother, 1996, 30: 520-526.
- Gehring K, Sitskoorn MM, Gundy CM, et al. Cognitive Rehabilitation in Patients With Gliomas: A Randomized, Controlled Trial. J Clin Oncol, 2009, 27: 3712-3722.
- Gerber DE, Grossman SA, Streiff MB. Management of venous thromboembolism in patients with primary and metastatic brain tumors. J Clin Oncol, 2006, 24: 1310-1318.
- Glantz MJ, Cole BF, Friedberg MH, et al. A randomized, blinded, placebo-controlled trial of divalproex sodium prophylaxis in adults with newly diagnosed brain tumors. Neurology, 1996, 46: 985-991.
- Glantz MJ, Cole BF, Forsyth PA, et al. Practice parameter: anticonvulsant prophylaxis in patients with newly diagnosed brain tumors. Report of the Quality Standards Subcommittee of the American Academy of Neurology. Neurology, 2000, 54: 1886-1893.
- Gomes JA, Stevens RD, Lewin JJ 3rd, et al. Glucocorticoid therapy in neurologic critical care. Crit Care Med, 2005, 33: 1214-1224.
- Higginson IJ, Davies E, Tsouros AD. The end of life: unknown and unplanned? Eur J Public Health, 2007, 17: 331-332.
- Hildebrand J, Lecaille C, Perennes J, et al. Epileptic seizures during follow-up of patients treated for primary brain tumors. Neurology, 2005, 65: 212-215.
- Horsted F, West J, Grainge MJ. Risk of venous thromboembolism in patients with cancer: a systematic review and meta-analysis. PLoS Med, 2012, 9: e1001275.
- Huang ME, Cifu DX, Keyser-Marcus L. Functional outcome after brain tumor and acute stroke: a comparative analysis. Arch Phys Med Rehabil, 1998, 79: 1386-1390.
- Kaal EC, Vecht CJ. The management of brain edema in brain tumors. Curr Opin Oncol, 2004, 16: 593-600.
- Kayser-Gatchalian MC, Kayser K. Thrombosis and intracranial tumors. J Neurol, 1975, 209: 217-224.
- Keyrouz SG, Dhar R, Diringer MN. Variation in osmotic response to sustained mannitol administration. Neurocrit Care, 2008, 9: 204-209.
- Kilbride L, Smith G, Grant R. The frequency and cause of anxiety and depression amongst patients with malignant brain tumours between surgery and radiotherapy. J Neurooncol, 2007, 84: 297-304.
- Klein M, Taphoorn MJ, Heimans JJ, et al. Neurobehavioural status and health-related quality of life in newly diagnosed high-grade glioma patients. J Clin Oncol, 2001, 19: 4037-4047.
- Klein M, Heimans JJ, Aaronson NK, et al. Effect of radiotherapy and other treatment-related factors on mid-term to long-term cognitive sequelae in low-grade gliomas: a comparative study. Lancet, 2002, 360: 1361-1368.
- Klein M, Engelberts NH, van der Ploeg HM, et al. Epilepsy in low-grade gliomas: The impact on cognitive function and quality of life. Ann Neurol, 2003, 54: 514-520.
- Kompanje EJ. 'Death rattle' after withdrawal of mechanical ventilation: practical and ethical considerations. Intensive Crit Care Nurs, 2006, 22: 214-219.
- Kountz DS, Clark CL. Safely withdrawing patients from chronic glucocorticoid therapy. Am Fam Physician, 1997, 55: 521-525, 529-530.
- Kreisl TN, Kim L, Moore K, et al. Phase II trial of single-agent bevacizumab followed by bevacizumab plus irinotecan at tumor progression in recurrent glioblastoma. J Clin Oncol, 2009, 27: 740-745.
- Krouwer HG, Pallagi JL, Graves NM. Management of seizures in brain tumor patients at the end of life. J Palliat Med, 2000, 3: 465-475.
- Lee JW, Wen PY, Hurwitz S, et al. Morphological characteristics of brain tumors causing seizures. Arch Neurol, 2010, 67: 336-342.
- Liigant A, Haldre S, Oun A, et al. Seizure disorders in patients with brain tumours. Eur Neurol, 2001, 45: 46-51.
- Litofsky NS, Resnick AG. The relationships between depression and brain tumors. J Neurooncol, 2009, 94: 153-161.
- Lyman GH. Thromboprophylaxis with low-molecular-weight heparin in medical patients with cancer. Cancer, 2009, 115: 5637-5650.
- Lynam LM, Lyons MK, Drazkowski JF, et al. Frequency of seizures in patients with newly diagnosed brain tumors: a retrospective review. Clin Neurol Neurosurg, 2007, 109: 634-638.

- Mainio A, Tuunanen S, Hakko H, et al. Decreased quality of life and depression as predictors for shorter survival among patients with low-grade gliomas: a follow-up from 1990 to 2003. Eur Arch Psychiatry Clin Neurosci, 2006, 256: 516-521.
- Marson DC, Martin RC, Triebel KL, et al. Capacity to consent to research participation in adults with malignant glioma. J Clin Oncol, 2010, 28: 3844-3850.
- Marras LC, Geerts WH, Perry JR. The risk of venous thromboembolism is increased throughout the course of malignant glioma: an evidence-based review. Cancer, 2000, 89: 640-646.
- Maschio M, Dinapoli L. Patients with brain tumor-related epilepsy. J Neurooncol, 2012, 109: 1-6.
- Mechtler L, Wong ET, Hormigo A, et al. A long-term open-label extension study examining the steroid-sparing effects of corticorelin acetate in patients with cerebral tumors. J Clin Oncol, 2009, 27: abstr 2079.
- Meyers CA, Smith JA, Bezjak A, et al. Neurocognitive function and progression in patients with brain metastases treated with whole-brain radiation and motexafin gadolinium: results of a randomized phase III trial. J Clin Oncol, 2004, 22: 157-165.
- Moots PL, Maciunas RJ, Eisert DR, et al. The course of seizure disorders in patients with malignant gliomas. Arch Neurol, 1995, 52: 717-724.
- Nghiemphu PL, Green RM, Pope WB, et al. Safety of anticoagulation use and bevacizumab in patients with glioma. Neuro Oncol, 2008, 10: 355-360.
- Oberndorfer S, Lindeck-Pozza E, Lahrmann H, et al. The end of life hospital setting in patients with glioblastoma. J Palliat Med, 2008, 11: 26-30.
- Ostgathe C, Gaertner J, Kotterba M, et al. Hospice and Palliative Care Evaluation (HOPE) Working Group in Germany. Differential palliative care issues in patients with primary and secondary brain tumours. Support Care Cancer, 2010, 18: 1157-1163.
- Pace A, Di Lorenzo C, Guariglia L, et al. End of life issues in brain tumor patients. J Neurooncol, 2009, 91: 39-43.
- Pace A, Metro G, Fabi A. Supportive care in neurooncology. Curr Opin Oncol, 2010, 22: 621-626.
- Pace A, Di Lorenzo C, Capon A, et al. Quality of care and rehospitalization rate in the last stage of disease in brain tumor patients assisted at home: a cost effectiveness study. J Palliat Med, 2012, 15: 225-227.
- Pace A, Villani V, Di Lorenzo C, et al. Epilepsy in the end-of-life phase in patients with high-grade gliomas. J Neurooncol, 2013, 111: 83-86.
- Pelletier G, Verhoef MJ, Khatri N, et al. Quality of life in brain tumor patients: the relative contributions of depression, fatigue, emotional distress, and existential issues. J Neurooncol, 2002, 57: 41-49.
- Perry J, Rogers L, Laperrier N, et al. PRODIGE: a phase III randomized placebo-controlled trial of thromboprophylaxis using dalteparin low molecular weight heparin (LMWH) in patients with newly diagnosed malignant glioma. J Clin Oncol, 2007, 25: abstr 2011.
- Recht LD, Mechtler L, Phuphanich S, et al. A placebo-controlled study investigating the dexamethasone-sparing effects of corticorelin acetate in patients with primary or metastatic brain tumors and peritumoral edema. J Clin Oncol, 2009, 27: abstr 2078.
- Rooney AG, Carson A, Grant R. Depression in cerebral glioma patients: a systematic review of observational studies. J Natl Cancer Inst, 2011, 103: 61-76.
- Rooney AG, McNamara S, Mackinnon M, et al. The frequency, longitudinal course, clinical associations, and causes of emotional distress during primary treatment of cerebral glioma. Neuro Oncol, 2013, 15: 635-643.
- Rudà R, Trevisan E, Soffietti R. Epilepsy and brain tumors. Curr Opin Oncol, 2010, 22: 611-620.
- Santiago-Palma J, Payne R. Palliative care and rehabilitation. Cancer, 2001, 92: 1049-1052.
- Scott GM, Gibberd FB. Epilepsy and other factors in the prognosis of gliomas. Acta Neurol Scand, 1980, 61: 227-239.
- Shapiro WR, Mechtler L, Cher L, et al. A randomized, double-blind study comparing corticorelin acetate with dexamethasone in patients with primary malignant glioma who require increased dexamethasone doses to control symptoms of peritumoral brain edema. J Clin Oncol, 2009, 27: abstr 2080.
- Sirven JI, Wingerchuk DM, Drazkowski JF, et al. Seizure prophylaxis in patients with brain tumors: a meta-analysis. Mayo Clin Proc, 2004, 79: 1489-1494.
- Sizoo EM, Braam L, Postma TJ, et al. Symptoms and problems in the end-of-life phase of high-grade glioma patients. Neuro Oncol, 2010, 12: 1162-1166.
- Sizoo EM, Pasman HR, Buttolo J, et al. Decision-making in the end-of-life phase of high-grade glioma patients. Eur J Cancer, 2012, 48: 226-232.
- Sizoo EM, Taphoorn MJ, Uitdehaag B, et al. The end- of-life phase of high-grade glioma patients: dying with dignity? Oncologist, 2013, 18: 198-203.


第二篇

- Spiegel D, Bloom JR, Kraemer HC, et al. Effect of psychosocial treatment on survival of patients with metastatic breast cancer. Lancet, 1989, 2: 888-891.
- Stupp R, Hegi ME, Mason WP, et al. Effects of radiotherapy with concomitant and adjuvant temozolomide versus radiotherapy alone on survival in glioblastoma in a randomised phase III study: 5-year analysis of the EORTC-NCIC trial. Lancet Oncol, 2009, 10: 459-466.
- Taillibert S, Laigle-Donadey F, Sanson M. Palliative care in patients with primary brain tumors. Curr Opin Oncol, 2004, 16: 587-592.
- Talacchi A, Santini B, Savazzi S, et al. Cognitive effects of tumour and surgical treatment in glioma patients. J Neurooncol, 2011, 103: 541-549.
- Taphoorn MJ. Neurocognitive sequelae in the treatment of low-grade gliomas. Semin Oncol, 2003, 30: 45-48.
- Tjuvajev J, Uehara H, Desai R, et al. Corticotropin-releasing factor decreases vasogenic brain edema. Cancer Res, 1996, 56: 1352-1360.
- Tremont-Lukats IW, Ratilal BO, Armstrong T, et al. Antiepileptic drugs for preventing seizures in people with brain tumors. Cochrane Database Syst Rev, 2008, (2): CD004424.
- Triebel KL, Martin RC, Nabors LB, et al. Medical decision-making capacity in patients with malignant glioma. Neurology, 2009, 73: 2086-2092.
- Tucha O, Smely C, Preier M, et al. Cognitive deficits before treatment among patients with brain tumors. Neurosurgery, 2000, 47: 324-333.
- van Breemen MS, Wilms EB, Vecht CJ. Epilepsy in patients with brain tumours: epidemiology, mechanisms, and management. Lancet Neurol, 2007, 6: 421-430.
- van Breemen MS, Brogna C, Gil Robles S, et al. Brain tumors and epilepsy. Expert Rev Neurother, 2008, 8: 941-955.
- van Nieuwenhuizen D, Klein M, Stalpers LJ, et al. Differential effect of surgery and radiotherapy on neurocognitive functioning and health-related quality of life in WHO grade I meningioma patients. J Neurooncol, 2007, 84: 271-278.
- Villalona-Calero MA, Eckardt J, Burris H, et al. A phase I trial of human corticotropin-releasing factor (hCRF) in patients with peritumoral brain edema. Ann Oncol, 1998, 9: 71-77.
- Weitzner MA. Psychosocial and neuropsychiatric aspects of patients with primary brain tumors. Cancer Invest, 1999, 17: 285-291.
- Wellisch DK, Kaleita TA, Freeman D, et al. Predicting major depression in brain tumor patients. Psychooncology, 2002, 11: 230-238.
- Wen PY, Kesari S. Malignant gliomas in adults. N Engl J Med, 2008, 359: 492-507.
- Wick W, Menn O, Meisner C, et al. Pharmacotherapy of epileptic seizures in glioma patients: who, when, why and how long? Onkologie, 2005, 28: 391-396.
- Wrensch M, Minn Y, Chew T, et al. Epidemiology of primary brain tumors: current concepts and review of the literature. Neuro Oncol, 2002, 4: 278-299.
- Weissman DE, Dufer D, Vogel V, et al. Corticosteroid toxicity in neuro-oncology patients. J Neurooncol, 1987, 5: 125-128.



**译　者：**类成林，主治医生，神经外科，武汉大学中南医院

**审　校：**李萍萍，主任医生、教授，中西医结合科，北京大学肿瘤医院

**终　审：**刘　巍，主任医生、教授，姑息治疗中心，北京大学肿瘤医院


(译文如与英文原文有异义，以英文原文为准)

# 第二章　癌症引发的骨痛

**Intikhab Mohsin**

Department of Anesthesiology, Albany Medical College, Albany, NY 12208, USA

*Correspondence to:* Intikhab Mohsin, MD, Assistant Professor of Anesthesiology and Pain Management. Department of Anesthesiology, Albany Medical College, 47 New Scotland Avenue; MC-131, Albany, NY 12208, USA. Email: MohsinI@mail.amc.edu.

## 前言

癌症患者的数量一直保持着增长，2008年，将近1 200万患者被确诊为癌症，其中760万人死于癌症相关的疾病。75%~90%的癌症患者在进展期发生肿瘤转移，这种肿瘤的转移可以引起显著的疼痛。

虽然疼痛是癌症和存在骨转移患者生命临终时的常见现象，且也是可预期的事件，但是目前通过一个由不同地区的患者组成的涉及临终和疼痛的实验，发现疼痛是可控的，而且不需要镇静剂。在理解治疗结果和风险的预后和选择的研究(Study to Understand Prognoses and Preferences for Outcomes and Risk of Treatment，SUPPORT)(JAMA，1995)中，发现了一项惊人的结果，将近一半的平均生存期为6个月、死亡率为47%的癌症患者在生命最后3天的疼痛程度为中度到重度。理解癌细胞骨转移引起疼痛的原因是制定合适的姑息治疗方案的关键，这将为后面的姑息治疗方案提供合适的基础。

最易发生骨转移的肿瘤是女性的乳腺癌和男性的前列腺癌。肺、甲状腺和肾癌等没有性别差异，这些癌症的骨转移现象也受到越来越多的关注。癌细胞的骨转移可以引起严重的、使人衰弱的疼痛感，这些都影响患者本人和照料者的生活，而且也会增加他们的压力。除了这些肿瘤之外，一些上皮组织来源的恶性肿瘤比肉瘤更容易发生转移。由于中轴骨中存在骨髓，从而更容易发生骨转移现象，这能够引起包括顽固性疼痛、骨折、脊髓压迫、骨髓发育不全和高钙血症等在内的诸多并发症，这些并发症一般系统地称为“骨相关事件”。

与骨转移相关的癌痛经常分为两种：一种是固定发生的基础疼痛，另一种是偶发的爆发痛。由Laird等人(Laird *et al.*，2011)发表的研究表明75%的骨癌痛(cancer induced bone pain，CIBP)的患者会发生爆发痛，导致显著的情绪、人际关系、睡眠、行为能力和生活幸福感下降。45%存在爆发痛的癌症患者的疼痛程度是不可预见的，这对于治疗是一种极大的挑战。

骨转移相关的癌痛经常迫使患者住院或进入临终关怀中心治疗，这增加了患者和患者家庭的负担。疼痛击垮了患者的行为能力，增加了患者的护理依赖、沮丧感和焦虑感。一项关于音乐与癌症患者心理和身体状态关系的系统综述表明音乐在改善癌症患者焦虑、疼痛、情绪和生活质量方面有着一定的益处(Bradt *et al.*，2001)。

## 骨转移的细胞学基础

癌细胞的骨转移分为4个阶段，包括：相互关联、黏附、破骨活化和骨吸收。在相互关联的过程中，癌细胞与造血干细胞相互作用，随后破骨细胞黏附到骨上，启动骨活化过程。破骨活化是溶骨性侵蚀和损伤的主要原因。形成骨转移的最后阶段涉及包含有机和无机基质的骨质再吸收，其中无机基质骨质吸收是一个需要能量驱动的过程(Khor *et al.*，2013)。

## 与骨转移相关疼痛的治疗管理

一个多学科的疼痛管理团队在治疗与骨转移相关的疼痛上起着关键作用。其方法包括非药物保守治疗和药物治疗。

### 非药物保守治疗

非药物性保守治疗，涉及其他专业，如应用行为学方法治疗的行为科学，包括催眠和松弛疗法以及物理、康复和针灸疗法。传统的非侵入性治疗在这里非常有用，比如瑜伽、太极、伸展治疗和热疗(热和冷)。正如上面所讨论的一样，音乐可以改善人的情绪、焦虑感以及整个生活质量。有两个不同的研究表明，按摩对患者的疼痛、睡眠质量和肌肉放松有益处(Jane *et al.*，2011；Toth *et al.*，2013)。Jane等人对存在骨癌痛的台湾患者的一项随机临床试验结果表明，按摩疗法在改变疼痛、情绪、放松度和睡眠质量过程中起着一定的作用(Jane *et al.*，2011)。Toth和他的团队在一项随机对照试验中的研究结果表明，按摩疗法可以改善癌细胞转移的终末期患者的生活质量，这也许可以进一步改善患者的疼痛感和睡眠质量(Toth *et al.*，2013)。

### 药物治疗

药物治疗的基础是基于世界卫生组织(World Health Organization，WHO)提倡的梯度镇痛疗法，这个指南是基于世界卫生组织癌症疼痛治疗专家委员会的推荐，并于1986年正式公布(Burton and Cleeland，2001)。

根据WHO推荐的指南，镇痛药包括：

(Ⅰ)非阿片类镇痛药，比如：对乙酰氨基酚、非甾体抗炎药、环氧化酶-2抑制剂；

(Ⅱ)佐剂，如：肌肉松弛药、α-2肾上腺素拮抗剂、天冬氨酸受体拮抗剂、抗抑郁药和抗惊厥药；

(Ⅲ)阿片类药物和/或类阿片类镇痛药(Zech *et al.*，1995)。

### 非甾体类抗炎药

虽然缺乏很有力的证据表明非甾体类抗炎药的使用可以降低癌相关的骨痛，但非甾体类抗炎药的使用已经有很长时间的历史了。经验显示，非甾体类抗炎药对于肿瘤细胞转移过程中存在炎症因素的癌痛特别有效，对于存在神经病理性因素的癌痛作用较差(Vielhabe and Portenoy，2002)。

Eisenberg和他的团队通过一篇荟萃分析证明了非甾体类抗炎药的有效性和安全性。相对于安慰剂减低15%~36%的疼痛感，非甾体抗炎药可以降低31%~60%的疼痛(Eisenberg *et al.*，1994)。

一项涉及3 084例患者的42项试验的回顾性研究评估了非甾体类抗炎药或对乙酰氨基酚单独或与阿片类药物联用对癌痛的影响(McNicol *et al.*，2005)。在这项研究中，McNicol等人根据有限的数据推断，相对于安慰剂，非甾体类抗炎药对癌痛更有效。但是，没有证据表明一种非甾体类抗炎药比另一种更有效。无论是单独使用非甾体类抗炎药或阿片类药物，还是两者联用，产生的效果是“无显著性差异”或“轻微改变但无显著性差异的”(McNicol *et al.*，2005)。

新一代的非甾体类抗炎药，包括具有抗肿瘤或抗血管生存特性的环氧化酶-2(Cyclooxygenase-2，COX-2)抑制剂，它具有传统非甾体抗炎药不具有的优势，至少理论上对部分人更有效。Sabino等人的癌症模型的实验结果表明，选择性地使用COX-2抑制剂以慢性抑制COX-2酶可以减少自发性和诱发性骨痛。这也引起一些神经化学上的改变，具体表现在中枢和外周神经系统的敏感性发生改变(Sabino *et al.*，2002)。

### 类固醇

甲强龙、地塞米松和强的松是皮质类固醇类药物，在与癌症有关的骨痛患者中广泛使用。地塞米松具有高抗炎特性和低盐皮质激素活性，因此，可以广泛地通过口服来治疗骨痛。与同剂量的皮质类固醇相比，更少的盐皮质激素含量使水、钠通过肾脏潴留的机会较小。虽然具体的机制还不是很清楚，但普遍相信，水肿现象的减少以及其对前列腺素和白三烯合成的影响发挥了主要作用。

Bruera以及他的团队发现与使用前或安慰剂相比，甲强龙可以显著地减少疼痛程度，68%的癌痛患者使用强的松后，可以显著控制疼痛。此外，治疗5天后，疼痛感也减轻(Bruera *et al.*，1985)。

## 抗癫痫药

癌痛与神经结构的改变和中枢以及外周神经系统的损伤有关。癌细胞的转移可引起感觉神经的损伤，从而导致感觉神经元的改变。在细胞水平一些改变已经被证实，包括感觉神经出芽后进入骨头，卫星细胞过度增生后环绕背根神经节，或者支配的骨头的感觉神经元的细胞核内转移因子3的活化水平增加(Peters *et al.*，2005；Jimenez-Andrade and Mantyh，2010)。

抗癫痫药(比如加巴喷丁)通过阻断钙离子通道发挥作用。动物实验结果表明抗癫痫药可以逆转与转移性骨痛有关的背根神经节的神经学改变。这些结果提示可能存在一个与转移性骨痛有关的神经病理学因素。托吡酯作为一种钙离子通道阻滞剂、钠离子阻滞剂、谷氨酸盐抑制剂和氨基丁酸激动剂，并影响天冬氨酸受体，这使它在治疗与骨转移相关的癌痛上起着重要作用(Donovan-Rodrigues *et al.*，2005)。

## 阿片类药物

阿片类药物是治疗骨癌痛的重要药物。虽然有多种阿片类药物可以选择，但是没有证据表明哪种最有效。阿片类药物对一般的疼痛是有效的，但是对于爆发痛的患者却无太大作用。通过增加阿片类药物的剂量来有效控制爆发痛的做法仍然存在争议，而且增加阿片类药物的剂量会导致不可接受的副作用(Portenoy *et al.*，1999)。

口服阿片类药物通常在肝脏转化为无活性的代谢产物，使得常规的口服变得不可取。晚期癌症患者由于疼痛往往采取非胃肠道途径给药以获得快速镇痛。

姑息治疗中，对于疼痛治疗中的阿片类药物来说，内科医生经常会考虑最快、最安全和最有效的给药方式，从而降低癌痛。如果传统的给药模式无效或者不是合适的选择，那么将会考虑鞘内给药，但是这需要专业训练和经验。众多的研究表明将阿片类药物受体作为镇痛药的靶点从而发挥镇痛作用是令人失望的，因此不断出现需要研究的新领域(Swarm，2013)。

各种各样的因素都影响着阿片类药物的疗效，包括：疼痛的类型(神经病理性*vs.*躯体性和爆发性)、耐受性、疾病的发展程度、与患者人种因素有关、特殊的阿片类药物代谢方式。充分理解这些因素对治疗方法的选择是有价值的(Mercadante and Portenoy，2001)。

## 二膦酸盐类药物

二膦酸盐类药物分为含氮和非含氮化合物。含氮二膦酸盐药物(如：氯膦酸盐)通过变成代谢物，如ATP类似物，黏附到骨基质上，从而引起破骨细胞的凋亡(Costa and Major，2009)。

非含氮二膦酸盐药物，如：氨羟二磷酸二钠和唑来膦酸可以抑制焦磷酸法尼酯合成酶(farnesyl pyrophosphate synthetase，FPP)的合成。FPP是GTP酶翻译后修饰所必须的，也是破骨细胞的骨质吸收功能所必须的。此外，含氮二膦酸盐化合物作用的焦磷酸异戊酯(isopentyl pyrophosphate，IPP)的积聚可以引起间接性破骨细胞凋亡(Mönkkönen *et al.*，2006)。

许多研究表明二膦酸盐在缓解与骨转移相关的疼痛中有益，包括：二膦酸盐对多发性黑色素瘤模型的作用(Berenson *et al.*，2002)、帕米磷酸二钠对非霍奇金淋巴瘤模型的作用(Pistevou-Gombaki *et al.*，2002)、唑来膦酸对转移性骨癌的作用(Santini *et al.*，2006)、唑来膦酸对转移性乳腺癌模型的作用(Amir *et al.*，2009)、aoedronic酸对乳腺癌转移鼠模型的作用(Hiraga *et al.*，2004)、唑来膦酸减轻乳腺癌骨转移的作用(Furlow，2006)、唑来膦酸对前列腺癌骨转移的作用(Fulfaro *et al.*，2005)。唑来膦酸是最有效的二膦酸盐，且对法尼基焦磷酸合成酶活性的抑制也特别有效，这些均可以被乳腺癌患者的骨吸收(Amir *et al.*，2009；Higara *et al.*，2004)，减轻前列腺癌的转移性骨痛(Fulfaro *et al.*，2005)。

除了阻止骨吸收的作用外，也有报道表明唑来膦酸在非临床试验中有直接的抗肿瘤作用，包括诱导癌细胞凋亡和抑制癌细胞浸润(Rachner *et al.*，2010；Woodward *et al.*，2005)。但是，在使用唑来膦酸以前，为了监测下颚骨坏死的风险，需要一开始即对牙齿进行一次彻底评估并随访。其他与唑来膦酸使用有关的并发症包括肾损害和流感样症状，这些都需要密切观察。

## 激素治疗

不是所有的肿瘤都应使用激素治疗，但是，

这不包括前列腺癌和乳腺癌。外科和药物使用可以分别通过双睾丸切除术或者促性腺激素释放激素拮抗剂抑制前列腺癌患者雄激素分泌，达到治疗的效果。促性腺激素释放激素拮抗剂可以引起脑垂体持续的刺激，这可以引起促性腺激素释放激素受体水平的下调，随后减少黄体化和促卵泡刺激素的分泌，而这些对睾酮的生成是必需的。

## 放射治疗

外部放射治疗的好处是可以减轻骨转移相关的癌痛以及减少其他镇痛药的使用，且可以改善行走功能和骨折(特别是负重骨)的发生率。Tong等人通过一项多机构随机对照试验报道，接受放射治疗的10~14天内，80%的癌症患者的疼痛获得完全或部分的缓解(Tong *et al.*，1982)。多个荟萃分析已经评估并证实了单次和/或多次放射治疗方案的有效性，这些荟萃分析包括：单次放射治疗局部转移性骨痛(Jeremic，2001)、剂量分割放射治疗减轻转移性骨痛(Wu *et al.*，2003)、单次与多次放射治疗的比较(Sze *et al.*，2003)和骨转移缓解性放射治疗试验(Chow *et al.*，2007)。Nomiya等人也通过一项研究表明放射治疗使49%的癌症患者获得疼痛完全缓解，91%的患者获得部分缓解。获得50%缓解的平均时间为13天，而获得完全缓解的平均时间为24天(Nomiya *et al.*，2010)。

## 放射性药物

经过适当培训后的医生可以开具放射性治疗药物。孕妇和过敏患者绝对不适合此种治疗方法。相比外部放射治疗，这些放射性治疗药物具有很多优点，包括：容易静脉注射、多位点治疗、较少发生骨髓抑制，以及较少的毒副作用。锶-89是第一个被FDA批准用于缓解骨痛的放射性同位素(Paes *et al.*，2010)。静脉注射后，这些靶向骨的放射性同位素可以进入骨头内，发挥作用。Robinson等人报道放射治疗2周，最多不超过6周，就可以缓解疼痛，有效性长达4~15个月(Robinson *et al.*，1992)。80%存在中等程度白细胞减少症或血小板减少症的患者，放射性同位素锶治疗3-6个月后，血小板减少症可以完全恢复。1987年，FDA批准来昔决南钐(153Sm)用于成骨细胞骨转移患者的治疗(Samarium-153，1997)。在第一轮的3次治疗中，可以观察到4周后患者疼痛分数明显下降($P<0.002$)，这种状态可以一直维持到第一轮第2次给药8周后($P<0.003$)，但是第3次给药后，就不能维持这种疼痛缓解了。第一轮的3次给药4周后，每次分别有70%、63%和80%的患者的疼痛感得到缓解(Sartor *et al.*，2007)。

## 侵入性治疗

用于转移性骨痛的侵入性治疗途径包括椎体加强术，如：椎体成形术/椎体后凸成形术，药物囊内运输系统，射频消融和冷冻消融技术。

### 椎体加强术

癌细胞的骨转移的不良后果包括压缩性骨折、骨痛、神经根病变、阶段性不稳定和脊髓病。椎体加强术，如球囊扩张椎体成形术和椎体成形术，可以使椎体压缩性骨折患者的疼痛得到迅速缓解。

椎体成形术利用经皮骨水泥针或者套管针在X线的引导下将外科水泥注入椎体内，尤其是压缩性骨折的位置。Lee等人报道84%的癌症患者通过此种方法治疗后，可以获得短程或长程的症状改善(Lee *et al.*，2009)。在另外一个由Saliou等人报道的研究中，51位癌细胞硬膜外扩散的患者通过74步椎体成形术程序后，这些伴随硬膜外转移的脊髓肿瘤患者的疼痛感被有效缓解(Saliou *et al.*，2010)。

球囊扩张椎体成形术除了可以减轻与压缩性骨折有关的疼痛外，还可以有效恢复椎体的高度。这种治疗方法主要在椎体内安装一个气囊装置，并使之膨胀，在骨水泥注入处形成一个腔。Qian等人对48位多发脊髓转移患者的一个回顾性评价发现，球囊扩张椎体成形术治疗后可以降低VAS评分，同时也可以提高患者的身体机能和社交行为能力(Qian *et al.*，2011)。

### 消融技术(冷冻消融术和射频消融技术)

如果一个患者的中度至重度疼痛感限制在1~2个区域，且此区域能够接受射频装置的治疗，那么此技术对这种转移性疼痛就是有作用的。但是，如果这种技术造成的损伤非常接近于主要运动神经、脊髓、脑、肠、膀胱和/或Adamkiewicz动脉，那么它带来的风险将大于益处。在一个研究中发现，联合放射治疗的射频消融技术比单纯的放射治疗更有效、更安全(DiStaso *et al.*，2011)。

据报道，相对于射频消融，冷冻消融技术在治疗癌细胞转移造成的疼痛方面具有更大的优势，这是因为冷冻消融容易使用间歇成像技术，如CT扫描或MRI，监视损伤区域(Callstrom and Charboneau，2007)。除此之外，冷冻消融术比射频消融更容易处理较大范围的损伤。

### 癌症相关骨痛的鞘内给药系统

鞘内给药系统已经成为治疗癌症相关疼痛的一个重要选择。通常只有其他方法无效的时候，才会选择此种方法，包括微创方法，或使用高剂量的阿片类药物的患者或对于阿片类药物治疗有严重毒副作用的患者。Smith等人在一项多中心随机回顾性研究中证明，相对于传统的综合药物治疗，鞘内给药系统不仅可以改善疼痛评分，也可以改善阿片类药物治疗相关的并发症，如：反应迟钝、嗜睡和全身乏力(Smith *et al.*，2002)。

虽然鞘内给药系统有自身的优势，但是它仅限于给予某一数量的特定药物。适合本系统的药物包括：硫酸吗啡碱、二氢吗啡酮、局部麻醉药和齐考诺肽。除了这些限制之外，对该系统的彻底了解、训练以及合适的患者也是必需的。当然，鞘内给药系统不是永远无故障的，也没有消除药物相关的并发症或副作用，与外科手术操作过程中造成的并发症一样，由于鞘内给药系统装置本身固有的机械天性，使得此装置也有可能有机械误差或故障。

## 未来实验和潜在有效的治疗方法

### 大麻素受体激动剂

大多数动物实验数据表明大麻素类药物对癌痛有潜在的镇痛作用。Lozano-Ondoua等人报道大麻素-2(cannabinoid-2，CB-2)受体拮抗剂JWH-015通过全身给药，可以有效降低骨痛、骨质流失和乳腺癌细胞增殖。这些作用可以被CB-2拮抗剂所扭转，但CB-1拮抗剂无效。这些结果表明，CB-2拮抗剂能有效治疗乳腺癌相关骨痛，同时CB-2拮抗剂也可以有效降低骨质流失、抑制癌细胞生长、减轻严重的骨痛并增加患者的生存期，且没有较大的不良反应(Lozano-Ondoua *et al.*，2013)。

在其他动物实验中，Gu等人证明鞘内使用CB-2拮抗剂JWH-015可以剂量依赖地减弱触诱发痛和热痛觉过敏。使用JWH-015前30分钟给予CB-1拮抗剂AM-630就会逆转前述作用。综上所述，鞘内使用CB-2拮抗剂减轻癌症相关疼痛很可能是通过影响脊髓内NR2B的活化而完成的(Gu *et al.*，2011)。

### RANK-RANKL抑制剂

NF-κB的受体激活剂(receptor activator of nuclear factor kappa-B，RANK)以及NF-κB配体的受体激活剂(receptor activator of nuclear factor kappa-B ligand，RANKL)系统通过影响破骨细胞的成熟和功能来调节癌细胞骨转移。这给我们开发此系统的抑制剂以找到治疗骨质溶解和转移的方法提供了理论基础(Papachristou *et al.*，2012)。大多数转移灶处的骨痛是由破骨活性造成的结果。RANK受体与骨保护素配体(osteoprotegerin ligand，OPGL)之间的相互作用在激活破骨活性和骨质吸收过程中发挥重要作用。任何抑制此相互作用的药物均可以减弱RANK活性，因此将会降低骨质再吸收以及相关的疼痛(Kong *et al.*，1999)。有一些正在进行的实验以此为靶点，正努力寻找可行的治疗方法。

### T细胞相关蛋白抑制剂

Hang等人证明T细胞凋亡相关基因8(T-cell death-associated gene 8，TDAG8)与癌症相关骨痛的发生与维持之间存在一定的关系(Hang *et al.*，2012)。他们通过注射Walker-256细胞到大鼠胫骨制作癌症相关骨痛的动物模型，鞘内给予TDAG8可以减轻骨癌痛起始和维持阶段的骨痛，同时降低脊髓内的TDAG8a和mRNA蛋白水平。与假手术组和生理盐水组相比，接种Walker-256细胞后第6、12和18天，骨癌痛大鼠脊髓的TDAG8和mRNA水平随着时间的推移逐渐增加(Hang *et al.*，2012)。

第二篇

第二篇

## 嘌呤调节剂

有证据表明嘌呤调节剂有影响疼痛进程的能力。Kaan等人证实，与假实验组相比，骨癌大鼠脊髓背角及背根神经节(dorsal root ganglion，DRG)中的磷酸化ERK1/2蛋白的增加与疼痛的改善有关。同时，他们的在体实验证实，口服P2X2和P2X2/3受体的选择性拮抗剂AF-353可以减轻癌相关骨痛、降低骨癌相关灰质背角的过度兴奋(Kaan *et al.*，2010)。

Chen等人的实验表明鞘内注射P2Y1R抑制剂MRS2179不仅降低脊髓背角和背根神经节中的P2Y1R的mRNA水平和p-ERK1/2蛋白水平，也降低了疼痛的行为学表现，包括：触觉异常性痛、自发痛和行走引发的疼痛(Chen *et al.*，2012)。

## 总结

癌症骨转移是与非单一癌症相关的毁灭性阶段，患者经常遭受难忍的疼痛。在某些情况下，骨痛使癌症患者在生命的最后阶段，几乎与轮椅相伴，只有有限的行动能力并出现严重的并发症。一个涉及多学科、多种专业知识的团队治疗方法将不仅提供一个好的癌痛控制办法，而且使得患者在生命的最后阶段保留一些行为能力。将与此类命题有关的知识迅速转变为疾病治疗的有效方法不断出现。对转移性骨损伤的病理生理学机制的更好的认识和理解将带来更好的镇痛效果和更少的副作用。随着新治疗方法的出现，希望未来的药物和治疗方法将会有更安全的选择，从而更有效地减轻患者疼痛和更好地改善患者生命最后阶段的生活质量。

## 致谢

声明：作者声称无任何利益冲突。

## 参考文献


- Amir E, Whyne C, Freedman OC, et al. Radiological changes following second-line zoledronic acid treatment in breast cancer patients with bone metastases. Clin Exp Metastasis, 2009, 26: 479-484.
- Berenson JR, Hillner BE, Kyle RA, et al. American Society of Clinical Oncology Bisphosphonates Expert Panel. American Society of Clinical Oncology clinical practice guidelines: the role of bisphosphonates in multiple myeloma. J Clin Oncol, 2002, 20: 3719-3736.
- Bradt J, Dileo C, Grocke D, et al. Music interventions for improving psychological and physical outcomes in cancer patients. Cochrane Database Syst Rev, 2011, (8): CD006911.
- Bruera E, Roca E, Cedaro L, et al. Action of oral methylprednisolone in terminal cancer patients: a prospective randomized double-blind study. Cancer Treat Rep, 1985, 69: 751-754.
- Burton AW, Cleeland CS. Cancer pain: progress since the WHO guidelines. Pain Pract, 2001, 1: 236-242.
- Callstrom MR, Charboneau JW. Image guided palliation of painful metastases using percutaneous ablation.Tech Vasc Interv Radiol, 2007, 10: 120-131.
- Chen J, Wang L, Zhang Y, et al. P2Y1 purinoceptor inhibition reduces extracellular signal-regulated protein kinase 1/2 phosphorylation in spinal cord and dorsal root ganglia: implications for cancer-induced bone pain. Acta Biochim Biophys Sin (Shanghai), 2012, 44: 367-372.
- Chow E, Harris K, Fan G, et al. Palliative radiotherapy trials for bone metastases: a systematic review. J Clin Oncol, 2007, 25: 1423-1436.
- Costa L, Major PP. Effect of bisphosphonates on pain and quality of life in patients with bone metastases. Nat Clin Pract Oncol, 2009, 6: 163-174.
- Di Staso M, Zugaro L, Gravina GL, et al. A feasibility study of percutaneous Radiofrequency Ablation followed by Radiotherapy in management of painful osteolytic bone metastases. Eur Radiol, 2011, 21: 2004-2010.
- Donovan-Rodriguez T, Dickenson AH, Urch CE. Gabapentin normalizes spinal neuronal responses that correlate with behavior in a rat model of cancer-induced bone pain. Anesthesiology, 2005, 102: 132-140.
- Eisenberg E, Berkey CS, Carr DB, et al. Effiacy and safety of nonsteroidal antiinflmmatory drugs for cancer pain: a meta-analysis. J Clin Oncol, 1994, 12: 2756-2765.
- Fulfaro F, Leto G, Badalamenti G, et al. The use of zoledronic acid in patients with bone metastases from prostate carcinoma: effect on analgesic response and bone metabolism biomarkers. J Chemother, 2005, 17: 555-559.
- Furlow B. Zoledronic acid palliation in bone-metastatic breast cancer. Lancet Oncol, 2006, 7: 894.
- Gu X, Mei F, Liu Y, et al Intrathecal adminnstration of the

cannabinioid 2 receptor agonist JWH015 can attenuate cancer pain and decrease mRNA expression of the 2B subunit of N-methyl-D-aspartic acid. Anesth Analg, 2011, 113: 405-411.

- Hang LH, Yang JP, Yin W, et al. Activation of spinal TDAG8 and its downstream PKA signaling pathway contribute to bone cancer pain in rats. Eur J Neurosci, 2012, 36: 2107-2117.
- Hiraga T, Williams PJ, Ueda A, et al. Zoledronic acid inhibits visceral metastases in the 4T1/luc mouse breast cancer model. Clin Cancer Res, 2004, 10: 4559-4567.
- Jane SW, Chen SL, Wilkie DJ, et al. Effects of massage on pain, mood status, relaxation, and sleep in Taiwanese patients with metastatic bone pain: a randomized clinical trial. Pain, 2011, 152: 2432-2442.
- Jeremic B. Single fraction external beam radiation therapy in the treatment of localized metastatic bone pain. A review. J Pain Symptom Manage, 2001, 22: 1048-1058.
- Jimenez-Andrade JM, Mantyh P. Cancer Pain: From the Development of Mouse Models to Human Clinical Trials. In: Kruger L, Light AR. eds. Transitional Pain Research: From Mouse to Man. Boca Raton, FL: CRC Press, 2010: 77-98.
- JAMA. A controlled trial to improve care for seriously ill hospitalized patients. The study to understand progress and preferences for outcomes and risks of treatments (SUPPORT). JAMA, 1995, 274: 1591-1598.
- Kaan TK, Yip PK, Patel S, et al. Systemic blockade of P2X3 and P2X2/3 receptors attenuates bone cancer pain behavior in rats. Brain, 2010, 133: 2549-2564.
- Khor EC, Abel T, Tickner J, et al. Loss of Protein Kinase C-δ Protects against LPS-Induced Osteolysis Owing to an Intrinsic Defect in Osteoclastic Bone Resorption. PLoS One, 2013, 8: e70815.
- Kong YY, Feige U, Sarosi I, et al. Activated T cells regulate bone loss and joint destruction in adjuvant arthritis through osteoprotegerin ligand. Nature, 1999, 402: 304-309.
- Laird BJ, Walley J, Murray GD, et al. Characterization of cancer-induced bone pain: an exploratory study. Support Care Cancer, 2011, 19: 1393-1401.
- Lee B, Franklin I, Lewis JS, et al. The effiacy of percutaneous vertebroplasty for vertebral metastases associated with solid malignancies. Eur J Cancer, 2009, 45: 1597-1602.
- Lozano-Ondoua AN, Hanlon KE, Symons-Liquori AM, et al. Disease modifiation of breast cancer-induced bone remodeling by cannabinoid 2 receptor agonists. J Bone Miner Rese, 2013, 28: 92-107.
- McNicol E, Strassels SA, Goudas L, et al. NSAIDS or paracetamol, alone or combined with opioids, for cancer pain. Cochrane Database Syst Rev, 2005, (1): CD005180.
- Mercadante S, Portenoy RK. Opioid poorly-responsive cancer pain. Part 3 clinical strategies to improve opioid responsiveness. J Pain Symptom Management, 2001, 21: 338-354.
- Mönkkönen H, Auriola S, Lehenkari P, et al. A new endogenous ATP analog (ApppI) inhibits the mitochondrial adenine nucleotide translocase (ANT) and is responsible for the apoptosis induced by nitrogen-containing bisphosphonates. Br J Pharmacol, 2006, 147: 437-445.
- Nomiya T, Teruyama K, Wada H, et al. time course of pain relief in patients treated with radiotherapy for cancer pain: a prospective study. Clin J Pain, 2010, 26: 38-42.
- Paes FM, Serafii AN. Systemic metabolic radiopharmaceutical therapy in the treatment of metastatic bone pain. Semin Nucl Med, 2010, 40: 89-104.
- Papachristou DJ, Basdra EK, Papavassiliou AG. Bone metastases: molecular mechanisms and novel therapeutic interventions. Med Res Rev, 2012, 32: 611-636.
- Peters CM, Ghilardi JR, Keyser CP, et al. Tumor-induced injury of primary afferent sensory nerve fiers in bone cancer pain. Exp Neurol, 2005, 193: 85-100.
- Pistevou-Gombaki K, Eleftheriadis N, Sofroniadis I, et al. Palliative treatment of painful bone metastases from non-Hodgkin lymphoma with disodium pamidronate. J ExpClin Cancer Res, 2002, 21: 429-432.
- Portenoy RK, Payne D, Jacobsen P. Breakthrough pain: characteristics and impact in patients with cancer pain. Pain, 1999, 81: 129-134.
- Qian Z, Sun Z, Yang H, et al. Kyphoplasty for the treatment of malignant vertebral compression fracture caused by metastases. J Clin Neurosci, 2011, 18: 763-767.
- Rachner TD, Singh SK, Schoppet M, et al. Zoledronic acid induces apoptosis and changes the TRAIL/OPG ratio in breast cancer cells. Cancer Lett, 2010, 287: 109-116.
- Robinson RG, Preston DF, Spicer JA, et al. Radionuclide therapy of intractable bone pain: emphasis on strontium-89. Semin Nucl Med, 1992, 22: 28-32.
- Sabino MA, Ghilardi JR, Jongen JL, et al. Simultaneous reduction in cancer pain, bone destruction, and tumor growth by selective inhibition of cyclooxygenase-2. Cancer Res, 2002, 62: 7343-7349.
- Saliou G, Kocheida el M, Lehmann P, et al. Percutaneous vertebroplasty for pain management in malignant fractures of the spine with epidural involvement. Radiology, 2010, 254: 882-890.
- Samarium-153-lexidronam for painful bone metastases. Med


第二篇

Lett Drugs Ther, 1997, 39: 83-84.

- Santini D, Fratto ME, Vincenzi B, et al. Zoledronic acid in the management of metastatic bone disease. Expert Opin Biol Ther, 2006, 6: 1333-1348.
- Sartor O, Reid RH, Bushnell DL, et al. Safety and effiacy of repeat administration of samarium Sm-153 lexidronam to patients with metastatic bone pain. Cancer, 2007, 109: 637-643.
- Smith TJ, Staats PS, Deer T, et al. Implantable Drug Delivery Systems Study Group. Randomized clinical trial of an implantable drug delivery system compared with comprehensive medical management for refractory cancer pain: impact on pain, drug-related toxicity, and survival. J Clin Oncol, 2002, 20: 4040-4049.
- Swarm RA. The management of pain in patients with cancer. J Natl Compr Canc Netw, 2013, 11: 702-704.
- Sze WM, Shelley M, Held I, et al. Palliation of metastatic bone pain: single fraction versus multifraction radiotherapy- a systematic review of the randomised trials. Cochrane Database Syst Rev, 2004, (2): CD004721.
- Tong D, Gillick L, Hendrickson FR. The palliation of symptomatic osseous metastases: fial results of the Study by the Radiation Therapy Oncology Group. Cancer, 1982, 50: 893-899.
- Toth M, Marcantonio ER, Davis RB, et al. A pilot randomized controlled trial with metastatic cancer. J Altern Complement Med, 2013, 19: 650-656.
- Vielhabe A, Portenoy RK. Advances in cancer pain management. Hematol Oncol Clin North Am, 2002, 16: 527-541.
- Woodward JK, Neville-Webbe HL, Coleman RE, et al. Combined effects of zoledronic acid and doxorubicin on breast cancer cell invasion in vitro. Anticancer Drugs, 2005, 16: 845-854.
- Wu JS, Wong R, Johnston M, et al. Cancer Care Ontario Practice Guidelines Initiative Supportive Care Group. Meta-analysis of dose-fractionation radiotherapy trials for the palliation of painful bone metastases. Int J Radiat Oncol Biol Phys, 2003, 55: 594-605.
- Zech DF, Ground S, Lynch J, et al. Validation of World Health Organization Guidelines for cancer pain relief: a 10-year prospective study. Pain, 1995, 63: 65-76.

**译　者：**陈相军，主治医师，肿瘤科，四川大学华西医院
**审　校：**王　昆，主任医师、教授，疼痛科，天津医科大学附属肿瘤医院
**终　审：**刘　巍，主任医师、教授，姑息治疗中心，北京大学肿瘤医院
(译文如与英文原文有异义，以英文原文为准)

第二篇

# 第三章　艾滋病毒及艾滋病

**Douglas G. Fish**

Albany Medical College, Albany, NY 12208, USA

*Correspondence to:* Douglas G. Fish, MD, Associate Professor of Medicine. Albany Medical College, 47 New Scotland Avenue, Mailcode 158, Albany, NY 12208, USA. Email: FishD@mail.amc.edu.

## 引言

不久前，由人类免疫缺陷病毒(Human Immunodeficiency Virus，HIV)感染所致的获得性免疫缺陷综合征(Acquired Immunodeficiency Syndrome，AIDS)一旦确诊则意味着死亡。因为HIV会破坏人体免疫系统，从而引发致命的机会性感染及恶性肿瘤，最终夺取宿主生命。然而自20世纪90年代中期以来，得益于高活性抗逆转录病毒疗法(highly active antiretroviral therapy，HAART)艾滋病患者的免疫系统可以修复到几近正常水平，从而使艾滋病患者寿命近于正常人。

艾滋病患者中姑息治疗如何发挥作用？患者及其主治医生应如何适应不断变化的治疗策略？本章将对这两个问题作一简要综述。抗HIV药物的发现实际上已经将HIV感染从必死性疾病转变为慢性疾病，最突出的一点是AIDS成为了可治性疾病，能够让患者一直存活至老年阶段。过去30年间，人类同艾滋病的斗争其实就是一种从恐慌、在绝望中诞生勇气、到找寻希望的过程。本章将总结发达国家及发展中国家同艾滋病斗争的过程，并且探讨姑息性治疗在前HAART时代及后HAART时代中的作用。

## HIV 流行史

1981年，洛杉矶和纽约的有关媒体相继报道了一种罕见感染——肺孢子虫(现在称卡氏肺囊虫)感染。此感染出现在男同性恋者中，可引起肺炎和一种较为少见的恶性肿瘤：卡波肉瘤(CDC，1981)。美国及欧洲的艾滋病患者，合并卡氏肺囊虫肺炎(Pneumocystis jirovecii pneumonia，PJP)往往需在重症监护室内治疗。卡波肉瘤是一种无痛性皮肤肿瘤，在来自地中海的男性患者中多见，表现为同一时间内皮肤、淋巴结及肺部出现肿瘤的广泛转移(CDC，1982a)。随后内科医生们发现这些病例集中在男男性行为者(men who have sex with men，MSM)中(CDC，1982b)；1982年7月及12月，分别报道A型血友病患者(CDC，1982c)及婴儿(CDC，1982d)也可出现卡氏肺囊虫肺炎；1983年1月，有报道称HIV男性感染者的女性伴侣也出现了HIV感染(CDC，1983)。

1984年，有学者发现了逆转录病毒抗体与艾滋病临床表现相关的病因学证据(CDC，1984)。1985年美国食品及药物管理局(Food and Drug Administration，FDA)批准了首个HIV抗体检测试验。目前HIV抗体检测试验已经出现第四代检测方法，该方法所用的抗体针对HIV-1 M和O两个亚组抗原，HIV-2及P24抗原，可在HIV早期感染患者中检测出病毒(Pandori *et al.*，2009)。

自1982年疾病预防控制中心(Centers for Disease Control，CDC)首次定义艾滋病以来，该病的定义不断修订(CDC，1982e)，直至1993年才确立了现今的艾滋病定义(MWR，1992)。这一版本的定义中，在典型艾滋病表现的基础上添加了宫颈癌、肺部及肺外结核，以及复发性细菌性肺炎；而且还增加了艾滋病的实验室定义，包括CD4细胞数小于200/cmm，或者CD4 T细胞/T细胞小于14%。上述修订艾滋病定义为最终版本，目前我们对艾滋病的分类仍旧使用这一版定义。

## HIV 流行病学

在1981年6月至1982年9月间，共有593例艾滋病报道，其中有243例死亡(41%)(CDC，1982e)。从艾滋病流行开始，美国本土诊断为艾滋病的患者中估计有659 000人死亡(CDC，2011a)。美国现今有超过110万的艾滋病感染者，并且以每年约50 000例新发感染的速度增长(图1)。在这些新发患者中约18%未能确诊或者未意识到感染。未确诊的这部分患者可能会促使HIV不同程度的传播(Koopman *et al.*，1997)。在美国，男同性恋者仍为HIV感染的首要高危因素，而非裔美国人亦不同程度的受到影响(CDC，2006)。

## HIV 治疗

1987年3月，首个治疗HIV感染的药物齐多夫定被美国FDA批准上市[Food and Drug Administration HIV/AIDS Historical Timeline]。该药为逆转录酶抑制剂，并且作为艾滋病治疗的首选药物。2007年，齐多夫定同类药物问世(Food and Drug Administration HIV and AIDS Activities)，随后超过25种药物(6大类)相继被美国FDA批准用来治疗HIV感染。这些药物主要阻断HIV复制，降低血中病毒载量，从而使CD4+ T细胞、T辅助细胞增多。联合治疗优于单药治疗，三药联合在持久抑制病毒复制方面最有效(Hammer *et al.*，1998)。HIV治疗指南定时更新(DHHS，2012)，而目前美国主要的两大指南分别由卫生与人力资源服务部(DHHS，2013)及美国国际抗病毒协会制定(Thompson *et al.*，2012)。

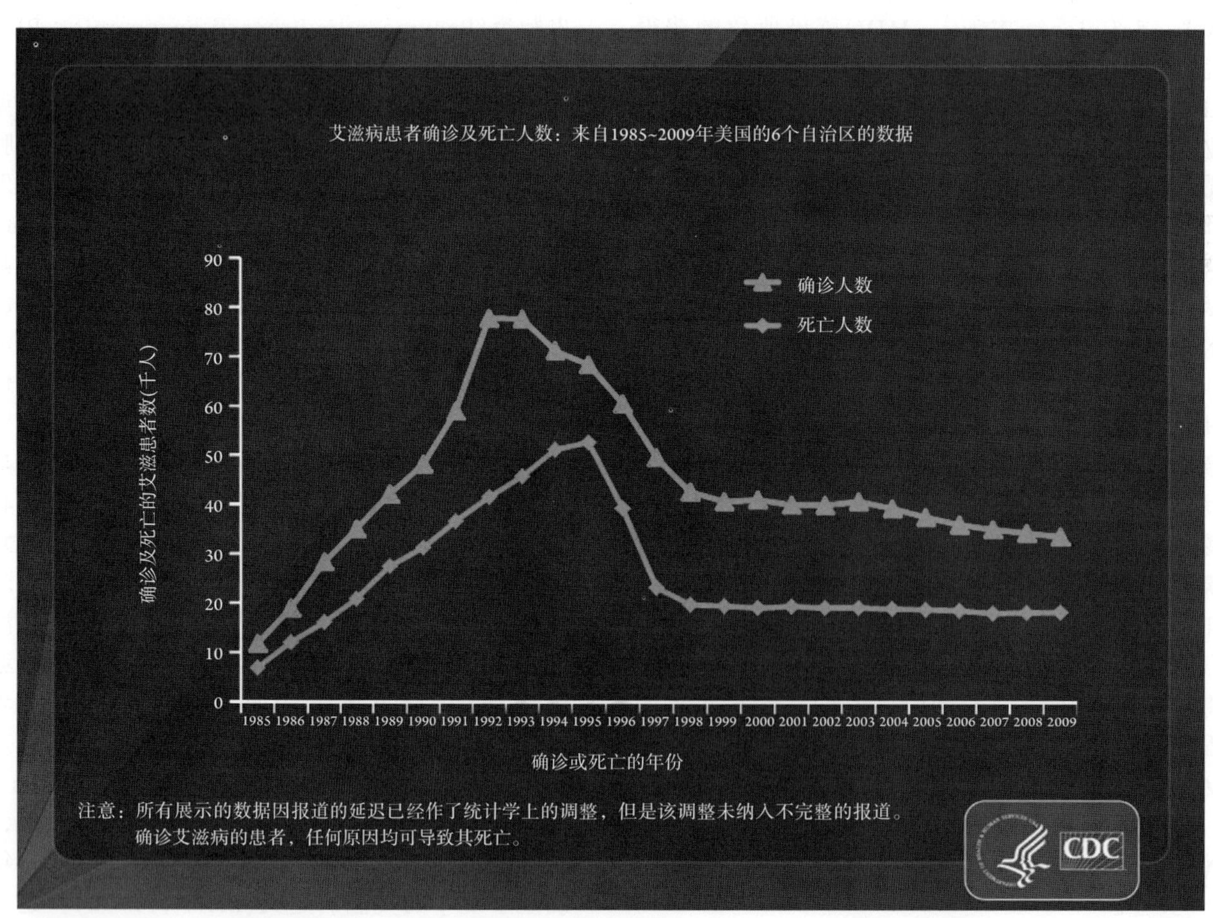


**图1　艾滋病患者确诊人数及其死亡人数(1985~2009年，美国的6个自治区)**

## HAART 时代前的姑息治疗

直到1996年之前，艾滋病患者能否生存取决于所使用的抗菌药是否能够防止卡氏肺囊虫肺炎及分支杆菌并发症(Mycobacterium avium complex，MAC)的发生并且延长患者寿命。当CD4+ T细胞或T辅助细胞数量降至200/cmm以下时，艾滋病患者更易发生致命性感染或肿瘤。指南的存在主要为了向成人和青少年推荐机会型感染的防治措施(Kaplan *et al.*，2009)。在HAART时代以前，抗逆转录病毒疗法在艾滋病治疗中起重要作用，但是该疗法于大多数患者中难以持久抑制病毒。在用药物无法取得很好疗效的情况下，姑息性治疗及临终关怀能够让艾滋病患者在死亡的过程中减少痛苦(O'Neill *et al.*，2003)。正如电影《乐队继续演奏》(Shilts，1987)中所示的一样，关爱艾滋病患者的相关人士对即将到来的危机表现出极大担忧。这种担忧促使政治家及科学家以诚信公正的方式参与艾滋病相关的临床试验研究。Randy Shilts作为《乐队继续演奏》的作者，正是那个时代艾滋文化的典型代表，那时许多男同性恋者向大城市移居，并且他们的生活方式更为普遍地被接受。这种现象所呈现的事实是对于多数艾滋病患者，当他们无法得到家庭关爱时，可以从朋友处获得支持。虽然不受家人待见，但许多患者仍会返回家中同家人一起度过生命的最后时刻，当然那些无家可归或在家乡不受欢迎的艾滋病者另当别论。

在艾滋病流行早期有许多不确定因素：是什么导致该病流行？这真的是一种传染病吗？假如是，它又是怎么传播的？照料艾滋病患者的人得病的概率是否很高？在美国有许多奋斗在艾滋病前线的英雄，默默地贡献着自己的力量。随后，人们逐渐认识到HIV是通过血液及性接触传播。在美国、欧洲及澳大利亚，来自不同学科的医生和护士开始逐渐关注这些高危易感人群(即经常性交的男性及女性，母亲是艾滋患者的婴儿)。发展中国家，尤其是撒哈拉以南的非洲地区，已成为世界上最大的艾滋病流行区(UNAIDS，2005)，同样该地区的艾滋病死亡率也是全球之最，直到最近，这些区域才开始使用抗病毒疗法。

艾滋病作为一种传染病最独特的一点是提供治疗的人来自完全不同的学科背景。免疫学家、肿瘤学家、家庭医生、内科医生及传染病专家均参与艾滋病的诊治。起初，出于互补合作的必要，往往是多学科一起进行诊疗。对那些不受家人待见的艾滋患者而言，医院监护室成为他们第二个家。抑郁症及成瘾药物滥用在艾滋患者中常见，因此精神卫生专业人员及成瘾药物使用咨询师从一开始便参与了艾滋患者的治疗。静脉药物滥用被认为是艾滋病传播的另一种高危因素，静脉药物滥用者感染HIV后往往极少获得家人或朋友支持，其门诊医疗救助往往依靠公共卫生设施实现。住院的艾滋病患者，其精神需求在早期便受到院内牧师的关注。医生围绕着这些患者忙碌，随着发热患者不断增多，医护人员将目标投向了一个又一个机会性感染。举例来说，巨细胞病毒感染导致盲眼，弓形虫感染可引起脑病，卡氏肺囊虫肺炎出现发热、气促及咳嗽，隐球菌感染出现头痛并引发脑膜炎。卡波肉瘤患者皮肤颜色变暗且双肺肿瘤浸润，淋巴瘤可引起异常高热，而缺乏综合性妇科保健的女性则易并发宫颈癌。关爱小组多来自社区，不管是住院时或者出院后，艾滋患者及其朋友均相互支持。大多数患者结局相同，但是挣扎持续的时间不同(从数月到数年不等)，几乎没有一个患者能逃脱死亡。

艾滋病会导致严重消耗，故良好持续的营养提供对艾滋患者的治疗起到重要作用。另外，规律服药对治疗也很重要，早期患者常设置时间提醒自己每隔4 h服用一次齐多夫定。抗病毒疗法导致的胃肠道不良反应极为普遍，甚至比机会性感染更常见，而胃肠道反应中有部分是HIV感染本身肠道病变。艾滋患者早期体重下降不仅因为本身消耗及消化道反应，还因为其主治医生未提供足够营养。双药或者多药联合取代单药治疗，某种程度上能够抑制病毒复制，但是最终仍旧失败，导致患者不断消耗而死亡。齐多夫定被FDA批准上市后，新药问世依旧缓慢，且每种药物均有自己独特的副作用，如周围神经病变。艾滋病还带来了其他挑战，即对患者疼痛的处理，止痛措施需量力而行，有些特定的止痛措施现今已不再使用。1995年12月首个蛋白酶抑制剂沙奎那韦批准上市(Food and Drug Administration HIV/AIDS Historical Timeline)。

## HAART 时代的姑息治疗

随着蛋白酶抑制剂(protease inhibitors，PIs)及

非核苷类逆转录病毒抑制剂(non-nucleoside reverse transcriptase inhibitors，NNRTIs)这两类抗病毒药物的发展，艾滋病患者的寿命已经发生巨大的改变。通过这两种药物的治疗，垂死患者病程得以逆转，自我感觉变好，体重增加，从而逐渐脱离死亡。这两类药物成为了高活性抗逆转录病毒时代(HAART时代)抗病毒药物的先驱。HAART疗法能够持续完全地抑制病毒复制，使病毒载量下降到检测水平下限。在使用HAART疗法后，以CD4+ T细胞水平为标志的免疫功能得以改善，有时甚至恢复到正常水平，但必须基于下列前提：患者须在一定水平上严格按照治疗方案(该方案在先前疾病中未作要求)进行，笼统地讲即此次治疗未受先前疾病的干扰。这些药物均有自身特有的副作用，而最令患者难以耐受的是胃肠道不良反应。难以控制的腹泻出现时往往需要停药，即便这意味着让病毒继续得以复制。基于HAART的蛋白酶抑制剂需95%或更好的依从性以维持完全的病毒抑制(Paterson *et al.*，2000)。任何低依从性患者都极易出现病毒学突破，病毒耐药，最后抗病毒失败进而出现免疫崩溃。

在HAART时代，依从性咨询至关重要。依从性咨询项目已经成为治疗方案中不可分割的一部分，同患者相互协作可帮助他们成功使用抗病毒药物。艾滋病治疗团队包括医生、护士、药剂师或临床药师及药物提供者。随着患者健康状况的改善，精神心理问题、成瘾药物滥用及巨大的经济压力会成为主要问题。一些垂死患者，已经花光了人身保险获得的赔偿，最后虽然身体健康有所改善，但经济异常拮据。近十年来新型药物如病毒进入阻断剂、整合酶抑制剂及新型蛋白酶抑制剂利托那韦相继问世，这些药物联合应用可使病毒完全抑制甚至达到正常水平。这些治疗方案仍需良好的依从性辅助，但是药物的效力及半衰期可以制成复合制剂从而使单片治疗成为可能。这种单片复合制剂治疗(变相联合)增强了患者的依从性(Llibre and Clotet，2012)并且能够完全抑制病毒从而重建免疫功能。

最近十年艾滋病逐渐转变为一种慢性疾病，甚至多数患者最后只需门诊随访即可。艾滋病房通常规模较小，有些甚至完全封闭(Ofri，2012)，住院治疗一般是因有其他合并症，如冠心病、糖尿病及肾衰。多学科诊疗团依旧存在，但相较以前有所改进。另外，艾滋病成为慢性病后患者住院天数缩短且需求有所转变。在纽约州，相关医院在成为艾滋病指定治疗中心后会获得政府的财政资助，从而确保艾滋病患者获得良好的诊治[New York State Department of Health：Designated AIDS Centers (DAC) Clinic Contacts. Accessed April 2013]。由于艾滋病已经转变为一种可控的，能够门诊治疗的慢性疾病，因此医疗报销比例会根据医疗分配系统的变化做出适当调整。

## 艾滋病患者的住院治疗

现今美国艾滋病患者的住院病房又是怎样的呢？越来越多的艾滋病患者因非艾滋病临床表现住院，这些表现包括慢性丙型肝炎的合并症(如肝硬化)、终末期肾病、心脏病及恶性肿瘤。另外，因成瘾药物滥用及精神疾病而住院治疗也较常见。一项名为SMART的全球临床试验(抗逆转录病毒治疗策略相关试验)，以超过5 000例艾滋病患者的CD4细胞计数为指导来比较持续治疗与中断治疗间的疗效，该试验首次证实了在高CD4细胞计数患者中如果存在心肝肾等非艾滋相关性疾病，则该患者死亡风险大为增加(The SMART Study Group，2006)。另外，现有的几项针对艾滋病的临床试验中，也是SMART试验首次证实了持续抗病毒治疗方案的价值。在高CD4(高于350/cmm，大大高于艾滋病临界值200/cmm)患者中，持续疗法能使病毒得到长期抑制而提高生存率。艾滋病房与传统病房越来越相似。简而言之，艾滋病患者因寿命大为延长，从而使得他们与普通人群一样合并慢性疾病，即使得病机率稍高于正常人。有些高危因素源自HIV激发的慢性炎症状态，而这会导致肠道黏膜菌群移位(Brenchley *et al.*，2006)。因治疗手段的进步，艾滋病患者对生存的渴望较前更为强烈。治疗团队仍旧存在，但他们的目光不再局限于病房中的患者。社会服务工、病案管理员、出院办理员与护士医生一起促使住院患者安全离院。在减少药物不良反应方面(如QT间期延长、五羟色胺综合征或者美沙酮无征兆性撤药)，药剂师的作用无论怎么强调都不过分。药物间复杂的相互作用主要是抗逆转录病毒药物经细胞色素酶P450代谢所致。

另外，艾滋病治疗团队中还需神职宗教人员，同行心理咨询师及伦理学家，以及根据需要加入的成员。必须清楚的是艾滋病患者虽仍有一定的死亡率，但是直接死亡原因大多不是由传统的艾滋病相关并发症所致，由艾滋病相关并发症致死的患者多数是在病程晚期得到诊断并且伴发致命的机会性感染或恶性肿瘤。2006年后，检验工作者面临巨大挑战，疾病预防控制中心提倡13~64岁人群应常规进行艾滋病筛查(Branson *et al.*，2006)。CDC数据来自1996~2005年间美国34个州的艾滋病患者，以艾滋病为主题的报道提示38.3%的患者在被诊断为HIV阳性的时候已经出现艾滋病症状或一年内出现明显症状(CDC，2009)。心理咨询师在鼓励患者方面尤为重要，能帮助他们正确对待新的诊断，并且使得他们出院后仍能获得关爱和支持。尽管艾滋病已经成为一种慢性、可控制性疾病，但被诊断为艾滋病对患者而言仍是一种巨大的打击。患者对确诊艾滋病的日期记忆深刻，并且急需治疗团队的支持，从而帮助他们度过这一艰难时期。艾滋患者在被确诊后，医务人员需让其知道的是艾滋病虽然不能治愈，但HIV是可以控制的，治疗得当的话预期寿命同正常人相近。来自北美的艾滋病群体协作组(North American AIDS Cohort Collaboration on Research and Design，NA-ACCORD)对超过23 000名20岁以上的初治艾滋患者进行研究，发现这些患者能带病生存47.1年(Hogg *et al.*，2012)。

## 门诊艾滋患者的治疗

美国目前大多数的HIV感染者在门诊接受医疗服务。理想的门诊治疗团队除医生和药师外，还应包含监察护士(保证患者依从性)、病案管理员、营养专家、成瘾药物咨询师、精神卫生咨询师或精神病学家及同行咨询师。艾滋患者在一生中会出现多种不同的临床表现，专家需要一种以这些表现为基础的参考标准。

对青少年患者而言，从儿科诊所转移到成人诊所，转诊服务对保证持续治疗至关重要(DHHS，2011)，尤其是熟知患者病情的儿童艾滋病医生，在同成人艾滋病医生进行患者交接的过程中起重要作用。围产期艾滋感染及后天行为获得性感染均受到青少年艾滋病保健提供者的关注。围产期艾滋病传播的减少成为艾滋病流行以来抗逆转录病毒治疗的主要成果之一(图2)。母体全程足量接受HAART治疗后，新生儿在围产期感染艾滋病毒的风险将低于2%(Cooper *et al.*，2002)。艾滋病治疗的成功促使艾滋病女性患者寻求家庭规划服务。艾滋病母亲与新生儿专家之间需协同合作，这一点至关重要。针对艾滋病孕妇的抗逆转录病毒治疗，大量的人力物力投入使得这些患者能够分娩HIV阴性的健康婴儿。

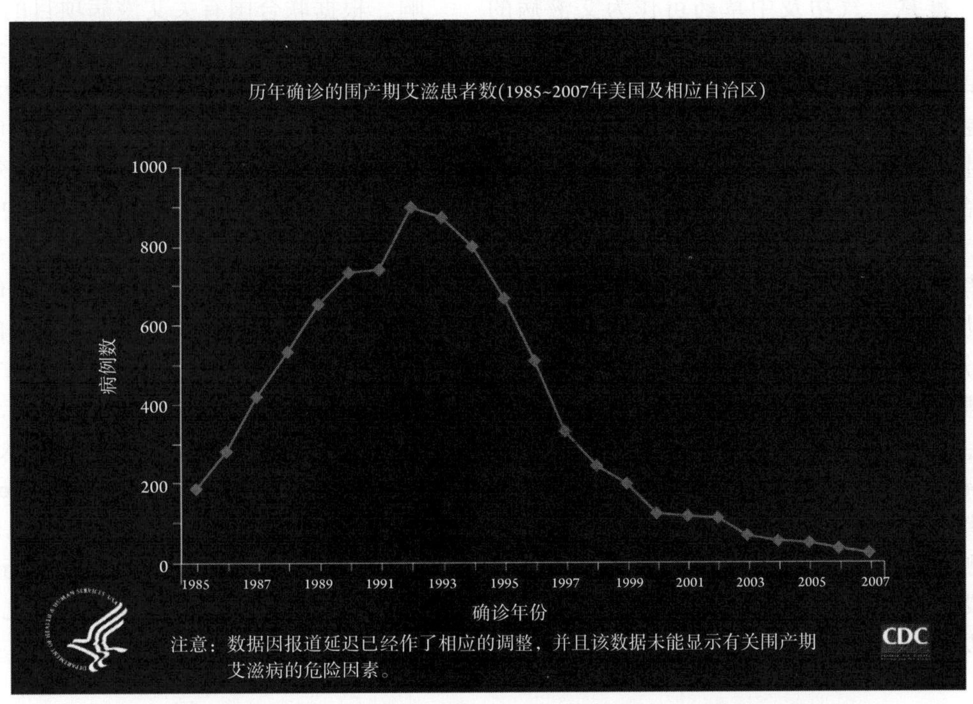


**图2　历年诊断的围产期艾滋病例数统计(1985~2007年：美国及相关自治区)**

对成人而言，艾滋患者每隔3~6个月需进行随访并监测化验指标。每年密切的随访有利于患者完善体检，评估病例管理，更新个人健康状况及获取患者所需的其他服务。协同互助的卫生保健是努力的目标。艾滋病医疗服务模式因社区而异，有些社区的患者先经家庭医生诊治后再至艾滋病专科医生处就诊；而另一些社区，艾滋病专科医生同时是就诊患者的家庭医生。协作性医疗对艾滋病患者尤为重要，而诊疗团队的模式对有复杂需求的患者而言异常关键。艾滋病流行逐渐对少数民族及落后社群产生影响。例如，2001~2004年美国33个州报道的艾滋病病例中，黑人占艾滋患者总数的51%，但仅仅占美国人口的13%(CDC，2006)。成瘾药物滥用、精神性疾病、口腔缺乏卫生、慢性乙肝或丙肝及其他挑战会使艾滋病复杂化。许多文献已经报道了艾滋患者合并精神疾病及毒瘾，从而为治疗组带来诊治上的困难(Sacks *et al.*，2011)。美国的艾滋病患者大多数缺乏口腔健康护理。卫生资源服务管理局(Health Resources Services Administration，HRSA)通过瑞恩怀特保健法(Ryan White Care Act，RWCA)为艾滋病患者提供经济支持，但是因分配名额的限制也难以满足多数患者的口腔卫生需求(美国口腔卫生护理价格昂贵)(HRSA：Oral Health. Accessed April 2013a)。

针灸、推拿、气功及中草药可作为艾滋病的补充治疗。有些中草药，如可用来治疗抑郁的金丝桃草，同蛋白酶抑制剂发生负反应，从而影响蛋白酶抑制剂的血药浓度(Henney，2000)。艾滋病专科医生应询问患者服用的药物包括中草药在内的补充治疗药物，这是出于对艾滋患者最佳治疗的考虑。大多数的补充治疗能够缓解压力，减轻疼痛或者减少药物不良反应，可以成为HAART方案的辅助手段。

需充分认识到有一类艾滋病患者其免疫系统能够处理HIV无需抗病毒治疗(Gaardbo *et al.*，2012)。长期非进展患者尽管已经感染艾滋病毒数年，但CD4细胞计数正常且病毒载量稳定，甚至有一部分患者在未行HAART治疗的前提下能够控制病毒至检测下限而CD4细胞完全正常。这类患者大概占整个艾滋病患者群体的1%以下，其免疫系统如何处理艾滋病毒已成为医学界研究的热点，希望以此为将来的治疗提供新的途径。

## 艾滋病治疗的资助

瑞恩怀特保健法使国会专门拨款资助多学科治疗团队完成艾滋病患者的综合治疗(HRSA：HIV/AIDS Programs，Accessed April 2013b)。这项法令最初在1990年颁布，是为了纪念死于艾滋病的血友病患者瑞恩怀特，从而填补了艾滋病资助方面的空白。此后该法令修订了4次，而在2013年秋季打算再次修订。医疗卫生如何改革以及平价医疗方案是否影响瑞恩怀特保健法的修订及以后财政补助仍有待观察。瑞恩怀特保健法另一重要的部分是关于艾滋病的药物援助项目，这个项目将会提供给每个州一定的资金以帮助经济困难的患者支付昂贵的药物。在国家质量保证委员会监督下的艾滋病诊疗中心里，纽约州艾滋病指定诊疗中心模式是其他慢性疾病效仿的典范(NCQA，2013)。这些中心已经成为艾滋病患者(感染HIV数十年)共同的家，并且以国家有关模式为标准联合一起从而获得国家治疗上的财政救济。

## 发展中国家的艾滋病

艾滋病已经对发展中国家造成了毁灭性的影响。根据联合国有关艾滋病项目的调查，2005年非洲约有4 000万艾滋病患者，其中2 600万或64%的患者居于撒哈拉以南地区(UNAIDS，2005)，相较而言美国有120万人感染HIV。撒哈拉以南地区艾滋患者的高死亡率是因为缺乏有效的抗逆转录病毒治疗手段导致的，同时该区域中艾滋病是最常见的死亡原因。2003年的总统防治艾滋病紧急救援计划(President's Emergency Plan for AIDS Relief，PEPFAR)批准了150亿美元在5年内用于艾滋病流行最严重的国家，以确保HAART方案顺利实施(Institute of Medicine Press Release，2013)。2012年12月的世界艾滋病日，约510万人通过PEPFAR获得HAART方案治疗(PEPFAR：World AIDS Day，2012)。社区支持及姑息治疗因地区及国家而异，从毫无支持及回避社会到完整的药物及心理支持。非洲不是唯一在艾滋病流行中挣扎的地区，因为艾滋病已经扩散至亚洲及东欧。

## 艾滋病医疗级联网络

艾滋病诊断与治疗的统一是一项重大挑战。艾滋病医疗级联网络是一项来自美国CDC的分析，这项分析旨在关注确诊的艾滋患者数与获得完全治疗的艾滋患者数是否一致或相近(图3)(CDC Fact Sheet，July，2012；CDC Press Release，2012)。2012年7月，CDC估计美国120万HIV感染者中有82%得到确诊，但只有66%被纳入医疗保健，仅仅37%获得医疗保障；最后33%的患者得到抗病毒治疗，仅25%的患者血中病毒载量低于检测值下限。CDC希望种族及年龄之间的差异得以消除，20万HIV疑似感染者(仍未确诊)得到检测后被纳入医疗保障中并获得医疗服务，最后通过抗病毒药物稳定病情。相关数据表明良好的抗病毒治疗带来低病毒载量，而低病毒载量能降低性传播，因此指南推荐每一位艾滋病患者使用HAART治疗，不论CD4细胞计数高低(Cohen *et al.*，2011)。有人也主张预防性治疗。社区病毒载量是近年提出的一种新概念，意为社区所有艾滋病患者平均或者中位病毒载量。如果社区病毒载量足够低，理论上艾滋病的传播能被终止(CDC，2011b)。

如果发生艾滋病毒感染，则必需采取艾滋病检测及初级保健相关的综合措施。艾滋病医生应采取多学科合作方式以满足艾滋病患者的不同需求，尤其是那些居无定所、精神异常及毒品依赖的患者，帮助他们进入医疗保障并获得有效的抗病毒治疗。协作式服务尽可能地帮患者减少障碍，从而使其被纳入所需的各种医疗保障。姑息治疗应尽量关注患者的生理、情感、心理及药物需求。假如我们在这方面能够成功，便能进一步抑制艾滋病传播从而创造健康社区。

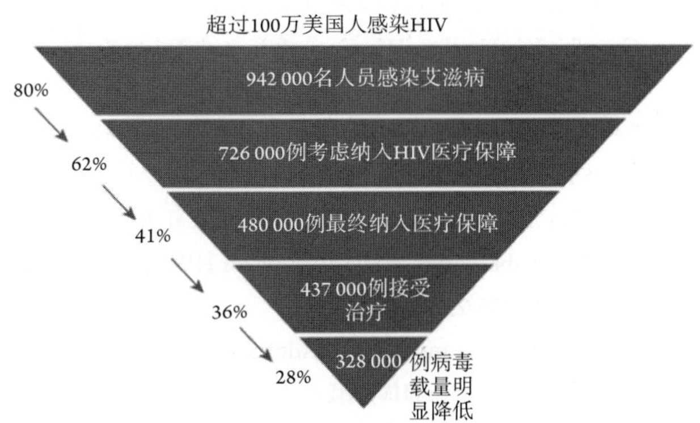


**图3　艾滋病医疗级联；美国CDC，2012年7月**

## 总结

艾滋病保健的最终目的是为了满足患者的需求。这些需求涵盖了社会心理、精神、情感及药物方面。一个人在被诊断为HIV感染后，不管之前拥有什么样的困难，都会被这致命性的疾病放大。作为艾滋病医务工作者，我们的目标应该是减轻患者情感和躯体的痛苦。抗逆转录病毒疗法是艾滋病患者治疗计划中的重要组成部分之一，但不是唯一的部分，甚至在有些治疗方案中并不是最重要的部分。患者需要食物、衣服及住所，一旦出现安全感的缺失，那么其他治疗方案的开展将会举步维艰。相比抗病毒治疗，对艾滋病患者的关怀更为重要，而这正是医学艺术的体现。

## 致谢

声明：作者声称无任何利益冲突。

## 参考文献


- Branson BM, Handsfield HH, Lampe MA, et al. Centers for Disease Control and Prevention (CDC). Revised recommendations for HIV testing of adults, adolescents, and pregnant women in health-care settings. MMWR Recomm Rep, 2006, 55: 1-17.
- Brenchley JM, Price DA, Schacker TW. Microbial translocation is a cause of systemic immune activation in chronic HIV infection. Nat Med, 2006, 12: 1365-1371.
- Centers for Disease Control (CDC). Kaposi' s sarcoma and Pneumocystis pneumonia among homosexual men— New York City and California. MMWR Morb Mortal Wkly Rep, 1981, 30: 305-308.
- Centers for Disease Control (CDC). Update on Kaposi's sarcoma and opportunistic infections in previously healthy persons--United States. MMWR Morb Mortal Wkly Rep, 1982a, 31: 294, 300-301.
- Centers for Disease Control (CDC). A cluster of Kaposi's sarcoma and Pneumocystis carinii pneumonia among homosexual male residents of Los Angeles and Orange

Counties, California. MMWR Morb Mortal Wkly Rep, 1982b, 31: 305-307.

- Centers for Disease Control (CDC). Pneumocystis carinii pneumonia among persons with hemophilia A. MMWR Morb Mortal Wkly Rep, 1982c, 31: 365-367.
- Centers for Disease Control (CDC). Unexplained Immunodeficiency and Opportunistic Infections in Infants--New York, New Jersey, California MMRW Morb Mortal Wkly Rep, 1982d, 31: 655-657.
- Centers for Disease Control (CDC). Update on acquired immune deficiency syndrome (AIDS)--United States. MMWR Morb Mortal Wkly Rep, 1982e, 31: 507-508, 513-514.
- Centers for Disease Control (CDC). Immunodeficiency among female sexual partners of males with acquired immune deficiency syndrome (AIDS) - New York. MMWR Morb Mortal Wkly Rep, 1983, 31: 697-698.
- Centers for Disease Control (CDC). Antibodies to a retrovirus etiologically associated with acquired immunodeficiency syndrome (AIDS) in populations with increased incidences of the syndrome. MMWR Morb Mortal Wkly Rep, 1984, 33: 377-379.
- Centers for Disease Control and Prevention (CDC). Racial/ethnic disparities in diagnoses of HIV/AIDS--33 states, 2001-2004. MMWR Morb Mortal Wkly Rep, 2006, 55: 121-125.
- Centers for Disease Control and Prevention (CDC). Late HIV testing - 34 states, 1996-2005. MMWR Morb Mortal Wkly Rep, 2009, 58: 661-665.
- Centers for Disease Control (CDC). Diagnoses of HIV Infection in the United States and Dependent Areas, 2011a. HIV Surveillance Report, vol. 23. Available online: http://www.cdc.gov/hiv/library/reports/surveillance/2011/surveillance_Report_vol_23.html. Assessed May 31, 2013.
- Centers for Disease Control (CDC). Guidance on Community Viral Load: A Family of Measures, Definitions, and Method for Calculation, 2011b, 1-42. Available online: http://www.ct.gov/dph/lib/dph/aids_and_chronic/surveillance/statewide/community_viralload_guidance.pdf. Accessed May 1, 2013.
- Centers for Disease Control (CDC) Fact Sheet, July 2012. Available online: http://www.cdc.gov/nchhstp/newsroom/docs/2012/Stages-of-CareFactSheet-508.pdf. Accessed May 1, 2013.
- Centers for Disease Control (CDC) Press Release, 7/27/2012, Available online: http://www.cdc.gov/nchhstp/newsroom/2012/Continuum-of-Care-PressRelease.html. Accessed June 3, 2013.
- Cohen MS, Chen YQ, McCauley M, et al. Prevention of HIV-1 Infection with Early Antiretroviral Therapy. N Engl J Med, 2011, 365: 493-505.
- Cooper ER, Charurat M, Mofenson LM, et al. Combination antiretroviral strategies for the treatment of pregnant HIV-1–infected women and prevention of perinatal HIV-1 transmission. J Acquir Immune Defic Syndr, 2002, 29: 484-494.
- Department of Health and Human Services (DHSS): Guidelines for the Use of Antiretroviral Agents in HIV-1-Infected Adults and Adolescents -Considerations for Antiretroviral Use in Special Patient Populations, Updated 1/10/2011. Available online: http://www.aidsinfo.nih.gov/Guidelines/HTML/1/adult-and-adolescent-treatment-guidelines/21/. Accessed April 28, 2013.
- Department of Health and Human Services (DHHS): Guidelines for the Use of Antiretroviral Agents in Pediatric HIV Infection, updated 11/5/2012. Available online: http://aidsinfo.nih.gov/guidelines/html/2/pediatric-treatment-guidelines/0/. Accessed April 27, 2013.
- Department of Health and Human Services (DHHS): Guidelines for the Use of Antiretroviral Agents in HIV-1-Infected Adults and Adolescents. Updated 2/12/2013. Available online: http://aidsinfo.nih.gov/contentfiles/lvguidelines/adultandadolescentgl.pdf, http://aidsinfo.nih.gov/guidelines/html/2/pediatric-treatment-guidelines/0/. Accessed April 27, 2013.
- Food and Drug Administration: HIV/AIDS Historical Timeline. Available online: http://www.fda.gov/ForConsumers/ByAudience/ForPatientAdvocates/HIVandAIDSActivities/ucm151074.htm. Accessed April 27, 2013.
- Food and Drug Administration: HIV and AIDS Activities: Available online: http://www.fda.gov/ForConsumers/ByAudience/ForPatientAdvocates/HIVandAIDSActivities/ucm124225.htm. Accessed April 27, 2013.
- Gaardbo JC, Hartling HJ, Gerstoft J, et al. Thirty Years with HIV Infection-Nonprogression Is Still Puzzling: Lessons to Be Learned from Controllers and Long-Term Nonprogressors. AIDS Res Treat 2012, 2012: 161584.
- Hammer SM, Squires KE, Hughes MD, et al. A Controlled Trial of Double versus Triple Therapy for HIV N Engl J Med 1997, 337: 725-733.
- Health Resources and Services Administration (HRSA): Oral Health - People with HIV/AIDS. Available online: http://www.hrsa.gov/publichealth/clinical/oralhealth/hivaids.html. Accessed April, 28, 2013a.
- Health Resources and Services Administration (HRSA):

HIV/AIDS Programs. Available online: http: //hab.hrsa.gov/abouthab/legislation.html. Accessed April 28, 2013b.

- Henney JE. Risk of Drug Interactions with St. John's Wort. JAMA 2000, 283: 1679.
- Hogg R, Samji H, Cescon A, et al. "Temporal Changes in Life Expectancy of HIV+ Individuals: North America." 19th Conference on Retroviruses and Opportunistic Infections (CROI). March 7, 2013, Seattle, Oral Presentation #137.
- Institute of Medicine Press Release, 2/20/2013. Available online: http: //www.iom.edu/Reports/2013/Evaluation-of-PEPFAR/Press-Release.aspx. Accessed April 28, 2013.
- Kaplan JE, Benson C, Holmes KH, et al. Centers for Disease Control and Prevention (CDC), National Institutes of Health, HIV Medicine Association of the Infectious Disease Society of America. Guidelines for prevention and treatment of opportunistic infections in HIV-infected adults and adolescents: recommendations from CDC, the National Institutes of Health, and the HIV Medicine Association of the Infectious Diseases Society of America. MMWR Recomm Rep, 2009, 58: 1-207.
- Koopman JS, Jacquez JA, Welch GW, et al. The role of early HIV infection in the spread of HIV through populations. J Acquir Immune Defic Syndr Hum Retrovirol, 1997, 14: 249-258.
- Llibre JM, Clotet B. Once-daily single-tablet regimens: A long and winding road to excellence in antiretroviral treatment B. AIDS Rev, 2012, 14: 167-178.
- 1993 revised classification system for HIV infection and expanded surveillance case definition for AIDS among adolescents and adults. MWR Recomm Rep, 1992, 41: 1-19.
- National Committee for Quality Assurance's Patient-Centered Medical Home (NCQA). Available online: http: //www.ncqa.org/Programs/Recognition/PatientCenteredMedicalHomePCMH.aspx. Accessed May 4, 2013.
- New York State Department of He**alth: Designated AIDS Centers (DAC) Clinic Contacts. Available online: http: //www.health.ny.gov/diseases/aids/testing/dac_clinic_contacts.htm. Accessed April 2013.
- Ofri D. Imagine a world without AIDS. The New York Times, July, 27, 2012.
- O'Neill JF, Selwyn PA, Schietinger H. A Clinical Guide to Supportive and Palliative Care for HIV/AIDS, Health Resources Services Administration, 2003 Available online: http: //www.thebody.com/content/art34084.html. Accessed May 5, 2013.
- Pandori MW, Hackett J Jr, Louie B, et al. Assessment of the ability of a fourth-generation immunoassay for human immunodeficiency virus (HIV) antibody and p24 antigen to detect both acute and recent HIV infections in a high-risk setting. J Clin Microbiol, 2009, 47: 2639-2642.
- Paterson DL, Swindells S, Mohr J, et al. Adherence to protease inhibitor therapy and outcomes in patients with HIV infection. Ann Intern Med, 2000, 133: 21-30.
- President's Emergency Fund for AIDS Relief (PEPFAR): World AIDS Day 2012 - Latest Results. Available online: http: //www.pepfar.gov/funding/results/index.htm. Accessed April 28, 2013.
- Sacks S, McKendrick K, Vazan P, et al. Modified therapeutic community aftercare for clients triply diagnosed with HIV/AIDS and co-occurring mental and substance use disorders. AIDS Care, 2011, 23: 1676-1686.
- Shilts R. And the Band Played On. St. Martin's Press, 1987.
- Strategies for Management of Antiretroviral Therapy (SMART) Study Group, El-Sadr WM, Lundgren J, et al. CD4+ count-guided interruption of antiretroviral treatment. N Engl J Med, 2006, 355: 2283-2296.
- Thompson MA, Aberg JA, Hoy JF, et al. Antiretroviral treatment of adult HIV infection: 2012 recommendations of the International Antiviral Society-USA panel. JAMA, 2012, 308: 387-402.
- UNAIDS and WHO (World Health Organization). 2005. AIDS Epidemic Update: December 2005. Available online: http: //www.who.int/hiv/pub/epidemiology/epiupdate2005/en/. Assessed May 31, 2013.



译　者：陈明泉，主任医师、教授，感染科，复旦大学附属华山医院

审　校：张沂平，主任医师、教授，化疗中心，浙江省肿瘤医院

终　审：刘　巍，主任医师、教授，姑息治疗中心，北京大学肿瘤医院


(译文如与英文原文有异义，以英文原文为准)

第二篇

# 第四章　终末期肝病

**Nicole Siparsky[1], Lorraine R. Cox[2], Purvi Y. Parikh[1]**

[1]Albany Medical Center, Albany, NY 12208, USA; [2]Division of Palliative Medicine, Albany Medical College, Albany, NY 12208, USA

*Correspondence to:* Nicole Siparsky, M.D., F.A.C.S. 9900 SE Sunnyside Road, Clackamas, OR 97015, USA. Email: nssurgery@gmail.com; Lorraine R Cox, NP. Division of Palliative Medicine, Albany Medical College, 47 New Scotland Avenue, Albany, NY 12208, USA. Email: CoxL@mail.amc.edu; Purvi Y. Parikh, M.D., FACS, Assistant Professor of Surgery. Albany Medical Center, 50 New Scotland Avenue MC193, Albany, NY 12208, USA. Email: parikhp@mail.amc.edu.

## 前言

终末期肝病(end-stage liver disease，ESLD)是一种以肝功能异常及全身表现为特点的临床综合征。急性肝衰竭与慢性肝病进展均可导致终末期肝病。很多原因可导致急慢性肝病，包括：病毒感染、饮酒、肥胖、恶性肿瘤、创伤和药物毒性。无论何种病因导致终末期肝病，肝功能不全并影响身体各个系统的表现是完全一致的(Rahimi and Rockey，2013)。

终末期肝病的唯一治疗方法仍然是肝移植(Lee *et al.*，2008)。然而，由于肝源的严重短缺，许多准备肝移植的患者在等待肝源过程中死亡。至2011年，每个等待肝源的患者面临着每个月超过80%的死亡率(SRTR，2011)。对于这些患者，以及那些由于医疗或个人原因无法进行肝移植的患者，姑息治疗(palliative medicine，PM)是一种人性化的治疗选择。姑息治疗的目的是缓解疾病、心理和精神上的痛苦。

## 姑息治疗的时间

急性肝衰竭患者疾病进展迅速，由于ICU提供了维持生命的干预和大量护理，大多数患者能够存活达到终末期肝病阶段。在这种背景下，许多医务人员有提供姑息治疗和咨询姑息治疗专家的经验。当患者无法行肝移植时，应尽快考虑姑息治疗。在这种情况下，姑息治疗往往很难与临终关怀相区分。

对于慢性肝病进展的患者，这个过程可能持续数月至数年，实施姑息治疗的时机具有挑战性。终末期肝病患者面临着身体和智力的缓慢下降，同时他们努力保持自己的自主性。姑息治疗往往只在发生了需住院检查和治疗的急性事件后才考虑(Wigg *et al.*，2013)。对于合并终末期肝病并发症的患者，如肝性脑病、消化道出血，这可能是他们第一次接受姑息治疗。然而，许多终末期肝病患者，可以在门诊接受姑息治疗而获益。例如，当考虑应用透析治疗慢性肾病时，姑息治疗也应考虑。在许多情况下，姑息治疗除了提供整体治疗措施，还可以提高患者的生活质量。

因终末期肝病并发症住院是姑息治疗的一个指征。到那时，终末期肝病的症状已经对患者的生活质量产生了显著影响。早期转诊为姑息治疗团队提供了尽可能多的与患者及患者家属建立和培养关系，以及与内科和外科专家合作的时间。尽管意愿是美好的，但慢性病患者(如终末期肝病)往往在临终阶段无法获得最优的照护(SUPPORT trial，1995)。应尽早向患者及家属进行非胁迫性的临终关怀详细解释，使他们有机会拒绝一些很难达到理想预后的治疗措施，而不感觉像是在放弃治疗。

## 姑息治疗专家的作用

姑息治疗机构专门研究终末期肝病症状的处理。许多降低患者生活质量的症状，在应用药物和外科手段处理威胁生命的急症过程中往往被忽视。从患者的角度来看，症状处理往往被忽视。睡眠差、瘙痒、恶心、焦虑、腹痛和肌肉痉挛这些症状可能是临床医生无法解决的。尽管肝脏移植可能是一些终末期肝病患者的最终选择，但对很多人来说“肝移植很好，但生活质量很差”(Larson and Curtis，2006)。这些患者需要一个团队，帮助他们处理生活质量下降和与之相关的预期寿命缩短的问题(Kanwal *et al.*，2004；Schomerus and Hamster，2001；Bianchi *et al.*，2003)。将姑息治疗与根治性和以延长生命为目的的治疗方案相结合的疗效尚不明确(Song *et al.*，2009)。

姑息治疗专家能够为主要的治疗团队提供症状处理的建议。例如，对于终末期肝病患者，阿片类药物的使用是具有挑战性的，特别是以前有酒精或药物滥用史的患者。医务人员和患者的治疗目标可能有所不同；医务人员往往旨在缓解不适，而患者希望减轻疼痛、痛苦和焦虑。医务人员的目的是使患者恢复功能状态，使他们能胜任日常的独立生活，而患者希望大量镇静剂来避免任何进一步的痛苦。医务人员和患者目标的分歧常常使双方感到失望。除了止痛治疗，姑息治疗专家可以帮助识别这些分歧并解决问题，以优化患者的舒适度及治疗效果。

与患者及患者家属的成功合作是建立在长期信任的基础上的。患者、患者家属及医务人员通常害怕与临终相关的痛苦。因此，对于那些需要姑息治疗的患者，常常会延迟姑息治疗时机。医生往往过高估计终末期患者的预后，如终末期肝病。在一项研究中，终末期肝病患者很少进行姑息治疗咨询，尽管他们已经从等待移植名单上被删除(Poonja *et al.*，2013)。临床指南中指导医生进行姑息治疗的信息很少。重视临终关怀应尽早成为治疗计划的一部分(Mast *et al.*，2004)。鉴于这些原因，所有终末期肝病并发症患者均应进行姑息治疗咨询。

姑息治疗专家可以促进最困难医疗决策的形成。对家庭结构和决策过程的早期评估能够帮助医疗团队提供最佳服务，减轻患者及家属的痛苦。例如，肝性脑病往往对患者的独立性构成威胁，这是一个让患者及家属极其痛苦的症状，也使沟通复杂化(Younossi *et al.*，2001；Arguedas *et al.*，2003)。在这种情况下，姑息治疗专家能够指导帮助患者及家属渡过困难时期，并确保患者的舒适。

姑息治疗专家能够帮助向患者及家属传达坏消息和不良预后。大多数医务人员和患者及家属一样，担心讨论患者的预后。当医务人员无法成功治疗或治愈疾病时，例如终末期肝病并发症，会感到失败和欠缺。然而患者通常并不将真实的预后信息与没有希望联系在一起，尤其是以一种充满关怀的方式，在一个私密安静的环境中传达的预后信息(Curtis *et al.*，2008)。与普遍的误解相反，患者的希望并不完全依赖于渴望治愈(Benzein *et al.*，2001)。姑息治疗专家将对患者的生死哲学观、重要的人际关系和精神取向进行探索，从而更全面的了解患者的需要。



## 终末期肝病的病理生理学

肝脏是一个重要的器官。它合成白蛋白、脂质和凝血因子。它通过提取血液中的氨、胆红素、蛋白质和血管舒缩因子给血液解毒(Berry *et al.*，2013)。它是存在于腹部的被动血库。当其中一个功能受到破坏，所导致的疾病可能会危及生命。肝衰竭的全身表现及相关并发症的出现预示肝病进入终末期。这些症状以及他们的治疗使患者感到痛苦。此时，肝移植仍然是治疗终末期肝病的唯一方法。

## 肝性脑病

当肝脏未能充分过滤血液中的毒素和血管源性介质时，脑功能异常或肝性脑病随之而来(Sass and Shakil，2005)。可以观察到一系列从轻微的烦躁和认知功能障碍(1期)到昏迷(4期)的临床表现(Rahimi and Rockey，2013)。促使肝性脑病发生的因素包括消化道出血、脱水、败血症、应用镇静剂、门体分流和肝损伤(Shawcross and Wendon，2012)。

### 高血氨症

临床关注的主要毒素是氨，氨是蛋白质及肠道菌群的分解代谢产物。一个病变的肝脏无法清除血液中的氨而导致血氨的水平升高(高血氨症)。

高血氨症的治疗是减少氨的生成，增加氨的排泄，并改善门体循环(Bajaj，2010)。关于血氨水平需要注意的解释是：肝性脑病可发生在正常血氨水平，血氨水平增高的患者精神状态也可正常。

在过去，通过限制饮食中蛋白质的摄入来减少蛋白质代谢和氨的生成。这种方法目前并不受青睐，因为它有可能导致蛋白质营养不良。相反，摄入蛋白质的成分可以发生改变，包含更多的摄入植物或乳蛋白以及精氨酸替代品，因其热氮比更有利，耐受性更好(Krenitsky，2003)。

乳果糖、新霉素和利福昔明可用于增加肠道氨的排泄。乳果糖通过大规模减少肠道细菌达到治疗效果，结果是每天排便3~5次。对医务人员来说，应用乳果糖治疗达到平衡是富有挑战性的，因为腹泻会导致脱水、肾功能异常和电解质紊乱。利福昔明的耐受性更好，它作为一种肠道细菌抗生素局部作用于肠道以减少氨的生成。在ICU，乳果糖常常作为灌肠剂或连续从营养管注入，并同时使用直肠管或大便失禁设备以保持环境卫生，记录出入量和防止皮肤破损，直到患者脑病改善。



### 门脉高压和门体分流术相关性脑病

终末期肝病患者的肝脏进行性纤维化而导致门静脉高压。门体分流术随之而来，但往往不足以防止门脉高压并发症。门体分流术是通过微创手术的方式使门静脉血流流入体循环。接受门体分流术的患者可发展成脑病，因为氨及其他毒素绕过肝脏直接进入体循环。这可能会导致新的或更严重的脑病。

### 肿瘤治疗相关性及梗塞相关性脑病

原发性肝癌(hepatocellular carcinoma，HCC)或肝转移癌患者可能接受药物或手术治疗来控制肿瘤负荷和/或肿瘤相关症状。然而对于终末期肝病患者而言，肝功能的微小变化即可能导致脑病。肝功能正常的患者，只需10%~20%的肝脏就可生存，但终末期肝病患者正好相反，由于肝功能差，可能至少需要80%~90%的肝脏才能存活。对终末期肝病患者进行治疗，无论是手术切除还是微创肿瘤溶解，都应密切观察最少12~24 h，以防发生新的或更严重的脑病。

### 脑水肿(cerebral edema，CE)

脑水肿通常伴随着暴发性肝衰竭，在大多数死于暴发性肝衰竭的患者中可发现(Sass and Shakil，2005)。对于终末期肝病患者而言，脑水肿的发生可能是由于血液中血管舒张因子和细胞因子浓度升高(包括一氧化氮、一氧化碳、内皮素-1和肿瘤坏死因子α)。一旦发生中至重度脑病，应及早考虑脑水肿的可能。如果无法早期识别，脑水肿可进展为颅内高压，导致脑疝、脑死亡和循环骤停。

在评估和治疗脑水肿方面，最有效的诊断和治疗策略是置入颅内压(intracranial pressure，ICP)监测器。治疗措施包括抬高床头，调节渗透压和控制高血压，均可以帮助调节颅内压(Sass and Shakil，2005)。抗癫痫治疗通常用于预防和/或治疗脑水肿相关性癫痫。

## 腹水

液体在腹腔内的病理性积聚称为腹水。在大多数(85%)终末期肝病患者中，腹水是门静脉高压症的一种表现。其他形成腹水的原因包括门静脉血栓形成、淋巴管阻塞、腹膜恶性肿瘤和腹腔感染(Moore and Van Thiel，2013)。腹水通过查体很容易发现，而且可以通过超声检查证实。终末期肝病患者常常同时伴有凝血障碍、血小板减少和腹壁静脉曲张，腹腔穿刺风险较大。纠正凝血功能障碍和/或血小板减少症，并在超声引导下穿刺，有助于避免穿刺导致的出血并发症。

在早期，腹水往往可以通过限制钠的摄入和利尿控制。然而，随着终末期肝病进展，应用利尿药很难控制腹水量。入院治疗和腹腔穿刺放腹水是必要的，最终会导致容量衰竭和肾功能损害。到这时，患者的生活质量就较差。对于顽固性腹水患者，经颈静脉肝内门体分流术(transjugular intrahepatic portosystemic shunt，TIPS)或置入一个永久性的经皮导管可以缓解恶心、疼痛和打嗝症状(Moore and Van Thiel，2013)。此时，是转诊进行临终关怀指征。

## 自发性细菌性腹膜炎(spontaneous bacterial peritonitis，SBP)

终末期肝病患者肠道通透性受损。导致自发性细菌性腹膜炎的原因有细菌易位(肠梗阻时细菌由肠道进入腹腔)、细菌停滞或细菌过度生长(Leber *et al.*，2012)。一旦确诊自发性细菌性腹膜炎，抗生素治疗是十分必要的。

## 心衰和呼吸衰竭

终末期肝病患者可出现全身血管扩张、低血压和全身血管阻力降低。为了代偿这些血管事件，心排出量相应增加而呈全身高动力状态。在早期，容量负荷可以帮助解决这个问题。然而，心衰的症状(包括呼吸困难和水肿)最终会导致患者生活质量下降。

## 肝肺综合征(hepatopulmonary syndrome，HPS)

由于血管活性介质水平增高，肺内形成血管舒张和新生血管。通过以下三种机制导致低氧血症。首先，肺通气/血流比例失调；第二，由于肺微血管的扩张，阻碍氧气运输，导致氧气弥散功能障碍；最后，可自发形成动静脉分流，导致氧结合能力下降(Grace and Angus，2013；Karcz *et al.*，2012)。

出现呼吸困难的终末期肝病患者，应进一步进行肝肺综合征评估。可观察到杵状指和紫绀。脉搏血氧饱和度可帮助诊断低氧血症。最权威的诊断措施包括血气分析和超声心动图。如果超声心动图仍不能确诊，放射性白蛋白大聚体(macro-aggregated albumin，MAA)扫描可做出诊断。一旦确诊肝肺综合征，吸氧是最有帮助的，一些患者如果病情恢复到足以离开医院，可能需要进行家庭氧疗(Sass and Shakil，2005)。合并肝硬化和肝肺综合征的患者预后较差。当终末期肝病患者的$PaO_2$<60 mmHg时，患者预期生存在6个月内(Grace and Angus，2013)。此时，是转诊进行临终关怀指征。

## 肝性胸水(hepato hydrothorax，HHT)和自发性细菌性脓胸

大约5%~10%的肝硬化患者会出现肝性胸水，肝性胸水是指无心肺疾病情况下出现的胸腔积液。由于横隔裂孔的发育特点，大多数患者为右侧肝性胸水。腹水在腹部积聚，增加了对横膈肌纤维的压力。随着腹内压的升高，腹膜小泡膨胀通过横隔裂孔并破裂，腹水通过裂孔进入胸腔。正常呼吸时的胸腔内负压吸引腹水进入胸腔，并在胸腔内积聚(Krok and Cardenas，2012)。

在大多数情况下，胸腔淋巴引流量会增加20倍以防止腹水在胸腔积聚。然而，终末期肝病患者的顽固性腹水可能会超过淋巴引流能力，从而在胸腔积聚并压迫肺。随着肺被压缩，出现肺不张和低氧血症，可并发肺炎和脓胸(Moore and Van Thiel，2013)。

胸部影像学检查(如胸部X线和CT扫描)联合胸腔穿刺术可确诊肝性胸水。胸腔穿刺术可用于诊断和治疗；引流胸水>500 mL可使肺膨胀和改善氧合，同时可收集胸水送检分析。恶性肿瘤、感染和心脏病导致的胸水需要排除。如果胸腔或腹腔积液有感染的证据，建议抗生素治疗。胸腹腔置管引流需谨慎，终末期肝病患者常常合并胸壁静脉曲张和/或凝血功能障碍，使操作相关性出血风险增大。如果没有严重的化脓感染，大多数学者不建议放置长期胸腹腔引流管。然而，如果是慢性脓胸、严重化脓，则需行置管引流甚至手术治疗。短期使用(12~48 h)引流管显得更加合理。

在大多数情况下，肝性胸水的治疗重点是限钠、利尿，以减少腹水生成。胸腔穿刺和引流可以缓解症状。然而，大量放胸腹水会导致低血压和复张性肺水肿。胸水引流>2 L，腹水引流>3~4 L或频繁引流(>1次/2~3周)，患者可能无法耐受。规律性丢失大量富含蛋白质的液体可能会进一步导致营养不良、肾功能衰竭和电解质紊乱。

对于门诊患者，应该考虑选择能够替代反复穿刺的引流装置以缓解症状。胸腔造瘘置管如PleurX®(CareFusion；San Diego，CA)，可用于住院和门诊患者短期或长期引流。胸膜固定术有效

率低。一些患者尝试通过经颈静脉肝内门体分流术降低肠系膜静脉压力以减少腹水生成和流入胸腔(详见腹水)。然而，经颈静脉肝内门体分流术或外科手术的相关死亡率高达25%~40%(Krok and Cardenas，2012)。

## 胆汁淤积和皮肤瘙痒

由于终末期肝病患者的肝脏滤过功能差，导致进行性胆汁淤积和高胆红素血症。胆红素的积聚可以引起皮肤黄疸和巩膜黄染。胆盐、胆汁酸、胆红素在组织沉积引起皮肤瘙痒。内源性阿片类物质增高也可导致瘙痒(Wang and Yosipovitch，2010)。无休止的皮肤瘙痒使患者难以忍受，因为它影响睡眠，从而导致抑郁。

治疗胆汁淤积相关性皮肤瘙痒是具有挑战性的。消胆胺、利福平、纳曲酮、紫外线光疗、熊去氧胆酸和5-羟色胺再摄取抑制剂等方法均进行了试验，但结果各异。对于机械性胆道梗阻病例，如胆管癌或转移性胰腺癌，通过临时胆道外引流、内镜下永久支架植入术或外科引流可缓解症状(Bolier *et al.*，2012)。

有几类药物可用于缓解皮肤瘙痒。消胆胺能够结合肠道内的胆盐，从而阻止它们进入肠肝循环。利福平(10 mg/kg/day)能够减轻胆汁淤积性瘙痒，然而由于其肝毒性，只适于短期治疗。选择性5-羟色胺再摄取抑制剂(selective serotonin reuptake inhibitors，SSRIs)可以改善皮肤瘙痒。帕罗西汀是有效的，但必须治疗几周后才能充分起效。其他药物包括抗组胺药和阿片受体拮抗剂也是有效的。米氮平、羟嗪、多虑平、纳曲酮和纳洛酮也可成功治疗一些顽固性皮肤瘙痒，但它们的毒副作用限制了这些药物的应用(Wang and Yosipovitch，2010)。

## 营养不良和功能失调

超过80%的肝硬化患者会出现营养不良状态(Krenitsky，2003)。例如，一项关于等待肝移植患者的研究中，65%的患者有蛋白质-热能营养不良(Lautz *et al.*，1992)。导致这种明显的营养不良的病因是多因素的，摄入不足、吸收不良、能量消耗改变和蛋白质丢失能够解释这一现象。恶病质是特征性表现，包括消瘦、肌肉减少、疲劳、厌食和功能失调(Montano-Loza *et al.*，2012；Dasarathy，2012)。

### 食物摄入不足

导致终末期肝病患者营养不良的最重要因素是食物摄入量不足。在终末期肝病患者中，瘦蛋白和肿瘤坏死因子的循环水平升高会导致厌食和早饱感。同样，腹水也与厌食和早饱感有关，常使患者感到胀满。脑病会降低患者的心智和运动功能，使患者丧失独立进食的能力。最后，医务人员也会围绕疾病进程限制摄入量。

与患者及家属讨论刺激食欲药物的应用是至关重要的。对于终末期肝病患者，应用刺激食欲药物毒副作用显著。在这种情况下，获益及风险随患者的病情变化而变化。Meta分析证实应用醋酸甲地孕酮可使慢性病患者食欲改善和体重增加(Ruiz Garcia *et al.*，2013)。

### 吸收不良

食物吸收不良也会导致营养不良。终末期肝病伴胆汁淤积，如胆道梗阻的患者(例如原发性胆汁性肝硬化)，进入到肠道的胆汁量减少，导致脂溶性维生素和脂肪吸收不良。酗酒的终末期肝病患者，酒精引起胰腺外分泌功能不全，胰酶产生减少，从而限制了食物的吸收和消化。在这种情况下，胆汁酸或胰酶替代疗法是有效的。评估粪便内脂肪微粒能够帮助诊断脂肪吸收不良(Krenitsky，2003)。最后，对于接受乳果糖治疗的患者肠道排空产氨细菌能力增加，使营养在肠道内的运输和吸收时间缩短。在这种情况下，口服抗生素(如利福昔明)治疗可能优于乳果糖治疗。

### 能量代谢的改变

终末期肝病患者的代谢状态是相当多变的。合并败血症或急性肝衰竭的患者将会呈高代谢状态。而脑病和氧依赖性肝肺综合征患者的代谢状态相对不活跃，每天的能量消耗较低。此外，能量代谢发生改变，糖原储备能力有限，糖异生作用减弱，从而使摄入中断时，机体的代偿能力减弱。激素失调进一步导致代谢紊乱，例如胰岛素抵抗导致葡萄糖耐受不良(Krenitsky，2003；

Nompleggi and Bonkovsky，1994)。

## 蛋白质丢失

大量引流富含蛋白质的腹水和肝性胸水会加速蛋白质的丢失。白蛋白替代疗法通常用于快速提高血管内胶体渗透压和扩容，但其效果是短暂的，它的“血管内停留时间”大约是4 h (Boldt，2010)。

## 营养需求评估

采用传统营养评估方法对终末期肝病患者进行评估需谨慎。对于有腹水的患者，每日体重趋势是非常不准确的，因为腹水量可以每天以升为单位变化。由于终末期肝病患者蛋白质合成减少，血清前白蛋白和白蛋白水平可能下降。许多患者住院时处于一种应激状态(如自发性细菌性腹膜炎或食管胃底静脉曲张破裂出血)，导致产生急性应激相关产物而不是白蛋白。当对肌肉进行临床评估时，仔细估计摄入量和出量是最有帮助的。评估氮平衡时应考虑应激状态。追踪成功的干预措施，根据需要进行调整，比采用单一的方法评估更有帮助。采用传统方法预防肝性脑病需要限制蛋白质的摄入，然而需要注意的是限制蛋白质摄入易忽略患者的整体临床状况。

## 放置永久营养管

放置永久性营养管需谨慎(如胃、空肠造口术)。这些操作的并发症从门脉高压性出血到腹水渗漏均令人担忧。只要情况允许，就应进行肠内营养，它能够维持肠道刷状缘健康，防止细菌过度生长和易位，细菌过度生长和易位会导致自发性细菌性腹膜炎(Krenitsky，2003)。补充营养需谨慎，终末期肝病患者的体重下降，并不可能通过简单地增加营养摄入而纠正(Dasarathy，2012)。

## 营养补充作为生命支持

对于肝移植无法治愈的终末期肝病患者，应鼓励医务人员把补充营养作为长期目标。许多人认为管饲是一种人工生命支持疗法，但对于垂危患者来说可能是一种过度干预。事实上，它可能会扰乱患者无痛苦死亡的生理机制。

在过去，进食的目的是为了提供营养和“生存”(Ochs and Shohet，2006)。对于终末期肝病患者而言，姑息治疗专家可以发起一个关于自然饮食行为丧失的讨论，这对因此感到苦恼的患者及家属都是有帮助的。人工营养是通过营养管输送营养物质，常伴有一些不良的和预料不到的后果，但都可以解决。但对大多数患者来说，饮食的社会意义丧失了。在大多数文化中，与家人或朋友一起进食是日常生活的一个常规方面，当患者无法参加聚餐时，他会感觉被孤立。随之会产生失落感和感到伤心。此外，味觉快感的丧失会加重终末期肝病患者的厌食，导致饮食量下降。患者常常在用餐时间寻求隔离来躲避愧疚和进一步的质询。终末期肝病患者与疾病抗争，又无法战胜疾病，使他们尊严丧失，社会隔离会严重影响他们的生活质量。

大多数患者、家属和医务人员不理解饥饿的生理学。他们对极度口渴和饥饿怀有不必要的担心(Pasman *et al.*，2005)。大多数患有长期营养不良的患者并不感到饥饿。然而，许多患者由于连续人工喂养而继续经历饥饿感，这可能与经口进食后胃膨胀和收缩导致能量损失有关。同样，与静脉补液相比，临终患者或疾病晚期患者更喜欢通过口服少量口服液、良好的口腔护理和湿润嘴唇来缓解口渴(Buiting *et al.*，2011)。

## 厌食

腹水进行性增多会导致食欲不振。小肠运动功能受损会导致肠梗阻、恶心、呕吐。大量腹水患者常常可以观察到恶病质、腹痛和呼吸减弱。穿刺术可以使症状缓解。

## 恶心和呕吐

唯一比疼痛更可怕的症状是恶心。医务人员更倾向于关注呕吐而不是恶心，因为呕吐是可观察到的、可量化的。然而，50%~62%的终末期患者有恶心症状(Abernathy *et al.*，2009；Wood *et al.*，2007)。几种生理机制导致终末期肝病患者产生恶心。首先，腹水对胃肠道和腹壁产生一个直接的机械压力。当大量腹水时，由于腹壁的拉伸和胃肠道的压缩，患者会感到肿大和胀满感。其次，胆红

第二篇

素、毒素和代谢产物水平增高，无法从血液中滤出，也会导致中枢介导性恶心。许多药物在终末期肝病患者代谢差，这些药物及其活性代谢产物的蓄积同样会导致恶心(Rhee and Broadbent，2009)。

一旦恶心这一症状被识别，应对其进行全面评估。除了终末期肝病，还有很多原因可以导致恶心，包括药物、肠梗阻、便秘、胃炎、肝炎、胰腺炎。最好是明确恶心的病因，这更有利于针对性地选择止吐药物。在许多情况下，恶心的病因可以通过仔细询问病史明确。例如，阿片类药物、心脏药物、抗惊厥药和抗抑郁药均可引发恶心，应考虑停药。仔细的体格检查也是有帮助的，一些患者腹胀原因可能是肠梗阻。此外，影像学检查如X射线或计算机断层扫描通常是必要的。

在没有肠梗阻的情况下，非药物治疗恶心会更便利，如少食多餐，良好的口腔卫生，避免难闻的气味和芳香疗法。清凉的食物通常比温性食物更容易耐受。

对于机械性肠梗阻患者，只有通过机械减压(例如鼻胃管胃肠减压)可以缓解恶心。没有止吐药物能够达到机械减压的效果。鼻胃管相关的不适反应很多，局部麻醉喷雾剂和含片能够帮助缓解这种不适。喷雾剂可用于鼻和口咽。对于近端肠梗阻或胆道梗阻，支架置入可姑息性代替手术治疗。胃造瘘置管允许患者享受吃喝的乐趣，可用于间歇减压。经皮穿刺留置腹腔引流管，可以间断放腹水缓解症状。

对于恶心/呕吐的患者，应考虑静脉注射或舌下含服止吐药。静脉注射和舌下含服比口服药物起效更快。此外，口服药的保留和吸收是不可靠的。

有几种神经递质参与恶心的信号转导，包括5-羟色胺、多巴胺和NK1。5-HT3受体拮抗剂缓解恶心/呕吐往往非常有效。对于难治性病例，丙泊酚，一种5-HT3受体拮抗剂，可能会有效。它附加的镇静作用会使患者感到更加舒适(Lundström *et al.*，2005)。昂丹司琼、帕洛诺司琼、格拉司琼和多拉司琼是很受欢迎的，但半衰期长和高昂的成本限制了它们的应用。昂丹司琼可能是应用最广泛的，它有口服和静脉注射两种形式，半衰期为3.9 h。为了达到最大药效，应每4 h给药一次。然而，在肝功能不全患者昂丹司琼的清除率降低，因此，需要调整给药剂量(Figg *et al.*，1996)。

对于终末期肝病患者，D2受体拮抗剂的使用数据较少，如氟哌啶醇、氟哌利多、丙氯拉嗪或甲氧氯普胺。但甲氧氯普胺对肝衰竭患者而言是安全的(Uribe *et al.*，1985)。抗精神病药物，特别是氟哌利多应避免使用，因为它可能延长QT间期，具有剂量依赖效应(Lishke，1994)。尽管抗精神病药物常可明显缓解顽固性恶心，但心脏并发症的风险可能大于其获益。非典型抗精神病药物，如奥氮平，能够阻断多种神经递质受体，起始应用时，在睡前给予小剂量，待耐受后可增加剂量，是非常有效的。氯丙嗪也可阻断多种受体而起效。阿瑞匹坦，一种NK1受体拮抗剂，可口服或静脉注射，但也价格昂贵。

中枢性恶心的治疗通常是使用苯二氮卓类药物、屈大麻酚、大麻隆和糖皮质激素。苯二氮卓类和大麻隆可在终末期肝病患者体内蓄积，使患者产生混乱或幻觉，应谨慎使用。东莨菪碱、山莨菪碱、氯苯甲嗪、异丙嗪、盐酸羟嗪和盐酸苯海拉明必须谨慎使用，这些药物可通过血脑屏障，并导致肝性脑病。H1受体拮抗剂，如羟嗪可引起终末期肝病患者烦躁和/或混乱。地塞米松的作用机制尚不清楚，但它具有内在的止吐特性，能增强其他止吐药的效果。糖皮质激素是一种非常有效的止吐药，但它的副作用包括兴奋和精神错乱。

阿片类药物诱发的恶心，在初始使用阿片类药物或增加药物剂量时发生。持续使用3~5 d就会消失。D2受体拮抗剂，如氟哌利多、氟哌啶醇或甲氧氯普胺，有助于缓解因使用阿片类药物而引起的恶心(Abernathy *et al.*，2009)。

姑息治疗时，在增加新药或更换药物之前，采用药物剂量迅速最大化的方法更加合适。医院住院药房常常制备单袋多种止吐药，以方便静脉给药。

## 门脉高压

门脉高压是大多数终末期肝病患者都会经历的一种高发病率和死亡率的并发症。在急性肝衰竭的情况下(如对乙酰氨基酚过量)，门脉高压并不常见。然而，在慢性肝病的情况下，长期炎症导致进一步的肝纤维化和最终肝硬化。随着肝脏纤维化，血液从肠系膜静脉不容易通过门静脉进入肝脏，形成肠系膜静脉高压或门静脉高压。这个无声无息的过程通常需要数年，往往不被人注意直到出现门脉高压并发症。随着肠系膜静脉压力不断增加，血液通过脾静脉(导致脾肿大)和门静脉分支(静脉曲张)降压，包括食管、直肠、脐旁及腹膜后静脉。随着门静脉高压进一步恶化，门静脉压力超过10 mmHg呈现出病理改变。血管活性介质水平升高，如一氧化氮，导致内脏血管扩张和血管生成(Ashkenazi *et al.*，2013)。

脾脏肿大引起脾栓塞、血小板破坏，导致血小板减少症和肠道、鼻子、皮肤、眼睛及大脑自发出血。最常见的是食管静脉曲张破裂和自发性出血。尽管凝血障碍和血小板减少，门静脉和肠系膜上静脉还是可能形成血栓，从而使门静脉高压更加恶化。胃病可能表现为胃窦的血管扩张，或者西瓜胃(内镜下表现类似于一个西瓜)，是胃部弥散性渗出的一个表现(Probst *et al.*，2001)。腹水是肝功能失代偿期的表现，是预后差的指标，差不多一半的门脉高压相关的腹水患者会在3年内死去(Gordon，2012)。

食管静脉曲张破裂出血的死亡率过去至少40%。随着内窥镜和医疗管理的提高，专业中心死亡率已降至20%。内镜治疗后再出血仍然是一个常见的问题。在这些情况下，可以应用经颈静脉肝内门体分流术用来降低肠系膜系统的压力(Garcia-Pagan *et al.*，2012)。外科分流术很少使用，因为他的并发症及死亡率均较经颈静脉肝内门体分流术高。

查体有助于辨别门静脉高压。腹壁静脉曲张、腹水及脾肿大往往很容易发现。静脉曲张也可以通过超声或CT扫描被诊视。除了医疗干预外，疑似门脉高压的终末期肝病患者应该考虑内镜检查，行曲张静脉套扎以避免急性出血事件(Ashkenazi *et al.*，2013)。然而，提前行经颈静脉肝内门体分流术治疗是不建议的。在过去，经颈静脉肝内门体分流术长期开放较差。新设备和位置改进的技术结合后开放率增高，但脑病花费增高。尽管有这一进步，经颈静脉肝内门体分流术后患者的生存并没有提高(Riggio *et al.*，2010)。

关于门脉压力降低程度建议需谨慎。脑病患者患有运动障碍、容易摔倒，通常与一些危及生命的脾、肝、皮肤和大脑的出血相关。

## 肝癌和肝转移肿瘤

手术治疗是大多数恶性肿瘤及肝转移瘤唯一的潜在根治方法。肝癌的治疗效果通过患者的生存期、复发率，进一步来说就是症状控制情况来评定。选择良好的患者和肝胆手术技能提高后可提高患者的生存期。不过，尽管有这些进步，但大多数肝胆肿瘤患者(85%)没有根治性手术的机会。在这种情况下，而且是大多数情况下姑息治疗是主要的治疗方法(Barbarisi *et al.*，2001)。

对于伴有终末期肝病和肝胆恶性肿瘤的患者预后是非常差的。和患有终末期肝病和肝胆恶性肿瘤的患者讨论姑息和外科手术选择是常规。巨大肿瘤患者遭受许多肿瘤相关症状的痛苦，包括瘙痒、恶心、呕吐、厌食、体重减轻、疲劳、潮热和疼痛。对于这些患者，缓解症状是治疗的主要目标(de Rooiji *et al.*，1991；Van Heek *et al.*，2003)。

肝胆恶性肿瘤姑息性手术的适应证包括：控制局部病灶、解除胃肠道及胆道梗阻。这种疗法的“替代终点”或客观的临床益处是：身体状态改善、体重增加和疼痛缓解。例如使用镇痛药物减少，被认为是疼痛缓解的表现(Burris *et al.*，1997)。许多研究报道了原发性或转移性肝癌切除术后的结果(Cha *et al.*，2004)。然而，由于巨大肿瘤引起终末期肝病患者行姑息治疗的文献很少，肝癌的也有限。

当为肝癌患者选择治疗方法时，应考虑以下几项因素：肿瘤分期、肝功能、体质及癌症相关的症状。很少的肝癌患者没有肝硬化。这些罕见的没有终末期肝病的肝癌患者，可以很好的耐受肝切除，手术是最佳的治疗方案(Regimbeau *et al.*，1999)。相比之下，大多数肝癌患者伴有肝硬化和终末期肝病。这些患者中，肝功能障碍的程度可能会影响手术安全。终末期肝病患者肝癌的一线治疗是肝移植，如果不能肝移植的患者，应当考虑姑息干预措施，包括经皮酒精消融、射频消融术、冷冻疗法消融或微波消融。尽管他们不能实现长期治愈，但这些治疗完全可减轻症状。唯一显示有阳性结果能改善生存的姑息治疗方法为肝动脉灌注化疗栓塞术(Llovet and Bruix，2003)。

经皮和外科干预治疗的结果随着患者疾病分期而变化，在疾病的早期阶段接受治疗的结果是最好的，通常为孤立的肿瘤(<5 cm)，或者2~3个肿瘤(没有>3 cm的)。患者能够从例如手术、移植或消融等根治治疗中受益。5年生存率为50%~70%。中期患者承受大的或多病灶的肿瘤，肝功能正常，没有癌症相关症状或血管侵犯，行肝动脉灌注化疗栓塞术可获益，他们的3年生存率为50%。

第二篇

只有一项研究评估了肝癌患者给予肝动脉灌注化疗栓塞术后的生活质量，发现其延长了患者生存期和提高了生活质量(Steel *et al.*，2004)。

晚期患者有癌症相关症状、血管侵犯或肝外肿瘤扩散，他们的中位生存期不到1年。对于晚期患者没有有效的治疗方法。这些患者仅仅能在进一步的临床研究中找到希望。最后，终末期疾病患者肝功能受到严重损害，伴有癌症相关症状和严重的失能状态。他们的短期预后很差，他们应该接受姑息治疗(Bruix *et al.*，2004)。

神经内分泌肿瘤肝转移的非肝硬化患者可能表现为终末期肝病的症状。治疗神经内分泌肿瘤肝转移通常有多种方法，但肝动脉栓塞是控制疾病和症状的主要方法。两项研究报道了行肝动脉栓塞后激素分泌减少和疼痛症状减轻。Chamberlain和他的同事报道了手术联合动脉栓塞治疗后症状明显减轻(Chamberlain *et al.*，2000)。Wu和他的同事们得出结论，单肝动脉栓塞是控制疼痛和激素症状的有效方法；这个治疗提供了一个16~17个月的持久结果(Wu *et al.*，2013)。在这类患者群中，所有治疗都是姑息治疗；生存期延长需要各种疗法联合治疗。

其他肝转移瘤，例如结直肠癌肝转移，当肿瘤负担扩大及对化疗不敏感时引起终末期肝病症状。在这种情况下，患者的生存期取决于原发肿瘤生理学。这些肿瘤通过数种机制导致终末期肝病。首先，肿瘤通过入侵(导致缺血)或流出(导致阻塞)妨碍正常的血液流动最终导致终末期肝病。其次，肿瘤阻塞胆道支导致胆道梗阻最终导致终末期肝病。所有这些患者应考虑姑息治疗。

## 肾衰竭

使用血清肌酐(serum creatinine，$S_{Cr}$)来描述终末期肝病患者的肾功能建议需谨慎。血肌酐在肌肉萎缩和终末期肝病患者中是很不准确的。肌酸是肝脏产生的一个能源物质。肌酸在血液运输过程中，被肌肉摄取和代谢形成肌酐。肌肉释放肌酐进入血液，通过肾脏过滤。肌肉萎缩或肌肉丧失导致能源需求下降，从而肌酐产生减少，导致错误认为肾滤过肌酐减少。肾小球滤过率(glomerular filtration rate，GFR)可能是一个更好的估计终末期肝病患者肾功能的方法，但它也往往会高估了肾功能。肾小球滤过率依赖于患者的理想体重；终末期肝病患者的体重可能由于水肿或腹水而不准确(Nadim *et al.*，2012)。

要经常观察终末期肝病患者的肾功能。终末期肝病患者血管活性介质清除下降，导致全身血管扩张、血容量减少、肾素产生增多。肾素引起肾动脉收缩，肾低灌注随之而来导致肾脏功能快速下降。这个病理过程称为1型肝肾综合征。肝肾综合征预后很差，中位生存期为2周。同样，在难治性腹水中，肝肾综合征被认为是腹穿后肾脏功能日益恶化，导致血容量减少、低血压，从而进一步肾动脉收缩。这种2型肝肾综合征预后较差，中位生存期是4~6个月。

肝肾综合征的治疗包括限制系统性血管扩张和逆转血容量减少。特利加压素可被用于限制系统性血管舒张和阻断肾动脉收缩。特利加压素通过增加血管阻力中断肾素的产生，从而减少心排出量，增加肾灌注量(Rajekar and Chawla，2011)。血容量减少通过短效的容量扩张剂如白蛋白来逆转(Angeli and Gines，2012)。

肝肾综合征的诊断主要是排除诊断；评估其他类型的肾脏疾病如尿路感染等是有用的(Lata，2012)。考虑肾活检时建议极其谨慎；经皮和经静脉的方法都存在出血的风险。不管肾脏功能障碍的病因是什么，终末期肝病患者肾脏功能恢复是罕见的。姑息治疗的诊治是合适的。

## 精神疾病、心理不稳定、药物滥用和疼痛

许多终末期肝病患者与急性或慢性精神疾病和成瘾性做抗争，事实上，许多终末期肝病患者通过酒精、镇静剂、催眠药及麻醉品治疗他们的抑郁或焦虑。对许多患者来说，肝病是他们自我治疗的结果；酗酒者重复饮用损伤肝的酒精，而静脉吸毒者共用针头可能获得病毒性肝炎。成瘾和药物戒断的住院治疗对于没有经验的医生来说是特别具有挑战性的。

### 药物戒断

急性药物戒断可能使终末期肝病的其他严重并发症很难确诊(DiMartini *et al.*，2008)。在决定适当的维持治疗方案和解决新问题方面向成瘾专

家咨询是非常有用的。

避免急性的酒精、阿片类药物或镇静剂的戒断，应监测患者的交感神经活动，这表现为高血压、高热和心动过速。同时，医生应当考虑用维生素$B_1$预防酒精性震颤谵妄合并Wernicke-Korsakoff综合征。美沙酮或阿片类药物依赖的患者通常在门诊剂量确认后给予麻醉维持治疗。在这段时间里需要密切观察患者精神状态和进行生理监测，许多患者可能遭受恶化的肝性脑病、败血症、ICU相关的睡眠不足和急性肾衰竭相关的尿毒症脑病，所有这些均是临床麻烦征象。

## 累犯

在美国和海外，酗酒是慢性肝病发病率上升的原因之一(Berry *et al.*，2013)。为了成为肝脏移植候选人，患者通常需要戒酒及戒毒品至少6个月。为了保持清醒或不受毒品干扰，大多数患者需要在正规康复项目中进一步治疗以使医务人员深入了解他们的成瘾性并开发他们的应对技能来帮助他们避免再犯。将成瘾专家纳入他们的早期护理将有帮助，并建议美国肝病研究协会建立共识(DiMartini *et al.*，2008)。

## 过量和自杀

在某些情况下，终末期肝病患者因对乙酰氨基酚过量或药物过量而住院。对于成瘾专家来说，确定过量是否是企图自杀非常重要。在这种情况下，心理学家往往难以管理，因为这是需要由有医疗决策权的人决定的。识别潜在的抑郁或心理不稳定会有所帮助。在许多情况下，精神疾病在导致住院的事件中占重要地位(Rosenberger *et al.*，2012)。

## 心理不稳定

近一半的终末期肝病患者患有精神疾病，最常见的是抑郁症和/或焦虑。这些患者大多是由他们的精神和身体疾病共同导致衰弱，限制了他们的工作和社交能力。这些限制通过孤独、独立性限制和增加他们在家庭环境中的心理压力来损害他们的生活质量。例如，酒鬼患者新发肝性脑病和腹水很可能会无法工作或开车。这样的患者将失去访问朋友和家人的能力，胃口也可能会受到影响。由于慢性酗酒的行为已经被家庭疏远，家庭可能会不情愿地承担起继续医疗、频繁住院以及医疗费用的负担，导致进一步的家庭不满。许多药物依赖或酒精依赖的终末期肝病患者已经疏远了他们的支持系统，随着重复的社会侮辱、医学综合征、法律违规和金融衰退，家庭和朋友也会远离。这个问题最好由精神学专家来解决，因为它们往往是非常复杂的(Dimartini *et al.*，2008)。

## 精神疾病的评估和治疗

可以由护理团队的所有成员形成一个社会心理评估团。来源于多角度的无偏见的方法需要在制定决策时分担责任、信息共享和识别不统一。护士、照护者、社会工作者、心理学和精神病学专家在这方面提供有用的评估和观察(DiMartini *et al.*，2011)。特别是讨论吸烟、非法使用处方药品以及酒精的使用。经常探索患者为这些东西付出多少将会洞察其功能失调的心理动态。这些行为的法律协会也可以探索以确定疾病的程度。

成瘾性康复可用于药物戒断后引起药物滥用障碍的治疗。康复项目包括咨询(个人或团体)、药物治疗和禁戒的监控。酒精、烟草和阿片类药物替代疗法被广泛使用(DiMartini *et al.*，2011)。对于等待肝移植的终末期肝病患者，这种方式是有问题的。由于害怕被移除等待列表，他们很少报告累犯。例如，单纯的面试可能无法充分筛查累犯。随机的血液、尿液、头发和呼吸分析测量酒精已经被用于现场测试(DiMartini and Dew，2012)。

## 疼痛

终末期肝病患者由于各种原因引起疼痛和不适，腹水导致腹胀及腹痛。下肢静脉曲张及低蛋白血症导致的下肢水肿可引起下肢疼痛。通常，患者会滥用酒精、麻醉品或镇静剂来自我治疗慢性疼痛，一如先前治疗椎间盘引起的背痛或慢性头痛。

当开止痛药处方时，许多因素应当被考虑到。首先确定患者是否是阿片类药物耐受和初治，这有助于开处方者确定需求量。熟知慢性疼痛和既往治疗将会引导开处方者选择合适的起始剂量和镇痛药频率。应当考虑疼痛的类型，例如，神经病理性疼痛对非麻醉性镇痛药反应要好，而麻醉剂对手术后的切口疼痛快速镇痛效果好。

对于终末期肝病患者镇痛药剂量升级建议麻醉剂使用者引起注意。功能异常的肝脏将不会代谢阿片类药物和以正常的方式代谢阿片类药物。类似的还有肾功能异常伴有肝功能异常将导致活性代谢物清除的衰减(Chandok and Watt，2010)。这些化合物水平的升高将会导致镇静和混乱，可能对肝性脑病的评估和治疗带来麻烦。阿片类药物在肝脏中的最初代谢通过细胞色素酶P450-3A4(CYP P450-3A4)。CYP 450-3A4抑制剂的使用或阿片类相似药物的使用将会改变体内阿片类药物的水平(Smith，2013)。这些药物包括免疫抑制药、抗惊厥药、抗精神病药、钙通道阻滞剂和大环内酯抗生素。对阿片类药物耐受的患者，医生必须考虑药物剂量小或给药频率不足的可能性。如果这样，调整按时给药可能更适合(Smith，2013)。

医生可提供各种各样的麻醉药，也可提供联合药物，如对乙酰氨基酚-羟考酮。在大多数情况下，终末期肝病患者经常使用对乙酰氨基酚是令人难以接受的，长期使用对乙酰氨基酚可导致肝毒性。同样，大多数终末期肝病患者已经或将发展成肾功能不全。因此，不建议使用含有非甾体类抗炎或对乙酰氨基酚的联合药物，如羟可酮布洛芬。

芬太尼或氢吗啡酮较少产生有毒的代谢物(Chandok and Watt，2010)。芬太尼是一种很短效的麻醉剂，有静脉、丸、锭剂、片剂、薄膜、喷鼻剂和贴剂的剂型可使用。鼻内喷雾芬太尼全身性吸收无肝脏首过代谢，可通过护理人员管理给药，快速起效，并且不能吞咽或恶心的终末期肝病患者是可以使用的(Smith，2013)。

氢吗啡酮在肝脏中通过葡糖醛酸代谢，对肾功能衰竭的患者是安全的。它有口服药丸、液体、直肠给药、静脉内应用等形式，但可能价格昂贵。羟可酮具有多个不可预测的代谢水平，但它是一种廉价的替代上述麻醉药的口服药，它有片剂和溶液两种形式。

美沙酮主要用于其他阿片类药物失败后或麻醉药成瘾者。然而，在某些情况下，它被用于阿片类药物初治患者时需要仔细滴定，因为它的半衰期长(Gelfman *et al.*，2013)。美沙酮是一种μ阿片受体激动剂和在肝脏中代谢的门冬氨酸(N-methyl-p-aspartate，NMDA)受体拮抗剂。其代谢产物是不活跃的，肾功能衰竭的患者使用认为是安全的。美沙酮主要用于按时给药缓解疼痛(Gelfman *et al.*，2013)。患者和家属需要对它的使用进行培训，它通常用于复杂的或终末期疼痛综合征。

## 总结

急性和慢性肝脏疾病都可导致终末期肝病，终末期肝病患者遭受系统性肝病症状，这些症状限制了他们的生活质量及寿命。即使进行肝移植，许多患者也会死于肝衰竭，姑息治疗是给予进展期肝衰竭患者的人性化治疗。

## 致谢

声明：作者声称无任何利益冲突。

## 参考文献


- Abernathy A, Wheeler JL, Zafer SY. Detailing of gastrointestinal symptoms in cancer patients with advance disease: new methodologies, new insights and a proposed approach. Curr Opin Support Palliat Care, 2009, 3: 41-49
- Angeli P, Gines P. Hepatorenal syndrome, MELD score and liver transplantation: an evolving issue with relevant implications for clinical practice. J Hepatol, 2012, 57: 1135-1140.
- Arguedas MR, DeLawrence TG, McGuire BM. Influence of hepatic encephalopathy on health-related quality of life in patients with cirrhosis. Dig Dis Sci, 2003, 48: 1622-1626.
- Ashkenazi E, Kovalev Y, Zuckerman E. Evaluation and treatment of esophageal varices in the cirrhotic patient. Isr Med Assoc J, 2013, 15: 109-115.
- Bajaj JS. Review article: the modern management of hepatic encephalopathy. Aliment Pharmacol Ther, 2010, 31: 537-547.
- Barbarisi A, Parisi V, Parmeqqiani U, et al. Impact of surgical treatment on quality of life of patients with gastrointestinal tumors. Ann Oncol, 2001, 12 Suppl 3: S27-S30.
- Benzein E, Norberg A, Saveman BI. The meaning of the lived experience of hope in patents with cancer in palliative home care. Palliat Med, 2001, 15: 117-126.
- Berry PA, Thomson SJ, Rahman TM, et al. Review article: towards a considered and ethical approach to organ support in

critically-ill patients with cirrhosis. Aliment Pharmacol Ther, 2013, 37: 174-182.

- Bianchi G, Loguercio C, Sgarbi D, et al. Reduced quality of life of patients with hepatocellular carcinoma. Dig Liver Dis, 2003, 35: 46-54.
- Boldt J. Use of albumin: an update. Br J Anaesth, 2010, 104: 276-84.
- Bolier AR, Peri S, Oude Elferink RP, et al. The challenge of cholestatic pruritus. Acta Gastroenterol Belg, 2012, 75: 399-404.
- Bruix J, Boix L, Sala M, et al. Focus on hepatocellular carcinoma. Cancer Cell, 2004, 5: 215-219.
- Buiting HM, Clayton JM, Butow PN, et al. Artifical nutrition and hydration for patients with advanced dementia: perspectives from medical practitioners in the Netherlands and Australia. Palliat Med, 2011, 25: 83-91.
- Burris HA 3rd, Moore MJ, Andersen J, et al. Improvements in survival and clinical benefits with gemcitabine as first-line therapy for patients with advanced pancreatic cancer: a randomized trial. J Clin Oncol, 1997, 15: 2403-2413.
- Cha C, Dematteo RP, Blumgart LH. Surgical therapy for hepatocellular carcinoma. Adv Surg, 2004, 38: 363-376.
- Chamberlain RS, Canes D, Brown KT, et al. Hepatic neuroendocrine metastases: does intervention alter outcomes? J Am Coll Surg 2000, 190: 432-445.
- Chandok N, Watt KD. Pain management in the cirrhotic patient: the clinical challenge. Mayo Clin Proc 2010, 85: 451-458.
- Curtis JR, Engelberg RA, Young JP, et al. An approach to understanding the interaction of hope and desire for explicit prognostic information among individuals with severe chronic obstructive pulmonary disease or advance cancer. J Palliat Med, 2008, 11: 610-620.
- Dasarathy S. Consilience in sarcopenia of cirrhosis. J Cachexia Sarcopenia Muscle, 2012, 3: 225-237.
- de Rooij PD, Rogatko A, Brennan MF. Evaluation of palliative surgical procedures in unresectable pancreatic cancer. Br J Surg, 1991, 78: 1053-1058.
- DiMartini AF, Dew MA. Monitoring alcohol use on the liver transplant wait list: therapeutic and practical issues. Liver Transpl, 2012, 18: 1267-1269.
- DiMartini A, Crone C, Dew MA. Alcohol and substance use in liver transplant patients. Clin Liver Dis, 2011, 15: 727-751.
- DiMartini A, Crone C, Fireman M, et al. Psychiatric aspects of organ transplantation in critical care. Crit Care Clin, 2008, 24: 949-981.
- Figg WD, Dukes GE, Pritchard JF, et al. Pharmacokinetics of ondansetron in patients with hepatic insufficiency. J Clin Pharmacol, 1996, 36: 206-215.
- Garcia-Pagán JC, Reverter E, Abraldes JG, et al. Acute variceal bleeding. Semin Respir Crit Care Med, 2012, 33: 46-54.
- Gelfman LP, Du Q, Morrison RS. An update: NIH research funding for palliative medicine 2006 to 2010. J Palliat Med, 2013, 16: 125-129.
- Gordon FD. Ascites. Clin Liver Dis, 2012, 16: 285-299.
- Grace JA, Angus PW. Hepatopulmonary syndrome: update on recent advances in pathophysiology, investigation, and treatment. J Gastroenterol Hepatol, 2013, 28: 213-219.
- Kanwal F, Hays RD, Kilbourne AM, et al. Are physician-derived-disease severity indices associated with health-related quality of life in patients with end-stage liver disease? Am J Gastroenterol, 2004, 99: 1726-1732.
- Karcz M, Bankey B, Schwaiberger D, et al. Acute respiratory failure complicating advanced liver disease. Semin Respir Crit Care Med, 2012, 33: 96-110.
- Krenitsky J. Nutrition for patients with hepatic failure. Practical Gastroenterology, 2003, 6: 23-42.
- Krok KL, Cárdenas A. Hepatic hydrothorax. Semin Respir Crit Care Med, 2012, 33: 3-10.
- Larson AM, Curtis JR. Integrating palliative care for liver transplant candidates. "Too well for transplant, too sick for life." JAMA, 2006, 295: 2168-2176.
- Lata J. Hepatorenal syndrome. World J Gastroenterol, 2012, 18: 4978-4984.
- Lee WM, Squires RH Jr, Nyberg SL, et al. Acute liver failure: summary of a workshop. Hepatology, 2008: 47: 1401-1415.
- Lautz HU, Selberg O, Körber J, et al. Protein-calorie malnutrition in liver cirrhosis. Clin Investig, 1992, 70: 478-486.
- Leber B, Spindelboeck W, Stadlbauer V. Infectious complications of acute and chronic liver disease. Semin Respir Crit Care Med, 2012, 33: 80-95.
- Lishke V, Behne M, Doelken P. Droperidol causes a dose-dependent prolongation of QT interval. Anesth Analg, 1994, 79: 983-986.
- Llovet JM, Bruix J. Systematic review of randomized trials for unresectable hepatocellular carcinoma: chemoembolization improves survival. Hepatology, 2003, 37: 429-442.
- Lundström S, Zachrisson U, Fürst CJ. When nothing helps: propofol as sedative and antiemetic in palliative cancer care. J Pain Symptom Manage, 2005, 30: 570-577.
- Mast KR, Salama M, Silverman GK, et al. End-of-life Content in Treatment Guidelines for Life-Limiting Diseases. J Palliat

第二篇

Med，2004，7：754-773.

- Montano-Loza AJ，Meza-Junco J，Prado CM，et al. Muscle wasting is associated with mortality in patients with cirrhosis. Clin Gastroenterol Hepatol，2012，10：166-173.
- Moore CM，Van Thiel DH. Cirrhotic ascites review：pathophysiology，diagnosis and management. World J Hepatol 2013，5：251-263.
- Nadim MK，Kellum JA，Davenport A，et al. Hepatorenal syndrome：the 8th international consensus conference of the acute dialysis quality initiative (ADQI) group. Critical Care，2012，16：R23.
- Nompleggi DJ，Bonkovsky HL. Nutritional supplementation in chronic liver disease：an analytical review. Hepatology，1994，19：518-533.
- Ochs E，Shohet M. The cultural structuring of mealtime socialization. New Dir Child Adolesc Dev，2006，(111)：35-49.
- Poonja Z，Brisebois A，van Zanten SV，et al. Patients with cirrhosis and denied liver transplants rarely receive adequate palliative care or appropriate management. Clin Gastroenterol Hepatol，2014，12:692-698.
- Pasman HR，Onwuteaka-Philipsen BD，Kriegsman DM，et al. Discomfort in nursing home patients with severe dementia in whom artificial nutrition and hydration is forgone. Arch Intern Med，2005，165：1729-1735.
- Probst A，Scheubel R，Wienbeck M. Treatment of watermelon stomach (GAVE syndrome) by means of endoscopic argon plasma coagulation (APC). Long-term outcome. Z Gastroenterol，2001，39：447-452.
- Rahimi RS，Rockey DC. End-stage liver disease complications. Curr Opin Gastroenterol 2013，29：257-63.
- Rajekar H，Chawla Y. Terlipressin in hepatorenal syndrome：evidence for present indications. J Gastroenterol Hepatol，2011，Suppl 1：109-114.
- Regimbeau JM，Farges O，Shen BY，et al. Is surgery for large hepatocellular carcinoma justified? J Hepatol，1999，31：1062-1068.
- Rhee C，Broadbent AM. Palliation and liver failure：palliative medications dosage guidelines. J Palliat Med，2007，10：677-685.
- Riggio O，Ridola L，Lucidi C，et al. Emerging issues in the use of transjugular intrahepatic portosystemic shunt (TIPS) for management of portal hypertension：time to update the guidelines? Dig Liver Dis，2010，42：462-467.
- Rosenberger EM，Dew MA，Crone C，et al. Psychiatric disorder as risk factors for adverse medical outcomes after solid organ transplantation. Curr Opin Organ Transplant，2012，17：188-192.
- Ruiz Garcia V，López-Briz E，Carbonell Sanchis R. Megestrol acetate for treatment of anorexia-cachexia syndrome. Cochrane Database Syst Rev，2013，28：CD004310.
- Sass DA，Shakil AO. Fulminant hepatic failure. Liver Transpl，2005，11：594-605.
- Schomerus H. Hamster W. Quality of life in cirrhotics with minimal hepatic encephalopathy. Metab Brain Dis，2001：16：37-41.
- Scientific Registry of Transplant Recipients (SRTR) Annual Data Report 2011. Available online：www.srtr.org. Accessed August，28，2013.
- Shawcross DL，Wendon JA. The neurological manifestations of acute liver failure. Neurochem Int，2012，60：662-671.
- Smith HS. Considerations in selecting rapid-onset opioids for the management of breakthrough pain. J Pain Res，2013，6：189-200.
- Song MK，de Vito Dabbs，AJ，Studer SM，et al. Palliative care referrals after lung transplantation in major transplant centers in the United States. Crit Care Med，2009，37：1288-1292.
- Steel J，Baum A，Carr B. Quality of life in patients diagnosed with primary hepatocellular carcinoma：hepatic arterial infusion with cisplatin versus 90-yttrium microspheres. Psychooncology，2004，13：73-79.
- SUPPORT Principal Investigators. A controlled trial to improve care for the seriously ill hospitalized patients. The study to understand prognoses and preferences for outcomes and risks of treatments (SUPPORT). The SUPPORT Principal Investigators. JAMA，1995，274：1591-1598.
- Uribe M，Ballesteros A，Strauss R，et al. Successful administration of metoclopramide for the treatment of nausea in patients with advance liver disease. A double-blind control trial. Gastroenterology，1985，88：757-762.
- Van Heek NT，De Castro SM，van Eijck CH，et al. The need for prophylactic gastrojejunostomy for unresectable periampullary cancer：a prospective randomized multicenter trial with special focus on assessment of quality of life. Ann Surg，2003，238：894-905.
- Wang H，Yosipovitch G. New insights in the pathophysiology and treatment of chronic itch in patients with ESRD，chronic liver disease and lymphoma. Int J Dermatol，2010，49：1-11.
- Wigg AJ，McCormick R，Wundke R，et al. Efficacy of a chronic disease management model for patients with chronic liver failure. Clin Gastroenterol Hepatol，2013，11：850-858.
- Wood GJ，Shega JW，Kynch B，et al. Management of

intractable nausea and vomiting in patients at the end of life. JAMA, 2007, 298: 1196-1207.

- Wu KT, Wang CC, Lu LG, et al. Hepatocellular carcinoma: clinical study of long-term survival and choice of treatment modalities. World J Gastroenterol, 2013, 19: 3649-3657.
- Younossi ZM, Boparai N, Price LL, et al. Health-related quality of life in chronic liver disease: the impact of type and severity of disease. Am J Gastroenterol, 2001, 96: 2199-1205.

**译　者:** 殷　飞，主任医师、教授，消化内科，河北医科大学第四医院
**审　校:** 成文武，副主任医师、副教授，综合治疗科，复旦大学肿瘤医院
**终　审:** 刘　巍，主任医师、教授，姑息治疗中心，北京大学肿瘤医院
(译文如与英文原文有异义，以英文原文为准)

# 第五章　症状型严重主动脉瓣狭窄的治疗新进展

**Saroj Pani[1], Howard S. Smith[1], Farhan Sheikh[1], Mark P. Tallman[2]**

[1]Department of Anesthesiology, Albany Medical College, Albany, New York 12208, USA; [2]Clinical Cardiologist/Advanced Heart Failure Management, The Heart Failure Center at Corporate Woods, Albany, New York 12211, USA

*Correspondence to:* Saroj Pani, MD, Associate Professor, Director of Cardiac Anesthesiology. Department of Anesthesiology, Albany Medical College, 47 New Scotland Avenue; MC-131, Albany, New York 12208, USA. Email: PaniS@mail.amc.edu; Farhan Sheikh, MD, Professor. Department of Anesthesiology, Albany Medical College, 47 New Scotland Avenue; MC-131, Albany, New York 12208, USA; Mark P. Tallman, MD. Clinical Cardiologist/Advanced Heart Failure Management, The Heart Failure Center at Corporate Woods, 7 Southwood Boulevard, Albany, New York 12211, USA. Email: marktallman@mac.com.

## 概述

主动脉瓣狭窄(Aortic stenosis，AS)是西方工业化国家中最常见的心脏瓣膜疾病。随着人口平均年龄的增加，AS更常见。AS的发病率与年龄存在着直接的相关性。AS一旦出现由其引起的症状就被认为具有重要的临床意义。研究表明症状型严重AS患者的平均生存年限仅为2~3年，并且猝死风险高。症状型AS的治疗方案是进行外科主动脉瓣膜置换。而进行内科治疗则经常用于患者术前最优化准备但对于症状的缓解具有局限性。近来，不能进行主动脉瓣置换术的严重AS患者可行姑息治疗。非手术的指征包括患有共存内科疾病、拒绝瓣膜置换术(aortic valve replacement，AVR)或手术具有高手术死亡率和病死率等。非手术指征还包括患有使手术风险收益比恶化的伴随疾病以及拒绝手术等。新兴的经皮治疗方法可用于治疗那些之前被认为不适宜手术者。这种新的方法将在这一章节进行讨论(Carabello and Paulus，2009；O'Gara and Loscalzo，2011)。

## 病因学

AS是由衰老相关的退行性钙化疾病引起的。目前认为这种机制与动脉粥样硬化形成的机制相似。AS的最初始斑块与冠状动脉疾病的斑块相似。这些情况均能共同出现在同一个患者体内。研究表明，与动脉粥样硬化相似，AS患者瓣膜呈现脂质浸润、炎症反应、新生血管形成和钙化。研究发现他汀类药物可能延缓AS的进展(Rosenhek，2005)。

AS也可能由风湿性心脏病引起。在这种情况下，二尖瓣通常也会受到累及。慢性风湿性心脏瓣膜疾病常常导致主动脉瓣瓣叶交界处融合。先天二叶型主动脉瓣(约占1%)可发生钙化改变，从而进展为AS。先天性二叶型瓣产生血流动力学紊乱，进而导致狭窄。同时，跨瓣的血流紊乱使瓣叶内皮受损以及基质胶原分解，从而导致钙盐的逐渐沉积。

## 病理生理学

瓣膜面积减少导致左心室压力负荷超载。正常的主动脉瓣面积(aortic valve area，AVA)是2.5~3.5 $cm^2$。严重AS的特征是最大跨瓣压力阶差>50 mmHg和AVA<0.8 $cm^2$。目前美国超声心动图协会(American Society of Echocardiography，ASE)指南将AVA<1 $cm^2$定义为严重AS。压力负荷超载导致左心室后负荷增加，从而影响心脏射血功能。后负荷是反映血管壁压力的量化指标。由于后负荷是心脏射血功能的重要决定因素，因此，正常的后负荷在维持

正常射血分数和心搏量(stroke volume，SV)中具有重要意义。左室肥厚(Left ventricular hypertrophy，LVH)是管壁压力增加后的一种代偿性机制。肥厚同样也可影响冠状动脉的血流储备和损伤心室舒张功能。随着供氧储备减少，心绞痛便可能发生。升高的舒张末期压力可增加肺部充血和呼吸困难。当AS伴发LVH时，心力衰竭的患病率较高，究其原因在于心室舒张功能受损和室壁顺应性下降。心室壁顺应性下降表现为左心室舒张末压(left ventricular end diastolic pressure，LVEDP)增高。

## 临床表现

严重AS的典型临床症状是劳力性心绞痛、晕厥和呼吸困难。

### 心绞痛

在没有明显的冠状动脉疾病的情况下，心肌出现需氧和供氧之间的失衡，从而产生心绞痛。LVH和血管壁压力升高导致心肌收缩时需氧量增加，而冠状动脉灌注压下降导致心肌的供氧减少。除此之外，左心室压力增加可导致心内膜下血管受压从而减少心肌氧交换。

### 晕厥

晕厥常发生于劳力时。主动脉瓣狭窄使心排血量减少，而运动导致外周血管扩张，从而使机体不能进行相应的代偿，因而出现晕厥。室性心律失常也是导致晕厥的可能诱因。

### 呼吸困难

增加的LVEDP导致左心充填压力增加，从而导致肺部充血和呼吸困难。收缩性室壁增厚及左心室(left ventricle，LV)扩张不再能维持室壁张力时就会出现心室失代偿。LV扩张与心室壁张力增加相关。

### 疾病演变

患有AS的患者其左室流出道的梗阻会随着时间逐渐加重。许多患者由于其他原因或者在体检时发现有心脏收缩期杂音后进行心脏彩超检查而意外被诊断为AS。一些患者在症状出现前就有明显的主动脉瓣膜面积减少和跨瓣膜血流速度增加。症状的出现是这一疾病自然病程的转折点。如果不进行瓣膜置换术大约75%的有症状患者将在3年内死亡。

先天性AS患者可在儿童时期出现症状。风湿性AS患者其出现症状的年龄范围比较广泛，即20~50岁之间均可能出现。退行性钙化瓣膜疾病的患者症状可出现在50岁左右，但是往往出现在70~90岁。

## 无症状患者

症状出现的预测因素包括：老年、男性、AS的严重性及其功能状态。而对于临床结局最重要的预测因素之一是狭窄的程度，在多普勒心脏超声中其与主动脉射流速度峰值直接相关。随着时间的推移，主动脉射流速度峰值的增加比率是临床预后的一个强有力的预测因子。主动脉瓣膜钙化伴快速的血流动力学恶化(即一年内主动脉射流速度峰值的增加速率>0.3 m/s)预示着这类患者具有较高的风险。

在更新的美国心脏协会指南中将瓣膜面积<1.0 $cm^2$定义为严重狭窄。严重程度的分级是通过多普勒心脏彩超和心导管检查评价的，其中美国心脏病学会推荐平均压力阶差>40 mmHg和欧洲心脏病学会推荐值为>50 mmHg。

## 有症状的患者

一旦被诊断为症状型AS若不进行手术治疗其临床预后非常差。有症状的AS患者，其生存预测因子包括：跨主动脉瓣血流速度或压力阶差、功能状态、左心室收缩功能、其他共存疾病和性别等。当严重AS引起的症状出现时，患者的跨主动脉瓣流速或压力阶差大是预后相对较好的预测因素。而在严重主动脉狭窄部位出现低压力阶差或跨主动脉瓣流速反映了心输出量的减少和预后不良。

## 低压力阶差、低心输出量AS患者的治疗困境

在严重AS患者中，LV功能障碍及低跨瓣膜压力阶差是手术死亡率高和预后差的预测因素。这

种低血流、低压力阶差患者很难准确地评估的主动脉瓣面积，因为计算的瓣膜面积与前向的每搏输出量成正比例。因此在这种情况下主动脉瓣膜面积减少是由于异常的前向每搏输出量引起的而不是结构性狭窄所致。而且，这部分患者的病理学基础是心肌细胞收缩功能减弱，从而导致从手术治疗方案获益较少。然而严重结构性AS的患者却可以从瓣膜置换手术中获益，尽管低血流、低压力阶差的血流动力学状态能增加手术风险。多巴酚丁胺负荷的超声心动图评估能够将固定结构的AS患者与伴有LV功能障碍的血流依赖型AS患者区分开。低血流、低压力阶差的AS的定义是平均压力阶差<30 mmHg且计算的AVA<1.0 $cm^2$(Zile and Gaasch，2003)。



## 诊断

患者具有运动耐量减少、劳力性心绞痛和晕厥的病史。体格检查中心脏听诊发现收缩期喷射样杂音，尤其在主动脉瓣听诊区最为明显，并可放射至颈部，类似颈动脉杂音。

## 辅助检查

在进展性AS中，心电图(electrocardiogram，ECG)可以出现左室高电压、继发性ST段压低和T波倒置等特征，提示LVH。然而，在老年患者中，有些严重的AS的ECG可表现为正常。胸部X线检查可表现为升主动脉突出，与梗阻后主动脉扩张有关。

### 超声心动图

超声心动图用于评价心脏各个瓣膜形态、钙化程度、开放时移动性受限的情况、LVH以及心室舒张功能。多普勒用于计算跨主动脉瓣收缩期压力阶差，从而评估狭窄的严重性。当患者LV受损时，主动脉射流速度可能由于心搏量的减少而降低，然而，当患者伴有主动脉瓣返流时其速度则可由于心搏量的增加而提高。对于无症状的AS患者建议其定期进行超声心动图检查(重度AS者1次/年，中度AS者1次/1~2年，轻度AS者1次/3~5年)。

运动负荷试验是评估无症状型中-重度AS的一种方式，用以识别出那些运动耐量差和(或)运动后血压反应异常的患者。由于运动导致的有症状患者可能从AVR中获益。当超声心动图不能够评价AS的严重性或发现潜在的冠状动脉疾病时，需要进行心导管和冠状动脉造影检查。

## 手术时机

无症状的AS患者表面上看来将手术时间延迟到症状发生时是相对安全的，但是其临床结果变异性较大。中度或严重的钙化伴随主动脉射流速度迅速增加提示患者预后相当差。这些患者应该及早进行主动脉瓣膜置换术。AVR适用于严重AS伴心绞痛、晕厥或呼吸困难症状的患者。AVR同样适用于即将接受冠状动脉搭桥手术(coronary artery bypass grafting，CABG)或主动脉瓣或其他瓣膜手术的严重AS患者(Otto，2006)。

主动脉瓣置换术可能也适合需要进行冠状动脉搭桥手术或需进行主动脉瓣或心脏瓣膜手术的中度AS患者。其他的适应证包括：无症状严重AS患者射血分数≤50%、运动时血流动力学不稳定和室性心动过速患者。

对于年龄>80岁的患者，AVR术后功能预后非常好，手术风险有限并且具有较好的长期生存率。尽管如此，老年患者的手术死亡率相对高，发生率为5%~15%。而且，老年患者术后并发症出现率较高，包括围手术期心肌梗死(3%~8%)和脑血管事件(高达11%)。

## 症状型 AS 的内科治疗

AVR是症状型AS的主要治疗方法。AVR能够改善症状和延长预期寿命。内科治疗不能延长AS患者的寿命并且在改善症状方面也有局限性。内科治疗的目的是治疗并发的心血管疾病及其所致的症状，包括冠状动脉疾病和心房颤动(Otto，2012)。

### 并发疾病的治疗

控制高血压和维持血容量。利尿药和ACEI类药物联合使用控制心力衰竭。利尿药的使用需谨慎，因为它可减少心脏前负荷，而后者在维持心输出量方面有重要作用。而且在结构性瓣膜狭窄患者，血管扩张药物可能降低动脉收缩压及冠状动脉灌注压，因而也要慎用。正性肌力药物可短期内应用，但可导致心动过速和心肌缺血。

内科治疗能够稳定患者术前的血流动力学。针对症状型AS的长期姑息性内科治疗，适用于那些不能够进行主动脉瓣膜手术的患者，例如：恶性肿瘤患者、手术病死率和死亡率高的患者和拒绝手术者。

## 严重症状而不能手术的 AS

内科治疗的目标是治疗并发的心血管疾病，预防或治疗累加的疾病，维持最佳的承受状态和改善心力衰竭的症状。除此之外，内科医生可以向患者及家属提供关于预期疾病的进展、治疗方案和生命结束方式等咨询。并建议对相关心血管风险因素进行评估，如高脂血症。目前，他汀类药物仍用于阻止AS的进展。针对冠状动脉疾病和心房颤动的内科治疗应该继续。

支持治疗常常用于急性疾病。内科治疗通过减少发热，控制心率和血压，纠正贫血和吸氧等措施，着重降低心脏工作负荷。应当谨慎应用补充液体或温和的利尿药物治疗，并且需密切监测容量状态。

### 经皮球囊瓣膜成形术

经皮主动脉瓣球囊成形术(Percutaneous aortic balloon valvuloplasty，PABV)是仅能缓解AS的微创方法。它能降低主动脉瓣压力阶差并能够改善症状。由于其复发率高(6个月内复发率50%)和不能降低死亡率，因此目前对于这一技术的关注已经减少。而且，PABV不能在后天获得性疾病中获益，因为它不适用于瓣膜的广泛钙化以及从实质上改变瓣膜叶的形态。瓣膜成形术可能的适应证是作为血流动力学紊乱患者进行更明确的外科置换术前的过渡治疗和需要进行高风险的经皮冠状动脉介入术的患者(表1)。尽管PABV对长期生存率无益，但是它已经被证实可以改善一年的生存率。越来越多的PABV在严重AS患者中应用并作为经导管主动脉瓣置换术(transcatheter aortic valve replacement，TAVR)之前的初步治疗方案(Lieberman *et al.*，1995；Hamid *et al.*，2010)。

## 手术治疗

目前，开胸手术行AVR是治疗AS的最常用的方式，并能够显著地长期改善症状(Bonow *et al.*，2008)。虽然大部分的AS患者是老年人，但行瓣膜置换手术的风险是可以接受的，除非伴有一系列致临床预后不良的并发疾病。症状型AS患者是否接受AVR其死亡率存在着显著差异。瓣膜置换术能缓解AS患者症状，并增加射血分数。与机械瓣膜相比，生物瓣膜更适用于老年人，原因在于生物瓣膜置换术后无需抗凝治疗(预防血栓形成)，而且耐用年限超过患者预期平均寿命。大多数主动脉瓣手术都是在利用人工心肺机建立心肺分流的情况下进行的。在这种情况下，需要夹闭主动脉并进行心肌保护。主动脉切开术可暴露病变瓣膜，并将其切除。而且还要对主动脉瓣环进行清创处理，并用适当的分级设备进行测量，然后将瓣膜缝入其中。AVR的扩大适应证是无症状的严重AS患者(Vlahakes，2007)(表2)。

| 表1　主动脉瓣成形术的适应证 |
|---|
| 作为手术AVR的过渡性治疗 |
| 缓解严重狭窄患者的症状 |
| 有症状孕妇的过渡性治疗 |
| 紧急的非心脏手术 |
| 缩略语：AVR，主动脉瓣膜置换术。 |

| 表2　ACC/AHA推荐的严重AS患者AVR适应证 |
|---|
| 有明显症状的严重AS患者(Class Ⅰ) |
| 需进行CABG手术的严重AS患者(Class Ⅰ) |
| 需进行主动脉瓣或其他心脏瓣膜手术的严重AS患者(Class Ⅰ) |
| 严重AS伴LV射血分数<50%的患者(Class Ⅰ) |
| 中度AS并需进行CABG手术或主动脉瓣或其他心脏瓣膜手术者(Class Ⅱa) |
| 缩略语：AVR，主动脉瓣膜置换术；AS，主动脉狭窄；LV，左心室；CABG，冠状动脉旁路搭桥手术。 |

## TAVR：高风险患者的福音

开胸主动脉瓣置换术是严重AS患者的经典治疗方式。这种方法可使大多数患者预后良好并有较好的远期临床结局。然而，目前有一些患者并不适合进行传统的AVR。这些患者往往上了年纪并且患有显著的内科疾病，导致开胸手术风险升高。

2011年11月美国食品和药物管理局(Food and Drug administration，FDA)批准了SAPIEN经导管心脏瓣膜置换术(Edwards Lifesciences，Irvine，CA)可用于治疗不适宜进行AVR治疗的严重AS患者。FDA的批准是基于经导管主动脉瓣置换(Placement of Aortic Transcatheter Valve，PARTNER)试验，该试验在美国范围内入选了21个中心(表3，4)。TAVR组的1年死亡率是30%，明显低于球囊瓣膜成形术组及内科治疗组的死亡率(为50%)(Leon *et al.*，2010)。

Cribier及其同事进行了首例人体经皮主动脉瓣膜置换术，该患者由于极高的手术风险而不能进行常规手术(Cribier *et al.*，2002)。Ye等2006年进行了首例人体经心尖主动脉瓣膜置换术。经皮主动脉置换术领域自此迅速发展(Ye *et al.*，2006)。

| 表3　入选标准 |
|---|
| 适应证 |
| 严重症状型主动脉狭窄 |
| 传统AVR风险率高 |
| 瓷化主动脉 |
| 胸部手术史 |
| 身体虚弱 |
| 缩略语：AVR，主动脉瓣膜置换术。 |

| 表4 排除标准表 |
|---|
| 禁忌证 |
| 原主动脉瓣环直径<18 mm或>TAVR瓣膜的最大型号 |
| 严重髂股骨疾病 |
| 非钙化二叶型主动脉瓣 |
| 手术后不能改善其QOL或延长寿命者 |
| 缩略语：QOL，生活质量。 |

## RAVR——手术过程

TAVR的出现使得不能通过经典开胸手术的患者有更多的选择。这种以导管为基础的技术避免了大的手术切口。SAPIEN心脏瓣膜是固定于支架上的牛心包组织瓣膜。瓣膜的安全性来自于原瓣膜的钙化床和血流向外的力量。新的瓣膜在通向心脏的动脉里传送(股动脉途径)或者直接经过左心室心尖部。患者术前由多学科专家进行全面的检查，如心脏病学专家、心胸及血管外科专家等。手术前的检查主要包括心脏超声心动图、血管造影和计算机断层扫描。并通过回顾用药史及实验室检查对患者的脏器功能进行评估。

高风险患者的入选标准依赖于欧洲心脏手术风险评估系统(EuroSCORE)和胸外科学会(Society of Thoracic Surgery，STS)风险评分。入选的患者包括高手术风险评分者(EuroScore和STS评分)，进展性肺部疾病和被两名心脏外科医生拒绝手术者或者先前因功能性冠状动脉搭桥术已进行胸骨切开者(Zajarias and Cribier，2009)。

TAVR手术在复合式手术室或导管植入术实验室中进行。TAVR常采用全身麻醉，然而，在某些情况下可以在局部麻醉状态中进行。手术过程常规要用到有创血压检测和经食道超声心动图(Transesophageal echocardiogram，TEE)。肝素用来维持活化凝血时间大于250 s。短效的升压药物用以维持足够的灌注压。然而，不应过度评估熟练的麻醉管理技能在TAVR手术过程中的重要性。

### 经股动脉途径

经股动脉处置入股动脉鞘。利用快速心室起搏技术在荧光透视及超声指导下进行标准的经导管主动脉瓣膜球囊成形术(balloon aortic valvuloplasty，BAV)。折叠在球囊导管里的生物心脏瓣膜精准地跨过原位瓣膜，在快速心室起搏条件下释放瓣膜。在确保主动脉瓣环根部安全下，生物心脏瓣膜才能释放。肝素在整个过程中必须充分应用。

### 经心尖瓣膜移植

经心尖瓣膜移植术需要在胸壁前外侧第5肋

间隙行一小切口，然后在心脏持续性搏动的情况下进行荷包缝合心尖处。将心尖刺破并将一软绳穿过心尖，然后在荧光透视和超声的指导下完成瓣膜成形术。BAV需要在心脏快速起搏的情况下完成。人工瓣膜通过传送系统到达正确的位置时，借助快速的气囊扩张完成瞬间释放。快速心室起搏用于释放瓣膜。随后将鞘管撤出并用荷包缝合心尖部。术后患者需密切监护，如果血流动力学稳定可早期拔管。患者通常要在重症监护室(intensive care unit，ICU)中恢复。这一手术需进行6个月的抗血小板治疗。

### 心脏团队组成

这一过程需要一个涉及多个学科的团队合作，包括介入心脏病学家、心胸外科医生、血管外科医生、心脏麻醉医生和重症监护人员。

## 瓣膜种类

### Edwards Sapiens (Edwards Lifesciences, Irvine, CA)

属于球囊扩张型瓣膜，由3个利用牛组织制成的心包瓣叶组成。安装在应用球囊扩张的不锈钢架上。目前，商业化Edwards Sapien瓣膜主要有两种型号：23 mm和26 mm直径，它们均适用于经股动脉或经心尖途径(图1)。

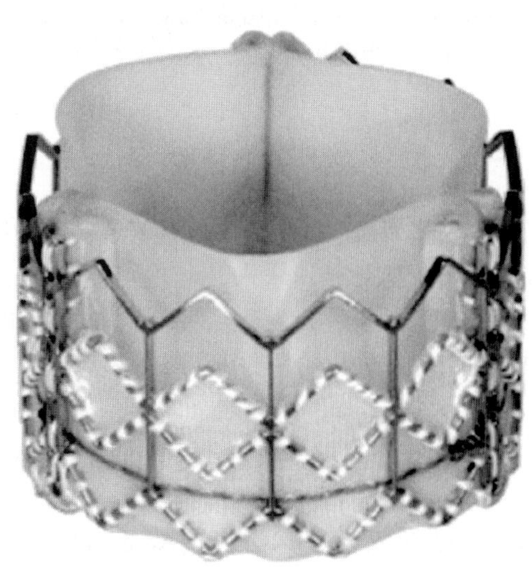

**图1　Edwards Sapien**

### CoreValve (CoreValve, Irving, CA)

CoreValve也是由3个心包瓣叶组成，并安装在镍钛合金的支架上。这种瓣膜折叠于传送导管并进入工作系统。经股动脉途径时需要鞘管将瓣膜送至指定位置。利用人体自身体温，瓣膜支架可以自行扩张(图2)。

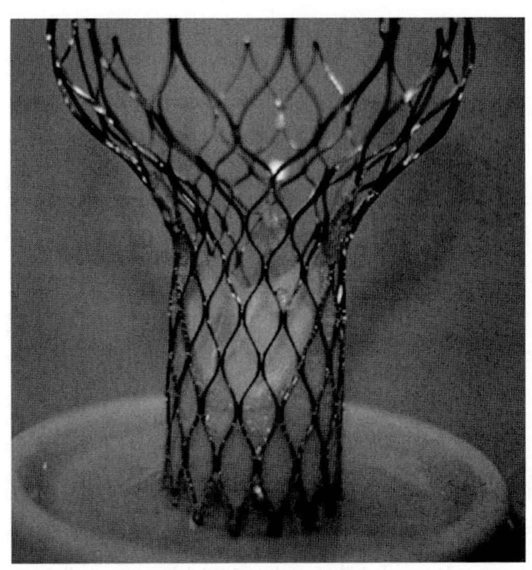

**图2　CoreValve**

## 临床试验

PARTNER试验是一个多中心随机研究，入选严重AS患者和纽约心功能分级(New York Heart Association，NYHA)Ⅱ级及以上由于临床或结构原因不能进行手术的患者。

Leon等于2010年10月在《新英格兰医学杂志》上发表了PARTNER试验结果，试验表明TAVR能显著减少各种原因引起的不能进行手术的严重AS患者的死亡率。中风和血管事件的发生率较高。将21个中心的358例不适宜手术的AS患者进行随机化。1年内TAVR组患者的全因死亡率是30.7%，而标准治疗组(球囊瓣膜成形术和内科治疗)的为50.7%。但是，中风(5% *vs.* 1.1%)和血管并发症(16.2% *vs.* 1.1%)发生率高。通过对狭窄程度和是否有反流进行评估的结果显示在TAVR术后1年内生物心脏瓣膜功能没有退化的趋势(Leon *et al.*, 2010)。

83.8%严重AS患者接受的标准内科治疗方案

(包括BAV)对AS的自然病程并无影响。1年内全因素死亡率是50.7%，而心血管源性死亡率是44.6%。经股动脉TAVR优于标准治疗方案，能够显著地减少由心血管原因导致的死亡率和再入院率。NYHA和6分钟步行试验证实TAVR能显著减轻症状。与常规治疗者相比，TAVR组患者更易发生神经系统事件，较多的心血管并发症和出血。然而，TAVR组在术后第1年内血流动力学稳定并没有恶化的迹象(Grube *et al.*，2007)。

Kodali等进行的一项多中心随机临床试验证实TAVR具有相似的死亡率，而且可以减少症状发生及改善血流动力学。但是，TAVR术后更易出现瓣膜周围反流，而且少量的反流也会导致晚期死亡率增加(Kodali *et al.*，2012)。与手术组(2.4%)相比，TAVR组(4.6%)患者30天内中风率增加。目前，早期中风增加被认为与瓣膜或主动脉释放血栓栓塞碎片导致的血栓性缺血性中风有关。主动脉瓣反流的严重性可以通过超声心动图评估。导致主动脉瓣周反流的原因包括经导管瓣膜与瓣膜环的大小比例，人工瓣膜的位置及原有瓣膜的钙化形式。因此，需要选择适宜大小的瓣膜(Trippoli and Messori，2011)。关于SAPIEN和CoreValve的研究已经报道了其生物心脏瓣膜反流的不良影响。二尖瓣反流可减弱TAVR的治疗效果(Kodali *et al.*，2012)。

Makkar报道了关于PARTNER试验的2年分析数据，结果表明TAVR能够连续并显著地降低死亡率，且这种效应具有逐渐增加性。该研究还证实TAVR可持续地改善生活质量，表现在NYHA分级、再入院率、生存的天数和医院外天数等方面(Makkar *et al.*，2012)。TAVR能够增加早期缺血性中风(<30天)的发生率，但对晚期缺血性中风(>30天)影响较少，并能够持续改善瓣膜的血流动力学情况，其作用效果不受时间的影响(Gotzmann *et al.*，2011)。

FRANCE 2试验入选自2010年1月至2011年10月之间登记的来自34个不同研究中心的3 195例患者。结果表明TAVR术后30天和1年的死亡率分别是9.7%和24%，而人工瓣膜瓣周返流的发生率是64.5%，中风发生率为4.1%。这些数据支持TAVR是一个合理的治疗方案选择。高EuroSCORE、NYHA功能Ⅲ级或Ⅳ级、选择经心尖途径和较高的人工瓣膜瓣周返流均能降低术后生存率(Gilard *et al.*，2012)。

CoreValve人工瓣膜也可作为一个选择，并能够降低死亡率(Gilard *et al.*，2012)。SOURCE登记处(世界上最大的经导管瓣膜置换术登记处)证实高危患者行经导管瓣膜植入术具有良好的1年生存率(Thomas *et al.*，2011)。经心尖途径也有相似的结果(Kempfert *et al.*，2011)。

## 生活质量(Quality of life，QOL)

目前有一项关于186例患者的前瞻性研究，这些患者患有症状型严重主动脉瓣狭窄但不适宜进行传统AVR手术因而采用Medtronic CoreValve或Edwards Sapien瓣膜进行TAVR。一共有106例患者完成了1年的随访。QOL情况通过医学研究的简明健康结果调查问卷来评估。该研究将其术前、术后3个月及术后1年的评分进行分析。而且在随访1年时，患者接受身体功能、身体疼痛、一般健康状态和活力及精神健康的评估。最终将1年的身体和精神评分与年龄相匹配的正常人群相比较，结果表明TAVR能够改善QOL状态。在随访的3~12个月中，TAVR能明显改善NYHA功能分级，但不能明显改善社会功能及情感作用(Krane *et al.*，2012)。

另一个由Georgiadou针对连续的36例患者进行的相似研究证实TAVR能明显使患者于术后1年里在功能状态、身体及精神健康等方面获益(Georgiadou *et al.*，2011)。就目前的心血管技术而言，每增加1年生命年所增加的花费是可以接受的(Reynolds *et al.*，2012)。

## 未来发展

需进一步评估TAVRs在低风险患者群中的地位，这将有助于决定其未来几年的广泛应用程度。研究发现在置换术后会发生心室重构。更新的人工瓣膜的长期成功性和耐用性还需进一步研究。

## 总结

TAVR已经成为症状型严重AS患者的一种治疗方法。谨慎选择患者与瓣膜大小以及发展精湛的技术将为患者带来更好的临床结局。就目前的心血管技术而言，所获得的QOL和花费效益是可接受的，但是在低风险患者群中尚不明确。中风、人工瓣膜瓣周返流和血管损伤是TAVR的主要并发症。

## 致谢

声明：作者声称无任何利益冲突。

## 参考文献


- Bonow RO, Carabello BA, Chatterjee K, et al. 2008 focused update incorporated into the ACC/AHA 2006 guidelines for the management of patients with valvular heart disease: a report of the American College of Cardiology/American Heart Association Task Force on Practice Guidelines (Writing Committee to Revise the 1998 Guidelines for the Management of Patients With Valvular Heart Disease): endorsed by the Society of Cardiovascular Anesthesiologists, Society for Cardiovascular Angiography and Interventions, and Society of Thoracic Surgeons. Circulation, 2008, 118: e523-e661.
- Carabello BA, Paulus WJ. Aortic stenosis. Lancet, 2009, 373: 956-966.
- Cribier A, Eltchaninoff H, Bash A, et al. Percutaneous transcatheter implantation of an aortic valve prosthesis for calcific aortic stenosis: first human case description. Circulation, 2002, 106: 3006-3008.
- Georgiadou P, Kontodima P, Sbarouni E, et al. Long term quality of life improvement after transcatheter aortic valve implantation. Am Heart J, 2011, 162: 232-237.
- Gilard M, Eltchinoff H, Iung B, et al. Registry of transcatheter aortic-valve implantation in high-risk patients. N Engl J Med, 2012, 366: 1705-1715.
- Gotzmann M, Pljakic A, Bojara W, et al. Transcatheter aortic valve implantation in patients with severe symptomatic aortic valve stenosis-predictors of mortality and poor treatment response. Am Heart J, 2011, 162: 238-245.
- Grube E, Schuler G, Buellesfeld L, et al. Percutaneous Aortic Valve Replacement for severe aortic stenosis in high-risk patients using the second and current third generation self-expanding CoreValve prosthesis. J Am Coll Cardiol, 2007, 50: 69-76.
- Hamid T, Eichhöfer J, Clarke B, et al. Aortic Balloon Valvuloplasty: is there still a role in high-risk patients in the era of Percutaneous Aortic valve replacement? J Interv Cardiol 2010, 23: 358-361.
- Kempfert J, Rastan A, Holzhey D, et al. Transapical aortic valve implantation: analysis of risk factors and learning experience in 299 patients. Circulation, 2011, 124: S124-S129.
- Kodali SK, Williams MR, Smith CR, et al. Two-year outcomes after transcatheter or surgical aortic valve replacement. N Engl J Med, 2012, 366: 1686-1695.
- Krane M, Deutsch MA, Piazza N, et al. One year results of Health related quality of life among patients undergoing transcatheter aortic valve implantation. Am J Cardiol, 2012, 109: 1774-1781.
- Leon MB, Smith CR, Mack M, et al. Transcatheter aortic-valve implantation for aortic stenosis in patients who cannot undergo surgery. N Engl J Med, 2010, 363: 1597-1607.
- Lieberman EB, Bashore TM, Hermiller JB, et al. Balloon aortic valvuloplasty in adults, failure of procedure to improve long term survival. J Am Coll Cardiol, 1995, 26: 1522-1528.
- Makkar RR, Fontana GP, Jilaihawi H. Transcatheter Aortic-valve replacement for inoperable severe aortic stenosis. N Engl J Med, 2012, 366: 1696-1704.
- O' Gara P, Loscalzo J. Valvular heart disease. In: Fauci AS, Braunwald E, Kasper DL, eds. Harrison' s Principles of Internal Medicine. 18th Edition. New York: McGraw Hill, 2011: 1937-1942.
- Otto CM. Valvular aortic stenosis: Disease severity and timing of intervention. J Am Coll Cardiol, 2006, 47: 2141-2151.
- Otto CM. eds. Medical management of symptomatic aortic stenosis. In: Rose BD. eds. Waltham, MA: Up To Date, 2013.
- Reynolds MR, Magnuson EA, Wang K, et al. Cost effectiveness of transcatheter aortic valve replacement compared with standard care among inoperable patients with severe aortic stenosis: results from the placement of aortic transcatheter valves (PARTNER) trial (Cohort B). Circulation, 2012, 125: 1102-1109.
- Rosenhek R. Statins for aortic stenosis. N Engl J Med, 2005: 352: 2441-2443.
- Thomas M, Schymik G, Walther T, et al. One year outcomes of cohort 1 in Edwards SAPIEN Aortic Bioprosthesis European Outcome (SOURCE) Registry: the European registry of transcatheter aortic valve implantation using Edwards SAPIEN valve. Circulation, 2011, 124: 425-433.
- Trippoli S, Messori A. Transcatheter Aortic Valve implantation. N Engl J Med, 364, 2011, 364: 179.
- Vlahakes GJ. Mechanical heart valves. Circulation, 2007, 116: 1759-1760.


第二篇

- Ye J, Cheung A, Lichtenstein SV, et al. Transapical aortic valve implantation in humans. J Thorac Cardiovasc Surg, 2006, 131: 1194-1196.
- Zajarias J. Outcomes and safety of percutaneous Aortic Valve replacement. Am Coll Cardiol, 2009, 53: 1829-1836.
- Zile MR, Gaasch WH. Heart failure in aortic stenosis-improving diagnosis and treatment. N Engl J Med, 2003, 348: 1735-1736.



**译　者：**刘　越，副主任医师，心内科，哈尔滨医科大学附属第一医院
**审　校：**潘占宇，副主任医师、副教授，中西医结合科，天津医科大学附属肿瘤医院
**终　审：**唐丽丽，主任医师、教授，康复科，北京大学肿瘤医院

(译文如与英文原文有异义，以英文原文为准)

第二篇

# 第六章　终末期肺病

**Boris Medarov**

Division of Pulmonary and Critical Care Medicine, Albany Medical College, Albany, New York 12208, USA

*Correspondence to:* Boris Medarov, MD, Assistant Professor, Director of Pulmonary Hypertension Program. Division of Pulmonary and Critical Care Medicine, Albany Medical College, 47 New Scotland Avenue, Albany, New York 12208, USA. Email: MedaroB@mail.amc.edu.

## 简介

终末期肺病所导致的严重呼吸困难和身体衰弱是行姑息治疗的常见指征。在美国，慢性阻塞性肺疾病(chronic obstructive pulmonary disease，COPD)是位于心脏病和恶性肿瘤之后的第三大死亡原因(Hoyert and Xu，2012)，它和其他慢性下呼吸道疾病每年都会导致将近15万美国人的死亡。肺癌的死亡率更高，是目前恶性肿瘤最主要的死因。终末期肺病给患者及其家属带来了巨大的心理和经济负担。呼吸症状进展往往导致呼吸衰竭和持久性的窘迫症状，如严重呼吸困难。

呼吸困难是一种呼吸时出现的极其难受的主观感觉，和疼痛一样，它们是疾病终末期最折磨患者的两大症状。呼吸困难和疼痛的处理，也一直是姑息治疗的重要内容。但是呼吸困难的治疗仍然充满了挑战，因为其往往治疗不充分。本书其他章节会详细讨论呼吸困难和咳嗽的治疗，本章节不再赘述。

姑息治疗最初关注的是终末期疾病患者的临终关怀(Saunders，2001)。随后，姑息治疗的范围不再局限于疾病分期，逐渐扩展至提高患者及其家属的生活质量。尽管人们常常认为姑息治疗是在恢复治疗失败之后的无奈之选，其实姑息治疗应在恢复治疗同时进行(Lanken *et al.*，2008)。而临终关怀的重点则基本上是姑息治疗。

## COPD

COPD是一种最常由吸烟引起的肺部疾病，以阻塞性通气功能障碍(肺功能检测出不可逆进行性发展的气流受限)为特征。慢性支气管炎为一类以慢性咳嗽、咳痰为主要表现的临床综合征，与COPD密切相关。肺气肿则是与吸烟密切相关的病理改变的另一种表现，其在组织学或影像学上的特征为肺泡破坏。COPD、慢性支气管炎和肺气肿从不同方面反应了与吸烟密切相关的潜在同一肺部病理表现，因此临床工作中常互换这三个概念。COPD的姑息治疗原则也适用于其他阻塞性肺疾病，如支气管扩张、闭塞性支气管炎和严重顽固性支气管哮喘。

从20世纪60年代至70年代开始，大部分西方国家的吸烟率在稳步下降，但是在全球范围内烟草仍然广为流行。随着人口老龄化加重以及心血管疾病预防和早期癌症筛查的进步，COPD患者的健康管理，特别是临终关怀的重要性日益显著。COPD是进行性发展的疾病，肺功能的明显受损反而常常在戒烟后出现，患者往往多年都意识不到疾病的存在。由于年龄增长所致的肺功能自然衰退，患者戒烟后数十年症状仍然发展的情况也并不罕见。然而，持续的烟草暴露会引起肺功能的急剧下降。肺容量仪器测定患者气流受限的结果常常个体差异较大，以此判定COPD严重程度并不准确。当患者肺功能耗竭，临床症状会随不同程度的活动水平而发展。COPD的病程特点是在患者病情相对稳定期之间出现急性疾病发作，严重的发作可导致死亡。急性加重后，患者并不一定能完全恢复，致使肺功能出现阶段性恶化。因此，COPD患者的预后具有不确定性，即使是严重的病例，医生也很难精确评估其生存期。BODE指数是评估COPD患者长期生存率的常用工具(Celli *et al.*，2004)，它涉及体重指数、气流受阻程度、呼吸困难严重程度和活动耐力水平四项内容。BODE指数范围为0~10，评分最高(BODE 7~10)的患者的52个月死亡率可高达80%。然而，即使是最危重的患者，其1年生存率也超过90%。因此BODE指数不足以用来评估患者是否需要接受临终关怀。频繁的急性发作、整体功能的下降和症状的恶化均向健康工作人员预警患者极有可能进入疾病终末期。终末期COPD的症状对患者生活质量和功能状态的影响丝毫不亚于恶性肿瘤(Edmonds *et al.*，2001)。尽管姑息治疗和临终关怀传统上被认为是一种针对恶性肿瘤患者的处理措施，现今，它们在非恶性肿瘤导致严重衰弱症状中的应用已得到越来越多的关注。当疾病进入进展期，医生们不仅要制定针对疾病的特异的恢复性防治方案，还要制定姑息治疗策略。应明确患者对插管和机械通气的态度，鼓励患者的生存意志并提前制定遗嘱。通常医生们因担心带来不必要的过度悲痛和忧虑，不愿和患者聊到这些不愉快的话题，但是，那样可能让患者失去早期接受姑息治疗和提前准备后事的机会(Sullivan *et al.*，1996)。总体而言，患者还是希望充分了解病情，大多数也愿意和医生坦诚地探讨终末期治疗方案。医生不应该仅按照年龄和疾病严重程度来推测患者对机械通气和心肺复苏的态度(Gaber *et al.*，2004)。患者的知情需求是各不相同的，应该对每一个患者制定个体化方案(Jones I，2004)。

在危重的终末期患者中，慢性呼吸衰竭常表现为持续的恶化症状。其中呼吸困难不可避免的出现，并严重影响患者生活，常需要对患者(特别是临终期患者)使用激进的治疗方法。COPD的特征是气流受限和通气困难，故舒张气道平滑肌以改善通气的支气管扩张剂是治疗COPD的有力武器。常用的支气管扩张剂有$\beta_2$交感神经激动剂(沙丁胺醇、沙美特罗)和抗胆碱药物(异丙托溴铵、噻托溴铵)。临床医生在实际工作中常使用吸入型激素对COPD患者进行维持治疗，虽然其治疗支气管哮喘的作用已明确得到肯定，但在COPD治疗上的疗效仍存有争议。若危重患者的症状持续不缓解或病情较轻的患者急性加重时，也可能需要口服或静脉使用激素。几乎所有终末期COPD患者和病情较轻但有低氧血症的患者都需要氧疗支持，它可以缓解呼吸困难症状并改善患者预后(NOTTG，1980)。

茶碱具备支气管扩张和抗炎的作用，可以缓解COPD患者的症状(Barnes，2006)。但是因其治疗窗较窄及潜在的副作用限制了在临床工作的使用。

除了终末期COPD患者，戒烟对其他任何阶段COPD患者都意义重大。脱离烟草暴露可以使患者的肺功能迅速得到轻度改善，非吸烟者因年老造成肺功能的下降比率仅为吸烟者的二分之一(Scanlon *et al.*，2000)。终末期患者是否需要戒烟目前仍存在争议，医生们通常认为终末期患者从戒烟中的获益甚微。终末期患者广泛使用氧疗，治疗方法的安全性可能更为重要。氧疗存在火灾隐患，故应告知患者及其照料者在氧疗时不要使用明火(West and Primeau，1983)。然而，死于肺病和严重呼吸困难的患者吸烟并不常见。

越来越多的人认识到肺康复疗法是一项保存COPD患者肺功能并改善其症状的有效方法(Lacasse *et al.*，1996)。治疗进展型呼吸衰竭患者的重心转移至姑息治疗，故在这些患者推行高强度的耐受性锻炼以保持功能的可行性不高。不过已有研究证实较低强度的方案(如间断训练和单腿肌力测试)是可以改善COPD患者呼吸困难症状和肺功能水平的(Sachs and Weinberg，2009)。正如之前所讲，COPD的病程是在慢性进展基础上伴有急性发作，这点明显与肺癌和其他快速进展型疾病的急剧恶化的病程不同(Lynn and Adamson，2003)。因此，即便治疗重心转移至姑息治疗，肺康复治疗也一直是COPD治疗的重要手段。而其他肺功能康复治疗方法与终末期肺病患者治疗的关联性也越来越强，具体包括医疗知识教育(呼吸方法、保存体力、简化操作和临终教育)、社会心理和行为干预(处理策略、压力管理)(American Thoracic Society，1999)。一项循证医学研究指出临床工作中使用康复锻炼可以显著缓解患者呼吸困难和乏力症状，改善患者情绪状态并增强患者掌控疾病的意识(Lacasse *et al.*，2006)。重度呼吸困难和较轻呼吸症状的COPD患者从肺康复治疗中的获益相当(Lizak MK，2008)，这些患者都应该被纳入肺康复治疗计划。

无创通气有助于缓解COPD患者呼吸困难的症状。对于需入住重症监护病房的急性加重的COPD患者，无创通气还可以降低气管插管率，缩短住院时间和降低院内死亡率(Brochard *et al.*，1995)。若治疗目标为保证舒适免受痛苦，气管插管和机械通气往往是患者及医生都不愿意尝试的治疗方式。无创通气是临时缓解症状和帮助患者渡过急性并发症期(如COPD急性加重期或肺炎)的一项耐受性好的方法。使用无创通气也常会给患者带来一定程度的不适感，需要患者良好地配合。无创通气模式不适宜做为长期的治疗方案，而且若患者病情未达到预期治疗目标时则不推荐继续使用无创通气。无创通气可以用于任何原因造成的呼吸衰竭，而不仅限于COPD患者，特别是对于肺水肿的患者，正压通气可以减少静脉回到右心室的血量，从而减少肺部充血(Barach *et al.*，1938)。

不论是恶性病变或非恶性病变，终末期肺病患者常易并发抑郁焦虑的心理问题，尤其是经常遭受持续呼吸困难者(van Manen *et al.*，2002)。处理情绪异常和焦虑也是姑息治疗的内容之一。药物治疗和心理辅导均对其有帮助，如有必要，可以向精神科医生咨询帮助。

## 肺癌

如今，支气管肺癌是最常见的肿瘤死因。因为肺脏在循环系统中占据重要地位，所以也是其他部位恶性肿瘤血型转移的常见器官。肺癌和其他大部分恶性肿瘤的病程特点相似，都是在起初器官功能保存相对较好，但之后会急剧下降至死亡(Lynn and Adamson，2003)。因此肺癌比COPD更容易出现终末期患者。不能外科手术切除的非小细胞肺癌患者，一旦出现呼吸衰竭，其90 d死亡率接近100%(Medarov and Challa，2011)。

肺癌患者与其他慢性肺疾病患者的终末期表现基本相似。其他慢性肺疾病患者呼吸困难的发生率(94%)高于肺癌患者(78%)，但肺癌患者厌食的发生率(76%)则高于其他慢性肺疾病患者(67%)。肺癌患者和其他慢性肺疾病患者出现咳嗽、恶心、情绪低落和失眠的几率相近(Edmonds *et al.*，2001)。危重症状的高发严重影响了患者的生活质量。姑息治疗在缓解这类患者的不适和压力中发挥着极其重要的作用(表1)。

本书的其他部分会详细介绍呼吸困难、疼痛和咳嗽。这些症状的总体处理原则也适用于肺癌患者，此处不再赘述。



**表1　肺癌患者的姑息治疗措施**

| 症状/并发症 | 治疗 | 评价 |
|---|---|---|
| 骨转移 | 止痛药物、体外放疗、激素、双磷酸盐、降钙素、系统性放射性核素、内固定术、假体置入术、关节成形术、化疗 | 鳞癌对放疗的反应最差。溶骨活跃的病变使用激素治疗可能会有获益。双磷酸盐是有效且毒副作用小的辅助药物 |
| 脊髓压迫 | 体外放疗、外科固定术、大剂量激素、化疗 | 对活动不受限的患者早期干预有助于保存活动能力 |
| 脑转移 | 外科手术切除孤立病灶、体外放疗、立体定位放疗切除术、化疗、激素 | 脑转移的姑息治疗可减缓疾病进程并延长生存期 |
| 上腔静脉阻塞综合征 | 腔内支架、体外放疗、化疗 | 技术条件允许时，腔内支架的效果最好 |
| 厌食 | 甲地孕酮、甲羟孕酮、奥氮平、大麻类药物、赛庚定 | 并非都需要治疗 |
| 恶性胸腔积液 | 胸膜粘连术、胸腔穿刺术、胸腔置管引流、化疗 | 放置胸腔引流管是门诊患者长期治疗的有效方法 |
| 气道阻塞/咯血 | 激光、电切/电凝止血、氩刀血浆凝固、冰冻疗法、球囊扩张、金属或硅支架、大剂量短程放疗、光敏疗法、支气管动脉栓塞、肺叶切除术 | 肺癌引起大咯血的死亡率可达到60% |

## 骨骼肌和神经系统并发症

肺癌的占位效应和侵袭性增殖属性明显区别于其他常见的、多数是弥漫性的肺疾病。局部病灶或转移灶引起疼痛常使得肺癌病程变得更复杂，而疼痛并不常出现在其他慢性肺部疾病中。作为癌痛的一种，肺癌引起的疼痛可极其严重，并且持续恶化。晚期患者常需要使用阿片类药物。在处理肺癌局部浸润导致气道梗阻、疼痛或肺癌转移至骨、脑等引起的症状时，常使用外部放射做姑息治疗。除鳞癌对放疗的反应率低于50%外，3/4的肺癌患者的骨转移病变对放疗均有良好的反应(Murai *et al.*，1989)。用较高的剂量分次放疗的效果最确切且持久，但是单次大面积照射有助于快速缓解疼痛，特别是对于预期生存期短且病变较小的患者(Kvale *et al.*，2003)。但是后者常受限于较高发生率的局部不良反应。放疗时加用激素可使部分患者获益，因尿羟脯氨酸分泌高可反映肿瘤溶骨破坏的活动度强，故此类患者从该联合疗法中受益更明显(Teshima *et al.*，1996)。使用双磷酸盐治疗骨转移引起癌痛的耐受性和治疗效果都很好。更重要的是，放疗联合双膦酸盐的疗法比任一单一治疗的有效率更高，且不增加或只增加轻度副反应(Bloomfield，1998；Shucai *et al.*，1999)，联合治疗的反应率超过90%。尽管降钙素不常用于骨转移治疗，但已有研究发现其可以在一定程度上减轻骨转移引起的疼痛(Schiraldi *et al.*，1987)。也有一些资料显示降钙素在治疗难治性疼痛时的作用极其有限(Tsavaris *et al.*，2006)。口服或静脉注射骨靶向性核素(最常见的是锶89、钐153、磷32)的有效率不一，但对于药物疗效不佳或不宜行外放疗时的患者，它可以作为一项有用的辅助治疗(Lee *et al.*，1996；Bauman *et al.*，2005；Hillegonds *et al.*，2007)。对于活动不受限的患者，医生应对其即将发生的病理性骨折行预防性内固定术(Ryan *et al.*，1976)。预防性内固定术的适应证具体如下：放疗后仍有局部持续疼痛或疼痛程度增加，浸润性病变，孤立的直径大于2.5 cm的溶骨性病灶，范围超过50%皮质的孤立性溶骨性病灶，造成小转子骨折的股骨近端的转移性病变(Haentjens *et al.*，1993)。位于囊内或极近端的病变可能需要内置假体或全关节置换术(Fourneau and Broos，1998)。治疗对其他疗法均反应不佳的终末期患者的难治性疼痛时可以试用经皮注射酒精(Gangi *et al.*，1994)。

脊髓压迫是转移性肺癌引起的一种致残性的并发症。若活动不受限的患者能得到及时的治疗，很有可能保留其活动能力(Turner *et al.*，1993)。放疗被认为是脊髓压迫的一线治疗。在出现脊髓不稳定、因骨性结构坍塌或压迫造成神经系统功能恶化、难治性疼痛或保守治疗失败时，可考虑使用外科手术干预，如椎板切除术、减瘤术或固定术(Jenis *et al.*，1999)。有研究报道大剂量(96 mg/day)的地塞米松可以有效改善实体肿瘤转移压迫脊髓的预后(Sorensen *et al.*，1994)。但是低剂量则很可能无效(Loblaw and Laperriere，1998)。

约1/3的非小细胞肺癌的患者出现脑转移，这是一个提示生存期短及预后极差的征象。采用外科手术切除、立体定位放射手术、放疗或化疗等积极的治疗方法可以控制病情进展，延长生存期(Kelly and Bunn，1998；Burt *et al.*，1992)。激素短期内也有一定的效果(Coia *et al.*，1992)。故推荐仅在放疗后1个月内联用激素，因放疗的不良反应常发生在最初的3~4周(Weissman *et al.*，1987)。

## 上腔静脉阻塞(superior vena cava，SVC)综合征

SVC综合征是一种由于胸部恶性肿瘤压迫上腔静脉导致其闭塞的并发症。患者表现为面部和上肢的水肿并且常伴呼吸困难，需要予以紧急处理。过去，治疗肺癌和其他对放疗敏感的恶性肿瘤的引起上腔静脉阻塞综合征的经典疗法是外部放疗。近年来，姑息治疗医生采用腔静脉内置入支架来治疗上腔静脉阻塞综合征(Hague and Tippett，2010)。Cochrane综述指出支架可能是SVC综合征最有效的治疗方案(Rowell and Gleeson，2001)。除了放疗，化疗也可用于治疗小细胞肺癌、淋巴瘤及其他对化疗敏感的恶性肿瘤引起的SVC综合征。

## 厌食

不论是恶性还是非恶性的终末期肺病患者中，厌食都是常见的症状。食欲不振和体重下降对患者生活质量的影响不一。一些患者受这些症状影响不大，但另一些患者则认为厌食和体重下降是其患有不治之症的证据(Davis，

2012)。这些症状可以通过系统性的治疗如甲地孕酮(McQuellon *et al.*，2002)、奥氮平(Navari and Brenner，2010)、甲羟孕酮、赛庚定、大麻类药物(Ben Amar，2006)得到改善。恶心也常见症状之一，尤其对正在接受化疗的患者尤其严重。医生应该积极地处理上述症状。但是，患者出现恶病质常常是由于分解代谢上调造成，而非经口摄入不足，故刺激食欲和加强营养支持并不能显著改善患者的消瘦体质(Tisdale，2001)。

## 恶性胸腔积液

恶性胸腔积液是肺癌的常见症状，也易于与其他恶性肿瘤相混淆，但肺癌是引起恶性胸腔积液的首要病因(Johnston，1985)。处理有症状的胸腔积液是这类患者姑息治疗中的重要内容。胸腔穿刺术在紧急处理大量有症状的恶性胸腔积液中十分有效。但胸水很容易复发往往间隔期很短，这些患者可考虑使用留置隧道式或非隧道式的胸腔引流管及胸膜固定术。保留胸腔引流管在控制恶性胸水中，不仅有效而且并发症少(图1)，而且适用于门诊患者。超过95%的患者可以因此改善症状(Van Meter *et al.*，2011)。自发的胸膜粘连也很常见。保留胸腔置管是治疗反复发作的恶性胸腔积液的首选方法，特别是对于闭陷肺的患者，其明显优于其他处理方案(Chee and Tremblay，2011)。

## 气道梗阻和咯血

气道狭窄至梗阻或咯血可能需要有创的姑息治疗措施。干预措施的选择由病情的紧急程度、病变解剖结构和期望的结果综合而定。对管腔内阻塞，可以使用激光、电切、氩离子凝固术、冷冻技术来达到减瘤目的。治疗较短的可逆的气道狭窄病变可使用球囊扩张术，常以此为放置气道支架或短距离放疗做准备(Hautmann *et al.*，2001)。气道支架可助于维持减瘤术或扩张术后的气道开放。放置裸金属支架不需要行支气管镜检查，相对比较容易。虽然长期疗效有限，但是当管腔内病变向内或向外过度生长造成明显压迫症状或病情危急时，气道支架仍然是一种很好的治疗选择(Miyazawa *et al.*，2000)。硅支架效果更为持久，但因其更易于移位，故需要在支气管镜引导下放置(Dumon Tremblay，1990)。

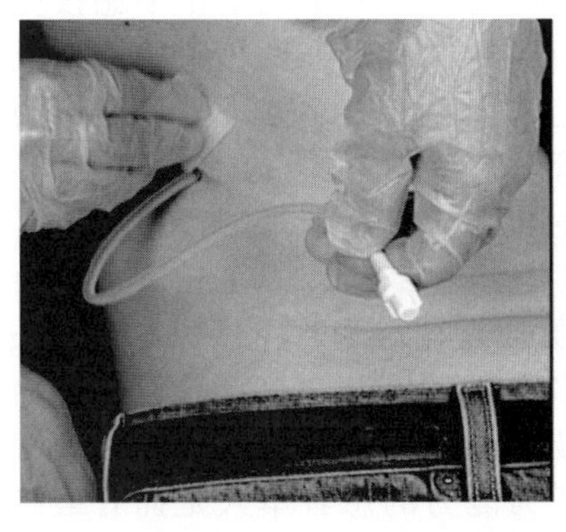
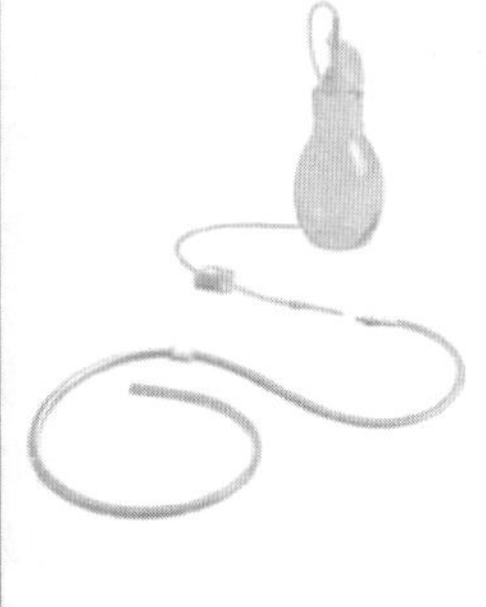

**图1 PleurX®隧道导管(康尔福盛公司提供)**

高剂量的短距离放疗(high-dose radiation brachytherapy，HDR)通过对位于大气道的肿瘤直接进行内部放疗来达到迅速解除梗阻或控制出血的目的(Gaspar，1998)，其可以作为单独治疗方案，也可以作为体外放疗、支架置入术、减瘤操作的辅助治疗。虽然短距离放疗不能根除肿瘤病变，而且很难延长患者的生存期，但是它仍是一项相当有效的姑息治疗措施，尤其见于与体外放疗联合疗法。咯血的缓解率超过95%，短距离放疗术可改善80%~90%患者的呼吸困难和胸痛症状(Anacak *et al.*，2001)。

光敏疗法是使用光增敏剂(常用多聚血卟啉)介导让光波选择性地破坏肿瘤组织。对不能手术切除的气道病变，光敏疗法是一种成功率很高的解除气管内狭窄的姑息治疗手段(Moghissi *et al.*，1999)。患者在注射光敏剂后需要接受1~3 d的支气管镜下照明，因此光敏疗法不适于治疗急症患者。同时，若病变表面积超过3 cm²常不推荐使用光敏疗法(Edell and Cortese，1987)。

支气管动脉栓塞术可用于控制咯血。若支气管内干预/栓塞术不可行或治疗失败，而患者又不适宜接受治愈性外科手术，则可考虑行姑息性肺叶切除或全肺切除术(Naef and de Gruneck，1974)。不论是否接受干预治疗，肺癌引起患者大咯血(咯血≥200 mL/24 h)的死亡率为60%，远高于其他引起咯血的疾病(Corey and Hla，1987)。

## 化疗

姑息性化疗在肺癌治疗中很常见。以铂类药物为基础的化疗方案是治疗非小细胞肺癌的经典选择。常选用培美曲塞、紫杉醇(多西紫杉醇)、吉西他滨、长春花碱(长春瑞滨)和铂类药物搭配组成化疗方案。血管内皮生长因子抑制剂或表皮生长因子(epidermal growth factor，EGF)抑制剂对一些特定的患者也有效。一般状态差的患者化疗后发生不良反应的风险高且预期寿命短，故常常不适宜接受足量化疗(Sweeney *et al.*，2001)。如果肿瘤明确为EGF受体基因存在敏感突变，则可用EGF受体抑制剂行姑息性治疗，可改善患者的功能状态。吉非替尼(易瑞沙)是一种常用的EGF受体抑制剂。因一般状态差而不适宜接受全程化疗的患者，单用吉非替尼治疗的有效率为70%，疾病控制率高达90%，中位生存期可达18个月(Inoue *et al.*，2009)。

小细胞肺癌(small cell lung cancer，SCLC)是一种侵袭性强的恶性肿瘤，常病情进展迅速并在早期即出现转移。极少数小细胞肺癌可以通过手术治愈，故化疗是其主要治疗手段(Agra *et al.*，2003)。病变局限在单侧肺叶(局限期SCLC)的患者可联用放疗。SCLC对放化疗很敏感，初治时有效率高。最常用的化疗方案为铂类药物和依托泊苷联合的方案。然而常常出现迅速复发，仅10%~15%的局限期患者可达到5年生存率(Gaspar *et al.*，2005)。因此在最初制定治疗方案时，医生们应从治愈性和姑息性两方面的目标制定放化疗方案。这是一个治愈疗法和姑息疗法靠人为化区分的典型例子，在行治愈治疗的同时也可做到控制症状。

长期以来都认为对非小细胞肺癌患者早期进行姑息治疗可以明显改善患者的生活质量和情绪。得到及时姑息治疗的患者存活时间更长且在终末期需要激进的治疗较少(Temel *et al.*，2010)。推荐肺癌患者早期接受多元化的控制症状治疗。

## 其他肺部疾病

之前介绍的关于晚期COPD和肺癌患者的整体处理原则也适用于其他终末期肺疾病和呼吸衰竭患者。但是具体的处理方案需要依据特定疾病而设计。虽然某些患者的肺部症状较为局限而且不明显影响气道功能(如特发性肺间质纤维化和其他间质性肺疾病)。虽然支气管扩张剂治疗非阻塞性肺疾病的证据很少而且缺乏理论依据，但是面对症状危重而治疗却特别有限的患者，我们很难去质疑这种治疗。

同理，对呼吸困难但血氧水平正常的患者，若可以缓解其主观症状，吸氧也是一种可行的支持疗法。

尽管大部分有关肺康复疗法的研究对象是COPD患者，但也有明确证据证实其治疗其他肺疾病时也同样有用(Foster and Thomas，1990)。晚期肺间质病(特别是特发性肺间质纤维化)的病程通常要短于COPD。肺康复疗法可以明确地缓解这类患者的呼吸困难和乏力的症状，还可以明显改善他们的肺功能和整体生活质量(Jastrzebski *et al.*，2006)。但是如果中断肺康复治疗，上述收益将很难保持超过6个月(Holland *et al.*，2008)。

## 撤除机械通气

在重症监护室，经常需要对机械通气的患者进行从有创治疗向临终姑息治疗的转换。转换往往非常困难而且涉及到撤除机械通气，不仅患者，甚至患者家属和医生都会常常因此陷入极度悲痛和困扰中。从伦理和法律角度，临终前拔除患者的气管插管曾一度被认为是项过激的行为。也曾有过撤除患者必需的生命支持是否等同于“谋杀”或安乐死的讨论。Karen Ann Quinlan是一个21岁的女孩，她因心脏骤停导致持续植物状态。1975年，当她的父母申请撤除她的呼吸机时遇到了很大的阻力。医院因担心引起法律争端和舆论压力，故拒绝撤除机械通气。从那以后，美国法庭明确否定了撤除生命支持就是谋杀的观点，并重申了患者及其代理人具有拒绝任何治疗的权利(Quinlan J，1977)。目前，已有广泛的共识指出，在特定的情况下，特别是患者有特殊要求时，撤除包括机械通气在内的生命支持是合理的(Prendergast and Puntillo，2002)。患者的自主权给予了患者及其监护人放弃或主动中止不愿接受的治疗的权利。当遇到患者丧失做决定的能力或患者没有能做决定的代理人时，处理方法尚不明确，不同地域和管辖范围内可接受的处理措施不同。考虑到撤除生命支持将会带来的严重后果，因此建议由包含其他卫生管理专家(如伦理委员会的工作人员)的委员会进行讨论后再做决定(Truog *et al.*，2001)。当医护人员和家属在治疗目标和治疗计划上出现分歧时，也推荐使用这种方法来解决问题。有完全行为能力的患者本人是拥有最终选择权的，若条件允许时，建议临床医生将镇静剂减量或临时停用，以便患者可以共同参与做出最终决定。

撤除生命支持是否可以被接受的问题已在很多资料讨论过(Prendergast and Puntillo，2002)。但是有关撤除生命支持的最佳方法，特别是如何终止通气支持的共识却很少。患者的舒适度及家属的期望值会影响临床医生的决断。拔除气管插管、逐渐减停氧气或通气支持都是可以接受的方式。支持逐渐减停氧气或通气的人们认为，完全撤除机械通气可能会导致患者严重的不适和呼吸困难，保留气管内插管可能对有大量气道分泌物的患者有帮助。但是持反对意见的人们认为，保留气管内插管可能会延长患者死亡的进程，反而增加患者和家属的痛苦(Truog *et al.*，2001)。至今还没有明确的数据资料来比较出各种撤除生命支持方法间的优劣。临床医生基于患者本人的需求和家属的情绪，和患者及家属一起制定出最合适的处理方案。关于器官和组织捐献事宜的讨论需要在撤除生命支持之前完成。即便是患者已经看上去完全依赖于呼吸机而存活，患者家属和医护人员均应该做好患者可能出现延迟去世的准备。若在拔除气管插管后，患者出现未预料到的生命延续，患者家属可能会感到精疲力竭和情绪崩溃。那时候，他们可能会开始质疑当时撤除生命支持的决定是否正确。为了避免上述情况的发生，建议临床医生们提前向患者家属告知死亡进程的不可预测性。撤除机械通气是导致患者不适的最主要的原因，故应先撤除其他所有的基本治疗。比如，对休克患者停止按压治疗，可能就能避免后期拔除气管插管这些激进的措施，让患者能相对平静地离开，而且需要关闭患者的起搏器。需要特别注意的是，因为植入型心律转复除颤器给予的电击会导致患者遭受重度的不适和疼痛，在患者即将死亡时，医生应先关闭除颤器。临终关怀里尚未规范如何对即将死亡的患者进行除颤。常规做法是，在患者体外相应位置放一枚磁铁，无创地让装置失去除颤和抗快速型心律失常的功能(Wilkoff *et al.*，2008)。如仍有疑问，医生应向专家或工程师咨询具体的操作方法。因肌肉松弛剂既不能改善症状又可能会加重患者的不适感，故应该在患者临终时停用此药物。在患者神经肌肉功能恢复前，应该撤除生命支持，否则会出现不可接受的死亡推迟及痛苦加重。因为患者出现极其痛苦的体验都可能无明显征象，故医护人员应特别给予他们细心的照顾以尽量让他们舒适的离开。除此之外，为避免因误吸、肺水肿和分泌物过多出现“死前喉鸣”，建议医护人员将患者肠内摄入的液体和食物排空。处理“死前喉鸣”的有效方法是注射抗胆碱能药物(如阿托品和东莨菪碱)，以减少呼吸道和口腔的分泌物(Wildiers and Menten，2002)。而且通常要事先给予鸦片类药物和镇静剂。在减停或终止生命支持后，医生需要处理患者急性发作的呼吸困难。若患者过分依赖呼吸机，可能需要使用鸦片类药物以让患者感到舒适。在治疗焦虑和临终谵妄时，临床医生不需要考虑苯二氮卓类和安定类药物常规用量的限制。依据“双重效应”原则，为保证即将去世的患者能舒适地离开，医生过量使用鸦片类药物和镇静类药物而导致患者死亡的行为是可以接受的(Quill *et al.*，1997)。这项原则也表明，即使这样会导致未谋划非期望但可预见的死亡结局，这种行为也能被道德标准接受。因此，尽管过量使用鸦片类药物导致死亡的风险很高，但是以此来减轻患者疼痛，保证其舒适的做法不被认为是安乐死。考虑到最终的治疗目标是尽量保证患者舒适，故临床医生不必因为担心影响患者血流动力学的稳定而限制安定药物的使用。医生应让患者家属选择他们是否愿意在撤除患者生命支持时陪伴患者。若患者能在家属陪伴下渡过生命的最后时光，患者可能会备感欣慰，同时家属也能得到心理的慰藉。家属见证他们深爱的亲人的离开，也许能以此结束临终关怀，并有助于他们接受丧失亲人的事实。

## 致谢

声明：作者声称无任何利益冲突。

## 参考文献


- Agra Y, Pelayo M, Sacristan M, et al. Chemotherapy versus best supportive care for extensive small cell lung cancer. Cochrane Database Syst Rev, 2003, (4): CD001990.
- American Thoracic Society. Pulmonary rehabilitation-1999. Am J Respir Crit Care Med, 1999, 159: 1666-1682.
- Anacak Y, Mogulkoc N, Ozkok S, et al. High dose rate endobronchial brachytherapy in combination with external beam radiotherapy for stage III non-small cell lung cancer. Lung Cancer, 2001, 34: 253-259.
- Barach AL, Martin J, Eckman M. Positive pressure respiration and its application to the treatment of acute pulmonary edema.

Ann Intern Med, 1938, 12: 754-795.

- Barnes PJ. Theophylline for COPD. Thorax, 2006, 61: 742-744.
- Bauman G, Charette M, Reid R, et al. Radiopharmaceuticals for the palliation of painful bone metastasis-a systemic review. Radiother Oncol, 2005, 75: 258-270.
- Ben Amar M. Cannabinoids in medicine: A review of their therapeutic potential. J Ethnopharmacol, 2006, 105: 1-25.
- Bloomfield DJ. Should bisphosphonates be part of the standard therapy of patients with multiple myeloma or bone metastases from other cancers? An evidence-based review. J Clin Oncol, 1998, 16: 1218-1225.
- Brochard L, Mancebo J, Wysocki M, et al. Noninvasive ventilation for acute exacerbations of chronic obstructive pulmonary disease. N Engl J Med, 1995, 333: 817-822.
- Burt M, Wronski M, Arbit E, et al. Resection of brain metastases from non-small-cell lung carcinoma. Results of therapy. Memorial Sloan-Kettering Cancer Center Thoracic Surgical Staff. J Thorac Cardiovasc Surg, 1992, 103: 399-410.
- Celli BR, Cote CG, Marin JM, et al. The body-mass index, airflow obstruction, dyspnea, and exercise capacity index in chronic obstructive pulmonary disease. N Engl J Med, 2004, 350: 1005-1012.
- Chee A, Tremblay A. The use of tunneled pleural catheters in the treatment of pleural effusions. Curr Opin Pulm Med, 2011, 17: 237-241.
- Coia LR, Aaronson N, Linggood R, et al. A report of the consensus workshop panel on the treatment of brain metastases. Int J Radiat Oncol Biol Phys, 1992, 23: 223-227.
- Corey R, Hla KM. Major and massive hemoptysis: reassessment of conservative management. Am J Med Sci, 1987, 294: 301-309.
- Davis MP. The emerging role of palliative medicine in the treatment of lung cancer patients. Cleve Clin J Med, 2012, 79 Electronic Suppl 1: eS51-eS55.
- Dumon JF. A dedicated tracheobronchial stent. Chest, 1990, 97: 328-332.
- Edell ES, Cortese DA. Bronchoscopic phototherapy with hematoporphyrin derivative for treatment of localized bronchogenic carcinoma: a 5-year experience. Mayo Clin Proc, 1987, 62: 8-14.
- Edmonds P, Karlsen S, Khan S, et al. A comparison of the palliative care needs of patients dying from chronic respiratory diseases and lung cancer. Palliat Med, 2001, 15: 287-295.
- Foster S, Thomas HM 3rd. Pulmonary rehabilitation in lung disease other than chronic obstructive pulmonary disease. Am Rev Respir Dis, 1990, 141: 601-604.
- Fourneau I, Broos P. Pathologic fractures due to metastatic disease. A retrospective study of 160 surgically treated fractures. Acta Chir Belg, 1998, 98: 255-260.
- Gaber KA, Barnett M, Planchant Y, et al. Attitudes of 100 patients with chronic obstructive pulmonary disease to artificial ventilation and cardiopulmonary resuscitation. Palliat Med, 2004, 18: 626-629.
- Gangi A, Kastler B, Klinkert A, et al. Injection of alcohol into bone metastases under CT guidance. J Comput Assist Tomogr, 1994, 18: 932-935.
- Gaspar LE. Brachytherapy in lung cancer. J Surg Oncol, 1998, 67: 60-70.
- Gaspar LE, Gay EG, Crawford J, et al. Limited-stage small-cell lung cancer (stages I-III): observations from the National Cancer Data Base. Clin Lung Cancer, 2005, 6: 355-360.
- Haentjens P, Casteleyn PP, Opdecam P. Evaluation of impending fractures and indications for prophylactic fixation of metastases in long bones. Review of the literature. Acta Orthop Belg, 1993, 59: 6-11.
- Hague J, Tippett R. Endovascular techniques in palliative care. Clin Oncol (R Coll Radiol), 2010, 22: 771-780.
- Hautmann H, Gamarra F, Pfeifer KJ, et al. Fiberoptic bronchoscopic balloon dilatation in malignant tracheobronchial disease: indications and results. Chest, 2001, 120: 43-49.
- Hillegonds DJ, Franklin S, Shelton DK, et al. The management of painful bone metastases with an emphasis on radionuclide therapy. J Natl Med Assoc, 2007, 99: 785-794.
- Holland AE, Hill CJ, Conron M, et al. Short term improvement in exercise capacity and symptoms following exercise training in interstitial lung disease. Thorax, 2008, 63: 549-554.
- Hoyert DL, Xu J. Deaths: Preliminary Data for 2011. NVSS, 2012, 61: 1-51.
- Inoue A, Kobayashi K, Usui K, et al. First-line gefitinib for patients with advanced non-small-cell lung cancer harboring epidermal growth factor receptor mutations without indication for chemotherapy. J Clin Oncol, 2009, 27: 1394-1400.
- Jastrzebski D, Gumola A, Gawlik R, et al. Dyspnea and quality of life in patients with pulmonary fibrosis after six weeks of respiratory rehabilitation. J Physiol Pharmacol, 2006, 57: 139-148.
- Jenis LG, Dunn EJ, An HS. Metastatic disease of the cervical spine. A review. Clin Orthop Relat Res, 1999, (359): 89-103.
- Johnston WW. The malignant pleural effusion. A review of cytopathologic diagnoses of 584 specimens from 472 consecutive patients. Cancer, 1985, 56: 905-909.

- Jones I, Kirby A, Ormiston P, et al. The needs of patients dying of chronic obstructive pulmonary disease in the community. Fam Pract, 2004, 21: 310-313.
- Kelly K, Bunn PA Jr. Is it time to reevaluate our approach to the treatment of brain metastases in patients with non-small cell lung cancer? Lung Cancer, 1998, 20: 85-91.
- Kvale PA, Simoff M, Prakash UB. Lung cancer. Palliative care. Chest, 2003, 123: 284S-311S.
- Lacasse Y, Wong E, Guyatt GH, et al. Meta-analysis of respiratory rehabilitation in chronic obstructive pulmonary disease. Lancet, 1996, 348: 1115-1119.
- Lacasse Y, Goldstein R, Lasserson TJ, et al. Pulmonary rehabilitation for chronic obstructive pulmonary disease. Cochrane Database Syst Rev, 2006, (4): CD003793.
- Lanken PN, Terry PB, Delisser HM, et al. An official American Thoracic Society clinical policy statement: palliative care for patients with respiratory diseases and critical illnesses. Am J Respir Crit Care Med, 2008, 177: 912-927.
- Lee CK, Aeppli DM, Unger J, et al. Strontium-89 chloride (Metastron) for palliative treatment of bony metastases. The University of Minnesota experience. Am J Clin Oncol, 1996, 19: 102-107.
- Lizak MK, Singh S, Lubina S, et al. Female and male chronic obstructive pulmonary disease patients with severe dyspnea do not profit less from pulmonary rehabilitation. Pol Arch Med Wewn, 2008, 118: 413-418.
- Loblaw DA, Laperriere NJ. Emergency treatment of malignant extradural spinal cord compression: an evidence-based guideline. J Clin Oncol, 1998, 16: 1613-1624.
- Lynn J, Adamson DM. eds. Living well at the end of life. Adapting health care to serious chronic illness in old age. Washington: Rand Health, 2003.
- McQuellon RP, Moose DB, Russell GB, et al. Supportive use of megestrol acetate (Megace) with head/neck and lung cancer patients receiving radiation therapy. Int J Radiat Oncol Biol Phys, 2002, 52: 1180-1185.
- Medarov B, Challa TR. Short-term mortality among patients with non-small cell lung cancer and respiratory failure: a retrospective study. Chest Disease Reports, 2011, 1: e7.
- Miyazawa T, Yamakido M, Ikeda S, et al. Implantation of ultraflex nitinol stents in malignant tracheobronchial stenoses. Chest, 2000, 118: 959-965.
- Moghissi K, Dixon K, Stringer M, et al. The place of bronchoscopic photodynamic therapy in advanced unresectable lung cancer: experience of 100 cases. Eur J Cardiothorac Surg, 1999, 15: 1-6.
- Murai N, Koga K, Nagamachi S, et al. Radiotherapy in bone metastases--with special reference to its effect on relieving pain. Gan No Rinsho, 1989, 35: 1149-1152.
- Naef AP, de Gruneck JS. Right pneumonectomy or sleeve lobectomy in the treatment of bronchogenic carcinoma. Ann Thorac Surg, 1974, 17: 168-173.
- Navari RM, Brenner MC. Treatment of cancer-related anorexia with olanzapine and megestrol acetate: a randomized trial. Support Care Cancer, 2010, 18: 951-956.
- Nocturnal Oxygen Therapy Trial Group (NOTTG). Continuous or nocturnal oxygen therapy in hypoxemic chronic obstructive lung disease: a clinical trial. Ann Intern Med, 1980, 93: 391-398.
- Prendergast TJ, Puntillo KA. Withdrawal of life support: intensive caring at the end of life. JAMA, 2002, 288: 2732-2720.
- Quill TE, Dresser R, Brock DW. The rule of double effect--a critique of its role in end-of-life decision making. N Engl J Med, 1997, 337: 1768-1771.
- Quinlan J, Quinlan J, Battelle P. eds. Karen Ann: The Quinlans Tell Their Story. 1st edition. Garden City, NY: Doubleday & Company, Inc., 1977.
- Rowell NP, Gleeson FV. Steroids, radiotherapy, chemotherapy and stents for superior vena caval obstruction in carcinoma of the bronchus. Cochrane Database Syst Rev, 2001, (4): CD001316.
- Ryan JR, Rowe DE, Salciccioli GG. Prophylactic internal fixation of the femur for neoplastic lesions. J Bone Joint Surg Am, 1976, 58: 1071-1074.
- Sachs S, Weinberg RL. Pulmonary rehabilitation for dyspnea in the palliative-care setting. Curr Opin Support Palliat Care, 2009, 3: 112-119.
- Saunders C. The evolution of palliative care. J R Soc Med, 2001, 94: 430-432.
- Scanlon PD, Connett JE, Waller LA, et al. Smoking cessation and lung function in mild-to-moderate chronic obstructive pulmonary disease. The Lung Health Study. Am J Respir Crit Care Med, 2000, 161: 381-390.
- Schiraldi GF, Soresi E, Locicero S, et al. Salmon calcitonin in cancer pain: comparison between two different treatment schedules. Int J Clin Pharmacol Ther Toxicol, 1987, 25: 229-232.
- Shucai Z, Guimei L, Fanbin H. A clinical trial of Bonin in bone metastases of lung cancer. Chin J Clin Oncol, 1999, 26: 445-447.
- Sorensen S, Helweg-Larsen S, Mouridsen H, et al. Effect of high-dose dexamethasone in carcinomatous metastatic spinal cord compression treated with radiotherapy: a randomised

trial. Eur J Cancer, 1994, 30A: 22-27.

- Sullivan KE, Hebert PC, Logan J, et al. What do physicians tell patients with end-stage COPD about intubation and mechanical ventilation? Chest, 1996, 109: 258-264.
- Sweeney CJ, Zhu J, Sandler AB, et al. Outcome of patients with a performance status of 2 in Eastern Cooperative Oncology Group Study E1594: a Phase II trial in patients with metastatic nonsmall cell lung carcinoma. Cancer, 2001, 92: 2639-2647.
- Temel JS, Greer JA, Muzikansky A, et al. Early palliative care for patients with metastatic non-small-cell lung cancer. N Engl J Med, 2010, 363: 733-742.
- Teshima T, Inoue T, Inoue T, et al. Symptomatic relief for patients with osseous metastasis treated with radiation and methylprednisolone: a prospective randomized study. Radiat Med, 1996, 14: 185-188.
- Tisdale MJ. Cancer anorexia and cachexia. Nutrition, 2001, 17: 438-442.
- Truog RD, Cist AF, Brackett SE, et al. Recommendations for end-of-life care in the intensive care unit: The Ethics Committee of the Society of Critical Care Medicine. Crit Care Med, 2001, 29: 2332-2348.
- Tsavaris N, Kopterides P, Kosmas C, et al. Analgesic activity of high-dose intravenous calcitonin in cancer patients with bone metastases. Oncol Rep, 2006, 16: 871-875.
- Turner S, Marosszeky B, Timms I, et al. Malignant spinal cord compression: a prospective evaluation. Int J Radiat Oncol Biol Phys, 1993, 26: 141-146.
- Van Manen JG, Bindels PJ, Dekker FW, et al. Risk of depression in patients with chronic obstructive pulmonary disease and its determinants. Thorax, 2002, 57: 412-416.
- Van Meter ME, McKee KY, Kohlwes RJ. Efficacy and safety of tunneled pleural catheters in adults with malignant pleural effusions: a systematic review. J Gen Intern Med, 2011, 26: 70-76.
- Weissman DE, Dufer D, Vogel V, et al. Corticosteroid toxicity in neuro-oncology patients. J Neurooncol, 1987, 5: 125-128.
- West GA, Primeau P. Nonmedical hazards of long-term oxygen therapy. Respir Care, 1983, 28: 906-912.
- Wildiers H, Menten J. Death rattle: prevalence, prevention and treatment. J Pain Symptom Manage, 2002, 23: 310-317.
- Wilkoff BL, Auricchio A, Brugada J, et al. HRS/EHRA Expert Consensus on the Monitoring of Cardiovascular Implantable Electronic Devices (CIEDs): description of techniques, indications, personnel, frequency and ethical considerations: developed in partnership with the Heart Rhythm Society (HRS) and the European Heart Rhythm Association (EHRA), and in collaboration with the American College of Cardiology (ACC), the American Heart Association (AHA), the European Society of Cardiology (ESC), the Heart Failure Association of ESC (HFA), and the Heart Failure Society of America (HFSA). Endorsed by the Heart Rhythm Society, the European Heart Rhythm Association (a registered branch of the ESC), the American College of Cardiology, the American Heart Association. Europace, 2008, 10: 707-725.

译　者：赵玉月，住院医师，内科，北京协和医院
审　校：张　力，主任医师、教授，肿瘤内科，中山大学肿瘤医院
终　审：唐丽丽，主任医师、教授，康复科，北京大学肿瘤医院
(译文如与英文原文有异义，以英文原文为准)

# 第三篇

# 姑息医学的症状处理

# 第一章　疼痛的病理生理

**Sheng-Xi Wu, Ya-Yun Wang, Juan Shi, Yu-Lin Dong, Guo-Hong Cai**

Department of Anatomy, Histology and Embryology, K. K. Leung Brain Research Centre, The Fourth Military Medical University, Xi'an 710032, China

*Correspondence to:* Sheng-Xi Wu, M.D., Ph.D., Professor. Department of Anatomy, Histology and Embryology, K. K. Leung Brain Research Centre, The Fourth Military Medical University, No. 169 West Changle Road, Xi'an 710032, P. R. China. Email: shengxi@fmmu.edu.cn; Ya-Yun Wang, M.D., Ph.D., Associate Professor. Department of Anatomy, Histology and Embryology, K. K. Leung Brain Research Centre, The Fourth Military Medical University, No. 169 West Changle Road, Xi'an 710032, P. R. China. Email: wangyy@fmmu.edu.cn; Juan Shi, Ph.D., Associate Professor. Department of Anatomy, Histology and Embryology, K. K. Leung Brain Research Centre, The Fourth Military Medical University, No. 169 West Changle Road, Xi'an 710032, P. R. China. Email: angela@fmmu.edu.cn; Yu-Lin Dong, M.D., Ph.D., Associate Professor. Department of Anatomy, Histology and Embryology, K. K. Leung Brain Research Centre, The Fourth Military Medical University, No. 169 West Changle Road, Xi'an 710032, P. R. China. Email: donganat@fmmu.edu.cn; Guo-Hong Cai, Postgraduate Student. Department of Anatomy, Histology and Embryology, K. K. Leung Brain Research Centre, The Fourth Military Medical University, No. 169 West Changle Road, Xi'an 710032, P. R. China. Email: devneuro@fmmu.edu.cn.

## 引言

疼痛被定义为对真实或潜在的组织损伤而产生的不悦感和情绪体验或是一个这样的经验的表达。疼痛的产生和维持包括兴奋性及抑制性的病理生理机制。最新研究揭示了各种不同临床相关性疼痛疾病的重要病理生理机制。本章节将简要介绍疼痛的类型、通路，以及疼痛产生的外周与中枢机制。更好的认识疼痛，尤其是对病理生理机制向感官特征转化的认识，将会带来一种更为有效和针对发病机制的治疗手段。

## 疼痛的类型

疼痛是许多不同疾病的主要症状，也是伤害感受的主观结果。伤害感受是神经系统中对伤害性刺激的编码和处理，可以用电生理技术进行测量(Greene，2010)。

疼痛可以进行多种分类：按生理学分为伤害性疼痛和神经病理性疼痛；按病因分为恶性疼痛和非恶性疼痛；按病程分为急性疼痛和慢性疼痛(Katz and Rothenberg，2005)。

急性疼痛往往持续不到3个月(Barkin and Barkin，2001)，且通常与已知的损伤或创伤有关。因此，它可以仅用相对简单的镇痛治疗处理，当创伤痊愈后或者处理后疼痛自然消失。急性生理性伤害疼痛是由伤害性刺激作用于正常组织时产生的，通常会诱发机体产生撤回反射，此类疼痛将保护组织免受进一步伤害。一旦组织发炎或受到损伤，病理生理性伤害疼痛就会出现，这也是导致患者就医的最常见原因之一。这种疼痛可表现为自发性疼痛、痛觉过敏和/或疼痛异常(Schaible and Richter，2004)。

慢性疼痛通常持续3个月以上，超过初始损伤的典型恢复时间。它能或不能用低水平的已明确的潜在病理来解释(Greene，2010)。慢性疼痛常伴随神经内分泌失调、疲劳、易怒、抑郁、不合群、情绪紧张、性欲减退、失眠和体重下降(Chapman and Gavrin，1999)。尽管慢性疼痛是由损伤诱导的，但其过程的维持却是因为病因以外的因素。另外，环境和情感因素也会加剧和维持慢性疼痛。有趣的是，许多慢性疼痛中伤害性刺激和疼痛之间的因果关系并不十分明确，且某些疼痛状态可能并不反映组织损伤。

## 慢性疼痛

慢性疼痛也可按疼痛性质分为伤害性疼痛、神经源性疼痛，或两者兼而有之。病因包括癌症、炎症或一些非致死性疾病如关节炎、纤维肌痛和神经性病变(Katz and Rothenberg，2005)。慢性疼痛可由一种慢性疾病诱发，然后实际上源于持续的伤害过程。

### 癌性疼痛

大多数慢性癌症相关性疼痛是由肿瘤直接引起的。骨转移和神经压迫是最常见的两种病因(Twycross and Harcourt，1996)。骨转移可以引起疼痛的潜在机制众多，包括内膜或者骨膜伤害感受器的激活，或者肿瘤侵犯相邻的软组织和神经(Mercadante，1997)。实际上，癌性疼痛并没有某种具体所指；癌症患者的疼痛通常与其伴随的社会心理剧变和焦虑相关，且可被多种情感、心理及精神因素影响(Maxwell，2012)。对许多癌症患者而言，他们的疼痛有着超出固有不愉快感觉体验的“灾难性意义”(Maxwell，2012)。慢性癌性疼痛与急性生理疼痛不同，很少涉及法医学或残疾问题。它对患者生活的各方面均有重要影响，如日常体力活动、情绪、社会关系、睡眠质量，以及认知和生存信念(与死亡相比，人生是否有意义、目的或价值)(Katz and Rothenberg，2005)。如果疼痛不能很好地控制，癌症患者可能会退缩不前，无法坚持进一步治疗。

### 神经病理性疼痛

神经病理性疼痛被认为是由于外周或中枢神经系统的异常生理改变引起的，可能与当时的组织损伤或炎症无关(Dworkin and Backonja，2003)。造成神经系统损伤的原因很多，包括接触毒素、感染、病毒、代谢性疾病、营养缺乏、缺血、创伤(手术或者非手术性)和卒中(Pasero，2004)。某些神经病理性疼痛的患者表现为剧烈的疼痛，但缺乏明显神经损伤的临床体征，而另一些患者虽然神经损伤明显但无疼痛感。此外，神经病理性疼痛可由相对较小的机体损伤引起，但其疼痛的严重程度远比损伤本身的严重程度要大得多。神经病理性疼痛的深层机制尚未完全阐明，该机制较为复杂，影响因素众多，且会随时间推移而改变。通常情况下，外周和中枢致敏现象会随着组织的愈合和炎症的减轻而消散。然而，神经病理性疼痛可能由神经系统疾病或损伤后的初级传入功能改变而引起(Dworkin and Backonja，2003)。

### 炎性疼痛

慢性炎症是大多数痛性慢性退行性疾病的一种特征，例如关节炎、腰痛和炎性肠病(Sommer and Birklein，2011)。不幸的是，它可能是疼痛的单独的最大病因，由初级传入神经纤维的活化和致敏导致。炎性疼痛主要是由于炎症部位遇到移动或触摸的机械性刺激所引起的疼痛。这种刺激诱导的疼痛特指炎性痛觉过敏，后者已被证明由循环中的白细胞、血小板、血管内皮细胞、组织内固有免疫细胞以及感觉和交感神经纤维释放的炎性介质介导。自从1953年报道了第一种介质缓激肽后(Armstrong and Dry，1953)，研究人员已发现了包括前列腺素、白三烯、血清素、腺苷、组胺、白介素-1、白介素-8和神经生长因子(nerve growth factor，NGF)等在内的多种导致痛觉过敏的炎性介质。

## 疼痛通路

疼痛是一种能激发情绪反应的感觉，它涉及外周、脊髓、脑干和更高级皮质中心之间复杂的相互作用。

### 伤害感受器

伤害性传入缺乏特异性受体，常通过游离的神经末梢实现且大多数是多觉性的(Purves *et al.*，2001)。伤害感受器对不止一种类型的刺激产生应答，例如化学刺激、热刺激或机械刺激。游离神经末梢分布于除骨骼腔及大脑以外的体内所有部位。Aδ纤维传导“快”痛，而C纤维传导“慢”痛。不是所有的Aδ和C纤维都是伤害感受器。一些纤维应答低阈值刺激，如感官触摸或抚摸皮肤。许多C纤维是温度感受器，应答环境的冷或热，通过感觉的情感标签保持机体稳态。此外，在大多数组织内还存在一类“沉默”的伤害感受器，它们通常对机械和热刺激不敏感，一般在炎症或神经损伤等病理条件下激活。

分布于皮肤、肌肉或内脏中的伤害感受器不尽相同(Bessou and Perl，1969；Snider and McMahon，1998；Djouhri and Lawson，2004)。首先，皮肤感觉定位清楚，而且疼痛通常是恒定的。内脏痛和肌肉痛往往难以清楚定位，多因为此类组织的神经支配密度较低，且通常是周期性的。其次，内脏神经传入对直接创伤不敏感，但对腹胀非常敏感。最后，由于大多数内脏器官缺乏低阈值的有髓纤维，主要由Aδ纤维和C纤维组成，它们的刺激反应性特征不同于皮肤和肌肉的传入神经，后者具有检测无害刺激的特异性受体。内脏传入神经以强度依赖性方式编码刺激应答，刺激越痛苦，动作电位和放电频率越大。

## 皮肤疼痛通路



皮肤伤害感受器传入神经主要终止于脊髓背角的Ⅰ、Ⅱ和Ⅴ板层以及携带信号至脑干或丘脑的二级神经元上的突触。只有当伤害性刺激信号到达脑干时，才会转化为有意识的感官知觉。三条上行通路与疼痛的传输有关：脊髓丘脑束(spinothalamic tract，STT)、脊髓网状束(spinoreticular tract，SRT)和脊髓臂旁(核)束(spinoparabrachial tract，SPBT)。每一条途径都与疼痛过程的某个特定方面有关。简单地说，感官识别通过STT传导，疼痛的稳态及情绪通过SRT和SPBT传导(Fields *et al.*，1974；Foreman *et al.*，1984；Bester *et al.*，1997)。因此，快痛和慢痛通过不同的途径到达大脑的不同区域。快痛直接连接到丘脑，丘脑将信息传递到初级感觉运动皮层进行分析和应答。其功能相当于一个警报系统，对准确的定位、损伤的严重程度以及疼痛的持续时间发出信号。快痛主要来源于脊髓的板层Ⅳ~Ⅴ的STT神经元。慢痛主要由C纤维介导，并对疼痛的情绪方面发出信号，它通过间接与脑干网状结构的连接到达丘脑。慢痛轴突支配丘脑的非特异性丘脑内侧核以及脑干网状结构中的自主神经中心。慢痛可以提醒大脑疼痛已经发生，损伤部位需要注意保护，在损伤修复期间需要限制正常活动(Schott，2001)。

通过激活投射到大脑所有区域的上行网状激动系统，从而唤醒对疼痛刺激的反应激活网状结构。网状结构的激活可刺激蓝斑的去甲肾上腺素能神经元，从而激活下行疼痛调节系统以减轻疼痛的传导(Jones，2008)。

丘脑皮层轴突将信息由丘脑发送至皮层。没有一个专门的皮层区域可被指定为“疼痛皮层”。相反，功能脑成像研究已经揭示一些皮层区域在疼痛刺激被感知时活化，这些区域与疼痛的不同功能组成相关(Casey *et al.*，2003；Bosshard *et al.*，2010)。“伤害的部位和程度”涉及躯体感觉皮层，而“我不喜欢它或终止它”与边缘区相关，例如扣带皮层或脑岛。部分前额叶皮层运动区也参与了认知评价的过程。

## 内脏和肌肉疼痛通路

鉴于肌肉和内脏疼痛作用于不同的感受器，我们有理由相信脊髓里存在仅对肌肉或内脏产生应答的细胞。有趣的是，脊髓里并不存在这样的细胞。所有的细胞，无论是具有内脏还是肌肉感受器，都同时具有一个独立的皮肤感受器。这就意味着交叉融合是发生在脊髓内的。

内脏和肌肉伤害感受器的主要终末支终止于板层Ⅰ、板层Ⅴ以及板层Ⅱ，这与皮肤伤害感受器的传入不一样。在板层Ⅰ里，这些纤维交叉融合到STT和SPBT的投射神经元，然后投射到脑干和丘脑，并到达躯体感觉皮层(Navarro *et al.*，2007；Saadé and Jabbur，2008)。内脏传入神经也终止于SPT神经元和投射到背柱核的细胞上。近期研究表明，后一种通路只参与内脏疼痛，而STT和SRT内脏通路较参与内脏痛而言，更多地参与自主反射功能(Newman，1974)。背柱损伤可有效缓解慢性内脏疼痛，该思路为治疗内脏癌性疼痛带来了新的临床治疗手段。

## 痛觉调节的脊髓背侧角环路

有害信息的初步整合位于脊髓浅表背角(superficial dorsal horn，SDH)，了解这些对于理解疼痛感觉和寻找有效的镇痛方法非常重要(Wu *et al.*，2010)。

外周伤害感受器将有害信息传递到脊髓神经元，后者进一步通过上行通路如STT和定位于SDH

的神经元(包括板层Ⅰ和板层Ⅱ)投射传入。这些2级和3级轴突随后与丘脑的感觉中继核接触，最后投射到大脑皮层。SDH神经元(包括投射神经元和中间神经元)接受细的有髓纤维(Aδ)和无髓(C)初级传入纤维(primary afferent fibers，PAFs)传递的伤害信息(Kumazawa and Perl，1978；Sugiura *et al.*，1986)。此外，SDH神经元和PAFs接受密集的下行输入信号，主要包括分别来自中缝大核和脑干的蓝斑核的血清素和去甲肾上腺素组件(Kwiat and Basbaum，1992)。SDH投射神经元向更高级大脑结构投射的唯一有害输出信号很可能被SDH内复杂的神经元间的相互作用调节。因此，SDH内伤害性传递的整合对理解疼痛感觉和开发有效的镇痛措施十分重要。如此复杂的整合平台其实是由神经元池形成的环路，这些神经元在炎症或神经痛等情况下是高度可塑的。

### 下行疼痛控制通路

下行控制系统的概念可以追溯到20世纪70年代到80年代，它最初指脑干的结构发出“下行”冲动从而抑制SDH内的伤害性传导(Fields and Basbaum，1999；Fields *et al.*，1983)。简化的下行抑制系统被描述为以下几点：PAG投射到延脑腹内侧髓质(rostral ventromedial medulla，RVM)，包括富含血清素的中缝巨胞核(nucleus raphe magnus，NRM)以及核网状巨核细胞部分α、巨细胞旁外侧核(Fields *et al.*，1991)。RVM内的血清素能神经元(Zhang *et al.*，2006)和某些GABA能神经元或甘氨酸能神经元(Antal *et al.*，1996；Kato *et al.*，2006)沿着DLF投射并终止于SDH，从而抑制伤害性信息传递。除了RVM以外，蓝斑核和蓝斑底核是重要的脊髓下行抑制结构，该结构包含大部分投射到SDH的去甲肾上腺素能神经元(Millan，2002)。这些脊髓上的结构共同形成脊髓伤害性信息传递的下行控制系统。

复杂的环路能在SDH的关键要素之间形成，从而促进或抑制伤害性信息的传递。这些环路可根据不同的标准来描述。尽管如此，它们并非固定不变，因为在不同的疼痛状态下它们会发生动态变化。另外，根据膜特性(比如不同的膜受体类型)，同样经典的神经递质可以发挥抑制或兴奋作用。

## 疼痛的外周机制

当高强度或特定的理化刺激被一组称作为伤害感受器的感觉神经元检测到时，外周疼痛信号即被启动。传统意义上，伤害感受器是组织中细髓(Aδ型)和无髓鞘(C型)纤维的无包膜神经末梢，它们能够感受实际的或潜在的组织损伤，并将能量转换为足以产生动作电位的可变膜电位，这是神经系统可识别的“语言”。大部分伤害感受器对机械的、化学的和/或冷刺激有应答，因此是多觉性的。尽管如此，在病理生理过程中，伤害感受器在应答组织损伤时本身同样发生功能或结构上的变化。这些变化可能放大原始刺激的效果，使疼痛或成为患者安全的强大防御系统(伤害性疼痛)，或甚至成为折磨患者的疾病状态(慢性疼痛)。由于篇幅有限，在此我们将重点回顾疼痛的主要外周机制，这些机制已被证明是临床治疗的有效靶点。

### 外周致敏

在组织损伤或炎症中，多觉性伤害感受器经历兴奋阈值的下调，对阈上刺激的反应性增加，如此即使是轻微或正常无害的刺激也能激活受体。这种现象被称作外周致敏或伤害感受器致敏(Ringkamp and Meyer，2009)。因此，伤害性刺激作用于受损组织较非致敏状态时会唤起更剧烈的疼痛(原发性痛觉过敏)，且无害性刺激如机械刺激和冷刺激也会引起疼痛(触诱发痛)。因此，外周致敏是与行为改变密切相关的神经元机制，例如痛觉过敏和触诱发痛。炎症除了可使伤害感受器对刺激的敏感性增加之外，同样能引起所谓的“沉默伤害感受器”的募集。沉默的伤害感受器是在健康状况下具有较高机械阈值不能或难以兴奋的A或C纤维。然而在炎症过程中，这些纤维致敏且对外加刺激易感(Michaelis *et al.*，1996)。

伤害感受器致敏是由组织周围的细胞如肥大细胞、角化细胞、巨噬细胞以及免疫细胞因组织损伤而释放出众多炎症介质所启动的(Schaible and Richter，2004)。其中重要的炎症介质或细胞因子有缓激肽、血清素、组胺、前列腺素、腺苷、白细胞介素、肿瘤坏死因子α以及神经生长因子如NGF(Schaible *et al.*，2011)。这些物质混合形成了

“致敏汤”，调控伤害感受器对热刺激、机械刺激或化学刺激的敏感性。初级传入神经元表达所有炎症介质或细胞因子的受体(但不是每个伤害感受器均表达所有受体)。特异性配体与这些受体结合，并通过第二信使级联放大直接或间接激活伤害感受器，以此反过来影响细胞膜上受体的功能状态或离子通道的表达(Ringkamp and Meyer，2009)。通过这样的外源性过程，初级传入神经元由于刺激阈值降低使得兴奋性大大增强，并通过阈上刺激提高了动作电位频率。神经细胞在任何时候都处于高度活动状态；除了微环境物质引起的被动改变外，它们能够从外周末梢释放神经肽。典型例子是降钙素基因相关肽(calcitonin-gene related peptide，CGRP)和P物质(substance P，SP)。CGRP引发血管扩张，SP诱导蛋白质外渗，两种结果均加重了炎症过程(Aubdool and Brain，2011)。

## 异位放电

如上所述，感官放电起源于躯体和内脏组织的神经末梢，在这里受体电位转变为动作电位。然而当外周神经受损时，其他细胞区室如损伤近端部位以及背根神经节(dorsal root ganglia，DRG)细胞小体均可转化产生动作电位，这是一种被称为异位放电的电生理现象(异位)(Devor，2009)。异位放电的特征之一是其牵张敏感性，例如轻触和瞬时触摸受损神经或脊髓神经根将产生强烈和持久的放电，这会导致针刺感或像神经病理痛患者的休克样感觉。因此，目前认为不同传入神经纤维的异位放电是造成神经损伤后烧灼痛(C纤维)、感觉触痛(Aδ纤维)或感觉异常(Aδ纤维)等临床表现的疾病基础(Pasero，2004)。有趣的是，越来越多的证据表明邻近损伤轴突的完整神经也可能出现异位活动(Shim *et al.*，2005)。

异位放电以紧张型、簇状或不规律型放电模式为特征，继发于神经损伤后数小时或数天(Devor，2009)。产生异位放电的细胞机制不是简单的尖峰阈值下降，而是DRG神经元的复杂变化，包括基因转录、蛋白质转运和离子通道动力学的改变。

DRG神经元变化的一个合理的例子是钠通道表达和位置的变化。在神经损伤后，初级传入神经元的电压门控性钠通道$Na_v1.3$和$Na_v2$增加，而$Na_v1.1$、1.2、1.6、1.7、1.8、1.9下降(Devor，2006)。钠通道的分布也趋向募集于神经瘤终球和新芽，而非感觉神经末梢以及郎飞神经节内段部分。钠通道的动力学也受促炎细胞因子以及其他下游介质例如蛋白激酶(PKA和PKC)的调节(Devor，2006)。除了钠通道，N型钙通道亦被发现在DRG神经元内表达下调(Devor，2009)。通道蛋白的所有这些定量和定性的变化有助于改变损伤的伤害感受性神经元的电生理表型。例如，一些临床上有效的镇痛剂如局部麻醉剂利多卡因和抗惊厥药加巴喷丁实际上分别为钠通道和钙通道的调节剂(Beydoun and Backonja，2003)。

## 交感神经维持性疼痛

脊神经包括四种神经纤维类型，即躯体传入和传出纤维，内脏传入和传出(交感或副交感神经)纤维。通常情况下，交感神经系统并不激活躯体初级传入纤维，而在神经损伤的情况下，可能出现上述交叉对话。传入神经元对交感神经递质(去甲肾上腺素和肾上腺素)的应答可能引起患者肢体主要神经损伤后灼痛和燃烧痛的出现(Bossut and Perl，1995；Xie *et al.*，1995；Nickel *et al.*，2012)。注射α肾上腺素受体阻滞剂酚妥拉明能有效缓解疼痛可印证这点(Ali *et al.*，2000)。这种依赖交感神经元活动的疼痛被称为交感维持性疼痛(sympathetically maintained pain，SMP)。SMP是一种自发性痛和/或由机械或热刺激诱发疼痛的症状，可存在于复杂区域性疼痛综合征(complex regional pain syndrome，CRPS) Ⅰ型和Ⅱ型(Drummond，2010)。

尽管研究人员数十年不懈努力，但交感维持性疼痛的机制尚未完全阐明。然而几种实验模型可能对此有一定的帮助。神经切断或结扎后，损伤或完整的交感供应电刺激仍会兴奋无髓鞘或有髓鞘的神经纤维。此种耦合是化学性的，可能通过去甲肾上腺素作用于α2肾上腺素受体实现，但目前为止交感神经纤维和传入神经纤维之间神经元接触的耦合尚未被实验证实(Chen *et al.*，1996)。除了这种化学耦合机制外，交感和传入神经元之间也会出现异常结构改变。在正常情况下，大多数交感神经节后纤维通过灰交通支投射到远端外周靶细胞，少量神经纤维投射到近侧，通常将血管作为靶点。然而当神经损伤后，许多近侧投射到血管周围富含儿茶酚胺的轴突开始在DRG上萌芽，甚至沿着受损神经纤维的胞体形成“篮子状”(McLachlan *et al.*，1993)。上述这种节后交感神经纤维侧支出芽的机制部分由于损伤轴突的传入细胞富含大量的神经营养信号及其受体(Deng *et al.*，2000；Drummond，2010)。以上结构上的病理变化是否与患者周围神经损害后的疼痛有关尚不清楚，有待进一步研究。

## 疼痛的中枢机制

虽然外周机制在伤害性信息的诱发和传递过程中发挥重要作用，但单独这一点并不能完全解释病理性疼痛的所有特征。病理性疼痛的传入信号也会引起中枢致敏。

### 中枢致敏

脊髓是含有初级中枢感觉神经元以及外周有害刺激传入的关键通道。慢性疼痛可诱导脊髓背角的局部神经回路的修饰和重塑。结果，传入大脑的持续有害信息被放大和延长，该现象被定义为中枢致敏。中枢致敏是强烈的外周伤害刺激、组织损伤或神经损害后SDH内伤害相关神经元的异常兴奋的结果(Zimmermann，2001；Ji and Kohno，2003；Fornasari，2012)。伤害性信息通过无髓鞘(C型)和有髓鞘(Aδ型)纤维从外周传入到SDH。通常当外周信息传入减弱时中枢致敏即会消失。尽管如此，在很多严重病理性疼痛时，中枢致敏可与外周伤害信息传递相区别。此时，即使外周刺激和输入都消失，中枢致敏依然存在。已知有助于脊髓背角神经元高度兴奋的方法包括：神经递质和速激肽及其受体的变化(Fundytus，2001；Zimmermann，2001；Harden，2005；Seybold，2009)，外周传入纤维和SDH突触树突的异常重塑(Tan and Chang，2011；Tan and Waxman，2012)，以及抑制性GABA输入的缺失(Bridges *et al.*，2001；Drew and Siddall，2004)。

### 脊髓中枢机制

神经递质和速激肽是由DRG中伤害性神经元的中央突起释放的。谷氨酸是DGR神经元的主要递质(Fundytus，2001)。速激肽包括SP、神经激肽和神经降压素(Basbaum，1999；Beydoun and Backojna，2003)。此外，中枢致敏的诱导和维持还包括不同类型的受体。SDH中的三种谷氨酸受体分别是：离子型N-甲基-D-天冬氨酸(N-methyl-D-aspartate，NMDA)受体、非NMDA受体，以及代谢型谷氨酸受体。当谷氨酸与非NMDA受体结合时，该受体被打开，钠离子涌入使神经元去极化。然而在正常情况或刺激较弱时，镁离子的存在可使NMDA受体通道关闭。当出现病理性疼痛时，镁离子则被紧张伤害性刺激移除。此时，谷氨酸释放增加可活化位于SDH的NMDA受体，这将导致大量的钙流入神经元(Siddall and Cousins，1997；Gordon and Love，2004)。钙离子可诱导第二信使级联反应，增加神经元的兴奋性。因此，NMDA受体及其下游分子在伤害性信息传递、中枢致敏的诱导及维持以及慢性疼痛恶化中发挥重要作用。无论实验室还是临床实践中，使用NMDA受体拮抗剂均能预防中枢致敏，抑制动物或患者的疼痛反应(O'Connor and Dworkin，2009)。中枢致敏发生后，神经元的兴奋性和敏感性增加，对伤害刺激的反应扩大。这种现象被称作“兴奋”(Davies and Lodge，1987；Herrero and Laird，2000)。

神经肽在诱导和维持中枢致敏方面也扮演着关键角色。由位于DRG的伤害神经元中央终端释放的SP和CGRP能与SDH神经元上表达的受体相结合，从而引发持续的痛觉过敏。CGRP通过激活位于初级传入神经元终端的CGRP受体来促进谷氨酸释放(Seybold，2009)。此外，SP激活神经激肽受体，后者与磷脂酶C以及几种细胞内信使相耦合。与受体结合后，SP的下游效应包括使膜去极化，促进α氨基-3羟基-5甲基-4异恶丙酸受体(α-amino- 3-hydroxy-5-methyl-4-isoxazole-propionic acid，AMPA)和NMDA受体的功能(Seybold，2009)。另外，CGRP和SP均可激活转录因子，并增加相关基因的表达，以促进SDH神经元的兴奋性长期改变，并维持痛觉过敏。以上提及的这些变化最终将诱导SDH可塑性，这是中枢致敏的另一重要因素。

随着有害刺激输入的不断增加和疼痛通路的持续激活，可以出现神经的可塑性，SDH的突触重构也能被诱导出。原本传输外周本体感受信息的Aβ型纤维在病理性疼痛时能释放SP，并参与伤害性信息的传入(Gracely，1999)。超过70%的兴奋性突触位于中枢神经系统的树突棘，特别是SDH内的椎体细胞和神经元上。树突棘能接受不同起源的高度会聚的输入信号(Yuste and Majewska，2001)，然后调节突触的传递(Bourne and Harris，2007)。疾病和损伤，比如这里讨论的病理性疼痛之后，树突棘的形态会发生改变。蘑菇状树突棘增加，这表明突触的效能在增加。新的树突棘从神经元树突长出，它能提供更多的突触后结合位点(Yuste and Majewska，2001)。树突棘的所有这些变化导致脊髓神经元的兴奋性亢进和中枢致敏。

中枢致敏的第三个机制是SDH的GABA能输入的去抑制作用(Drew and Siddall，2004)。病理性疼痛时，来自突触前末梢的GABA释放减少，最终导致GABA能对SDH上兴奋性神经元抑制功能的丧失(Cao and Yang，2011)。

## 棘上水平的中枢机制

最近，通过对动物模型、基因修饰小鼠以及患者采用整合研究的手段，越来越多的证据不断表明慢性疼痛的发生是由于感觉传导通路的长期塑性变化。这种塑性变化不仅发生于外周伤害性感受器和SDH，也同样存在于皮质区以及皮质下层，后者参与疼痛信息的处理。伤害性刺激激活的大脑区域被称为“疼痛矩阵”，它由初级/次级躯体感觉皮质、岛叶皮质、额叶前皮层(prefrontal cortex，PFC)、前扣带皮层(anterior cingulate cortex，ACC)、丘脑、边缘系统、基底节以及脑干构成。神经影像学研究发现当发生病理性疼痛时，以上这些区域的神经元出现电活动(Hirano，2012)。目前认为ACC、PFC、脑岛和杏仁核在结构和功能等方面与疼痛密不可分。有研究发现，在皮质区和皮质下区(如ACC和杏仁核)有突触的重塑(Han and Neugebauer，2005；Zhao and Toyoda，2005)。此外，ACC和IC的神经元活动被认为对疼痛的感知和不悦情绪非常重要。对皮质的干预可调节疼痛行为以及与疼痛相关的记忆痕迹。因此，治疗慢性疼痛需要了解躯体感觉通路的塑性变化。

## 致谢

声明：作者声称无任何利益冲突。

## 参考文献

- Ali Z, Raja SN, Wesselmann U, et al. Intradermal injection of norepinephrine evokes pain in patients with sympathetically maintained pain. Pain, 2000, 88: 161-168.
- Antal M, Petko M, Polgar E, et al. Direct evidence of an extensive GABAergic innervation of the spinal dorsal horn by fires descending from the rostral ventromedial medulla. Neuroscience, 1996, 73: 509-518.
- Armstrong D, Dry RM. Observations on chemical excitants of cutaneous pain in man. J Physiol, 1953, 120: 326-351.
- Aubdool AA, Brain SD. Neurovascular aspects of skin neurogenic inflmmation. J Investig Dermatol Symp Proc, 2011, 15: 33-39.
- Barkin RL, Barkin D. Pharmacologic management of acute and chronic pain: focus on drug interactions and patient-specifi pharmacotherapeutic selection. South Med J, 2001, 94: 756-770.
- Basbaum AI. Spinal mechanisms of acute and persistent pain. Reg Anesth Pain Med, 1999, 24: 59-67.
- Beydoun A, Backonja MM. Mechanistic stratification of antineuralgic agents. J Pain Symptom Manage, 2003, 25: S18-S30.
- Bosshard SC, Baltes C, Wyss MT, et al. Assessment of brain responses to innocuous and noxious electrical forepaw stimulation in mice using BOLD fMRI. Pain, 2010, 151: 655-663.
- Bessou P, Perl ER. Response of cutaneous sensory units with unmyelinated fiers to noxious stimuli. J Neurophysiol, 1969, 32: 1025-1043.
- Bester H, Matsumoto N, Besson JM, et al. Further evidence for the involvement of the spinoparabrachial pathway in nociceptive processes: a c-Fos study in the rat. J Comp Neurol, 1997, 383: 439-458.
- Bourne J, Harris KM. Do thin spines learn to be mushroom spines that remember? Curr Opin Neurobiol 2007, 17: 381-6.
- Bossut DF, Perl ER. Effects of nerve injury on sympathetic excitation of A delta mechanical nociceptors. J Neurophysiol, 1995, 73: 1721-1723.
- Bridges D, Thompson SW, Rice AS. Mechanisms of neuropathic pain. Br J Anaesth, 2001, 87: 12-26.
- Cao J, Yang X. GABAergic disinhibition induced pain hypersensitivity by upregulating NMDA receptor functions in spinal dorsal horn. Neuropharmacology, 2011, 60: 921-929.
- Casey KL, Lorenz J, Minoshima S. Insights into the

第三篇

pathophysiology of neuropathic pain through functional brain imaging. Exp Neurol, 2003, 184: S80-S88.

- Chapman CR, Gavrin J. Suffering: the contributions of persistent pain. Lancet, 1999, 353: 2233-2237.
- Chen Y, Michaelis M, Janig W, et al. Adrenoreceptor subtype mediating sympathetic-sensory coupling in injured sensory neurons. J Neurophysiol, 1996, 76: 3721-3730.
- Davies SN, Lodge D. Evidence for involvement of N-methylaspartate receptors in 'wind-up' of class 2 neurones in the dorsal horn of the rat. Brain Res, 1987, 424: 402-406.
- Deng YS, Zhong JH, Zhou XF. Effects of endogenous neurotrophins on sympathetic sprouting in the dorsal root ganglia and allodynia following spinal nerve injury. Exp Neurol, 2000, 164: 344-350.
- Devor M. Sodium channels and mechanisms of neuropathic pain. J Pain, 2006, 7: S3-S12.
- Devor M. Ectopic generator. In: Basbaum AL, Bushnell MC. eds. Science of pain. San Diego: Academic Press, 2009: 83-87.
- Djouhri L, Lawson SN. Abeta-fier nociceptive primary afferent neurons: a review of incidence and properties in relation to other afferent A-fier neurons in mammals. Brain Res Brain Res Rev, 2004, 46: 131-145.
- Drew GM, Siddall PJ. Mechanical allodynia following contusion injury of the rat spinal cord is associated with loss of GABAergic inhibition in the dorsal horn. Pain, 2004, 109: 379-388.
- Drummond PD. Sensory disturbances in complex regional pain syndrome: clinical observations, autonomic interactions, and possible mechanisms. Pain Med, 2010, 11: 1257-1266.
- Dworkin RH, Backonja M. Advances in neuropathic pain: diagnosis, mechanisms, and treatment recommendations. Arch Neurol, 2003, 60: 1524-1534.
- Fields HL, Anderson SD, Wagner GM. The spinoreticular tract: an alternate pathway mediating pain. Trans Am Neurol Assoc, 1974, 99: 211-213.
- Fields HL, Basbaum AI. Central nervous system mechanisms of pain modulation. In: Wall PD, Melzack R. eds. Textbook of Pain. London: Churchil Livingstone, 1999: 309-329.
- Fields HL, Heinricher MM, Mason P. Neurotransmitters in nociceptive modulatory circuits. Annu Rev Neurosci, 1991, 14: 219-245.
- Fields HL, Vanegas H, Hentall ID, et al. Evidence that disinhibition of brain stem neurones contributes to morphine analgesia. Nature, 1983, 306: 684-686.
- Fornasari D. Pain mechanisms in patients with chronic pain. Clin Drug Investig, 2012, 32: 45-52.
- Foreman RD, Blair RW, Weber RN. Viscerosomatic convergence onto T2-T4 spinoreticular, spinoreticular-spinothalamic, and spinothalamic tract neurons in the cat. Exp Neurol, 1984, 85: 597-619.
- Fundytus ME. Glutamate receptors and nociception: implications for the drug treatment of pain. CNS Drugs, 2001, 15: 29-58.
- Gordon DB, Love G. Pharmacologic management of neuropathic pain. Pain Manag Nurs 2004, 5: 19-33.
- Gracely RH. Pain measurement. Acta Anaesthesiol Scand, 1999, 43: 897-908.
- Greene SA. Chronic pain: pathophysiology and treatment implications. Top Companion Anim Med, 2010, 25: 5-9.
- Han JS, Neugebauer V. mGluR1 and mGluR5 antagonists in the amygdala inhibit different components of audible and ultrasonic vocalizations in a model of arthritic pain. Pain, 2005, 113: 211-222.
- Harden RN. Chronic neuropathic pain. Mechanisms, diagnosis, and treatment. Neurologist, 2005, 11: 111-122.
- Herrero JF, Laird JM. Wind-up of spinal cord neurons and pain sensation: much ado about something? Prog Neurobiol, 2000, 61: 169-203.
- Hirano S. Neuroimaging fidings of central nervous system dysfunction in neuropathic pain. Brain Nerve, 2012, 64: 1267-1272.
- Ji RR, Kohno T. Central sensitization and LTP: do pain and memory share similar mechanisms? Trends Neurosci, 2003, 26: 696-705.
- Jones BE. Modulation of cortical activation and behavioral arousal by cholinergic and orexinergic systems. Ann N Y Acad Sci, 2008, 1129: 26-34.
- Kato G, Yasaka T, Katafuchi T, et al. Direct GABAergic and glycinergic inhibition of the substantia gelatinosa from the rostral ventromedial medulla revealed by in vivo patch-clamp analysis in rats. J Neurosci, 2006, 26: 1787-1794.
- Katz WA, Rothenberg R. Section 3: the nature of pain: pathophysiology. J Clin Rheumatol, 2005, 11: S11-S15.
- Kumazawa T, Perl ER. Excitation of marginal and substantia gelatinosa neurons in the primate spinal cord: indications of their place in dorsal horn functional organization. J Comp Neurol, 1978, 177: 417-434.
- Kwiat GC, Basbaum AI. The origin of brainstem noradrenergic and serotonergic projections to the spinal cord dorsal horn in the rat. Somatosens Mot Res, 1992, 9: 157-173.
- Maxwell K. The challenges of cancer pain assessment and management. Ulster Med J, 2012, 81: 100-101.


第三篇

- McLachlan EM, Janig W, Devor M, et al. Peripheral nerve injury triggers noradrenergic sprouting within dorsal root ganglia. Nature, 1993, 363: 543-546.
- Mercadante S. Malignant bone pain: pathophysiology and treatment. Pain, 1997, 69: 1-18.
- Michaelis M, Habler HJ, Jaenig W. Silent afferents: a separate class of primary afferents? Clin Exp Pharmacol Physiol, 1996, 23: 99-105.
- Millan MJ. Descending control of pain. Prog Neurobiol, 2002, 66: 355-474.
- Navarro X, Vivó M, Valero-Cabré A. Neural plasticity after peripheral nerve injury and regeneration. Prog Neurobiol, 2007, 82: 163-201.
- Newman PP. Visceral afferent functions of the nervous system. Monogr Physiol Soc, 1974, 25: 1-273.
- Nickel FT, Seifert F, Lanz S, et al. Mechanisms of neuropathic pain. Eur Neuropsychopharmacol, 2012, 22: 81-91.
- O'Connor AB, Dworkin RH. Treatment of neuropathic pain: an overview of recent guidelines. Am J Med,2009, 122: S22-S32.
- Pasero C. Pathophysiology of neuropathic pain. Pain Manag Nurs, 2004, 5: 3-8.
- Purves D, Augustine GJ, Fitzpatrick D, et al. eds. Neuroscience. 2nd edition. Sunderland (MA): Sinauer Associates, 2001.
- Ringkamp M, Meyer RA. Physiology of nociceptors. In: Basbaum AL, Bushnell MC. eds. Science of pain. San Diego: Academic Press, 2009: 97-114.
- Schott GD. Delayed onset and resolution of pain: some observations and implications. Brain, 2001, 124: 1067-1076.
- Saadé NE, Jabbur SJ. Nociceptive behavior in animal models for peripheral neuropathy: spinal and supraspinal mechanisms. Prog Neurobiol, 2008, 86: 22-47.
- Schaible HG, Richter F. Pathophysiology of pain. Langenbecks Arch Surg, 2004, 389: 237-243.
- Schaible HG, Ebersberger A, Natura G. Update on peripheral mechanisms of pain: beyond prostaglandins and cytokines. Arthritis Res Ther, 2011, 13: 210.
- Seybold VS. The role of peptides in central sensitization. Handb Exp Pharmacol, 2009, (194): 451-491.
- Shim B, Kim DW, Kim BH, et al. Mechanical and heat sensitization of cutaneous nociceptors in rats with experimental peripheral neuropathy. Neuroscience, 2005, 132: 193-201.
- Siddall PJ, Cousins MJ. Spinal pain mechanisms. Spine, 1997, 22: 98-104.
- Sommer C, Birklein F. Resolvins and inflmmatory pain. F1000 Med Rep, 2011, 3: 19.
- Snider WD, McMahon SB. Tackling pain at the source: new ideas about nociceptors. Neuron, 1998, 20: 629-632.
- Tan AM, Chang YW. Rac1-regulated dendritic spine remodeling contributes to neuropathic pain after peripheral nerve injury. Exp Neurol, 2011, 232: 222-233.
- Tan AM, Waxman SG. Spinal cord injury, dendritic spine remodeling, and spinal memory mechanisms. Exp Neurol, 2012, 235: 142-151.
- Sugiura Y, Lee CL, Perl ER. Central projections of identifid, unmyelinated (C) afferent fiers innervating mammalian skin. Science, 1986, 234: 358-361.
- Twycross R, Harcourt J. A survey of pain in patients with advanced cancer. J Pain Symptom Manage, 1996, 12: 273-282.
- Wu SX, Wang W, Li H, et al. The synaptic connectivity that underlies the noxious transmission and modulation within the superfiial dorsal horn of the spinal cord. Prog Neurobiol, 2010, 91: 38-54.
- Xie Y, Zhang J, Petersen M. Functional changes in dorsal root ganglion cells after chronic nerve constriction in the rat. J Neurophysiol, 1995, 73: 1811-1820.
- Yuste R, Majewska A. On the function of dendritic spines. Neuroscientist, 2001, 7: 387-395.
- Zhao MG, Toyoda H. Roles of NMDA NR2B subtype receptor in prefrontal long-term potentiation and contextual fear memory. Neuron, 2005, 47: 859-872.
- Zhang L, Sykes KT, Buhler AV, et al. Electrophysiological heterogeneity of spinally projecting serotonergic and nonserotonergic neurons in the rostral ventromedial medulla. J Neurophysiol, 2006, 95: 1853-1863.
- Zimmermann M. Pathobiology of neuropathic pain. Eur J Pharmacol, 2001, 429: 23-37.



**译　者：**顾劲扬，副主任医师、副教授，肝脏外科，上海交通大学医学院附属仁济医院
**审　校：**褚　倩，主任医师、教授，肿瘤中心，华中科技大学同济医学院附属同济医院
**终　审：**刘　巍，主任医师、教授，姑息治疗中心，北京大学肿瘤医院

(译文如与英文原文有异义，以英文原文为准)

# 第二章　疼痛姑息治疗的综述

**Angelique Wong[1], Suresh Reddy[1], Salahadin Abdi[2]**

[1]Department of Palliative Care, The University of Texas, MD Anderson Cancer Center, Houston, TX 77030, USA; [2]Department of Pain Medicine, The University of Texas, MD Anderson Cancer Center, 1515 Holcombe Boulevard, Houston, TX 77030, USA

*Correspondence to:* Salahadin Abdi, MD, PhD, Professor of Anesthesiology and Chair. Department of Pain Medicine, The University of Texas, MD Anderson Cancer Center, 1515 Holcombe Boulevard, Houston, TX 77030, USA. Email: SAbdi@mdanderson.org; Angelique Wong, MD, Fellow. Department of Palliative Care, The University of Texas, MD Anderson Cancer Center, -Unit 1414, 1515 Holcombe Boulevard, Houston, TX 77030, USA. Email: anguyen4@mdanderson.org; Suresh K. Reddy, MD, FFARCS, Professor, Section Chief, Director of Education. Department of Palliative Care, The University of Texas, MD Anderson Cancer Center, 1515 Holcombe Boulevard, Houston, TX 77030, USA. Email: sreddy@mdanderson.org.

## 概述

国际疼痛研究协会定义疼痛为“一种与实际或潜在的组织受损有关的不愉快感觉和情绪”(Merskey and Bogduk，1994)。因此，疼痛是患者寻求临床帮助的最常见的诉求。目前，全世界15亿人正在遭受慢性疼痛。对于80%~90%的晚期癌症患者来说，疼痛是主要的临床症状(Portenoy and Lesage，1999)。疼痛是很常见的，并且治疗起来也会带来很大的花费。每年仅在美国由于疼痛产生的损失估计为612亿美元(Stewart *et al.*，2003)。在姑息疗法中，疼痛令人衰弱，并且摧毁人意志。

2002年WHO指出：姑息治疗能通过早期鉴别、评估和治疗疼痛及其他心理、身体、精神的问题，来预防和缓解患者正在经历的病痛，从而提高患有致命疾病的患者和其家庭成员的生活质量(WHO，2002)。这个定义反映了姑息治疗的复杂性，强调了目前姑息治疗的目的是无论疾病能否治愈，也应当对患有严重疾病的患者进行早期、有效的症状管理。

不幸的是，姑息治疗往往被错误的认为其等同于临终关怀。姑息治疗的目的在于改善症状和生活质量，并且其可以在严重疾病过程中的任何时间点实施和整合。相对于临终关怀，预后良好并不排除姑息治疗。临终关怀是一种特定类型的姑息治疗，其聚焦于维持生命治疗的终末期，特别是针对只有最后6个月生命的患者。

## 将疼痛作为姑息治疗和临终关怀中的一种临床症状的重要性

进入临终关怀或姑息治疗的患者的晚期疾病症状是非常典型的。对于这些患者来说，疼痛是剧烈、频繁发作和令人虚弱的。例如，疼痛影响着70%~90%的晚期癌症患者(Portenoy and Lesage，1999)，然而，这部分患者中的大多数没有得到充分的治疗(Fisch *et al.*，2012)。需要注意的是，疼痛很少是一个独立的问题。晚期疾病患者通常患有多种并发症，包括抑郁、焦虑、谵妄、呼吸困难、疲劳等(Dalal *et al.*，2006)。随着疾病的进展，其自主性的丧失会导致功能上的恶化，进而造成情绪上的紊乱。这些因素构成了疼痛的严重程度，并进一步形成恶性循环。考虑到疼痛的这些毁灭性的影响，彻底评估疼痛是必要的。

## 疼痛评估

为了制定有效的治疗策略，需要评估疼痛的不同方面，包括疼痛的病因、性质和强度，疼痛如何影响日常活动和功能，以及疼痛治疗所面临的障碍。一个敏锐的临床医生必须通过了解病史、体格检查以及其他可以利用的方法，如非语言的线索、肢体语言、影像学检查以及不同的疼痛评分来区分疼痛的不同原因和类型。疼痛是一种复杂和主观的综合征。有很多工具来评测疼痛，包括视觉模拟量表、口头数字评价量表、数字评价量表，或更多复杂的疼痛调查表(Bruera *et al.*，1991)。其他工具包括简明疼痛调查表、威斯康星简明疼痛问卷、Wong-Baker面部表情评分法和埃德蒙顿症状评估系统(图1)。

## 疼痛的类型和原因

疼痛可以是急性的也可以是慢性的。急性疼痛常由损伤后损伤部位的痛觉感受器激活而引起，通常持续几小时到几天，直至受伤的组织治愈。慢性疼痛的康复往往超过预期的时间，而且通常还存在疼痛以外的因素。

### 疼痛的原因

接受姑息治疗的患者的疼痛可以归因于一个或几个原因(表1)。

埃德蒙顿症状评估系统：
数值刻度
区域性姑息治疗方案

请圈出最能描述的数量

| | | | | | | | | | | | | |
|---|---|---|---|---|---|---|---|---|---|---|---|---|
| 无疼痛 | 0 | 1 | 2 | 3 | 4 | 5 | 6 | 7 | 8 | 9 | 10 | 最痛 |
| 不累 | 0 | 1 | 2 | 3 | 4 | 5 | 6 | 7 | 8 | 9 | 10 | 最疲倦 |
| 不呕吐 | 0 | 1 | 2 | 3 | 4 | 5 | 6 | 7 | 8 | 9 | 10 | 呕吐最厉害 |
| 不抑郁 | 0 | 1 | 2 | 3 | 4 | 5 | 6 | 7 | 8 | 9 | 10 | 最抑郁 |
| 不焦虑 | 0 | 1 | 2 | 3 | 4 | 5 | 6 | 7 | 8 | 9 | 10 | 最焦虑 |
| 不犯困 | 0 | 1 | 2 | 3 | 4 | 5 | 6 | 7 | 8 | 9 | 10 | 最困 |
| 食欲最好 | 0 | 1 | 2 | 3 | 4 | 5 | 6 | 7 | 8 | 9 | 10 | 食欲最差 |
| 幸福感最高 | 0 | 1 | 2 | 3 | 4 | 5 | 6 | 7 | 8 | 9 | 10 | 幸福感最低 |
| 无呼吸急促 | 0 | 1 | 2 | 3 | 4 | 5 | 6 | 7 | 8 | 9 | 10 | 呼吸最急促 |
| 其他问题 | 0 | 1 | 2 | 3 | 4 | 5 | 6 | 7 | 8 | 9 | 10 | |

患者姓名 ______________________ 完成(检查)
□患者
日期 ____________ 时间 ____________ □护理者
□协助护理人员

**图1 埃德蒙顿症状评估量表(ESAs)(转载复制许可，出自Kantarjian H. MD Anderson肿瘤医学手册。纽约：麦格劳希尔，2011)**

**表1　姑息治疗患者疼痛的原因分析**

| |
|---|
| 疾病相关 |
| 　无节制的糖尿病神经病变 |
| 　肿瘤浸润和神经撞击 |
| 治疗相关的 |
| 　手术后疼痛综合征(例如截肢、乳房切除术、开胸术) |
| 　放疗后疼痛(例如黏膜炎、食管炎) |
| 　化疗后疼痛(例如化疗引起的周围神经性疼痛、肌痛、关节痛) |
| 预先存在的痛苦 |
| 　慢性或预先存在的疼痛(如纤维肌痛、腰背痛、带状疱疹后神经痛、骨关节炎) |
| 心理痛苦 |
| 　心灵的痛苦(如灵魂深处的痛苦) |
| 　整体疼痛(例如痛苦，包括所有的人的身体、心理、社会、精神和实际的斗争) |

### 疼痛的类型

疼痛按病理生理学类型可分为两类：伤害性疼痛和神经性疼痛。

#### 伤害性疼痛

(Ⅰ)躯体：躯体的疼痛常常可以很好地定位，通常出现在皮肤、骨骼、肌肉或其他软组织。它通常伴有压痛和肿胀，可以描述为剧烈的、尖锐的刺痛。

(Ⅱ)内脏：内脏痛是模糊的，不能很好的定位，容易指向远处组织。内脏痛是由胸部、腹部或骨盆区域受到拉伸、缺血、炎症或器官的侵入操作而激活痛觉受体所引起的。内脏痛经常被描述为位置较深、挤压痛、钝痛或令人作呕。

#### 神经病理性疼痛

神经性疼痛是由损伤或疾病而影响到中枢或外周神经系统的任何部分而引起的。神经病理性疼痛有两个组成部分：一部分为精细或尖锐的刺痛，另一部分为原发的或慢性的灼烧痛。因此，神经病理性疼痛往往是描述为烧灼的、刺痛的、电击样的、捏刺样的、尖锐的、枪击样的或四肢发麻。

#### 精神上的痛苦和整体痛苦

Dame Cicely Saunders创造了一个“整体疼痛”的概念，以描述在“以人为一个整体”框架内的包罗万象的疼痛。

## 疼痛管理

### 药物和非药物治疗

由于疼痛是一个复杂的综合征，因此尚无有效治疗疼痛的方法。实现缓解疼痛的同时而带来最少的副作用，这是当前所追求的一种微妙的平衡。在开始实施阿片类或非阿片类镇痛药试验之前，应进行仔细的病例选择和彻底的疼痛评估。

### 包括美沙酮在内的阿片类药物和非阿片类药物镇痛和毒副作用

阿片类药物通常被世界卫生组织推荐为癌痛的阶梯治疗药物(WHO，1990)。在一个41项随机临床试验的荟萃分析中，相对于安慰剂组，阿片类药物被证明能更有效的缓解各种形式的慢性非癌性患者的疼痛，并改善患者功能(Furlan *et al.*，2006)。世界卫生组织(World Health Organization，WHO)、国家综合癌症网络(National Comprehensive Cancer Network，NCCN)、美国癌症协会(American Cancer Society，ACS)提出了一个系统的方法作为指南，以此解释疼痛的原因，同时根据患者的个体情况和疼痛症状来制定个体化方案进行治疗。关于WHO使用的模式请参考图2。最常用的短效阿片类药物是氢可酮、吗啡、羟考酮、氢吗啡酮和芬太尼。其中，芬太尼是很特别的一种，它是半合成的，其快速起效和持续时间相对较短，这是控制急性疼痛和爆发性疼痛的一个很好的选择。美沙酮是一种人工合成的阿片受体激动剂，也是一种N-甲基-D-天冬氨酸(N-methyl-D-aspartate，NMDA)受体拮抗剂，其独特的药效学和药代动力学性质使其成为缓解疼痛的有力武器。

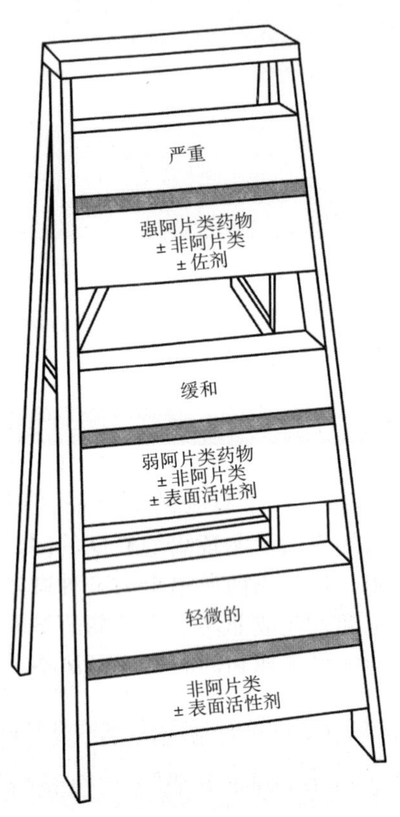


**图2　世界卫生组织(WHO)三阶梯口服止痛药物治疗癌症疼痛(转载复制许可，出自Kantarjian H. MD Anderson肿瘤医学手册，纽约：麦格劳希尔，2011)**

由于阿片类药物有一定的风险，因此关于其使用尚存在争议。阿片类药物的毒副作用包括痛觉过敏、便秘、恶心、呕吐、嗜睡，以及阿片类药物诱导的神经毒性，如肌阵挛、谵妄和幻觉。由于存在延长QTc间期的可能性，关于美沙酮的使用甚至存在更多的争论。然而，关于美沙酮组和安慰剂组、其他阿片类药物或者其他镇痛药之间的有效性或安全性是否存在差别的证据尚不充分。事实上，一些研究显示在姑息治疗情况下服用美沙酮的患者没有出现QTc间期的延长(Reddy *et al.*，2004; 2010)。在选择使用美沙酮时必须谨慎，应仔细权衡使用美沙酮的风险和获益。

非阿片类药物包括氨氢酚、非甾体抗炎药物和其他辅助治疗药物，如抗惊厥药、抗抑郁药、局部外用麻醉药物，同时，糖皮质激素也能有效缓解疼痛。非阿片类药物主要治疗轻度疼痛或辅助阿片类药物治疗中度至重度疼痛(WHO，1990)。

## 介入治疗

各种类型的外周神经/神经丛阻滞已被证明对镇痛有帮助，这些介入治疗包括肋间神经、腹腔神经丛、腹下、神经节阻滞介入手术，或其他介入程序，如椎体强化、脊髓电刺激、鞘内注射药物输送系统以及射频消融术。神经外科手术也提供了另一种形式的镇痛，包括脊髓神经根切断术、脊髓切开术和运动皮层刺激(Giller 2003)。此外，对于肌肉骨骼疼痛的患者进行物理治疗，可以提高运动耐量和帮助康复，并可能恢复功能。

## 补充和替代治疗

补充和替代治疗是根据患者的选择或当治疗选择有限时所进行的对于病情症状的控制。对于镇痛治疗的补充和替代疗法包括音乐疗法、按摩疗法、能量手疗、灵气疗法、针灸、草药。音乐疗法已被证明能够减少住院的姑息治疗患者的疼痛评分(Gutgsell *et al.*，2013)。心灵和身体在镇痛中发挥重要的作用。在慢性疼痛中，抑郁、焦虑、恐惧和压力可以放大疼痛的感觉。生物反馈、认知行为疗法、冥想和放松等提供了一种调整身心的方法来支持镇痛治疗(Astin，2004)。

## 支持治疗

姑息治疗的一个重要的障碍是它的名字。一些临床医生发现这个名字更令人痛苦，因为这个名字可能会减少患者和家属的希望。当前的研究发现，使用术语“支持治疗”可能缓解这一障碍(Fadul *et al.*，2009)。不论疾病的发展阶段，支持治疗可以更好的匹配和描述治疗全部疼痛的目的。

## 疼痛治疗的预先护理计划

预先护理计划已被证明可以提高晚期患者的生活质量(Davison，2006)。预先护理计划是一种流程，包括参与讨论，制定决策，同时，还可以在患者身体状况发生恶化和患者理解疾病过程和治疗选择时证明患者的意愿(Health & Aging，2012)。当前，预先护理计划往往侧重于在预先声明中有关生命支持治疗决定的文件。预先声明仅仅是预先护理计划的一部分。正因为如此，目前，在预先护理计划中的关于镇痛的探讨、决定和偏好的研究还很有限。

当患者明白他们是绝症时，更可能接受根据症状来制定治疗方案的方法(Mack *et al.*，2010)。患者和他们的代理人应该充分讨论安慰措施和镇痛方法，与此同时也应对预先声明进行讨论，特别是如果想追求通过非侵略性的措施来进行姑息性治疗以及聚焦于提高生活质量和减少痛苦。

### 多学科团队的作用

疼痛是一种复杂的综合征，多学科的方法对于治疗是非常重要的。疼痛带来的身体上和精神上的困扰，只能通过多学科的方法来解决，这种方法聚焦于抑郁、焦虑、精神和信仰。这种方法不仅针对更彻底的预先护理计划，也对更彻底的疼痛和痛苦的评估展开广泛的讨论。多学科团队成员包括法律顾问、心理学家、社会工作者、牧师、理疗师、职业医生和药剂师等。

**表2　姑息治疗患者疼痛评估**

| 表2　姑息治疗患者疼痛评估 |
|---|
| 可以通过记忆和生理强度来描述不同程度的疼痛 |
| 时间特征：发病、病程、每日波动及突破性疼痛 |
| 位置和辐射 |
| 质量 |
| 缓解或加重因素 |
| 描述痛苦的原因 |
| 推断病理生理学 |
| 描述疼痛对生活质量的影响 |
| 对功能的影响 |
| 对情绪、应对和相关方面的心理健康的影响 |
| 对社会和家庭关系及角色功能的影响 |
| 对睡眠、情绪、活力和性功能的影响 |
| 阐明疾病的程度，预测并有计划的治疗 |
| 澄清之前测试的性质和治疗方法 |
| 阐明医疗合并症 |
| 阐明精神疾病 |
| 物质的使用历史 |
| 抑郁和焦虑症 |
| 人格障碍 |
| 确定其他需要的姑息治疗干预措施 |
| 其他症状 |
| 与心理或精神关注相关的痛苦 |
| 照顾者负担和具体的需求 |
| 与财务相关的困扰 |
| 在沟通、护理协调和目标设置中的问题 |

出自Portenoy，2011改编编制。

## 总结

疼痛是一个复杂的问题，在生理和心理方面一直困扰着人们，当患者面临危及生命的疾病并且需要姑息治疗时进一步加剧。为了有效缓解疼痛，对于疼痛以及患者的医学和心理学病史彻底的评估至关重要(表2)。

疼痛仅仅是许多症状中的一种，但却是姑息治疗患者普遍面临的。令人不安的是，有研究报道，对于这些患者中的一部分人来说，不能达到令人满意的充分的镇痛(Deandrea *et al.*，2008；van den Beuken-van Everdingen *et al.*，2007)。

医生和哲学家艾伯特曾说："我们都得死，但是，如果我们能帮助他免受折磨，我感觉到这就是我所拥有的伟大使命，因为疼痛甚至比死亡本身更加可怕。"作为疼痛治疗和姑息治疗的临床医生，我们应该努力坚持这种责任和权利，解除患者的痛苦。

## 致谢

声明：作者声称无任何利益冲突。

## 参考文献


- Astin JA. Mind-body therapies for the management of pain. Clin J Pain, 2004, 20: 27-32.
- Bruera E, Kuehn N, Miller MJ, et al. The Edmonton symptom

assessment system: A simple method for the assessment of palliative care patients. J Palliat Care, 1991, 7: 6-9.

- Dalal S, Del Fabbro E, Bruera E. Symptom control in palliative care— Part I: oncology as a paradigmatic example. J Palliat Med, 2006, 9: 391-408.
- Davison SN. Facilitating advance care planning for patients with end-stage renal disease. Clin J Am Soc Nephrol, 2006, 1: 1023-1028.
- Deandrea S, Montanari M, Moja L, et al. Prevalence of undertreatment in cancer pain: A review of published literature. Ann Oncol, 2008, 19: 1985-1991.
- Fadul N, Elsayem A, Palmer JL, et al. Supportive versus palliative care: what's in a name?: a survey of medical oncologists and midlevel providers at a comprehensive cancer center. Cancer, 2009, 115: 2013-2021.
- Fisch MJ, Lee JW, Weiss M, et al. Prospective, observational study of pain and analgesic prescribing in medical oncology outpatients with breast, colorectal, lung, or prostate cancer. J Clin Onco, 2012, 30: 1980-1988.
- Furlan AD, Sandoval JA, Mailis-Gagnon A, et al. Opioids for chronic noncancer pain: a meta-analysis of effectiveness and side effects. CMAJ, 2006, 174: 1589-1594.
- Giller CA. The neurosurgical treatment of pain. Arch Neurol, 2003, 60: 1537-1540.
- Gutgsell KJ, Schluchter M, Margevicius S, et al. Music Therapy Reduces Pain in Palliative Care Patients: A Randomized Controlled Trial. J Pain Symptom Manage, 2013, 45: 822-831.
- Health & Aging: Advance Care Planning. Available online: http://www.nia.nih.gov/health/publication/advance-care-planning, Published February 2012.
- Mack JW, Weeks JC, Wright AA, et al. End-of-life discussions, goal attainment, and distress at the end of life: predictors and outcomes of receipt of care consistent with preferences. J Clin Oncol, 2010, 28: 1203-1208.
- Merskey H, Bogduk N. Pain Terms, A Current List with Definitions and Notes on Usage. In: Merskey H, Bogduk N. eds. Classification of Chronic Pain, Second Edition. IASP Task Force on Taxonomy. Seattle: IASP Press, 1994: 209-214.
- Portenoy RK, Lesage P. Management of cancer pain. Lancet, 1999, 353: 1695-1700.
- Portenoy RK. Treatment of cancer pain. Lancet, 2011, 377: 2236-2247.
- Reddy S, Fisch M, Bruera E. Oral methadone for cancer pain: no indication of Q-T interval prolongation or torsades de pointes. J Pain Symptom Manage, 2004, 28: 301-303.
- Reddy S, Hui D, El Osta B, et al. The effect of oral methadone on the QTc interval in advanced cancer patients: a prospective pilot study. J Palliat Med, 2010, 13: 33-38.
- Stewart WF, Ricci JA, Chee E, et al. Lost productive time and cost due to common pain conditions in the US workforce. JAMA, 2003, 290: 2443-2454.
- van den Beuken-van Everdingen MH, de Rijke JM, Kessels AG, et al. Prevalence of pain in patients with cancer: A systematic review of the past 40 years. Ann Oncol, 2007, 18: 1437-1449.
- WHO. Cancer pain relief and palliative care. Report of a WHO Expert Committee. World Health Organ Tech Rep Ser, 1990, 804: 1-75.
- WHO: Pain relief and palliative care. In: National Cancer Control Programmes: Policies and Managerial Guidelines. 2nd ed. Geneva, Switzerland, 2002: 83-91.



**译　者：**姜友定，主治医生，胸外科，广州市胸科医院

**审　校：**王　昆，主任医生、教授，疼痛科，天津医科大学附属肿瘤医院

**终　审：**刘　巍，主任医生、教授，姑息治疗中心，北京大学肿瘤医院


(译文如与英文原文有异义，以英文原文为准)

第三篇

# 第三章　爆发痛

**Howard S. Smith**

Department of Anesthesiology, Albany Medical College, Albany, New York 12208, USA

## 引言

癌痛是严重的公共健康问题，在晚期癌症患者中，其发生率高达70%~90%(Foley，2004)。大部分癌痛患者都会有爆发痛(breakthrough pain，BTP)，在某些类型的癌症，一些特定类型和程度的转移灶中爆发痛的发生率会更高。骨癌痛(cancer-induced bone pain，CIBP)中爆发痛的发生率有75%(Laird *et al.*，2011)。

## 爆发痛：定义、发生率和特征

癌痛爆发痛的首次定义是1989年Portenoy和Hagen在一本同行回顾的杂志上提出的(Portenoy and Hagen，1989)："爆发痛是在中等强度或者更轻的基础疼痛水平上发生的短暂的疼痛加剧"。基础疼痛是患者在查房前24 h内≥12 h患者体验的平均疼痛强度(Portenoy and Hagen，1990)。在他们1990年的文献中，作者叙述了上述的定义是作为研究的定义，另外给出了以下的新定义(Portenoy and Hagen，1990)："爆发痛是长期使用阿片类药物治疗癌性疼痛的患者在较平稳的疼痛基础上出现的短暂的疼痛加剧"。这个定义以及其他的定义使我们不再需要评估特定的基础痛或爆发痛的疼痛值就能定义为爆发痛。

大不列颠和北爱尔兰姑息医学协会的科学委员会在2008年提出了新的定义："爆发痛是瞬时的疼痛加剧，尽管基础疼痛相对稳定或者控制良好，都可能自发或因一个可预测或不可预测的特定诱因而发生"(Davies *et al.*，2009；Zeppetella，2008)，随着Alberta爆发痛评估工具的发展，另一个定义被提出(Hagen *et al.*，2007；Hagen *et al.*，2008)："爆发痛是疼痛的瞬间加剧，可发生于基础疼痛相对稳定或控制良好的患者"。

大部分患者的爆发痛可以分为三种亚型：突发型、自发型和剂量末期型(表1)(Bennett *et al.*，2005；Abrahm，2005)。突发型是最常见的亚型，大概占爆发痛的一半。突发型爆发痛可以预测，跟肌肉骨骼活动有直接关系，例如咳嗽或者在床上翻身(Portenoy and Hagen，1990)。

据报道40%~80%的癌症患者发生爆发痛，根据不同情况和定义而有所不同(Davies，2006；Portenoy *et al.*，2004)，虽然不同研究之间有很大差异(表2)，但大约2/3的癌症患者或者姑息治疗患者有爆发痛。Portenoy和Hagen使用口头疼痛评估法来描述疼痛程度的问卷，发现美国64%有爆发痛的住院患者会转给医院里的疼痛管理小组(Portenoy and Hagen，1990)。在一个美国退伍军人的癌痛研究中，发现70%的患者有爆发痛(Hwang *et al.*，2003)。由24个国家的疼痛专家开展的一项大样本、前瞻性、多中心的调查发现，在1 095例癌症患者中，65%的患者有爆发痛(Caraceni *et al.*，2004)。

Caraceni以及同事尝试通过一个多中心的横断面研究来评估爆发痛/短期痛(breakthrough/episodic pain，BP-EP)的发生率和临床特性。该研究是在240个随机连续的意大利癌痛患者中，通过临床的诊断和使用的评估工具——严密的短期痛的问卷(Questionnaire for Intense Episodic Pain，QUDEI)来进行评估(Caraceni *et al.*，2012a)。QUDEI是一个筛选和评估的工具，根据患者病史采集，在先前24 h至少有一次疼痛波动，诊断

**表1　不同研究中使用标准定义的爆发痛亚型的发生率(来自Davies，2006)**

| 研究 | 爆发痛亚型的发生率(%) | | | 注解 |
|---|---|---|---|---|
| | 自发型(a) | 突发型(b) | 剂量末期型(c) | |
| Portenoy & Hagen [1990] | 27 | 43 | 18 | 12%报告的疼痛是混合性的(突发型和剂量末期型)。突发型的预测因素：活动22%；咳嗽12%；坐起4%；触摸2% |
| Fine & Busch [1998] | 无数据 | 约50 | 无数据 | 没有详细情况 |
| Portenoy *et al.* [1999] | 38 | 49 | 13 | 突发型疼痛的预测因素：活动27.8%；大便5.7%；小便3.8%；咳嗽3.7%；坐起3.7%；呼吸1.9%；吃饭/喝水1.9% |
| Zeppetella *et al.* [2000] | 59 | 24 | 17 | 没有详细情况 |
| Gómez-Batiste *et al.* [2002] | 32 | 52 | 15 | 突发型疼痛的预测因素：活动38%；吃/喝3%；大便2%；咳嗽2% |
| Hwang *et al.* [2003] | 17 | 64 | 19 | 数据是基于患者的最初评估。突发型的预测因素：活动44%；咳嗽4%；吃饭/喝水4%；大便2%；坐起2% |

(a)自发型：不是由于可知的因素引起；持续时间比突发型要长；(b)突发型，可预测的：持续的暂时的和预测因素有关；突发型，不可预测的：非持续的暂时的有预测因素；(c)剂量末期型：在定时给药的常规镇痛剂量前；发作缓慢，持续时间比突发型和自发型都长(Bennett *et al.*，2005)。

第三篇

**表2　不同研究中使用标准定义的爆发痛的发生率(来自Davies，2006)**

| 研究 | 人群 | 爆发痛发生率(%) | 注解 |
|---|---|---|---|
| Portenoy & Hagen [1990] | 美国的住院患者(疼痛小组)，*n*=90 | 63 | 研究中描述爆发痛的标准。共评估90例患者；63例患者基础疼痛控制良好；41例患者有爆发痛 |
| Fine & Busch [1998] | 美国的姑息治疗患者(自己家里)，*n*=22 | 86 | 只纳入有疼痛的患者。共评估22例患者；22例患者有基础疼痛；19例患者有爆发痛 |
| Portenoy *et al.* [1999] | 美国的住院患者，*n*=178 | 51 | 只纳入常规使用阿片类镇痛药物的患者。共评估178例患者；164例患者基础疼痛控制良好；84例患者有爆发痛 |
| Zeppetella *et al.* [2000] | 英国的姑息治疗的住院患者，*n*=414 | 89 | 共评估381例患者(其中33例患者无法评估)；245例患者有基础疼痛；218例患者有爆发痛 |
| Fortner *et al.* [2002] | 美国的癌症患者(自己家里)，*n*=1 000 | 63 | 电话调查癌症患者。共评估1 000例患者；256例患者有常规镇痛治疗；160例患者有爆发痛 |
| Gómez-Batiste *et al.* [2002] | 西班牙的姑息治疗患者(各种住院非住院患者)，*n*=407 | 41 | 共评估397例患者(其中10例患者无法评估)；163例患者有爆发痛 |
| Fortner *et al.* [2003] | 美国的癌症患者(门诊患者)，*n*=373 | 23 | 采用与患者疼痛评分相关的非特异数据/药物来诊断爆发痛的存在。共评估373例患者；144例患者有基础疼痛；33例患者有爆发痛 |
| Hwang *et al.* [2003] | 美国的退伍军人患者(住院/门诊患者)，*n*=74 | 70 | 只有疼痛的患者入选。共评估74例患者；74例患者有基础疼痛；52例患者有爆发痛。治疗一周后，爆发痛发生率从70%减少到36% |

以往3 d内常规使用镇痛药的患者是否有BP-EP的存在(Caraceni *et al.*，2012a)。当临床医生诊断时，BP-EP的发生率大概是73%[95%的可信区间(confidence interval，CI)，67%~79%]，当使用QUDEI时，是66%(95% CI，60%~72%)。当仅分析基础疼痛≤6的患者时，发生率分别降到67%和60%(Caraceni *et al.*，2012a)。

Portenoy和同事进一步发表了一篇针对“住院患者”的观察研究，研究探讨了在社区常规治疗的患者中，爆发痛及其副作用与他们的心情和功能的相关性，认为这种联系在非癌痛患者中更大(Portenoy *et al.*，2010a)。

有爆发痛的患者比没有爆发痛的患者在其生活的很多方面(心情、人际关系、睡眠、活动、行走能力、工作、享受生活)会受到更大的影响($P<0.01$)。大约一半爆发痛发生快(<5 min)，持续时间短(<15 min)。有爆发痛的患者中44%疼痛是不可预知的(Laird *et al.*，2011)。研究表明高达45%的有CIBP的患者疼痛控制不好(Meuser *et al.*，2001；de Wit *et al.*，2001)。

有临床意义的爆发痛可能会影响或者干扰患者生活的很多方面，比如日常起居，这些对患者的生活质量都会有不利影响。Webber等人做过这样一个定性研究，其结果表明爆发痛对患者的日常生活有明确的不利影响(Webber *et al.*，2011)。很多患者不得不改变他们的生活方式，有些病例中，这种生活方式的改变是很大的(比如放弃工作)。这些生活方式的改变不仅对患者本身，同时对他们的家人也都有影响，更广地会影响到社会。但是有些的患者只需较少地改变他们的生活方式，这也许反映了对爆发痛的感受和/或爆发痛的治疗中存在着差异。循证医学表明生活方式的改变跟“角色丢失”的情感有关，会导致爆发痛相关的精神应激(Webber *et al.*，2011)。

Zeng和同事使用短暂疼痛列表(Brief Pain Inventory，BPI)评估在传统放射治疗后因疼痛而需要干预的程度。躯体疼痛更低的骨转移患者比那些疼痛更高的患者功能干预水平更好(Zeng *et al.*，2011)。

## 爆发痛的临床特征

爆发痛不是一个单一的症状，而是一系列不尽相同的症状。临床特征因人而异，即使同一个体也会不断变化(Portenoy，1997；Davis *et al.*，2008)。尽管存在多变性表现，通常来说爆发痛的发作频率比较高，出现急，时间短，程度大多中到重度(表3)。爆发痛的临床特征通常跟基础痛的临床特征一致(Portenoy *et al.*，1999)。

Gómez-Batiste和同事在西班牙加泰罗尼亚的姑息治疗科评估肿瘤患者爆发痛的发生率，并分析频率、程度和爆发痛的处理的一些特性(Gómez-Batiste *et al.*，2002)。爆发痛也可以分为2大亚类：一类是爆发痛发生非常快的患者(rapid onset BTP，ROBTP)(通常<5 min)，还有一些是爆发痛比较缓慢的患者(gradual onset BTP，GOBTP)(通常>15 min)。同时，ROBTP一般比较不容易预测，相对持续时间较短(<20 min)；而GOBTP容易预测，而持续时间较长(>30 min)。

163例有爆发痛的患者在指定的一天内有244次爆发痛发生，平均一天一位患者有1.5次。在244次爆发痛中，60%是快速发生的(由患者描述)，39%是缓慢发生的。爆发痛发作的平均(SD)持续时间为33.8(32.0) min，爆发痛发作的平均(SD)强度是7.3(2.0)。一半多一点的爆发痛是突发型的(52%)，最容易触发爆发痛的原因是活动(74%的突发型爆发痛)。其他原因包括吞咽(5%)、排便(4%)和咳嗽(3%)，但是这些比活动发生爆发痛的频率相去甚远(Gómez-Batiste *et al.*，2002)。

爆发痛的特征通过爆发痛的类型来评估，也就是通过自发型、突发型或者镇痛药物剂量不足型来评估。爆发痛的类型很明显影响到爆发痛的发作时间，相比52%的自发型爆发痛和24%的镇痛药物剂量不足型爆发痛，大约76%的突发型爆发痛的发作是不可预测的或者突然发作的($P<0.0001$)。爆发痛的类型和爆发痛发作的持续时间非常相关。突发型爆发痛比自发型和镇痛药物剂量不足型发作时间要明显短，分别是26.7 *vs.* 43.9、36.4 min，($P<0.0001$)(Gómez-Batiste *et al.*，2002)。

总的爆发痛发作的平均(SD)(min)持续时间是33.8；其中31%≤15 min，33%>15 min但是≤30 min，23%>30 min但是≤60 min，5%>60 min但≤120 min，2%>120 min (图1)(Gómez-Batiste *et al.*，2002)。

爆发痛的昼夜节律变异在晚期癌痛患者的两个不同系列中评估(组1，$n$=47；组2，$n$=76)，这些患者有严重慢性疼痛和长期主要使用阿片类药物镇痛治疗(Saini *et al.*，2012)。爆发痛的发作有昼夜节律，所有的患者在早上10点会有一个高峰

第三篇

表3　使用标准诊断的不同研究中BTP的特性(来自Skinner，2006)

| 研究 | BTP持续时间(min) | BTP发作快慢 | BTP程度 | 注解 |
|---|---|---|---|---|
| Portenoy & Hagen [1990] | 平均：30<br>(范围：1~240) | 快速发作：43%；<br>缓慢发作：57% | 严重/难以忍受：100% | 只有严重疼痛或者难以忍受的疼痛的患者被定义为有BTP |
| Fine & Busch [1998] | 平均：52<br>(范围：<1~240) | - | 平均程度：7/10<br>(范围：3/10~10/10) | |
| Portenoy *et al.* [1999] | - | 平均达峰时间：3 min<br>(范围：1 s~30 min) | 严重/难以忍受：100% | 只有严重疼痛或者难以忍受的疼痛的患者被定义为有BTP |
| Zeppetella *et al.* [2000] | 73%发作期：≤30 | 快速发作：49%；<br>缓慢发作：51% | 轻度：16%；<br>中度：46%；<br>重度：36%；<br>难以忍受：2% | |
| Gómez-Batiste *et al.* [2002] | 平均：33.8<br>(范围：1~180) | 快速发作：60%；<br>缓慢发作：39%；<br>(无记录：1%) | 平均程度：8/10<br>(范围：2/10~10/10) | |
| Hwang *et al.* [2003] | 平均：15<br>(范围：1~120) | 快速发作：62%；<br>缓慢发作：38% | 严重/难以忍受：194% | 只有严重疼痛或者难以忍受的疼痛的患者被定义为有BTP |

BTP：爆发痛。



期($P$<0.001)。当两个系列的患者被分开考虑时，高峰期的时间都差不多，60%的爆发痛发作时间在早上10点到下午6点之间。这个爆发痛的昼夜节律一直持续，直到按照患者是否有骨转移或者内脏转移把他们分层。爆发痛的发作跟生活质量成反比(Saini *et al.*，2012)。

## 爆发痛的评估

爆发痛的评估对完全了解它如何影响患者的生命/生活方式是非常重要的，同时还要能够按时追踪患者疼痛程度及治疗反应。Davies和同事使用最佳的爆发痛评估工具来辨别不同因素(Davies *et al.*，2009)(表4)。

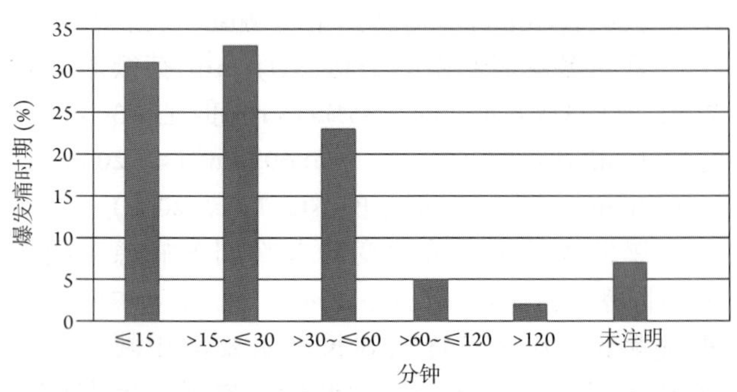


图1　爆发痛的持续时间

Haugen和同事有一篇关于癌痛爆发痛的评估和分类的系统综述(Haugen *et al.*，2010)。一个使用5大数据库的同行回顾的系统研究文献，在初步筛选375篇文献的标题及摘要后，详细研究了51篇文章。这些出版的文献的分析发现，尽管对爆发痛的定义有所不同，但还是有部分重叠；纳入的文章中有42篇陈述了有一种或者更多的方法来分类爆发痛；然而10种评估患者爆发痛体验的工具，只有2种得到不完全验证(Haugen *et al.*，2010)。

Portenoy等改进了爆发痛的诊断流程，这需要基础疼痛的良好控制(Portenoy *et al.*，1999)。最近Davies等调整了Portenoy的最初的爆发痛的诊断流程。最新的流程比原先的使用更严格的控制基础疼痛的标准(图2)(Davies *et al.*，2009)。基于以上这些，爆发痛不应该用来描述在起初有/无阿片类药物滴定镇痛期间再次发生的疼痛，因为患者很明显没有控制好自己的基础疼痛(Davies *et al.*，2009)。这种疼痛应该被称为“基础疼痛的波动”或者简单地称为“基础疼痛的恶化”(Davies *et al.*，

**表4　最佳的爆发痛评估的不同方面**

| 基于回归的发现，最佳的爆发痛评估工具应该包括以下几点： |
|---|
| • 不同爆发痛的数量 |
| • 是否与基础疼痛相关(相同或者不同) |
| • 疼痛程度 |
| • 短暂因素：频率、发作快慢、持续时间、原因、是否与固定的镇痛剂量有关 |
| • 定位(位于身体的部位) |
| • 疼痛性质 |
| • 治疗相关因素：难以忍受和减轻的因素包括引发时间和是否可预测型，治疗，是否治疗有效(有临床意义的缓解疼痛的时间)，治疗满意度 |
| • 是否干扰日常生活和生活质量 |

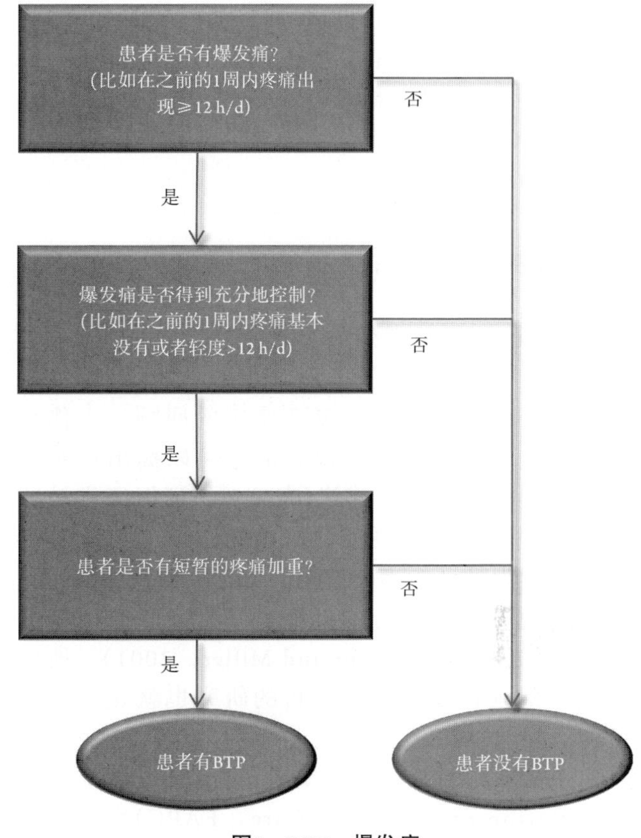


**图2　BTP，爆发痛**

2009)。同样，爆发痛也不应该用来描述在使用下一剂阿片类药物镇痛前(镇痛药物剂量不足)刚刚发生的疼痛，因为患者还没有控制好他们的基础疼痛(Davies *et al.*，2009)。值得一提的是，镇痛药物剂量不足在这个领域被一些专家认为是爆发痛的一个亚型。

Hagen和同事为了研究而改进了爆发痛评估的工具，然后使用Delphi法以及一个专家组的回顾为这个评估工具收集了有效的证据(Hagen *et al.*，2008)。有两个专家组：一个是国家专家组(加拿大；*n*=16)，一个是国际专家组(包括来自北美、英国、欧洲、中东、澳大利亚和新西兰的专家；*n*=22)。80%的国内专家和88%的国际专家同意这个工具在四个方面有所提高。在这个研究中收集的有效证据提示Alberta爆发痛评估工具在概念上足以立足，容易被患者和临床医生理解掌握。

## 爆发痛的治疗

Mercadante和同事试图在晚期癌痛患者中，寻找一个有临床意义的减轻爆发痛强度的方法，他们连续研究了52例患者，这些患者均接受了等效转换为口服吗啡剂量为≥60 mg/d的阿片类药物，同时服用快速起效的阿片类药物来治疗癌痛的爆发痛(Mercadante *et al.*，2013)。爆发痛需要使用镇痛药物的有临床意义的疼痛程度是7.1；77%的患者的疼痛程度在以0~10为基准的数字分级法中位于7~8之间。有临床意义的爆发痛镇痛满意的疼痛强度是3.5。同样77%的患者的疼痛程度在3~4之间(Mercadante *et al.*，2013)。

总的来说，无论文献还是临床实践中都是使用阿片类药物来处理爆发痛。目前还没有多种镇痛药物联合使用来处理爆发痛的研究。但是相信今后会有“联合镇痛治疗”，联合治疗利用协同作用或许会使患者受益。Baba和Gomwo报道了一位年轻的肺癌患者突然发作非常严重的坐骨神经痛，立即同时给予5 mg的羟考酮即释片和75 mg普瑞巴林，30 min后患者疼痛显著减轻(Baba and Gomwo，2012)。

为了简化治疗爆发痛的药物，在姑息治疗中有两个主要的爆发痛类型需要考虑：快速发作的爆发痛(ROBTP)和缓慢发作的爆发痛(GOBTP)。ROBTP通常出现后在5 min之内达到高峰的程度，而且很难被预料。ROBTP的最佳药物治疗是使用阿片类药物，尤其是快速起效的阿片类药物。虽然很多非阿片类药物(氯胺酮、右旋美托咪啶)通过鼻腔给药和一些其他的用药途径在研究和发展，但目前除了静脉用药和腰麻之外没有哪个药物起效足够快。常规使用的口服即释的阿片类(如硫酸吗啡即释片(morphine sulfate immediate release，MSIR)、羟考酮即释片(oxycodone immediate release，OxyIR))可能也是处理缓慢发作的爆发痛(GOBTP)的有力药物。

## 处理爆发痛的阿片类药物的建议

在2009，大不列颠和北爱尔兰的姑息医学协会的工作小组出版了癌痛爆发痛处理的建议(Davies *et al.*，2009)。基于文献的回顾，工作小组不制定个体化干预建议，但是可以提出针对一系列一般策略的12个建议(表5)。该证据级别被苏格兰学院内为评定循证建议的网络评分系统所升级，推荐为循证指南(Harbour and Miller，2001)。值得注意的是大部分的推荐是基于有限的证据的(如推荐级别D)(Harbour and Miller，2001)。所以大部分的建议是基于非分析的研究也就是所谓的“专家意见”。

在2012年2月，欧洲姑息治疗协会(European Association for Palliative Care，EAPC)出版了最新的使用阿片类药物治疗癌痛的建议(Caraceni *et al.*，2012b)。这些建议是从相关的医学文献的回顾中得出的，包含了一些治疗爆发痛的阿片类药物(Zeppetella，2011)。下面的内容是来自EAPC网站的推荐节选(3-EAPC)：

**表5　大不列颠和北爱尔兰姑息医学协会建议(来自APM建议，2012)**

| 建议 | 建议级别 |
|---|---|
| 1 有癌痛的患者要评估是否有爆发痛 | D |
| 2 有爆发痛的患者需要仔细评估爆发痛 | D |
| 3 爆发痛的处理要因人而异 | D |
| 4 要考虑治疗引起疼痛的原因 | D |
| 5 要考虑避免和治疗引起疼痛的诱发因素 | D |
| 6 要考虑调整基础的镇痛药物/“定时给药” | D |
| 7 阿片类药物是处理爆发痛的“补救药物” | D |
| 8 “补救药物”的剂量要个体滴定 | B |
| 9 非药物治疗可以用于爆发痛治疗 | D |
| 10 非阿片类药物可以用于爆发痛治疗 | D |
| 11 介入治疗可以用于爆发痛治疗 | D |
| 12 爆发痛的患者要经常重新评估疼痛 | D |

他们决定把爆发痛的特性限定为在使用定时治疗基础疼痛并控制良好的基础上有短暂的疼痛加剧(Davies *et al.*，2009；Haugen *et al.*，2010)。Zeppetella(Zeppetella，2011)更新了Zeppetella和Ribeiro在Cochrane的回顾综述(Zeppetella and Ribeiro，2006)，进一步的更新会纳入2010年6月之前的文献。9个涉及新配方的RCT研究，使用了一些经口腔黏膜和经鼻腔黏膜的芬太尼。所有患者都曾经使用过阿片类药物，他们已经使用静脉途径的各种剂量的阿片类药物，其等效剂量至少是60 mg/d的口服吗啡。这些研究表示经口腔黏膜和经鼻腔黏膜的制剂处理爆发痛比安慰剂效果更好，经口腔黏膜的芬太尼比吗啡即释片更有效。非盲法的比较显示静脉吗啡比经口腔黏膜的芬太尼在起初的15 min内更好，但是在使用后30 min就没有什么区别(Mercadante *et al.*，2007)，经鼻腔黏膜的芬太尼比经口腔黏膜的芬太尼镇痛作用起效更快。

“在这些RCT中，经口腔黏膜和鼻腔黏膜的芬太尼之间的等效关系以及24 h的阿片类药物剂量没有进行比较，但是在两个符合适应证的研究中有作一些对比(Mercadante *et al.*，2007；Mercadante，2009)，并在一个观察队列研究中报道(Mercadante *et al.*，2010)。经验丰富的临床医生通常给已经使用高剂量阿片类药物的患者在开始治疗时使用比最低推荐剂量更高的剂量。”

“大部分这些研究有报道多种毒副作用，包括一些已知的阿片类药物引起的毒副作用，比如镇静和头晕，这可能是经口腔黏膜和鼻腔黏膜的芬太尼使用到有效剂量时可能的限制因素。局部黏膜给药耐受性良好，但是一些病例报道发生局部溃疡，因此长期使用会受到限制(Weinstein *et al.*，2009)。静脉阿片类药物滴定和丸剂使用可以很好地控制爆发痛(Radbruch *et al.*，2011；Mercadante *et al.*，2008)。”

“这个数据强烈建议如果基础疼痛没有控制好，疼痛加剧时，应该使用额外的口服即释阿片类药物，重新根据补救的阿片类药物等效剂量，进行定时阿片类治疗剂量调整。爆发痛(如突发型爆发痛)可以使用口服即释阿片类药物有效地处理，或者使用经口腔黏膜和经鼻腔黏膜芬太尼制剂来处理。在有些病例中，使用经口腔黏膜和经鼻腔黏膜芬太尼制剂比口服即释阿片类药物更优选，因为其起效更快，作用时间更短。数据显示有一个较弱的建议，对于可预见的爆发痛，半衰期短的即释型阿片类药物应该在有引发爆发痛的原因前20~30 min预先镇痛。”

SIGN指南表示口服即释吗啡和经口腔黏膜吸收芬太尼制剂都可以非常有效地减少癌痛的爆发痛发生(Cormie *et al.*，2008)。但是很少有证据(很显然没有B级)支持未经许可使用口服普通吗啡，因为药效动力学跟癌痛的大部分爆发痛短暂特性不吻合(如ROBTP)。这些爆发痛都是发作快，时间短，程度中到重度——例如：64%的发作持续时间<30 min，87%的发作持续时间<60 min(Gomez *et al.*，2002)，普通吗啡的起效时间慢(镇痛起效时间20~30 min，达峰时间60~90 min)，因此会镇痛延迟而且镇痛不足，并且作用持续时间长(3~6 h)会有持久的副作用(Bailey and Farley，2006)。

相比来说，有证据(至少是B级)支持许可的枸橼酸芬太尼黏膜口含片(oral transmucosal fentanyl citrate，OTFC)可以治疗癌痛的爆发痛(Zeppetella and Ribeiro，2006)。它的药效动力学跟癌痛的大部分爆发痛的短暂特性吻合(如ROBTP)。一个Cochrane综述发现使用OTFC比安慰剂和口服吗啡疼痛程度降低的更多，疼痛减轻的分数更高(Zeppetella and Ribeiro，2006)。这个Cochrane综述还发现控制爆发痛的芬太尼需要的剂量和控制癌痛基础疼痛的阿片类药物剂量没有什么关系，这样会有足够的证据确定认为经口腔黏膜芬太尼应该在滴定ROBTP的水平，而不是仅仅只是“计算”吗啡的基础剂量或者维持剂量的15%。

## 爆发痛的治疗措施

### 阿片类药物

口服即释吗啡最多起效时间大约要30 min (Bailey and Farley，2006)。这意味着在有些有发作快、时间短的爆发痛(ROBTP)的患者，口服即释吗啡可能是没有效果的。Jandhyala和同事回顾了一些文献，使用了混合治疗的meta分析来直接比较芬太尼、吗啡和安慰剂治疗癌痛的爆发痛(Jandhyala *et al.*，2013)。他们的分析纳入了5个相关的研究，这些研究揭示芬太尼比安慰剂在使用的30 min内可以提供更好的镇痛效果(相比安慰剂，芬太尼口腔黏膜片剂(fentanyl buccal tablet，FBT)有83%的可能性提供更好的镇痛治疗，OTFC有73%的可能性，而口崩片(orally disintegrating table，ODT)则有66%的可能性，但是口服吗啡只比安慰剂好一点(56%的可能性)。这个混合治疗的分析提示FBT、ODT和OTFC可能比口服吗啡在处理癌痛的爆发痛中更有效(Jandhyala *et al.*，2013)。把处理爆发痛的阿片类药物算进滴定总量会有很多副作用的产生(Portenoy *et al.*，1999)。处理快速发作的爆发痛(ROBTP)的阿片类药物似乎是快速起效的阿片类药物(rapid onset opioids，ROOs)(表6)。

| **表6　快速起效的阿片类药物(Smith，2012a)** |
|---|
| 芬太尼黏膜口含片(OTFC)[Actiq®] |
| 芬太尼口含片(FBT)[Fentora®] |
| 芬太尼口腔可溶解薄膜(FBSF)[Onsolis®] |
| 芬太尼舌下含片(SLF)[Abstral®] |
| 芬太尼果胶鼻喷剂(FPNS)[Lazanda®][欧洲PecFent®] |
| 芬太尼舌下喷剂(FSS)[Subsys®] |
| 芬太尼鼻喷剂(INFS)[Instanyl®] |

芬太尼的亲脂性很高(醇：水分配系数>700)，所以很快会通过血浆到达中枢神经靶点(转运半衰期4.7~6.6 min)(Lötsch *et al.*，2013)。它的首过效应是通过细胞色素酶P450 3A来代谢(快速吞咽后的生物利用度约为30%)，这个首过效应可以被其他非静脉制剂避免(经口腔黏膜或者经鼻腔黏膜制剂是50%~90%)。经口腔黏膜和经鼻腔黏膜的通路可以提供非常快速的起效时间(达到最高芬太尼血浆浓度的时间分别是20 min(范围：20~180 min)和12 min(范围：12~21 min))，适合处理需要快速镇痛的急性疼痛，镇痛起效时间分别为5或2 min。经鼻腔制剂部分通过血脑屏障，部分剂量直接到达大脑靶点，提供爆发痛的超快镇痛(Lötsch *et al.*，2013)。目前有快速起效的阿片类药物[第二最佳选择的美国FDA获批的经黏膜吸收的即释芬太尼(transmucisal immediate-release fentanyl，TIRF)]，有芬太尼的所有制剂，但是他们有各自不同的特性(表7)。

### 枸橼酸芬太尼黏膜口含片(oral transmucosal fentanyl citrate，OTFC)

OTFC(Actiq®)是一种有棒杆的含有枸橼酸芬太尼的糖衣含片，可以让药物通过口腔黏膜吸收(靠近脸颊)。含片起效时间大约为15 min(Actiq，

表7　获批的处理爆发痛的芬太尼制剂的主要药代动力学参数

| 药物 | 目前可获得的剂量 | 生物利用度 | 经黏膜吸收的百分比 | $T_{max}$ | $C_{max}$ | $AUC_{0\sim inf}$[a] | $T_{1/2}$ |
|---|---|---|---|---|---|---|---|
| 芬太尼黏膜口含片(ACTIQ®)[Actiq，2011] | 200、400、600、800、1 200、1 600 ug | 50%跟静脉芬太尼相比 | 25% | 200~1 600 ug是20~40 min(范围20~480 min) | 200~1 600 ug是0.39~2.51 ng/mL | 200~1 600 ug是102~1 026 ng·min/mL ($AUC_{0\text{-}1\,440}$) | 200~1 600 ug是193~386 min(平均) |
| 芬太尼口含片(FENTORA®)[Fentora，2011] | 100、200、300、400、600、800 ug | 65% | 48% | 100~800 ug是35~45 min(范围20~181 min) | 100~800 ug是0.25~1.59 ng/mL | 100~800 ug是0.98~9.05 ng·h/mL | 100~800 ug是2.63~11.70 h |
| 芬太尼口腔可溶解薄膜(Onsolis®)[Onsolis，2009] | 200、400、600、800、1 200 ug | 71% | 51% | 800 ug是60 min(范围45~240 min) | 200~1 200 ug是0.38~2.19 ng/mL | 200~1 200 ug是3.46~20.43 ng·h/mL | 大约14 h (终末半衰期) |
| 芬太尼舌下含片(ABSTRAL®)[Abstral，2011] | 100、200、300、400、600、800 ug | 54% | N/A | 100~800 ug是30~60 min(范围16~240 min) | 100~800 ug是0.187~1.42 ng/mL | 100~800 ug是0.974~8.95 ng·h/mL | 100~800 ug是5.02~10.1 h |
| 芬太尼舌下喷剂(SUBSYS™)[Subsys，2012] | 100、200、400、600、800 ug | 76% | N/A | 100~800 ug是0.69~1.25 h(范围0.08~4.00 min) | 100~800 ug是0.20~1.61 ng/mL | 100~800 ug是1.25~10.38 ng·h/mL | 100~800 ug是5.25~11.99 h |
| 芬太尼鼻喷剂(Instanyl®)[Instanyl，2011] | 50、100、200 ug | 89% | 没有相关数据 | 50~200 ug是12~15 min | 50~200 ug是0.35~1.2 ng/mL | N/A | 消除半衰期是3~4 h |
| 芬太尼果胶鼻喷剂(Lazanda®)[Lazanda，2011] | 100、400 ug(还有其他一些剂量100、200、400、800 ug) | N/A。大概比芬太尼黏膜口含片高20% | N/A | 100~800 ug是0.33~0.35 h | 100~800 ug是351.5~2 844.0 pg/mL | 100~800 ug是2 460.5~17 272 pg·h/mL | 100~800 ug是15~24.9 h |

$AUC_{0\sim inf}$，时间从0到无穷大的血浆浓度-时间曲线下的区域；$C_{max}$，最大的血浆药物浓度；N/A，没有数据；PI，处方信息；$T_{1/2}$，半衰期；$T_{max}$，到达$C_{max}$的时间；[a]，除非有其他数据；[b]，动脉样本的参数。

2009)。美国在1998年批准OTFC用于长期使用阿片类药物或者耐受的成人癌症患者的爆发痛。OTFC在欧洲于2002年获批用于同样的指征。目前OTFC有6个剂量的药物——200、400、600、800、1 200和1 600 ug的含片。经口腔黏膜途径有一些优点，它血管丰富，渗透性好，是皮肤的20倍。

### 药代动力学

当含片直接使用时，25%的芬太尼剂量通过口腔黏膜吸收后入血。大约75%的剂量吞咽后通过胃肠道吸收，2/3通过首过效应被消除(Streisand *et al.*，1991)。因此OTFC的生物利用度大概在50%左右，平均分别经过黏膜快速吸收和经胃肠道缓慢吸收(Streisand *et al.*，1991)。

### 临床效果 *vs.* 安慰剂

一个多中心双盲随机试验对比OTFC和安慰剂在有爆发痛的癌症患者中的效果(Farrar *et al.*，1998)。相比使用安慰剂的爆发痛的患者，使用OTFC的患者的PID评分在使用药物的15 min~1 h之间更好($P$<0.0001)(Farrar *et al.*，1998)。另外也有证据表明在整体表现(OTFC和安慰剂的平均分数分别是1.98和1.19；$P$<0.0001)和使用补救药物(使用阿片类药物治疗爆发痛之外还需要的补救药物；分别是发作期的15% *vs.* 34%；$P$<0.0001)方面OTFC和安慰剂也有显著差别。在一个随机双盲安慰剂对照研究中，最常见的治疗引起的副作用是头晕(17%的患者)、恶心(14%)、嗜睡(8%)、便秘(5%)、虚弱(5%)、精神混乱(4%)、呕吐(3%)和瘙痒(3%)(Farrar *et al.*，1998)。OTFC制剂的一些临床研究发现有药物相关的幻想和精神混乱(Coluzzi *et al.*，2001)。

## 芬太尼口含片(fentanyl buccal tablet，FBT)

FBT(Fentora®)2006年在美国获批用于长期使用阿片类药物治疗或者耐受的成人癌痛的爆发痛。FBT的剂量有每片100、200、400、600和800 ug。FBT使用的是OraVescent®的技术，通过改变口腔的pH值帮助药物解崩，最大程度地吸收芬太尼。FBT解崩需要14~25 min，不需要患者其他的操作(Fentora，2011)。OraVescent®的技术是产生一个泡腾反应，释放二氧化碳，在口腔产生碳酸。这个过程降低了pH值，使得片剂解崩得最好。FBT然后释放碳酸氢钠提高pH值来增加芬太尼进入口腔黏膜的渗透性(Durfee *et al.*，2006；Pather *et al.*，2001)。通过这个泡腾反应可以巧妙地改变口腔的pH，使得更多的芬太尼可以通过黏膜吸收，而不是被吞咽后经过胃肠道缓慢吸收。而且，因为FBT的50%芬太尼是通过黏膜吸收的(Darwish *et al.*，2007)，相比传统的短效阿片类药物和OTFC，FBT可以很大程度不经过细胞色素酶P450代谢，所以大部分的芬太尼可以进入循环(Darwish *et al.*，2006)。

### 药代动力学

FBT使用后，芬太尼呈剂量依赖性快速吸收，$T_{max}$从20 min~4 h不等。平均AUC（0~∞）是1.49 ng·h/mL，平均$C_{max}$是0.237 ng/mL。但是血浆芬太尼浓度在25 min内达到$C_{max}$的80%，持续2 h(Darwish and Xie，2012)。

在一项包含39位健康志愿者对FBT单次剂量(270~1 300 ug)的药代动力学的研究中发现，平均$t_{1/2}$值在6.6~13.2 h之间(Darwish *et al.*，2006)。更低剂量的FBT(1 080 ug)跟更高剂量的OTFC(1 600 ug)的血浆浓度相当(Darwish *et al.*，2006)。

### 临床疗效 *vs.* 安慰剂

在5个安慰剂对照的研究里都显示在癌痛和非癌痛的爆发痛中，FBT在统计学上和临床上都显著改善患者疼痛(Farrar *et al.*，2010；Portenoy *et al.*，2006；Portenoy *et al.*，2007；Simpson *et al.*，2007；Slatkin *et al.*，2007)。总而言之，跟安慰剂相比，FBT用药10 min后表现出显著降低$SPID_{60}$和PID，用药10 min后显著提高镇痛效果，更少需要使用补救药物，更高的药物使用评估分数，用药5 min后和用药15 min后分别有中度和明显的临床相关疼痛强度的改善(Farrar *et al.*，2010；Portenoy *et al.*，2006；Portenoy *et al.*，2007；Simpson *et al.*，2007；Slatkin *et al.*，2007)。

## 芬太尼口腔可溶解薄膜(fentanyl buccal soluble film，FBSF)

FBSF(Onsolis™)使用BioErodible MucoAdhesive (BEMA™)技术(BioDelivery Sciences International)。美

国在2009年批准该药用于治疗长期使用阿片类药物和产生耐受的癌痛患者的爆发痛。FBSF每张有200、400、600、800和1 200 ug等不同剂量。

FBSF把芬太尼存入一个薄膜中，贴于患者的脸颊内侧；外层把有芬太尼药物的一层与唾液隔绝。这种方法会最大程度地防止芬太尼随唾液吞入胃肠道，从而不会被肝脏首过代谢(Vasisht *et al.*，2010)。

### 药代动力学

FBSF溶解的芬太尼的生物利用度大概是71%，大约有51%的剂量是通过口腔黏膜吸收的(Vasisht *et al.*，2010)。在一个24位健康人员的研究中，FBSF的个体间的药代动力学的差异性很小(差异系数是7%~10%)，也就是说在临床实践中，在不同个体使用会有一致的临床效果(Davies *et al.*，2011)。

### 临床疗效 *vs.* 安慰剂

一项对80例阿片类药物耐受的有爆发痛的成人癌症患者的多中心随机安慰剂对照多交叉研究评价了FBSF的临床疗效。如果患者能够成功地在2周疗程中把FBSF剂量滴定到200~1 200 ug之间，且疼痛能够很好地缓解，则此患者有资格被纳入此双盲交叉研究中。相比安慰剂来说，通过SPID在药物使用后30 min评价，FBSF可以显著地降低疼痛程度($SPID_{30}$分别是38.1 *vs.* 47.9；$P$=0.004)(Rauck *et al.*，2010)。研究报道SPID从15 min到最后的研究时间点(60 min；$P$<0.001)，FBSF都比安慰剂能够显著改善爆发痛($P$<0.05)(Rauck *et al.*，2010)。各个时间点的PID从30 min到最后的评估时间FBSF比安慰剂都更好($P$<0.01)。爆发痛发作时期的疼痛评分在药物使用后60 min下降33%(FBSF是64.3% *vs.* 安慰剂是48.2%($P$<0.001))或者50%(FBSF是46.3% *vs.* 安慰剂是34.0($P$<0.005)) (Rauck *et al.*，2010)。

## 芬太尼舌含片(sublingual fentanyl，SLF)

SLF(Abstral®)2011年在美国批准用于阿片类药物耐受的成人癌症患者。舌下黏膜血管丰富，有很好的渗透性，可使芬太尼快速吸收(Lennernäs *et al.*，2010)。SLF是一种含有水解载体的片剂，外层是芬太尼，黏附成分可以让药片黏附于舌下的黏膜上。SLF目前有每片100、200、300、400、600和800 ug的剂量。60例患者3期临床试验的癌痛爆发痛的治疗中位数剂量是600 ug(平均550.8 ug)，每天使用中位数的三种剂量(Rauck *et al.*，2009)。

### 药代动力学

在包含11例癌痛患者的药代动力学分析研究中，SLF释放的芬太尼剂量跟使用的剂量(剂量100~400 ug)是一致的(Lennernäs *et al.*，2005)。药物吸收入血的浓度和给予的剂量呈线性关系。文献报道SLF剂量比例是$C_{max}$(100 μg 0.24 ng/mL、200 μg 0.41 ng/mL、400 μg 0.91 ng/mL)。100和400 μg的$T_{max}$范围分别是40~60 min(Lennernäs *et al.*，2005)。

### 临床疗效 *vs.* 安慰剂

在一项小型的27例有爆发痛的局部晚期成人癌症患者的交叉研究中，患者分别使用安慰剂和SLF100、200或400 ug随机治疗一个爆发痛患者，其中隔离一个洗脱期的时间为1 d(Lennernäs *et al.*，2010)。这个研究没有使用初始的滴定期来观察每个患者哪个剂量是最有效和副作用最小。跟安慰剂和其他剂量相比，使用400 ug的SLF的PID改善是最大的。在治疗期间，相比安慰剂，400 ug的SLF可以改善8.57 mm(100 mm的VAS评分)($P$<0.0001)，相比其他剂量，在更早的时间点(15 min，$P$=0.005)还可以有更好的临床改善(>20 mm)，以及PID有明显的统计学改善(Lennernäs *et al.*，2010)。400 ug的SLF跟安慰剂相比，补救药物的使用明显减少(分别是5 *vs.* 15位患者，$P$=0.001)。

## 芬太尼果胶鼻喷剂(fentanyl pectin nasal spray，FPNS)

FPNS，Lazanda®(美国商品名)2011年在美国被批准用于长期使用阿片类药物或者阿片类药物耐受的成人慢性癌痛患者。FPNS中加入果胶可以跟鼻黏膜的钙离子结合，延长了芬太尼跟黏膜接触时间，没有果胶的喷剂其药代动力学曲线是很尖锐的，而有果胶的曲线就钝一点(Fisher *et al.*，2010；Watts and Smith，2009)。这种基于果胶的给药系统被称为PecSys(Watts and Smith，2009)。没有果胶的喷剂的$C_{max}$较高较早，适合比较广的变异系数的疼痛治疗，效果和耐受性都不好预测(Fisher *et al.*，2010)。而且跟无果胶的喷剂相比，FPNS的血浆浓度下降缓慢，意味着FPNS镇痛作用比无果胶的鼻喷剂更长(Fisher *et al.*，2010)。

*药代动力学*

在一个健康志愿者的研究中，FPNS的$T_{max}$大约是20 min，$C_{max}$是337 pg/mL，$t_{1/2}$根据不同的剂量平均为15~24.9 h(Fisher *et al.*，2010)。

*临床疗效 vs. 安慰剂*

一项包含83例阿片类药物耐受的有爆发痛的癌症患者的随机安慰剂对照研究中，临床绝对疼痛程度下降≥2个点(使用11点的数字量表来测量)，10 min内，FPNS组33%的爆发痛患者有下降，而安慰剂组则是25%($P<0.05$)。报道镇痛有临床意义的改善是FPNS使用后10 min(33% *vs.* 24%；$P<0.01$)(Taylor *et al.*，2010)。FPNS组有9%的爆发痛患者60 min内需要使用补救药物，安慰剂组则是20%($P<0.001$)(Taylor *et al.*，2010)。此外这个研究中还有评估其他一些研究终点的文章发表在另外一本杂志(Portenoy *et al.*，2010b)。FPNS表现出比安慰剂组更好的平均$SPID_{30}$评分(6.57 *vs.* 4.45；$P<0.0001$)(Portenoy *et al.*，2010b)。跟安慰剂相比，FPNS组有更多的患者10 min就觉得镇痛起效(疼痛程度评分下降≥1个点)(38.4% *vs.* 56.2%；$P<0.01$)。而且临床上有意义的疼痛程度下降(≥2个点)FPNS组在15 min有49%，在30 min有63%(Portenoy *et al.*，2010b)。用药10 min后有临床意义的疼痛程度下降，FPNS组 *vs.* 安慰剂组(32.9 *vs.* 24.5；$P=0.01$)。FPNS组有9.4%在60 min需要使用补救药物的，而安慰剂组是20.0%($P<0.001$)(Portenoy *et al.*，2010b)。

## 阿片类药物

“三种阿片类药物治疗(triple opioid therapy，TOT)方法”的镇痛方法用来治疗癌症骨转移爆发痛的患者，他们有快速发作的爆发痛(ROBTP)和缓慢发作的爆发痛(GOBTP)(Smith，2012b)。三种阿片类药物治疗方法是使用三种不同的阿片类药物制剂(一个缓释剂，一个即释剂，还有一个快速起效的阿片类药物)，尽量让药物配方的药代动力学特性和疼痛的暂时性特性吻合。口服或者经皮缓释(extended release，ER)的或者控释(controlled release，CR)的阿片类药物用来“维持”治疗控制基本的或背景的持续性疼痛。使用TOT的患者需要评估爆发痛：(Ⅰ)如果爆发痛可以被预测，在半小时或者更长时间内缓慢增强，可以早点使用即释(immediate release，IR)阿片类药物；(Ⅱ)但是如果爆发痛不可预测和/或疼痛程度突然快速增强，那么就需要使用快速起效的阿片类药物(图3)(Smith，2012b)。

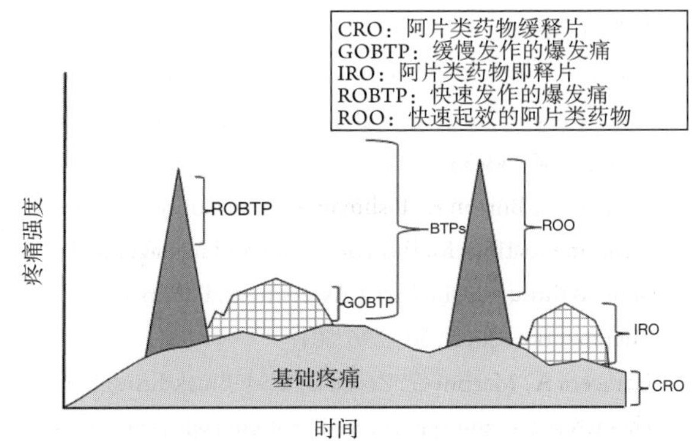


**图3　两种不同类型的爆发痛(BTPs)以及他们“所对应”的阿片类药物治疗**

## 总结

大约2/3的癌症患者会有爆发痛发生，会严重影响患者的生活质量。虽然有很多种爆发痛，但是主要可分为2种：快速发生的爆发痛和缓慢发生的爆发痛。治疗爆发痛，理想的镇痛药物一定要针对其瞬时发作和其他特性发挥作用。

## 致谢

声明：作者声称无任何利益冲突。

## 参考文献


- Abrahm JL. Assessing the patient in pain. In：Abrahm JL. eds. A Physician's Guide to Pain and Symptom Management in Cancer Patients，2nd edition. Baltimore，MD：Johns Hopkins University Press，2005：107-147.
- Abstral® Package Insert. Abstral® ( fentanyl sublingual tablets) Package Insert. Bedminster，NJ，USA：ProStrakan，Inc. 2011.
- Actiq® Package Insert. Actiq® (oral transmucosal fentanyl citrate) Package Insert. Salt Lake City，UT：Cephalon，Inc. 2009.
- Actiq® Package Insert. ACTIQ® (oral transmucosal fentanyl citrate) Package Insert. Salt Lake City，UT：Cephalon，Inc. 2011.


第三篇

- APM Recommendations. Available online: http: //www.breakthroughcancerpain.org/pain-management/apm-recommendations. Assessed November, 19, 2012.
- Baba M, Gomwo I. A case of acute exacerbation of neuropathic cancer pain rapidly relieved by simultaneous oral intake of immediate release oxycodone and pregabalin. Masui, 2012, 61: 1148-1152.
- Bailey F, Farley A. Oral opioid drugs. In: Davies A. eds. Cancer-related breakthrough pain. Oxford: Oxford University Press, 2006: 43-55.
- Bennett D, Burton A, Fishman S, et al. Consensus panel recommendations for the assessment and management of breakthrough pain. Part 1 Assessment. Pharmacy & Therapeutics, 2005, 30: 296-301.
- Caraceni A, Martini C, Zecca E, et al. Breakthrough pain characteristics and syndromes in patients with cancer pain. An international survey. Palliat Med, 2004, 18: 177-183.
- Caraceni A, Bertetto O, Labianca R, et al. Breakthrough/ Episodic Pain Italian Study Group. Episodic (breakthrough) pain prevalence in a population of cancer pain patients. Comparison of clinical diagnoses with the QUDEI--Italian questionnaire for intense episodic pain. J Pain Symptom Manage, 2012a, 43: 833-841.
- Caraceni A, Hanks G, Kaasa S, et al. Use of opioid analgesics in the treatment of cancer pain: evidence-based recommendations from the EAPC. Lancet Oncol, 2012b, 13: e58-e68.
- Coluzzi PH, Schwartzberg L, Conroy JD, et al. Breakthrough cancer pain: a randomized trial comparing oral transmucosal fentanyl citrate (OTFC) and morphine sulfate immediate release (MSIR). Pain, 2001, 91: 123-130.
- Cormie PJ, Nairn M, Welsh J. Guideline Development Group. Control of pain in adults with cancer: summary of SIGN guidelines. BMJ, 2008, 337: a2154.
- Darwish M, Xie F. Pharmacokinetics of Fentanyl Buccal Tablet: A Pooled Analysis and Review. Pain Pract, 2012, 12: 307-314.
- Darwish M, Tempero K, Kirby M, et al. Relative bioavailability of the fentanyl effervescent buccal tablet (FEBT) 1,080 pg versus oral transmucosal fentanyl citrate 1,600 pg and dose proportionality of FEBT 270 to 1,300 microg: a single-dose, randomized, open-label, three-period study in healthy adult volunteers. Clin Ther, 2006, 28: 715-724.
- Darwish M, Kirby M, Robertson P Jr, et al. Absolute and relative bioavailability of fentanyl buccal tablet and oral transmucosal fentanyl citrate. J Clin Pharmacol, 2007, 47: 343-350.
- Davies A. Introduction. In: Davies A. eds. Cancer-related breakthrough pain. Oxford: Oxford University Press, 2006: 1-11.
- Davies AN, Vriens J, Kennett A, et al. An observational study of oncology patients' utilisation of breakthrough pain medication. J Pain Symptom Manage, 2008, 35: 406-411.
- Davies AN, Dickman A, Reid C, et al. The management of cancer-related breakthrough pain: recommendations of a task group of the Science Committee of the Association for Palliative Medicine of Great Britain and Ireland. Eur J Pain, 2009, 13: 331-338.
- Davies A, Finn A, Tagarro I. Intra- and interindividual variabilities in the pharmacokinetics of fentanyl buccal soluble film in healthy subjects: a cross-study analysis. Clin Drug Investig, 2011, 31: 317-324.
- Davis MP. Fentanyl for breakthrough pain: a systematic review. Expert Rev Neurother, 2011, 11: 1197-1216.
- de Wit R, van Dam F, Loonstra S, et al. The Amsterdam Pain Management Index compared to eight frequently used outcome measures to evaluate the adequacy of pain treatment in cancer patients with chronic pain. Pain, 2001, 91: 339-349.
- Durfee S, Messina J, Khankari R. Fentanyl effervescent buccal tablets: enhanced buccal absorption. Am J Drug Deliv, 2006, 4: 1-5.
- EAPC. Available online: www.eapcnet.eu. Accessed January, 23, 2013.
- Farrar JT, Cleary J, Rauck R, et al. Oral transmucosal fentanyl citrate: randomized, double-blinded, placebo-controlled trial for treatment of breakthrough pain in cancer patients. J Natl Cancer Inst, 1998, 90: 611-616.
- Farrar JT, Messina J, Xie F, et al. A novel 12-week study, with three randomized, double-blind placebo-controlled periods to evaluate fentanyl buccal tablets for the relief of breakthrough pain in opioid-tolerant patients with noncancer-related chronic pain. Pain Med, 2010, 11: 1313-1327.
- Fentora® Package Insert. Fentora® (fentanyl buccal tablet) Package Insert, Salt Lake City, UT: Cephalon, Inc., 2011.
- Fine PG, Busch MA. Characterization of breakthrough pain by hospice patients and their caregivers. J Pain Symptom manage, 1998, 16: 179-183.
- Fisher A, Watling M, Smith A, et al. Pharmacokinetics and relative bioavailability of fentanyl pectin nasal spray 100-800 microg in healthy volunteers. Int J Clin Pharmacol Ther, 2010, 48: 860-867.
- Foley KM. Acute and chronic cancer pain syndromes. In: Doyle D, Hanks G, Cherny N, et al. editors. Oxford textbook of palliative medicine. Oxford: Oxford University Press, 2004:

298-316.

- Fortner BV, Okon TA, Portenoy RK. A survey of pain-related hospitalizations, emergency department visits, and physician office visits reported by cancer patients with and without history of breakthrough pain. J Pain, 2002, 3: 38-44.
- Fortner BV, Demarco G, Irving G, et al. Description and predictors of direct and indirect costs of pain reported by cancer patients. J Pain Symptom Manage, 2003, 25: 9-18.
- Gómez-Batiste X, Madrid F, Moreno F, et al. Breakthrough cancer pain: prevalence and characteristics in patients in Catalonia, Spain. J Pain Symptom Manage, 2002, 24: 45-52.
- Hagen NA, Fisher K, Stiles C. Sublingual methadone for the management of cancer-related breakthrough pain: a pilot study. J Palliat Med, 2007, 10: 331-337.
- Hagen NA, Stiles C, Nekolaichuk C, et al. The Alberta Breakthrough Pain Assessment Tool for cancer patients: a validation study using a Delphi process and patient think-aloud interviews. J Pain Symptom Manage, 2008, 35: 136-152.
- Harbour R, Miller J. A new system for grading recommendations in evidence based guidelines. British Medical Journal, 2001, 323: 334-336.
- Haugen DF, Hjermstad MJ, Hagen N, et al. European Palliative Care Research Collaborative (EPCRC). Assessment and classification of cancer breakthrough pain: a systematic literature review. Pain, 2010, 149: 476-482.
- Hwang SS, Chang VT, Kasimis B. Cancer breakthrough pain characteristics and responses to treatment at a VA medical center. Pain, 2003, 101: 55-64.
- Instanyl® Summary of Product Characteristics. Instanyl® (intranasal fentanyl nasal spray) Summary of Product Characteristics. Roskilde, Denmark: Nycomed Danmark ApS. 2011.
- Jandhyala R, Fullarton JR, Bennett MI. Efficacy of Rapid-Onset Oral Fentanyl Formulations vs, Oral Morphine for Cancer-Related Breakthrough Pain: A Meta-Analysis of Comparative Trials. J Pain Symptom Manage, 2013, 46: 573-580.
- Laird BJ, Walley J, Murray GD, et al. Characterization of cancer-induced bone pain: an exploratory study. Support Care Cancer, 2011, 19: 1393-1401.
- Lazanda® Package Insert. Lazanda® (fentanyl pectin nasal spray) Package Insert. Bedminsterl, NJ: Archimedes Pharma, Inc. 2011.
- Lennernas B, Hedner T, Holmberg M, et al. Pharmacokinetics and tolerability of different doses of fentanyl following sublingual administration of a rapidly dissolving tablet to cancer patients: a new approach to treatment of incident pain. Br J Clin Pharmacol, 2005, 59: 249-253.
- Lennernas B, Frank-Lissbrant I, Lennernas H, et al. Sublingual administration of fentanyl to cancer patients is an effective treatment for breakthrough pain: results from a randomized phase II study. Palliat Med, 2010, 24: 286-293.
- Lötsch J, Walter C, Parnham MJ, et al. Pharmacokinetics of Non-Intravenous Formulations of Fentanyl. Clin Pharmacokinet, 2013, 52: 23-36.
- Mercadante S. Intravenous morphine for management of cancer pain. Lancet Oncol, 2010, 11: 484-489.
- Mercadante S, Villari P, Ferrera P, et al. Transmucosal fentanyl vs intravenous morphine in doses proportional to basal opioid regimen for episodic-breakthrough pain. Br J Cancer, 2007, 96: 1828-1833.
- Mercadante S, Intravaia G, Villari P, et al. Intravenous morphine for breakthrough (episodic-) pain in an acute palliative care unit: a confirmatory study. J Pain Symptom Manage, 2008, 35: 307-313.
- Mercadante S, Villari P, Casuccio A. An Italian survey on the attitudes in treating breakthrough cancer pain in hospice. Support Care Cancer, 2011, 19: 979-983.
- Mercadante S, Adile C, Torta R, et al. Meaningful cut-off pain intensity for breakthrough pain changes in advanced cancer patients. Curr Med Res Opin, 2013, 29: 93-97.
- Meuser T, Pietruck C, Radbruch L, et al. Symptoms during cancer pain treatment following WHO-guidelines: a longitudinal follow-up study of symptom prevalence, severity and etiology. Pain, 2001, 93: 247-257.
- Onsolis® Package Insert. Onsolis® (fentanyl buccal soluble film) Package Insert. Somerset, NJ, USA Med Pharmaceuticals, Inc., 2009.
- Pather SI, Siebert JM, Hontz J, et al. Enhanced buccal delivery of fentanyl using the oravescent drug delivery system. Drug Deliv Technol, 2001, 1: 54-57.
- Portenoy RK. Treatment of temporal variations in chronic cancer pain. Semin Oncol, 1997, 5: S16-7-12.
- Portenoy RK, Hagen NA. Breakthrough pain: definition and management. Oncology (Williston Park), 1989, 3: 25-29.
- Portenoy RK, Hagen NA. Breakthrough pain: definition, prevalence and characteristics. Pain, 1990, 41: 273-281.
- Portenoy RK, Payne D, Jacobsen P. Breakthrough pain: characteristics and impact in patients with cancer pain. Pain, 1999, 81: 129-134.
- Portenoy RK, Forbes K, Lussier D, et al. Difficult pain problems: an integrated approach. In: Doyle D, Hanks G, Cherny N, et al. editors. Oxford textbook of palliative medicine. Oxford: Oxford University Press, 2004: 438-458.
- Portenoy RK, Taylor D, Messina J, et al. A randomized, placebo-controlled study of fentanyl buccal tablet for

breakthrough pain in opioid-treated patients with cancer. Clin J Pain, 2006, 22: 805-811.

- Portenoy RK, Messina J, Xie F, et al. Fentanyl buccal tablet (FBT) for relief of breakthrough pain in opioid-treated patients with chronic low back pain: a randomized, placebo-controlled study. Curr Med Res Opin, 2007, 23: 223-233.
- Portenoy RK, Bruns D, Shoemaker B, et al. Breakthrough pain in community-dwelling patients with cancer pain and noncancer pain, part 2: impact on function, mood, and quality of life. J Opioid Manag, 2010a, 6: 109-116.
- Portenoy RK, Burton AW, Gabrail N, et al. A multicenter, placebo-controlled, double-blind, multiple-crossover study of Fentanyl Pectin Nasal Spray (FPNS) in the treatment of breakthrough cancer pain. Pain, 2010b, 151: 617-624.
- Radbruch L, Trottenberg P, Elsner F, et al. Systematic review of the role of alternative application routes for opioid treatment for moderate to severe cancer pain: an EPCRC opioid guidelines project. Palliat Med, 2011, 25: 578-596.
- Rauck RL, Tark M, Reyes E, et al. Efficacy and long-term tolerability of sublingual fentanyl orally disintegrating tablet in the treatment of breakthrough cancer pain. Curr Med Res Opin, 2009, 25: 2877-2885.
- Rauck R, North J, Gever LN, et al. Fentanyl buccal soluble film (FBSF) for breakthrough pain in patients with cancer: a randomized, double-blind, placebo-controlled study. Ann Oncol, 2010, 21: 1308-1314.
- Saini A, Tucci M, Tampellini M, et al. Circadian variation of breakthrough pain in cancer patients. Eur J Pain, 2013, 17: 264-270.
- Simpson DM, Messina J, Xie F, et al. Fentanyl buccal tablet for the relief of breakthrough pain in opioid-tolerant adult patients with chronic neuropathic pain: a multicenter, randomized, double-blind, placebo-controlled study. Clin Ther, 2007, 29: 588-601.
- Skinner C. Clinical Interest. In: Davies A, editor. Cancer-related Breakthrough Pain. Oxford: Oxford University Press, 2006: 13-22.
- Slatkin NE, Xie F, Messina J, et al. Fentanyl buccal tablet for relief of breakthrough pain in opioid-tolerant patients with cancer-related chronic pain. J Support Oncol, 2007, 5: 327-334.
- Smith HS. A comprehensive review of rapid-onset opioids for breakthrough pain. CNS Drugs, 2012a, 26: 509-535.
- Smith HS. Rapid onset opioids in palliative medicine. Ann Palliat Med, 2012b, 1: 45-52.
- Streisand JB, Varvel JR, Stanski DR, et al. Absorption and bioavailability of oral transmucosal fentanyl citrate. Anesthesiology, 1991, 75: 223-229.
- Subsys™ (fentanyl sublingual spray) Package Insert. Insys Therapeutics, Inc., Phoenix, AZ, USA. 2012.
- Taylor D, Galan V, Weinstein SM, et al. Fentanyl pectin nasal spray in breakthrough cancer pain. J Support Oncol, 2010, 8: 184-190.
- Vasisht N, Gever LN, Tagarro I, et al. Single-dose pharmacokinetics of fentanyl buccal soluble film. Pain Med, 2010, 11: 1017-1023.
- Watts P, Smith A. PecSys: in situ gelling system for optimised nasal drug delivery. Expert Opin Drug Deliv, 2009, 6: 543-552.
- Webber K, Davies AN, Cowie MR. Breakthrough pain: a qualitative study involving patients with advanced cancer. Support Care Cancer, 2011, 19: 2041-2046.
- Weinstein SM, Messina J, Xie F. Fentanyl buccal tablet for the treatment of breakthrough pain in opioid-tolerant patients with chronic cancer pain: A long-term, open-label safety study. Cancer, 2009, 115: 2571-2579.
- Zeng L, Sahgal A, Zhang L, et al. Patterns of pain and functional improvement in patients with bone metastases after conventional external beam radiotherapy and a telephone validation study. Pain Res Treat, 2011, 2011: 601720.
- Zeppetella G. Opioids for cancer breakthrough pain: a pilot study reporting patient assessment of time to meaningful pain relief. J Pain Symptom Manage, 2008, 35: 563-567.
- Zeppetella G. Opioids for the management of breakthrough cancer pain in adults: a systematic review undertaken as part of an EPCRC opioid guidelines project. Palliat Med, 2011, 25: 516-524.
- Zeppetella G, Ribeiro MD. Opioids for the management of breakthrough (episodic) pain in cancer patients. Cochrane Database Syst Rev, 2006, (1): CD004311.
- Zeppetella G, O'Doherty CA, Collins S. Prevalence and characteristics of breakthrough pain in cancer patients admitted to a hospice. J Pain Symptom Manage, 2000, 20: 87-92.



**译　者**：王宏伟，副主任医师，麻醉科，浙江大学医学院附属邵逸夫医院

**审　校**：吴敏慧，主任医师、教授，中西医结合科，陕西省肿瘤医院

**终　审**：刘　巍，主任医师、教授，姑息治疗中心，北京大学肿瘤医院


(译文如与英文原文有异义，以英文原文为准)

# 第四章　阿片类药物

**Mellar P. Davis, Pamela Gamier**

Harry R Horvitz Center for Palliative Medicine, Division of Solid Tumor, Taussig Cancer Institute, Cleveland Clinic, Cleveland, OH, USA

*Correspondence to:* Mellar P. Davis, MD, FCCP, FAAHPM, Professor of Medicine, Cleveland Clinic Lerner School of Medicine, Case Western Reserve University; Director, Clinical Fellowship Program. Palliative Medicine and Supportive Oncology Services, Division of Solid Tumor, Taussig Cancer Institute, The Cleveland Clinic, Cleveland, OH, USA. Email: DAVISM6@ccf.org; Pam Gamier, RN, BSN, CHPN. Harry R Horvitz Center for Palliative Medicine, Division of Solid Tumor, Taussig Cancer Institute, Cleveland Clinic, Cleveland, OH, USA. Email: Gamierp@ccf.org.

## 引言

疼痛是一种不愉快的感觉和情感体验，伴随着实际或潜在的组织损伤 (Vervest and Schimmel，1988)。几乎2/3的晚期癌症患者伴有疼痛症状(1/3为癌症生存者，还有超过一半正在接受抗肿瘤治疗)，其中1/2~2/3的患者为重度疼痛，还有相同比例的患者为发作性短暂疼痛(Plante and VanItallie，2010；Haugen *et al.*，2010)，引起疼痛的原因除肿瘤本身外，还与抗肿瘤治疗有关(van den Beuken-van Everdingen，2012；van den Beuken-van Everdingen *et al.*，2007a；van den Beuken-van Everdingen *et al.*，2007b)。尽管世界卫生组织早已公布了癌痛治疗指南，但至今癌痛仍处在“治疗严重不足”的状态(Apolone *et al.*，2009)。

根据癌痛持续时间，癌痛分为急性疼痛、慢性疼痛和爆发性疼痛(breakthrough pain，BTP)。与肿瘤相关的并发症如骨折、肠穿孔、肿瘤进展，以及与抗肿瘤治疗相关的急性并发症如黏膜炎，都可引起急性间歇性疼痛(Plante and VanItallie，2010)。爆发性疼痛(发作性疼痛)常常由骨转移引起，疼痛在几分钟内即可达到峰值，可以分为自发性和诱发性(活动相关)两种，诱发性又分为意向性和非意向性两种(Plante and VanItallie，2010)。大多数癌症患者伴有两种及以上不同类型的疼痛(Portenoy，1989；Twycross and Fairfield，1982)。骨转移是引起癌痛的常见原因，60%~80%的癌症并骨转移患者伴有疼痛(Plante and VanItallie，2010)，除此以外还有肿瘤神经浸润引起的神经丛病变或单一神经病变，以及肿瘤压迫致内脏梗阻等引起痛疼。疼痛也存在于老年人群中，根据最小数据集(MDS)的统计，养老院中超过40%的人群有疼痛记录。老年人群的疼痛一般每天都会出现，多为中度，偶尔是难以忍受的剧烈疼痛(Teno *et al.*，2001)。

## 疼痛的评估

目前临床常用的疼痛评估方法有以下三种：语言描述评分法(VRS法)，包括无痛、轻度、中度、重度；数字分级法(numerical scales，NRS)，用0~10代表疼痛程度，0为无痛，10为剧痛；视觉模拟法(visual analog scale，VAS)，一般划一条10 cm的长线，一端代表无痛，一端代表剧痛，其中最简单易行的是VRS法和NRS法。NRS法的疼痛分级标准为：1~3分代表轻度，4~6分代表中度，7~10分代表重度(Farrar *et al.*，2000；Farrar *et al.*，2001；Farrar *et al.*，2010)。NRS评分下降33%即认为是有临床意义的止痛治疗。与标准的两点下降法相比，NRS评分的降低百分比是非线性的，更能反应临床效果(Farrar *et al.*，2010)。NRS评分下降33%与VRS法中降低一个疼痛分级等效，即重度到中度，中度到轻度或轻度到无痛，也与简明疼痛评估量表中下降3分等效。NRS评分下降50%与VRS法中降低两个疼痛分级等效，也与简明疼痛评估量表中下降5分等效(Farrar *et al.*，2010；Hoffman *et al.*，2010)。

疼痛是一种多方面的感受，影响着同时也受患者的感知所影响，比如情绪、焦虑及精神状态都能影响患者的疼痛程度，因此在阿片类药物起效的情况下，针灸、生物反馈、分心、催眠、意象疗法、按摩、气功、宗教辅导和认知行为治疗等非药物治疗也可以起到很好的辅助治疗作用(Plante and VanItallie，2010)。

疼痛评估还需考虑疼痛部位、放射部位及方向、疼痛性质、疼痛减轻或加重的诱因和其他相关症状，根据以上特点进一步分为不同类型(Portenoy，1992；Caraceni and Portenoy，1999)。

在医院中，护士的疼痛评估对于精确的阿片剂量调整策略很重要。但是，一些护士可能难以区分爆发性疼痛及基础疼痛(Rustøen *et al.*，2013)，因此仅仅依靠护士评估可能引起不恰当的阿片类药物调整，比如当需要给予解救药物时却增加了按时给药(around-the-clock，ATC)的阿片类药物剂量，反之亦然。疼痛日记在阿片类药物剂量和策略调整中发挥着重要作用。让患者回忆7天的情况与每日记录相比存在明显差异，因此告知门诊患者完整记录疼痛日记是很有必要的(Schneider *et al.*，2012)。



## 阿片类药物的选择

欧盟第七框架计划(FP7)姑息治疗专家就控制临终症状的药物使用达成了共识。临终常见症状有呼吸困难、恶心、呕吐、谵妄、疼痛和呼吸道分泌物，为缓解上诉症状，吗啡(阿片类药物)、咪达唑仑(或者其他苯二氮卓类药物)、氟哌啶醇(或其他精神安定药)及抗毒蕈碱药四类药物是必需的(Lindqvist *et al.*，2013)。

近期公布的欧洲肿瘤内科学会(European Society for Medical Oncology，ESMO)临床实践指南(Ripamonti *et al.*，2012)建议如下：可待因、曲马多和双氢可待因适用于轻中度疼痛，吗啡、美沙酮、羟考酮、氢吗啡酮、芬太尼、阿芬太尼、丁丙诺啡、二乙酰吗啡、左啡诺和羟吗啡酮适用于中重度疼痛。欧洲姑息治疗学会(European Association of Palliative Care，EAPC)也提出了类似的建议(Caraceni *et al.*，2012)。

## 阿片受体

阿片受体属G蛋白偶联受体，包括μ、δ、κ三种，通过cAMP、磷脂酶C、蛋白激酶A、蛋白激酶C、离子通道($K^+$整流通道和$Ca^{2+}$通道)、丝裂原活化蛋白激酶(mitogen activating protein kinase，MAPKs)等一系列第二信使调节信号传导途径(Christie，2008)。阿片受体激活后，可抑制钙通道和突触前体腺苷酸环化酶的形成，进而促进P物质、降钙素相关蛋白、谷氨酸等神经递质的释放。阿片类药物还能通过刺激$K^+$整流通道，引起第二级传入神经元超极化(Kondo *et al.*，2005；Collin *et al.*，1993；Rusin and Moises，1995)。三种阿片受体可以发生同源或异源二聚体，以二聚体的形式发挥作用(George *et al.*，2000)。受体二聚体化后，构象改变，对中枢神经系统(CNS)有特异性。二聚体由不同的G蛋白相互作用和构象，结合阿片类药物后，引起不同的受体运输方式和与单体相关的下游信号传导(Milan-Lobo and Whistler，2011)。通过对包括外显子4和1的mRNA的翻译后剪切，可以形成多种μ受体亚型(Majumdar *et al.*，2011；Xu *et al.*，2009；Xu *et al.*，2011；Pasternak and Pan，2000)。每一种阿片类药物特异性的与某些μ受体亚型结合。阿片受体水平下调和磷酸化可导致药物镇痛作用耐受性的出现。镇痛耐受性与腺苷酸环化酶超活化、N-甲基-D-天门冬氨酸(N-methyl-D-aspartate，NMDA)受体上调和γ氨基丁酸(GABA)能神经传递有关(Sivam and Ho，1985；Contet *et al.*，2008；Desantana *et al.*，2008；Ma and Pan，2006；Bespalov *et al.*，2001)。μ受体可形成多种构象，阿片类药物与之结合后构象改变，可以稳定μ受体，并影响G蛋白的活化、β-抑制蛋白的作用、激酶活化以及受体运输(Kenakin，2011)。阿片受体不表现为“全”和“无”的性质，阿片类药物也不是“部分”或“完全”激动剂(Vaidehi and Kenakin，2010)。某些信号传导途径，如β-抑制蛋白途径，在呼吸抑制和便秘等不良反应的形成中发挥着一定作用(Raehal *et al.*，2005)，而炎症也可以活化β-抑制蛋白途径(Hernandez *et al.*，2009)。药物间的功能选择性和差异性可能是阿片类药物转换和存在非交叉耐药性的原因。阿片类药物转换可能改变受体构象，进而改变下游信号传导。还有一个重点需要说明，阿片受体的亲和力与功能选择性无关，也与受体的活化(内在活性)无关。举例来说，丁丙诺啡与受体有高亲和性，但内在活性较低，因此仅能激活一些特异的G蛋白受体(Davis，2005)。尽管丁丙诺啡为部分激动剂，但具有与芬太尼类似的止痛潜能(Mercadante *et al.*，2007)。阿片类药物不仅仅是激活剂，也是拮抗剂(阻断激动剂与受体结合，但不影响信号传导)或反向激动剂(阻断激动剂与受体结合，并阻断信号传导)(Wang *et al.*，2004)。

## 阿片类药物反应性的个体差异

阿片类药物反应性个体间差异的主要原因是遗传基因的不同。与药动学相比，药效学方面的个体间差异更为显著(Morgan and Picker，1996)，比如不良反应、耐受性、呼吸抑制、精神依赖性方面(Hanks and Forbes，1997)。动物模型中，μ受体基因敲除的程度影响阿片类药物的疗效(Tremblay and Hamet，2010)。μ受体不同亚型及单核苷酸多态性也是药物反应性差异的原因(Pasternak，2010)。研究发现一种特殊的μ受体，包含μ受体基因11号外显子的启动区域，与常见的阿片受体有7个跨膜结构不同，这种μ受体只有6个跨膜结构，可与类阿片受体(孤立受体，ORL-1)特异性结合形成二聚体形式。阿片受体激动剂与上诉异源二聚体结合后，可以发挥强大的镇痛作用，同时在镇痛剂量下，没有呼吸抑制和戒断症状，且消化道不良反应也大大降低(Majumdar *et al.*，2011)。这正是强效镇痛药丁丙诺啡所致呼吸抑制及便秘发生率低的原因(Davis，2012a)。

药物代谢相关的酶，如细胞色素酶、结合酶，以及药物转运体都能影响止痛药物的反应性。上诉酶类的基因多态性可以影响阿片类药物的清除、活化、分布(Tremblay and Hamet，2010)。CYP2D6扩增可以影响曲马多和可待因的止痛作用，同时CYP3A4的上调或抑制可影响美沙酮、羟考酮和芬太尼的清除(Tremblay and Hamet，2010；Sindrup and Brosen，1995；Kosarac *et al.*，2009)。抑制小鼠脑内P-450花生四烯酸环氧化酶可降低吗啡的镇痛效果，因为该酶是阿片μ受体激活后信号转导途径中的内源性因子。还有多种基因多态性可以影响信号转导途径和吗啡的反应性(Conroy *et al.*，2010)。

## 阿片类药物在疼痛管理中的作用

WHO三阶梯止痛指南仅仅根据疼痛程度给出了阿片类药物应用的建议，而忽略了很多足以改变给药策略的因素(Walsh and Mohr，2004)。应用阿片类药物时，还需综合考虑患者的人口统计学资料、成瘾史、临床特征、疼痛类型、合用药物、既往应用阿片类药物的反应、器官功能、现行的疼痛评估模式、治疗目的(镇痛最大化、不良反应最小化)等诸多因素。因为阿片类药物反应差异，个体化治疗策略也是必需的(Hanks and Forbes，1997；Vellucci，2012；Hanks，1991)。

## 患者教育和交流

为患者开具阿片类药物前，应告知药物成瘾性、耐受性、不良反应等事项。很多晚期癌症患者认为，服用阿片类药物预示着生存时间短暂。为更好的解释这些疑惑，可以提供给患者口头或书面的资料(Swift，2012；Bennett *et al.*，2012)。患者和医务工作者都需要明确应用阿片类药物的原因和时机，以及使用药物后可能出现的反应。重要的是不应仅以止痛作为目标，而是要实现镇痛最大化、不良反应最小化的疼痛控制目标。为了避免阿片类药物剂量错误，应告知患者持续性疼痛和爆发痛的处理策略。患者频繁的使用缓释和即释阿片类药物，很容易出现混淆，而导致应用即释制剂治疗持续性疼痛，缓释制剂治疗爆发痛。患者应知晓ATC和解救治疗的阿片类药物的给药时机和频率，以及给药后疼痛缓解的持续时间。没有医生的指示，患者不得自行增加剂量或改变治疗策略。患者还需要了解潜在的药物不良反应，以及出现不良反应时如何寻求帮助。初次应用阿片类药物前应开具轻泻药和大便软化剂，告知患者可预防性应用轻泻药、栓剂或灌肠剂，以缓解可能出现的便秘。告知患者阿片类药物应存放于安全处，以避免儿童误食。患者之间不应共享治疗方法。疼痛日记通过记录疼痛的严重程度及特点，帮助患者自己管理疼痛。明确工作时间之外由谁负责随访对疼痛的持续管理也是很重要的。

## 患者阿片类药物治疗的认知障碍

阻碍中重度疼痛患者接受阿片药物治疗的因素中许多与患者自身有关。由于对阿片耐受性和依赖性的担忧，很多患者都是在疼痛无法忍受时才服药(Bender *et al.*，2008；Reid *et al.*，2008；Hill，1993；Zuccaro *et al.*，2012)。为了降低不良反应，如便秘，患者可能会自行减少阿片类药物的用量，因而出现更严重的疼痛。患者咨询时，往往不愿关注疼痛，而更希望医生关注疾病本身。事实上，认为止痛会掩盖并发症或者肿瘤进展，以及服用阿片类药物意味着生存期短暂的观点都是错误的。对患者进行药物不良反应的教育，特别是告知用药初期会出现短暂的恶心、镇静，并预防性的治疗便秘，可以增加患者治疗的依从性。告知患者治疗初期阿片类药物剂量较低，后期根据治疗反应及病情需要增减剂量，也有可能停用药物(Reid *et al.*，2008)，患者能更安心的接受治疗。

## 阿片类药物的选择和成本效益分析

用于治疗中重度疼痛可以选用的阿片类药物有吗啡、氢吗啡酮、羟考酮、芬太尼、美沙酮、羟吗啡酮和丁丙诺啡(Caraceni *et al.*，2012)。应通过临床相关的资料做出药物选择。美沙酮最便宜，但是药动学过程较复杂，与很多药物有相互作用，因此尽管成本效益很好，只推荐有经验的医生使用。至少在美国，如果医生开具了一种昂贵且保险公司不能报销的阿片类药物，患者往往是难以承受的。

举例来说明阿片类药物经济学的问题。针对爆发痛，开发了多种有效的芬太尼制剂，但保险公司却不愿医生应用(Zeppetella and Ribeiro，2002；Zeppetella and Ribeiro，2006；Bulloch and Hutchison，2013)。治疗爆发痛时，芬太尼鼻喷剂和口服剂型均优于安慰剂(Vissers *et al.*，2010a)。研究表明芬太尼鼻喷剂优于口服即释吗啡，芬太尼鼻喷剂及口服即释吗啡组给药10 min后需要处理的患者数(numbers needed to treat，NNT)分别为14 min *vs.* 18 min，给药15 min后NNT分别为12 *vs.* 16(Fallon *et al.*，2011)。相似的研究表明芬太尼含片优于口服即释羟考酮，芬太尼含片组用药15 min后NNT为25，30 min后NNT为11(Ashburn *et al.*，2011)。但根据每日所需剂量计算，芬太尼每年的成本要比其他便宜的阿片类药物高出500 000美元(Davis，2012b)。根据芬太尼和其他即释阿片药物之间边际反应差异和巨大的成本差异，即释吗啡和羟考酮为爆发痛的首选药物。

## 阿片类药物维持治疗的经济学

与阿片类药物口服缓释剂型相比，透皮制剂依从性更好，且胃肠道反应少，患者更易接受。那么以质量调整生活日和增量成本效果比较，透皮剂型和口服缓释剂型阿片类药物又如何呢？2012年的一项分析指出，按一月内质量调整生活日计，芬太尼透皮贴剂的成本较口服缓释吗啡增加107 532英镑(Swift，2012)，因此，推荐口服缓释吗啡或羟考酮作为维持镇痛治疗的首选，在口服药物无法使用的情况下，可应用芬太尼或丁丙诺啡贴剂。另一方面，阿片类药物透皮剂型的成本低于计算机辅助给药系统(computer assisted delivery device，CADD)泵控制下的皮下给药。丁丙诺啡和芬太尼贴剂的成本几乎相同。但是，在美国丁丙诺啡贴剂(5 μg/贴、10 μg/贴、20 μg/贴)限用于中度疼痛，丁丙诺啡舌下含片可用于重度疼痛，且成本较透皮剂型低(众所周知，丁丙诺啡舌下含片在美国的适应证是戒瘾的维持治疗，不包括镇痛治疗)(Davis，2012b)。12 mcg/h的芬太尼贴剂与45 mg/d的口服吗啡等效，20 mcg/h的丁丙诺啡贴剂与30 mg/d的口服吗啡等效。

## 给药策略

### 起始剂量，维持和滴定策略

等量的即释吗啡与缓释吗啡可产生相同的止痛效果(Arkinstall *et al.*，1989；Deschamps *et al.*，1992；Finn *et al.*，1993；Hanks *et al.*，1987；Klepstad *et al.*，2003；Knudsen *et al.*，1985；Walsh *et al.*，1992；Ventafridda *et al.*，1989)。多个研究表明二者不良反应也没有差异，但是也有一些研究得出了不同的结论，有的认为缓释吗啡的瘙痒、口干、疲倦、嗜睡、恶心、头痛、便秘发生率较低(Klepstad *et al.*，2003；Ventafridda *et al.*，1989)，还有的研究认为缓释吗啡毒性增加，而即释吗啡所致

的警觉性更高(Hanks *et al.*，1987)。缓释和即释吗啡用药后的健康相关的生活质量也没有差异。与吗啡相似，缓释和即释羟考酮止痛效果相同(Kaplan *et al.*，1998；Parris *et al.*，1998；Salzman *et al.*，1999)，不良反应方面也没有差异。目前还没有随机对照试验头对头比较即释吗啡/羟考酮和芬太尼/丁丙诺啡贴剂用于疼痛的一线治疗。大多数比较缓释和即释阿片的临床试验质量较低，但结论都是一致的。

吗啡和羟考酮的缓释、即释制剂在疼痛滴定及其维持治疗方面作用相同。镇痛药物中，即释阿片类药物的成本略低，但是即释药物每4 h给药一次，患者依从性差。对于既往未应用阿片类药物的患者，初始用药一般如下：即释吗啡每4 h 5 mg，即释羟考酮每4 h 2.5~5 mg，缓释吗啡每12 h 15 mg，缓释羟考酮每12 h 10 mg，不随疼痛程度而改变。对于即释吗啡和即释羟考酮都不耐受的患者，可以选择每4 h 1 mg氢吗啡酮(Caraceni *et al.*，2012)。当每天疼痛持续时间超过半天时，阿片类药物应按时给药。即释阿片给药20 h，缓释阿片给药48 h后才能达到稳态，在此之前不宜改变按时给药的阿片药物剂量。解救治疗的阿片药物每1~2 h给予一次每4 h给药的剂量，或者每小时给予一次全天总剂量的10%~20%(Bennett *et al.*，2012；Walsh，2005；Hanks *et al.*，2001；Ripamonti，2012)。目前还没有比较缓释/即释阿片和芬太尼/丁丙诺啡贴剂用于疼痛滴定的研究，一般来说，疼痛得到控制不需滴定时才使用阿片类贴剂(Bennett *et al.*，2012)。阿片类药物滴定过程中，还需要评价药物不良反应，必要时调整剂量。最理想的滴定目标是将疼痛控制到NRS 4分以下，每天的解救次数4次以下，同时不良反应控制到最小，睡眠状况和日常活动质量得到改善。

缓释吗啡和缓释羟考酮在疼痛维持治疗方面没有差异。与即释制剂相比，缓释制剂的便利性和依从性大大提高，但是缓释制剂可能引起更高的恶心和口干不良反应(Caraceni *et al.*，2011；Reid *et al.*，2006)。

有研究比较了疼痛维持治疗时口服缓释剂和贴剂的差异。与芬太尼贴剂相比，服用缓释吗啡的癌症患者出现治疗中断的比例更高，可能由于芬太尼贴剂的不良反应较少(Bekkering *et al.*，2011)。患者更愿意使用芬太尼贴剂，而不是缓释吗啡，由于芬太尼贴剂较少引起便秘(Tassinari *et al.*，2008)。对于预期治疗时长<1月的人群，缓释吗啡优于丁丙诺啡贴剂，而对于预期治疗时长>1月的人群，则相反(Bekkering *et al.*，2011)。与丁丙诺啡贴剂相比，缓释吗啡所致胃肠道不良反应较多，更易出现治疗中断(Tassinari *et al.*，2008)。

## 急性重度疼痛的管理

出现重度疼痛的患者需要入院给予紧急处理。可以给予静脉或皮下阿片类药物，以期快速缓解疼痛(Ripamonti，2012)。丁丙诺啡和芬太尼贴剂不适用于这种情况。疼痛控制前，可以多次胃肠外途径给予小剂量的吗啡、氢吗啡酮或芬太尼。我们曾经尝试过一种小剂量吗啡的滴定方法，具体如下：吗啡注射液1 mg/min，静推10 min，后间歇5 min，重复应用至疼痛得到控制。疼痛NRS评分明显下降时暂停滴定(Walsh *et al.*，2004)，还有些方法滴定吗啡的间隔是2~10 min(Davis *et al.*，2004)。滴定成功的关键是多次评估，疼痛明显缓解时即停止滴定。滴定过程中，1 mg吗啡可以用0.2 mg氢吗啡酮或20 mcg芬太尼代替。如果曾应用过皮下吗啡，每隔5 min给予2 mg吗啡、40 mcg芬太尼或0.4 mg氢吗啡酮(Walsh *et al.*，2004)。皮下注射较静脉注射达峰慢，所以给药间隔长(Stuart-Harris *et al.*，2000)。疼痛缓解后需维持镇痛治疗，可以每4 h给予胃肠外有效滴定剂量，或者每小时给予1/4有效滴定剂量持续输注。如果患者滴定时正接受阿片类药物治疗，需要提高阿片药物的剂量。确保纳洛酮随时可用，因为其用于治疗阿片类药物引起的呼吸抑制，但是只要滴定过程恰当，及时评估患者情况，呼吸抑制一般很少出现(Davis *et al.*，2004)。

患者自控镇痛(patient-controlled analgesia，PCA)仅在控制急性疼痛时使用(Davis *et al.*，2004)，有很多缺点。比如患者可能担心用药过量，直到疼痛无法忍受时才使用。另外，如果需要频繁使用自控镇痛才能控制疼痛时，患者往往不愿继续使用。

缓释和即释阿片类药物可用于治疗急性疼痛。每1~4 h给予相同剂量的药物，或者根据患者的疼痛程度增加剂量(Davis *et al.*，2004)。近期有一项大的多中心临床试验，纳入了既往未使用阿片类药物或服用弱阿片类药物的门诊患者，采用口服即释吗啡滴定(De Conno *et al.*，2008)。对于既往未应用阿片类药物的患者给予口服即释吗啡5 mg，对于既往应用弱阿片类药物的患者给予口服即释吗啡10 mg，每4 h给药一次，夜间给予双倍剂量。针对既往未使用阿片类药物和阿片类药物耐受的患者，吗啡的解救剂量分别为5 mg、10 mg，如有必要，可每小时给药一次。根据前一天吗啡应用的总量，调整第二天吗啡按时给药的剂量。该研究的主要指标是疼痛控制(疼痛程度在基线值50%以下)时间占滴定总时间的比例。应用上诉滴定策略，滴定5天内疼痛控制时间所占比例达75%，且其中45%的患者疼痛控制时间比例高达90%。滴定8 h内疼痛控制的时间比例达50%，24 h内疼痛控制的时间比例达79%。治疗3 d后，疼痛NRS评分由7.6分减至2.4分，5 d后，减至1.7分。不良反应有嗜睡(24%)、便秘(22%)、呕吐(13%)、恶心(10%)和意识错乱(7%)。

## 未出现药物剂量相关性不良反应但难以控制的疼痛的管理

不同患者阿片类药物需求量迥异。患者的人口统计资料、疾病特点和疼痛程度并不能预测阿片类药物的有效剂量(Scholz and Steinfath，1996)。一项来自欧洲的横断面调查发现90%的患者口服吗啡日剂量＜300 mg(Hanks and Reid，2005)。每个患者都有特异的阿片类药物最低有效剂量，因此按照个体反应进行药物滴定是很有必要的。自发性疼痛控制不佳时，按时给药和解救治疗的药物剂量应增加30%~50%(Walsh *et al.*，2004)。如果基础疼痛控制良好，但爆发痛控制不良时(疼痛缓解程度＜50%)，解救药物的剂量加倍。如果疼痛缓解程度＞50%，但是缓解持续时间仍欠佳，剂量增加50%(Walsh *et al.*，2004)。初始解救药物每4 h给予全天剂量的10%~20%(Mercadante，2011；Mercadante *et al.*，2010；Mercadante，2009；Mercadante *et al.*，2004；Mercadante and Arcuri，1998)。如果口服即释药物不能控制疼痛达标，仍有爆发痛频繁发生，可以试用芬太尼透皮剂、口含片和鼻喷剂(Davis，2011)。

## 疼痛控制后阿片类药物不良反应的管理

阿片类药物滴定过程中可能出现恶心、呕吐、镇静、认知损害、幻视、幻觉、肌阵挛等不良反应(Stone and Minton，2011)。如果疼痛控制良好，但出现无法耐受的不良反应，药物剂量减少30%。哌甲酯可用于缓解镇静和认知障碍，但是证据较弱(Stone and Minton，2011)。轶事证据(业内人士普遍接受但缺乏研究支持)支持加巴喷丁、丹曲林、苯妥因、卡马西平、丙戊酸钠、苯巴比妥和苯二氮卓类药物可用于治疗肌阵挛(Stone and Minton，2011)。较少的证据支持止吐药可以改善阿片类药物引起的恶心呕吐(Laugsand *et al.*，2011)。给药途径或阿片类药物常常需要作出调整。轻泻剂、灌肠和甲基纳曲酮可用于便秘的治疗(Licup and Baumrucker，2011)。近期研制成功的缓释羟考酮与缓释纳洛酮复方制剂(质量比例2∶1)，较羟考酮所致的便秘不良反应降低(Mercadante and Giarratano，2013)。

## 疼痛难以控制或出现剂量限制不良反应时的阿片类药物给药策略

尽管阿片类药物滴定明确有效，但仍有一部分患者疗效欠佳，或出现难以耐受的不良反应。研究发现有20%的癌痛患者初始镇痛治疗无效(Hanks and Forbes，1997)。这些患者的疼痛对阿片类药物表现出低反应性。然而镇痛低反应性的原因不是因为止痛药本身，而是由于出现了限制阿片类药物使用的不良反应(Hanks and Forbes，1997)。某些疼痛和患者的特点也可引起阿片类药物低反应性，具体见表1。神经病理性疼痛常常需要大剂量的阿片类药物，并且需要应用辅助镇痛药。即释阿片类药物滴定结束前，爆发痛会时常发作(Zeppetella，2011a；Zeppetella，2011b；Bruera *et al.*，1989；Mercadante and Portenoy，2001a；Mercadante and Portenoy，2001b；Mercadante and Portenoy，2001c)。偶发性疼痛可能出现与基线值不相称的重度疼痛，需要更高剂量的阿片类药物(Mercadante and Portenoy，2001a；Mercadante and Portenoy，2001b；Mercadante and Portenoy，2001c；McQuay and Jadad，1994)。阿片类药物可引起耐受性和神经元可塑性，继而引起促痛反应，并最终导致痛觉超敏(Chu *et al.*，2008；Colvin and Fallon，2010；Muñoz-Ramón and Galván Guijo，2012)。条件反射可引发阿片类药物耐受(Mercadante and Portenoy，

2001b；Mercadante and Portenoy，2001c)。随着服药时间延长，阿片类药物的镇静、恶心等不良反应逐渐耐受，进而导致药物治疗指数增加。但是便秘一般不会出现耐受。因此治疗窗(镇痛起效剂量也会出现相应的不良反应)也会随着时间改变而改变(Collin and Cesselin，1991；Mao *et al.*，1995)。疼痛程度往往随着病情进展而增加，阿片类药物需求量也随之增加，不良反应也可能增加。抑郁、精神错乱以及焦虑等心理因素可以降低疼痛阈值，减少阿片类药物的治疗指数。这时，应用奥氮平等抗精神病药物有利于控制疼痛(Khojainova *et al.*，2002)。一些阿片类药物的代谢产物半衰期较长，导致药物蓄积，因此会出现延迟性不良反应(Mercadante and Portenoy，2001b；Mercadante and Portenoy，2001c)。这时改变给药途径显得尤其重要。吗啡口服较胃肠外途径给药肌阵挛的不良反应增加三倍。脊髓鞘内给药较口服或全身用药，不良反应降低(Samuelsson and Hedner，1991；Vainio and Tigerstedt，1988；Tiseo *et al.*，1995)。

对于阿片低反应性的癌痛，可以采用以下四种方法：(Ⅰ)阿片类药物减量30%并联用辅助镇痛药物；(Ⅱ)改变阿片类药物的给药途径；(Ⅲ)强化不良反应的处理；(Ⅳ)非药物疗法(神经阻滞治疗、手术、放疗、椎体成形术、认知行为疗法)，目前没有临床研究对比以上方法，应根据临床具体情况选择(Portenoy，1999)。

| **表1　阿片低反应性疼痛的原因** |
|---|
| 阿片受体下调 |
| 阿片类药物内源性亲合力低，且出现止痛天花板效应 |
| NMDA受体的活化 |
| 上扬现象 |
| Aβ纤维向板层II长出芽支 |
| 蛋白激酶A和C的活化 |
| 丝裂原活化蛋白激酶(MAPK)活化 |
| 硝酸氧化物生成增多 |
| 延髓头端腹内侧胆囊收缩素的上调 |
| 脊髓强啡肽的上调 |
| 脊髓胶质细胞的活化 |
| 钙离子通道和非特异性离子通道(TRPV1)的上调 |
| 钠通道的上调 |
| 脊髓5-HT3受体的活化 |

## 辅助镇痛药物的联用

WHO三阶梯止痛指南中推荐轻、中、重度疼痛都可以使用辅助镇痛药物，从专业的角度讲，NSAIDs是非阿片类镇痛药，不属于辅助药物的范畴。NSAIDs的优点是廉价、易获得，且有多重镇痛机制，甚至在神经病理性疼痛中也能发挥作用(Dellemijn *et al.*，1994)。缺点是存在肾脏和消化道毒性(老年人中更易出现)，并且有凝血障碍、血小板减少症、肾脏、心脏和肝脏功能不全等禁忌症(McNicol *et al.*，2004)。与联合安慰剂相比，阿片类药物联合NSAIDs有增量效益(McNicol *et al.*，2004)。得出这些结论的研究存在设计不完善、纳入人群存在异质性、试验资料匮乏(大多数观察时间少于1周)(McNicol *et al.*，2004)等问题。目前没有环氧化酶2抑制剂和阿片类药物合用的研究。NSAIDs类药物之间没有特别的推荐，根据患者耐受性和医生的经验选择(McNicol *et al.*，2004)。NSAIDs和对乙酰氨基酚联用的效果优于二者单用(Wynn，2012；Hyllested *et al.*，2002；Ong *et al.*，2010)。

加巴喷丁、普瑞巴林、三环类药物(tricyclic antidepressants，TCA)和选择性去甲肾上腺素及五羟色胺重摄取抑制剂(serotonin reuptake inhibitors，SNRI)可用于治疗神经病理性疼痛(Hayashida *et al.*，2008；Hayashida and Eisenach，2008；Yang *et al.*，2012；Vadalouca *et al.*，2012)。三环类药物和加巴喷丁与阿片类药物联用治疗神经病理性疼痛时可起到协同作用(Christoph *et al.*，2011；Gatti *et al.*，2009；Gilron and Max，2005；Gilron *et al.*，2005)。因为加巴喷丁不良反应少，耐受性好，且相互作用更少，所以阿片类药物联合加巴喷丁是可行的，二者联合用药，可以降低各自的剂量。度洛西汀也有和加巴喷丁相同的作用(Quilici *et al.*，2009)。有些对加巴喷丁无效的患者，换用普瑞巴林或度洛西汀，或者加巴喷丁联合度洛西汀可以达到疼痛控制的目标(Tanenberg *et al.*，2011；Devi *et al.*，2012；Saldana *et al.*，2012)。低剂量的三环类药物和加巴喷丁联合后，也可改善神经病理性疼痛的控制(Gilron *et al.*，2009；Arai *et al.*，2010)。有些NSAIDs在神经病理性疼痛动物模型中也表现出了协同镇痛作用(Ortega-Varela *et al.*，2004；Narai *et al.*，2012；Picazo *et al.*，2006)。动物实验中，钠离子通道阻断剂如卡马西平和拉科酰胺可提高加巴喷丁的镇痛作用(Chapman *et al.*，

1998；McCleane，2010)。综上所述，阿片类药物联合多种辅助药物有利于更好的控制疼痛。当阿片类药物联合一种辅助用药疗效不佳时，可以联合或替换另一种机制互补的辅助镇痛药物(Smith *et al.*，2011；Chaparro *et al.*，2012)。联合卡马西平或三环类药物等辅助药物后，可能增加不良反应和相互作用。

那么能不能联合两种低剂量的阿片类药物，在不影响止痛效果的情况下，降低不良反应呢？阿片类药物不存在交叉耐受性，因为存在多种μ受体亚型，二聚体、大量G蛋白，以及选择性的信号下调，阿片类药物“部分转换”似乎是可行的。阿片类药物联合应用较单用，镇痛信号强化是显而易见的。低剂量美沙酮与吗啡、6-葡糖醛酸吗啡和可待因有协同作用，而与羟吗啡酮、羟考酮或亲脂性阿片药物无此作用(Bolan *et al.*，2002)，因此阿片类药物间的协同作用有种类特异性。其他的联合用药都缺乏有力证据证实，比如吗啡与羟考酮、阿片受体拮抗剂纳洛酮或纳曲酮与吗啡、芬太尼与吗啡、低剂量美沙酮与吗啡(Davis，2012c；Fallon and Laird，2011)。阿片类药物之间联合用药得不到认可的原因可能有剂量调整复杂性，剂量错误危险性，依从性降低，药物相互作用，以及治疗成本增加等(Davis *et al.*，2005)。因此目前的证据尚不支持两种阿片类药物联用。对于疼痛控制欠佳的患者，应更好的调整一种阿片类药物，而不是增加另外一种低剂量的阿片类药物。

## 用药途径的改变

改变给药途径可增强止痛效果，并降低不良反应。口服药物改变为肠外途径(静脉或者皮下)时，我们往往假定剂量换算比率完全由生物利用度决定。但是这有时是不准确的，因为活性代谢产物可以影响换算比率(Patanwala *et al.*，2007)。基于单剂量研究的换算比率是不准确的。阿片类药物皮下与静脉用药时剂量几乎相同，但是在某些情况下也是不同的(Moulin，1991；Urquhart，1988)。不同个体间，阿片类药物的生物利用度不同。某些临床情况下，阿片类药物的生物利用度和计量换算比率发生改变。老年人或恶液质情况下，芬太尼贴剂吸收减少(Heiskanen *et al.*，2009)，推测原因可能是皮下组织萎缩。吗啡口服和肠外途径的剂量比为2~3：1，氢吗啡酮的口服和肠外途径换算比为2：1，但是有些单剂量研究结论为5：1(Davis and McPherson，2010)。美沙酮的生物利用度为79%±12%，口服和肠外换算比例为1~2：1(Patanwala *et al.*，2007；Gourlay *et al.*，1986)，在实际工作中，根据临床疗效和安全性，肠外与口服的剂量换算比例为1：1，口服与肠外的剂量换算比为2：1。羟考酮的生物利用度易受恶液质影响。恶液质患者服用羟考酮后，血浆羟考酮浓度增加，代谢产物去甲羟考酮浓度降低。这也是恶液质患者剂量减少，但CNS不良反应仍较高的原因。这明显影响了某些国家和地区肠外羟考酮的剂量换算比率，进而影响了阿片类药物之间的等效转换比率(Naito *et al.*，2012)。芬太尼经皮与肠外之间的转换比率为1：1，但是不同个体间经皮吸收存在较大差异(Solassol *et al.*，2005a；Solassol *et al.*，2005b)。按剂量转换比率1：1给药，大约一半患者需要再次调整剂量。

阿片类药物椎管内给药的转换比率决定于患者自身因素，比如疼痛程度、年龄、静脉吗啡初始剂量、神经病理性疼痛以及椎管内辅助镇痛药物如布比卡因的使用。个体间阿片类药物的转换比率相差较大(Du Pen and Williams，1994)。吗啡硬膜外与皮下的剂量转换比率平均为1：3，浮动于1：1~1：10范围内(Kalso *et al.*，1996)。吗啡口服与鞘内注射的剂量转换比率为300：1，静脉与鞘内注射的剂量转换比率为100：1(Krames and Lanning，1993；Krames，1993；Gebhardt and Kinney，2002)。但是由于缺乏有力证据，以上鞘内注射的剂量转换比率不做常规推荐(Moulin，1991)。

## 阿片类药物转换

50%~80%的患者中，阿片类药物恰当的转换可以减轻疼痛，并改善不良反应(Estfan *et al.*，2005；Mercadante and Caraceni，2011；Webster and Fine，2012)。药物转换的主要原因是止痛效果不满意和(或)合并限制性不良反应，其他的原因还有药物价格、患者依从性和医疗保险范围限制(Estfan *et al.*，2005)。

阿片类药物转换需要使用等效剂量转换表。习惯以10 mg口服吗啡为参照，计算其他阿片类药物达到相同镇痛作用所需的剂量(Mercadante and Caraceni，2011)。目前普遍使用的等效剂量

第三篇

转换表存在诸多缺点。大部分数据都来自那些器官功能正常、存在急性疼痛且既往未使用过阿片类药物的非癌症患者(Mercadante and Caraceni，2011)。而阿片耐受、器官损害、或接受多重药物治疗的人群与此存在很大不同。支持阿片类药物转换的证据都不是来自高质量的随机试验。表格中未考虑器官功能、药物相互作用、转换原因、患者既往应用阿片后的反应等临床资料的影响(Webster and Fine，2012)。阿片类药物间不完全交叉耐药性的存在，也限制了转换比率的推广(Webster and Fine，2012)。等效剂量转换表中的换算比率不是一成不变的，也没有得到临床研究的一致推荐。换算比率都是一个估计数值，而不是置信范围，显然由于药物的个体差异，置信范围是更合理的(Webster and Fine，2012；Shaheen *et al.*，2009)。美沙酮与吗啡、氢吗啡酮的等效关系呈线性或渐近性(Mercadante and Caraceni，2011；Mercadante and Bruera，2006；Weschules and Bain，2008；Pollock *et al.*，2011)，因此高剂量的吗啡转换成美沙酮是尤其不准确的(Weschules and Bain，2008)。医生很难熟练掌握阿片类药物转换，也容易导致剂量错误(Webster and Fine，2012)。某些阿片类药物的双向等效转换比率是不同的，因此，阿片类药物转换时不要死记硬背，可以参考指南规定进行，但是也需要进一步调整(表2-表3)。

| 表2 阿片类药物转换的基本原则 |
|---|
| 可以考虑的备选方案有：阿片类药物减量并联用辅助药物，或改变给药途径(Estfan *et al.*，2005) |
| 让患者参与决策过程，告知患者阿片类药物转换是为了更好的减轻疼痛、降低不良反应并改善机体功能(Fine and Portenoy，2009) |
| 基于患者人口统计学数据、阿片类药物应用史、阿片类药物转换原因、合用药物、器官功能、伴发疾病、心理因素和成瘾史的个体化治疗(Fine and Portenoy，2009) |
| 疼痛情况快速变化时，使用即释药物，而不是缓释或者透皮制剂(Fine and Porte-noy，2009) |
| 转换过程中，密切观察是否会出现烦躁不安、疲劳或睡眠障碍等戒断症状(Shi *et al.*，2007) |
| 当阿片类药物转换是因为不良反应而不是疼痛控制不佳时，等效药物剂量需减少25%~50%(Fine and Portenoy，2009)。美沙酮除外(有独特的转换策略)。 |
| 剂量调整前，需综合考虑疼痛程度、器官功能、药物相互作用、年龄、心理因素(Nalamachu，2012)，基于这些因素，上下调整10%~30%剂量(Fine and Portenoy，2009)。 |
| 评估患者治疗反应，将转换后的阿片药物滴定至最优剂量。药物达到稳态以前不要调整按时给药的药物剂量，只需改变解救药物的剂量。 |
| 初始解救药物的剂量为全天阿片药物剂量的10%~20%。 |

| 表3 阿片药物剂量等效转换表 |
|---|
| 口服吗啡：口服羟考酮=1.5：1 |
| 口服吗啡：口服氢吗啡酮=5：1 |
| 肠外吗啡：肠外氢吗啡酮=5：1 |
| 口服羟考酮：口服氢吗啡酮=4：1 |
| 口服吗啡：透皮芬太尼=100：1 |
| 口服吗啡：透皮丁丙诺啡=75：1 |
| 透皮芬太尼：透皮丁丙诺啡=0.6：0.8 |
| 透皮芬太尼：美沙酮=1：17 |
| 口服吗啡：口服羟考酮=4：1(口服吗啡≤90 mg/d)，8：1(90 mg/d<口服吗啡<300 mg/d)，12：1(口服吗啡≥400 mg/d) |
| *(Mercadante and Caraceni，2011；Mercadante and Bruera，2006；Weschules and Bain，2008；Vissers *et al.*，2010b). |

## 器官功能不全时阿片类药物的选择和剂量策略

### 肝功能不全

肝功能不全影响阿片类药物的吸收、生物利用度、分布和代谢。药动学相关的参数有肝脏血流分布、首过效应、蛋白结合率、胆道排泄、混合功能氧化酶(CYP450酶系)和还原酶(尿苷葡萄糖醛酸基转移酶(uridine glucuronosyl transferases，UGT))(Tegeder *et al.*，1999；Davis，2007)。肝脏位于上消化道和体循环之间，是人体药物暴露的主要调节器官，其药物代谢酶浓度最高。肝脏有两个供血系统，25%由肝动脉供应，75%由门静脉供应。药物和肝脏细胞发生交换的部位在肝血窦，肝血窦是一种特殊的毛细血管。肝硬化患者肝内分流情形显著，不利于肝血窦内的物质交换(Morgan and McLean，1995；Reichen，1999)。肝硬化可以引起肝窦毛细血管化，并导致血液分流。白蛋白和α1-酸性糖蛋白等主要的药物结合蛋白含量下降，最终导致药物分布增加。随着肝功能恶化，药物代谢酶，特别是CYP450家族合成减少，

第三篇

而药物结合酶类(UGT)相对充足。高萃取率(>0.7)阿片类药物的代谢主要依赖肝脏血流量，而低萃取率(<0.3)药物依赖蛋白结合率和药物代谢酶清除率(Wilkinson，1987；Rowland *et al.*，1973)。依赖于肝脏血流的药物，如吗啡，在肝脏疾病的患者中生物利用度增加，随着肝脏疾病的加重，口服生物利用度接近于肠外用药水平，血浆中吗啡浓度的AUC值明显升高。行经颈静脉肝内门体静脉分流术(TIPS)和肝门腔静脉分流术后，人为的引起了肝血管分流，可以观察到吗啡的生物利用度增加(Chalasani *et al.*，2001)。低萃取率药物，蛋白结合水平下降后，游离型药物浓度增加。对于高白蛋白结合率的药物，胆红素可以竞争性的与白蛋白结合，最终导致游离型药物增加。如果药动学研究中测定的是药物总浓度，计算得到的清除率“保存完好”(Blaschke，1977)。亲水性药物可以积聚在腹水中，因此水肿可增加药物的分布，进而延迟药物的清除(Verbeeck，2008)。分布在滑面内质网的混合功能氧化酶类易受缺氧影响，肝脏疾病时活性下降。结合酶类与之相反，不依赖氧气，肝脏疾病时水平常常上调。另外当肝功能不全时，肝外的UGT酶也能参与药物代谢(Morgan and McLean，1991；George *et al.*，1995；Furlan *et al.*，1999a；Villeneuve and Pichette，2004)。肝脏疾病也会对某些细胞色素酶产生不利影响，影响程度顺序为CYP2C19>CYP2D6、CYP1A2、CYP2E1>CYP3A4/5。终末期肝衰竭阶段会出现肾功能不全，进一步降低药物的清除。以肌酐评价肾功能是不准确的，因为当肌肉组织减少，肌酸代谢为肌酐障碍等原因，可引起实测肾小球滤过率(glomerular filtration rate，GFR)增加(Proulx *et al.*，2005)。除此以外，还有与药物清除率变化无关的药效学改变。γ-氨基丁酸(GABA)水平升高，可降低阿片类药物的治疗指数，并增加药物神经系统毒性(镇静)。另外，在终末期肝脏疾病时，CNS中阿片类药物受体水平上调(Bergasa *et al.*，2002；Ahboucha and Butterworth，2004；Ahboucha *et al.*，2004)。

常用的肝功能的评分系统有两个，一是Child-Pugh分级标准，根据肝性脑病程度、腹水、血清胆红素、血清白蛋白浓度及凝血酶原时间分级，还有一个是MELD分级标准，根据血清胆红素、血清肌酐、凝血酶原时间或国际标准化比值(INR)分级，但是这两个分级标准都无法量化药物清除率(Verbeeck，2008)。

可待因用药后，只有5%经CYP2D6代谢为吗啡，80%结合为6-葡糖苷酸可待因。镇痛作用主要依赖6-葡糖苷酸可待因的活性(Vree *et al.*，2000)。母体药物可待因是一种弱的受体激动剂(Murtagh *et al.*，2007)。目前还没有研究发现肝功能不全时，可待因的代谢或清除发生改变。肝脏疾病达到终末期前，葡萄糖醛酸化作用相对充足，因此可待因的镇痛作用保留完好。肝肾综合征中，随着肾功能不全的出现，6-葡糖苷酸可待因蓄积，导致阿片类药物不良反应增加。

曲马多经CYP2D6代谢为O-去甲基活性代谢产物发挥镇痛作用，肝功能不全晚期阶段，CYP2D6水平下降，导致曲马多半衰期延长2.6倍，AUC增加3.2倍(Frye *et al.*，2006；Stamer *et al.*，2003)。因此出现肝脏疾病时，应延长曲马多给药间隔。

他喷他多只有15%依赖混合功能氧化酶代谢，55%形成葡萄糖醛酸结合物。肝脏疾病时，其生物利用度增加。中度肝功能不全时，AUC增加4.2倍，半衰期增加1.4倍(Xu *et al.*，2010)，因此中度肝功能不全患者单次剂量不能超过50 mg，且每日用药不超过3次。

羟考酮的代谢和清除也受肝脏疾病的影响，AUC较正常肝功能者增加90%，Cmax增加40%。肝功能不全晚期即释羟考酮的平均半衰期达13.9 h (4.6~24.4 h) (Kaiko，1997；Tallgren *et al.*，1997)，发生呼吸抑制的风险增加，因此应降低剂量并增加给药间隔，且不宜使用缓释羟考酮。

轻中度肝功能不全(Child Pugh A级和B级)对吗啡的清除影响不大(Patwardhan *et al.*，1981)。晚期肝功能不全者，吗啡的半衰期增加2倍，清除率下降37% (Hasselstrom *et al.*，1990；Mazoit *et al.*，1987；Kotb *et al.*，1997；Crotty *et al.*，1989)。口服吗啡的生物利用度和AUC在晚期肝细胞癌患者中增加4倍，在多发转移性肝癌患者中增加3倍(Kotb *et al.*，2005)。在伴黄疸的晚期肝硬化、肝细胞性癌、晚期肝转移癌中，吗啡应该减量并增加给药间隔。肝肾综合征患者，吗啡和6-葡糖苷酸吗啡蓄积。缓释吗啡制剂应避免用于晚期肝脏疾病和肝肾综合征中(Bosilkovska *et al.*，2012)。

晚期肝脏疾病中，氢吗啡酮的生物利用度增加。在中度肝脏疾病中，其AUC和Cmax增加4倍，但半衰期相对保持不变，因此可以保持给药间隔不变，降低单次给药剂量。在晚期肝脏疾病中，

第三篇

其半衰期延长，给药间隔应增加(Bosilkovska *et al.*，2012)。随着肝肾综合征的出现，3-葡糖苷酸氢吗啡酮蓄积，神经毒性增加(Babul *et al.*，1995；Hagen *et al.*，1995)。

丁丙诺啡的首过效应较高，舌下给药的生物利用度仅50%。丁丙诺啡经CYP3A4代谢为弱受体激动剂N-脱烷基丁丙诺啡。母体药物和代谢产物均被快速葡萄糖醛酸化(Elkader and Sproule，2005；Kuhlman *et al.*，1996)，80%~90%经粪便排泄。丁丙诺啡存在肝肠循环，这也是半衰期较长的部分原因(Elkader and Sproule，2005)。丁丙诺啡肝功能不全时的药动学尚未研究，其一般用于高危戒瘾人群的维持治疗。理论上来说，晚期肝功能不全时，CYP3A4水平下降，本药的生物利用度增加，但是临床意义不大。维持治疗的经验并没有证实丁丙诺啡肝脏毒性的传闻(Bogenschutz *et al.*，2010；Herve *et al.*，2004)。葡萄糖醛酸化是丁丙诺啡清除的限速步骤，而肝脏疾病中葡萄糖醛酸相对充足(Davis，2005)。因此，虽然有待进一步证实，但可以认为肝脏疾病中丁丙诺啡的药动学过程基本不变(Bosilkovska *et al.*，2012)。

大多数苯基哌啶类药物如芬太尼、舒芬太尼、阿芬太尼(瑞芬太尼除外)蛋白结合率较高，经CYP3A4代谢，且有高的首过肝脏萃取率(Bosilkovska *et al.*，2012；Labroo *et al.*，1997；Kharasch *et al.*，2004)，分流可以增加其生物利用度。肝硬化患者中，芬太尼贴剂的半衰期相对不变，Cmax增加35%，AUC增加73%(Bosilkovska *et al.*，2012)。但是，半衰期不变的结论仅见于芬太尼单次剂量研究，是药物发生再分布的结果。一旦芬太尼达到稳态，肌肉和脂肪中药物分布达到饱和后，随着肝脏疾病中CYP3A4水平下降，其半衰期延长，因此仅可以正常使用低剂量芬太尼。肝功能不全时芬太尼贴剂可出现延迟性毒性。一旦出现肝肾综合征并且血清尿素氮升高，芬太尼的清除率会进一步降低(Koehntop and Rodman，1997)。肝功能不全时，舒芬太尼的半衰期增加30%，分布容积轻微增加。目前还缺乏晚期肝功能不全时长期输注舒芬太尼的研究(Scholz *et al.*，1996)。肝脏疾病也会改变阿芬太尼的药动学参数，清除率下降50%，AUC增加3倍(Ferrier *et al.*，1985；Baririan *et al.*，2007)。瑞芬太尼在血液中水解后发挥作用，药动学参数不受肝脏疾病影响。但是肝硬化患者中应用瑞芬太尼后更易出现呼吸抑制(Dershwitz *et al.*，1996；Navapurkar *et al.*，1998)。

## 阿片类药物和肾功能不全

一般以血肌酐水平评价肾功能情况。但是，血肌酐受性别、体重、年龄、肌肉组织、肾小管分泌作用、水化、肝功能、分解代谢状况和某些药物的影响(Stevens and Levey，2005)。随着GFR下降，实测肌酐清除率往往会偏高，因为肌酐从肾小球滤过减少后，自肾小管分泌会相应增加。Cockcroft-Gault公式能更准确的评估GFR水平(Cockcroft and Gault，1976)。根据GFR水平，肾功能不全分为5个等级，据此来调整经肾排泄药物的用量(Murtagh *et al.*，2007)。GFR、肾小管分泌和肾小管重吸收都可影响药物及其代谢产物的清除。因此仅依据GFR水平预测药物清除是不够准确的。不同的药物和代谢产物，GFR对药物清除的影响可能相差很大。

可待因的主要活性代谢产物为6-葡糖苷酸可待因，中重度肾功能不全可减少其清除(Murtagh *et al.*，2007)。

曲马多的活性代谢产物为O-去甲基曲马多，肾功能衰竭时其半衰期延长两倍，因此需要降低剂量并延长给药间隔(Izzedine *et al.*，2002)。

吗啡及其代谢产物6-葡糖苷酸吗啡在肾功能衰竭时蓄积，镇静作用和神经毒性不良反应增加(Osborne *et al.*，1993；Kurella *et al.*，2003)。吗啡的给药剂量应依据GFR水平调整：GFR 20~50 mL/min时减量25%，GFR 10~20 mL/min时减量50%，GFR 低于10 mL/min时减量75%，不过以上也仅仅是专家意见，缺乏强有力的临床经验证实(Niscola *et al.*，2010)。安全起见，晚期肾功能衰竭时不宜应用吗啡(Mercadante and Arcuri，2004)。血液透析可清除吗啡及6-葡糖苷酸吗啡，而腹膜透析不能清除(Pauli-Magnus *et al.*，1999)。血液透析后，疼痛可能加重，吗啡应谨慎使用，而接受持续腹膜透析的患者禁用吗啡。

羟考酮及其活性代谢产物去甲羟考酮(CYP 3A4途径)和羟吗啡酮(CYP 2D6途径)在肾功能衰竭时蓄积(Kirvela *et al.*，1996)。GFR低于60 mL/min时应避免使用(Niscola *et al.*，2010)。

氢吗啡酮在肾功能衰竭时不出现蓄积，但其代谢产物3-葡糖苷酸氢吗啡酮蓄积。3-葡糖苷酸氢吗啡酮无镇痛活性，但可能引起神经毒性(Smith，

2000)。氢吗啡酮可以被血液透析清除，血液透析后疼痛可能再发。总之，肾功能衰竭时氢吗啡酮较吗啡及羟考酮更安全，但是临床使用过程中仍需注意。

美沙酮经多种肝脏细胞色素酶代谢，非活性代谢产物经胆汁排泄，肾功能衰竭时不出现蓄积，且不被血液透析清除(Furlan *et al.*，1999b；Lugo *et al.*，2005)。虽然美沙酮有不可预知的药动学过程，但是在肾功能衰竭时使用相对安全。

芬太尼、舒芬太尼及阿芬太尼在肾功能衰竭时使用相对安全，亲脂性阿片类药物不被血液透析清除(Niscola *et al.*，2010；King *et al.*，2011)。

丁丙诺啡在老年及肾功能损伤患者中，是最安全的阿片类药物。尽管3-葡糖苷酸丁丙诺啡在肾功能衰竭时出现蓄积，但是他仅仅具有弱镇痛活性。尽管去甲基丁丙诺啡可引起呼吸抑制，但是丁丙诺啡可减弱此不良反应(Hand *et al.*，1990；Summerfield *et al.*，1985；Ohtani *et al.*，1997；Megarbane *et al.*，2006)。丁丙诺啡镇痛活性没有天花板效应，但呼吸抑制有天花板效应(Dahan *et al.*，2005)。使用丁丙诺啡贴剂的患者因肾衰进行血液透析时不会出现丁丙诺啡和去甲基丁丙诺啡蓄积(Filitz *et al.*，2006)。

## 老年患者阿片类药物的使用

目前还没有针对老年患者阿片类药物使用的设计良好的随机对照试验。老年患者肝肾功能减退，机体组成改变，对阿片类药物不良反应的敏感性增加(Pergolizzi *et al.*，2008)。老年患者与年轻人相比，对阿片类的药物反应相同，比如芬太尼贴剂、吗啡和丁丙诺啡含片(Menten *et al.*，2002；Kaiko，1980；Nasar *et al.*，1986)。阿片类经皮制剂依从性更好，尤其适合于吞咽困难的患者。丁丙诺啡是唯一有舌下给药片剂的长效阿片类药物，也可用于言语障碍症患者(Daitch *et al.*，2012；Schuh and Johanson，1999)。本书基于美国老年协会的推荐(Rose，1998)，列出了老年患者应用阿片类药物的原则，详见表4。

国际专家组一致推荐：经皮给药的芬太尼或丁丙诺啡用于老年中重度疼痛；丁丙诺啡用于老年神经病理性疼痛(Pergolizzi *et al.*，2008)、用于肝或肾功能损害者、还用于有呼吸抑制风险者。另外，由于丁丙诺啡没有免疫抑制效应，专家组也推荐其用于老年人和/或免疫受损者(Pergolizzi *et al.*，2008)。

| 表4　老年人群的疼痛管理 |
| --- |
| 应用阿片类药物时首选侵入性最低的给药方式 |
| 选用缓释或经皮制剂 |
| 一次只做好一件事，一次只用好一个药 |
| 低剂量开始，逐渐调整剂量 |
| 要给予充足的时间观察药效，达到稳态血药浓度前不要轻易改变剂量 |
| 用药过程中密切监测，必要时调整剂量或改变药物。由于器官功能退化，老年人可能出现延迟性药物毒性 |
| 做好药物转换的准备，药物转换时从保守剂量开始(等效剂量的50%)，然后根据临床情况调整 |

## 总结

掌握阿片类药物的药学特点才能充分利用各药物间的差异，更好地治疗癌痛。全面的阿片类药物知识和临床经验，可以协助临床医生灵巧地管理疼痛。在复杂的临床情况中，阿片类药物的使用、选择和转换尚缺乏充足的循证依据。个体间阿片类药物反应存在较大差异。无法耐受的不良反应限制了阿片类药物的选择和滴定。合理使用基本的原则和指南可以减轻大多数患者的疼痛。

## 致谢

声明：作者声称无任何利益冲突。

## 参考文献


- Ahboucha S, Butterworth RF. Pathophysiology of hepatic encephalopathy: a new look at GABA from the molecular standpoint. Metab Brain Dis, 2004, 19: 331-343.
- Ahboucha S, Pomier-Layrargues G, Butterworth RF. Increased brain concentrations of endogenous (non-benzodiazepine) GABA-A receptor ligands in human hepatic encephalopathy. Metab Brain Dis, 2004, 19: 241-251.
- Apolone G, Corli O, Caraceni A, et al. Pattern and quality of care of cancer pain management. Results from the Cancer Pain Outcome Research Study Group. Br J Cancer, 2009, 100: 1566-1574.

- Arai YC, Matsubara T, Shimo K, et al. Low-dose gabapentin as useful adjuvant to opioids for neuropathic cancer pain when combined with low-dose imipramine. J Anesth, 2010, 24: 407-410.
- Arkinstall WW, Goughnour BR, White JA, et al. Control of severe pain with sustained-release morphine tablets v.oral morphine solution. CMAJ, 1989, 140: 653-657, 661.
- Ashburn MA, Slevin KA, Messina J, et al. The efficacy and safety of fentanyl buccal tablet compared with immediate-release oxycodone for the management of breakthrough pain in opioid-tolerant patients with chronic pain. Anesth Analg, 2011, 112: 693-702.
- Babul N, Darke AC, Hagen N. Hydromorphone metabolite accumulation in renal failure. J Pain Symptom Manage, 1995, 10: 184-186.
- Baririan N, Van Obbergh L, Desager JP, et al. Alfentanil-induced miosis as a surrogate measure of alfentanil pharmacokinetics in patients with mild and moderate liver cirrhosis. Clin Pharmacokinet, 2007, 46: 261-270.
- Bekkering GE, Soares-Weiser K, Reid K, et al. Can morphine still be considered to be the standard for treating chronic pain? A systematic review including pair-wise and network meta-analyses. Curr Med Res Opin, 2011, 27: 1477-1491.
- Bender JL, Hohenadel J, Wong J, et al. What patients with cancer want to know about pain: a qualitative study. J Pain Symptom Manage, 2008, 35: 177-187.
- Bennett MI, Graham J, Schmidt-Hansen M, et al. Prescribing strong opioids for pain in adult palliative care: summary of NICE guidance. BMJ, 2012, 344: e2806.
- Bergasa NV, Rothman RB, Mukerjee E, et al. Up-regulation of central mu-opioid receptors in a model of hepatic encephalopathy: a potential mechanism for increased sensitivity to morphine in liver failure. Life Sci, 2002, 70: 1701-1708.
- Bespalov AY, Zvartau EE, Beardsley PM. Opioid-NMDA receptor interactions may clarify conditioned (associative) components of opioid analgesic tolerance. Neurosci Biobehav Rev, 2001, 25: 343-353.
- Blaschke TF. Protein binding and kinetics of drugs in liver diseases. Clin Pharmacokinet, 1977, 2: 32-44.
- Bogenschutz MP, Abbott PJ, Kushner R, et al. Effects of buprenorphine and hepatitis C on liver enzymes in adolescents and young adults. J Addict Med, 2010, 4: 211-216.
- Bolan EA, Tallarida RJ, Pasternak GW. Synergy between mu opioid ligands: evidence for functional interactions among mu opioid receptor subtypes. J Pharmacol Exp Ther, 2002, 303: 557-562.
- Bosilkovska M, Walder B, Besson M, et al. Analgesics in patients with hepatic impairment: pharmacology and clinical implications. Drugs, 2012, 72: 1645-1669.
- Bulloch MN, Hutchison AM. Fentanyl pectin nasal spray: a novel intranasal delivery method for the treatment of breakthrough cancer pain. Expert Rev Clin Pharmacol, 2013, 6: 9-22.
- Bruera E, MacMillan K, Hanson J, et al. The Edmonton staging system for cancer pain: preliminary report. Pain, 1989, 37: 203-209.
- Caraceni A, Portenoy RK. An international survey of cancer pain characteristics and syndromes. IASP Task Force on Cancer Pain. International Association for the Study of Pain. Pain, 1999, 82: 263-274.
- Caraceni A, Pigni A, Brunelli C. Is oral morphine still the first choice opioid for moderate to severe cancer pain? A systematic review within the European Palliative Care Research Collaborative guidelines project. Palliat Med, 2011, 25: 402-409.
- Caraceni A, Hanks G, Kaasa S, et al. Use of opioid analgesics in the treatment of cancer pain: evidence-based recommendations from the EAPC. Lancet Oncol, 2012, 13: e58-e68.
- Chalasani N, Gorski JC, Patel NH, et al. Hepatic and intestinal cytochrome P450 3A activity in cirrhosis: effects of transjugular intrahepatic portosystemic shunts. Hepatology, 2001, 34: 1103-1108.
- Chaparro LE, Wiffen PJ, Moore RA, et al. Combination pharmacotherapy for the treatment of neuropathic pain in adults. Cochrane Database Syst Rev, 2012, 7: CD008943.
- Chapman V, Suzuki R, Chamarette HL, et al. Effects of systemic carbamazepine and gabapentin on spinal neuronal responses in spinal nerve ligated rats. Pain, 1998, 75: 261-272.
- Christie MJ. Cellular neuroadaptations to chronic opioids: tolerance, withdrawal and addiction. Br J Pharmacol, 2008, 154: 384-396.
- Christoph T, De Vry J, Schiene K, et al. Synergistic antihypersensitive effects of pregabalin and tapentadol in a rat model of neuropathic pain. Eur J Pharmacol, 2011, 666: 72-79.
- Chu LF, Angst MS, Clark D. Opioid-induced hyperalgesia in humans: molecular mechanisms and clinical considerations. Clin J Pain, 2008, 24: 479-496.
- Cockcroft DW, Gault MH. Prediction of creatinine clearance from serum creatinine. Nephron, 1976, 16: 31-41.
- Collin E, Cesselin F. Neurobiological mechanisms of opioid

tolerance and dependence. Clin Neuropharmacol, 1991, 14: 465-488.

- Collin E, Frechilla D, Pohl M, et al. Opioid control of the release of calcitonin gene-related peptide-like material from the rat spinal cord in vivo. Brain Res, 1993, 609: 211-222.
- Colvin LA, Fallon MT. Opioid-induced hyperalgesia: a clinical challenge. Br J Anaesth, 2010, 104: 125-127.
- Conroy JL, Fang C, Gu J, et al. Opioids activate brain analgesic circuits through cytochrome P450/epoxygenase signaling. Nat Neurosci, 2010, 13: 284-286.
- Contet C, Filliol D, Matifas A, et al. Morphine-induced analgesic tolerance, locomotor sensitization and physical dependence do not require modification of mu opioid receptor, cdk5 and adenylate cyclase activity. Neuropharmacology, 2008, 54: 475-486.
- Crotty B, Watson KJ, Desmond PV, et al. Hepatic extraction of morphine is impaired in cirrhosis. Eur J Clin Pharmacol, 1989, 36: 501-506.
- Dahan A, Yassen A, Bijl H, et al. Comparison of the respiratory effects of intravenous buprenorphine and fentanyl in humans and rats. Br J Anaesth, 2005, 94: 825-834.
- Daitch J, Frey ME, Silver D, et al. Conversion of chronic pain patients from full-opioid agonists to sublingual buprenorphine. Pain Physician, 2012, 15: ES59-ES66.
- Davis MP. Buprenorphine in cancer pain. Support Care Cancer, 2005, 13: 878-887.
- Davis M. Cholestasis and endogenous opioids: liver disease and exogenous opioid pharmacokinetics. Clin Pharmacokinet, 2007, 46: 825-850.
- Davis MP. Fentanyl for breakthrough pain: a systematic review. Expert Rev Neurother, 2011, 11: 1197-1216.
- Davis MP. Twelve reasons for considering buprenorphine as a frontline analgesic in the management of pain. J Support Oncol, 2012a, 10: 209-219.
- Davis MP. Are there cost benefits to fentanyl for breakthrough pain? J Pain Symptom Manage, 2012b, 44: e1-e2.
- Davis MP. Evidence from basic research for opioid combinations. Expert Opin Drug Discov, 2012c, 7: 165-178.
- Davis MP, McPherson ML. Tabling hydromorphone: do we have it right? J Palliat Med, 2010, 13: 365-366.
- Davis MP, Weissman DE, Arnold RM. Opioid dose titration for severe cancer pain: a systematic evidence-based review. J Palliat Med, 2004, 7: 462-468.
- Davis MP, LeGrand SB, Lagman R. Look before leaping: combined opioids may not be the rave. Support Care Cancer, 2005, 13: 769-774.
- De Conno F, Ripamonti C, Fagnoni E, et al. The MERITO Study: a multicentre trial of the analgesic effect and tolerability of normal-release oral morphine during 'titration phase' in patients with cancer pain. Palliat Med, 2008, 22: 214-221.
- Dellemijn PL, Verbiest HB, van Vliet JJ, et al. Medical therapy of malignant nerve pain. A randomised double-blind explanatory trial with naproxen versus slow-release morphine. Eur J Cancer, 1994, 30A: 1244-1250.
- Dershwitz M, Hoke JF, Rosow CE, et al. Pharmacokinetics and pharmacodynamics of remifentanil in volunteer subjects with severe liver disease. Anesthesiology, 1996, 84: 812-820.
- Desantana JM, Santana-Filho VJ, Sluka KA. Modulation between high- and low-frequency transcutaneous electric nerve stimulation delays the development of analgesic tolerance in arthritic rats. Arch Phys Med Rehabil, 2008, 89: 754-760.
- Deschamps M, Band PR, Hislop TG, et al. The evaluation of analgesic effects in cancer patients as exemplified by a double-blind, crossover study of immediate-release versus controlled-release morphine. J Pain Symptom Manage, 1992, 7: 384-392.
- Devi P, Madhu K, Ganapathy B, et al. Evaluation of efficacy and safety of gabapentin, duloxetine, and pregabalin in patients with painful diabetic peripheral neuropathy. Indian J Pharmacol, 2012, 44: 51-56.
- Du Pen SL, Williams AR. The dilemma of conversion Part III from systemic to epidural morphine: a proposed conversion tool for treatment of cancer pain. Pain, 1994, 56: 113-118.
- Elkader A, Sproule B. Buprenorphine: clinical pharmacokinetics in the treatment of opioid dependence. Clin Pharmacokinet, 2005, 44: 661-680.
- Estfan B, LeGrand SB, Walsh D, et al. Opioid rotation in cancer patients: pros and cons. Oncology (Williston Park), 2005, 19: 511-516.
- Fallon MT, Laird BJ. A systematic review of combination step III opioid therapy in cancer pain: an EPCRC opioid guideline project. Palliat Med, 2011, 25: 597-603.
- Fallon M, Reale C, Davies A, et al. Efficacy and safety of fentanyl pectin nasal spray compared with immediate-release morphine sulfate tablets in the treatment of breakthrough cancer pain: a multicenter, randomized, controlled, double-blind, double-dummy multiple-crossover study. J Support Oncol, 2011, 9: 224-231.
- Farrar JT, Portenoy RK, Berlin JA, et al. Defining the clinically important difference in pain outcome measures. Pain, 2000, 88: 287-294.
- Farrar JT, Young JP Jr, LaMoreaux L, et al. Clinical importance of changes in chronic pain intensity measured on an 11-point


第三篇

numerical pain rating scale. Pain, 2001, 94: 149-158.

- Farrar JT, Polomano RC, Berlin JA, et al. A comparison of change in the 0-10 numeric rating scale to a pain relief scale and global medication performance scale in a short-term clinical trial of breakthrough pain intensity. Anesthesiology, 2010, 112: 1464-1472.
- Ferrier C, Marty J, Bouffard Y, et al. Alfentanil pharmacokinetics in patients with cirrhosis. Anesthesiology, 1985, 62: 480-484.
- Filitz J, Griessinger N, Sittl R, et al. Effects of intermittent hemodialysis on buprenorphine and norbuprenorphine plasma concentrations in chronic pain patients treated with transdermal buprenorphine. Eur J Pain, 2006, 10: 743-748.
- Fine PG, Portenoy RK. Establishing "best practices" for opioid rotation: conclusions of an expert panel. J Pain Symptom Manage, 2009, 38: 418-425.
- Finn JW, Walsh TD, MacDonald N, et al. Placebo-blinded study of morphine sulfate sustained-release tablets and immediate-release morphine sulfate solution in outpatients with chronic pain due to advanced cancer. J Clin Oncol, 1993, 11: 967-972.
- Frye RF, Zgheib NK, Matzke GR, et al. Liver disease selectively modulates cytochrome P450--mediated metabolism. Clin Pharmacol Ther, 2006, 80: 235-245.
- Furlan V, Demirdjian S, Bourdon O, et al. Glucuronidation of drugs by hepatic microsomes derived from healthy and cirrhotic human livers. J Pharmacol Exp Ther, 1999a, 289: 1169-1175.
- Furlan V, Hafi A, Dessalles MC, et al. Methadone is poorly removed by haemodialysis. Nephrol Dial Transplant, 1999b, 14: 254-255.
- Gatti A, Sabato AF, Occhioni R, et al. Controlled-release oxycodone and pregabalin in the treatment of neuropathic pain: results of a multicenter Italian study. Eur Neurol, 2009, 61: 129-137.
- Gebhardt R, Kinney MA. Conversion from intrathecal morphine to oral methadone. Reg Anesth Pain Med, 2002, 27: 319-321.
- George J, Murray M, Byth K, et al. Differential alterations of cytochrome P450 proteins in livers from patients with severe chronic liver disease. Hepatology, 1995, 21: 120-128.
- George SR, Fan T, Xie Z, et al. Oligomerization of mu- and delta-opioid receptors. Generation of novel functional properties. J Biol Chem, 2000, 275: 26128-26135.
- Gilron I, Max MB. Combination pharmacotherapy for neuropathic pain: current evidence and future directions. Expert Rev Neurother, 2005, 5: 823-830.
- Gilron I, Bailey JM, Tu D, et al. Morphine, gabapentin, or their combination for neuropathic pain. N Engl J Med, 2005, 352: 1324-1334.
- Gilron I, Bailey JM, Tu D, et al. Nortriptyline and gabapentin, alone and in combination for neuropathic pain: a double-blind, randomised controlled crossover trial. Lancet, 2009, 374: 1252-1261.
- Gourlay GK, Cherry DA, Cousins MJ. A comparative study of the efficacy and pharmacokinetics of oral methadone and morphine in the treatment of severe pain in patients with cancer. Pain, 1986, 25: 297-312.
- Hand CW, Sear JW, Uppington J, et al. Buprenorphine disposition in patients with renal impairment: single and continuous dosing, with special reference to metabolites. Br J Anaesth, 1990, 64: 276-282.
- Hagen N, Thirlwell MP, Dhaliwal HS, et al. Steady-state pharmacokinetics of hydromorphone and hydromorphone-3-glucuronide in cancer patients after immediate and controlled-release hydromorphone. J Clin Pharmacol, 1995, 35: 37-44.
- Hanks GW. Opioid-responsive and opioid-non-responsive pain in cancer. Br Med Bull, 1991, 47: 718-731.
- Hanks GW, Forbes K. Opioid responsiveness. Acta Anaesthesiol Scand, 1997, 41: 154-158.
- Hanks GW, Reid C. Contribution to variability in response to opioids. Support Care Cancer, 2005, 13: 145-152.
- Hanks GW, Twycross RG, Bliss JM. Controlled release morphine tablets: a double-blind trial in patients with advanced cancer. Anaesthesia, 1987, 42: 840-844.
- Hanks GW, Conno F, Cherny N, et al. Morphine and alternative opioids in cancer pain: the EAPC recommendations. Br J Cancer, 2001, 84: 587-593.
- Hasselstrom J, Eriksson S, Persson A, et al. The metabolism and bioavailability of morphine in patients with severe liver cirrhosis. Br J Clin Pharmacol, 1990, 29: 289-297.
- Haugen DF, Hjermstad MJ, Hagen N, et al. Assessment and classification of cancer breakthrough pain: a systematic literature review. Pain, 2010, 149: 476-482.
- Hayashida K, Eisenach JC. Multiplicative interactions to enhance gabapentin to treat neuropathic pain. Eur J Pharmacol, 2008, 598: 21-26.
- Hayashida K, Obata H, Nakajima K, et al. Gabapentin acts within the locus coeruleus to alleviate neuropathic pain. Anesthesiology, 2008, 109: 1077-1084.
- Heiskanen T, Matzke S, Haakana S, et al. Transdermal fentanyl in cachectic cancer patients. Pain 2009, 144: 218-222.

- Hernandez L, Romero A, Almela P, et al. Tolerance to the antinociceptive effects of peripherally administered opioids. Expression of beta-arrestins. Brain Res, 2009, 1248: 31-39.
- Herve S, Riachi G, Noblet C, et al. Acute hepatitis due to buprenorphine administration. Eur J Gastroenterol Hepatol, 2004, 16: 1033-1037.
- Hill CS Jr. The barriers to adequate pain management with opioid analgesics. Semin Oncol, 1993, 20: 1-5.
- Hoffman DL, Sadosky A, Dukes EM, et al. How do changes in pain severity levels correspond to changes in health status and function in patients with painful diabetic peripheral neuropathy? Pain, 2010, 149: 194-201.
- Hyllested M, Jones S, Pedersen JL, et al. Comparative effect of paracetamol, NSAIDs or their combination in postoperative pain management: a qualitative review. Br J Anaesth, 2002, 88: 199-214.
- Izzedine H, Launay-Vacher V, Abbara C, et al. Pharmacokinetics of tramadol in a hemodialysis patient. Nephron, 2002, 92: 755-756.
- Kaiko RF. Age and morphine analgesia in cancer patients with postoperative pain. Clin Pharmacol Ther, 1980, 28: 823-826.
- Kaiko RF. Pharmacokinetics and pharmacodynamics of controlled-release opioids. Acta Anaesthesiol Scand, 1997, 41: 166-174.
- Kalso E, Heiskanen T, Rantio M, et al. Epidural and subcutaneous morphine in the management of cancer pain: a double-blind cross-over study. Pain, 1996, 67: 443-449.
- Kaplan R, Parris WC, Citron ML, et al. Comparison of controlled-release and immediate-release oxycodone tablets in patients with cancer pain. J Clin Oncol, 1998, 16: 3230-3237.
- Kenakin T. Functional selectivity and biased receptor signaling. J Pharmacol Exp Ther, 2011, 336: 296-302.
- Kharasch ED, Whittington D, Hoffer C. Influence of hepatic and intestinal cytochrome P4503A activity on the acute disposition and effects of oral transmucosal fentanyl citrate. Anesthesiology, 2004, 101: 729-737.
- Khojainova N, Santiago-Palma J, Kornick C, et al. Olanzapine in the management of cancer pain. J Pain Symptom Manage, 2002, 23: 346-350.
- King S, Forbes K, Hanks GW, et al. A systematic review of the use of opioid medication for those with moderate to severe cancer pain and renal impairment: a European Palliative Care Research Collaborative opioid guidelines project. Palliat Med, 2011, 25: 525-552.
- Kirvela M, Lindgren L, Seppala T, et al. The pharmacokinetics of oxycodone in uremic patients undergoing renal transplantation. J Clin Anesth, 1996, 8: 13-18.
- Klepstad P, Kaasa S, Jystad A, et al. Immediate- or sustained-release morphine for dose finding during start of morphine to cancer patients: a randomized, double-blind trial. Pain, 2003, 101: 193-198.
- Knudsen J, Mortensen SM, Eikard B, et al. Morphine depot tablets compared with conventional morphine tablets in the treatment of cancer pain. Ugeskr Laeger, 1985, 147: 780-784.
- Koehntop DE, Rodman JH. Fentanyl pharmacokinetics in patients undergoing renal transplantation. Pharmacotherapy, 1997, 17: 746-752.
- Kondo I, Marvizon JC, Song B, et al. Inhibition by spinal mu- and delta-opioid agonists of afferent-evoked substance P release. J Neurosci, 2005, 25: 3651-3660.
- Kosarac B, Fox AA, Collard CD. Effect of genetic factors on opioid action. Curr Opin Anaesthesiol, 2009, 22: 476-482.
- Kotb HI, el-Kabsh MY, Emara SE, et al. Pharmacokinetics of controlled release morphine (MST) in patients with liver cirrhosis. Br J Anaesth, 1997, 79: 804-806.
- Kotb HI, El-Kady SA, Emara SE, et al. Pharmacokinetics of controlled release morphine (MST) in patients with liver carcinoma. Br J Anaesth, 2005, 94: 95-99.
- Krames ES. Intrathecal infusional therapies for intractable pain: patient management guidelines. J Pain Symptom Manage, 1993, 8: 36-46.
- Krames ES, Lanning RM. Intrathecal infusional analgesia for nonmalignant pain: analgesic efficacy of intrathecal opioid with or without bupivacaine. J Pain Symptom Manage, 1993, 8: 539-548.
- Kuhlman JJ Jr, Magluilo J Jr, Cone E, et al. Simultaneous assay of buprenorphine and norbuprenorphine by negative chemical ionization tandem mass spectrometry. J Anal Toxicol, 1996, 20: 229-235.
- Kurella M, Bennett WM, Chertow GM. Analgesia in patients with ESRD: a review of available evidence. Am J Kidney Dis, 2003, 42: 217-228.
- Labroo RB, Paine MF, Thummel KE, et al. Fentanyl metabolism by human hepatic and intestinal cytochrome P450 3A4: implications for interindividual variability in disposition, efficacy, and drug interactions. Drug Metab Dispos, 1997, 25: 1072-1080.
- Laugsand EA, Kaasa S, Klepstad P. Management of opioid-induced nausea and vomiting in cancer patients: systematic review and evidence-based recommendations. Palliat Med, 2011, 25: 442-453.
- Licup N, Baumrucker SJ. Methylnaltrexone: treatment for

opioid-induced constipation. Am J Hosp Palliat Care, 2011, 28: 59-61.

- Lindqvist O, Lundquist G, Dickman A, et al. Four essential drugs needed for quality care of the dying: a delphi-study based international expert consensus opinion. J Palliat Med, 2013, 16: 38-43.
- Lugo RA, Satterfield KL, Kern SE. Pharmacokinetics of methadone. J Pain Palliat Care Pharmacother 2005, 19: 13-24.
- Ma J, Pan ZZ. Contribution of brainstem GABA(A) synaptic transmission to morphine analgesic tolerance. Pain, 2006, 122: 163-173.
- Majumdar S, Grinnell S, Le Rouzic V, et al. Truncated G protein-coupled mu opioid receptor MOR-1 splice variants are targets for highly potent opioid analgesics lacking side effects. Proc Natl Acad Sci U S A, 2011, 108: 19778-19783.
- Mao J, Price DD, Mayer DJ. Mechanisms of hyperalgesia and morphine tolerance: a current view of their possible interactions. Pain,1995, 62: 259-274.
- Mazoit JX, Sandouk P, Zetlaoui P, et al. Pharmacokinetics of unchanged morphine in normal and cirrhotic subjects. Anesth Analg, 1987, 66: 293-298.
- McCleane G. Lacosamide for pain. Expert Opin Investig Drugs, 2010, 19: 1129-1134.
- McNicol E, Strassels S, Goudas L, et al. Nonsteroidal anti-inflammatory drugs, alone or combined with opioids, for cancer pain: a systematic review. J Clin Oncol, 2004, 22: 1975-1992.
- McQuay HJ, Jadad AR. Incident pain. Cancer Surv, 1994, 21: 17-24.
- Megarbane B, Marie N, Pirnay S, et al. Buprenorphine is protective against the depressive effects of norbuprenorphine on ventilation. Toxicol Appl Pharmacol, 2006, 212: 256-267.
- Menten J, Desmedt M, Lossignol D, et al. Longitudinal follow-up of TTS-fentanyl use in patients with cancer-related pain: results of a compassionate-use study with special focus on elderly patients. Curr Med Res Opin, 2002, 18: 488-498.
- Mercadante S. Breakthrough pain: on the road again. Eur J Pain, 2009, 13: 329-330.
- Mercadante S. Managing breakthrough pain. Curr Pain Headache Rep, 2011, 15: 244-249.
- Mercadante S, Arcuri E. Breakthrough pain in cancer patients: pathophysiology and treatment. Cancer Treat Rev, 1998, 24: 425-432.
- Mercadante S, Arcuri E. Opioids and renal function. J Pain, 2004, 5: 2-19.
- Mercadante S, Bruera E. Opioid switching: a systematic and critical review. Cancer Treat Rev, 2006, 32: 304-315.
- Mercadante S, Caraceni A. Conversion ratios for opioid switching in the treatment of cancer pain: a systematic review. Palliat Med, 2011, 25: 504-515.
- Mercadante S, Giarratano A. Combined oral prolonged-release oxycodone and naloxone in chronic pain management. Expert Opin Investig Drugs, 2013, 22: 161-166.
- Mercadante S, Portenoy RK. Opioid poorly-responsive cancer pain. Part 3. Clinical strategies to improve opioid responsiveness. J Pain Symptom Manage 2001a, 21: 338-354.
- Mercadante S, Portenoy RK. Opioid poorly-responsive cancer pain. Part 2: basic mechanisms that could shift dose response for analgesia. J Pain Symptom Manage 2001b, 21: 255-264.
- Mercadante S, Portenoy RK. Opioid poorly-responsive cancer pain. Part 1: clinical considerations. J Pain Symptom Manage, 2001c, 21: 144-150.
- Mercadante S, Villari P, Ferrera P, et al. Safety and effectiveness of intravenous morphine for episodic (breakthrough) pain using a fixed ratio with the oral daily morphine dose. J Pain Symptom Manage, 2004, 27: 352-359.
- Mercadante S, Porzio G, Fulfaro F, et al. Switching from transdermal drugs: an observational "N of 1" study of fentanyl and buprenorphine. J Pain Symptom Manage, 2007, 34: 532-538.
- Mercadante S, Villari P, Ferrera P, et al. The use of opioids for breakthrough pain in acute palliative care unit Opioids by using doses proportional to opioid basal regimen. Clin J Pain, 2010, 26: 306-309.
- Milan-Lobo L, Whistler JL. Heteromerization of the mu- and delta-opioid receptors produces ligand-biased antagonism and alters mu-receptor trafficking. J Pharmacol Exp Ther, 2011, 337: 868-875.
- Morgan D, Picker MJ. Contribution of individual differences to discriminative stimulus, antinociceptive and rate-decreasing effects of opioids: importance of the drug's relative intrinsic efficacy at the mu receptor. Behav Pharmacol, 1996, 7: 261-284.
- Moulin D. Subcutaneous infusions for cancer pain. Nurs Times, 1991, 87: 53.
- Morgan DJ, McLean AJ. Therapeutic implications of impaired hepatic oxygen diffusion in chronic liver disease. Hepatology, 1991, 14: 1280-1282.
- Morgan DJ, McLean AJ. Clinical pharmacokinetic and pharmacodynamic considerations in patients with liver disease. An update. Clin Pharmacokinet, 1995, 29: 370-391.
- Muñoz-Ramón JM, Galván Guijo B. Acute tolerance and opioid-induced hyperalgesia in a multi-operated patient. Med Intensiva, 2013, 37: 366-367.
- Murtagh FE, Chai MO, Donohoe P, et al. The use of opioid

analgesia in end-stage renal disease patients managed without dialysis: recommendations for practice. J Pain Palliat Care Pharmacother, 2007, 21: 5-16.

- Naito T, Tashiro M, Yamamoto K, et al. Impact of cachexia on pharmacokinetic disposition of and clinical responses to oxycodone in cancer patients. Eur J Clin Pharmacol, 2012, 68: 1411-1418.
- Nalamachu SR. Opioid rotation in clinical practice. Adv Ther, 2012, 29: 849-863.
- Narai Y, Imamachi N, Saito Y. Gabapentin augments the antihyperalgesic effects of diclofenac sodium through spinal action in a rat postoperative pain model. Anesth Analg, 2012, 115: 189-193.
- Nasar MA, McLeavy MA, Knox J. An open study of sublingual buprenorphine in the treatment of chronic pain in the elderly. Curr Med Res Opin, 1986, 10: 251-255.
- Navapurkar VU, Archer S, Gupta SK, et al. Metabolism of remifentanil during liver transplantation. Br J Anaesth, 1998, 81: 881-886.
- Niscola P, Scaramucci L, Vischini G, et al. The use of major analgesics in patients with renal dysfunction. Curr Drug Targets, 2010, 11: 752-758.
- Ohtani M, Kotaki H, Nishitateno K, et al. Kinetics of respiratory depression in rats induced by buprenorphine and its metabolite, norbuprenorphine. J Pharmacol Exp Ther, 1997, 281: 428-433.
- Ong CK, Seymour RA, Lirk P, et al. Combining paracetamol (acetaminophen) with nonsteroidal antiinflammatory drugs: a qualitative systematic review of analgesic efficacy for acute postoperative pain. Anesth Analg, 2010, 110: 1170-1179.
- Ortega-Varela LF, Herrera JE, Medina-Santillan R, et al. Synergistic interaction between gabapentin and metamizol in the rat formalin test. Proc West Pharmacol Soc, 2004, 47: 80-83.
- Osborne R, Joel S, Grebenik K, et al. The pharmacokinetics of morphine and morphine glucuronides in kidney failure. Clin Pharmacol Ther, 1993, 54: 158-167.
- Patanwala AE, Duby J, Waters D, et al. Opioid conversions in acute care. Ann Pharmacother, 2007, 41: 255-266.
- Parris WC, Johnson BW Jr, Croghan MK, et al. The use of controlled-release oxycodone for the treatment of chronic cancer pain: a randomized, double-blind study. J Pain Symptom Manage, 1998, 16: 205-211.
- Pasternak GW. Molecular insights into mu opioid pharmacology: From the clinic to the bench. Clin J Pain, 2010, 26: S3-S9.
- Pasternak GW, Pan YX. Antisense mapping: assessing functional significance of genes and splice variants. Methods Enzymol, 2000, 314: 51-60.
- Patwardhan RV, Johnson RF, Hoyumpa A Jr, et al. Normal metabolism of morphine in cirrhosis. Gastroenterology, 1981, 81: 1006-1011.
- Pauli-Magnus C, Hofmann U, Mikus G, et al. Pharmacokinetics of morphine and its glucuronides following intravenous administration of morphine in patients undergoing continuous ambulatory peritoneal dialysis. Nephrol Dial Transplant, 1999, 14: 903-909.
- Pergolizzi J, Boger RH, Budd K, et al. Opioids and the management of chronic severe pain in the elderly: consensus statement of an International Expert Panel with focus on the six clinically most often used World Health Organization Step III opioids (buprenorphine, fentanyl, hydromorphone, methadone, morphine, oxycodone). Pain Pract, 2008, 8: 287-313.
- Picazo A, Castaneda-Hernandez G, Ortiz MI. Examination of the interaction between peripheral diclofenac and gabapentin on the 5% formalin test in rats. Life Sci, 2006, 79: 2283-2287.
- Plante GE, VanItallie TB. Opioids for cancer pain: the challenge of optimizing treatment. Metabolism, 2010, 59: S47-S52.
- Pollock AB, Tegeler ML, Morgan V, et al. Morphine to methadone conversion: an interpretation of published data. Am J Hosp Palliat Care, 2011, 28: 135-140.
- Portenoy RK. Cancer pain. Epidemiology and syndromes. Cancer, 1989, 63: 2298-2307.
- Portenoy RK. Cancer pain: pathophysiology and syndromes. Lancet, 1992, 339: 1026-1031.
- Portenoy RK. Managing pain in patients with advanced cancer: the role of neuraxial infusion. Oncology (Williston Park), 1999, 13: 7-8.
- Proulx NL, Akbari A, Garg AX, et al. Measured creatinine clearance from timed urine collections substantially overestimates glomerular filtration rate in patients with liver cirrhosis: a systematic review and individual patient meta-analysis. Nephrol Dial Transplant, 2005, 20: 1617-1622.
- Quilici S, Chancellor J, Lothgren M, et al. Meta-analysis of duloxetine vs. pregabalin and gabapentin in the treatment of diabetic peripheral neuropathic pain. BMC Neurol, 2009, 9: 6.
- Raehal KM, Walker JK, Bohn LM. Morphine side effects in beta-arrestin 2 knockout mice. J Pharmacol Exp Ther, 2005, 314: 1195-1201.
- Reichen J. The Role of the Sinusoidal Endothelium in Liver

Function. News Physiol Sci, 1999, 14: 117-121.
- Reid CM, Martin RM, Sterne JA, et al. Oxycodone for cancer-related pain: meta-analysis of randomized controlled trials. Arch Intern Med, 2006, 166: 837-843.
- Reid CM, Gooberman-Hill R, Hanks GW. Opioid analgesics for cancer pain: symptom control for the living or comfort for the dying? A qualitative study to investigate the factors influencing the decision to accept morphine for pain caused by cancer. Ann Oncol, 2008, 19: 44-48.
- Ripamonti CI. Pain management. Ann Oncol 2012, 23 Suppl, 10: x294-x301.
- Ripamonti CI, Santini D, Maranzano E, et al. Management of cancer pain: ESMO Clinical Practice Guidelines. Ann Oncol, 2012, 23: vii139-vii154.
- Rose VL. Guidelines from the American Geriatric Society target management of chronic pain in older persons. Am Fam Physician, 1998, 58: 1213-1214, 1217.
- Rowland M, Benet LZ, Graham GG. Clearance concepts in pharmacokinetics. J Pharmacokinet Biopharm, 1973, 1: 123-136.
- Rusin KI, Moises HC. mu-Opioid receptor activation reduces multiple components of high-threshold calcium current in rat sensory neurons. J Neurosci, 1995, 15: 4315-4327.
- Rustøen T, Geerling JI, Pappa T, et al. How nurses assess breakthrough cancer pain, and the impact of this pain on patients' daily lives--results of a European survey. Eur J Oncol Nurs, 2013, 17: 402-407.
- Saldana MT, Perez C, Navarro A, et al. Pain alleviation and patient-reported health outcomes following switching to pregabalin in individuals with gabapentin-refractory neuropathic pain in routine medical practice. Clin Drug Investig, 2012, 32: 401-412.
- Salzman RT, Roberts MS, Wild J, et al. Can a controlled-release oral dose form of oxycodone be used as readily as an immediate-release form for the purpose of titrating to stable pain control? J Pain Symptom Manage, 1999, 18: 271-279.
- Samuelsson H, Hedner T. Pain characterization in cancer patients and the analgetic response to epidural morphine. Pain, 1991, 46: 3-8.
- Schneider S, Junghaenel DU, Keefe FJ, et al. Individual differences in the day-to-day variability of pain, fatigue, and well-being in patients with rheumatic disease: associations with psychological variables. Pain, 2012, 153: 813-822.
- Scholz J, Steinfath M. Is remifentanil an ideal opioid for anesthesiologic management in the 21st century? Anasthesiol Intensivmed Notfallmed Schmerzther, 1996, 31: 592-607.
- Scholz J, Steinfath M, Schulz M. Clinical pharmacokinetics of alfentanil, fentanyl and sufentanil. An update. Clin Pharmacokinet, 1996, 31: 275-292.
- Schuh KJ, Johanson CE. Pharmacokinetic comparison of the buprenorphine sublingual liquid and tablet. Drug Alcohol Depend, 1999, 56: 55-60.
- Shaheen PE, Walsh D, Lasheen W, et al. Opioid equianalgesic tables: are they all equally dangerous? J Pain Symptom Manage, 2009, 38: 409-417.
- Shi J, Zhao LY, Epstein DH, et al. Long-term methadone maintenance reduces protracted symptoms of heroin abstinence and cue-induced craving in Chinese heroin abusers. Pharmacol Biochem Behav, 2007, 87: 141-145.
- Sindrup SH, Brosen K. The pharmacogenetics of codeine hypoalgesia. Pharmacogenetics, 1995, 5: 335-346.
- Sivam SP, Ho IK. GABA in morphine analgesia and tolerance. Life Sci, 1985, 37: 199-208.
- Smith EM, Bakitas MA, Homel P, et al. Preliminary assessment of a neuropathic pain treatment and referral algorithm for patients with cancer. J Pain Symptom Manage, 2011, 42: 822-838.
- Smith MT. Neuroexcitatory effects of morphine and hydromorphone: evidence implicating the 3-glucuronide metabolites. Clin Exp Pharmacol Physiol, 2000, 27: 524-528.
- Solassol I, Caumette L, Bressolle F, et al. Inter- and intra-individual variability in transdermal fentanyl absorption in cancer pain patients. Oncol Rep, 2005a, 14: 1029-1036.
- Solassol I, Bressolle F, Caumette L, et al. Inter- and intraindividual variabilities in pharmacokinetics of fentanyl after repeated 72-hour transdermal applications in cancer pain patients. Ther Drug Monit, 2005b, 27: 491-498.
- Stamer UM, Lehnen K, Hothker F, et al. Impact of CYP2D6 genotype on postoperative tramadol analgesia. Pain, 2003, 105: 231-238.
- Stevens LA, Levey AS. Measurement of kidney function. Med Clin North Am, 2005, 89: 457-473.
- Stone P, Minton O. European Palliative Care Research collaborative pain guidelines. Central side-effects management: what is the evidence to support best practice in the management of sedation, cognitive impairment and myoclonus? Palliat Med, 2011, 25: 431-441.
- Stuart-Harris R, Joel SP, McDonald P, et al. The pharmacokinetics of morphine and morphine glucuronide metabolites after subcutaneous bolus injection and subcutaneous infusion of morphine. Br J Clin Pharmacol, 2000, 49: 207-214.

第三篇

- Summerfield RJ, Allen MC, Moore RA, et al. Buprenorphine in end stage renal failure. Anaesthesia, 1985, 40: 914.
- Swift A. Opioids in palliative care: the NICE guidance. Nurs Times, 2012, 108: 16-19.
- Tallgren M, Olkkola KT, Seppala T, et al. Pharmacokinetics and ventilatory effects of oxycodone before and after liver transplantation. Clin Pharmacol Ther, 1997, 61: 655-661.
- Tanenberg RJ, Irving GA, Risser RC, et al. Duloxetine, pregabalin, and duloxetine plus gabapentin for diabetic peripheral neuropathic pain management in patients with inadequate pain response to gabapentin: an open-label, randomized, noninferiority comparison. Mayo Clin Proc, 2011, 86: 615-626.
- Tassinari D, Sartori S, Tamburini E, et al. Adverse effects of transdermal opiates treating moderate-severe cancer pain in comparison to long-acting morphine: a meta-analysis and systematic review of the literature. J Palliat Med, 2008, 11: 492-501.
- Tegeder I, Lotsch J, Geisslinger G. Pharmacokinetics of opioids in liver disease. Clin Pharmacokinet, 1999, 37: 17-40.
- Tiseo PJ, Thaler HT, Lapin J, et al. Morphine-6-glucuronide concentrations and opioid-related side effects: a survey in cancer patients. Pain, 1995, 61: 47-54.
- Tremblay J, Hamet P. Genetics of pain, opioids, and opioid responsiveness. Metabolism, 2010, 59: S5-S8.
- Twycross RG, Fairfield S. Pain in far-advanced cancer. Pain, 1982, 14: 303-310.
- Urquhart ML, Klapp K, White PF. Patient-controlled analgesia: a comparison of intravenous versus subcutaneous hydromorphone. Anesthesiology, 1988, 69: 428-432.
- Vadalouca A, Raptis E, Moka E, et al. Pharmacological treatment of neuropathic cancer pain: a comprehensive review of the current literature. Pain Pract, 2012, 12: 219-251.
- Vaidehi N, Kenakin T. The role of conformational ensembles of seven transmembrane receptors in functional selectivity. Curr Opin Pharmacol, 2010, 10: 775-781.
- Vainio A, Tigerstedt I. Opioid treatment for radiating cancer pain: oral administration vs. epidural techniques. Acta Anaesthesiol Scand, 1988, 32: 179-185.
- van den Beuken-van Everdingen MH, de Rijke JM, Kessels AG, et al. High prevalence of pain in patients with cancer in a large population-based study in The Netherlands. Pain, 2007a, 132: 312-320.
- van den Beuken-van Everdingen MH, de Rijke JM, Kessels AG, et al. Prevalence of pain in patients with cancer: a systematic review of the past 40 years. Ann Oncol, 2007b, 18: 1437-1449.
- van den Beuken-van Everdingen M. Chronic pain in cancer survivors: a growing issue. J Pain Palliat Care Pharmacother, 2012, 26: 385-387.
- Vellucci R. Heterogeneity of chronic pain. Clin Drug Investig, 2012, 32: 3-10.
- Ventafridda V, Saita L, Barletta L, et al. Clinical observations on controlled-release morphine in cancer pain. J Pain Symptom Manage, 1989, 4: 124-129.
- Verbeeck RK. Pharmacokinetics and dosage adjustment in patients with hepatic dysfunction. Eur J Clin Pharmacol, 2008, 64: 1147-1161.
- Vervest AC, Schimmel GH. Taxonomy of pain of the IASP. Pain, 1988, 34: 318-321.
- Villeneuve JP, Pichette V. Cytochrome P450 and liver diseases. Curr Drug Metab, 2004, 5: 273-282.
- Vissers D, Stam W, Nolte T, et al. Efficacy of intranasal fentanyl spray versus other opioids for breakthrough pain in cancer. Curr Med Res Opin, 2010a, 26: 1037-1045.
- Vissers KC, Besse K, Hans G, et al. Opioid rotation in the management of chronic pain: where is the evidence? Pain Pract, 2010b, 10: 85-93.
- Vree TB, van Dongen RT, Koopman-Kimenai PM. Codeine analgesia is due to codeine-6-glucuronide, not morphine. Int J Clin Pract, 2000, 54: 395-398.
- Walsh D. Advances in opioid therapy and formulations. Support Care Cancer, 2005, 13: 138-144.
- Walsh D, Mohr I. Phosphorylation of eIF4E by Mnk-1 enhances HSV-1 translation and replication in quiescent cells. Genes Dev, 2004, 18: 660-672.
- Walsh TD, MacDonald N, Bruera E, et al. A controlled study of sustained-release morphine sulfate tablets in chronic pain from advanced cancer. Am J Clin Oncol, 1992, 15: 268-272.
- Walsh D, Rivera NI, Davis MP, et al. Strategies for pain management: cleveland clinic foundation guidelines for opioid dosing for cancer pain. Support Cancer Ther, 2004, 1: 157-164.
- Wang D, Raehal KM, Lin ET, et al. Basal signaling activity of mu opioid receptor in mouse brain: role in narcotic dependence. J Pharmacol Exp Ther, 2004, 308: 512-520.
- Webster LR, Fine PG. Review and critique of opioid rotation practices and associated risks of toxicity. Pain Med, 2012, 13: 562-570.
- Weschules DJ, Bain KT. A systematic review of opioid conversion ratios used with methadone for the treatment of pain. Pain Med, 2008, 9: 595-612.
- Wilkinson GR. Clearance approaches in pharmacology.

Pharmacol Rev, 1987, 39: 1-47.

- Wynn RL. Over-the-counter ibuprofen and acetaminophen in combination are superior to each agent alone in treating postoperative pain. Gen Dent, 2012, 60: 176-178.
- Xu J, Xu M, Hurd YL, et al. Isolation and characterization of new exon 11-associated N-terminal splice variants of the human mu opioid receptor gene. J Neurochem, 2009, 108: 962-972.
- Xu J, Xu M, Rossi GC, et al. Identification and characterization of seven new exon 11-associated splice variants of the rat mu opioid receptor gene, OPRM1. Mol Pain, 2011, 7: 9.
- Xu XS, Smit JW, Lin R, et al. Population pharmacokinetics of tapentadol immediate release (IR) in healthy subjects and patients with moderate or severe pain. Clin Pharmacokinet, 2010, 49: 671-682.
- Yang CM, Chen NC, Shen HC, et al. Guideline of neuropathic pain treatment and dilemma from neurological point of view. Acta Neurol Taiwan, 2012, 21: 136-144.
- Zeppetella G. Breakthrough pain in cancer patients. Clin Oncol (R Coll Radiol), 2011a, 23: 393-398.
- Zeppetella G. Opioids for the management of breakthrough cancer pain in adults: a systematic review undertaken as part of an EPCRC opioid guidelines project. Palliat Med, 2011b, 25: 516-524.
- Zeppetella G, Ribeiro MD. Episodic pain in patients with advanced cancer. Am J Hosp Palliat Care, 2002, 19: 267-276.
- Zeppetella G, Ribeiro MD. Opioids for the management of breakthrough (episodic) pain in cancer patients. Cochrane Database Syst Rev, 2006, (1): CD004311.
- Zuccaro SM, Vellucci R, Sarzi-Puttini P, et al. Barriers to pain management: focus on opioid therapy. Clin Drug Investig, 2012, 32: 11-19.

**译　者：**赵成龙，主管药师、抗肿瘤临床药师，药学部，河南省人民医院
**审　校：**路桂军，副主任医师，疼痛科，解放军总医院
**终　审：**刘　巍，主任医师、教授，姑息治疗中心，北京大学肿瘤医院
(译文如与英文原文有异义，以英文原文为准)

# 第五章　阿片类药物相关不良反应

**Sebastiano Mercadante**

Anesthesia & Intensive Care Unit and Pain Relief & Palliative Care Unit, La Maddalena Cancer Center, Palermo, Italy

*Correspondence to:* Sebastiano Mercadante, MD, Chairman, Anesthesia & Intensive Care Unit and Pain Relief & Palliative Care Unit, La Maddalena Cancer Center; Director of Home Care Program SAMO, Palermo; Professor of Palliative Medicine, University of Palermo. Via San Lorenzo 312, 90146 Palermo, Italy. Email: terapiadeldolore@lamaddalenanet.it.

## 引言

传统观点一直认为阿片类药物通过作用于中枢神经系统(central nervous system，CNS)而发挥镇痛活性，而目前越来越多的证据表明，阿片类药物的疗效和不良反应也与CNS外的阿片受体相关。成功的疼痛管理是在达到镇痛效果的同时，未出现不能耐受的不良反应。由于阿片类药物不良反应降低生活质量，并且可能导致治疗中断，因此成功的阿片类药物治疗要求镇痛方面的获益大于出现的不良反应。大多数不良反应发生在阿片药物治疗的初始阶段，或者剂量显著增加时。

大多数患者可对阿片类药物副作用产生耐受，但可能由于某些伴随因素的存在，便秘通常不会耐受。随着给药时间的延长，诸如免疫或内分泌功能障碍等不良反应日渐加重，但大多数不良反应可减弱甚至消退。本章节的目的是介绍阿片类药物不良反应的机制，以及减轻不良反应的辅助药物。

## 总论

阿片类药物不良反应可以按照系统分类，比如神经系统、胃肠道系统等(Harris，2008)。虽然阿片类药物主要用于镇痛，但也能发挥镇静、镇咳、改善呼吸困难及止泻等作用，因此根据治疗目的不同，阿片类药物作用也可分为需要和不需要的两种。肿瘤本身及其治疗引发的不良反应也可能加重阿片类药物的毒性。任何一种阿片类药物都能引发不良反应，但严重程度和发生率各异。

了解阿片类药物不良反应的发生率、严重性及机制，有助于选择针对性的辅助药物以优化镇痛治疗，进而提高阿片类药物的治疗窗(Mercadante and Portenoy，2001)。大体上，有以下四个可改善阿片类药物不良反应的建议：降低药物剂量；联合辅助药物对症处理不良反应；阿片类药物转换；改变给药途径。阿片受体有多种亚型，且阿片类药物对不同受体的选择性不完全相同，因此发挥镇痛活性的同时，不良反应存在明显差异。

## 中枢不良反应

### 认知障碍

镇静和心理运动功能损伤呈药物剂量依赖性，常常出现在初始治疗或剂量增加时(Kurita *et al.*，2009)。虽然迅速出现耐受，但这些反应可能阻止药量增加，进而影响镇痛效果。晚期肿瘤患者存在多系统损害、代谢改变及合并用药等情况，因此服用阿片类药物时出现认知受损往往难以区分，特别是在生命的最后几周里(Lawlor，2002)。由于以上原因，目前仍缺乏针对性评价阿片类药物认知效应的资料并不足为奇。阿片类药物引起镇静的准确机制仍不清楚，可能与其降低中枢胆碱能受体活性有关(Slatkin and Rhiner，2003)。

阿片类药物对驾驶能力的影响仍有争议。驾驶是一项需要整合多种机体功能的复杂工作，也受共存疾病的影响。普遍观点认为接受稳定剂量阿片类药物治疗的慢性疼痛患者可安全驾驶，但这可能仅适用于极个别癌症患者，并不适用于一般的癌症患者(Mailis-Gagnon *et al.*，2012)。

由于证据级别低，目前阿片类药物中枢不良反应处置方法的推荐级别很弱(Stone and Minton，2011)。精神兴奋药曾用于治疗阿片类药物所致的镇静。使用精神兴奋药的合理性在于其可抵抗镇静作用和阿片类药物剂量上调所致的认知损害(表1)。虽然精神兴奋药可用于治疗活性减退和警觉减退型神经错乱，但是仍有人担心可能加重知觉障碍，虽然知觉障碍的发生并不常见(Lawlor，2002)。

右苯丙胺能阻止中枢突触前神经元对多巴胺和去甲肾上腺素的重吸收，并促进儿茶酚胺的释放，还具有外周肾上腺素能活性。本药经胃肠道吸收，部分经肝代谢。由于个体间药物反应差异性大，起始给予小剂量。使用过程中注意潜在的相互作用。

哌甲酯也具有相似的作用。哌甲酯口服经胃肠道吸收良好，经过脱脂反应后起效，主要经尿液排泄，少量胆汁排泄(Slatkin and Rhiner，2003)。哌甲酯通过与转运到突触前细胞膜上的多巴胺结合，阻止对多巴胺的摄取，还能特异性的与转运蛋白结合，阻止对五羟色胺和去甲肾上腺素的摄取，虽然这个作用很弱。与右苯丙胺相似，也应该个体化给药，推荐分次给药，使用过程中需要关注药物相互作用。多个研究表明哌甲酯早上10 mg，中午5 mg给药可以逆转阿片类药物引起的镇静。最大推荐剂量为60 mg/d(Homsi *et al.*，2000；Sood *et al.*，2006)。

匹莫林与先前药物结构不同，但具有相似的中枢活性。与其他精神兴奋药相比，匹莫林选择性抑制多巴胺重摄取。匹莫林经胃肠道迅速吸收，肝内部分代谢，原形药和代谢产物主要由尿中排泄。药物相互作用未见报道。

新型兴奋药莫达非尼和多奈哌齐，分别常用于治疗特发性嗜睡和阿尔茨海默病，在一些试点研究中也表现出了一定的治疗阿片类药物所致镇静的作用。他们不是拟交感神经药，不会引起精神兴奋事件，因此药物滥用可能性低。多奈哌齐是口服的乙酰胆碱酯酶抑制药，5 mg/d可改善大于2 00mg/d口服吗啡等效剂量阿片类药物所致的镇静和疲劳(Bruera *et al.*，2003)。基于药动学、药效学、安全性、耐受性及药物相互作用特点，多奈哌齐可以方便和安全的使用，尽管仍需进一步的对照研究证实。莫达非尼可能是通过抑制大脑皮层γ-氨基丁酸的释放发挥作用。莫达非尼通过最低限度的多巴胺神经元，引起自主活动增高，但不影响定型行为(Webster *et al.*，2003)。

*睡眠障碍*

普遍认为阿片类药物可以改善疼痛患者的睡眠质量。近期的研究发现阿片类药物不改变总的睡眠时间，但可缩短慢波睡眠和快速眼动(rapid eye movement，REM)睡眠时间，并延长非快速眼动睡眠2期时间(Onen *et al.*，2005)。慢性疼痛并服用阿片类药物的患者与一般人群相比，阻塞性或中枢性睡眠呼吸暂停综合征的发生率增加(Webster *et al.*，2008)。虽然阿片类药物中断睡眠的精确机制尚不明确，但原因可能是通过抑制内侧脑桥网状结构乙酰胆碱的释放，调节GABA能信号传导途径，而缩短快速眼动时间(Benjamin *et al.*，2008)。

*活动过度型谵妄*

镇静或警觉只是认知功能障碍的一部分，谵妄的认知改变还包括记忆缺陷、睡眠周期紊乱、定向障碍、知觉障碍。阿片类药物治疗初期，活动减少型谵妄多见，而随着阿片类药物长期使用，活动过度型或激越型谵妄更常见，这也是一种神经系统作用，包括肌阵挛、痛觉过敏和异常性疼痛。阿片类药物和谵妄的显著联系已在住院患者中得到证实(Gaudreau *et al.*，2007)。

**表1　阿片类药物致镇静的药物治疗和机制**

| 精神兴奋药 | 剂量(mg) | 机制 | 不良反应 |
|---|---|---|---|
| 右苯丙胺 | 5~10 | 活化网状激活系统 | 失眠、激动、体重减轻 |
| 哌甲酯 | 5~10 | 活化网状激活系统 | 失眠、激动、体重减轻 |
| 匹莫林 | 18 | 活化网状激活系统 | 失眠、激动、体重减轻 |
| 多奈哌齐 | 5 | 乙酰胆碱酯酶抑制剂 | 恶心 |

第三篇

目前关于镇静药物应用的随机对照研究较少。氟哌啶醇是一个有效的抗多巴胺能精神安定药，同时也有较高的抗胆碱能活性，其可以作为幻觉和激惹型谵妄的对症治疗药物。起始剂量一般为2 mg/d，当剂量增加至5~10 mg/d仍无效时，可以考虑应用25 mg/d左美丙嗪。咪达唑仑为短效苯二氮卓类药物，常用于难治症状的镇静治疗。根据临床症状选择精神安定药或催眠药。新型抗精神病药奥氮平锥体外系反应轻，也有利于症状的改善(Lawlor，2002)。

## 肌阵挛

肌阵挛是阿片类药物神经系统毒性的一种，表现为突然发作的短暂的电击样肌肉收缩。常常先出现夜间肌阵挛，然后出现白天肌阵挛，继之出现抽搐。肌阵挛发作无法预测，但呈剂量相关性，可能由多种病因引发。为解释这一系列神经肌肉失调症状，先后提出了多种不同的机制。癌痛患者接受阿片类药物长期治疗后，特别是合并肾功能不全时，某些有神经兴奋作用的代谢产物蓄积，继而引发肌阵挛(Mercadante，1998)。

许多药物曾用于阿片类药物引起肌阵挛的治疗，但其疗效缺乏对照试验证实。苯二氮卓类药物，如氯硝西泮、地西泮和硝西泮，以及丙戊酸钠都曾应用(Stone and Minton，2011)。研究一致认为阿片类药物毒性与GABA能机制相关。在接受大剂量阿片类药物治疗并出现肌肉收缩的患者中，劳拉西泮治疗失败后，氯硝西泮仍然能减少肌阵挛的发作。持续泵入咪达唑仑也能获益，因为该药半衰期短，可以快速滴定至有效剂量(McNicol *et al.*，2003)。肌肉松弛药也能改善肌阵挛，比如丹曲林，可特异性抑制横纹肌细胞肌浆网中Ca离子的释放，按50~100 mg/d给药，即可发挥解痉作用，改善肌肉收缩情况。最后，据报道加巴喷丁在某些患者中也有效(Mercadante and Portenoy，2001)。

A型肉毒杆菌毒素选择性作用于外周胆碱能神经末梢，抑制神经肌肉接头处乙酰胆碱的释放，产生可逆的去神经化作用，也可能有一定的治疗效果，但起效仅局限在肌肉注射部位，目前还缺乏充分的临床经验。巴氯芬是GABA激动剂，可以抑制脊髓反射，也是一个潜在的备选药物(Mercadante，1998)。

## 耐受性和痛觉过敏

除常见的不良反应外，限制阿片类药物使用的还有镇痛耐受性的出现，镇痛耐受性可导致剂量增加。阿片类药物抑制伤害性感受信号的传入，活化中枢谷氨酰胺能系统。但是随着阿片类药物治疗时间的延长，不仅可以引起镇痛活性的降低(耐受性出现)，还可导致促伤害性感受系统的活化，比如伤害性感受阈(敏感性)降低或阿片类药物所致的痛觉过敏(opioid-induced hyperalgesia，OIH)(Fishban *et al.*，2009)。

耐受性的形成存在两种不同机制。首先，阿片类药物自身即可拮抗原发效应。出现拮抗反应的机制有阿片受体的降敏、内化、下调和磷酸化，或者与其他受体形成异源二聚体。此外，给药后，某些具有拮抗作用的神经元回路的活性增强，如N-甲基-D-天冬氨酸(N-Nethyl-D-Aspartate，NMDA)受体(Szabo *et al.*，2002)。第二个机制为阿片类药物诱导的疼痛敏感性增加，也可理解为“痛觉增强”。临床报告显示应用阿片类药物的目的在于治疗疼痛，但可能出乎意料的引起异常的痛觉增加，表现为痛阈降低(痛觉过敏)和正常无害刺激诱发疼痛(异常性疼痛)。这些感觉异常的程度不同于正常痛觉，部位也有异于最初的疼痛主诉。以上情况在临床环境中出现时往往难以鉴别。总之，OIH是阿片类药物所致的矛盾反应，即在阿片类药物发挥镇痛作用的同时，出现的一种异常的痛觉增加(Chang *et al.*，2007)。目前我们仍不清楚痛觉过敏、耐受性和伤害感受性等问题的机制，同时由于受诸多因素的干扰，癌症患者出现以上情况时更加难以解释。

临床处理策略应基于对这个问题复杂机制的最新认识。临床中，如果患者出现疼痛加重，首先要做的是增加阿片类药物剂量。如果仍然无效，引起疼痛的原因很可能是耐受。初步资料建议当阿片类药物加量仍无效时，可以联用另一种低剂量的阿片类药物，即阿片类药物半转换，这个方法可以维持第一个阿片类药物剂量不变(Mercadante *et al.*，2004)。在癌症和非癌症患者中，联合低剂量的美沙酮及氟哌啶醇可控制疼痛达标，而未出现剂量增加或OIH的情况(Salpeter *et al.*，2013)。非对照研究表明联合治疗时，可以降低第一个阿片类药物的用量，然后联用低剂量美沙酮(Wallace *et al.*，2013)。

有报道表明，应用高剂量阿片类药物出现OIH时，减量后疼痛可能缓解(Zylicz and Twycross，2008)，建议按照25%的比例逐渐减量。但是减量的效果是无法预知的：可能随着剂量降低而疼痛加重，也可能由于OIH减少而疼痛减轻，也可能出现戒断症状。

某些对阿片类药物加量呈低反应性的疼痛，可以给予合理的多种药物联合治疗。抗惊厥药或抗抑郁药可在不增加阿片类药物剂量的前提下增强止痛效果，虽然有时是因为不良反应的出现而不得已使用。当阿片类药物增加剂量后，疗效仍不理想时，最好联合这类药物。这些药物的使用可防止阿片类药物进一步加量，甚至能减少其用量(Chang *et al.*，2007；Zylicz and Twycross，2008；Vorobeychik *et al.*，2008)。

氯胺酮可能有较弱的阿片类药物活性(Walker and Cousins，1997；Mercadante *et al.*，2003a，2003b)。持续的低剂量皮下注射氯胺酮(1 mg/kg)曾用于晚期癌症患者吗啡镇痛的辅助治疗，而不引起有关的不良反应。尽管应用氯胺酮时吗啡用量降低，但停用氯胺酮后疼痛会继之加重，仍需要再次使用氯胺酮。这也证明了氯胺酮只是增加了止痛作用，而不能逆转药物耐受性(Bell，1999)。高剂量的氯胺酮曾用于难治性癌痛的治疗。短期氯胺酮冲击疗法(100~500 mg/d，3~5 d)可在67%的患者中起效，氯胺酮停用后，70%的患者能维持疼痛缓解状态，但是暂无更多资料可提供。氯胺酮可引起拟精神症状，发生率约30%，且随剂量增加而升高(Jackson *et al.*，2001)。氯胺酮常采用冲击疗法给药，即100 mg/d，连用2 d，每月重复一次，可用于逆转阿片类药物长期使用时出现的耐受性和/或痛觉过敏，而不作为真正的镇痛药使用。评价氯胺酮冲击治疗效应时发现，氯胺酮并没有发挥直接的镇痛作用。氯胺酮的使用可在维持镇痛活性不变的前提下，降低阿片类药物用量，且无相关不良反应(Mercadante *et al.*，2003a)。不幸的是，氯胺酮可引起拟精神症状，因此使用仍受质疑，还需要更多的临床经验证实。

利用阿片类药物间交叉敏感性及耐受性的差异也是可行的。OIH出现后药物转换率选择的困难进一步加重，因此应该在OIH出现前进行药物剂量调整，而不是等到剂量增加导致临床情况恶化时。接受高剂量阿片类药物治疗的患者都可能存在痛觉过敏(Sjogren *et al.*，1993)，停用第一个药物本身就会减弱这种“过度兴奋”，因此所需要的转换药物剂量可能比预期的低。比如，芬太尼转换为美沙酮时，美沙酮的最终剂量很低(200：1)，这可能就是换药后OIH消失的结果(Mercadante *et al.*，2003b)。在这种情况下，任何计算剂量的尝试都注定失败。实际上，尽管精确的转换比率仍未知也不可能测得，但是任何计算方法都应该去掉第一个阿片类药物的部分剂量。一名重度癌痛患者接受140 mg/h的氢吗啡酮治疗(等效剂量相当于每天21.6 g口服吗啡)，出现肌阵挛后应用咪达唑仑治疗并更换另一种阿片类药物，最终仅需要1%原始剂量的阿片类药物即可控制疼痛(Hagen and Swanson，1997)。具有抗NMDA活性的美沙酮也能显著改善这种情况，因为其可以在过快的兴奋传输过程中产生脊髓屏障作用(Mercadante and Arcuri，2005)。另外，疼痛介入治疗也可以减少阿片类药物的剂量。阻滞麻醉可以从脊髓水平中断疼痛过程。局部麻醉药椎管内给药可以减少这个过程，硬膜外分段给予镇痛药可以逆转脊髓兴奋状态，提供镇痛活性的同时，又可减少阿片类药物剂量。疼痛控制不佳和阿片类药物剂量增加可能引起脊髓的过度兴奋，而局部麻醉药可以阻滞这个过程(Mercadante and Arcuri，2005)。

## 呼吸抑制

众所周知，阿片类药物可引起呼吸抑制，特别是在用药过量和阿片类药物初治患者中。发生率较低，主要出现在椎管内给药或患者自控疼痛的阿片类药物初治患者(Dahan *et al.*，2010)。其他的危险因素还有老年、肥胖、新生儿、合并心血管疾病或其他影响意识的情况(Yamanaka and Sadikot，2012)。阿片类药物也会影响睡眠呼吸暂停患者。阿片类药物所致中枢性睡眠呼吸暂停与运动失调性呼吸的关系有待进一步确定(Walker *et al.*，2007)。

呼吸抑制是唯一威胁生命的不良反应。呼吸抑制主要通过μ受体介导而产生，与镇痛活性直接相关。呼吸中枢提供呼吸驱动，分布于大脑的脑桥和延髓。这些区域之间相互关联，可以接受来自外周神经和压力感受器的信号传入。中枢和外周途径都可以向这些区域提供反馈，并进而影响呼吸。疼痛、低氧血症及高碳酸血症等因素可以刺激呼吸中枢，而阿片受体激活则减弱上述反应，因此阿片类药物常用于减轻晚期癌症患者的呼吸困难。使用过程中注意阿片类药物剂量滴定，以免引起高危呼吸抑制而使$CO_2$浓度增加(Clemens *et al.*，2008)。

严重的呼吸抑制指呼吸频率低于8~10次/分。氧饱和度便于测定，因此常用于监测呼吸抑制情况。但是，氧饱和度和呼吸频率只是呼吸动力的替代性指标，更直接的指标是高碳酸血症。

文献中报道的呼吸抑制，在癌症患者中主要与吗啡相关，非癌症患者中主要由美沙酮和芬太尼引起。引起呼吸抑制的常见原因是肾功能损害导致的阿片类药物血药浓度升高、感觉传入神经阻滞或药物相互作用(Dahan *et al.*，2013)。

两个处理呼吸抑制的方法是停药或剂量调整。当出现更加严重的呼吸抑制时，常用精确剂量的纳洛酮进行滴定，推荐采用持续输注的方法。

## 胃肠道不良反应

### 恶心与呕吐

癌症患者慢性恶心的最常见原因是阿片类药物的使用，特别是在治疗初期或剂量增加时。常常在治疗3~4 d内自行缓解。阿片类药物通过多种机制引起慢性恶心，包括化学感受器触发区的激活、胃轻瘫、便秘以及前庭核增敏。恶心呕吐由多种因素共同导致，在接受阿片类药物治疗的患者中，原发疾病、伴发疾病、合用药物等因素也发挥了一定作用。治疗阿片类药物所致恶心前，需评价并发症是否可逆，高致吐药物需逐渐减量或停药。

阿片类药物所致的恶心呕吐一般用止吐药对症治疗。从病因学方面说，选择适当药物最重要的是找到参与其中的神经递质。化学感受器触发区存在于第四脑室底部，大都分布在血脑屏障外，因此易受代谢物质和化学物质影响。包括乙酰胆碱、多巴胺、5-HT、大麻素和阿片类药物受体。与之相反的是，呕吐中枢位于血脑屏障内部，包括乙酰胆碱、多巴胺、GABA、5-HT受体。呕吐中枢也可以接收来自化学感受器触发区、舌咽、内脏以及迷走神经纤维的信号传入。在外周，比如胃肠道上，也有多巴胺受体和机械感受器，可以沿迷走神经进行信号延伸(Gordon *et al.*，2014)。

多种机制导致阿片类药物的高致吐性，主要是直接刺激化学感受器触发区、抑制肠蠕动和兴奋前庭器官，而大脑皮质发挥的作用尚不清楚(Porreca and Ossipov，2009)。阿片类药物激活阿片受体后，主要通过存在于化学感受器触发区的多巴胺受体和5-HT受体传递信号至呕吐中枢。随着药物的反复使用，其通过化学感受器触发区引起的呕吐逐渐减弱。胃肠道中的信号通过5-羟色胺通路传至呕吐中枢。阿片类药物抑制肠蠕动可导致肠管扩张，增加胃肠道排空时间，并出现便秘。阿片类药物可直接兴奋前庭器官，信号通过组胺H1和胆碱能通路传至呕吐中枢。非卧床患者由于快速活动较多，更易出现呕吐。

基于可能的机制选择止吐药物：延迟性胃排空、前庭器官兴奋和/或化学感受器触发区刺激(详见表2)。但在晚期癌症患者中，恶心常常是多因素共同作用的结果。止吐药也常常引起一系列不良反应，比如镇静、意识错乱以及锥体外系反应，因此不应预防性使用(McNicol *et al.*，2003)。目前还没有治疗阿片类药物所致呕吐的随机对照研究。多巴胺D2样受体拮抗剂，如甲氧氯普胺，有促进胃肠动力作用，常常作为一线药物使用。具有中枢神经系统活性的药物也可使用，因为前庭核内存在高浓度的胆碱能和组胺H1受体。但是这类药物可引起镇静，而增加阿片类药物的不良反应。对于难治性恶心呕吐，联用其他不同机制的药物较直接换药疗效更好，可能是协同作用所致(Harris，2008)。在一个前瞻性随机试验中，纳入人群为接受阿片类药物治疗并出现恶心呕吐的晚期癌症患者，发现托烷司琼较氯丙嗪和地塞米松效果更好(Mystakidou *et al.*，1998)。

**表2　止吐药的作用位点**

| 化学感受器触发区(D2，5-HT3)* | 呕吐中枢(5-HT3，H1，Ach)* | 前庭器官(H1，Ach)* | 胃肠道(5-HT3)* |
|---|---|---|---|
| 甲氧氯普胺 | 东莨菪碱 | 东莨菪碱 | 甲氧氯普胺 |
| 丙氯拉嗪 | 抗组胺药 | 抗组胺药 | 司琼类 |
| 氟哌啶醇 | 司琼类 | — | — |
| 司琼类 | 甾体激素类 | 大麻酚类 | — |

*，作用位点(受体亚型)。

## 便秘

阿片类药物用于癌痛时需要多次用药，常常引起便秘。其他常见的不良反应，比如镇静、恶心、呕吐，随着给药时间延长可逐渐缓解，但便秘不会随着重复用药而改善。除阿片类药物外，其他因素如固定术、合并用药或疾病相关因素也导致肠道运动减慢。未服用阿片类药物的临终患者中大约50%需要规律服用轻泻药，这说明了其他因素在便秘形成中的重要性(Mercadante，2007)。

阿片类药物通过与肠内和中枢神经系统中的阿片受体特异性结合引发便秘。肠道平滑肌中分布有阿片受体，提示便秘可能是阿片类药物的局部作用，但是也不能排除中枢作用。阿片类药物通过多种不同机制影响肠道：可抑制回肠和结肠的推进运动，增加肠道转运时间；可通过作用于肠肌丛的色胺能神经元，间接减少肠液分泌，和/或增加肠液吸收，最终使肠内容物干燥；促进去甲肾上腺素释放，通过α-2肾上腺素能受体，抑制肠细胞分泌肠液；还能抑制血管活性肠肽(一种抑制性神经递质)，血管活性肠肽是一种有效的结肠促分泌剂，也是一个重要的平滑肌收缩抑制剂；此外，肠排空时间延长，也促进肠道吸收液体和电解质。阿片类药物还可能引起粪便嵌塞、假腹泻和假性肠梗阻，进一步引发腹痛、恶心、呕吐，并影响药物的应用和吸收。

便秘出现时可能需要调整阿片类药物治疗方案。维持或改善镇痛效果的基础上，直接降低阿片类药物胃肠道副反应的常用方法是阿片类药物转换。现有的研究表明，阿片类药物种类与便秘出现的程度直接相关。与吗啡或氢吗啡酮相比，芬太尼贴剂(Radbruck *et al.*，2000)及美沙酮的便秘发生率低。阿片类药物之间，镇痛/便秘的比值不同(Mercadante，2007)。

### 缓泻剂

缓泻剂是治疗阿片类药物所致便秘的传统方法之一，尽管在癌症患者中有效性和安全性的资料有限(Larkin *et al.*，2008)。目前没有资料指导临床医生或患者进行缓泻剂的最优化选择，因为没有令人满意的阿片类药物所致便秘长期管理的对照研究。在这些临床试验中，主要的不足之处是缺乏可靠的临床评估工具。

常用的治疗药物按作用机制分为两大类，即刺激性泻剂和粪便软化剂，有的药物兼有以上两种功能，比如乳果糖。刺激性泻剂包括番泻叶、丹蒽醌、比沙可啶，粪便软化剂包括聚乙二醇、多库酯钠，调整药物用量至肠功能恢复。刺激性泻剂可能引起绞痛，因此粪便软化剂更常用。这类药物长期使用的有效性和安全性仍不清楚。尽管阿片类药物和缓泻剂剂量没有相互关系，但一项研究观察到缓泻剂用量随着吗啡用量增加而增加。阿片类药物和缓泻剂剂量比率存在较大的个体差异，但是在高剂量阿片药物水平上，所需的缓泻剂比率相应降低。填充剂在肠道中形成黏稠团块而可能引发肠梗阻，特别是在那些不愿意大量喝水的患者中(Mercadante，2007)。

容积性泻药是高纤维化物质，包括多糖类或纤维类衍生物，不被肠道菌群降解。这类药物通过增加粪便的质量和水分含量，改善粪便的黏稠度。证据表明起效可能需要24 h甚至更长时间。这类药物在晚期癌症患者中应用的有效性和可行性仍值得怀疑，因为患者需要额外补充液体，以防止形成黏稠粪块。

润滑性泻药是一类表面活性剂，在肠道中不被吸收，发挥类似于“清洁剂”的作用，促进水分和脂肪的混合。也能促进水分和电解质的分泌。刺激性泻剂是目前治疗便秘的最常用药物，以蒽醌衍生物和二苯甲烷衍生物为代表，前者如番泻叶、鼠李皮和丹蒽醌，后者如比沙可啶和酚酞。这类药物通过刺激肠肌丛，作用于结肠和远端回肠。番泻叶经结肠菌群活化后起效，因此其作用部位主要在结肠。丹蒽醌和多酚类药物(比沙可啶、匹可硫酸钠)应用后发生葡萄糖酸化，经胆汁排泄，肝肠循环可延长药效。口服番泻叶可加强结肠肌电反应，比沙可啶通过刺激肠黏膜神经丛，引起全段结肠收缩，并减少大肠、小肠的水分吸收，这类药物都可以引起严重腹痛，使用1~3 d后起效。推荐起始剂量为番泻叶15 mg/d，丹恩醌50 mg/d，比沙可啶10 mg/d。比沙可啶栓给药后被直肠内菌群快速转化为活性代谢产物，故短时间就能促进结肠蠕动。多库酯钠(100~300 mg q8 h)单用或联合丹蒽醌也常用于治疗便秘，但有效性有待进一步确证。

润滑性轻泻剂的代表药物为矿物油。常用于治疗短暂急性便秘或粪便嵌塞，而对于慢性便秘作用有限。此类药物可以润滑粪块表面，减少结肠中水分吸收，利于粪块排出。

高渗性泻药经过小肠时，不被分解或吸收，可促进水分进入肠腔。容积性泻药按结构分为(镁)盐类、糖类、醇类和聚乙二醇类。乳果糖可以增加粪便重量和频率，但是大剂量使用时出现腹胀、绞痛、电解质紊乱。此外，价格较其他药物昂贵。使用1~2 d后起效。起始剂量为每次15~20 mL，每日两次。口服药物还有聚乙二醇，服用后不被代谢，且不改变肠道菌群和pH值。聚乙二醇可以水化干结的粪块，增加粪块容积，缩短肠道排空时间，扩张肠管，最终触发排便反射。多次给药后疗效不变。盐类泻药通过渗透作用，增加肠腔内容积，还能直接刺激肠蠕动，增加水分分泌。盐类泻药的主要成分是镁的硫酸盐、磷酸盐或柠檬酸盐，通常在几小时内即可起效。在钠负荷过重的高血压患者或肾功能不全患者中，可能导致以镁离子蓄积为表现的电解质紊乱。此外，给药后还可能引起不希望的强效导泻作用。直肠内给药，15 min内即能刺激直肠蠕动。甘油经直肠给药，用作渗透性和润滑性泻药。



阿片类药物拮抗剂

有时阿片类药物所致的便秘很严重，传统泻药难以起效。纳洛酮全身给药后，可以竞争性拮抗中枢和外周的阿片受体，可以逆转中枢和外周的阿片效应。理论上来说，只要药物肝脏首过效应不是很高，就可以选择性阻断肠道阿片受体，而不影响其他所需要的阿片类药物作用。肝脏首过效应很高的药物全身生物利用度低，因此血药浓度较低，但同时肠腔内浓度较高。但是镇痛活性也往往出现不同程度的减退，如何在降低不良反应和满意镇痛效果中保持平衡，是一个复杂的问题。

甲基纳曲酮不能透过血脑屏障，是第一个特异性的外周阿片受体拮抗剂，可以预防或治疗阿片类药物经外周受体所致的不良反应，比如便秘，而不影响镇痛活性。在静脉输注吗啡的志愿者中，观察到甲基纳曲酮可以逆转吗啡引起的胃排空时间和肠转运时间延长。一些研究也证实了甲基纳曲酮在逆转阿片类药物所致的胃肠通过时间延长和便秘中的有效性(McNicol *et al.*，2003)。在近期的癌症患者研究中，皮下注射5 mg甲基纳曲酮可以使晚期患者或阿片类药物导致便秘的患者在1.26 h内出现排便，而不影响中枢镇痛活性，也不会出现阿片类药物戒断症状(Portenoy *et al.*，2008)。另一项研究纳入了133例阿片类药物引起便秘的患者，这些患者均接受稳定剂量阿片类药物治疗2周以上，且应用缓泻剂3 d以上而便秘未改善，分为甲基纳曲酮组和安慰剂组，其中甲基纳曲酮为0.15 mg/kg皮下注射，隔日一次，共给药2周。结果发现，甲基纳曲酮组48%的患者在首剂给药后4 h内出现排便，安慰剂组仅15%。甲基纳曲酮组前四次给药后4 h内52%的患者不需要补充轻泻剂即可排便，而安慰剂组仅为8%。进一步的试验也具有一致的有效率(Thomas *et al.*，2008)。

近期的研究提出缓释羟考酮和纳洛酮复方制剂(剂量比2：1)可以发挥有效的镇痛活性，而减少或防止便秘的发生，可能原因是纳洛酮的持续释放和缓慢吸收。在肠功能指数较高的便秘患者中，与羟考酮相比，羟考酮纳洛酮复方制剂能提高完整的自发性排便次数，且缓泻剂使用次数减少(Vondrackova *et al.*，2008)。在一项随机对照双盲双模拟试验中，纳入了322例慢性非癌痛患者，观察时间12周，结果发现与羟考酮相比，复方制剂组肠功能指数改善，缓泻剂使用减少，自发性排便更多，且不影响镇痛活性(Simpson *et al.*，2008)。另一项随机双盲双模拟平行对照的多中心试验，评价了羟考酮纳洛酮复方制剂对非癌性中重度疼痛且存在阿片类便秘患者的影响，结果发现复方制剂组肠功能改善，且不损失镇痛活性(Löwenstein *et al.*，2009)。至今只有一项针对癌症患者的研究(Ahmedzai *et al.*，2012)，是随机、双盲、羟考酮对照、双模拟、平行对照试验，纳入了185名患者，用药4周后，羟考酮组平均肠功能指数显著低于复方制剂组，且复方制剂组总的缓泻剂摄入较羟考酮组下降20%。在非癌症患者中，复方制剂的用量范围不超过80/40 mg/d，更高剂量是否可行有待进一步研究。癌症患者中的用量可增加至120/60 mg/d，而不影响镇痛活性。但是，癌症患者往往需要应用高剂量的阿片类药物，这方面也需要进一步研究评价。总之，在不久的将来，新一代阿片受体拮抗剂可能问世(Mercadante and Giarratano，2013)。

## 其他不良反应

### 瘙痒

瘙痒是全身阿片类药物治疗中偶见的不良反

应。但在脊髓鞘内给药时发生率增加，虽然发生率较高，潜在机制仍不清楚，可能与脊髓内阿片受体有关。阿片类药物可以促使肥大细胞释放组胺，引起瘙痒感。其他的机制还有瘙痒相关神经元的去抑制和中枢5-HT3受体的活化(McNicol *et al.*，2003；Ganesh and Maxwell，2011)。

治疗阿片类药物所致瘙痒的辅助药物相关资料较少，目前的推荐多基于临床经验。临床常用抗组胺药物。苯海拉明的治疗成功率存在较大差异，可能是由于此药有镇静效应，而这对于已经遭受阿片类药物所致镇静的患者来说是很痛苦的。另一个可选的抗组胺药羟嗪镇静不良反应较低。多巴胺D2型受体拮抗剂，如氟哌利多，也有一定的效果(Kjelleberg and Tramer，2001)。阿片拮抗剂可能有效，但不太可能用于正在接受阿片类药物长期治疗的患者(Kjelleberg and Tramer，2001)。有限的证据也支持5-HT3受体拮抗剂通过抑制脊髓背侧角活性而缓解瘙痒(Ganesh and Maxwell，2011；Bonnet *et al.*，2008)。

## 口干

口腔干燥症是一种以口干为主要症状的主观感受，常伴有唾液分泌减少。晚期癌症患者中，口干是很常见但却认识不足的症状。在服用吗啡的患者中，口干是一种常见的主诉。使用吗啡患者出现口干的比率是那些服用弱阿片类药物、未服用阿片类药物以及未服用镇痛药物的患者的4倍，这也说明吗啡与口干的发生高度相关。口腔干燥症也是接受口腔和颈部放疗患者的最常见主诉。口腔干燥症是多因素共同作用的结果，也包括其他药物，特别是可抑制唾液分泌的抗胆碱药。

润湿剂和人工唾液可以用于缓解口干症状。催涎剂发挥作用依赖残留的唾液分泌功能。目前有多个产品用于湿润和润滑口腔黏膜。

人工唾液基于黏液素混合而成，pH值呈中性，电解质组分与正常唾液相似，且含有氟化物以预防龋齿形成。人工唾液耐受性好，起效迅速，但成本较高，疗效维持时间短，此类药物最大的缺点是缓解时间短暂。湿润剂，比如无糖口香糖或糖果、以及频繁饮水也是缓解口干的常用方法。不幸的是，这些方法只能短暂的缓解口干，而对于夜间口干者，频繁使用是不方便和让人为难的。

毛果芸香碱是传统的毒蕈碱激动剂，也能作用于唾液腺的肾上腺素能β受体，促进生成的唾液与正常唾液相似。由于毒蕈碱胆碱能受体分布广泛，毛果芸香碱的药理作用广泛，包括出汗、缩瞳以及中枢神经系统作用。毛果芸香碱能增加汗腺、唾液腺、泪腺、胃腺、胰腺以及肠腺等外分泌腺的分泌，也能兴奋多个器官的平滑肌。毛果芸香碱刺激的分泌液组分与正常唾液相似。起效迅速，且能维持唾液分泌数小时。毛果芸香碱每次5~10 mg，每日3次，消除半衰期为0.76~1.35 h，主要通过尿液清除。

仅仅有少数的研究探讨晚期癌症患者口干的处理(Davies *et al.*，2001)。毛果芸香碱曾用于吗啡的辅助治疗，可更好的控制阿片类相关的不良反应。在一个开放性试验中，毛果芸香碱的使用安全有效，对几乎所有的阿片类所致口腔干燥症都能很快起效，且能改善便秘和恶心症状，可能的原因是毛果芸香碱的胃肠道效应(Mercadante *et al.*，2000)。

一个多中心的两期交叉设计试验纳入了患有口腔干燥症的住院患者及家庭护理患者(排除放疗所致)，对比毛果芸香碱和主要成分为黏液素的人工唾液的效果。尽管患者起始视觉模拟法评分较低，且仅有1/3的患者完成了两期研究，试验数据有限，但结果发现两种药物都是有效的。人工唾液可以快速起效，但疗效维持时间短，而毛果芸香碱停药后仍有作用(Davies *et al.*，1998)。药物所致的口腔干燥症仅需要小剂量的毛果芸香碱。

毛果芸香碱不推荐用于伴有心血管疾病、不稳定高血压、胃十二指肠溃疡、未控制哮喘、急性虹膜炎和/或闭角性青光眼患者。不宜与肾上腺素能β受体阻断剂或其他胆碱能药物合用。

## 心脏不良反应

用于治疗疼痛的很多药物，如三环类抗抑郁药、氟哌啶醇、选择性5-羟色胺再摄取抑制剂，都可以导致QT间期延长。阿片类药物中，美沙酮可能引起威胁生命的多形性室性心动过速，即尖端扭转性室速。美沙酮通过阻断钾离子通道，抑制心肌细胞膜复极化，应给予高度警惕。接受高剂量美沙酮的患者需要监测心电图，当QT间期>490 ms时，应立即停药(Mercadante *et al.*，2013)。

## 膀胱功能障碍

接受治疗的疼痛患者常见排尿困难和尿潴留，特别是硬膜外/脊髓鞘内给予阿片类药物，也常出现在阿片类药物治疗初期。阿片类药物可降低逼尿肌收缩力，降低膀胱充盈感和排尿欲望，而抑制排尿反射。主要是中枢和脊髓机制所致，但是膀胱功能改变也部分由外周效应引起(Benjamin *et al.*，2008)。

## 激素和免疫效应

阿片类药物也是诸多可以调节下丘脑-垂体-性腺轴的物质之一。下丘脑(也可能是其他部位)的阿片受体活化进而调节性腺功能。阿片类药物可减少促性腺激素释放激素(GnRH)的释放，导致垂体释放LH和FSH减少，进而减少性腺激素的合成。阿片类药物可以促进垂体释放催乳素，进而减少睾酮的分泌。还可改变肾上腺的合成作用，影响睾酮和雌二醇前体的合成。某些观察结果提示性腺功能减退与阿片类药物敏感性相关，可能会干扰阿片类药物镇痛治疗(Stoffel *et al.*，2005)。



阿片类药物的内分泌效应主要表现为低促性腺素性功能减退症。性欲降低、情感低落、阳痿和少经是阿片类药物引起的性腺功能减退症的常见症状，还可能出现不育、焦虑、肌肉组织和力量减低、疲劳、热潮红、盗汗、乳溢、骨质疏松等症状。

有些研究发现长期服用阿片类药物的患者，激素水平较对照患者低，报道见睾酮水平降低、性欲减退、勃起功能障碍。而有趣的是，激素替代治疗取得了显著的进步(Daniell，2002；Daniell *et al.*，2006；Daniell，2008；Rhodin *et al.*，2010)。这在癌症幸存者的研究中也得到了证实(Rajagonal *et al.*，2003；Rajagonal *et al.*，2004)，但这些效应看起来是可逆的。

目前还没有阿片类药物所致性腺功能减退症的标准治疗。对于症状或实验室检查异常的患者，首选治疗方法就是改变镇痛治疗药物，比如换成非阿片类药物。阿片类药物转换是否有效尚无相关资料，但是某些阿片类药物，比如丁丙诺啡对激素功能影响较小。肠外或者经皮的激素治疗可能是有效的，但可能引起不良反应，比如局部反应、血液学异常和性功能障碍(Katz and Mazer，2009)。

阿片类药物免疫调节效应的精确机制尚不清楚，可能与中枢神经内分泌-旁分泌和外周机制都有关。研究发现易透过血脑屏障的阿片类药物较难以透过血脑屏障的药物免疫调节效应更大，这恰好证明中枢介导机制的重要性。细胞免疫抑制可能是下丘脑-垂体-肾上腺轴失调的结果，导致糖皮质激素水平升高，而通过基因调控影响免疫系统。阿片类药物也能引起交感神经活化，进而抑制一些免疫细胞的活性。阿片类药物间的免疫调节效应不尽相同(Al-Ashimi *et al.*，2013)。

## 总结

- 成功的阿片类药物治疗需要镇痛方面的获益大于治疗相关的不良事件。阿片类药物的不良反应损害生活质量，增加发病率，可能引起治疗中断。大多数不良反应发生在阿片药物治疗的初始阶段，或者剂量显著增加时。
- 镇静和心理运动功能损伤呈剂量依赖性，常常出现在治疗早期或剂量增加时。这些反应可阻止药量增加，进而影响疼痛控制效果，但可迅速出现耐受性。
- 中枢神经系统不良反应包括睡眠障碍、活动过度型谵妄、肌阵挛和呼吸抑制。
- 阿片类药是最重要的可引起胃肠道症状的药物之一。治疗3~4 d后，恶心症状可逐渐耐受，但便秘可能会一直存在。
- 其他的不良反应包括瘙痒、口干、心脏不良反应和膀胱功能障碍。
- 阿片类药物长期治疗时需关注其激素和免疫效应。

## 致谢

声明：作者声称无任何利益冲突。

## 参考文献

- Ahmedzai SH, Nauck F, Bar-Sela G, et al. A randomized, double-blind, active-controlled, double-dummy, parallel-group study to determine the safety and efficacy of oxycodone/

naloxone prolonged-release tablets in patients with moderate/ severe, chronic cancer pain. Pall Med, 2012, 26: 50-60.

- Al-Ashimi M, Scott SW, Thompson JP, et al. Opioids and immune modulation: more questions than answers. Br J Anaesth, 2013, 111: 80-88.
- Bell RF. Low-dose subcutaneous ketamine infusion and morphine tolerance. Pain, 1999, 83: 101-103.
- Benjamin R, Trescot A, Datta S, et al. Opioid complications and side effects. Pain Phys, 2008, 11: S105-S120.
- Bonnet MP, Marret E, Josserand J, et al. Effect of prophylactic 5-HT3 receptor antagonists on pruritus induced by neuraxial opioids: a quantitative systematic review. Br J Anaesth, 2008, 101: 311-319.
- Bruera E, Strasser F, Shen L, et al. The effect of donepezil on sedation and other symptoms in patients receiving opioids for cancer pain: a pilot study. J Pain Symptom Manage, 2003, 26: 1049-1054.
- Chang G, Chen L, Mao J. Opioid tolerance and hyperalgesia. Med Clin N Am, 2007, 91: 199-211.
- Clemens KE, Quednau I, Klaschik E. Is there a higher risk of respiratory depression in opioid-naïve palliative care patients during symptomatic therapy of dyspnea with strong opioids? J Palliat Med, 2008, 11: 204-216.
- Dahan A, Aarts L, Smith T. Incidence, reversal, and prevention of opioid-induced respiratory depression. Anesthesiology, 2010, 12: 226-238.
- Dahan A, Overdyk F, Smith T, et al. Pharamacovigilance: a review of opioid-induced respiratory depression in chronic pain patients. Pain Phys, 2013, 16: E85-E94.
- Daniell HW. Hypogonadism in men consuming sustained action opioids. J Pain, 2002, 3: 377-384.
- Daniell HW. Opioid endocrinopathy in women consuming prescribed sustained-action opioids for control of non-malignant pain. J Pain, 2008, 9: 28-36.
- Daniell HW, Lentz R, Mazer NA. Open-label pilot study of testosterone patch therapy in men consuming sustained-action oral opioids. J Pain, 2006, 7: 200-210.
- Davies AN, Daniels C, Pugh R, et al. A comparison of artificial saliva and pilocarpina in the management of xerostomia in patients with advanced cancer. Palliat Med, 1998, 12: 105-111.
- Davies AN, Broadley K, Beighton D. Xerostomia in patients with advanced cancer. J Pain Symptom Manage 2001, 22: 820-825.
- Fishban D, Cole B, Lewis J, et al. Do opioids induce hyperalgesia in humans? An evidence-based structured review. Pain Med, 2009, 10: 829-839.
- Ganesh A, Maxwell LG. Pathophysiology and management of opioid-induced pruritus. Drugs, 2011, 67: 2323-2333.
- Gaudreau J, Gagnon P, Roy M, et al. Opioid medications and longitudinal risk of delirium in hospitalized cancer patients. Cancer, 2007, 109: 2365-2373.
- Gordon P, Le Grand SB, Walsh D. Nausea and vomiting in advanced cancer. Eur J Pharmacol, 2014, 722: 187-191.
- Hagen N, Swanson R. Strychnine-like multifocal myoclonus and seizures in extremely high-dose opioid administration: treatment strategies. J Pain Symptom Manage, 1997, 14: 51-58.
- Harris JD. Management of expected and unexpected opioid-related side effects. Clin J Pain, 2008, 24: S8-S13.
- Homsi J, Walsh D, Nelson K. Psychostimulants in supportive care. Support Care Cancer, 2000, 8: 385-397.
- Jackson K, Ashby M, Martin P, et al. Burst ketamine for refractory cancer pain: an open-label audit of 39 patients. J Pain Symptom Manage, 2001, 22: 834-842.
- Katz NK, Mazer NA. The impact of opioids on the endocrine system.Clin J Pain, 2009, 25: 170-175.
- Kjelleberg F, Tramer MR. Pharmacological control of opioid-induced priritus: a quantitative systematic review or randomized trials. Eur J Anaesthesiol, 2001, 18: 346-367.
- Kurita G, Lundorff L, Andruccioli de MattosPimenta C, et al. The cognitive effects of opioids in cancer: a systematic review. Support Care Cancer, 2009, 17: 11-21.
- Larkin PJ, Sykes NP, Ellershaw JE, et al. The management of constipation in palliative care: clinical practice recommendations. Palliat Med 2008, 22: 796-807.
- Lawlor P. The panorama of opioid-related cognitive dysfunction in patients with cancer. Cancer, 2002, 94: 1836-1853.
- Löwenstein O, Leyendecker P, Hopp M, et al. Combined prolonged-release oxycodone and naloxone improves bowel function in patients receiving opioids for moderate-to-severe non-malignant chronic pain: a randomised controlled trial. Expert OpinPharmacother, 2009, 10: 531-543.
- Mailis-Gagnon A, Lakha SF, Furlan A, et al. Systematic review of the quality and generalizability of studies on the effects of opioids on driving and cognitive/psychomotor performance. Clin J Pain, 2012, 28: 542-555.
- McNicol E, Horowicz-Mehler N, Fisk RA, et al. Management of opioid side effects in cancer-related and chronic noncancer pain: a systematic review. J Pain, 2003, 4: 231-256.
- Mercadante S. Pathophysiology and treatment of opioid-related myoclonus in cancer patients. Pain, 1998, 74: 5-9.
- Mercadante S. Diarrhea, malabsorption, constipation. In:


第三篇

Berger A, Von Roenn J, Shuster J. eds. Principles and practice of palliative care and supportive oncology, 3rd edition. Philadelphia: Lippincott, 2007.

- Mercadante S, Portenoy RK. Opioid poorly-responsive cancer pain. Part 3. Clinical strategies to improve opioid responsiveness. J Pain Symptom Manage, 2001, 21: 338-354.
- Mercadante S, Giarratano A. Combined oral prolonged-release oxycodone and naloxone in chronic pain management. Expert OpinInvestig Drugs, 2013, 22: 161-166.
- Mercadante S, Calderone L, Serretta R, et al. The use of pilocarpine in opioid-inducedxerostomia. Palliat Med, 2000, 14: 529-531.
- Mercadante S, Villari P, Ferrera P. Burst ketamine to reverse opioid tolerance in cancer pain. J Pain Symptom Manage 2003a, 25: 302-305.
- Mercadante S, Ferrera P, Villari P, et al. Hyperalgesia: an emerging iatrogenic syndrome. J Pain Symptom Manage 2003b, 26: 769-775.
- Mercadante S, Villari P, Ferrera P, et al. Addition of a second opioid may improve opioid response in cancer pain: preliminary data. Support Care Cancer, 2004, 12: 762-766.
- Mercadante S, Arcuri E. Hyperalgesia and opioid switching. Am J HospPalliat Care, 2005, 22, 291-294.
- Mercadante S, Prestia G, Adile C, et al. Changes of QTc interval after opioid switching to oral methadone. Support Care Cancer, 2013, 21: 3421-3424.
- Mystakidou K, Befon S, Liossi C, et al. Comparison of tropisetron and chlorpromazine combinations in the control of nausea and vomiting in patients with advanced cancer. J Pain Symptom Manage, 1998, 15: 176-184.
- Onen SH, Onen F, Courpron P, et al. How pain and analgesics disturb sleep. Clin J Pain, 2005, 21: 422-431.
- Porreca F, Ossipov MH. Nausea and vomiting side effects with opioid analgesics during treatment of chronic pain: mechanisms, implications, and management options. Pain Med. 2009, 10(4):654-662.
- Portenoy RK, Thomas J, Moehl Boatwright ML, et al. Subbcutaneous methylnaltrexone for the treatment of opioid-induced constipation in patients with advanced illness: a double-blind, randomized, parallel group, dose-ranging study. J Pain Symptom Manage, 2008, 35: 458-468.
- Radbruck L, Sabatowski R, Loick G, et al. Constipation and the use of laxatives: a comparison between transdermal fentanyl and morphine. Palliat Med, 2000, 14: 111-119.
- Rajagonal A, Vassilopoulou-Sellin R, Palmer JL, et al. Hypogonadism and sexual disfunction in male cancer survivors receiving chronic opioid therapy. J Pain Symptom manage, 2003, 26: 1055-1061.
- Rajagonal A, Vassilopoulou-Sellin R, Palmer JL, et al. Symptomatic hypogonadism in male survivors of cancer with chronic exposure to opioids. Cancer, 2004, 100: 851-858.
- Rhodin A, Stridsberg M, Gordh T. Opioid endocrinopathy: a clinical problem in patients with chronic pain and long-term oral opioid treatment. Clin J Pain, 2010, 26: 374-380.
- Salpeter SR, Buckley JS, Bruera E. The use of very-low-dose methadone for palliative pain control and the prevention of opioid hyperalgesia. J Palliat Med, 2013, 16: 616-622.
- Simpson K, Leyendecker P, Hopp M, et al. Fixed-ratio combination oxycodone/naloxone compared with oxycodone alone for the relief of opioid-induced constipation in moderate-to-severe noncancer pain. Curr Med Res Opin, 2008, 24: 3503-3512.
- Sjogren P, Jonsson T, Jensen NH, et al. Hyperalgesia and myoclonus in terminal cancer patients treated with continuous intravenous morphine. Pain, 1993, 55: 93-97.
- Slatkin NE, Rhiner M. Treatment of opiate-related sedation: utility of the cholinesterase inhibitors. J Support Oncol, 2003, 1: 53-63.
- Sood A, Barton D, Loprinzi C. Use of methylphenidate in patients with cancer. Am J HospPalliat Med, 2006, 23: 35-40.
- Stoffel EC, Ulibarri CM, Folk JE, et al. Gonadal hormone modulation of mu, kappa, and delta opioid antinociception in male and female rats. J Pain, 2005, 6: 261-274.
- Stone P, Minton O. European Palliative Care Research collaborative pain guidelines. Central side-effects management: what is the evidence to support best practice in the management of sedation, cognitive impairment and myoclonus? Palliat Med, 2011, 25: 431-441.
- Szabo L, Chen XH, Xin L, et al. Heterologous desentization of opioid receptors bychemokines inhibits chemotaxis and enhances the perception of pain. Proc Nat AcadSci, 2002, 99: 10276-10281.
- Thomas J, Karver S, Cooney GA, et al. Methylnaltrexone for opioid-induced constipation in advanced illness. N Engl J Med, 2008, 358: 2332-2343.
- Vondrackova D, Leyendecker P, Meissner W, et al. Analgesic efficacy and safety of oxycodone in combination with naloxone as prolonged release tablets in patients with moderate to severe chronic pain. J Pain, 2008, 9: 1144-1154.
- Vorobeychik Y, Chen L, Bush MC, et al. Improved opioid analgesic effect following opioid dose reduction. Pain Med, 2008, 9: 724-727.

- Walker SM, Cousins MJ. Reduction in hyperalgesia and intrathecal morphine requirements by low dose ketamine infusion. J Pain Symptom Manage, 1997, 14: 129-133.
- Walker J, Famey R, Rhondeau SM, et al. Chronic opioid use is a risk factor for the development of central sleep apnea and ataxic breathing. J Clin Sleep Med, 2007, 3: 455-461.
- Wallace E, Ridley J, Bryson J, et al. Addition of methadone to another opioid in the management of moderate to severe cancer pain: a case series. J Palliat Med, 2013, 16: 305-309.
- Webster A, Andrews M, Stoddard G. Modafinil treatment of opioid-induced sedation. Pain Med, 2003, 4: 135-140.
- Webster LR, Choi Y, Desai H, et al. Sleep-disordered breathing and chronic opioid therapy. Pain Med, 2008, 9: 425-432.
- Yamanaka T, Sadikot R. Opioid effect on lungs. Respirology, 2012, 18: 255-263.
- Zylicz Z, Twycross R. Opioid-induced hyperalgesia may be more frequent than previously thought. J ClinOncol, 2008, 26: 1564.



**译　者：**赵成龙，主管药师、抗肿瘤临床药师，药学部，河南省人民医院
**审　校：**李萍萍，主任医师、教授，中西医结合科，北京大学肿瘤医院
**终　审：**刘　巍，主任医师、教授，姑息治疗中心，北京大学肿瘤医院

(译文如与英文原文有异义，以英文原文为准)

第三篇

# 第六章　非阿片类镇痛药

**Jeff Gudin, Abel Gonzalez, Joon Lee**

Pain Management and Palliative Care, Englewood Hospital and Medical Center, 350 Engle St. Englewood, New Jersey 07631, USA

*Correspondence to:* Jeff Gudin, MD, Clinical Instructor, Anesthesiology, Icahn School of Medicine at Mount Sinai, Board Certified Pain Management, Anesthesiology, Palliative Care and Addiction Medicine; Director. Pain Management and Palliative Care, Englewood Hospital and Medical Center, 350 Engle St. Englewood, New Jersey 07631, USA. Email: healthmd@optonline.net; Abel Gonzalez, MD. Department of Internal Medicine, Englewood Hospital and Medical Center, 350 Engle St, Englewood, NJ 07631, USA. Email: drabelernesto@yahoo.com; Joon Lee, MD. Pain Management and Palliative Care, Englewood Hospital and Medical Center, 350 Engle St, Englewood, NJ 07631, USA. Email: joon.y.lee1982@gmail.com.

## 引言

姑息治疗中的疼痛处理对临床医生、患者和护理人员来说都是很大的挑战。治疗方法从药物治疗，介入治疗/手术治疗到辅助治疗多种多样。虽然阿片类药物是治疗的主要药物，许多患者还是可以通过使用非阿片类药物或者联用非阿片类药物来改善症状。对于所有镇痛药物来说，治疗中选择什么样的药物是基于疼痛的类型和严重程度以及患者与该治疗相关的个体危险因素。这一章节会描述我们当前对于非阿片类镇痛药的认识现状以及使用情况，尤其是非甾体类消炎药(non-steroidal anti-inflammatory drugs，NSAIDs)和对乙酰氨基酚。

非阿片类药物，如NSAIDs和对乙酰氨基酚，对任何轻到中度疼痛都有镇痛作用，同时对发热有解热的作用。和阿片类药物不同，他们的作用有封顶效应。达到最大的镇痛作用后，增加剂量不会提供额外的镇痛作用，反而有增加副作用的风险。这些药物不会引起生理和精神上的依赖，因此如果治疗上突然停用这些药物也不会引起戒断症状。

非阿片类药物可以单独使用来治疗轻度疼痛，也可以作为中到重度疼痛的辅助药物。世界卫生组织(World Health Organization，WHO)指南建议非阿片类镇痛药可以用于镇痛三阶梯里的任何一个阶梯，可以单独使用也可以和阿片类药物或辅助药物联用，或者和后两者一起联用(Ventafridda *et al.*，1985)。指南建议除非有禁忌证，否则任何镇痛方案中都应该有非阿片类镇痛药物，即使疼痛很严重需要使用阿片类药物(Acute Pain Management Guideline Panel，1992)。除了非阿片类镇痛药，其他一些可以镇痛或者提高镇痛作用的辅助药物都可以在任何一个阶梯使用，来治疗同时存在的非伤害感受性疼痛。

镇痛的第一阶梯是使用非阿片类药物来控制轻到中度疼痛。当疼痛持续存在或者加剧时，镇痛阶梯治疗建议加用弱阿片类药物如可待因或者氢可酮(但不是替换非阿片类镇痛药)。第二阶梯的阿片类药物通常和对乙酰氨基酚、NSAIDs或者阿司匹林组成固定复方合剂，从而发挥协同镇痛作用。由于非阿片类药物存在与剂量相关的毒性作用，所以这些复方合剂不适合用于疼痛滴定治疗，因为增加剂量会增加非阿片类药物中毒的风险。当需要更高剂量的阿片类药物的时候，需要第三阶梯的药物，阿片类药物和非阿片类镇痛药需要分开进行个体化地滴定，使得获得最大的镇痛效果和最小的副作用。第四阶梯包括考虑疼痛介入治疗，神经外科手术，比如神经阻滞，神经切断术，脊髓或者大脑电刺激和其他一些有创的方法和技术(图1)(Vargas-Schaffer，2010)。

## 对乙酰氨基酚

对乙酰氨基酚是美国最常用的镇痛药物之一。在有些国家被称为扑热息痛。虽然对乙酰氨基酚有镇痛和解热的作用，但是它的作用机制还是不是很明确。其作用可能是通过中枢介导作用的，但也有一些文献认为可能也还存在外周的作用(Watkins *et al.*，1995)。

对乙酰氨基酚在体外合成，是弱的前列腺素(prostaglandin，PG)抑制剂，几乎没有抗炎活性(Seegers *et al.*，1981)。其化学名是N-乙酰-对氨基苯酚(APAP)。按照说明书使用，对乙酰氨基酚被证实有很好的安全性和有效性。它不会影响血小板功能，不会增加手术出血风险，短期使用也不会影响肾脏功能(Cattabriga *et al.*，2007；O'Brien，1968)。对乙酰氨基酚长期使用会增加风险，但是它的治疗指数较高，在大部分患者中用于镇痛和解热还是安全有效的。从广泛使用的数据来看，对乙酰氨基酚使用过量还是非常罕见的，但是过量会导致中毒，这在美国是导致急性肝功能衰竭的主要原因之一(Fontana，2008)。在骨关节炎的老年患者中，对乙酰氨基酚比NSAIDs更受欢迎，因为其对胃肠道和肾脏的副作用更少。美国老年医学协会推荐大于50岁的患者使用对乙酰氨基酚治疗轻度疼痛(AGS，2009)。在癌痛患者中，弱阿片类药物或者强阿片类药物合用对乙酰氨基酚，可以增加镇痛效果，同时减少副作用。

对乙酰氨基酚在胃肠道吸收稳定，可以通过口服和直肠给药。对乙酰氨基酚直肠给药的药代动力学研究发现，药物高峰浓度的差异达9倍之大，通常达不到治疗水平(van Lingen *et al.*，1999)。这个药代动力学的差异范围可能是由于直肠静脉回流的内在差异所导致的。药物从直肠的远端给药不经过肝脏代谢，而直肠近端给药会进入门静脉系统，有肝脏的首过效应(Morselli *et al.*，1980)。

美国在2010年批准使用对乙酰氨基酚的静脉制剂治疗疼痛和解热(Walson *et al.*，2006)。静脉用药是非常方便的，这体现在可以在术后立即使用，或者可以用于有些患者不能口服用药的时候(如：禁食、严重恶心、吞咽痛或者吞咽困难)，或者需要快速起效的镇痛作用，或者不能使用经直肠给药时(Pyati and Gan，2007)。静脉给药不仅起效更快，药物血浆峰浓度更高，而且药代动力学比口服或者直肠给药更有可预见性(Malaise *et al.*，2007)。



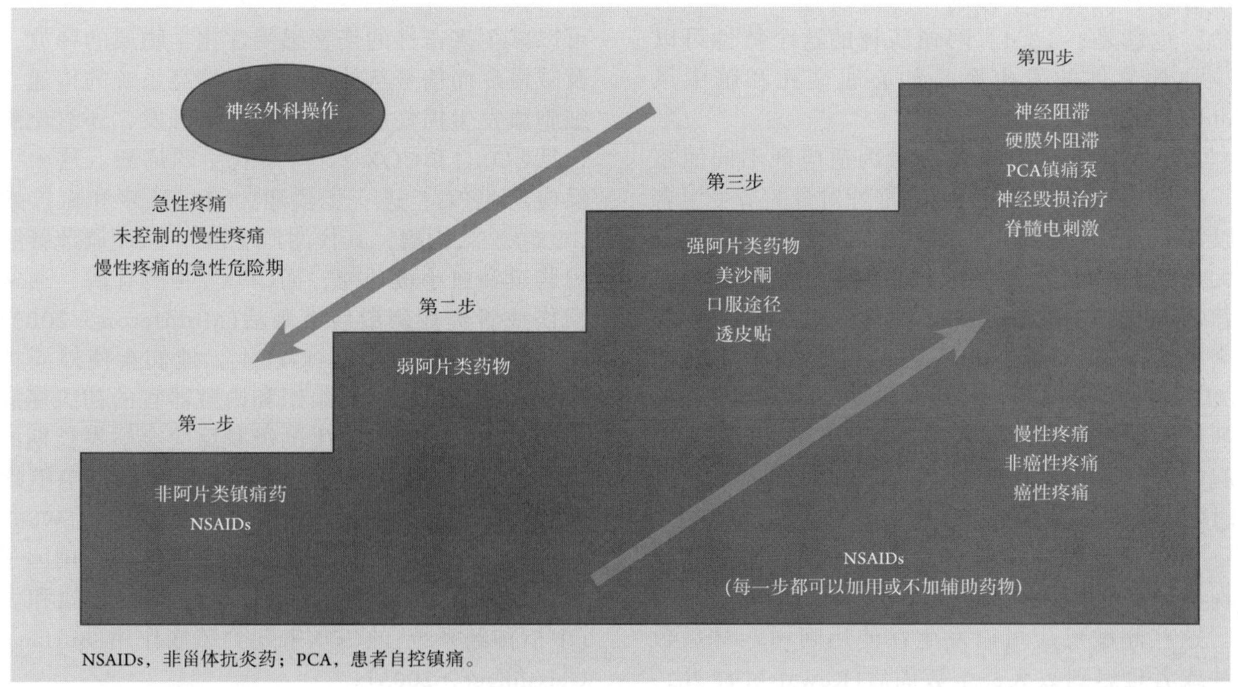


**图1　镇痛三阶梯的新版本，印刷得到作者的允许：Vargas-Schaffer G. Is the WHO analgesic ladder still valid? Can Fam Physician 2010;56:514-7**

2011年1月为了促使对乙酰氨基酚的安全使用，美国食品药品管理局(Food and Drug Administration，FDA)要求药品厂家限制处方药中对乙酰氨基酚的含量，尤其是对乙酰氨基酚和阿片类药物的复方合剂。建议每片药片、每颗胶囊或者其他的剂型中对乙酰氨基酚的量不超过325 mg(FDA，2011)。

尽管有这些改变，但是处方推荐的每4~6 h 1~2片，一天总量不超过4 000 mg的规定没有更改。同时，在任何含有对乙酰氨基酚的处方药药物说明书上有加框警告提示有可能导致严重肝功能损伤，以及警告有可能会发生过敏反应(如：面部、口、喉水肿，呼吸困难，瘙痒或者皮疹)。FDA还要求对对乙酰氨基酚的使用有酒精警告，以此希望这些措施能够减少严重肝功能损伤和过敏反应的风险(FDA，1999)。

## 阿司匹林

阿司匹林是有效的PG合成抑制剂和血小板聚集抑制剂(Aspirin，2013a)。它是非常独特的NSAID，不可逆地抑制环氧化酶1(cyclooxygenase type 1，COX-1)和2(cyclooxygenase type 2，COX-2)(Pillinger *et al.*，1998)。血小板的蛋白合成能力非常有限，因此这个抑制作用持续整个血小板的寿命，也就是8~12 d。阿司匹林的这个特性可以减少血栓事件的发生率，如心肌梗死和脑中风(Goldstein *et al.*，2011)。

成人的阿司匹林推荐剂量因适应证不同而不同。说明书上(Aspirin，2013a)推荐对骨关节炎患者可以每天最大使用到3 g，脊柱关节炎患者可以每天最大用到4 g。用于急性疼痛和解热，大部分指南推荐每4 h使用325~650 mg，最多可以达到每天4 g的剂量(Aspirin: Drug information，2013b)。和其他NSAIDs相似，胃肠道副作用和出血是阿司匹林在治疗剂量中最常见的副作用。常规使用阿司匹林可以引起的胃肠道出血，其风险与剂量大小的关系比使用时间的长短的关系更大(Huang *et al.*，2011)。

一些患者对阿司匹林发生超敏反应，其临床表现各异，可以引起严重支气管痉挛或者是过敏反应。这些超敏反应可以发生在使用阿司匹林后数分钟或者延迟到数天甚至数周后(Kowalski *et al.*，2011)。阿司匹林不能耐受的患者使用其他NSAID也是禁忌的，因为会有非常致命的交叉过敏发生。

## 非甾体抗炎药(non-steroidal anti-inflammatory drugs，NSAIDs)

NSAIDs是使用最广泛的药物之一。跟安慰剂对比，NSAIDs有明确的镇痛、解热以及抗炎作用，虽然他们的作用机制也会导致一些毒性反应。目前证实前列腺素类(如PGs)在很多细胞反应和病理生理过程中起着很重要的作用，包括炎症反应的调节，软骨和骨质的侵蚀，胃肠道细胞保护和溃疡，血管生成和癌症，止血和血栓形成，肾脏血流动力学改变，肾脏疾病的恶化。NSAIDs、COX-2抑制剂和乙酰水杨酸(阿司匹林)抑制花生四烯酸代谢成为前列腺素类。花生四烯酸合成PGs的过程受两个不同的还氧化酶控制(COX-1和COX-2)(Patrignani *et al.*，2005)。NSAIDs根据特性不同可以分为几组，见表1，但通常是根据作用于不同的还氧化酶而分为非选择性COX-1和COX-2抑制剂以及选择性的COX-2抑制剂。

### NSAIDs：生理特点/作用机制

疼痛的病理生理这个章节里提过，镇痛药物可以减少兴奋性的伤害感受性化学物质的释放，以及减慢疼痛信号从外周到中枢神经系统的传递。当细胞膜发生损伤后，炎症反应被触发，还氧化酶，包括COX-1和COX-2，降解花生四烯酸。这个级联反应产生PG，进一步代谢为前列环素和血栓素。COX-1是结构酶，其代谢产生PG，从而调节肾脏、胃肠道和血小板功能。而COX-2是诱导酶，通常是损伤或者炎症刺激后被激活(Middleton，2003)。一旦伤害性刺激引起PG产生，他们会使外周神经末梢这一皮肤、结缔组织和内脏器官的初级疼痛感受器致敏。紧接着发生的级联反应会触发长期的外周神经的兴奋性，同时也会长时间兴奋中枢疼痛通路——这一现象被称为外周和中枢敏化(Woolf，2011)。虽然NSAIDs通常被认为是外周作用因子，但是目前认识到它们还可以通过抑制脊髓和大脑(中枢神经系统)的COX来起到镇痛作用(Burian and Geisslinger，2005)。

**表1　非阿片类镇痛药**

| 类别 | 药物；商品名，厂家 | 推荐的每日起始剂量[a] | 推荐的每日最大剂量 | 半衰期 | 注解[b,c,d] |
|---|---|---|---|---|---|
| P-氨苯类 | 对乙酰氨基酚[e]；Tylenol，McNeil | 325~650 mg；q4~6h | 4 000 mg | 11h | 肝功能损伤是最主要的风险；患者有肝功能不全或者酗酒或者年老者每天的最大剂量要减少 |
| 水杨酸类 | 阿司匹林[e]；Bayer[f] | 325~1 000 mg | 4 000 mg | 母体：0.25~0.3 h；代谢产物：300~600 mg，3h；>1 g，5~6 h；更高剂量，15~30 h | |
| | 二氟苯水杨酸[e]；Dolobid，Merck[f] | 250~500 mg；q8~12 h prn | 1 500 mg | 8~12 h | |
| | 三水杨酸胆碱镁[e] | 1 000 mg q8 h或者1 500 mg bid | 4 500 mg | 低剂量：2~3 h；高剂量：加30 h | 对血小板没有影响 |
| | 双水杨酸酯[e]；Amigesic，Amide[f] | 500~1 000 mg；q8~12 h | 4 000 mg | 低剂量：7~8 h；高剂量：加15~30 h | |
| 丙酸类 | 布洛芬[e]；Motrin，Ortho-McNeil；Advil，Whitehall-Robins[f] | 200~400 mg；q4 h | 3 200 mg | 2 h | 非处方药 |
| | 萘普生[e]；Naprosyn，EC-Naprosyn，Roche[f] | 250~500 mg；q12 h | 1 500 mg | 12~15 h | 非处方药，但暂停使用 |
| | 萘普生钠即释片[e]；Anaprox，Roche | 550 mg，然后275 mg；q6 h | 1 375 mg | 12~15 h | |
| | 萘普生钠缓释片；Anaprox DS，Roche | 550 mg；q12 h | 1 100 mg | 12~15 h | |
| | 萘普生钠缓释片；Aleve，Bayer | 440 mg，然后220 mg；q8~12 h | 660 mg | 12~15 h | |
| 丙酸类 | 酮洛酸即释片 | 25~75 mg；q6~8 h | 300 mg | 1~4 h | |
| | 酮洛酸缓释片；Oruvial，Wyeth | 100~200 mg；qd | 200 mg | 1~4 h | |
| | 氟比洛酚[e]；Ansaid，Pfizer[f] | 100 mg；q6~8 h | 300 mg | 3~6 h | |
| | 奥沙普嗪；Daypro，Pfizer[f] | 600~1 200 mg；qd | 1 800 mg或者26 mg/kg，选两者低者 | 40~50 h | |

**表1**　(续表)

表1 （续表）

| 类别 | 药物；商品名，厂家 | 推荐的每日起始剂量[a] | 推荐的每日最大剂量 | 半衰期 | 注解[b, c, d] |
|---|---|---|---|---|---|
| 乙酸类(吲哚类) | 吲哚美辛即释片；Indocin，Merck[f] | 25~50 mg；q8~12 h | 200 mg | 4~6 h | 副作用发生率非常高(胃肠道、肾脏、中枢系统)；不能作为单独使用的镇痛药，在一些中重度的骨关节炎，强直性脊柱炎，急性肩痛和急性痛风关节炎中使用，除此之外不应该使用 |
| | 吲哚美辛缓释片；Indocin SR，Forte；Pharma | 75 mg；qd~bid | 150 mg | 4~6 h | |
| | 吲哚美辛栓剂；Indocin，Merck | 50 mg；q8~12 h | 150 mg | 4~6 h | |
| | 苏灵大；Clinoril，Merck[f] | 150~200 mg；bid | 400 mg | 母体：7 h；活性代谢产物：18 h | 母体药物要经过肝脏代谢后才有镇痛活性；有活性的代谢产物半衰期更长 |
| 乙酸类(萘基类) | 纳布美通；Relafen，GlaxoSmithKline[f] | 2 000 mg qd或者1 000 mg bid | 2 000 mg qd或者1 000 mg bid | 活性代谢产物：22~30 h | 母体药物要经过肝脏代谢后才有镇痛活性；有活性的代谢产物半衰期更长；胃肠道风险相对比较低 |
| 乙酸类(苯基类) | 双氯氛钠即释片；Cataflam，Novartis[f] | 50 mg；q8~12 h | 200 mg | 1~2 h | |
| | 双氯氛钠慢释片；Voltaren，Novartis | 50~75 mg；q8~12 h | 200 mg | 1~2 h | |
| | 双氯氛钠缓释片；Voltaren-XR，Novartis[f] | 100 mg；qd | 100 mg | 1~2 h | |
| 乙酸类(吡咯类) | 酮咯酸氨丁三醇；口服；Toradol，Roche[f] | 10 mg；q4~6 h | 40 mg | 2~8 h | 有效的NSAID，可能有严重副反应；应该仅仅用于中重度的急性疼痛，需要阿片类药物这样的疼痛水平；最多使用5 d；不能用于轻度疼痛或者慢性疼痛 |
| | 酮咯酸氨丁三醇；肌注；Toradol，Roche[f] | <50 kg或者≥65岁：30 mg负荷剂量，然后10~15 mg q6 h；>50 kg：30~60 mg负荷剂量，然后15~30 mg q6 h | <50 kg或者≥65岁：第一天150 mg，然后120 mg；>50 kg：30~60 mg负荷剂量，然后15~30 mg q6 h | 2~8 h | |
| | 甲苯酰吡啶乙酸；Tolectin，Tolectin DS，Ortho-McNeil[f] | 200~400 mg；q8 h | 1 800 mg | 1~2 h | |
| 芘甲酸类 | 依托度酸即释片：Lodine，Wyeth[f] | 200~400 mg；q6~8 h | 1 200 mg或者20 mg/kg | 7 h | |
| | 依托度酸缓释片[f] | 400~600 mg；qd | 1 000 mg | 7 h | |

表1 （续表）

第三篇

表1 (续表)

| 类别 | 药物；商品名，厂家 | 推荐的每日起始剂量[a] | 推荐的每日最大剂量 | 半衰期 | 注解[b,c,d] |
|---|---|---|---|---|---|
| 昔康类 | 吡罗昔康；Feldene，Pfizer[f] | 10~20 mg；qd | 20 mg | 45~50 h | 使用40 mg超过3周胃溃疡的发生率非常高 |
| | 美洛昔康；Mobic，Boehringer Ingelheim/Abbott | 7.5 mg；qd | 15 mg | 20 h | 选择性COX-2抑制剂要从低剂量使用 |
| 芬那酯 | 甲灭酸[e]；Ponstel，Parke-Davis | 500 mg，然后250 mg q6 h | 1 000 mg | 3.5 h | 使用不超过1周 |
| | 甲氯灭酸钠[e] | 50 mg；q6~8 h | 400 mg | 2~3 h | |
| 选择性COX-2抑制剂 | 塞来昔布[e]；Celebres，Pfizer | 100 mg；bid | 400 mg | 11 h | 对比非选择性COX-1和COX-2抑制剂，胃肠道风险更小，肾功能损伤风险一样，不影响血小板功能。和其他处方类NSAIDs一样，会增加严重的心血管堵塞事件，心肌缺血和中风(Solomon et al.，2005) |

[a]起始剂量应该要个体化。在老年患者，有肾功能不全的患者，服用很多种药物的患者初始剂量和每天的最大剂量应该减少。[b]NSAID禁忌证：有出血风险，同时使用抗凝剂(如华法林)，肾功能不全，近期有胃溃疡或者胃炎，严重肝功能不全，严重慢性心衰，NSAID过敏。[c]NSAID常见的副作用：胃十二指肠疾病(胃溃疡、胃炎)，肾功能不全，水钠潴留，慢性心衰，高血压，增加出血风险，高血钾。所有的NSAIDs都可能会增加严重的心血管堵塞事件，心肌缺血和中风。这个风险随着药物时间增加而增加。[d]使用时间长和/或高剂量，需要常规监测胃肠出血的隐血测试(大便常规检查)，肾功能(血尿素氮、肌酐)，肝功能。[e]疼痛是美国FDA批准的指征。[f]还有其他公司的药物和/或同类药物。来自药物说明书和Wallenstein and Portenoy，2002。(Lussier *et al.*，2008；允许转载自Pain Medicine News，2008；7:1-8)。

NSAIDs在胃肠道完全吸收，尽管胃pH增高会减少NSAIDs的吸收，但是跟食物一起服用很少影响到血浆浓度(Tobert *et al.*，1981)。从药代动力学看，NSAIDs不会有首过消除，它们的血浆蛋白结合率很高，所以分布容积小。这么高的血浆蛋白亲和力使得它们会把其他药物从它们的结合位点置换出来，包括华法林和其他NSAIDs(Diana *et al.*，1989)。

大部分NSAIDs被肝酶系统的细胞色素酶P450 2C9(CYP2C9)降解为无活性的代谢产物，这些代谢产物主要通过肾脏排泄，小部分通过胆道排泄(Goldfrank *et al.*，2002)。跟华法林、ß受体阻滞剂、抗抑郁药、抗癫痫药物和他汀类等的相互作用主要涉及到细胞色素酶P450。细胞色素酶P450的遗传变异(基因多态性)会影响患者对很多常用的处方药物的反应，包括NSAIDs。总的来说，这些药物的代谢可以被其他药物抑制或者诱导，或者会跟其他药物(底物)竞争代谢，导致临床上出现明显的药物-药物间作用，导致不可预见的治疗失败或者副作用。CYP2C9的基因多态性(如弱的代谢酶)或同时使用CYP450酶抑制剂可能会导致药物血浆浓度增加等副作用。大部分重要的药物，以及大部分的有效的抑制和诱导的药物都被细胞色素酶P450(底物)所代谢，了解这些情况可以帮助减少药物副作用和药物互相作用的可能性。由于老年人经常会联合使用多种药物，而广泛使用的NSAIDs在联合用药中所占比例不断增加，所以认识到这点就显得尤其重要。

## NSAIDs：治疗益处

NSAIDs在癌症和其他方面的作用使得其能够很好的控制轻中度的疼痛、骨痛，以及和阿片类药物联合使用治疗中重度疼痛。在癌痛以及其他疼痛综合征中，使用NSAIDs可以减少阿片类药物的用量，如：在术后急性疼痛治疗时，可以减少阿片类药物的总用量，因此可以使用更低剂量的阿片类药物(Abrahm，2005)。

它们没有阿片类的副作用如呼吸抑制、嗜睡、便秘和有可能发展的身体依赖或者成瘾。有些证据表明在骨转移的患者，溶骨的活性作用有部分可能是通过PGs来介导的，NSAIDs是恶性骨肿瘤疼痛的一线用药，如果没有禁忌症，NSAIDs应该在任何癌性疼痛中应用(急性疼痛治疗专家组指南，1992)。

有趣的是，2010年药物等级的回顾特别强调不同的口服NSAIDs之间的效果差异很小(Peterson *et al.*，2010)。

## NSAIDs：风险



使用所有类型的NSAIDs都必须提高警惕，因为可能会有意想不到的与治疗无关的副作用。NSAID大部分显著的副作用是血小板抑制，胃肠道副作用，肾脏和心血管毒性。这些都跟NSAID抑制PGs的产生有关。选择性COX-2抑制剂的发展前提是基于其不抑制COX-1结构酶，因此比传统的NSAIDs副作用要少这样的假说(Vane and Botting，1998)。但是最近的研究发现提示COX-2也有结构性表达，被抑制后也可能会使炎症加重，削弱溃疡愈合，减少前列环素的生成。所以，所有的NSAIDs都会增加血栓、心肌梗死、肾功能损伤、高血压、中风和肝脏毒性的风险(Hinz and Brune，2007)。

PGs对胃肠道有保护作用，其可以减少胃酸分泌，增加胃黏膜血流，刺激碳酸氢根和黏液的产生(Whelton，1999)。通过抑制COX-1，NSAIDs抑制这些有保护作用的PG，也有直接跟胃肠道接触引起的局部刺激作用。胃肠道毒性症状轻重不同，轻的如消化不良、恶心、腹痛和反流，严重的如溃疡、出血和穿孔。这些事件在使用NSAID时可能随时发生，而且毫无征兆。老年人出现严重胃肠道事件风险更大，建议临床医生需要慎重考虑在这个人群使用该类药物的利弊(Peterson *et al.*，2010)。胃肠道副作用的风险在那些有幽门螺旋杆菌感染，酗酒或者有其他黏膜损伤风险包括同时使用糖皮质激素的患者中进一步增加(Deeks *et al.*，2002)。NSAID同时使用PGE1类似物，米索前列醇，或者质子泵抑制剂(proton pump inhibitors，PPIs)对预防这些症状有益(Rostom *et al.*，2002)，但是这些益处在有胃酸的地方作用有限(如胃肠近端)。

患者使用NSAIDs一年出现症状性溃疡和溃疡并发症的概率大概2%~4%(Paulus，1985)。即使是低剂量的阿司匹林，无论有没有肠外衣，都会增加上消化道出血的风险。虽然风险似乎很小，但是美国有几百万患者正在使用NSAIDs治疗关节炎或者使用阿司匹林预防心血管事件，这些患者都面临消化道并发症的风险，其数目也不可小觑。

所有的NSAIDs都有肾脏毒性。在充血性心衰(congestive heart failure，CHF)、肝硬化、慢性肾脏疾病、低血容量和其他肾素-血管紧张素系统活化状态的患者中，PG对肾功能的维持作用更加重要。PGs对肾脏分泌一些电解质、毒素和药物代谢产物是必须的。NSAIDs通过抑制PGs的合成，降低肾脏对这些物质的清除。PGs通常可以引起肾脏入球小动脉的血管扩张。这个可以帮助维持正常的肾小球灌注和肾小球滤过率(glomerular filtration rate，GFR)(GFR是肾功能的一个指标)。长期使用或者过高剂量使用NSAIDs、尿路感染、使用利尿药和血管紧张素转化酶抑制剂(angiotensin converting enzyme inhibitors，ACEI)会增加对肾脏损伤的风险(Patrono and Dunn，1987)。NSAID引起的常见的肾毒性包括水肿(水钠潴留)和高血压。FDA黑框警告使用NSAIDs会通过肾脏机制来引起剂量依赖性的水钠潴留，从而导致血压升高和/或慢性心衰加重(Peterson *et al.*，2010)。对所有的患者来说血压的常规监测都是必需的，尤其是老年患者，因为他们通常在进行降压治疗(MacFarlane *et al.*，1995)。

除了血压增高和CHF加重的风险，使用一些NSAIDs还可能会增加心血管事件的发生率，如心肌梗死、中风或者血栓事件，这些都是非常致命的。此类风险随着剂量增加和使用时间延长而增加。高危患者或者之前存在心血管疾病的患者则风险更大(Peterson *et al.*，2010)。2011年一个meta

分析提示在各种不同的NSAIDs中，萘普生可能是心血管风险最小的一个(Trelle *et al.*，2011)。

虽然NSAID引起心脏毒性等确切机制尚不完全明确，但是似乎跟前列环素和血栓素两者生成的不平衡有关，从而导致一个血栓前状态(Graham *et al.*，2005)。因此给任何有缺血性心脏疾病、CHF(NYHA II~IV)、或者脑血管疾病的患者使用NSAIDs都必须要特别谨慎。冠脉搭桥(coronary artery bypass graft，CABG)手术的围术期镇痛应该禁忌使用NSAIDs。

临床医生开始认识到NSAIDs的毒性可以发生在使用NSAIDs的任何时间，不管使用NSAIDs多久都会发生。从总的风险的角度考虑，不管选择使用哪种NSAID，剂量越小，对患者的风险越小。

2005年，美国FDA要求所有NSAIDs生产厂家必须提供给患者该药物的说明，不管是处方药还是非处方药(over-the-counter，OTC)，产品说明书都必须做出更改。FDA强制要求给这些药物加框警告，警告其有可能导致心血管事件的发生率增加，同时对于其可能引起的严重的可能危及生命的胃肠道出血要描述清楚(FDA，2012)。

2013年美国FDA通过一项改进的专利技术(SoluMatrix Fine Particle™)，这一技术改变了双氯芬酸的吸收特性，从而可以使用更低的剂量达到同样的镇痛作用——至少减少目前使用的双氯芬酸所有产品的20%。进一步的临床试验已经被批准，以证实长时间使用该项技术和其他新兴的NSAID技术的安全性和有效性。这个技术的发展使得美国FDA公共健康建议推荐NSAID应该使用最低的有效剂量，使用最短的时间来达到患者个体化的治疗目标(Iroko药物责任有限公司发布会，2013)。

## NSAIDs局部外用药

口服使用NSAIDs会使胃肠道和心血管风险增加，因此NSAIDs局部外用药受到欢迎，但是支持使用NSAIDs局部外用药的证据还是存在争议的。最近的回顾分析支持它们在膝关节和手关节的骨关节炎的使用，但是对其他慢性疼痛却没有证据证明它们的使用是有益的(Derry *et al.*，2012)。2010年的NSAIDs回顾分析提出不管双氯芬酸的1.5%溶液还是1.0%乳膏都比安慰剂要明显减少疼痛评分(Peterson *et al.*，2010)。在美国其他批准使用的NSAIDs局部外用药，双氯芬酸乳膏和溶液在膝关节骨关节炎都是有效的。目前证据表明，相对于单独使用局部外用NSAID和口服NASID，将两者联用并没有提高治疗效果，反而会增加副作用的发生(Simon *et al.*，2009)。

## NSAIDs注射剂

酮洛酸氨丁三醇是1989年被美国FDA批准的NSAID注射剂。其可以用于中重度的急性疼痛的短期治疗(5 d)。值得注意的是，酮洛酸对COX-1的作用比COX-2更强，因此有重要的临床使用意义(Warner *et al.*，1999)。

布洛芬注射剂2009年在美国获批使用，指征为轻中度疼痛的镇痛治疗，用于中重度疼痛时可以作为阿片类药物镇痛的辅助用药，可以减少发热的发生。镇痛使用400~800 mg的剂量，静脉推注大于30 min，有必要的话每6 h反复使用一次[CALDOLOR(布洛芬)注射液，2009]。布洛芬对COX-1和COX-2的亲和力似乎更加平衡。这些静脉使用的NSAID和口服用药的风险警告是一样的。



## 小结

非阿片类镇痛药如NSAIDs和对乙酰氨基酚可以单独使用治疗轻度疼痛或者作为中重度疼痛的辅助用药。在晚期癌症患者的姑息治疗以及术后疼痛和慢性疼痛的治疗中，这些药物经常被忽略。虽然临床医生需要识别跟治疗药物有关的相关风险，但是，除非有禁忌，所有镇痛方案中都应该包括非阿片类药物，即使是疼痛非常严重需要加用阿片类药物的时候。

## 致谢

声明：作者声称无任何利益冲突。

## 参考文献

- Abrahm JL. A physician's guide to pain and symptom management in cancer patients. Baltimore : Johns Hopkins University Press , 2005.

- Acute Pain Management Guideline Panel. Acute pain management: operative or medical procedures and trauma: clinical practice guidelines. Rockville (MD): Agency for Healthcare Policy and Research, Public Health Service, US Department of Health and Human Services; 1992. Available online: http://archive.ahrq.gov/clinic/medtep/acute.htm, accessed December 16, 2013.
- AGS (American Geriatric Society) Clinical Practice Guideline: Pharmacological Management of Persistent Pain in Older Persons. Available online: http://www.americangeriatrics.org/files/documents/2009_Guideline.pdf, accessed November 1, 2013.
- Aspirin. Comprehensive Prescribing Information. Bayer Corportation. Available online: http://www.fda.gov/ohrms/dockets/ac/03/briefing/4012B1_03_Appd%201-Professional%20Labeling.pdf, accessed November 12, 2013a.
- Aspirin: Drug information. Available online: http://www.uptodate.com/contents/aspirin-drug-information?source=see_link#F137098, accessed November 12, 2013b.
- Burian M, Geisslinger G. Review COX-dependent mechanisms involved in the antinociceptive action of NSAIDs at central and peripheral sites. Pharmacol Ther, 2005, 107: 139-154.
- CALDOLOR (ibuprofen) Injection, 2009). Available online: http://www.caldolor.com/pdfs/Prescribing_Information.pdf, accessed November, 12, 2013.
- Cattabriga I, Pacini D, Lamazza G, et al. Intravenous paracetamol as adjunctive treatment for postoperative pain after cardiac surgery: a double blind randomized controlled trial. Eur J Cardiothorac Surg, 2007, 32: 527-531.
- Deeks JJ, Smith LA, Bradley MD. Efficacy, tolerability, and upper gastrointestinal safety of celecoxib for treatment of osteoarthritis and rheumatoid arthritis: systematic review of randomized controlled trials. BMJ, 2002, 325: 619.
- Derry S, Moore RA, Rabbie R. Topical NSAIDs for chronic musculoskeletal pain in adults. Cochrane Database Syst Rev, 2012, 9: CD007400.
- Diana FJ, Veronich K, Kapoor AL. Binding of nonsteroidal anti-inflammatory agents and their effect on binding of racemic warfarin and its enantiomers to human serum albumin. J Pharm Sci, 1989, 78: 195-199.
- Fontana RF. Acute Liver Failure including Acetaminophen Overdose. Med Clin North Am, 2008, 92: 761-794.
- Over-the-counter drug products containing analgesic/antipyretic active ingredients for internal use; required alcohol warning; final rule; compliance date. Food and Drug Administration, HHS. Fed Regist, 1999, 64: 13066-13067.
- FDA Drug Safety Communication (2011): Prescription Acetaminophen Products to be Limited to 325 mg Per Dosage Unit; Boxed Warning Will Highlight Potential for Severe Liver Failure. Available online: http://www.fda.gov/Drugs/DrugSafety/ucm239821.htm, accessed December, 16, 2013.
- FDA (2012). COX-2 Selective (includes Bextra, Celebrex, and Vioxx) and Non-Selective Non-Steroidal Anti-Inflammatory Drugs (NSAIDs). Available online: http://www.fda.gov/drugs/drugsafety/postmarketdrugsafetyinformationforpatientsandproviders/ucm103420.htm, accessed December, 16, 2013.
- Goldfrank LR, Flomenbaum NE, Lewin NA, et al. Goldfrank's Toxicologic Emergencies, 7th. New York: McGraw-Hill, 2002.
- Goldstein LB, Bushnell CD, Adams RJ, et al. Guidelines for the Primary Prevention of Stroke: A Guideline for Healthcare Professionals From the American Heart Association/American Stroke Association. Stroke, 2011, 42: 517-584.
- Graham DJ, Campen D, Hui R, et al. Risk of acute myocardial infarction and sudden cardiac death in patients treated with COX-2 selective and non-selective non-steroidal anti-inflammatory drugs: nested case-control study. Lancet, 2005, 365: 475-481.
- Hinz B, Brune K. Antipyretic analgesics: Nonsteroidal antiinflammatory drugs, selective COX-2 inhibitors, paracetamol and pyrazolinones. Handb Exp Pharmacol, 2007, (177): 65-93.
- Huang ES, Strate LL, Ho WW, et al. Long-term use of aspirin and the risk of gastrointestinal bleeding. Am J Med, 2011, 124: 426-433.
- Kowalski ML, Makowska JS, Blanca M, et al. Hypersensitivity to nonsteroidal anti-inflammatory drugs (NSAIDs) - classification, diagnosis and management: review of the EAACI/ENDA and GA2LEN/HANNA. Allergy, 2011, 66: 818-829.
- Iroko Pharmaceutical LLC. Press release. 2013. Iroko Pharmaceuticals Receives FDA Approval for ZORVOLEX™. Available online: https://www.iroko.com/press-releases/iroko-pharmaceuticals-receives-fda-approval-for-zorvolex-2/, accessed December, 16, 2013.
- Lussier D, Huskey A, Beaulieu P, et al. 2009 Overview of Analgesic Agents. Pain Medicine News, 2008, 7: 1-8.
- MacFarlane LL, Orak DJ, Simpson WM. NSAIDs, antihypertensive agents and loss of blood pressure control. Am Fam Physician, 1995, 51: 849-856.
- Malaise O, Bruyere O, Reginster J. Intravenous paracetamol: a review of efficacy and safety in therapeutic use. Future Neurol, 2007, 2: 673-688.

- Middleton C. Non-steroidal anti-inflammatory drugs: indications for use. Nurs Times, 2003, 99: 30-32.
- Morselli PL, Franco-Morselli R, Bossi L. Clinical pharmacokinetics in newborns and infants. Age-related differences and therapeutic implications. Clin Pharmacokinet, 1980, 5: 485-527.
- O'Brien JR. Effect of anti-inflammatory agents on platelets. Lancet, 1968, 1: 894-895.
- Patrignani P, Tacconelli S, Scuilla MG, et al. New insights into COX-2 biology and inhibition. Brain Res Rev 2005, 48: 352-359.
- Patrono C, Dunn MJ. The clinical significance of inhibition of renal prostaglandin synthesis. Kidney Int, 1987, 32: 1-12.
- Paulus HE. FDA Arthritis Advisory Committee meeting: postmarketing surveillance of nonsteroidal antiinflammatory drugs. Arthritis Rheum, 1985, 28: 1168-1169.
- Peterson K, McDonagh M, Thakurta S, et al. Drug Class Review: Nonsteroidal Antiinflammatory Drugs (NSAIDs): Final Update 4 Report (Internet). Portland (OR): Oregon Health & Science University, 2010.
- Pillinger MH, Capodici C, Rosenthal P, et al. Modes of action of aspirin-like drugs: salicylates inhibit erk activation and integrin-dependent neutrophil adhesion. Proc Natl Acad Sci U S A, 1998, 95: 14540-14545.
- Pyati S, Gan TJ. Perioperative pain management. CNS Drugs, 2007, 21: 185-211.
- Rostom A, Dube C, Wells G, et al. Prevention of NSAIDinduced gastroduodenal ulcers. Cochrane Database Syst Rev, 2002, (4): CD002296.
- Seegers AJ, Jager LP, Zandberg P, et al. The antiinflammatory, analgesic and antipyretic activities of non-narcotic analgesic drug mixtures in rats. Arch Int Pharmacodyn Ther, 1981, 251: 237-254.
- Simon LS, Grierson LM, Naseer Z, et al. Efficacy and safety of topical diclofenac containing dimethyl sulfoxide (DMSO) compared with those of topical placebo, DMSO vehicle and oral diclofenac for knee osteoarthritis. Pain, 2009, 143: 238-245.
- Solomon SD, McMurray JJ, Pfeffer MA, et al. Cardiovascular risk associated with celecoxib in a clinical trial for colorectal adenoma prevention. N Engl J Med, 2005, 352: 1071-1080.
- Tobert JA, DeSchepper P, Tjandramaga TB, et al. Effect of antacids on the bioavailability of diflunisal in the fasting and postprandial states. Clin Pharmacol Ther, 1981, 30: 385-389.
- Trelle S, Reichenbach S, Wandel S, et al. Cardiovascular safety of non-steroidal anti-inflammatory drugs: network meta-analysis. BMJ, 2011, 342: c7086.
- van Lingen RA, Deinum HT, Quak CM, et al. Multiple-dose pharmacokinetics of rectally administered acetaminophen in term infants. Clin Pharmacol Ther, 1999, 66: 509-515.
- Vane JR, Botting RM. Mechanism of action of nonsteroidal anti-inflammatory drugs. Am J Med, 1998, 104: 2S-8S.
- Vargas-Schaffer G. Is the WHO analgesic ladder still valid? Can Fam Physician, 2010, 56: 514-517.
- Ventafridda V, Saita L, Ripamonti C, et al. WHO guidelines for the use of analgesics in cancer pain. Int J Tissue React, 1985, 7: 93-96.
- Wallenstein DJ, Portenoy RK. Nonopioid and adjuvant analgesics. In: Berger AM, Portenoy RK, Weissman DE. eds. Principles and Practice of Palliative Care and Supportive Oncology. 2nd ed. Philadelphia, PA: Lippincott Williams & Wilkins, 2002: 84-97.
- Walson PD, Jones J, Chesney R, et al. Antipyretic efficacy and tolerability of a single intravenous dose of the acetaminophen prodrug propacetamol in children: A randomized, double-blind, placebo-controlled trial. Clin Ther, 2006, 28: 762-769.
- Warner TD, Giuliano F, Vojnovic I, et al. Nonsteroid drug selectivities for cyclo-oxygenase-1 rather than cyclo-oxygenase-2 are associated with human gastrointestinal toxicity: a full in vitro analysis. Proc Natl Acad Sci U S A, 1999, 96: 7563-7568.
- Watkins LR, Maier SF, Goehler LE. Cytokine-to-brain communication: a review and analysis of alternative mechanisms. Life Sci, 1995, 57: 1011-1026.
- Whelton A. Nephrotoxicity of nonsteroidal anti-inflammatory drugs: physiologic foundations and clinical implications. Am J Med, 1999, 106: 13S-24S.
- Woolf CJ. Central sensitization: implications for the diagnosis and treatment of pain. Pain, 2011, 152: S2-S15.



**译　者：** 王宏伟，副主任医师，麻醉科，浙江大学医学院附属邵逸夫医院

**审　校：** 王　昆，主任医师、教授，疼痛科，天津医科大学附属肿瘤医院

**终　审：** 刘　巍，主任医师、教授，姑息治疗中心，北京大学肿瘤医院


(译文如与英文原文有异义，以英文原文为准)

# 第七章　辅助性镇痛药

**Neha Gupta**[1], **Amy Allen Case**[2]

[1]University of New York at Buffalo School of Medicine and Biomedical Sciences, Palliative Medicine Fellow, VA Western New York Healthcare System, Buffalo, NY 14214, USA; [2]State University of New York at Buffalo School of Medicine and Biomedical Sciences, VA Western New York Healthcare System, Buffalo, NY 14214, USA

*Correspondence to:* Amy Allen Case, MD, Hospice and Palliative Medicine Fellowship Program Director, Assistant Professor of Medicine, Palliative Medicine Director. State University of New York at Buffalo School of Medicine and Biomedical Sciences, VA Western New York Healthcare System, Buffalo, NY 14214, USA. Email: amy.case@va.gov.

## 前言

慢性疼痛是一个全球性难题。全球成人中约20% (12亿)患有慢性疼痛。并且，每年约有10% (60 000 000)新增病例。其中，1/3的老年人因慢性疼痛而不能独立生活(Goldberg and McGee，2011)。慢性疼痛不仅是一种症状，也是一种疾病。采用多学科综合治疗与个体化治疗原则合理应用药物与非药物性治疗手段是处理慢性疼痛的最有效治疗方法。

辅助性镇痛药是一类主要功能虽然不是镇痛作用，但是具有明显增强止痛效果的药物。辅助性镇痛药常常与传统的止痛药合并使用，因此有时也被称作是“合并镇痛药”。虽然，辅助性镇痛药在多数的疼痛治疗中作为辅助性药物，但是在处理某些特殊的疼痛时(如：加巴喷丁治疗神经性疼痛)，该类药物也会作为一线用药。在疼痛的有效的管理中，合并使用某一种辅助性镇痛药是非常重要的。

在使用辅助性镇痛药进行疼痛管理之前，医生必须熟悉药物的临床药理学特性、允许使用的适应证和适应证以外的情况、常见的副作用、药物间相互作用及特定的剂量限制等等。主要的辅助性镇痛药有抗抑郁药、抗癫痫药(antiepileptic drugs，AED)、皮质类固醇、$\alpha_2$肾上腺素受体激动剂、N-甲基-D-天冬氨酸(N-methyl D-aspartate，NMDA)受体激动剂、γ-氨基丁酸(gamma amino butyric acid，GABA)激动剂、局麻药、外用止痛药、苯二氮卓类药物、镇静安眠药、肌松药、双磷酸盐、大麻类药物、精神兴奋剂、抗胆碱能药物、降钙素、放射性药物及奥曲肽(Lussier *et al.*，2004；Knotkova and Pappagallo，2007)。表1归纳了以上这些药物及可作为辅助性镇痛药使用的药物情况。表2归纳了所有经美国食品药物管理局(Food and Drug Administration，FDA)批准的可以用于疼痛治疗的辅助药物。本章节将讨论和阐明常用于辅助性镇痛的各类药物。

## 抗抑郁药

很多抗抑郁药已经明确除了抗抑郁作用外，还具有止痛效果。反之止痛药并不一定具有抗抑郁作用。很多抗抑郁药已经用于控制某些慢性疼痛，例如纤维肌痛、神经性疼痛和癌痛。但是，抗抑郁药对治疗多数的急性骨骼肌疼痛作用不大。抗抑郁药的主要优点在于治疗焦虑、失眠和情绪低落。抗抑郁药相较于通过升高血中5-羟色胺的药物，其止痛效果的优势在于升高血中去甲肾上腺素水平。这就很可能是选择性5-羟色胺再摄取抑制剂(selective serotonin reuptake inhibitors，SSRIs)虽然具有良好的抗抑郁作用，但是缺乏止痛效果的原因。表3总结了各种抗抑郁药的作用机制。当中断使用抗抑郁药时，应注意缓慢减药，防止发生戒断综合征(Mitra and Jones，2012)。目前，很多研究并没有直接比较多数抗抑郁药的镇痛效果。表4归纳了常用于疼痛管理的抗抑郁药的不良反应和药物间相互作用。表5归纳了抗抑郁药用于疼痛管理时的初始剂量和常规使用的有效剂量。

**表1 辅助性镇痛药：药物主要类型**

| 药物类型 | 举例 | 疼痛类型 |
|---|---|---|
| 抗抑郁药 | | 多用途止痛剂 |
| TCAs | 阿米替林、去甲替林、地昔帕明 | |
| SSRIs | 帕罗西汀、西酞普兰 | |
| 去甲肾上腺素/SNRIs | 文拉法新、度洛西汀、米那普伦 | |
| 其他 | 安非他酮 | |
| 抗癫痫药 | 加巴喷丁、普瑞巴林、卡马西平、奥卡西平、拉莫三嗪、托吡酯、噻加宾、左乙拉西坦、唑尼沙胺、苯妥英钠、丙戊酸 | 多用途止痛剂 |
| 糖皮质激素 | 地塞米松、强的松 | 多用途止痛剂 |
| α2肾上腺素能激动剂 | 可乐定、替扎尼克 | 多用途止痛剂 |
| NMDA受体拮抗剂 | 氯胺酮、右美沙芬、美金刚、金刚烷胺 | 神经性疼痛 |
| GABA激动剂 | 巴氯芬 | 肌肉骨骼疼痛 |
| 局麻药 | 利多卡因、美西律 | 神经性疼痛 |
| 外用止痛药 | 辣椒素、利多卡因、利多卡因/丙胺卡因(EMLA) | 神经性疼痛 |
| 苯二氮卓类药物 | 安定、氯羟去甲安定、氯硝西泮 | 肌肉骨骼疼痛 |
| 芋螺毒素 | 齐考诺肽 | 神经性疼痛 |
| 肌松药 | 环苯扎林、卡立普多、美索巴莫、美他沙酮、奥芬那君 | 肌肉骨骼疼痛 |
| 精神安定药 | 奥氮平 | |
| 双磷酸盐类药 | 帕米膦酸、唑来膦酸、氯膦酸盐 | 骨痛 |
| RANKL抑制剂 | 狄诺塞麦 | |
| 其他辅助性镇痛药 | | |
| 精神兴奋剂 | 哌醋甲酯、莫达非尼 | |
| 抗胆碱能类药物 | 东莨菪碱、格隆溴铵 | |
| 降钙素 | | |
| 放射性药物 | 锶$^{89}$、钐$^{153A}$ | |
| 奥曲肽 | | |
| 大麻类药物 | | |

本表改编自Lussier *et al.* (Lussier *et al.*，2004)。缩略词：TCAs，三环类抗抑郁药；SSRIs，选择性5-羟色胺再摄取抑制剂；SNRIs，5-羟色胺再摄取抑制剂；NMDA，N-甲基-D-天冬氨酸；GABA，γ-氨基丁酸；RANKL，核因子κB受体激动剂。

第三篇

**表2　FDA批准用于疼痛管理的药物清单**

| 辅助性镇痛药 | FDA批准可用于疼痛治疗适应证 |
|---|---|
| 度洛西汀 | 伴有糖尿病周围神经病变的神经性疼痛；纤维肌痛 |
| 米那普伦 | 纤维肌痛 |
| 加巴喷丁 | 带状疱疹后神经痛 |
| 普瑞巴林 | 伴有糖尿病周围神经病变的神经性疼痛和带状疱疹后神经痛；纤维肌痛 |
| 卡马西平 | 神经性疼痛；三叉神经痛；舌咽神经痛 |
| 布比卡因脂质体(混悬注射液) | 术后疼痛 |
| 罗匹尼罗 | 不宁腿综合征疼痛 |
| 普拉克索 | 不宁腿综合征疼痛 |
| 托吡酯、双丙戊酸钠 | 预防性用于偏头痛 |
| 齐考诺肽 | 患者对其他止痛药、辅助性治疗方法及蛛网膜下腔应用的阿片类药物无法耐受或治疗无效的情况下使用 |

缩略词：FDA，美国食品药物管理局。

**表3　各种类型抗抑郁药的作用机制**

| 作用机制 | 作用部位 | SNRI | 安非他酮 | TCA | SSRI |
|---|---|---|---|---|---|
| MAO再摄取抑制剂 | 5-羟色胺 | + | – | + | + |
| | 去甲肾上腺素 | + | + | + | – |
| 受体拮抗剂 | 肾上腺素能(α1) | – | – | + | – |
| | NMDA | +(米那普伦) | – | + | – |
| | nAChR | – | + | – | – |
| 离子通道阻断/激活 | $Na^+$通道阻断剂 | +(文拉法新) | – | + | +(氟西汀) |
| | $Ca^{2+}$通道阻断剂 | –(度洛西汀) | – | + | +(西酞普兰、氟西汀) |
| | $K^+$通道阻断剂 | | | | |
| | 烟碱受体通道 | ? | – | + | – |
| | | – | + | – | – |
| 腺苷 | ↑腺苷活性和局部释放；活化腺苷A1受体 | ? | – | +(阿米替林) | ? |
| GABA B受体 | ↑GABA B受体功能 | ? | – | +(阿米替林、地昔帕明) | +(氟西汀) |
| 阿片类受体结合/调节效应 | 活化μ和δ阿片受体 | +(文拉法新) | + | + | +(帕罗西汀) |
| 炎性 | ↓PGE2产生 | ? | ? | + | +(氟西汀) |
| | ↓TNFα产生 | ? | + | + | ? |

缩略词：SNRI，5-羟色胺和去甲肾上腺素再摄取抑制剂；TCA，三环类抗抑郁药；SSRI，选择性5-羟色胺再摄取抑制剂；MAO，单胺氧化酶；NMDA，N-甲基-D-天冬氨酸；GABA，γ-氨基丁酸；nAChR，乙酰胆碱受体；PGE，前列腺素E；TNF，肿瘤坏死因子。本表授权改编自Dharmshaktu *et al.* (Dharmshaktu *et al.*，2012)。

第三篇

**表4 抗抑郁药的常见不良反应和药物相互作用**

| 药物/药物类型 | 不良反应 | 注意事项 | 存在潜在相互作用的药物 |
|---|---|---|---|
| 文拉法新 | 恶心、嗜睡、高血压、口干、便秘、性功能障碍、电解质紊乱、低钠血症、SIADH | 注意伴有高血压或癫痫发作，自杀倾向，肝、肾疾病，怀孕(尤其是晚期妊娠)患者慎用 | MAOIs、TCAs、SSRIs、哌咪清、曲马多、曲普坦类、红霉素、氟哌啶醇、利奈唑胺、曲唑酮、度洛西汀、伪麻黄碱 |
| 安非他酮 | 心动过速、失眠、激动、震颤、口干、头痛、便秘、Stevens-Johnson综合征 | 禁用于癫痫病史患者，伴有自杀倾向，肝、肾疾病患者慎用 | MAOIs、SSRIs、β-阻滞剂、曲马多、华法林、左旋多巴、伪麻黄碱 |
| 度洛西汀 | 恶心、口干、便秘、嗜睡、失眠、头晕、多汗、疲劳、食欲不振 | 注意高血压和癫痫发作，自杀倾向，肝、肾疾病，怀孕(尤其是晚期妊娠)患者慎用 | MAOIs、吩噻嗪类、胺碘酮、β-阻滞剂、氟哌啶醇、利托那韦、喹诺酮、TCAs、SSRIs、曲普坦类、曲马多、丙氧芬、安非他酮、文拉法新、伪麻黄碱 |
| 米那普伦 | 恶心/呕吐、头痛、便秘、失眠、头晕、心悸、多汗、高血压、口干、尿潴留、癫痫、血清素综合征 | 注意ESRD，肝脏疾病，酗酒，青光眼患者慎用 | MAOIs、曲普坦类、文拉法新、地高辛、度洛西汀、奥氮平、氟西汀、西布曲明、SSRI |
| TCAs | 镇静，意识混乱，直立性低血压，体重增加，心动过速，心律不齐，抗胆碱能作用(口干、视力模糊、尿潴留、便秘) | 注意老年人，伴有心血管疾病，有癫痫发作，窄角型青光眼，自杀倾向的患者慎用 | MAOIs、SSRIs、抗胆碱能药、抗心律失常药、可乐定、锂盐、曲马多、利奈唑胺、氟马西尼、哌咪清、卡马西平、碳酸酐酶抑制剂、利福平、丙戊酸、延长QTc间期药物 |
| SSRIs | 恶心、头痛、腹泻、失眠、头晕、震颤、便秘、性功能障碍、低钠血症、SIADH、阴茎异常勃起、血小板功能障碍 | 注意有癫痫发作，自杀倾向，怀孕患者慎用 | MAOIs、其他SSRIs、麦角生物碱、哌咪清、TCAs、曲马多、阿司匹林、NASIDs、丁螺环酮、曲唑酮、曲普坦类、利奈唑胺、哌醋甲酯、吩噻嗪类、丙氧芬、苯妥英钠 |

缩略词：MAOI，单胺氧化酶抑制剂；SSRIs，选择性5-羟色胺再摄取抑制剂；TCAs，三环类抗抑郁药；SIADH，抗利尿激素分泌异常综合征；ESRD，终末期肾脏疾病；NASIDs，非甾体抗炎药。本表授权改编自McDonald and Portenoy (McDonald and Portenoy，2006)。

**表5 抗抑郁药用于控制疼痛时使用的初始剂量和常用的有效剂量**

| 药物 | 初始剂量 | 常用有效剂量 |
|---|---|---|
| 文拉法新 | 50~75 mg/日 | 75~225 mg/日 |
| 安非他酮 | 100~150 mg/日 | 150~450 mg/日 |
| 度洛西汀 | 60 mg/日 | 60 mg/日 |
| 米那普伦 | 25 mg/日 | 50~100 mg/日 |
| TCAs | | |
| 阿米替林 | 10~25 mg/夜 | 50~150 mg/夜 |
| 去甲替林 | 10~25 mg/夜 | 50~150 mg/夜 |
| 地昔帕明 | 10~25 mg/夜 | 50~150 mg/夜 |
| SSRIs | | |
| 帕罗西汀 | 10~20 mg/夜 | 20~40 mg/夜 |
| 西酞普兰 | 10~20 mg/夜 | 20~40 mg/夜 |

缩略词：TCAs，三环类抗抑郁药；SSRIs，选择性5-羟色胺再摄取抑制剂。本表授权改变自McDonald and Portenoy (McDonald and Portenoy，2006)。

第三篇

## 5-羟色胺去甲肾上腺素再摄取抑制剂(Serotonin noradrenaline reuptake inhibitors，SNRIs)

多数研究已经证实像度洛西汀和文拉法新这样的SNRIs药物具有止痛效果。但这两种药物却不具有TCAs药物的抗胆碱能和抗组胺作用。文拉法新在取得乳腺癌治疗适应证之后，具有治疗多发性神经性疼痛、糖尿病性神经病变引起的疼痛和神经性疼痛的作用(McDonald and Portenoy，2006)。文拉法新抑制5-羟色胺再摄取作用较强，但是抑制去甲肾上腺素再摄取的能力却较弱。该药有即释和缓释两种剂型可用，而且耐受性较好。文拉法新与三环类抗抑郁药的比较发现，二者均具有镇痛作用，其中文拉法新的镇痛效果相对较好(Sindrup *et al.*，2003；Dharmshaktu *et al.*，2012)，但是毒性较大(Koesters *et al.*，2011)。文拉法新与非甾体抗炎药(non-steroidal anti-inflammatory drugs，NSAIDs)合并使用时，胃肠道出血风险明显增加(Haanpaa *et al.*，2010)。如必须联用这两种药物，需考虑使用预防胃肠道出血的药物(Haanpaa *et al.*，2010)。鉴于文拉法新的每日常规用量在200 mg以上，而该剂量会引起剂量相关性高血压，因此建议患者常规进行血压监测(Johnson *et al.*，2006)。对于血压控制不好和具有发生室性心律失常风险的患者，应避免使用文拉法新(Johnson *et al.*，2006)。使用文拉法新的老年患者，常会出现心血管方面副作用。在一项针对老年患者的前瞻性队列研究中，24%的血压正常患者和54%高血压患者，使用文拉法新后出现血压升高，而29%患者出现体位性低血压(Johnson *et al.*，2006)。某些患者甚至出现有意义的QTc间期延长。突然停止使用文拉法新可能会出现戒断综合征(McDonald and Portenoy，2006)。文拉法新通过CYP2D6代谢，如果患者CYP2D6表达降低，那么患者使用文拉法新后可能会出现更多的副作用(Shams *et al.*，2006)。尽管理论上讲应该有CYP2D6的激动剂或抑制剂，而目前在实际临床工作中并不存在该种药物。

文拉法新代谢的主要活性产物是去甲文拉法新(Pae *et al.*，2009)，去甲文拉法新以盐的形式存在，口服后能在大脑神经系统产生快速而有效的作用。与文拉法新不同，去甲文拉法新的代谢不经过CYP450酶，仅仅与低浓度的CYP酶抑制剂有关，因此药物间相互作用和个体间药代动力学差异的风险较小(Pae *et al.*，2009；Seo *et al.*，2010)。去甲文拉法新虽然具有抗抑郁作用，但是尚无证据表明该药在治疗疼痛方面有效(Seo *et al.*，2010)。而内科医生在使用文拉法新成功处理神经性疼痛和纤维肌痛时，常会使用去甲文拉法新，显然，这是在适应证之外的应用。

另外一种SNRI药物，度洛西汀具有显著抑制5-羟色胺和去甲肾上腺素再摄取的双重作用。度洛西汀与安慰剂的随机对照研究(Randomized controlled trials，RCTs)中发现，度洛西汀能够缓解多发性神经疼痛。度洛西汀在缓解患者活动能力下降、情绪低落及乏力方面也是有效的(Lussier *et al.*，2004)。度洛西汀是FDA批准首个用于治疗神经性疼痛(尤其是糖尿病性神经病变)的抗抑郁药(McDonald and Portenoy，2006)。常规剂量度洛西汀的副作用有恶心和嗜睡。该药不应与CYP1A2抑制剂或非选择性、不可逆性单胺氧化酶抑制剂合用(Masuda *et al.*，2013)。临床试验已经证实，度洛西汀对糖尿病神经病变和纤维肌痛患者具有镇痛效果，而且可以提高患者生活质量(Sultan *et al.*，2008；Lunn *et al.*，2009)。鉴于度洛西汀的有效性和耐受性，该药常作为神经性疼痛的首选药物。

米那普伦是最新的SNRI药物，具有强效的选择性抑制去甲肾上腺素再摄取的作用(Mitra and Jones，2012)。一些RCTs研究发现，米那普伦在治疗纤维肌痛方面具有显著的效果(Mease *et al.*，2009；Geisser *et al.*，2011)。一项针对患者每日接受100~200 mg米那普伦与安慰剂对照的RCT研究的系统综述提示，米那普伦仅仅对一小部分纤维肌痛患者有效，其缓解疼痛的能力在止痛药中处于中等水平(Derry *et al.*，2012)。米那普伦是除度洛西汀之外FDA唯一批准的用于治疗纤维肌痛的抗抑郁药。米那普伦不经过细胞色素P450代谢，半衰期为6~8 h。任何剂量的米那普伦55%以原形经肾脏排出体外。近期一项RCT研究发现，纤维肌痛患者对普瑞巴林治疗不敏感时，使用米那普伦后出现疼痛加重，整体状态恶化以及其他一些症状(Mease *et al.*，2013)。

### 三环和四环类抗抑郁药(Tricyclic and tetracyclic antidepressants，TCAs)

TCAs由叔胺类(阿米替林、丙咪嗪、氯丙咪嗪、多虑平)和仲胺类(去甲替林、地昔帕明)药物组成，这两类药物均有镇痛效果。仲胺类药物耐受性更好。马普替林和米氮平是四环类抗抑郁药。阿米替林、去甲替林、地昔帕明不同程度的阻断5-羟色胺和去甲肾上腺素的再摄取，对多数神经性疼痛均有效。这些药物的作用机制受多种途径调节，包括通过5-羟色胺或去甲肾上腺素、与内源性阿片类受体相互作用、或通过其代谢产物与阿片类物质相互作用，提高阿片类物质浓度，调节大脑内源性单胺类物质水平，从而调控疼痛传导系统，提高神经递质的活性(McDonald and Portenoy，2006)。研究发现，用于疼痛管理的TCAs剂量常低于抗抑郁时所需剂量，而且镇痛的起效时间早于抗抑郁作用。由于TCAs药物的耐受性差及具有抗副交感神经作用，使用中应密切监护并限制老年患者使用。一项评估抗抑郁药与发生远期心血管疾病(cardiovascular disease，CVD)风险的研究发现，TCAs可使远期CVD风险增加35%，而这种变化无法用患者自身的精神疾病解释(Hamer *et al.*，2011)。因此，伴有CVD的患者，应避免使用TCAs。

诸如马普替林和米氮平在内的四环类抗抑郁药并没有足够的证据支持用于疼痛治疗。一项随机、对照、双盲试验研究发现，非抑郁患者预防性使用米氮平，效果明显优于安慰剂，并且降低慢性头痛患者疼痛持续时间、疼痛的程度及发作频率(Bendtsen and Jensen，2004)。另外一项纳入594例患者的非对照研究发现，伴有疼痛和抑郁的患者使用米氮平存在一定的获益(Freynhagen *et al.*，2006)。当然，需要进行对照试验确认该益处。

既往有研究比较了糖尿病和非糖尿病患者使用马普替林与阿米替林在治疗神经性疼痛方面的作用，结果二者并无差异(Vrethem *et al.*，1997)。另一项通过测量患者当前感觉阈值(perception thresholds，CPTs)，来评估长期使用马普替林在带状疱疹后神经痛(post herpetic neuralgia，PHN)中的效果的研究中发现，与对照组相比，每日60 mg马普替林可提高PHN患者2个月时CPTs，而且与疼痛程度下降存在较好的相关性(Kudoh *et al.*，2003)。吗啡联合使用马普替林可使吗啡的止痛时效提高4倍(Pettersen *et al.*，2009)。

### 选择性5-羟色胺再摄取抑制剂(Selective serotonin reuptake inhibitors，SSRIs)

尽管SSRIs具有抗抑郁作用，但它们的止痛效果相对较弱。一些RCTs研究发现，糖尿病周围神经病变患者联合使用帕罗西汀和西酞普兰是有效的(Sindrup *et al.*，1990；Sindrup *et al.*，1992；Holliday and Plosker，1993)。一些癌痛或纤维肌痛的患者，使用曲唑酮也是有效的(Ventafridda *et al.*，1987；Morillas-Arques *et al.*，2010)，但是对于外伤性脊髓损伤和嘴唇烧伤引起的触摸痛，使用曲唑酮则无效(Davidoff *et al.*，1987；Tammiala-Salonen and Forssell，1999)。近期一项研究发现，与单独使用曲唑酮相比，联合使用普瑞巴林能提高纤维肌痛患者症状好转的程度(Calandre *et al.*，2011)。对于其他SSRIs的镇痛效果的数据目前仍然有限。

### 其他抗抑郁药

安非他酮是一种抑制5-羟色胺、去甲肾上腺素，尤其是多巴胺再吸收的抗抑郁药。戒烟和神经性疼痛者常使用该药(Semenchuk *et al.*，2001；Shah and Moradimehr，2010)。个案报道，安非他酮对慢性头痛患者具有一定的止痛效果(Pinsker，1998)，但是对非神经性背痛的患者，并无益处(Katz *et al.*，2005)。与度洛西汀相似，安非他酮也是一种激活剂。安非他酮相较于其他抗抑郁药的主要优势在于发生嗜睡和性功能障碍的风险较低。

## 抗癫痫药

许多随机试验证明了抗癫痫药对神经痛的患者有效，而且也成功应用于临床。许多可应用的抗癫痫药包括经典的抗癫痫药(卡马西平、奥卡西平、苯妥英钠和丙戊酸钠)和非经典的抗癫痫药(加巴喷丁、普瑞巴林、托吡酯、拉莫三嗪和氯硝安定)。该类药物之所以能够降低神经性疼痛，原因在于其具有降低神经兴奋性的作用。神经性疼痛的高兴奋状态与脊髓背角或背根疼痛神经元异位放电、阈值下降有关，而该阈值的下降是由钠通道和钙通道上调引起的(Han *et al.*，2000)。其中卡马西平、奥卡西平、苯妥英钠和拉莫三嗪通过抑制钠通道而起作用，加巴喷丁则通过调节钙通道抑制神经元异位放电而起作用(Burchiel，1988)。

加巴喷丁和普瑞巴林属于加巴喷丁类抗癫痫药，对治疗神经性疼痛均有效。与其他作用于GABA或钠通道的抗惊厥类药物不同，加巴喷丁和普瑞巴林不是通过降低突触前末梢神经递质-钙离子内流起作用，而是通过抑制痛觉神经递质-谷氨酸和P物质释放而起作用的。因加巴喷丁的有效性，且很少发生药物间相互作用，因此常用作处理神经性疼痛症状的一线药物(Rowbotham *et al.*，1998；Bennett and Simpson，2004)。从许多临床随机、对照研究结果来看，与安慰剂相比，加巴喷丁在治疗神经性疼痛方面具有非常好的耐受性和疗效(Backonja *et al.*，1998；Caraceni *et al.*，1999；Morello *et al.*，1999；Rice and Maton，2001；Caraceni *et al.*，2004)。加巴喷丁常用于治疗带状疱疹后疼痛、糖尿病神经病变和癌症引起的神经性疼痛。联合应用加巴喷丁和阿片类药物治疗癌痛比单独应用任何一种药物，均有明显益处(Gilron *et al.*，2005)。加巴喷丁的缺点是口服生物利用度低，随着剂量的增加呈现非线性药物代谢。因此，使用加巴喷丁时很难预计合适的治疗剂量而需要较长的滴定周期。

第三篇

与加巴喷丁结构相似的普瑞巴林克服了加巴喷丁的低效力和非线性代谢的缺点。在使用加巴喷丁无法耐受时，常常用普瑞巴林代替加巴喷丁用于治疗神经性疼痛。与加巴喷丁不同，普瑞巴林剂量上升可能更快。但是，普瑞巴林会引起体重增加。表6中列出了普瑞巴林与加巴喷丁相比较的一些副作用。

近期有研究证实加巴喷丁活性运输前体——加巴喷丁恩那卡比在治疗不宁腿综合征(restless leg syndrome，RLS)方面是有效的。一项比较不同剂量加巴喷丁恩那卡比的有效性和副作用的回顾性研究发现，与安慰剂相比，每日600 mg加巴喷丁恩那卡比能显著改善RLS症状(VanMeter *et al.*，2012)。

拉莫三嗪在治疗神经性疼痛方面是有效的，而对癌痛却无效(Zakrzewska *et al.*，1997；Simpson *et al.*，2000)。拉莫三嗪通过阻断河豚毒素抵抗性钠通道，并抑制突触前神经元释放谷氨酸而发挥作用。拉莫三嗪可改善多种疾病引起的疼痛，包括糖尿病神经病变、多发性硬化、脊髓损伤、卒中后疼痛、多发性神经病、复杂性局部疼痛综合征和顽固性三叉神经痛等等(Wiffen *et al.*，2011)。拉莫三嗪的副作用与其他中枢性镇痛药相似，需要缓慢的滴定。使用拉莫三嗪时，重点关注皮疹和Stevens-Johnson综合征。表7列出了用于疼痛治疗的抗癫痫药物的初始剂量和常用的有效剂量。

## 糖皮质激素

糖皮质激素能够缓解许多癌痛综合征的症状，包括骨转移引起的疼痛、来自脊髓压迫或肿瘤浸润神经引起的神经性疼痛、淋巴水肿或肠梗阻引起的疼痛、颅内压升高引起的头痛以及关节痛(Lussier *et al.*，2004)。糖皮质激素的镇痛作用是通过减轻疼痛敏感部位水肿或者是可能通过假性神经递质释放而发挥作用(Mitra and Jones，2012)。目前，暂没有关于不同剂量糖皮质激素在镇痛效力、效能和剂量反应关系方面的研究。地塞米松因理论上具有弱盐皮质激素作用的优势，而常被用于临床，此外强的松或甲强龙也常在临床使用(Lussier *et al.*，2004)。激素的使用剂量各不相同。地塞米松常常在小剂量(2~12 mg/d)即产生镇痛效果。对于功能受损而疼痛急剧加重的患者，强烈推荐短时间内使用高剂量糖皮质激素(Knotkova and Pappagallo，2007)。但同时应警惕胃肠道出血、严重消化不良和念珠菌病感染的风险。对于伴有谵妄、感染及血糖水平控制不佳情况的患者应避免使用糖皮质激素。当糖皮质激素无效时，应逐渐减少用药剂量。

## 双磷酸盐类药物、狄诺塞麦和降钙素

双磷酸盐最初用于治疗癌症引起的高钙血症。在治疗骨源性疼痛，尤其是伴随骨转移(Amadori *et al.*，2013)和多发性骨髓瘤(Morgan *et al.*，2010；Morgan *et al.*，2012)时，同样有效。可有效治疗恶性骨痛的双磷酸盐有唑来膦酸和帕米膦酸二钠。在治疗骨相关性事件中，与其他双磷酸盐相比较，最常用的是唑来膦酸(Lipton *et al.*，2002；Rosen *et al.*，2004)。狄诺塞麦是一种新型的人单克隆抗体，通过与核因子κB配体的激活受体(receptor activator of nuclear factor kappa B ligand，RANKL)相结合，抑制骨吸收而起作用。狄诺塞麦可预防肿瘤骨转移并缓解骨痛(Fizazi *et al.*，2011；Scott and Muir，2011；von Moos *et al.*，2013)。近期，一项纳入多项RCTs的系统综述分析发现，狄诺塞麦在治疗骨痛和降低骨痛进展方面优于唑来膦酸(von Moos *et al.*，2013)。

降钙素治疗急性骨质疏松性骨折引起的骨痛是有效的，而对于慢性骨折却无效(Blau and Hoehns，2003；Knopp *et al.*，2005；Knopp-Sihota *et al.*，2012)。对于癌症患者骨痛的治疗证据较弱(Szanto *et al.*，1992)。因椎管狭窄导致的神经源性跛行患者使用降钙素并不能从中获益(Podichetty *et al.*，2004；Coronado-Zarco *et al.*，2009)。降钙素的使用方法有鼻内喷雾、直肠栓剂、皮下和静脉注射。最常见的副作用是恶心和皮肤过敏。

**表6　抗癫痫药常见不良反应及存在潜在相互作用的药物**

| 药物 | 不良反应 | 注意事项 | 存在潜在相互作用的药物 |
|---|---|---|---|
| 加巴喷丁 | 嗜睡、头晕、共济失调、体重增加、外周性水肿、消化不良、白细胞减少症 | 老年和肾功能不全者减少剂量；孕妇慎用 | 抗酸剂、萘普生、可增强阿片类药物作用、乙醇 |
| 普瑞巴林 | 头晕、嗜睡、外周性水肿、弱视、口干、共济失调性头痛、意识混乱、腹泻 | 老年和肾功能不全者减少剂量；孕妇慎用 | 可增强阿片类药物作用、乙醇、苯二氮卓类药 |
| 拉莫三嗪 | 嗜睡、头晕、共济失调、复视、头痛、意识混乱、恶心和抑郁、Stevens-Johnson综合征/严重皮疹(严重警告)、骨髓抑制、胰腺炎和肝毒性 | 合并使用丙戊酸，口服避孕药，或合并有肝、肾疾病患者减少剂量使用，出现皮疹征象时停止使用；注意致畸情况 | 利福平、卡马西平、乙琥胺、奥卡西平、苯巴比妥、苯妥英、乙醇、洛匹那韦、利托那韦、哌咪清、乙胺嘧啶/磺胺多辛、甲氧苄氨嘧啶、磺胺甲恶唑 |
| 托吡酯 | 嗜睡、头晕、共济失调、焦虑、言语混乱、反应迟缓、视力异常、记忆困难、感觉异常和复视、胰腺炎、肝毒性、肾结石、骨软化、骨质疏松、发热、贫血、白细胞减少、精神错乱 | 可能引起代谢性酸中毒，肝、肾疾病时减少剂量使用；致畸情况 | 碳酸酐酶抑制剂、口服避孕药、苯妥英、丙戊酸、卡马西平、地高辛、二甲双胍、锂盐、阿米替林、利培酮 |
| 奥卡西平 | 头晕、嗜睡、复视、疲劳、恶心、呕吐、共济失调、视力异常、腹痛、震颤、消化不良、血管性水肿、白细胞减少症、Stevens-Johnson综合征、低钠血症、肝酶升高 | 合并肾脏疾病患者减少剂量使用，出现皮疹、畸形征象停止使用 | 氨氯地平、阿托伐他汀、钙通道阻滞剂、口服避孕药、克拉霉素、苯妥英钠、丙戊酸、卡马西平、苯巴比妥 |
| 噻加宾 | 头晕、乏力、嗜睡、恶心、紧张不安、易激惹、震颤、腹痛、注意力不集中、癫痫(非癫痫患者)、严重皮疹 | 合并肝疾病患者减少剂量使用；注意非癫痫患者；注意致畸情况；避免突然停药 | 乙醇、乙琥胺、哌咪清、卡马西平、苯妥英钠、苯巴比妥 |
| 左乙拉西坦 | 嗜睡、头痛、乏力、感染、头晕、情绪不稳、精神错乱、自杀倾向、白细胞减少症、中性粒细胞减少症、全白细胞减少症、血小板减少症 | 肾脏疾病和老年患者减少剂量使用；避免突然停药；孕妇慎用 | 无 |
| 唑尼沙胺 | 嗜睡、厌食、头晕、头痛、恶心、激动、易激惹 | 磺胺类过敏者避免使用，出现皮疹征象停止使用；注意肝、肾疾病，肾结石患者和致畸情况 | 苯妥英钠、丙戊酸、卡马西平、苯巴比妥、波生坦、中枢神经系统抑制剂、抗胆碱能类药、地尔硫卓、胃复安、蛋白酶抑制剂、利福平 |

本表授权改编自 McDonald and Portenoy (McDonald and Portenoy，2006)。

第三篇

| 表7 抗癫痫药用于控制疼痛的初始剂量和常用有效剂量 | | |
|---|---|---|
| 药物 | 初始剂量 | 常用有效剂量 |
| 加巴喷丁 | 100~300 mg/h | 900~3 600 mg/日<br>分2~3次使用 |
| 普瑞巴林 | 150 mg/日 | 150~300 mg，2次/日 |
| 拉莫三嗪 | 25~50 mg/日 | 200~400 mg/日 |
| 托吡酯 | 25 mg/日 | 200~400 mg/日 |
| 奥卡西平 | 75~150 mg，2次/日 | 150~800 mg，2次/日 |
| 噻加宾 | 4 mg/h | 4 mg，3次/日 |
| 左乙拉西坦 | 250~500 mg，2次/日 | 500~1 500 mg，2次/日 |
| 唑尼沙胺 | 100 mg/日 | 100~200 mg，2次/日 |
| 本表授权改编自McDonald and Portenoy (McDonald and Portenoy，2006)。 | | |

## α-2 肾上腺素能受体激动剂

α-2肾上腺素能药物既往主要用于控制高血压，但是目前临床上该类药物的使用范围已扩展到麻醉、围手术期及术后疼痛管理、镇静、抗焦虑和慢性疼痛综合征管理(Chan *et al.*，2010)。副作用包括低血压、心动过缓和镇静。可乐定、替扎尼定和新型α-2肾上腺素能药物——右美托咪定都是临床上常用的α-2肾上腺素能药物。可乐定和右美托咪定都是选择性α-2肾上腺素能受体激动剂，α-2与α-1(效能)比值分别为200:1和1 620：1 (Lowenthal，1980；Virtanen *et al.*，1988)。因此右美托咪定对α-2受体的选择性大约是可乐定的8倍。关于α-2肾上腺素能受体药物的研究显示，该类药物的作用位点主要集中在脊髓水平(Chan *et al.*，2010)，但是右美托咪定同时具有中枢性和外周性的作用。

可乐定能够提高局麻药和吗啡的镇痛效果，并且可用于术后镇痛。已有充分证据表明可乐定局部使用，尤其是与末梢神经或神经丛阻滞(McCartney *et al.*，2007；Popping *et al.*，2009)、蛛网膜下腔麻醉(Sites *et al.*，2003；Elia *et al.*，2008)，或硬膜外麻醉(Wu *et al.*，2004；Dobrydnjov *et al.*，2005；Farmery and Wilson-MacDonald，2009)合并使用时能够提供很好的术后镇痛效果。与可乐定不同，右美托咪定很少经硬膜外腔或蛛网膜下腔给药，可能原因在于右美托咪定的神经毒性作用(Konakci *et al.*，2008)。研究提示，单独使用右美托咪定能降低吗啡使用量，而且并不增加疼痛程度(Unlugenc *et al.*，2005；Gurbet *et al.*，2006；Dholakia *et al.*，2007)。然而，右美托咪定用于术后镇痛的研究远少于可乐定，因此关于右美托咪定用于术后镇痛的作用还有待进一步研究。

## N-甲基-D-天冬氨酸(N-methyl-D-aspartate，NMDA)受体拮抗剂

目前一些药物研究特别是神经性疼痛机制的研究中，常牵涉到NMDA受体。NMDA拮抗剂具有阻断神经递质受体，进而抑制急性疼痛向慢性疼痛转换的作用，其中被阻断的递质信号是产生慢性疼痛途径所必需的。NMDA拮抗剂能降低阿片类受体药物的耐受性，且可增强阿片类药物的镇痛作用。因剂量依赖性和不良反应(包括眩晕、头晕、疲劳、头痛、噩梦、感觉异常)限制了NMDA受体拮抗剂的应用范围。临床上NMDA阻断剂有氯胺酮、金刚烷胺(一种抗流感病毒药)、美金刚(一种治疗阿尔茨海默病的药物)、右美沙芬(一种止咳药)和美沙酮(一种阿片受体和NMDA受体拮抗剂)。以上各种药物中，只有氯胺酮和右美沙芬两种NMDA拮抗剂目前临床上仍然在用于处理神经性疼痛的应用研究中(Zhou *et al.*，2011)。

氯胺酮是强效NMDA受体拮抗剂，目前主要经口服或静脉途径用于处理慢性局部疼痛综合征(chronic regional pain syndrome，CRPS)和其他一些神经性疼痛。氯胺酮的不良反应有恶心、幻觉、兴奋感、头痛、高血压及肝酶升高(Azari *et al.*，2012)。近期一项关于氯胺酮的系统综述，分析了难治性癌痛治疗情况，结果显示：氯胺酮在治疗难治性癌痛中是一个可行的选择(Bredlau *et al.*，2013)。一项双盲的RCT研究证明，多日连续注射低剂量氯胺酮作为辅助用药与加巴喷丁合并使用，用于控制脊髓损伤术后慢性疼痛是一种安全、有效的方案(Amr，2010)。该研究同时还提示：低剂量氯胺酮与加巴喷丁联用2周后效果优于加巴喷丁与安慰剂联用。有研究还提示鼻内应用氯胺酮治疗神经性疼痛仍然有效(Huge *et al.*，2010)。

右美沙芬、美金刚和金刚烷胺是弱NMDA受体阻断剂，因此，很少有中枢神经系统方面副作用。右美沙芬治疗如糖尿病神经病变引起的神经性疼痛是有效的，而在治疗疱疹后疼痛方面则无效(Sang *et al.*，2002；Thisted *et al.*，2006)。一项小样本的交叉试验结果提示，高剂量(270 mg)右美沙芬对创伤后神经痛具有止痛效果(Carlsson *et al.*，2004)。一项多中心试验将右美沙芬与奎尼丁固定组合(分别是45 mg/30 mg和30 mg/30 mg)的两种方式用于处理糖尿病相关神经性腿痛，结果提示：两种固定剂量组合方式均具有一定的止痛效果(Shaibani *et al.*，2012)。一项设计较好的关于AVP-923的三期临床试验显示，AVP-923具有治疗糖尿病神经病变的潜在作用。AVP-923是氢溴酸右美沙芬活性成分和硫酸奎尼丁酶抑制剂(一种CYP450 2D6抑制剂)的混合物，能够提高右美沙芬的生物利用度(Olney and Rosen，2010)。AVP-923目前获批用于阿尔茨海默病痴呆，但尚未获批用于糖尿病神经病变。

当前，用于治疗痴呆的美金刚，因其作用机制、安全性、严重副作用少、起效时间相对较快的特点，推荐用于神经性疼痛的治疗(Rogers *et al.*，2009)。但是，该药尚未获得临床试验许可，不推荐常规应用于神经性疼痛治疗(Rogers *et al.*，2009)。

Indantadol(V3381)是一种新型口服的NMDA受体拮抗剂和非选择性单胺氧化酶抑制剂，已经在开发作为神经性疼痛的潜在用药(Mattia and Coluzzi，2007)。遗憾的是，二期研究结果显示，该药对糖尿病患者的神经痛无效。

## ω-芋螺毒素

齐考诺肽是一种与自然芋螺毒素等价的人工合成ω-芋螺毒素(Kong and Irwin，2009；Essack *et al.*，2012)。芋螺毒素是一种N型钙通道阻滞剂，主要存在于僧袍芋螺体内，僧袍芋螺是一种食鱼的海洋蜗牛。FDA已经批准齐考诺肽经蛛网膜下腔用于严重的慢性疼痛患者，但前提是患者无法耐受其他处理方法或其他处理方法无效(Pope and Deer，2013)。目前，支持齐考诺肽使用的临床证据有限。齐考诺肽常合并的副作用有精神错乱、头晕、恶心、眼球震颤，因此精神疾病患者禁用。

## 总结

慢性疼痛管理有很多种药物可供选择。正确的全面评估是选择最好的疼痛治疗方案的关键。优化疼痛管理的长期治疗方案，需要综合平衡疗效、不良反应、费用和其他因素。对于控制不佳的慢性疼痛，应重点采取对因治疗。为了平衡疼痛治疗的效果和药物毒性，在阿片类药物滴定完成并且开始使用之后应考虑添加辅助性镇痛药。

除了采用辅助性镇痛药外，其他用于控制疼痛的方法还包括：静脉使用阿片类药物、尝试神经轴索注射和非药物性治疗(保守性治疗可考虑采用一种神经矫正或干扰性的方法治疗如采用神经阻滞)。抗抑郁药和抗癫痫药是目前广泛用于神经性疼痛治疗的两类药物。目前暂没有抗抑郁药与抗痉挛药在疼痛控制方面的头对头的对照研究，因此很难在这两类药中推荐哪一种药作为一线用药。当患者存在某种并发症或其他非疼痛症状时，可能会选择其中一类药作为一线用药。如，疼痛的患者伴随有抑郁时，使用抗抑郁药可以获益；伴随有失眠时，使用镇静药可以获益。已知有相对较高毒性的药物，使用时应从小剂量开始，并在患者对副作用耐受的情况下应对药物进行滴定。如果某一种辅助性药物能提供明显但不完全的止痛效果时，应继续考虑添加另外一种辅助药。充分评估疼痛的第一步应是确认疼痛的性质，然后在需要时使用阿片类药物尽快控制疼痛。下一步才考虑添加辅助性镇痛药。

## 致谢

声明：作者声称无任何利益冲突。

## 参考文献


- Amadori D, Aglietta M, Alessi B, et al. Efficacy and safety of 12-weekly versus 4-weekly zoledronic acid for prolonged


第三篇

treatment of patients with bone metastases from breast cancer (ZOOM): a phase 3, open-label, randomised, non-inferiority trial. Lancet Oncol, 2013, 14: 663-670.

- Amr YM. Multi-day low dose ketamine infusion as adjuvant to oral gabapentin in spinal cord injury related chronic pain: a prospective, randomized, double blind trial. Pain Physician, 2010, 13: 245-249.
- Azari P, Lindsay DR, Briones D, et al. Efficacy and safety of ketamine in patients with complex regional pain syndrome: a systematic review. CNS Drugs, 2012, 26: 215-228.
- Backonja M, Beydoun A, Edwards KR, et al. Gabapentin for the symptomatic treatment of painful neuropathy in patients with diabetes mellitus: a randomized controlled trial. JAMA, 1998, 280: 1831-1836.
- Bendtsen L, Jensen R. Mirtazapine is effective in the prophylactic treatment of chronic tension-type headache. Neurology, 2004, 62: 1706-1711.
- Bennett MI, Simpson KH. Gabapentin in the treatment of neuropathic pain. Palliat Med, 2004, 18: 5-11.
- Blau LA, Hoehns JD. Analgesic efficacy of calcitonin for vertebral fracture pain. Ann Pharmacother, 2003, 37: 564-570.
- Bredlau AL, Thakur R, Korones DN, et al. Ketamine for Pain in Adults and Children with Cancer: A Systematic Review and Synthesis of the Literature. Pain Med, 2013, 14: 1505-1517.
- Burchiel KJ. Carbamazepine inhibits spontaneous activity in experimental neuromas. Exp Neurol, 1988, 102: 249-253.
- Calandre EP, Morillas-Arques P, Molina-Barea R, et al. Trazodone plus pregabalin combination in the treatment of fibromyalgia: a two-phase, 24-week, open-label uncontrolled study. BMC Musculoskelet Disord, 2011, 12: 95.
- Caraceni A, Zecca E, Martini C, et al. Gabapentin as an adjuvant to opioid analgesia for neuropathic cancer pain. J Pain Symptom Manage, 1999, 17: 441-445.
- Caraceni A, Zecca E, Bonezzi C, et al. Gabapentin for neuropathic cancer pain: a randomized controlled trial from the Gabapentin Cancer Pain Study Group. J Clin Oncol, 2004, 22: 2909-2917.
- Carlsson KC, Hoem NO, Moberg ER, et al. Analgesic effect of dextromethorphan in neuropathic pain. Acta Anaesthesiol Scand, 2004, 48: 328-336.
- Chan AK, Cheung CW, Chong YK, et al. Alpha-2 agonists in acute pain management. Expert Opin Pharmacother, 2010, 11: 2849-2868.
- Coronado-Zarco R, Cruz-Medina E, Arellano-Hernández A, et al. Effectiveness of calcitonin in intermittent claudication treatment of patients with lumbar spinal stenosis: a systematic review. Spine (Phila Pa 1976) 2009, 34: E818-E822.
- Davidoff G, Guarracini M, Roth E, et al. Trazodone hydrochloride in the treatment of dysesthetic pain in traumatic myelopathy: a randomized, double-blind, placebo-controlled study. Pain, 1987, 29: 151-161.
- Derry S, Gill D, Phillips T, et al. Milnacipran for neuropathic pain and fibromyalgia in adults. Cochrane Database Syst Rev, 2012, 3: CD008244.
- Dharmshaktu P, Tayal V, Kalra BS, et al. Efficacy of antidepressants as analgesics: a review. J Clin Pharmacol, 2012, 52: 6-17.
- Dholakia C, Beverstein G, Garren M, et al. The impact of perioperative dexmedetomidine infusion on postoperative narcotic use and duration of stay after laparoscopic bariatric surgery. J Gastrointest Surg, 2007, 11: 1556-1559.
- Dobrydnjov I, Axelsson K, Gupta A, et al. Improved analgesia with clonidine when added to local anesthetic during combined spinal-epidural anesthesia for hip arthroplasty: a double-blind, randomized and placebo-controlled study. Acta Anaesthesiol Scand, 2005, 49: 538-545.
- Elia N, Culebras X, Mazza C, et al. Clonidine as an adjuvant to intrathecal local anesthetics for surgery: systematic review of randomized trials. Reg Anesth Pain Med, 2008, 33: 159-167.
- Essack M, Bajic VB, Archer JA, et al. Conotoxins that confer therapeutic possibilities. Mar Drugs, 2012, 10: 1244-1265.
- Farmery AD, Wilson-MacDonald J. The analgesic effect of epidural clonidine after spinal surgery: a randomized placebo-controlled trial. Anesth Analg, 2009, 108: 631-634.
- Fizazi K, Carducci M, Smith M, et al. Denosumab versus zoledronic acid for treatment of bone metastases in men with castration-resistant prostate cancer: a randomised, double-blind study. Lancet, 2011, 377: 813-822.
- Freynhagen R, Muth-Selbach U, Lipfert P, et al. The effect of mirtazapine in patients with chronic pain and concomitant depression. Curr Med Res Opin, 2006, 22: 257-264.
- Geisser ME, Palmer RH, Gendreau RM, et al. A pooled analysis of two randomized, double-blind, placebo-controlled trials of milnacipran monotherapy in the treatment of fibromyalgia. Pain Pract, 2011, 11: 120-131.
- Gilron I, Bailey JM, Tu D, et al. Morphine, gabapentin, or their combination for neuropathic pain. N Engl J Med, 2005, 352: 1324-1334.
- Goldberg DS, McGee SJ. Pain as a global public health priority. BMC Public Health, 2011, 11: 770.
- Gurbet A, Basagan-Mogol E, Turker G, et al. Intraoperative infusion of dexmedetomidine reduces perioperative analgesic

requirements. Can J Anaesth, 2006, 53: 646-652.

- Haanpaa ML, Gourlay GK, Kent JL, et al. Treatment considerations for patients with neuropathic pain and other medical comorbidities. Mayo Clin Proc, 2010, 85: S15-S25.
- Hamer M, David Batty G, Seldenrijk A, et al. Antidepressant medication use and future risk of cardiovascular disease: the Scottish Health Survey. Eur Heart J, 2011, 32: 437-442.
- Han HC, Lee DH, Chunj JM, et al. Characteristics of ectopic discharges in a rat neuropathic pain model. Pain, 2000, 84: 253-261.
- Holliday SM, Plosker GL. Paroxetine. A review of its pharmacology, therapeutic use in depression and therapeutic potential in diabetic neuropathy. Drugs Aging, 1993, 3: 278-299.
- Huge V, Lauchart M, Magerl W, et al. Effects of low-dose intranasal (S)-ketamine in patients with neuropathic pain. Eur J Pain, 2010, 14: 387-394.
- Johnson EM, Whyte E, Mulsant BH, et al. Cardiovascular changes associated with venlafaxine in the treatment of late-life depression. Am J Geriatr Psychiatry, 2006, 14: 796-802.
- Katz J, Pennella-Vaughan J,Hetzel RD, et al. A randomized, placebo-controlled trial of bupropion sustained release in chronic low back pain. J Pain, 2005, 6: 656-661.
- Knopp JA, B. Diner BM, Blitz M, et al. Calcitonin for treating acute pain of osteoporotic vertebral compression fractures: a systematic review of randomized, controlled trials. Osteoporos Int, 2005, 16: 1281-1290.
- Knopp-Sihota JA, Newburn-Cook CV, Homik J, et al. Calcitonin for treating acute and chronic pain of recent and remote osteoporotic vertebral compression fractures: a systematic review and meta-analysis. Osteoporos Int, 2012, 23: 17-38.
- Knotkova H, Pappagallo M. Adjuvant analgesics. Anesthesiol Clin, 2007, 25: 775-786, vi.
- Koesters M, Zhang Y, Ma YC, et al. What can we learn from Chinese randomized controlled trials? A systematic review and meta-analysis of Chinese venlafaxine studies. J Clin Psychopharmacol, 2011, 31: 194-200.
- Konakci S, Adanir T, Yilmaz G, et al. The efficacy and neurotoxicity of dexmedetomidine administered via the epidural route. Eur J Anaesthesiol, 2008, 25: 403-409.
- Kong VK, Irwin MG. Adjuvant analgesics in neuropathic pain. Eur J Anaesthesiol, 2009, 26: 96-100.
- Kudoh A, Katagai H, Takazawa T. Current perception thresholds of patients with long-term administration of maprotiline. Pharmacopsychiatry, 2003, 36: 57-60.
- Lipton A, Small E, Saad F, et al. The new bisphosphonate, Zometa (zoledronic acid), decreases skeletal complications in both osteolytic and osteoblastic lesions: a comparison to pamidronate. Cancer Invest, 2002, 20 Suppl 2: 45-54.
- Lowenthal DT. Pharmacokinetics of clonidine. J Cardiovasc Pharmacol 1980, 2 Suppl 1: S29-S37.
- Lunn MP, Hughes RA, Wiffen PA. Duloxetine for treating painful neuropathy or chronic pain. Cochrane Database Syst Rev, 2009, (4): CD007115.
- Lussier D, Huskey AG, Portenoy RK. Adjuvant analgesics in cancer pain management. Oncologist, 2004, 9: 571-591.
- Masuda R, Itoh M, Suzuki T. Duloxetine for chronic pain management: pharmacology and clinical use. Masui, 2013, 62: 814-821.
- Mattia C, Coluzzi F. Indantadol, a novel NMDA antagonist and nonselective MAO inhibitor for the potential treatment of neuropathic pain. IDrugs, 2007, 10: 636-644.
- McCartney CJ, Duggan E, Apatu E. Should we add clonidine to local anesthetic for peripheral nerve blockade? A qualitative systematic review of the literature. Reg Anesth Pain Med, 2007, 32: 330-338.
- McDonald AA, Portenoy RK. How to use antidepressants and anticonvulsants as adjuvant analgesics in the treatment of neuropathic cancer pain. J Support Oncol, 2006, 4: 43-52.
- Mease PJ, Clauw DJ, Gendreau RM, et al. The efficacy and safety of milnacipran for treatment of fibromyalgia. a randomized, double-blind, placebo-controlled trial. J Rheumatol, 2009, 36: 398-409.
- Mease PJ, Farmer MV, Palmer RH, et al. Milnacipran combined with pregabalin in fibromyalgia: a randomized, open-label study evaluating the safety and efficacy of adding milnacipran in patients with incomplete response to pregabalin. Ther Adv Musculoskelet Dis, 2013, 5: 113-126.
- Mitra R, Jones S. Adjuvant analgesics in cancer pain: a review. Am J Hosp Palliat Care, 2012, 29: 70-79.
- Morello CM, Leckband SG, Stoner CP, et al. Randomized double-blind study comparing the efficacy of gabapentin with amitriptyline on diabetic peripheral neuropathy pain. Arch Intern Med, 1999, 159: 1931-1937.
- Morgan GJ, Davies FE, Gregory WM, et al. First-line treatment with zoledronic acid as compared with clodronic acid in multiple myeloma (MRC Myeloma IX): a randomised controlled trial. Lancet, 2010, 376: 1989-1999.
- Morgan GJ, Davies FE, Gregory WM, et al. Effects of induction and maintenance plus long-term bisphosphonates on bone disease in patients with multiple myeloma: the Medical Research Council Myeloma IX Trial. Blood, 2012,

119: 5374-5383.

- Morillas-Arques P, Rodriguez-Lopez CM, Molina-Barea R, et al. Trazodone for the treatment of fibromyalgia: an open-label, 12-week study. BMC Musculoskelet Disord, 2010, 11: 204.
- Olney N, Rosen H. AVP-923, a combination of dextromethorphan hydrobromide and quinidine sulfate for the treatment of pseudobulbar affect and neuropathic pain. IDrugs 2010, 13: 254-265.
- Pae CU, Park MH, Marks DM, et al. Desvenlafaxine, a serotonin-norepinephrine uptake inhibitor for major depressive disorder, neuropathic pain and the vasomotor symptoms associated with menopause. Curr Opin Investig Drugs, 2009, 10: 75-90.
- Pettersen VL, Zapata-Sudo G, Raimundo JM, et al. The synergistic interaction between morphine and maprotiline after intrathecal injection in rats. Anesth Analg, 2009, 109: 1312-1317.
- Pinsker W. Treatment of headache with bupropion. Headache, 1998, 38: 58.
- Podichetty VK, Segal AM, Lieber M, et al. Effectiveness of salmon calcitonin nasal spray in the treatment of lumbar canal stenosis: a double-blind, randomized, placebo-controlled, parallel group trial. Spine (Phila Pa 1976), 2004, 29: 2343-2349.
- Pope JE, Deer TR. Ziconotide: a clinical update and pharmacologic review. Expert Opin Pharmacother, 2013, 14: 957-966.
- Popping DM, Elia N, Marret E, et al. Clonidine as an adjuvant to local anesthetics for peripheral nerve and plexus blocks: a meta-analysis of randomized trials. Anesthesiology, 2009, 111: 406-415.
- Rice AS, Maton S. Gabapentin in postherpetic neuralgia: a randomised, double blind, placebo controlled study. Pain, 2001, 94: 215-224.
- Rogers M, Rasheed A, Moradimehr A, et al. Memantine (Namenda) for neuropathic pain. Am J Hosp Palliat Care, 2009, 26: 57-59.
- Rosen LS, Gordon DH, Dugan W, et al. Zoledronic acid is superior to pamidronate for the treatment of bone metastases in breast carcinoma patients with at least one osteolytic lesion. Cancer, 2004, 100: 36-43.
- Rowbotham M, Harden N, Stacey B, et al. Gabapentin for the treatment of postherpetic neuralgia: a randomized controlled trial. JAMA, 1998, 280: 1837-1842.
- Sang CN, Booher S, Gilron I, et al. Dextromethorphan and memantine in painful diabetic neuropathy and postherpetic neuralgia: efficacy and dose-response trials. Anesthesiology, 2002, 96: 1053-1061.
- Scott LJ, Muir VJ. Denosumab: in the prevention of skeletal-related events in patients with bone metastases from solid tumours. Drugs, 2011, 71: 1059-1069.
- Semenchuk MR, Sherman S, Davis B. Double-blind, randomized trial of bupropion SR for the treatment of neuropathic pain. Neurology, 2001, 57: 1583-1588.
- Seo HJ, Sohi MS, Patkar AA, et al. Desvenlafaxine succinate: a newer antidepressant for the treatment of depression and somatic symptoms. Postgrad Med, 2010, 122: 125-138.
- Shah TH, Moradimehr A. Bupropion for the treatment of neuropathic pain. Am J Hosp Palliat Care, 2010, 27: 333-336.
- Shaibani AI, Pope LE, Thisted R, et al. Efficacy and safety of dextromethorphan/quinidine at two dosage levels for diabetic neuropathic pain: a double-blind, placebo-controlled, multicenter study. Pain Med, 12012, 3: 243-254.
- Shams ME, Arneth B, Hiemke C, et al. CYP2D6 polymorphism and clinical effect of the antidepressant venlafaxine. J Clin Pharm Ther, 2006, 31: 493-502.
- Simpson DM, Olney R, McArthur JC, et al. A placebo-controlled trial of lamotrigine for painful HIV-associated neuropathy. Neurology, 2000, 54: 2115-2119.
- Sindrup SH, Gram LF, Brøsen K, et al. The selective serotonin reuptake inhibitor paroxetine is effective in the treatment of diabetic neuropathy symptoms. Pain, 1990, 42: 135-144.
- Sindrup SH, Bjerre U, Dejgaard A, et al. The selective serotonin reuptake inhibitor citalopram relieves the symptoms of diabetic neuropathy. Clin Pharmacol Ther, 1992, 52: 547-552.
- Sindrup SH, Bach FW, Madsen C, et al. Venlafaxine versus imipramine in painful polyneuropathy: a randomized, controlled trial. Neurology, 2003, 60: 1284-1289.
- Sites BD, Beach M, Biggs R, et al. Intrathecal clonidine added to a bupivacaine-morphine spinal anesthetic improves postoperative analgesia for total knee arthroplasty. Anesth Analg, 2003, 96: 1083-1088.
- Sultan A, Gaskell H, Derry S, et al. Duloxetine for painful diabetic neuropathy and fibromyalgia pain: systematic review of randomised trials. BMC Neurol, 2008, 8: 29.
- Szanto J, Ady N, Jozsef S. Pain killing with calcitonin nasal spray in patients with malignant tumors. Oncology, 1992, 49: 180-182.
- Tammiala-Salonen T, Forssell H. Trazodone in burning mouth pain: a placebo-controlled, double-blind study. J Orofac Pain, 1999, 13: 83-88.


第三篇

- Thisted RA, Klaff L, Schwartz SL, et al. Dextromethorphan and quinidine in adult patients with uncontrolled painful diabetic peripheral neuropathy: a 29-day, multicenter, open-label, dose-escalation study. Clin Ther, 2006, 28: 1607-1618.
- Unlugenc H, Gunduz M, Guler T, et al. The effect of pre-anaesthetic administration of intravenous dexmedetomidine on postoperative pain in patients receiving patient-controlled morphine. Eur J Anaesthesiol, 2005, 22: 386-391.
- VanMeter SA, Kavanagh ST, Warren S, et al. Dose response of Gabapentin Enacarbil versus placebo in subjects with moderate-to-severe primary restless legs syndrome: an integrated analysis of three 12-week studies. CNS Drugs, 2012, 26: 773-780.
- Ventafridda V, Bonezzi C, Caraceni A, et al. Antidepressants for cancer pain and other painful syndromes with deafferentation component: comparison of amitriptyline and trazodone. Ital J Neurol Sci, 1987, 8: 579-587.
- Virtanen R, Savola JM, Saano V, et al. Characterization of the selectivity, specificity and potency of medetomidine as an alpha 2-adrenoceptor agonist. Eur J Pharmacol, 1988, 150: 9-14.
- von Moos R, Body JJ, Egerdie B, et al. Pain and health-related quality of life in patients with advanced solid tumours and bone metastases: integrated results from three randomized, double-blind studies of denosumab and zoledronic acid. Support Care Cancer, 2013, 21: 3497-3507.
- Vrethem M, Boivie J, Arnqvist H, et al. A comparison a amitriptyline and maprotiline in the treatment of painful polyneuropathy in diabetics and nondiabetics. Clin J Pain, 1997, 13: 313-323.
- Wiffen PJ, Derry S, Moore RA. Lamotrigine for acute and chronic pain. Cochrane Database Syst Rev, 2011, (2): CD006044.
- Wu CT, Jao SW, Borel CO, et al. The effect of epidural clonidine on perioperative cytokine response, postoperative pain, and bowel function in patients undergoing colorectal surgery. Anesth Analg, 2004, 99: 502-509.
- Zakrzewska JM, Chaudhry Z, Nurmikko TJ, et al. Lamotrigine (lamictal) in refractory trigeminal neuralgia: results from a double-blind placebo controlled crossover trial. Pain, 1997, 73: 223-230.
- Zhou HY, Chen SR, Pan HL. Targeting N-methyl-D-aspartate receptors for treatment of neuropathic pain. Expert Rev Clin Pharmacol, 2011, 4: 379-388.



**译　者：**胡宝吉，主治医师，麻醉科，复旦大学附属浦东医院
**审　校：**姚文秀，主任医师、教授，肿瘤内科，四川省肿瘤医院
**终　审：**李萍萍，主任医师、教授，中西医结合科，北京大学肿瘤医院
(译文如与英文原文有异义，以英文原文为准)

# 第八章　外用镇痛药

**Jana Sawynok**

Department of Pharmacology, Faculty of Medicine, Dalhousie University, Halifax, NS, B3H 4R2 Canada

*Correspondence to:* Jana Sawynok, PhD. Department of Pharmacology, Faculty of Medicine, Dalhousie University, 5850 College Street, PO Box 15000, Halifax, NS, B3H 4R2 Canada. Email: jana.sawynok@dal.ca.

## 介绍

痛觉信息的传递涉及多个信号通路，包括感觉神经末梢(感受器)的激活与敏化，痛觉信号传入脊髓背角，痛觉信息向脊髓上水平投射并整合，以及痛觉的下行调控。最近多篇综述总结了起始部分的分子与细胞神经生物学认识上的新进展，涉及传入信号、外周和中枢敏化，及二者对炎症和神经性疼痛的影响(Basbaum *et al.*，2009；Gold and Gebhart，2010；von Hehn *et al.*，2012)。基于此，人们对选择开发以外周为靶向区域产生镇痛的药物展示出极大兴趣(Sawynok，2003；Cairns，2009)。外用镇痛药代表着一类药物制剂，被外用于躯体部位皮肤或特定区域(如口腔)，并激活局部感觉神经末梢或相邻结构以抑制疼痛信号。外用镇痛药有多种剂型(霜剂、凝胶、贴剂)，不同于药物输送至皮肤而作用于中枢神经系统远程靶点的经皮给药系统(如芬太尼和丁丙诺啡贴剂)。局部给药时全身药物浓度低，全身性副作用小，药物之间的相互作用少。作为潜在的单药和复方，因其全身副作用少而受到关注。虽然会发生局部副作用，但总体耐受性良好。有大量数据证明，外用镇痛药可以治疗骨关节炎(Derry *et al.*，2012)和神经性疼痛(Derry *et al.*，2013；Haanpää and Treede，2012；Mick and Correa-Illanes，2012)。

## 神经病理性癌性疼痛及其治疗

肿瘤引起的疼痛很常见且影响生活质量；世界卫生组织镇痛指南推荐选择镇痛类药物和辅助用药进行阶梯止痛治疗(World Health Organization，Analgesics Ladder)。疾病进展(如肿瘤浸润、神经压迫)或治疗如手术、放化疗可引起癌性疼痛(Urch and Dickenson，2008；Lema *et al.*，2010；Fallon，2013)。神经病理性疼痛是指由外周或中枢神经系统的损伤或疾病引起的疼痛(Treede *et al.*，2008)。癌痛具有伤害性或神经病理性的特点，且常为伤害与神经混合性；神经病理性疼痛可发生在多达40%的癌症患者中(Caraceni and Portenoy，1999；Bennett *et al.*，2012)。神经病理性癌痛治疗采用了其他神经病理性疼痛条件下(如带状疱疹后神经痛、糖尿病性神经病变)被证实有效的方法，包括辅助用药如三环类抗抑郁药(如阿米替林、去甲替林)、5-羟色胺和去甲肾上腺素再摄取抑制剂(如度洛西汀、文拉法辛)、加巴喷丁类(加巴喷丁、普瑞巴林)和其他药物(Attal *et al.*，2010；Dworkin *et al.*，2010；Finnerup *et al.*，2010)。越来越多的研究表明这种治疗方式的获益大于风险(Mitra and Jones，2012；Jongen *et al.*，2013)。镇痛药与辅助用药的联合疗法正被探索用于神经病理性癌痛(Arai *et al.*，2010；Bennett，2010)。外用镇痛药常被考虑用于辅助镇痛或联合镇痛(Lussier *et al.*，2004；Mitra and Jones，2012)。虽然仅有少量临床试验使用外用镇痛药治疗癌症相关性神经病理性疼痛，但对其适应证也进行了探索。以下各节将综述癌症治疗相关的外用镇痛药类别。

## 外用镇痛药与癌症治疗

### 利多卡因贴剂

外用5%利多卡因贴剂被批准用于局限性或局灶性外周神经病理性疼痛，并在美国、欧洲、拉美和中东国家注册(Mick and Correa-Illanes，2012)。虽然仅被批准用于带状疱疹后神经痛，但临床试验评价了其对多种疼痛状态的疗效(Mick and Correa-Illanes，2012)。有多达3种贴剂(10 cm × 14 cm，含700 mg利多卡因，5% w/w)被推荐每天最多使用12 h，然后需停用12 h；3%±2%的药物进入循环系统。

少量报道将5%利多卡因贴剂用于癌症患者(表1)。1例个案报道了其用于治疗癌症患者术后疼痛时早期起效，并可以获得持续性缓解(Hans *et al.*，2008)。然而1项前瞻性随机对照试验显示，与安慰剂贴剂相比，5%利多卡因贴剂对癌症患者的持续性术后疼痛并没有明显缓解(Cheville *et al.*，2009)。事实上，这项研究被提前终止，这或许反映了其严格的准入标准。有3项将5%利多卡因贴剂用于癌症患者的回顾性病例系列报道。Fleming和O'Conner (2009)分析了综合癌症治疗情况下的97例患者，发现5%利多卡因贴剂对27%~38%的疱疹后疼痛(N=24)或癌症治疗后疼痛(N=26)部分有效或显效，其中12%为癌症相关性疼痛(N=18)。López Ramírez (2013)分析了15例放疗患者的神经病理性疼痛，发现利多卡因贴剂对80%的病例部分有效或显效；40%的神经病理性疼痛与癌症相关。Kern等人(2013)分析了41例手术、放化疗后神经病理性疼痛患者；73%有较大或很大改善，且64%的案例在合适的情况下减少了全身镇痛药物剂量。在这2项报道中，出现异常性疼痛或痛觉过敏被认为能预测5%利多卡因贴剂对患者的治疗效果 (Kern *et al.*，2013；López Ramírez，2013)。虽然通过癌症患者神经病理性疼痛的对照试验来评价药物的有效性仍面临诸多挑战，但这些病例系列报道的结果提供了有价值的与临床实践相关的实用信息，有必要在这一领域进行设计良好的大型试验。



**表1　5%利多卡因贴剂治疗神经病理性癌痛的临床研究**

| 报道 | 研究设计 | 患者 | 结局 |
|---|---|---|---|
| Hans *et al.*，2008 | 个案报道；转移性胰腺癌减压手术后NeP | N=1 (54岁) | 12小时后疼痛缓解(感觉迟钝、异常性疼痛)；有效镇痛持续数周 |
| Cheville *et al.*，2009 | 前瞻性RCT、双盲、交叉试验；4周治疗，癌症患者持续术后疼痛 | N=21完成第1阶段；N=18完成第2阶段；平均年龄(61.8 ± 9.5)岁 | 利多卡因贴片未显著减少疼痛强度或改变次要终点(但部分患者有改善) |
| Fleming and O'Conner，2009 | 回顾性病例报道；综合癌症中心姑息治疗中的疼痛[2001-2009] | 总计N=97；术后NeP N=26，带状疱疹后神经痛N=24，癌症相关NeP N=18；中位年龄61(范围19~99)岁 | 在35-38%的带状疱疹后神经痛和术后NeP，27%的癌症治疗NeP，12%的癌症相关NeP中考虑镇痛有显效；异常性疼痛者中(>60%)，部分有效或显效占62%；8%因皮肤刺激终止试验 |
| López Ramírez，2013 | 回顾性病例报道；放疗6个月以上癌症患者的NeP[2011] | N=15；40%NeP与癌症相关，60%不相关；中位年龄65.7(范围48~86)岁 | N=8镇痛显效(≥4 VAS单位)，N=4部分有效(≥2 VAS单位)；80%显示有效；7%存在皮肤刺激 |
| Kern *et al.*，2013 | 回顾性病例报道；手术或化疗后NeP，来自2010年德国会议报到；会议前4周报道者应邀报道 | N=41；年龄59.5 ± 13.7岁；疼痛持续(1.8 ± 2.8)年；80%同时服用口服药 | N=20显著改善；N=10非常显著改善；73%改善；N=11无改善或改善不大；62%口服镇痛药剂量减少；异常性疼痛、痛觉过敏和疼痛治疗有潜力(不明确)成为预测治疗成功的指标 |

缩略语：NeP，神经病理性疼痛；RCT，随机对照试验；VAS，视觉模拟评分。

## 外用辣椒素

含低浓度辣椒素(0.025%~0.075%)的外用制剂，尤其是霜剂，被广泛作为非处方药和处方药用于治疗疼痛。最近关于0.075%辣椒素霜治疗神经病理性疼痛的综述引用了数量有限的临床试验，其数据异构(样本大小、疼痛情况)、疗效适中(需要治疗患者数或NNT6.6)，有常见局部皮肤反应(红斑、烧灼感；需受伤害患者数或NNH2.5)(Derry *et al.*，2009；Derry and Moore，2012)。外用低浓度辣椒素霜可作为对一线或二线疗法治疗应答不充分或不能耐受者的二线或三线治疗方法(Attal *et al.*，2010；Dworkin *et al.*，2010；Finnerup *et al.*，2010)。

多项研究探讨了0.025%~0.075%外用辣椒素治疗乳房切除术后疼痛的疗效(表2)。在小样本量开放性试验(N=18~21)中，0.025%辣椒素使57%~68%的受试者在4~8周内疼痛程度减轻≥50%(Watson *et al.*，1989；Dini *et al.*，1993)。在1项安慰剂对照试验(N=25)中，0.075%辣椒素使62%(8/13)的受试者疼痛程度减轻≥50%持续6周以上(Watson and Evans，1992)。在1项纳入52%乳房切除术后患者的更大样本量试验(N=99)中，0.075%辣椒素持续8周使疼痛平均减轻53%(*vs.*安慰剂的17%)(Ellison *et al.*，1997)。在0.025%浓度时，部分患者报告外用辣椒素引起灼痛；而在0.075%浓度时，多数患者报告存在烧灼感(随时间推移下降)(Watson and Evans，1992；Ellison *et al.*，1997)。在后一项研究中，试验组退出试验的情况与安慰剂组相似，60%的受试者首选辣椒素霜(*vs.*19%首选安慰剂)。由于在这2项对照性试验中都使用了惰性安慰剂，人们担心因辣椒素试验组存在烧灼感而失盲。

在过去几年中，高浓度辣椒素贴剂(8%辣椒素w/w)在美国和多个欧洲国家获得批准上市(Haanpää and Treede，2010；McCormack，2010)。使用贴剂30~60分钟，使用部位出现的急性反应(红斑、疼痛、瘙痒、水肿)可通过外用局部麻醉剂和口服止痛药控制。与活性安慰剂贴剂(0.04%辣椒素)相比，运用高浓度辣椒素贴剂可以在带状疱疹后神经痛和HIV远端多发性神经病中发挥长期(超过12周)镇痛作用(Haanpää and Treede，2010；McCormack，2010)。Meta分析显示上述疾病30%~50%疼痛缓解的NNT值分别为7.0~8.8和5.8~11.0，或分别使45%和42%的患者产生有临床意义的疼痛减轻(≥30%) (Derry *et al.*，2012；Mou *et al.*，2013)。然而，由于贴剂的使用大幅减少表皮神经纤维的神经支配，因此长期反复使用存在与表皮神经纤维的神经支配相关的未知风险(Derry *et al.*，2013)。目前尚无高浓度辣椒素贴剂用于癌症的研究报道。

**表2 外用辣椒素治疗肿瘤术后神经病理性疼痛的临床研究**

| 报道 | 研究设计 | 患者 | 结局 |
|---|---|---|---|
| Watson *et al.*，1989 | 开放性研究，0.025%辣椒素治疗4周 | N=18，乳房切除术后疼痛 | 8/14(57%)完成研究者报告疼痛减轻≥50%；在6个月时50%持续疼痛缓解 |
| Dini *et al.*，1993 | 开放性研究，0.025%辣椒素治疗8周 | N=21，乳房切除术后疼痛 | 13/19(68%)报告疼痛减轻(后期不比轻度重)；6/21(29%)有烧灼感 |
| Watson and Evans，1992 | RCT，0.075%辣椒素*vs.*惰性安慰剂，6周 | N=25，乳房切除术后疼痛 | 治疗组8/13(62%)*vs.*安慰剂组3/10(30%)报告疼痛减轻≥50%；92%报告烧灼感 |
| Ellison *et al.*，1997 | RCT，0.075%辣椒素*vs.*惰性安慰剂，8周；交叉试验，最初8周单独分析 | N=99，52%为乳房切除术后疼痛，34%为开胸术后疼痛，14%为其他 | 第8周治疗组平均疼痛减轻53%*vs.*安慰剂组17%；烧灼感常见；交叉试验结束时，60%首选辣椒素*vs.*18%首选安慰剂 |

缩略语：RCT，随机对照试验。

## 外用阿片类药物

阿片类药物通过激活多种阿片受体，外周性作用于痛觉传入神经、免疫细胞和皮肤细胞影响疼痛、炎症和伤口愈合反应(Stein *et al.*，2003；Stein and Machelska，2011；Stein and Küchler，2013)。最初的研究聚焦于外周阿片受体的镇痛作用(Stein *et al.*，2003；Stein and Machelska，2011)。然而新近的体内和体外研究均表明外周阿片受体也可以减轻炎症和组织破坏，因此外周阿片受体成为治疗炎症和促进伤口愈合药物研发的潜在靶点(Stein and Küchler，2013)。

晚期疾病的皮肤病变痛苦、难以治疗，对生活质量产生负面影响(Maida *et al.*，2012)。外用阿片类药物姑息治疗皮肤病变是新兴的研究领域。2009年，1篇关注这一领域的系统综述确定19项相关研究(LeBon *et al.*，2009)。最近，1篇这一领域的综述确定23项研究(3项对照研究、17项病例系列报道、3项病例研究)，报告了外用阿片类药物姑息性治疗疼痛的获益作用(Graham *et al.*，2013)。伤口大小和病因有较大变异，最常见为压迫和恶性来源；研究中使用了各种各样的阿片类药物(海洛因、吗啡、羟考酮、哌替啶、美沙酮)、剂量、给药载体(清得佳水凝胶、水凝胶、新型凝胶制剂)和合并口服用药(Graham *et al.*，2013)。3项额外对照研究发现外用阿片类药物对血管性溃疡无效，推测这反映了其中炎症的参与有限(Graham *et al.*，2013)。部分研究探讨了不同的剂量、使用频率、局部和全身不良反应及使用全身给药的影响，但没有患者应答的报告。总体结果表明外用阿片类药物对伤口炎性疼痛安全有效，其全身吸收发生在安全的水平内。吗啡通过完整的皮肤吸收不明显，但开放性伤口使其屏障功能丧失，对大伤口来说全身吸收可能是一个因素(Farley，2011)。在未来的研究中，对伤口特征的详细报告很重要，以提供更多完整信息判断这一疗法获益与否。系统性和批判性分析方法均认为这一领域需要更多研究，因为研究设计涉及多个变量、对患者自身对照数据使用N-of-1方法，以对治疗方法提供进一步临床指导(LeBon *et al.*，2009；Farley，2011；Graham *et al.*，2013)。

## 研究性药物

作为研究性药物，另外几类药物也被探索以局部给药形式用于多种形式的神经病理性疼痛(Sawynok，2013；Zur，2013)。这包括血管扩张剂、α肾上腺素能类制剂、抗抑郁药、谷氨酸受体拮抗剂、其他中枢作用药物及上述药物的复方。这些药物在不同规模(多数为小样本试验)、多种类型神经病理性疼痛状况、不同剂型中得到研究。越来越多的个案报道描述了对标准口服疗法无效的神经病理性疼痛案例的镇痛，这些在最近的综述中得到了系统的总结(Sawynok，2013；Zur，2013)。

一些研究性外用镇痛药物试验涉及癌症治疗。Barton等人(2011)在1项纳入208位受试者的试验中研究了普鲁兰尼克卵磷脂有机凝胶中含巴氯芬、阿米替林和氯胺酮的复方制剂*vs.*安慰剂外用治疗化疗引起的周围神经病变。第8周时，治疗组感觉评分和运动评分分别高于安慰剂组约0.28(*P*=0.053)、0.38(*P*=0.021)。没有不良毒性反应或全身毒性的证据。Uzaraga等人(2012)在16位受试者中研究了阿米替林、氯胺酮和利多卡因复方治疗放疗引起的神经病理性疼痛。该复方霜剂显著减轻治疗30分钟时的疼痛强度和多种疼痛的性质(如锐痛、灼痛、瘙痒、不适)及治疗2周后的灼痛。该复方霜剂治疗会引起疲劳(32%)和治疗部位刺激感(19%)。虽然上述试验结果被认为是有前景的，但受试者个体需要什么样的最佳浓度、哪些受试者个体能达到最可靠且最佳疗效、以及哪种给药载体最有效目前尚不清楚。其他神经病理性疼痛情况下观察到的也存在这些挑战。

## 口腔黏膜炎的外用止痛药

口腔黏膜炎包括口腔黏膜的急性炎症和溃疡，是化疗或放疗时常发生的副作用。它影响30%在化疗期间或化疗后的患者，及几乎所有造血干细胞移植者或头颈部肿瘤放疗者(Sonis，2007)。口腔黏膜炎症疼痛不仅对经口饮食摄入、保持口腔卫生和生活质量带来负面影响，还导致停药和药物减量。多数中-重度口腔黏膜炎患者需要使用全身性镇痛药(包括阿片类药物)，以及针对口腔溃疡微生物定植菌群的抗菌药物。最近1篇综述对使用抗菌药物、黏膜保护剂、麻醉剂和镇痛药治疗口腔黏膜炎进行了系统评价(Saunders *et al.*，2013)。

多个外用镇痛药对口腔黏膜炎的潜在获益作用。被研究人口腔上皮细胞存在多种阿片受体亚型，暴露于吗啡增加细胞迁移(Charbaji *et al.*，

第三篇

2012)。临床病例报告表明，外用吗啡(浓度为0.08%的凝胶)(Krajnik *et al.*，1999)或美沙酮(5 mg舌下含片粉碎)(Gupta *et al.*，2010)能减轻口腔黏膜炎的疼痛。2项研究，包括1项随机对照试验(randomized controlled trial，RCT)，研究了2%的吗啡漱口水治疗头颈部肿瘤放疗后的口腔黏膜炎的效果(Cerchietti *et al.*，2002；2003)。先导试验(N=10，N=22)报告了2%吗啡的镇痛作用及镇痛的剂量相关效应(2%>1%)(Cerchietti *et al.*，2003)。RCT研究比较了吗啡和“魔力漱口水”(利多卡因、苯海拉明和氢氧化铝镁)；吗啡治疗组患者报告疼痛减少、疼痛持续时间更短、损伤更小及全身性阿片类药物摄入减少，且没有发现不良反应(Cerchietti *et al.*，2002)。最新的口腔黏膜炎治疗指南已将2%吗啡漱口水作为治疗选项(Saunders *et al.*，2013)。

多虑平是一种在神经病理性疼痛治疗中具有外用镇痛作用的三环类抗抑郁药(McCleane，2000)。非对照性研究报道了0.5%多虑平漱口水治疗放化疗引起的口腔黏膜炎，发现反复给药具有起效快、持续时间长、改善疼痛管理效果等强获益效应(Epstein *et al.*，2001；2006；2007；2008)。最近1项纳入155例患者的双盲RCT研究发现，与安慰剂相比，多虑平漱口水(25 mg/5 mL，0.5%)能显著减轻疼痛，在交叉组也显著缓解疼痛(Miller *et al.*，2013)。多虑平耐受性良好，但有更多刺痛/灼痛和异味；比安慰剂更易引起嗜睡。在试验的选择性继续阶段，多数患者(64%)选择继续多虑平治疗(Miller *et al.*，2013)。新近的指南推荐0.5%多虑平漱口水作为口腔黏膜炎治疗的一种新选择(Saunders *et al.*，2013)。

还有使用研究性镇痛药治疗口腔黏膜炎疼痛的其他报道。1项非对照性报告发现以糖果形式给药的口服辣椒素(含辣椒的太妃糖)使11例患者在短期内疼痛减轻(Berger *et al.*，1995)。另1项案例报道称氯胺酮漱口水(20 mg/5 mL，漱口并在1分钟后吐出)非常有效地减轻休息及进食时的口腔疼痛(Slatkin and Rhiner，2003)。虽然这些报道尚不足以纳入指南进行推荐，但确实提供了与经皮外用治疗基本一致的数据(见上文)，这意味着进一步探索治疗口腔黏膜炎的研究性药物很有意义。

## 总结

对癌症患者来说，外用镇痛药的对照试验数量有限，这一背景反映了这是从其他神经病理性疼痛条件下的外推。由于多达40%的癌痛被认为本质上是神经性的，因此这是一个合理的方法。多数信息来源于利多卡因贴剂，回顾性病例报道表明对多数患者有效(部分有效或显效)。研究人员有兴趣确定可能预测对外用镇痛药有效应答的因素，而局部疼痛和疼痛特点正越来越受到关注。外用辣椒素来治疗癌症术后疼痛的对照性试验报道很少，这可能是由于辣椒素引起烧灼感而不能采用盲法所致。至今没有使用高浓度辣椒素贴剂(8%)(在神经病理性疼痛研究中使用0.04%辣椒素作为局部感觉的对照)的报道。越来越多的证据显示，外用阿片类药物对姑息治疗中的皮肤病变有显效，进一步探索这一方法值得鼓励。研究性的外用复方药物在癌症治疗中得到一些探索(可能具有多重作用机制)，但成分和配方的问题仍然是一个挑战。使用外用吗啡和外用多虑平治疗口腔黏膜炎已经有一些有前景的报道，也已纳入新近的治疗指南。外用镇痛药的不良反应(全身、局部)情况总体良好，可被认为是其他疗法的附加疗法；然而，需要监测潜在的不良反应，尤其是对老年人。在癌症治疗中，镇痛药不论是外用于躯体部位皮肤还是口腔，均是一个有前景的领域，值得继续探索。

## 致谢

声明：作者接受了来自EpiCept外用镇痛药相关的批准许可费。

## 参考文献


- Arai YC, Matsubara T, Shimo K, et al. Low-dose gabapentin as useful adjuvant to opioids for neuropathic cancer pain when combined with low-dose imipramine. J Anesth, 2010, 24: 407-410.
- Attal N, Cruccu G, Baron R, et al. EFNS guidelines on the pharmacological treatment of neuropathic pain: 2010 revision. Eur J Neurol, 2010, 17: 1113-1123.
- Barton DL, Wos EJ, Qin R, et al. A double-blind, placebo-controlled trial of a topical treatment for chemotherapy-induced peripheral neuropathy: NCCTG trial N06CA. Support Cancer Care, 2011, 19: 833-841.
- Basbaum AI, Bautista DM, Scherrer G, et al. Cellular and molecular mechanisms of pain. Cell, 2009, 139: 267-284.


第三篇

- Bennett MI. Effectiveness of antiepileptic or antidepressant drugs when added to opioids for cancer pain: systematic review. Palliat Med, 2010, 25: 553-559.
- Bennett MI, Rayment C, Hjermstad M, et al. Prevalence and aetiology of neuropathic pain in cancer patients: a systematic review. Pain, 2012, 153: 359-365.
- Berger A, Henderson M, Nadoolman W, et al. Oral capsaicin provides temporary relief for oral mucositis pain secondary to chemotherapy/radiation therapy. J Pain Symptom Manage, 1995, 10: 243-248.
- Cairns BE. Peripheral Receptor Targets for Analgesia. Novel Approaches to Pain Management. Hoboken, New Jersey: Wiley, 2009.
- Caraceni A, Portenoy RK. An international survey of cancer pain characteristics and syndromes. IASP Task Force on Cancer Pain. Pain, 1999, 82: 263-274.
- Cerchietti LC, Navigante AH, Bonomi MR, et al. Effect of topical morphine for mucositis-associated pain following concomitant chemoradiotherapy for head and neck carcinoma. Cancer, 2002, 95: 2230-2236.
- Cerchietti LC, Navigante AH, Körte MW, et al. Potential utility of the peripheral analgesic properties of morphine in stomatitis-related pain: a pilot study. Pain, 2003, 105: 265-273.
- Charbaji N, Schäfer-Korting M, Küchler S. Morphine stimulates cell migration of oral epithelial cells by delta-opioid receptor activation. Plos ONE, 2012, 7: e42616.
- Cheville AL, Sloan JA, Northfelt DW, et al. Use of a lidocaine patch in the management of postsurgical neuropathic pain in patients with cancer: a phase III double-blind crossover study (NO1CB). Support Care Cancer, 2009, 17: 451-460.
- Derry S, Lloyd R, Moore RA, et al. Topical capsaicin for chronic neuropathic pain in adults. Cochrane Database Syst Rev, 2009, 4: CD007393.
- Derry S, Moore RA. Topical capsaicin (low concentration) for chronic neuropathic pain in adults. Cochrane Database Syst Rev, 2012, 9: CD010111.
- Derry S, Moore RA, Rabbie R. Topical NSAIDs for chronic musculoskeletal pain in adults. Cochrane Database Syst Rev, 2012, 9: CD007400.
- Derry S, Sven-Rice A, Cole P, et al. Topical capsaicin (high concentration) for chronic neuropathic pain in adults. Cochrane Database Syst Rev, 2013, 2: CD007393.
- Dini D, Bertelli G, Gozza A, et al. Treatment of the post-mastectomy pain syndrome with topical capsaicin. Pain, 1993, 54: 223-226.
- Dworkin RH, O' Conner AB, Audette J, et al. Recommendations for the pharmacological management of neuropathic pain: An overview and literature update. Mayo Clin Proc, 2010, 85: S3-S14.
- Ellison N, Loprinzi CL, Kugler J, et al. Phase III placebo-controlled trial of capsaicin cream in the management of surgical neuropathic pain in cancer patients. J Clin Oncol, 1997, 15: 2974-2980.
- Epstein JB, Epstein JD, Epstein MS, et al. Oral doxepin rinse: the analgesic effect and duration of pain reduction in patients with oral mucositis due to cancer therapy. Pain Med, 2006, 103: 465-470.
- Epstein JB, Epstein JD, Epstein MS, et al. Management of pain in cancer patients with oral mucositis: follow-up of multiple doses of doxepin oral rinse. J Pain Symptom Manage, 2007, 33: 111-114.
- Epstein JB, Epstein JD, Epstein MS, et al. Doxepin rinse for management of mucositis pain in patients with cancer: one week follow-up of topical therapy. Spec Care Dentist, 2008, 28: 73-77.
- Epstein JB, Truelove EL, Oien H, et al. Oral topical doxepin rinse: analgesic effect in patients with oral mucosal pain due to cancer or cancer therapy. Oral Oncol, 2001, 37: 632-637.
- Fallon MT. Neuropathic pain in cancer. Brit J Anaes, 2013, 111: 105-111.
- Farley P. Should topical opioid analgesics be regarded as effective and safe when applied to chronic cutaneous lesions? J Pharm Pharmacol, 2011, 63: 747-756.
- Finnerup NB, Sindrup SH, Jensen TS. The evidence for pharmacological treatment of neuropathic pain. Pain, 2010, 150: 573-581.
- Fleming JA, O' Conner BD. Use of lidocaine patches for neuropathic pain in a comprehensive cancer centre. Pain Res Manage, 2009, 14: 381-388.
- Gold MS, Gebhart GF. Nociceptor sensitization in pain pathogenesis. Nat Med, 2010, 16: 1248-1257.
- Graham T, Crocott P, Probst S, et al. How are topical opioids used to manage painful cutaneous lesions in palliative care? A critical review. Pain, 2013, 154: 1920-1928.
- Gupta A, Duckles B, Giordano J. Use of sublingual methadone for treating pain of chemotherapy-induced oral mucositis. J Opioid Manage, 2010, 6: 67-69.
- Haanpää M, Treede RD. Capsaicin for neuropathic pain: Linking traditional medicine and molecular biology. Eur Neurol, 2012, 68: 264-275.
- Hans GH, Robert DN, Van Maldeghem KN. Treatment of an acute severe central neuropathic pain syndrome by topical application of lidocaine 5% patch: a case report. Spinal Cord, 2008, 46: 311-313.
- Jongen JL, Huijsman ML, Jessurun J, et al. The evidence for pharmacologic treatment of neuropathic cancer pain: Beneficial and adverse effects. J Pain Symptom Manage, 2013, 46: 581-590.e1.


第三篇

- Kern KU, Nalamachu S, Brasseur L, et al. Can treatment success with 5% lidocaine medicated plaster be predicted in cancer pain with neuropathic components or trigeminal neuropathic pain? J Pain Res, 2013, 6: 261-280.
- Krajnik M, Zylicz Z, Finlay I, et al. Potential uses of topical opioids in palliative care – report of 6 cases. Pain, 1999, 80: 121-125.
- LeBon B, Zeppetella G, Higginson IJ. Effectiveness of topical administration of opioids in palliative care: A systematic review. J Pain Sympt Manage, 2009, 37: 913-917.
- Lema MJ, Foley KM, Hausheer FH. Types and epidemiology of cancer-related neuropathic pain: the intersection of cancer pain and neuropathic pain. Oncologist, 2010, 15: 3-8.
- López Ramírez E. Treatment of acute and chronic focal neuropathic pain in cancer patients with lidocaine 5% patches. A radiation and oncology department experience. Support Care Cancer, 2013, 21: 1329-1334.
- Lussier D, Huskey AG, Portenoy RK. Adjuvant analgesics in cancer pain management. Oncologist, 2004, 9: 571-591.
- Maida V, Ennis M, Corban J. Wound outcomes in patients with advanced illness. Int Wound J, 2012, 9: 683-692.
- McCleane GJ. Topical doxepin hydrochloride reduces neuropathic pain: a randomized, double-blind, placebo controlled study. Pain Clinic, 2000, 12: 47-50.
- McCormack PL. Capsaicin dermal patch in non-diabetic peripheral neuropathic pain. Drugs, 2010, 70: 1831-1842.
- Mick G, Correa-Illanes G. Topical pain management with the 5% lidocaine medicated plaster-a review. Curr Med Res Opin, 2012, 28: 937-951.
- Miller RC, Leenstra J, Qun R, et al. NO9C6 (Alliance) a phase 3, randomized double-blind study of doxepin rinse versus placebo in the treatment of acute oral mucositis pain in patients receiving head and neck radiation therapy with or without chemotherapy. Int J Radiation Oncology, 2013, 85: abstr 21.
- Mitra R, Jones S. Adjuvant analgesics in cancer pain: a review. Am J Hosp Pall Care, 2012, 29: 70-79.
- Mou J, Paillard F, Turnbull B, et al. Efficacy of Qutenza® (capsaicin) 8% patch for neuropathic pain: A meta-analysis of the Qutenza Clinical Trials Database. Pain, 2013, 154: 1632-1639.
- Saunders DP, Epstein JB, Elad S, et al. Systematic review of antimicrobials, mucosal coating agents, anesthetics, and analgesics for the management of oral mucositis in cancer patients. Support Care Cancer, 2013, 21: 3191-3207.
- Sawynok J. Topical and peripherally acting analgesics. Pharmacol Rev, 2003, 55: 1-20.
- Sawynok J. Topical analgesics for neuropathic pain: Preclinical exploration, clinical validation, future development. Eur J Pain, 2014, 18: 465-481.
- Slatkin NE, Rhiner M. Topical ketamine in the treatment of mucositis pain. Pain Med, 2003, 4: 298-303.
- Sonis ST. Pathobiology of oral mucositis: Novel insights and opportunities. J Support Oncol, 2007, 9: 3-11.
- Stein C, Küchler S. Targeting inflammation and wound healing by opioids. Trends Pharmacol Sci, 2013, 34: 303-312.
- Stein C, Machelska H. Modulation of peripheral sensory neurons by the immune system: implications for pain therapy. Pharmacol Rev, 2011, 63: 860-881.
- Stein C, Schäfer M, Machelska H. Attacking pain at its source: new perspectives on opioids. Nat Med, 2003, 9: 1003-1008.
- Treede RD, Jensen TS, Campbell JN, et al. Neuropathic pain. Redefinition and a grading system for clinical and research purposes. Neurology, 2008, 70: 1630-1635.
- Urch CE, Dickenson AH. Neuropathic pain in cancer. Eur J Cancer, 2008, 44: 1091-1096.
- Uzaraga I, Gerbis B, Holwerda E, et al. Topical amitriptyline, ketamine, and lidocaine in neuropathic pain caused by radiation skin reaction: a pilot study. Support Care Cancer, 2012, 20: 1514-1524.
- Von Hehn CA, Baron R, Woolf CJ. Deconstructing the neuropathic pain phenotype to reveal neural mechanisms. Neuron, 2012, 73: 638-652.
- Watson CP, Evans RJ. The postmastectomy pain syndrome and topical capsaicin: a randomized trial. Pain, 1992, 51: 375-379.
- Watson CP, Evans RJ, Watt VR. The post-mastectomy pain syndrome and the effect of topical capsaicin. Pain, 1989, 38: 177-186.
- World Health Organization. WHO pain ladder. Available online: www.who.int/cancer/palliative/painladder/en/, accessed December 11, 2013.
- Zur E. Topical treatment of neuropathic pain using compounded medications. Clin J Pain, 2013, 30: 73-91.



**译　者：** 肖定洪，主治医师，消化科，上海市嘉定区中医医院

**审　校：** 王　昆，主任医师、教授，疼痛科，天津医科大学附属肿瘤医院

**终　审：** 李萍萍，主任医师、教授，中西医结合科，北京大学肿瘤医院


(译文如与英文原文有异义，以英文原文为准)

第三篇

# 第九章 疼痛微创介入技术

**Nishi Patel[1], James de Courcy[1], Salahadin Abdi[2]**

[1]Department of Pain Medicine, Cheltenham General Hospital, Sandford Road, Cheltenham GL53 7AN, UK; [2]Department Pain Medicine, The University of Texas, MD Anderson Cancer Center, 1515 Holcombe Boulevard, Houston, TX 77030, USA

*Correspondence to:* Salahadin Abdi, MD, PhD, Professor of Anesthesiology and Chairman Department of Pain Medicine. The University of Texas, MD Anderson Cancer Center, 1515 Holcombe Boulevard, Houston, TX 77030, USA. Email: SAbdi@mdanderson.org; Nishi Patel, MBBS, FRCA, Senior Registrar in Pain Medicine and Anaesthesia. Department of Pain Medicine, Cheltenham General Hospital, Sandford Road, Cheltenham GL53 7AN, UK. Email: Nishita.Patel@glos.nhs.uk; James de Courcy, MBBS, FRCA, FFPMRCA, Consultant in Pain Medicine and Anaesthesia. Department of Pain Medicine, Cheltenham General Hospital, Sandford Road, Cheltenham GL53 7AN, UK. Email: James.DeCourcy@glos.nhs.uk.

## 引文

姑息疗法注重控制患者的症状，而并非一定作用于疾病的潜在病因。疼痛是最令人恐惧的症状，约3/4的晚期癌症患者时常经受着多个部位的中-重度疼痛(Grond *et al.*，1996)。

随着WHO癌痛“三阶梯镇痛原则”的推广普及，以及对恰当的多途径综合镇痛的深入理解，癌痛的管理获得了引人注目的优化(Zech *et al.*，1995)。然而即使采用最好的内科系统治疗，仍有5%~14%的患者未能获得充分的疼痛控制(Meuser *et al.*，2001)。近期许多研究指出，以上数据仍可能是保守估计，(意)即存在比预想的更大比例的患者遭受疼痛折磨(Breivik *et al.*，2006；Valeberg *et al.*，2008；Breivik *et al.*，2009)。这直接引导了WHO在原有“三阶梯”基础上增加了第四阶梯的建议(Miguel，2000)：微创介入疗法及技术。本章节聚焦于常用的癌痛微创介入镇痛技术，包括神经阻滞和神经损毁技术，涵盖了硬膜外麻醉、射频消融、冷冻消融以及触发点(痛点)阻滞。

## 姑息治疗患者

中-重度疼痛可有多种方法治疗：系统的止痛药物治疗、抗癌治疗和微创介入治疗。仅少数(约8%~11%)存在难治性疼痛，或由于镇痛药物的副作用而使药物剂量受限的姑息治疗患者需要采用微创介入疗法(Linklater *et al.*，2002)。这类通常被称为“慢性疼痛专家”的患者可考虑选择神经阻滞、消融或局部镇痛。微创介入疗法是尚未获得充分应用的癌痛多途径综合镇痛方案中的重要组成部分，然而，该疗法本身可能给患者带来不适、痛苦感，且可能产生潜在副作用，因此为这类患者实施微创介入治疗时，需要慎重考虑并权衡利弊。

微创介入手术被视为多途径综合镇痛治疗的组成部分，极少单独应用于癌痛患者的镇痛治疗。该疗法可以使患者症状得到有效的改善，同时减少其他镇痛药物的使用剂量及副作用(Eidelman *et al.*，2007)。大部分癌痛患者需要使用大剂量的阿片类药物镇痛，此过程中必须进行细致的动态监护和评估，微创介入术后的药物滴定可防治药物撤退反应以及有效镇痛后的过度镇静。常用的方法是微创介入术后立即将阿片类药物剂量减半，并在手术成功后持续减少药物用量。

阿片类药物撤药可能使患者更清晰地意识到自己的病情处境，并由此产生心理负担。治疗前必须与患者本人及亲属针对治疗的目标以及潜在的药物副作用等实际问题进行沟通讨论，并确保充分的知情同意，沟通结果应有详细的文件记录。

患者频繁发生显著的并发症，可优先考虑实施微创介入手术，记录神经系统检查和实验室血检结果，包括凝血功能、血小板和中性粒细胞计数。然而，对癌痛患者的诊疗操作和治疗风险迥异于非癌人群。这将影响治疗决策(Deer and Krames，2007)、相对禁忌证范畴和知情同意的签署(Chambers，2008)。值得注意的是，一些微创介入疗法并不按药品说明书用药(British Pain Society，2005)。

神经性和骨转移性疼痛通常可以治疗。在姑息治疗中的患者，骨转移是常见的疼痛来源。人们应用微创技术治疗这类患者的兴趣与日俱增。已获得试验成功的微创介入途径包括：CT引导下病灶内注射乙醇，Rowell和Gangi等的病例研究显示，该方法可使70%的患者疼痛缓解得更持久(Rowell，1988；Gangi *et al.*，1994)。

对转移至骨、髋臼等相应区域的癌痛，单独应用射频消融术，或射频消融术联合骨水泥成形术(Munk *et al.*，2009；Thanos *et al.*，2008)和髋臼成形术等微创介入疗法也有获得不同程度镇痛成功的报道。对邻近骶髂关节或髋关节等部位的转移性疼痛进行关节腔内局部注射类固醇药物也有助于缓解疼痛(SIGN，2008)。

椎体转移可能导致剧烈的运动相关性疼痛，放疗或药物治疗通常难以起效。越来越多的这类患者采用经皮椎体强化手术治疗(Burton *et al.*，2005)。该方法是在影像学引导定位后经皮插入导管，向椎体内注入骨水泥甲基丙烯酸甲酯(经皮椎体成形术)。这种手术方式可能优于通过气囊制造空腔再以骨水泥填充膨胀椎体的经皮椎体后凸成形术。一项系统回顾比较了两种术式的疼痛改善缓解率，经皮椎体成形术为87%，改良的经皮椎体后凸成形术可达92%，同时一项包含283例患者的病例研究显示：有86%的经皮椎体后凸成形术患者获得了实质性的无痛状态(Anselmetti *et al.*，2007；Hulme *et al.*，2006)。类似于治疗椎体压缩性骨折的疗法，上述疗法被认为具有稳固骨折间隙及椎体内空隙、干扰瘤体血液供应、放热和细胞毒性损害肿瘤细胞等多种作用机制，这些机制可能是其产生即刻镇痛效果的原因(Gangi *et al.*，2003)。然而，尽管时有骨水泥渗漏的报道，严重的并发症却极少发生。

虽然发生骨水泥渗漏的风险高于经皮椎体后凸成形术，但是经皮椎体成形术耗时更短，可在局麻/镇静下开展，因此更适用于晚期肿瘤患者(SIGN，2008)。椎体侧翼受累导致顽固性疼痛的患者，如果局部形态结构相对完整，推荐考虑经皮椎体成形术(SIGN，2008)。

## 硬膜外手术

### 基本原理

神经阻滞法常用于疼痛医学，从外周末梢神经节到交感神经丛到脊神经根等一系列神经纤维均可成为阻滞靶标。阻滞可单用局部麻醉剂，或复合使用皮质醇，也可联合应用改良的导管植入技术(Vranken *et al.*，2000)。

观察发现，中枢(Simpson，2008；Linklater and Chambers，2008)和外周(Okell and Brooks，2009；Boys *et al.*，1993；Arner *et al.*，1990)神经阻滞均需要持续给予相当大剂量的镇痛剂以达到区域镇痛效果，可能的机理包括降低外周和中枢的敏化作用，通过抑制损伤神经的异位放电以降低局部神经的兴奋性(Johansson and Bennett，1997)。有证据表明皮质醇复合局部麻醉剂有助于延长神经阻滞的持续作用时间(Twycross，1994；Abram，2000)。

更多神经组织的永久阻滞可能采用神经松解剂(6%~12%的苯酚，50%~100%的乙醇)、热疗法(射频热疗镇痛)或冷疗法(冷冻镇痛)(Williams，2003)。这些方法旨在使神经纤维产生瓦勒氏变性，阻断疼痛刺激的传递。数月后痛感可能随损坏的神经纤维再生而再次出现。硬膜外注射局部麻醉剂、类固醇和其他佐剂可有效治疗顽固性癌痛(Tei *et al.*，2008；Buchanan *et al.*，2009)。

“硬膜外类固醇”是指注射皮质类固醇激素(通常混合有局部麻醉剂±佐剂)至硬膜外间隙以缓解疼痛。常用的激素有地塞米松、倍他米松、甲氢化泼尼松(甲强龙)和氟羟氢化泼尼松(曲安奈德)。硬膜外类固醇更常应用于非癌患者治疗，即由颈、胸、腰椎椎间孔传出的神经根型疼痛和椎间盘源性疼痛。在姑息治疗患者中，硬膜外注射皮质醇和局部麻醉剂常用于治疗椎体肿瘤引起的骨痛，多采用单次注射给药，然而并无有力证据证实其有效。

硬膜外途径也常用于区域麻醉和镇痛(±其他佐剂如可乐定)。可通过一个经皮硬膜外导管和一个外部镇痛泵(可持续提供局部麻醉剂数月之久)给药。一项包含了91例患者的病例研究(共接受了137次硬膜外导管植入)表明，中位存活时间为38天(1~1 000天)。58例有症状的患者中，76%的患者疼痛得到充分的缓解，33例有神经病理性疼痛的患者中，73%的患者疼痛得到充分的缓解(Smitt *et al.*, 1998)。一些研究指出，与硬膜外注射相比，鞘内注射阿片类药物或其他药物可能获得更好的镇痛效果(Baker *et al.*, 2004；Bennett *et al.*, 2000)和更低的并发症发生率(Nitescu *et al.*, 1990；Dahm *et al.*, 1998)。由于良好的封装和导管尖端的纤维化包裹，硬膜外导管也具有潜在的止痛效果(Crul and Delhaas，1991；Mercadente，1999)。

## 患者选择

频繁发生显著的并发症，以及易受药物副作用影响的患者可选择硬膜外手术镇痛疗法。对这类患者施行该类诊疗操作的风险同样迥异于非癌人群。禁忌症包括药物过敏、全身感染或穿刺点局部感染、出血性疾病、抗凝治疗后的低凝状态。由于疾病的自然病程，在非癌患者中某些符合硬膜外镇痛绝对适应证的患者因素，在姑息治疗患者中则需要从一个不同的角度去考虑。比如，这类患者获得良好镇痛效果的益处可能高于血肿形成的风险而次于凝血功能障碍的风险。

姑息治疗患者和非癌患者之间存在许多重要差异。首先，恶性肿瘤患者的机体更可能处于一种免疫功能不全和凝血功能障碍的状态。硬膜外麻醉起初更可能是由疗养院而非教学医院或疼痛专科门诊负责实施，因而对患者的监管相对松懈，无菌操作并不严格，尽管如此，发生严重并发症的几率却相当低，并且较之常规处理方式，姑息治疗患者采用硬膜外麻醉更可能获得好的止痛效果(Ballantyne and Carwood，2005)。

## 技术方法

最常用的将类固醇甾体注入硬膜外间隙的途径有三种：经骶途径、经椎间隙途径、经椎间孔途径。经骶管裂孔(通常为骶5椎体的椎板和棘突因发育停滞未能融合而形成的生理性缺陷，偶见于骶4椎体)给药的方式即骶管麻醉。这种麻醉方式最主要的优点是降低了硬膜穿破的风险发生几率，且易于在透视或超声引导下实施。

已发表的文献中，经骶注射皮质类固醇激素多用于腰椎非肿瘤源性的神经根型疼痛。最近的一项研究表明，经骶注射皮质类固醇激素可使56%的癌痛患者获得良好的止痛效果，81%的患者疼痛达到部分缓解(Back and Finlay，2000)。对于腰椎转移性肿瘤患者，经骶途径较经椎间隙或椎间孔途径穿刺更具有显著优势。

实施硬膜外注射最常用的途径是经椎间隙穿刺。操作方法如下：在相邻两个椎体棘突之间，采用图伊针(Tuohy硬膜外穿刺针，16 G或18 G)于中线垂直刺入或旁正中线斜行刺入，当出现阻力落空感，穿刺针所接的含少量空气或生理盐水的针筒内产生负压变化，即为穿刺成功的标准。透视引导下操作可确保穿刺安全，并提高在病灶内或病灶周围注射药物的精准度。

经椎间孔途径通常应当在透视引导下针对某个特殊麻醉平面进行。椎间孔为相邻椎体上下切迹围成的侧向开放的小孔，是脊神经根穿出椎管的通道。经此途径在病灶合适部位给予小剂量类固醇，可降低硬膜穿刺的风险。经椎间隙途径和经椎间孔途径均可用于颈、胸、腰平面的节段性麻醉。然而，经椎间孔途径的颈段麻醉风险高，在大多数病例中并非是必要的麻醉方式。

Manchikanti和他的同事们比较了这三种不同的麻醉实施路径(Manchikanti *et al.*, 1999)，结果表明，经椎间孔途径的效果优于经骶途径。需要指出的是，他使用了盲穿进行经椎间隙穿刺麻醉，而采用了X线透视引导下进行经骶和经椎间孔麻醉。

## 副作用和并发症

硬膜外麻醉的风险主要源于穿刺针的定位和落点，以及与注射药物(造影剂、局部麻醉剂、类固醇、佐剂等)相关的不良反应。穿刺置管所致损伤可引起出血和血肿。硬膜外血肿的发生率为0.02%，凝血功能障碍时血肿形成率更高(RCoA，2009)。潜在的并发症还包括神经损伤、穿破硬脊膜、上胸段硬膜外麻醉所致气胸等。

药物毒性反应发生率较低。注射用药(尤其是造影剂)有发生过敏反应的可能。需要麻醉镇痛的患者中，很少有从未使用过阿片类药物的，因此通常不会遇到硬膜外使用阿片类药物时发生呼吸抑制的情形。药物亦极少引起心血管反应，除非被不慎注射入鞘内。类固醇药物可影响糖尿病患者的血糖水平，因此糖尿病患者用药时应动态监测血糖；类固醇药物兼有致水钠潴留的作用，可能加重患者的心衰症状。

有研究报道经椎间孔行颈、腰丛麻醉后可发生脊髓损伤。穿刺直接损伤脊髓；或类固醇微粒致椎动脉、脊髓根动脉栓塞；或血肿、脓肿压迫脊髓均可能导致脊髓损伤(Tiso *et al.*，2004；Houten and Errico，2002)。

感染作为潜在的重要并发症，在硬膜外导管植入后尤其容易发生。一项研究指出10.8%的患者在植入导管后发生了浅表部位感染(Linklater and Macaulay，2005)。硬膜外间隙感染较少见，发生于2.1%的患者，其中大多数进展为脊髓硬膜外脓肿，需要行椎板切除减压术治疗(Smitt *et al.*，1998)。作者指出，只有对生存期仅剩几个月的晚期癌痛患者，才建议长时间留置硬膜外导管持续镇痛。



## 争议

皮质类固醇混悬剂(微粒型)用于硬膜外注射已有数十年历史，然而已有关节内注射微粒型类固醇后发生栓塞事件的报道，这引发了人们对该剂型不良事件的关注。颈部硬膜外麻醉后，类固醇微粒进入椎动脉或脊髓根动脉分布区域的未知血管可能导致“脊髓前动脉综合征”及梗塞形成。脊髓损伤致卒中和死亡的病例亦有报道(Tiso *et al.*，2004；Houten and Errico，2002；Tripathi *et al.*，2005)。研究显示，常用的类固醇混悬剂如倍他米松、曲安奈德、甲泼尼龙等所含微粒的大小约等于或略大于末梢动脉的口径(Derby *et al.*，2008)。与水溶性地塞米松相比，这些类固醇微粒可形成比红细胞更大的聚合物，因而发生栓塞的风险更高。一项研究在全麻下通过猪的椎动脉注射微粒型和非微粒型类固醇，比较了两者的不良事件发生情况。采用非微粒型类固醇注射的动物并未发生缺血性事件，且复苏过程中无可见的副作用，它们的MRI和组织学检查正常。相反，注射了微粒型类固醇的动物未再苏醒，随后的MRI显示它们的脑干、脊髓水肿，同时组织学检查证实存在局部缺血性改变(Okubadejo *et al.*，2008)。

胸、腰段硬膜外麻醉时，注射微粒型类固醇引发的神经系统并发症主要涉及大前根动脉，其末梢动脉多处于胸椎水平，但有1%的患者可低至L2或L3水平，位于更低节段的可能性极为罕见(Charles *et al.*，2011)。有文献报道经腰椎椎间孔注射微粒型类固醇发生截瘫的案例(Houten and Errico，2002)。

尽管以上大部分数据来源于慢性非癌性疼痛患者的硬膜外麻醉镇痛，在癌性疼痛患者中多半也可推测其使用效果。

务必仔细预防类固醇微粒被注射入椎动脉或脊髓根动脉。颈麻时避免使用微粒型类固醇制剂，而胸腰麻时可去除微粒型类固醇的应用警告，这是明智的。采用X线透视、联合应用数字减影血管造影(digital subtraction angiography，DSA)、使用测试剂量的局部麻醉剂等方法可减少发生灾难性并发症的风险。研究表明，硬膜外注射地塞米松和曲安奈德，疗效没有统计学差异(Dreyfuss *et al.*，2006)。

## 射频消融

射频(Radiofrequency，RF)消融越来越多地应用于治疗癌症患者的骨损害和神经源性疼痛。射频消融的原理是采用一种低能量、高频率(50~500 kHz)的交流电破坏神经组织。在放射显影下将一根电极导管置于神经周围，利用传感测控单元和射频发生器刺激、确定最后目标。电流经过电极与组织，在组织内部产生热效应。通常80 ℃持续90秒完成热消融。再经过一个能够精确控制温度的电极针尖端内的热电偶形成反馈回路。

RF也被用于毁损中枢神经系统。其他区域如三叉神经节的经皮RF脊髓切断术，也被广泛用于三叉神经痛、头颈部癌(Shapshay *et al.*，1980)。RF和冷凝损伤也被用于治疗骨转移性病变(Iannessi *et al.*，2013；Rosenthal and Callstrom，2012；Dupuy *et al.*，2010)。然而目前仍缺乏确切的有效证据。

新近的RF改良技术有脉冲式射频消融术(pulsed radiofrequency，PRF)(Malik and Benzon，2008；Cahana *et al.*，2006)。PRF传导至靶神经的电流不产生明显的加热作用，针尖温度可维持在42 ℃以下以避免神经损伤。简要来说，50 kHz的电流每20 ms以2 Hz的频率呈脉冲式发放，每次毁损时间持续约120秒。间歇期相当长的间隔可使热度冷却消散。PRF不产生组织学损害，因此其作用机理尚不明确。可能的理论包括调节脊髓后角疼痛刺激的交通或改变其下行传导，或选择性地阻断疼痛在C类神经纤维的传导。

一般来说，在清醒患者中实施RF和PRF，先用局部麻醉剂麻醉皮肤，插入电极并沿着电极注射，再进行射频消融。传感测控单元和射频发生器参数分别设为50和2 Hz，以在消融前鉴别靶神经并确定探针位置。PRF和RF的患者耐受性好且极少发生副作用。

没有PRF或RF用于癌痛患者的相关数据发表，但病例研究显示两种技术均可使患者受益(Zeldin and Ioscovich，2008)。胸背根神经节(dorsal root ganglia，DRG)的PRF和RF术均可减轻来源于胸神经丛的疼痛(VanKleef *et al.*，1995)。近来，椎旁神经的PRF术已用于治疗转移性乳腺疾病所致臂丛神经痛(Izzo F *et al.*，2001)。尽管如此，DRG消融不推荐常规应用RF术，因为它可导致显著的神经病变以及伴发的神经性疼痛综合征。

## 冷冻消融

另一种可长期干预神经源性疼痛的方法是冷凝。它有多种名称：冷冻消融术、冷冻剥脱术、冷凝消融。所用设备被称为冷冻探针。其尖端装有加压的一氧化二氮，膨胀后可使探针尖端冷却至-70 ℃，从而使轴突内凝固、冰晶形成。与RF一样，冷冻消融是相当安全的。挫伤、出血、感染的风险很低。永久的神经损伤极为罕见。

## 外周神经阻滞点

通常，癌痛的外周神经阻滞法疗效有限。该方法可产生短期的麻醉镇痛效果，但止痛效果却是通过其他机制获得的。导管植入联合持续的神经丛或其他外周神经阻滞已用于癌痛治疗(Chambers，2008；Vranken *et al.*，2005)。胸腔内植入导管(Myers *et al.*，1993；Amesbury *et al.*，1999)可使麻醉剂通过壁层胸膜扩散至肋间神经，但同时也可能弥散并阻滞位于椎体前背外侧的胸交感神经束。

肋间神经是外周神经松解术的另一靶标，可产生几周至数月的镇痛效果(Wong *et al.*，2007)。缺点是发生神经炎的风险接近30%，尤其在使用高浓度的乙醇时(Doyle，1982)。尽管其临床开展可能少于冷冻消融术，但有一项病案系列显示，化学药品所致神经崩解的止痛效果高于冷冻消融术(Ramamurthy *et al.*，1989)。

## 肌筋膜触发点

肌筋膜触发点是骨骼肌收缩的局限性疼痛激惹区域，普遍存在于癌痛患者。单用局部麻醉剂或联合类固醇药物局部渗透可使疼痛缓解(Han and Harrison，1997)。肉毒杆菌毒素注射以及类似于针灸的空针针刺疗法也被用于触发点钝化。尚无有力证据支持针灸疗法可用于治疗癌性疼痛(Lee *et al.*，2005)。

## 小结

治疗终末期癌症患者的疼痛对疼痛专科医生来说仍是重大挑战。尽管很少有研究着眼于这类患者微创介入镇痛的疗效，微创介入疗法本身却成为了重要且有效的多途径综合镇痛方案的一部分。虽然这类患者的疾病预后较差，但他们从这些技术疗法中获得的益处可能非常有价值。

第三篇

## 致谢

声明：作者声称无任何利益冲突。

## 参考文献


- Abram SE. Neural blockade for neuropathic pain. Clin J Pain，2000，16：S56-S61.
- Amesbury B，O' Riordan J，Dolin S. The use of interpleural analgesia using bupivacaine for pain relief in advanced cancer. Palliat Med，1999，13：153-158.
- Anselmetti GC，Corrao G，Monica PD，et al. Pain relief following percutaneous vertebroplasty：results of a series of 283 consecutive patients treated in a single institution. Cardiovasc Intervent Radiol，2007，30：441-447.
- Arner S，Lindblom U，Meyerson B，et al. Prolonged relief of neuralgia after regional anesthetic blocks. A call for further experimental and systematic clinical studies. Pain，1990，43：287-297.
- Back IN，Finlay IG. Caudal epidural analgesia in palliative care：

a review of case notes. Clinical Medicine and Health Research, 2000. Available online: http://intl-clinmed. netprints.org/cgi/content/full/2000070007v1

- Baker L, Lee M, Regnard C, et al. Evolving spinal analgesia practice in palliative care Palliat Med, 2004, 18: 507-515.
- Ballantyne JC, Carwood CM. Comparative effiacy of epidural, subarachnoid and intracerebroventricular opioids in patients with pain due to cancer. Cochrane Database Syst Rev, 2005, (1): CD005178.
- Bennett G, Serafii M, Burchiel K, et al. Evidence based review of the literature on intrathecal delivery of pain medication. J Pain Symptom Manage, 2000, 20: S12-S36.
- Boys L, Peat SJ, Hanna MH, et al. Audit of neural blockade for palliative care patients in an acute unit. Palliat Med, 1993, 7: 205-211.
- Breivik H, Collett B, Ventafridda V, et al. Survey of chronic pain in Europe: Prevalence, impact on daily life, and treatment. Eur J Pain, 2006, 10: 287-333.
- Breivik H, Cherny N, Collett B, et al. Cancer-related pain: a pan-European survey of prevalence, treatment, and patient attitudes. Ann Oncol, 2009, 20: 1420-1433.
- British Pain Society 2005: The use of drugs beyond licence in palliative care and pain management; ISBN 0-9546703-4-5.
- Buchanan D, Brown E, Millar F. Outpatient continuous interscalene brachial plexus block in cancer related pain. J Pain Symptom Manage, 2009, 38: 629-634.
- Burton AW, Reddy SK, Shah HN, et al. Percutaneous vertebroplasty, a technique to treat refractory spinal pain in the setting of advanced metastatic cancer: a case series. J Pain Symptom Manage, 2005, 30: 87-95.
- Cahana A, Van Zundert J, Macrea L, et al. Pulsed radiofrequency: current clinical and biological literature available. Pain Med, 2006, 7: 411-423.
- Chambers WA. Nerve blocks in palliative care. Br J Anaesth, 2008, 101: 95-100.
- Charles YP, Barbe B, Beaujeux R, et al. Relevance of the anatomical location of the Adamkiewicz artery in spine surgery. Surg Radiol Anat, 2011, 33: 3-9.
- Crul BJ, Delhaas EM. Technical complications during long-term subarachnoid or epidural administration of morphine in terminally ill cancer patients: a review of 140 cases. Reg Anesth, 1991, 16: 209-213.
- Dahm P, Nitescu P, Applegren L, et al. Effiacy and technical complications of long-term continuous intraspinal infusions of opioid and/or bupivacaine in refractory non malignant pain; a comparison between the epidural and intrathecal approach with externalized or implanted catheters and infusion pumps. Clin J Pain, 1998, 14: 4-16.
- Deer T, Krames ES. Polyanalgesic Consensus Conference 2007: Recommendations for the management of pain by intrathecal (intraspinal) drug delivery: Report of an interdisciplinary expert panel. Neuromodulation, 2007, 10: 300-327.
- Derby R, Lee SH, Date ES, et al. Size and aggregation of corticosteroids used for epidural injections. Pain Med, 2008, 9: 227-234.
- Doyle D. Nerve blocks in advanced cancer. Practitioner, 1982, 226: 539-544.
- Dreyfuss P, Baker R, Bogduk N. Comparative effectiveness of cervical transforaminal injections with particulate and nonparticulate corticosteroid preparations for cervical radicular pain. Pain Med, 2006, 7: 237-242.
- Dupuy DE, Liu D, Hartfeil D, et al. Percutaneous radiofrequency ablation of painful osseous metastatses: a multicenter American College of Radiology Imaging Network Trial. Cancer, 2010, 116: 989-997.
- Eidelman A, White T, Swarm RA. Interventional therapies for cancer pain management: important adjuvants to systemic analgesics. J Natl Compr Canc Netw, 2007, 5: 753-760.
- Gangi A, Kastler B, Klinkert A, et al. Injection of alcohol into bone metastases under CT guidance. J Comput Assist Tomogr, 1994, 18: 932-935.
- Gangi A, Guth S, Imbert J, et al. Percutaneous vertebroplasty: indications, technique and results. Radiographics, 2003, 23: e10.
- Grond S, Zech D, Diefenbach C, et al. Assessment of cancer pain: a prospective evaluation of 2266 cancer patients referred to a pain service. Pain, 1996, 64: 107-114.
- Han SC, Harrison P. Myofascial pain syndrome and trigger-point management. Reg Anesth 1997, 22: 89-101.
- Houten JK, Errico TJ. Paraplegia after lumbosacral nerve root block: report of three cases. Spine, J 2002, 2: 70-75.
- Hulme PA, Krebs J, Ferguson SJ, et al. Vertebroplasty and kyphoplasty: a systematic review of 69 clinical studies. Spine, 2006, 31: 1983-2001.
- Iannessi A, Garnon J, Cormier E, et al. Interventional radiology for bone metastases. Bull Cancer, 2013, 100: 1163-1173.
- Izzo F, Thomas R, Delrio P, et al. Radiofrequency ablation in patients with primary breast carcinoma: a pilot study in 26 patients. Cancer, 2001, 92: 2036-2044.
- Johansson A, Bennett GJ. Effect of local methylprednisolone on pain in a nerve injury model. A pilot study. Reg Anesth

第三篇

1997, 22: 59-65.

- Lee H, Schmidt K, Ernst E. Acupuncture for the relief of cancer-related pain: a systematic review. Eur J Pain, 2005, 9: 437-444.
- Linklater GT, Leng ME, Tiernan EJ, et al. Pain management services in palliative care: a national survey. Palliat Med, 2002, 16: 435-439.
- Linklater GT, Macaulay L. Epidural analgesia in advanced cancer patients. Anesth Analg, 2005: 100: 600-601.
- Linklater GT, Chambers WA. Persistent pain relief following epidural analgesia for cancer pain. Anaesthesia, 2008, 63: 1152.
- Malik K, Benzon HT. Radiofrequency applications to dorsal root ganglia: a literature review. Anesthesiology, 2008, 109: 527-542.
- Manchikanti L, Rajgopal RP, Pampati V. Comparison of three routes of epidural steroid injections in low back pain. Pain Digest, 1999, 9: 277-285.
- Mercadente S. Problems of long-term spinal opioid treatment in advanced cancer patients. Pain, 1999, 79: 1-13.
- Meuser T, Pietruck C, Radbruch L, et al. Symptoms during cancer pain treatment following WHO guidelines: a longitudinal follow-up study of symptom prevalence, severity and etiology. Pain, 2001, 93: 247-257.
- Miguel R. Interventional treatment of cancer pain: the fourth step in the World Health Organization analgesic ladder? Cancer Control, 2000, 7: 149-156.
- Munk PL, Rashid F, Heran MK, et al. Combined cementoplasty and radiofrequency ablation in the treatment of painful neoplastic lesions of bone. J Vasc Interv Radiol, 2009, 20: 903-911.
- Myers DP, Lema MJ, de Leon-Casasola OA, et al. Interpleural analgesia for the treatment of severe cancer pain in terminally ill patients. J Pain Symptom Managet, 1993, 8: 505-510.
- Nitescu P, Applegren L, Lindler L. Epidural versus intrathecal morphine-bupivacaine: assessment of consecutive treatments in advanced cancer pain. J Pain Symptom Manage, 1990, 5: 18-26.
- Okell RW, Brooks NC. Persistent pain relief following interscalene analgesia for cancer pain. Anaesthesia, 2009, 64: 25-26.
- Okubadejo GO, Talcott MR, Schmidt RE, et al. Perilsof intravascular methylprednisolone injection into the vertebral artery. An animal study. J Bone Joint Surg Am, 2008, 90: 1932-1938.
- Ramamurthy S, Walsh NE, Schoenfeld LS, et al. Evaluation of neurolytic blocks using phenol and cryogenic block in the management of chronic pain. J Pain Symptom Manage, 1989, 4: 72-75.
- Rosenthal D, Callstrom MR. Critical Review and state of the art in interventional oncology: benign and metastatic disease involving bone. Radiology, 2012, 262: 765-780.
- Rowell NP. Intralesional methylprednisolone for rib metastases: an alternative to radiotherapy? Palliative Medicine, 1988, 2: 153-155.
- Royal College of Anaesthetists (RCoA): National Audit of Major Complications of Central Neuraxial Block in the United Kingdom 2009. Available online: http: //www.rcoa.ac.uk/nap3
- Shapshay SM, Scott RM, McCann CF, et al. Pain control in advanced and recurrent head and neck cancer. Otolaryngol Clin North Am, 1980, 13: 551-560.
- Scottish Intercollegiate Guidelines Network (SIGN). Guideline 106. Control of pain in adults with cancer – a national clinical guideline. November 2008. Available online: www.sign.ac.uk
- Simpson KH. Interventional techniques for pain management in palliative care. Medicine, 2008, 36: 72-74.
- Smitt PS, Tsafka A, Teng-van de Zande F. Outcome and complications of epidural analgesia in patients with chronic cancer pain. Cancer, 1998, 83: 2015-2022.
- Tei Y, Morita T, Nakaho T. Treatment effiiency of neural blockade in specialized palliative care services in Japan. A multi-centre audit study. J Pain Symptom Manage, 2008, 36: 461-467.
- Thanos L, Mylona S, Galani P, et al. Radiofrequency ablation of osseous metastases for the palliation of pain. Skeletal Radiol, 2008, 37: 189-194.
- Tiso RL, Cutler T, Catania JA, et al. Adverse central nervous system sequelae after selective transforaminal block: the role of corticosteroids. Spine J, 2004, 4: 468-474.
- Tripathi M, Nath SS, Gupta RK. Paraplegia after intracord injection during attempted epidural steroid injection in an awake-patient. Anesth Analg, 2005, 101: 1209-1211.
- Twycross R. The risks and benefis of corticosteroids in advanced cancer. Drug Safety, 1994, 11: 163-178.
- Valeberg BT, Rustoen T, Bjordal K, et al. Self-reported prevalence, etiology and characteristics of pain in oncology outpatients. J Pain, 2008, 12: 582-590.
- van Kleef M, Barendse GA, Dingemans WA, et al. Effects of producing a radiofrequency lesion adjacent to the dorsal root ganglion in patients with thoracic segmental pain. Clin J Pain, 1995, 11: 325-332.
- Vranken JH, Zuurmond WW, de Lange JJ. Continuous

brachial plexus block as treatment for the Pancoast syndrome. Clin J Pain, 2000, 16: 749-747.

- Vranken JH, Troost D, Wegener JT, et al. Neuropathological fidings after continuous intrathecal administration of S(+)-ketamine for the management of neuropathic cancer pain. Pain, 2005, 117: 231-235.
- Williams JE. Nerve blocks – chemical and neurolytic agents. In: Sykes N, Fallon MT, Patt RB. eds. Clinical Pain Management. Cancer Pain. New York; Oxford University Press, 2003: 235-244.
- Wong FC, Lee TW, Yuen KK, et al. Intercostal nerve blockade for cancer pain: effectiveness and selection of patients. Hong Kong Med J, 2007, 13: 266-270.
- Zech DF, Grond S, Lynch J, et al. Validation of World Health Organization Guidelines for cancer pain relief: a 10-year prospective study. Pain, 1995, 63: 65-76.
- Zeldin A, Ioscovich A. Pulsed Radiofrequency for Metastatic Pain Treatment. Pain Physician, 2008, 11: 921-922.



**译　者：**朱季香，住院医师，内一科，遂宁市第一人民医院

**审　校：**桂　冰，主任医师、教授，关爱病房，大连市中心医院

**终　审：**刘　巍，主任医师、教授，姑息治疗中心，北京大学肿瘤医院

(译文如与英文原文有异义，以英文原文为准)


第三篇

# 第十章　持续性疼痛的微创介入治疗

**Kyung-Hoon Kim**

Department of Anesthesia and Pain Medicine, School of Medicine, Pusan National University, Yangsan, Korea

*Correspondence to:* Kyung-Hoon Kim, M.D., Ph.D., Professor. Pain Clinic, Pusan National University Yangsan Hospital, Bumeuri, Mulgeumup, Yangsan, Kyungsangnamdo 626-770, Korea. Email: pain@pusan.ac.kr.

## 引言

持续性癌性疼痛分为感受伤害性疼痛和神经病理性疼痛，感受伤害性疼痛由躯体和内脏疼痛组成。持续性癌性疼痛中常见的躯体疼痛是骨转移所致，可通过经皮骨成形术(percutaneous osteoplasty，POP)，包括椎体成形术进行治疗。交感神经切除术后腹水引起的腹痛是一种常见的内脏性疼痛，可通过植入硬膜外注射港进行治疗。神经病理性疼痛常表现为肿瘤转移灶压迫脊髓神经根引起的根性疼痛，可通过内镜手术解除压迫。全身转移引起的混合性疼痛可通过植入性静脉注射港给予镇痛药物减轻疼痛。

微创技术治疗持续性癌性疼痛拓展了姑息治疗中衰竭患者的积极治疗范畴，可替代开放手术，因为开放性手术仅适用于预期寿命3~6个月以上的患者。

## 癌痛的表现形式方式：持续性或突发性疼痛(breakthrough pain，BTP)

癌症患者有持续性或间歇性疼痛。BTP指在基础疼痛上突然加剧或不同程度的反复发作性疼痛。BTP有3种类型：(Ⅰ)突发性疼痛；(Ⅱ)药物剂量不足性疼痛；和(Ⅲ)自发性疼痛(表1)(Fitzgibbon and Chapman，2001)。

## 癌痛的类型：伤害性或神经病理性疼痛

癌性疼痛和其他非恶性慢性疼痛一样，也分为伤害性或神经病理性疼痛。伤害性疼痛包含躯体和内脏疼痛，由已经表现出来的或潜在的非神经组织损伤激活伤害感受器所致。神经病理性疼痛是由于躯体感觉神经系统的损伤或疾病所致(IASP，2011)(表2)。

## 存活期间生活质量和疼痛的介入治疗

微创技术治疗持续性癌性疼痛拓展了寿命有限的衰竭患者姑息治疗中的积极治疗范围。Tokuhashi提出的对肿瘤脊柱转移术前评估的改良评分系统，有助于预测生存期和制定治疗策略(Tokuhashi *et al.*，2005)(表3)。

评估量表(Karnofsky Performance scale，KPS)(远期生活质量评分指数)指数可依据患者的功能障碍进行分类。该指数也可用来比较不同治疗方法的疗效，评估患者的预后。对大多数严重疾病而言，Karnofsky分数越低，则生存质量越差(Karnofsky and Burchenal，1949)(表4)。

## 微创介入方法治疗躯体性疼痛

### POP联合或不联合椎间关节注射

在POP前进行椎间关节阻滞有2个重要的作用：一是可使患者在局麻后能够在POP中平躺，而另一个作用则是通过排除引起腹侧面、腹部、腹股沟和臀部的放射性疼痛，可使术者在多重骨折中确切评估疼痛部位。另外，如果在椎间关节阻

**表1　三种突发性疼痛**

| | | | |
|---|---|---|---|
| 突发性疼痛 | 疼痛与某个事件或活动直接相关 | 卧床、负重、肠蠕动、吞咽运动等 | 能很好的描述和预计疼痛。所以，医生能够预测和预防治疗这种疼痛 |
| 药物剂量不足性疼痛 | 疼痛出现是由于二次给药间隔的时间过长 | 患者疼痛的形式是可以预测的，规律按时定量给药可以防止 | 关键是根据剂量计划表来管理症状 |
| 自发性疼痛 | 疼痛自发性发生而与特殊事件或操作无关 | 由于具有不可预计性和常易消失的特点，这些疼痛的管理更加困难。在这些病例中，辅助的镇痛药有效的缓解疼痛。持久疼痛需要快速起效镇痛药 | 增加时间依赖性阿片肽的剂量常增加这些药物的总的副作用 |

**表2　癌性疼痛类型：感受伤害性或神经病理性疼痛**

| 疼痛类型 | | | 疼痛特点 | 治疗 | |
|---|---|---|---|---|---|
| | | | | 药物治疗 | 介入治疗 |
| 感受伤害性疼痛 | 躯体疼痛 | 浅表 | 界限清楚，定位明确，锐痛 | 对乙酰氨基酚，乙酰水杨酸和非甾体抗炎药物(NSAIDs) | 疼痛点注射 |
| | | 深部 | 界限不明确，定位不明确，钝痛 | | 椎间关节注射，经皮骨成形术 |
| | 内脏疼痛 | | 定位不清，弥漫性钝痛 | 阿片类 | 内脏交感神经切除术，硬膜外输注港植入术 |
| 神经病理性疼痛 | | | 痛觉异常，痛觉过敏和感觉过敏 | 抗惊厥药物和抗抑郁药物 | 躯体交感神经切除术，硬膜外输注港植入术 |

**表3　转移性骨肿瘤预后和治疗策略的术前评估改良评分系统**

| 特点 | 分数 |
|---|---|
| 一般情况(机能状态) | |
| 差(10%~40%) | 0 |
| 中度(50%~70%) | 1 |
| 好(80%~100%) | 2 |
| 脊柱外骨转移灶的数目 | |
| ≥3 | 0 |
| 1~2 | 1 |
| 0 | 2 |
| 椎体转移的数目 | |
| ≥3 | 0 |
| 1~2 | 1 |
| 0 | 2 |

**表3 (续表)**

第三篇

**表3 （续表）**

| 特点 | 分数 |
|---|---|
| 主要内脏器官的转移 | |
| 不可切除 | 0 |
| 可切除 | 1 |
| 无转移 | 2 |
| 癌症的原发部位 | |
| 肺、骨肉瘤、胃、膀胱、食道、胰腺 | 0 |
| 肝脏、胆囊，无法识别 | 1 |
| 其他 | 2 |
| 肾、子宫 | 3 |
| 直肠 | 4 |
| 甲状腺、乳腺、前列腺类癌(良性肿瘤) | 5 |
| 瘫痪状态 | |
| 完全性(Frankel A，B) | 0 |
| 不完全性(Frankel C，D) | 1 |
| 无(Frankel E) | 2 |
| 合计 | |
| 预测预后的标准 | 脊柱转移的治疗策略 |
| 总分0~8；<6月 | 保守治疗或姑息手术 |
| 总分9~11；≥6月 | 姑息手术(单病灶，没有主要内脏器官的转移) |
| 总分12~15；≥1年 | 手术切除 |



**表4 Karnofsky功能状态量表**

| 定义 | 比例(%) | 标准 |
|---|---|---|
| 能够正常活动和工作，无需特殊照顾 | 100 | 正常无症状；无疾病依据 |
| | 90 | 能完成正常的活动；轻微的疾病体征或症状 |
| | 80 | 正常活动费力，有些疾病的体征或症状 |
| 不能工作；能在家生活,能满足个人大部分需求 | 70 | 能自理；不能进行正常活动或主动工作 |
| | 60 | 偶尔需要协助，但是能完成大部分个人需求 |
| | 50 | 明显需要协助和经常需要医疗护理 |
| 不能自理；需要相应的机构或医院护理；疾病可进展迅速 | 40 | 活动障碍；需要特殊照顾和协助 |
| | 30 | 严重活动障碍；有住院指征，并非接近死亡 |
| | 20 | 非常虚弱，需要住院，需要积极支持治疗 |
| | 10 | 濒死状态；病情迅速进展和恶化 |
| | 0 | 死亡 |

滞之前进行椎体成形(percutaneous vertebroplasty，PVP)，则骨水泥将会掩盖病变的椎突关节(Kim *et al.*，2005)。

POP是PVP技术的发展，已被用作非椎骨的脊柱外转移性疼痛的治疗。PVP用于负重椎骨；脊柱外POP常用于非负重扁骨。近年来，骨水泥除了能够用于不规则骨，例如椎体外，也能够安全地用于扁骨(Kim，2011)(表5)。

手术前溶骨损伤性疼痛具有相关部位的疼痛加重病史。疼痛表现为在持续疼痛过程中，出现与运动相关的突发性疼痛，是BTP的一种。体格检查中可发现溶骨性病灶的严重压痛点。X线平片、

**表5　经皮椎体成形术(PVP)和经皮骨成形术(POP)的比较**

| | PVP | POP |
|---|---|---|
| 病灶 | 椎体破坏引起疼痛 | 骨质破坏引起疼痛 |
| 部位 | 不规则骨如椎体 | 所有骨骼包括扁骨 |
| 诱发疼痛 | 负重体位 | 俯卧体位 |
| 相邻关节疼痛 | 椎间关节 | 相连关节 |

骨扫描和三维CT扫描有助于确定转移性溶骨性病灶诊断。

在告知患者POP可能的并发症，包括神经损伤、出血、伤口感染和栓塞等信息后，一定要获得患者签署的知情同意书。肩胛骨和肋骨成形术的还可能引起气胸。而内脏器官损伤则是髂骨和坐骨成形术的另一个并发症。

患者在可透射线的治疗台上取俯卧位，用可调节的充气枕头固定。消毒铺巾后，X线引导下在皮肤上勾画出目的骨结构的外形。勾画另外一条线标示术前X线平片和CT确认的溶骨性骨损伤的部位。将11 G或13 G，10 cm长的骨活检针从最近的穿刺点或体表骨结构标准进针，在X线引导下用骨水泥充填溶骨性损害部位。

治疗过程需要在清醒镇静状态下进行，应用心电图，脉搏氧饱和度仪和无创血压计等进行基本生命体征监测。准备局麻药：1%利多卡因，总量10~20 mL，静脉镇痛药酮洛酸30 mg，芬太尼100 μg。

在确定针的位置后，在确认造影剂没有渗漏进入血管或其他软组织后，注射骨水泥(polymethyl methacrylate，PMMA)，同时后撤骨活检针(Choi *et al.*，2010)。

(Ⅰ)肩胛骨成形术(图1)：肩胛骨骨折使患者不能保持相关的体位。此外，需要在相邻的盂肱关节或肩锁关节和/或肩峰下的关节囊注射；

(Ⅱ)肋骨成形术(图2)：如果病灶位于前肋，患者则取仰卧位；

(Ⅲ)髂骨成形术(图3)：需要相邻的骶髂关节注射；

(Ⅳ)坐骨成形术(图4)：坐骨骨折特点是坐位时疼痛加剧。

(Ⅴ)肱骨和股骨成形术(图5)：肱骨近端POP具有良好的效果，然而，股骨近端POP，在负重后可能会导致不可预测的股骨颈病理性骨折。肱骨近端的POP作为微创技术在姑息治疗中推荐用于治疗顽固的转移性溶骨性疼痛。然而，如果患者的一般情况允许，股骨近端POP可考虑其他选择如开放手术。在进行肱骨成形术时也许需要在相邻盂肱关节盂或肩锁和/或肩峰下关节囊注射。

### 经皮椎体成形术(percutaneous vertebroplasty，PVP)和经皮球囊后凸成形术(percutaneous balloon kyphoplasty，PKP)

(Ⅰ)PVP有两种方法(在表6和图6中有描述)；

(Ⅱ)PVP和PKP之间的比较(如表7所示)。

## 内脏疼痛的微创介入方法

腹部疼痛可分成内脏和躯体疼痛，在发生疼痛时，可单独发生或混合发生。躯体疼痛源自于受到刺激的壁层腹膜，并能精确的定位于腹部特定的部位；而内脏疼痛呈弥漫性，发生在腹腔大部分区域(Mayer and Wong，2010)。因此，化学性交感神经切除术仅对内脏疼痛有效，而植入硬膜外输注港也可用于有腹水的患者，腹水在内脏疼痛的基础上，可引起躯体疼痛。

### 化学性交感神经切除术(表8，图7)

(Ⅰ)腹腔丛和内脏神经：常见的副作用包括一过性低血压、腹泻、背部疼痛伴有感觉迟钝、出血和阳痿(de Courcy，2011)；

(Ⅱ)上腹下丛和腰交感神经链；

(Ⅲ)奇神经节。

### 植入硬膜外输注港

经皮植入硬膜外输注港硬膜外给药(SCAPIFEA)设计用于长期，反复硬膜外腔给予阿片类药物和局麻药。硬膜外输注港可与便携式输液泵连接，根据患者对镇痛的需要调节输注速度。

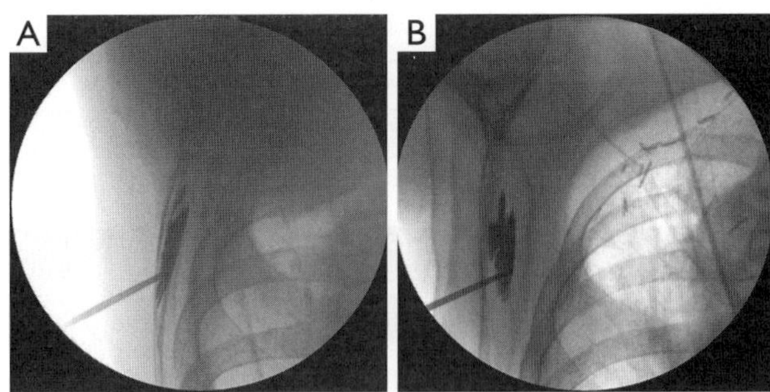


**图1　肩胛骨成形术，骨水泥通过11 G针经右侧肩胛骨侧缘注射入后肋(A：侧面观；B：前后位观)**

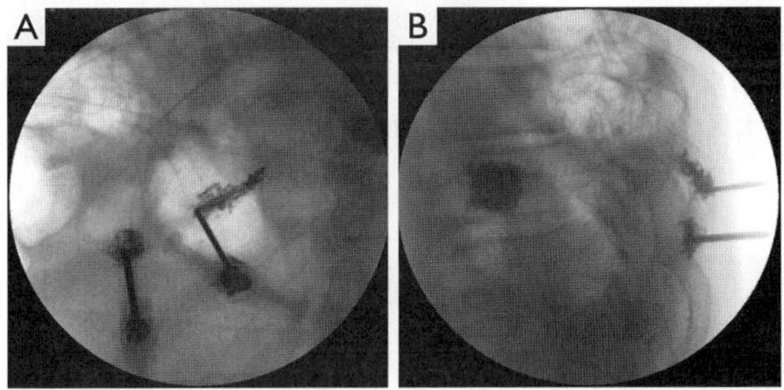


**图2　肋骨成形术，骨水泥经两个13 G针注射入后肋(A：前后位观；B：侧面观)**

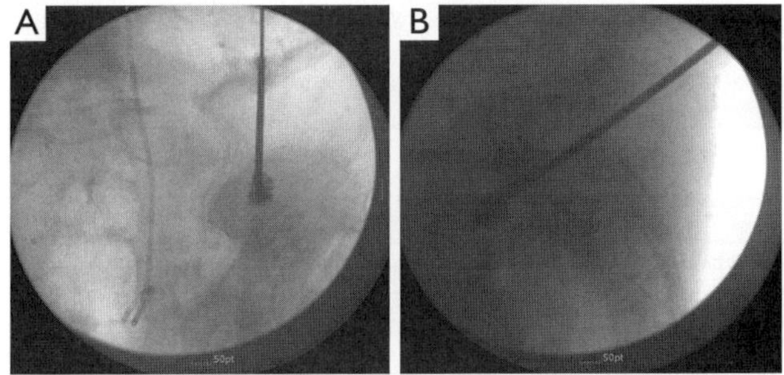


**图3　髂骨成形术。经过髂后上棘用11 G针将骨水泥注射入左侧髂骨(A：前后位观；B：侧面观)**

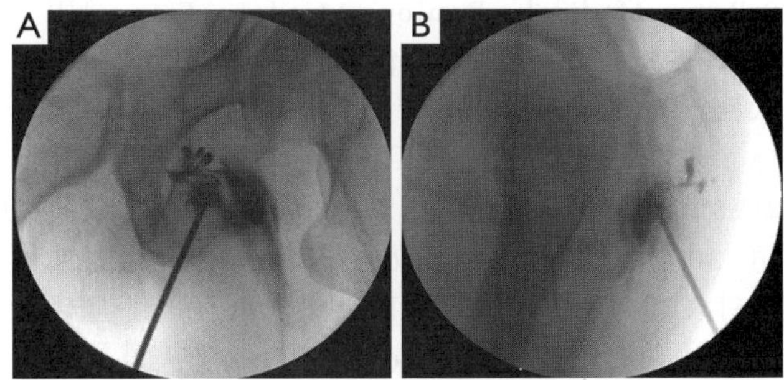


**图4　坐骨成形术。经过坐骨结节用11 G针将骨水泥注射入右侧耻骨(A：前后位观；B：侧面观)**

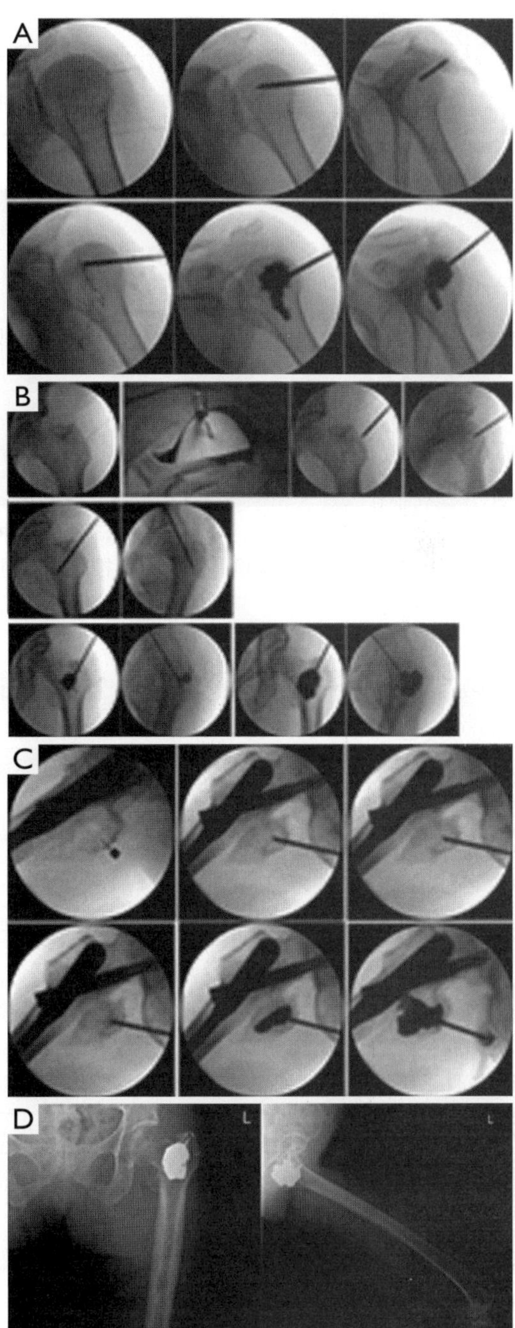


**图5　肱骨和股骨成形术**

A：局部浸润麻醉皮肤和左侧股骨结节骨膜。在前后位和侧位的透视下，将11 G，10 cm长骨活检针在相同的皮肤穿刺点缓慢进针，穿过骨皮质到达溶骨性病灶处的骨髓。造影剂显示渗入血管，应用明胶栓塞后，在前后位和侧位透视下，用10 mL的骨水泥进行填充；B：局部浸润麻醉皮肤和左侧股骨大转子骨膜。在前后位和侧位透视下，将骨活检针从皮肤进针到股骨小转子。用造影剂检查无渗漏后，注入15 mL骨水泥；C：局部浸润麻醉皮肤和右侧股骨小转子骨膜。骨活检针经穿刺点进针到达靶点后，注射10 mL骨水泥，然后拔针；D：很遗憾的是病例B在进行经皮骨成形术21 d后，左侧股骨颈再次骨折。

**表6　经皮椎体成形术2种不同入路**

| 经椎弓根入路 | | 椎弓根外入路 |
|---|---|---|
| 单侧椎弓根入路 | 双侧椎弓根入路 | 如果需要椎弓根螺钉 |

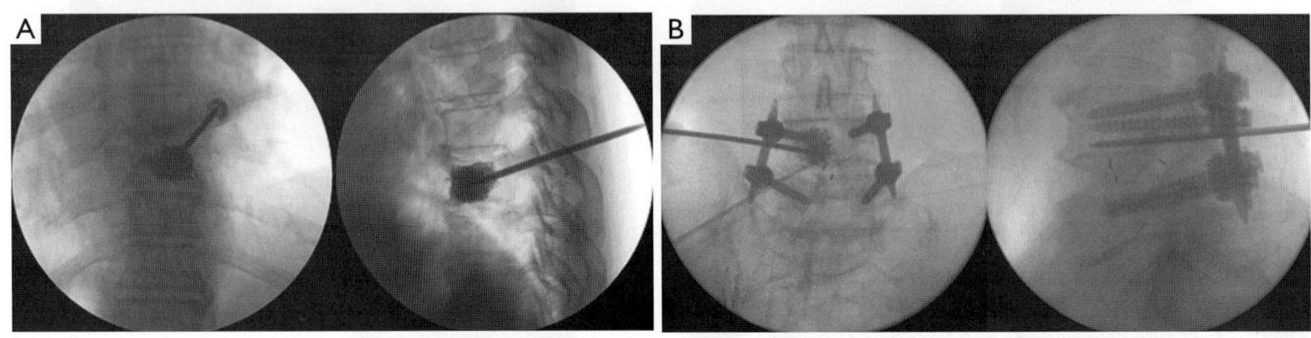


**图6　大多数病例可通过椎弓根完成经皮椎体成形术**

A：溶骨性病灶累及椎弓根的病例，在未累及椎弓根者进行椎体成形术更好；B：然而，对已经插入椎弓根螺钉者，常采用椎弓根外入路。

**表7　经皮椎体成形术(PVP)和经皮球囊后凸成形术(PKP)的比较**

| | PVP | PKP |
|---|---|---|
| 能够重建塌陷椎体椎体椎体 | (−) | (+) |
| 建立大的空腔，充盈大容量骨水泥 | (−) | (+) |
| 能够注入更硬化的骨水泥 | (−) | (+) |
| 骨水泥可能渗漏入硬膜外前间隙 | (+) | (−) |
| 由于骨水泥从骨髓分离可导致再次骨折或疼痛复发 | (−) | (+) |
| 手术时间 | 短 | 长 |
| 费用 | 低 | 高 |

**表8　神经毁损性交感神经阻滞**

| 目标神经丛和神经 | 作用位点 | 内脏性疼痛 | 需要神经破坏药物的剂量(mL) |
|---|---|---|---|
| 腹腔丛和内脏神经 | $T_{12}$和$L_1$ | 上腹部疼痛 | 30~40 |
| 下腹下神经丛和腰交感神经干 | $L_5$和$S_1$ | 下腹部疼痛 | 10~20 |
| 奇神经节 | 骶尾区域 | 直肠和肛阴道疼痛 | 2~4 |

完全植入性鞘内导管和编程的输注泵适于长期使用，而且患者的活动不受限制。然而，选择硬膜外镇痛效果更好，可以同时应用适当剂量的局麻药和阿片类药物治疗神经病理性疼痛，而不同于鞘内镇痛的单纯应用阿片类药物或联合小剂量的局麻药治疗感受伤害性疼痛(Christo and Mazloomdoost，2008)。

在植入术前需要告知早期的并发症，例如穿破硬脊膜、出血、伤口感染和后期并发症，例如导管扭折，阻塞或导管脱出，以及硬膜外脓肿，并获得所有患者的知情同意书。

可植入的输注港系统(Celsite ST 304-19®，B Braun Medical，Boulogne Cedex，France)用于SCAPIFEA。患者取侧卧位，皮肤消毒，采用正中入路方法铺无菌巾。进针点取决于疼痛相应的目标区皮肤水平，通常比目标区的硬膜外后间隙低2或3节段。皮肤麻醉后，将18 GTuohy针与皮肤夹角<30°，应用阻力消失方法向硬膜外后间隙穿刺进针。通过X线侧位观察确认进针深度。一旦确认穿刺针尖的位置，通过Tuohy针放入硬膜外导管。回抽无血或脑脊液后，注入造影剂确定针进入硬膜外腔。注入2%利多卡因和10 ug肾上腺素混合液

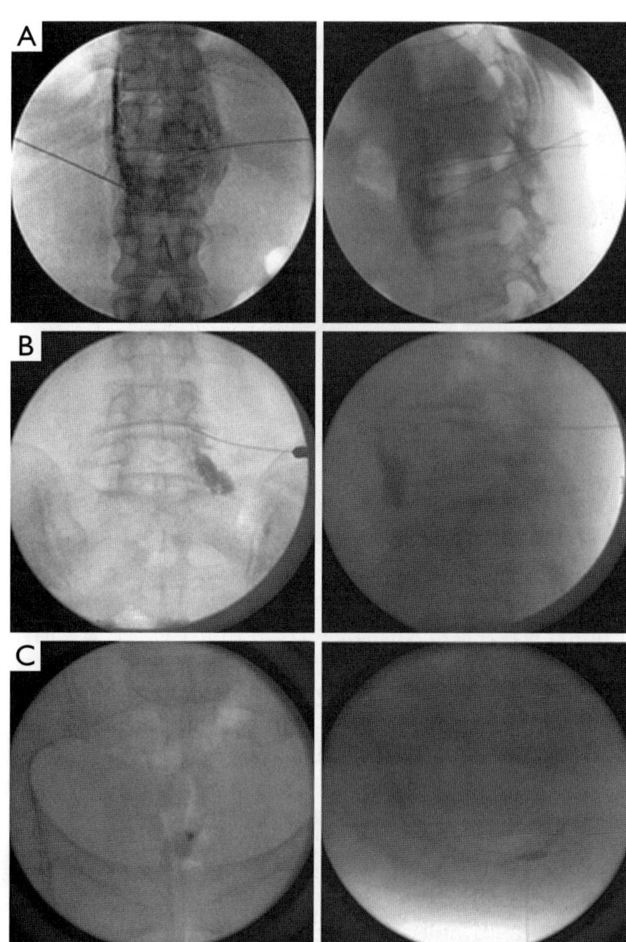

**图7　神经毁损性交感神经切除术治疗内脏疼痛**

A：在胸腰结合水平进行腹腔丛，内脏大神经和肠系膜上神经节神经毁损性阻滞；B：在腰骶结合水平进行上腹下神经丛和肠系膜下神经节毁损性阻滞；C：在骶尾结合水平进行奇神经节毁损性阻滞。

3 mL(1 mg/kg)再次确定无外渗和未注入蛛网膜下腔(Guay，2006)。

将适当容量的(颈到腰皮节容量3~10 mL)1%的利多卡因根据需要阻滞的皮节注入硬膜外腔，用消毒的记号笔画一条假象线，对于胸或腰椎植入者从进针点通过侧面到腹部(对于颈椎植入者，通过颈部到胸前部的锁骨下)，直达植入输注港埋植点。在脐(或锁骨下凹)部位勾画输注港的轮廓。沿硬膜外针穿刺部位做一个皮肤切口，分离切口处皮下组织直达深层肌肉。拔出硬膜外针，保留硬膜外导管后，应用28 cm长的隧道针，并与硬膜外导管连接，制作皮下通道至腹部接近植入的输注港。皮下隧道一般在侧面有一个连接点，因为隧道针不足以从胸椎到达多脂肪的腹部。

在缝合背部和腹侧皮肤切口和包扎伤口后，患者转身呈仰卧位。皮肤麻醉后，在先前所画输注港轮廓的中间部位做一皮肤切口。分离皮下组织直到形成可放入输注港的袋状腔隙。导管的近侧末端经皮下隧道到达输注港植入部位，导管与输注液港连接。将90度角的针插入输注港隔膜，确保硬膜外导管在硬膜外腔的位置，并维持开放和液体流动。应用不可吸收线缝合固定输注港。缝合输注港袋状间隙和导管的插入部位(图8)。

植入系统与便携式自控镇痛泵连接，泵内含有0.2%的罗哌卡因和半量的硫酸吗啡混合液，主要根据以前阿片类药物的等效剂量换算。基本输注速度1 mL/h，冲击剂量1 mL，锁定时间15 min。

## 神经病理性疼痛的微创介入治疗

大多数脊柱转移性疾病发生在椎体，椎体后半部分和/或椎旁区域是最常见的始发部位，以及沿着脊神经通过椎间孔进入脊髓的区域。胸椎是最常见的发病部位(70%)，其次是腰椎(20%)，然后是颈椎(10%)(Klimo and Schmidt，2004)。

脊柱转移性肿瘤的治疗手段包括放疗，手术和化疗。放疗是绝大部分脊柱转移性肿瘤患者的首选治疗方案(Bilsky *et al.*，1999)。

(Ⅰ)诊断和治疗性阻滞和消融；

(Ⅱ)内镜肿瘤切除。

内镜切除胸椎转移性肿瘤，至少做3个入孔，包括内镜孔、操作孔、吸引孔，全麻下术侧肺萎陷，并监测诱导电位和运动诱发电位。

然而，患者俯卧位下，单孔微创内镜下经椎间孔入路进行脊柱手术，不需要肺萎陷和使用右美托咪定和静脉阿片类/非阿片类镇痛药物，且患者能配合监护麻醉均显著改善了虚弱老年癌症患者的手术效果(Joo *et al.*，2012)(图9)。

## 全身疼痛的微创介入治疗

静脉输注港的植入有助于减轻全身转移患者的全身性疼痛。锁骨下静脉比颈内静脉使患者更舒适(图10)。根据疼痛的机制，可通过静脉给予阿片类药物、非甾体抗炎药物(NSAIDs)、氯胺酮、奈福泮和/或咪哒唑仑(表9)。

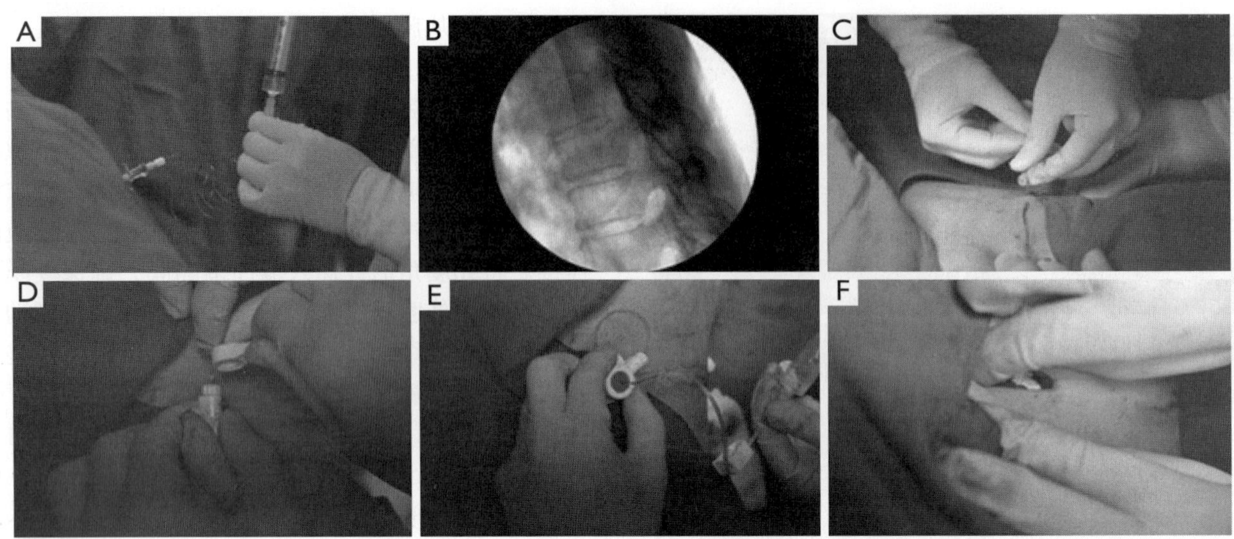


**图8　皮下植入硬膜外输注港的步骤**

A：确定针尖位置后，通过Tuohy针植入硬膜外导管。回吸确认无血液和脑脊液后，注入造影剂；B：造影剂从导管尖端弥散到硬膜外后间隙；C：在制作放置输注港的皮囊后，打通一条皮下隧道杆到达放置输注港植入的部位；D：使用扳手将导管紧密的连接到输注港。防止导管从硬膜外腔脱出的技巧是使连接输注港的皮下导管足够长；E：将一根弯曲90度角的针插入输注港，并确保硬膜外导管在硬膜外腔内的放置，导管开放和液体流动；F：将输注港植入皮囊后，用不可吸收缝线将其固定在筋膜上。缝合输注港放置部位的皮肤切口。



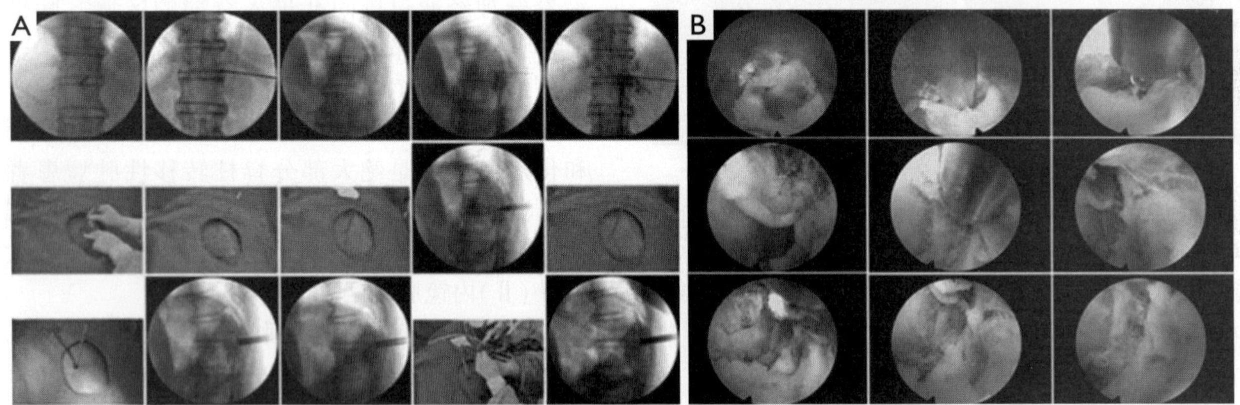


**图9　内镜下肿瘤切除**

A：采用经椎间孔入路放置脊柱内镜的手术中步骤。上排第1到第3张图：斜位，前后位和侧位观。一根6英寸长的18G针在透视下放置入椎间孔，与经椎间孔行T11硬膜外阻滞的相同。上排第4到第5张图：侧位和前后位观：注入造影剂确定针放置在硬膜外后间隙。在这种情况下，造影剂扩散到低于注射水平的硬膜外后间隙和脊神经的远端；然而，造影剂不应扩散到硬膜外前间隙或注射水平以上的硬膜外后间隙。中排第1张图：切口围绕穿刺针周围的皮肤。中排第2张：拔除穿刺针管芯针后，通过穿刺针置入引导丝。中排第3和第4张图：通过引导丝置入扩张器，应用透视确定其位置。中排第5张图：经扩张器插入工作套管。下排第1张：用固定器固定工作套管。下排第2张图：移除扩张器后，在透视侧位观可观察到工作套管与引导丝一起在椎间孔内。下排第3张图：移除引导丝。下排第4张：一个30° 脊柱内镜和2.7 mm的工作通道插入到工作套管内，用于消融和凝固的两极射频系统插入到内镜内。下排第5张图：透视侧位观可见内镜和射频系统的尖端在工作套管内；B：内镜术中观察。上排左侧:肿瘤栓子定位于3点钟到9点钟的位置，而微带血性的浅黄色硬膜外脂肪位于工作管套道内的12点钟位置。上排中间：该病例,在移除肿瘤和硬膜外脂肪后，黄韧带位于从2点钟到9点钟的位置。上排右侧：可看到白色的椎弓根韧带在双极射频系统尖端的右侧。肿瘤栓子隐藏在内镜视野底部3点到9点钟位置。中间左侧图：白色、蜡样、软组织分隔椎间孔韧带，提示是椎体-椎弓根上韧带(superior corporo-pedicular ligament)，由9点位置到视野的中部。由于肿瘤栓子很难鉴别神经结构。中间中部图：应用钳子从后根神经节去除肿瘤栓子。中间由此图：在9点到10点的位置远观椎间孔韧带，从11点到5点位置观察腹根和背根神经节。下部左侧图：肿瘤栓子围绕神经结构的更远观。(下部中部图)在视野底部去除肿瘤后的近观，在背根神经节上可见肿瘤团块。下部右侧图：从1点到7点位置近观可见受压的背根神经节，在远处11点到8点位置可见腹根与背根神经节平行走行。肿瘤团块已经从神经结构中去除。在内镜视野中央，背根神经节和腹侧神经根之间可观察到白色细小的椎间孔韧带。

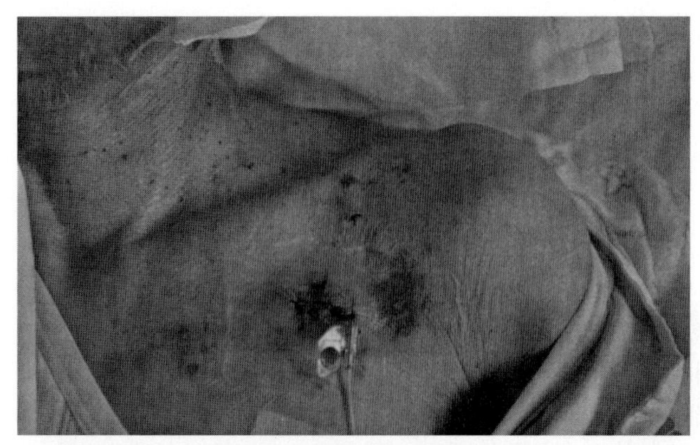

**图10 植入静脉输注港**

金属针在锁骨下静脉穿刺，在透视监测下将导管经头臂静脉植入上腔静脉。将导管留在金属针中，在锁骨下皮肤做一个切口包括针。将带有隔膜的输注港植入皮下间隙。将一90°角的弯针插入隔膜。将患者自控静脉镇痛泵与弯针连接。每次输注/注射后，应用肝素冲洗输注港；如果输注港不规律使用，则每4周进行一次冲洗。

**表9 治疗顽固性癌性疼痛常用的静脉镇痛药**

| 静脉用镇痛药 | 镇痛作用机制 | 起始剂量(mg/d) |
|---|---|---|
| 吗啡 | 阿片类受体激动剂 | 10 |
| 氯胺酮 | NMDA受体拮抗剂 | 25 |
| 奈福泮 | 抑制突触摄取多巴胺、去甲肾上腺素和血清素；抑制钙离子内流，cGMP形成，和NMDA受体依赖性神经毒性从而激活电压敏感性钙离子通道 | 60 |
| 咪哒唑仑 | 增加对GABA受体的抑制作用 | 15 |
| 酮咯酸 | 抗炎、解热、镇痛作用 | 90 |

缩写：NMDA，N-甲基-D-天冬氨酸受体；cGMP，环鸟嘌呤核苷单磷酸；GABA，Y-氨基丁酸。

## 总结

微创技术治疗持续性癌性疼痛拓展了姑息治疗中衰弱患者的积极治疗领域，可替代开放手术，而开放手术仅适于预计寿期超过3~6个月的患者。骨转移引起的持续性躯体癌性疼痛可应用POP进行治疗，包括椎体成形术。持续性内脏疼痛可应用交感神经切除术或有腹水时，应用硬膜外置入性输注港进行治疗。转移性肿瘤压迫脊神经根时引起的持续性病理神经根性疼痛，可在明确诊断后，进行感觉神经阻滞后，经内镜切除。全身转移引起的混合性疼痛可使用植入静脉输注港缓解疼痛。

## 致谢

声明：作者声称无任何利益冲突。

## 参考文献


- Barrenechea IJ, Fukumoto R, Lesser JB, et al. Endoscopic resection of thoracic paravertebral and dumbbell tumors. Neurosurgery, 2006, 59: 1195-1201.
- Bilsky MH, Lis E, Raizer J, et al. The diagnosis and treatment of metastatic spinal tumor. Oncologist, 1999, 4: 459-469.
- Choi HR, Lee PB, Kim KH. Scapuloplasty alleviates scapular pain resulting from lung cancer metastasis. Pain Physician, 2010, 13: 485-491.
- Christo PJ, Mazloomdoost D. Interventional pain treatments for cancer pain. Ann N Y Acad Sci, 2008, 1138: 299-328.
- de Courcy JG. Interventional techniques for cancer pain management. Clin Oncol (R Coll Radiol), 2011, 23: 407-417.
- Fitzgibbon DR, Chapman CR. Cancer pain: assessment and diagnosis. In: Loeser JD. eds. Bonica's management of pain. 3rd ed. Philadelphia: Lippincott William & Wilkins, 2001: 634.
- Guay J. The epidural test dose: a review. Anesth Analg, 2006, 102: 921-929.
- IASP Taxonomy. Available online: http: //www.iasp-pain.org/AM/Template.cfm?Section=Pain_Definitions. Accessed January, 29, 2013.
- Joo YC, Ok WK, Baik SH, et al. Removal of a vertebral metastatic tumor compressing the spinal nerve roots via a single-port, transforaminal, endoscopic approach under monitored anesthesia care. Pain Physician, 2012, 15: 297-302.
- Karnofsky DA, Burchenal JH. The clinical evaluation of chemotherapeutic agents in cancer. In: MacLeod CM. eds. Evaluation of chemotherapeutic agents. New York, NY: Columbia University Press, 1949: 196.
- Kim KH. Preoperative motion-related pain in cancer patients with extraspinal metastases treated by percutaneous osteoplasty. J Anesthe Clin Res, 2011, S1: 1-5.
- Kim TK, Kim KH, Kim CH, et al. Percutaneous


第三篇

vertebroplasty and facet joint block. J Korean Med Sci 2005;20: 1023-1028.

- Klimo P Jr, Schmidt MH. Surgical management of spinal metastases. Oncologist, 2004, 9: 188-196.
- Mayer E, Wong H. Abdominal, peritoneal, and retroperitoneal pain. In: Loeser JD. eds. Bonica's management of pain. 4th ed. Philadelphia: Lippincott William & Wilkins, 2010: 899.
- Tokuhashi Y, Matsuzaki H, Oda H, et al. A revised scoring system for preoperative evaluation of metastatic spine tumor prognosis. Spine, 2005, 30: 2186-2191.

**译　者**：杨成林，主治医师，胸外科，北京大学深圳医院
**审　校**：刘小立，主任医师、教授，疼痛康复科，河北医科大学第四医院
**终　审**：刘　巍，主任医师、教授，姑息治疗中心，北京大学肿瘤医院
(译文如与英文原文有异义，以英文原文为准)

第三篇

# 第十一章　疼痛的神经调控

**AmiLyn M. Taplin[1], Joannalee C. Campbell[2], Howard S. Smith[3], Vikas K. Parmar[1], Julie G. Pilitsis[1,2]**

[1]Department of Neurosurgery, [2]Center for Neuropharmacology and Neuroscience, [3]Department of Anesthesia, Albany Medical College, Albany NY 12208, USA

*Correspondence to:* Julie G. Pilitsis, MD, PhD. MC-10 Department of Neurosurgery, 47 New Scotland Ave, Albany, NY 12208, USA. Email: PilitsJ@mail.amc.edu; AmiLyn M. Taplin. MC-10 Department of Neurosurgery, 47 New Scotland Ave, Albany, NY 12208, USA. Email: taplina@mail.amc.edu; Joannalee C. Campbell. Center for Neuropharmacology and Neuroscience, Albany Medical College, 47 New Scotland Ave, MC-136, Albany NY 12208, USA. Email: campbej1@mail.amc.edu; Vikas K. Parmar. MC-10 Department of Neurosurgery, 47 New Scotland Ave, Albany, NY 12208, USA. Email: parmarv@mail.amc.edu.

## 背景介绍

电刺激技术具有疼痛调节作用，它的发现可追溯到公元前15年左右。当时一个急性痛风跖趾关节炎患者偶然间踩到一条电鳐，他发现电鳐发出的电击能显著缓解疼痛。当今，神经调控是一个蓬勃发展并具有潜能的医学创新领域。国际神经调控协会对神经调控的定义为：利用植入装置使神经系统传导信号发生电或化学变化，进而改善患者的症状和优化生活功能(Sakas *et al.*, 2007)。理论上，神经系统的任何部分受到刺激都可能调节患者的生活功能并改善质量。

神经调控领域的持续进展有赖于生物医学技术多个前沿领域的发展。目前，多数电刺激技术被用于治疗有某些共性基础的疑难病症。脊髓电刺激(spinal cord stimulation，SCS)作为最常见的神经调控技术应用于复杂性区域疼痛综合征(complex regional pain syndrome，CRPS)和背部手术失败后综合征(failed back surgery syndrome，FBSS)。运动皮层刺激(motor cortex stimulation，MCS)和外周神经刺激(peripheral nerve stimulation，PNS)也被用于顽固性疼痛综合征的治疗。在过去，脑深部刺激(deep brain stimulation，DBS)是最常用于类似的目的，但目前大多数是用于运动障碍例如帕金森病(Parkinson's disease，PD)的治疗。

在以前因为价格昂贵和对疾病进展的治疗的不确定性，不推荐疼痛神经调控技术，但对姑息患者能显著缓解症状尤其可以延长其生存时间。这类患者通常器官贮备功能衰竭，难以承受数量庞杂的药物治疗及其交互作用，同时对药物副作用耐受力也降低。因此，应用电刺激技术可能使这类患者受益。

在本章节，我们探讨了神经调控对姑息患者潜在应用的临床前(基础医学及动物模型)和临床数据。我们讨论电刺激的主要方式(DBS、MCS、SCS和PNS)，检查目前使用情况，评估其对疼痛的显著效果，帮助那些具有难治性症状的虚弱终末期患者。

## DBS

DBS因其对运动障碍特别是对帕金森病及来源于丘脑底核(subthalamic nucleus，STN)和丘脑腹中间核的特发性震颤的治疗效果而为大家所知。DBS的作用机制显然值得继续调查研究，但其临床疗效却非常显著。大多数数据显示50%~80%的患者运动功能有所改善，而药物应用可减量30%~70%。

以前，DBS通常用于慢性疼痛的治疗。大多数研究分别探讨其对神经性和伤害性疼痛的影响(Levy *et al.*，2010)。两个DBS治疗疼痛的随机对照临床试验(randomized clinical trials，RCTs)表明，在同一人群中DBS对疼痛的改善与对照组相比无统计学差异。但其临床应用证实，在某些顽固性疼痛的个体DBS还是有效的。其对癌痛患者应用的文献极为有限(表1)。但我们所得到的数据显示至少有10%~15%癌痛及相关疼痛患者无法通过传统的镇痛药和阿片类药物达到适当的疼痛控制。DBS可以提供一个更好的替代方式，对目前标准治疗无效的(具有伤害性和神经性疼痛的)患者进行疼痛管理。同时应注意DBS对疼痛的治疗还没有明确的适应证。

在过去的经典位点(图1A，B)是丘脑腹后外侧核和内侧核(ventral posterior lateral/ventral posterior medial，VPL/VPM)以阻滞传入神经痛(Hosobuchi *et al.*，1973)和针对伤害性疼痛的中脑导水管周围灰质/脑室周围灰质(periaqueductal gray/periventricular gray，PAG/PVG)(Hosobuchi *et al.*，1977)。对下丘脑后部的DBS研究表明其对慢性丛集性头痛可能有效(Leone *et al.*，2006)。最近一个前瞻性研究探讨了DBS对英国85例神经性疼痛患者的治疗效果，在英国DBS已经被批准作为疼痛的常规治疗手段(Boccard *et al.*，2013)。以上病例中，33例接受PAG植入、15例接受VPL/VPM植入及37例接受上述两种同时植入。总计有59例完成电刺激植入和全部临床试验，通过视觉模拟评分(visual analogue scale，VAS)、McGill疼痛问卷、短表36、欧洲QoL-5D和健康状态评估，在1年随访中39人有疼痛显著改善。

临床前(基础医学)研究数据支持以上结果。在一个研究中，对神经损伤模型的大鼠进行PAG刺激3周。对其进行3 min的PAG刺激可使大鼠的自发缩爪运动(即疼痛标准指数)减少30~40 min。机械性异常触痛和自发性疼痛的减少表明，刺激PAG可通过增加疼痛抑制通路的活化来调节疼痛(Lee *et al.*，2012)。

基底神经节在伤害性疼痛调节中也具有作用。PD患者在脑深部刺激实施和停止时，比较其主观热痛阈值，并在疼痛发作期间行PET扫描(Dellapina *et al.*，2012)。患者通过是否有神经痛进行分类，并以临床及神经影像学结果进行评估。DBS可以显著提高患者的主观热痛阈值，PET成像也反映出通常疼痛时活跃的脑区(接受DBS后)活动度降低。在无伤害性疼痛的患者中，研究者未发现疼痛阈值或脑组织活动度变化的趋势。以上结果提示通过STN DBS，疼痛调节和感知都降低(Dellapina *et al.*，2012)。

人脑似乎存在一个网络结构“疼痛模块”，这一结构能够对不同来源的多种内外环境感觉性刺激进行整合而产生疼痛。视觉和触觉的联合使用能够缓和疼痛的感情心理成分，并减轻自觉疼痛的水平(Longo *et al.*，2009)。对人类疼痛与主观感觉的研究表明：当对受试者的手部进行伤害性激光刺激时，如将其手部放入无法直视的镜盒中，相比直接目视该情景其产生的主观疼痛感要轻些(Longo *et al.*，2009)。这一假说随后得到另一研究的支持，该研究将处理方式换成接触性热痛阈值(Mancini *et al.*，2011)。镇痛效应仅在看到伤害性刺激时产生。

功能性磁共振成像研究也有相关数据支持：当看到躯体受有害刺激侵害时，同侧初级躯体感觉皮层(somatosensory cortex，SI)和对侧额叶下回皮层活动降低(Longo *et al.*，2012)。Longo等人特别研究了两皮层网络即“疼痛模块”和“可视躯体模块”在感觉整合中的相互作用。脑干、丘脑、躯体感觉皮层SⅠ及SⅡ、岛叶和扣带回前部皮层组成了“疼痛模块”；而后皮质区包括后顶节点负责视觉处理构成了“可视躯体模块”。躯体视觉感增强了“疼痛模块”与“可视躯体模块”的有效连通，使两个独立网络在功能上相互关联。正是两网络间的广泛活化和相互作用的这种共生关系调节对疼痛的感知，还不会降低大脑皮层的总体活动(Longo *et al.*，2012)。

## MCS

MCS有着悠久的历史，可以追溯到Wilder Graves Penfield(1891~1976)在蒙特利尔神经研究所时的开创性工作。在那里他对大脑皮层中导致癫痫的功能性活跃区进行了定位。在12年中，其与同事对164例术前患者进行癫痫评估，通过受试者的录像资料及行为反应对全脑区所作的4 160次皮层刺激进行了分析(Mazzola *et al.*，2012)。通过研究发

表1　DBS对癌症相关疼痛的治疗研究

| 作者/年代 | 研究设计类型 | 癌症相关疼痛病例数(研究总病例数) | 刺激位点 | 癌症患者的预后/结局 | 随访时间 |
|---|---|---|---|---|---|
| Baskin *et al.*，1986 | 系列病例报告 | 6 [7] | PVG/PAG | 6例马上100%疼痛缓解；3例在6~10周后镇痛效果有所减弱 | 1~5个月(患者生存期间) |
| Boivie and Meyerson，1982 | 系列病例报告 | 5 [5] | PVG/PAG | 5例中有4例有超过50%的疼痛缓解，其中2例100%疼痛缓解。随访至第17个月，其中1例初始有100%缓解的患者减弱至50%缓解 | 3周~17个月(患者生存期间) |
| Coffey，2001 | 临床试验的综述 | 在3380模型临床试验中有内脏、大脑中线或癌症疼痛的4人(总人数194) | PVG/PAG和/或VPL/VPM | 癌症患者植入刺激内化作用的数量未报告 | 2年 |
| Hosobuchi *et al.*，1977 | 系列病例报告 | 4 [6] | PVG/PAG | 4例治疗开始即完全缓解(但4~5周后效果减弱，但刺激结束期减少了对镇痛药的耐药性) | 3~18个月 |
| Hosobuchi，1986 | 对来自前瞻性研究的数据进行回顾性队列研究 | 7 [122] | 癌症患者均进行了双侧PAG | 全部患者均有缓解；5例成功长期缓解，2人在最终随访期内有反弹 | 2~14年(对所有研究对象)，随访跨度依疼痛的病因而定 |
| Hosobuchi，1987 | 系列病例报告 | 7 [7] | 背部PAG | 7例在治疗后即全部缓解，但5例仍有不适感受且不除外内化；2例内化；其中1例在2个月后无效；1例效果保持至患者死亡 | 2~7个月 |
| Kumar *et al.*，1997 | 对来自前瞻性研究的数据进行回顾性队列研究 | 1 [68] | PVG和VPL | 无缓解；无内化 | 无数据提供 |
| Levy *et al.*，1987 | 对来自前瞻性研究的数据进行回顾性队列研究 | 6 [141] | PVG/PAG或VPL | 3例初始疼痛缓解并有植入物内化(1例VPL，2例PVG/PAG)；2例疼痛持续缓解至死亡 | 6周，随后2~14年的总体研究，随访期依疼痛病因不同而异 |
| Richardson and Akil，1977a | 系列病例报告 | 2 [5] | 靶向PAG，有时选取包括内侧丘脑后部的位点 | 所选取靶位均能达到疼痛快速缓解 | 无 |
| Richardson and Akil，1977b | 系列病例报告 | 2 [8] | PVG/PAG | 2例终生缓解 | 2个月(患者死亡) |
| Young *et al.*，1985 | 对来自前瞻性研究的数据进行回顾性队列研究 | 7 [48] | PVG/PAG和/或感觉丘脑或内囊 | 6例植入在开始即成功缓解，至随访终结3例疼痛缓解效果明显，3例达到50%缓解 | 2~60个月的全研究期，随访期依疼痛病因不同而异 |

缩写：DBS，脑深部电刺激；PVG，脑室周围灰质；PAG，中脑导水管周围灰质；VPL，丘脑腹后外侧核；VPM，丘脑腹后内侧核。

第三篇

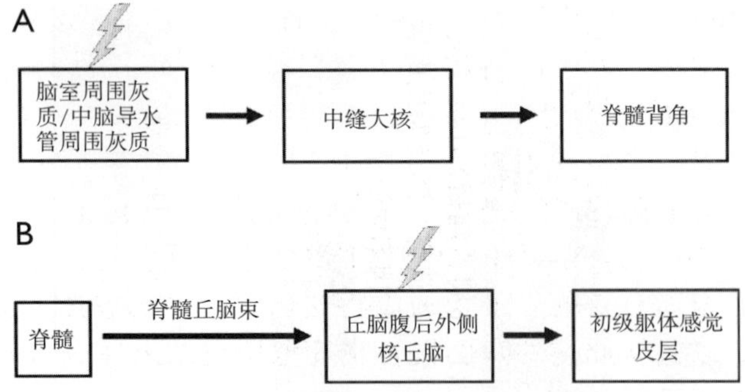


**图1 (A) PVG/PAG与伤害性疼痛。对PVG/PAG的刺激使其释放脑啡肽，激活在中缝大核的5-羟色胺能神经元。这些神经元反过来作用于脊髓背角，激活胶状质神经元中的中间神经元。这些神经元释放内源性阿片肽抑制了传入神经释放P物质从而产生疼痛信号；(B) VPL与神经痛。上传的疼痛信息沿着脊髓丘脑侧束经初级躯体感觉皮层中继到达VPL。虽然镇痛的初级模式还未明确，但对VPL的刺激能改变皮层-丘脑体感通路活性的许多方面并抑制脊髓丘脑束的成分，破坏到达皮质的疼痛信息流。缩写：PVG，脑室周围灰质；PAG，中脑导水管周围灰质；VPL，丘脑腹后外侧核**

现：对顶叶内侧下回及岛叶后部的刺激可触发皮质疼痛模块的活化及躯体疼痛体验。疼痛反应没有被记录下来(1.4%)表明，疼痛记忆在顶叶内侧下回及岛叶后部中呈时间纵向的减少。然而疼痛调控与整合的相互作用可能在皮质表面以下更深的位置，它可以改变每一个人对疼痛的情感体验。

MCS对于疼痛症状的作用已经引起了医学同仁的关注，但到目前仍未被批准用于治疗(图2)。虽然从MCS研究的结果可以看到其有一定的疗效，但整个研究差异性很大，仍然缺乏大量的大型多中心随机对照临床试验(Nguyen *et al.*，2011)。MCS可能对于中枢神经疼痛综合征，例如丘脑疼痛综合征和三叉神经痛(trigeminal neuropathic pain，TNP)特别有效。通过缓慢的MCS，11例患有丘脑疼痛的患者有8例疼痛得到有效的控制。这一效果在其中5例患者的2年多随访中一直持续，但另外3例的镇痛效果在几个月后逐渐降低。对于中央后回即感觉皮质来源的疼痛，这一刺激不仅无效还可能使疼痛加剧(Tsubokawa *et al.*，1993)。



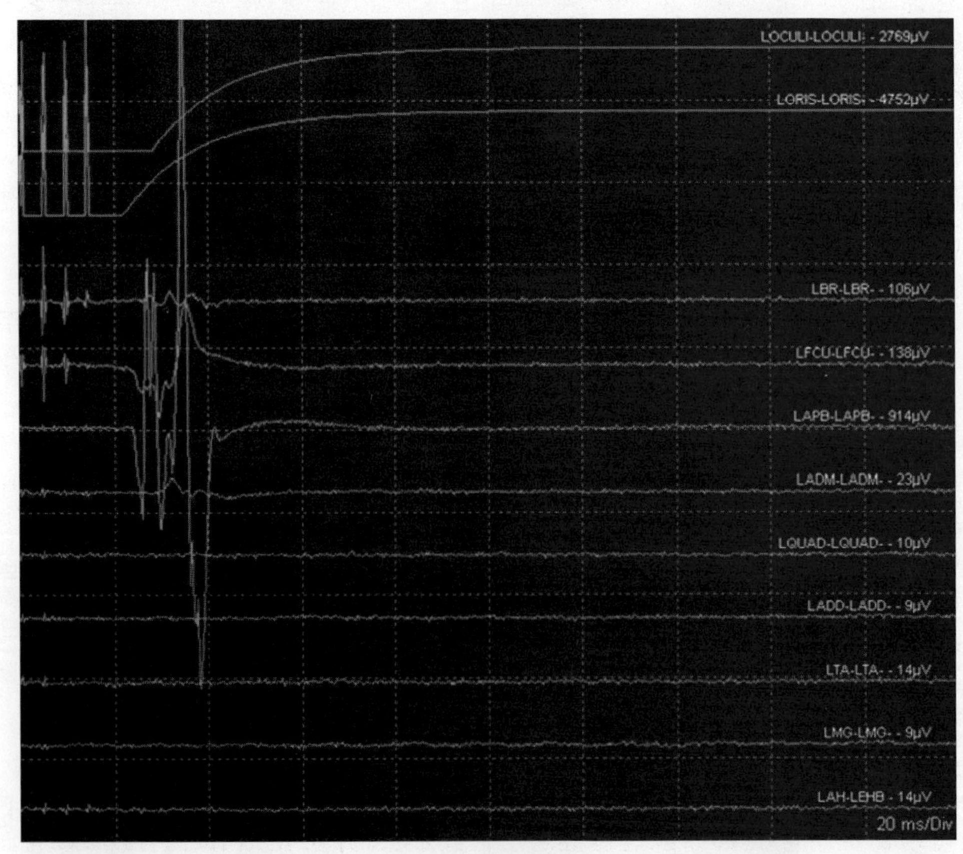


**图2 运动皮层的区域划分，手术中的电生理监测图显示管理在运动皮层刺激中手部映射区的活化，借此来确定刺激电极植入的合适位置**

Meyerson及其同事调查了10例不同类型的神经痛患者及其对MCS的治疗反应。MCS对3例由脑血管病诱发中枢神经痛的患者进行治疗无任何缓解；1例外周神经损伤的患者达到50%缓解，但另1例相同疾患的却无任何缓解。5例患有三叉神经痛的患者接受治疗后疼痛均有不同程度(60%~90%)的缓解。每个患者在临床试验期间均有一到两次癫痫大发作，但在电刺激装置永久植入后并无进一步的癫痫发作(Meyerson *et al.*，1993)。8例患有丘脑疼痛综合征或外周传入性疼痛的患者中有6例在MCS治疗后疼痛得到明显缓解(其中2例显著缓解、2例有效缓解，2例一般缓解)(Saitoh *et al.*，2000)。

在一个用以评估MCS长期疗效的前瞻性研究中，对31例患有难治性神经痛的患者用5种方式进行了综合评估(Nuti *et al.*，2005)。患者使用VAS进行疼痛评分(Ⅰ)，在手术后对疼痛再次评分(Ⅱ)，并对疼痛缓解百分度进行量化(Ⅲ)，同时检查镇痛剂使用减少的量(Ⅳ)，最后患者需要用“是”或“否”来回答其在手术中是否经历相似情形(Ⅴ)。10%的患其疼痛得到显著缓解(改善程度>70%)，42%患者得到有效缓解(改善程度40%~69%)，35%患者得到一般缓解(改善程度10%~39%)，而13%的患者基本无缓解(改善程度0~9%)。52%的患者镇痛药量减少，而36%的患者则停止服药。45%的患者镇痛药服用量无变化，3%的研究人群无法获得有效数据。如要保证疼痛缓解的持续，则70%研究人群需要再次进行手术。治疗首月所达到的疼痛缓解度即是MCS疼痛缓解长期效果的一个强效预测因子(Nuti *et al.*，2005)。

在一个纳入17例患有慢性神经痛患者(10例TNP患者及7例卒中后疼痛(post stroke pain，PSP)患者)的回顾性分析中，经VAS评分50%TNP患者和43%卒中患者的神经痛得到50%的缓解(Rasche *et al.*，2006)。该研究的平均随访时间为3.6年，其中一名患者在接受治疗后疗效保持长达10年。为研究MCS的作用机制，Reyns及其同事记录并比较了8例患有难治性神经痛患者的动作后β同步(post-movement beta synchronization，PMBS)电生理图(Reyns *et al.*，2012)。他们提出假说：植入的MCS调节了神经痛患者的PMBS并发现镇痛的程度似乎与运动皮层中空间分布和PMBS振幅的增加相关。

在截至目前的关于MCS的系统性综述中，对接受MCS治疗并有缓解的210例患者进行评估(Fontaine *et al.*，2009)。在接受治疗1年后随访中，55%的患者有40%~50%的疼痛缓解，而152例患者中有45%仍保持接受治疗后的镇痛疗效。根据患者VAS评分结果，其平均疼痛缓解率为57%。在157例患者中出现了副作用，包括感染(5.7%)、设备相关故障(5.1%)及术后早期的癫痫发作(12%)。据此作者得出结论MCS对于慢性难治性神经痛是安全而有效的，但仍需要盲法随机对照的临床研究以确认此前的病例报告及其他研究结果(Fontaine *et al.*，2009)。

## SCS

SCS是最普遍应用于神经调控的治疗技术，其广泛用于慢性难治性疼痛。在对有6 000多次引用率的11篇随机对照临床研究文献的系统性综述中，研究证据表明SCS能有效缓解FBSS和1型CRPS的慢性神经痛(Simpson *et al.*，2009)。由于缺乏设计完善的临床研究，SCS用于缺血性疼痛的有效性证据极少，但其仍有潜力作为严重肢体缺血和难治性心绞痛的治疗手段(Simpson *et al.*，2009)。在欧洲的临床实践中其应用更为普遍。

多例病例报告提示，无论从实际疾病负担或从癌症治疗的角度，SCS用于癌症相关疼痛的治疗都是有效的。两个病例报告关于SCS植入治疗化疗所致疼痛(Cata *et al.*，2004)，三个病例报告描述的是对放射治疗所致神经痛并诱发横断性脊髓炎或外科切除的治疗(Yakovlev and Elias，2008；Hamid and Haider，2007)。

第一例报告是一位65岁的老年患者，诊断为原发性黑色素瘤，并接受白细胞介素-2治疗。治疗4周后其双侧下肢出现持续疼痛，这一疼痛严重影响其日常活动及生活质量。患者使用了吗啡、氢可酮、芬太尼、加巴喷丁和噻加宾作为镇痛药物，但仍无法有效控制疼痛。在接受CSC植入治疗前，其疼痛水平为4.5~9.3/10。在治疗后4个月随访中，其VAS评分为2/10且患者仅服用氢可酮。此外，患者的步态、腿柔韧度及触感均有所恢复(Cata *et al.*，2004)。一位46岁患有右锁骨下区尤文肉瘤的患者，在经过两个星期的长春新碱化疗后感觉下肢疼痛。该患者在T11腰椎间植入SCS后6 h疼痛即有缓解，其疼痛评分从4.6~8.8/10下降至2.4/10并在术后两周内有持续改善。患者的下肢功能也有所改善，其镇痛药摄入量也有所减少(Cata *et al.*，2004)。

一位51岁的患者在经过肛门鳞状细胞癌手术切除及术后放疗后，在腹股沟肿瘤转移处感觉有灼烧样疼痛。其疼痛VAS评分为2~8/10，服用的镇痛药物包括布洛芬、对乙酰氨基酚、加巴喷丁、环苯扎林、阿米替林、丙氧酚、芬太尼贴剂和髂腹股沟及髂腹下神经阻滞。SCS治疗后疼痛完全消失，停止服用任何镇痛药物并回到治疗癌症前的状态。在术后1年的随访发现患者的疼痛有小幅回弹但VAS评分也仅为1~2/10(Yakovlev and Elias，2008)。

另外一位43岁的患者，在对下胸椎的转移性硬膜外肿瘤进行切除和放疗后出现疼痛症状，其VAS评分为5~9/10，且对大量各种镇痛药物及硬膜外甾体阻滞剂均无反应。在对其T9~10进行SCS植入后，患者疼痛缓解90%~100%，并停止服用阿片类药物。其疗效在1年后随访中仍持续良好，并对睡眠及日常生活均有不同程度的改善(Yakovlev and Elias，2008)。

SCS同时也应用于由放疗导致横断性脊髓炎所诱发的神经痛的治疗(Hamid and Haider，2007)。一位54岁患有非小细胞肺癌的患者在接受化疗及外科手术后又接受了放射治疗。两个月接受了28次5 040 cGy的放射线，患者开始缓慢出现可怕的触觉疼痛及过敏症状，随后又出现身体虚弱及膀胱功能障碍。MRI检查提示在T4出现横断性脊髓炎。各种保守治疗都无法使患者获益，但是SCS能够使患者停用大多数药物并使其获益(Hamid and Haider，2007)。

## 慢性盆腔疼痛 (chronic pelvic pain，CPP)

人体盆腔区域有内脏和躯体结构，这些结构受到来自交感神经、副交感神经和躯体神经的多重交叉支配，这使得该区域成为复杂性疼痛综合征的易感区域。将SCS尝试用于CPP的治疗是由于CPP这一难治性疼痛与神经痛很相似，而SCS对于神经痛的治疗效果很好(Hunter *et al.*，2013)。该综述中所囊括的病例报告由4名女性和1名男性共5例组成。上述患者在T6~T7至T12~L1范围植入SCS用以治疗子宫内膜异位症、真菌感染治疗相关疼痛、直肠瘘与痔切除术(T12~L1)所引起的阴道、直肠、盆腔及下肢区域的疼痛。所有患者疼痛均有明显缓解并能减少口服镇痛药量，同时也可增加身体活动(Hunter *et al.*，2013)。

一个病例报告了正遭受慢性盆腔疼痛折磨的6位女性患者接受SCS治疗的效果，她们均有子宫内膜异位症、性交疼痛、及多次腹部探查的病史(Kapural *et al.*，2006)。在进行SCS植入前，所有患者均接受了下腹部神经阻滞并且有1~6周的疼痛明显缓解，此外她们还进行过心理评估。4名患者CSC植入至T11、1名在T11~12间、最后一名在L1。所有患者均报告称疼痛缓解超过50%且VAS评分由8降至3。疼痛失能指数(Pain Disability Index，PDI)由57.7显著降低至19.5，阿片类药物使用由22.5 mg减少至6.6 mg当量/天。镇痛疗效持续的平均随访时间为30.6个月(Kapural *et al.*，2006)。

这些病例报告将CPP作为了SCS的适应证。当联用其他神经调控技术及面对多种适应证时，最佳位置及刺激参数还未确定。临床试验正在逐步以个体化方式进行。

## PNS

近些年PNS得到越来越普遍的应用，其广泛用于难治性慢性头痛及神经损伤。根据临床经验、功能成像及电生理相关，其适应证未来将会进一步发展。作为一种探索潜在刺激位点的方法，其潜力是无穷无尽的。目前所有应用都是无适应证的，仅套用FDA批准的SCS电极的适用范围。目前应用的主要经验在头颈部的枕大神经、三叉神经的眶上/眶下分支及位于卵圆孔的三叉神经根。骶神经的PNS通常定位于S3的骶骨孔旁，其常用于膀胱功能障碍及神经损伤相关的疼痛治疗。枕大神经的PNS治疗结果似乎随着时间推移会逐渐显现，也许其具有继发可塑性(Magis *et al.*，2011)。

PNS的外科试验首先切开一狭窄缝隙切口，随后通过Tuohy针将电极经皮下植入(图3)。虽然通常使用经皮电极，但扁口导线同样也可以。定位引导和确认需要使用C臂透视机。如果试验所需时间较长或完全内化过程中有不适应，可使用长期导线并在皮下延伸。这些病例中导线最终移除及完全内化均需在手术室中进行。

对健康志愿者的电生理及心理物理试验表明PNS诱导缓解长期抑郁后能调节缓解中枢神经痛。受试者接受产生疼痛的电刺激，并通过右手的同心电极适应低频刺激(low frequency stimulation，LFS)。与接受LFS前、后及对照组(无刺激)相比，LFS诱发疼痛感知降低最大是在刺激后即刻。探索

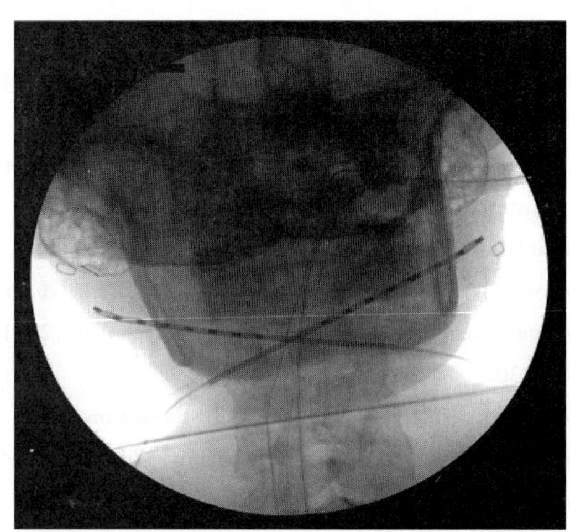

**图3　外周神经刺激治疗中经C臂透视的术中影像**
该图显示的是双侧枕大神经电极经切开植入治疗慢性偏头痛。患者对于包括A型肉毒毒素在内的所有其他保守治疗均无反应。

PNS新位点的一个方法是评测何处进行经皮神经电刺激(transcutaneous nerve stimulation，TENS)对患者有所帮助。作为一种可选治疗，TENS比空白安慰剂治疗效果好(Level C)，但不及电针灸有效(Cruccu *et al.*，2007)。TENS对神经调控器植入后结果的预测作用并无定论。

一个研究对20例患有肩部肩峰下撞击综合征的患者进行评估。受试者被随机分配到低频TENS组和安慰剂组并给予有害刺激，在治疗前后进行功能磁共振成像扫描。结果提示通过降低同侧辅助运动区、对侧初级感觉皮层和双侧前扣带皮层尾部的激活来减少伤害性疼痛的强度。VAS的变化与同侧顶叶后皮层、对侧颞叶后皮层及丘脑活动变化有显著相关性(Kocyigit *et al.*，2012)。

## 局限性

当前，神经调控技术应用于姑息医疗仍有几个障碍。第一也是最重要的问题是，较少的临床试验不能支持对除特定适应证以外其他疾病的循证。当对一些适应证进行研究时，却得到对另一症状意外或偶然获益的结果。因此对于各种可能的适应证应尽可能多进行临床试验。第二个障碍是其价格，所有的神经调控装置其价格均较高，根据装置不同价格从15 000美元到35 000美元不等。内置脉冲发生器(internal pulse generator，IPG)或产生电刺激所需的电池占去其成本的绝大部分。在姑息医疗背景下，神经调控的成本效益分析难以评估；它将在很大程度上取决于该技术如何成功地减少住院费用、护理费用、门诊医疗费用、药品费用和药物相互作用的不利影响及提高患者生活质量。这些研究往往难以实施。

## 总结

虽然确实存在一些障碍，但神经调控技术用于患者的疼痛姑息治疗值得进一步考虑。一系列病例报告表明该方法具有潜在的有意义且相对持久的获益。这一潜力很让人兴奋，但需要更多的包括成本分析的相关研究。

## 致谢

声明：资深作者Julie Pilitsis是美敦力公司顾问、波士顿科学顾问、St. Jude顾问和基金研究者。其他作者声称无任何利益冲突。

## 参考文献


- Baskin DS，Mehler WR，Hosobuchi Y，et al. Autopsy analysis of the safety，efficacy，and cartography of electrical stimulation of the central gray in humans. Brain Research，1986，371：231-236.
- Boccard SG，Periera EA，Moir L，et al. Long-term outcomes of deep brain stimulation for neuropathic pain. Neurosurgery，2013，72：221-231.
- Boivie J，Meyerson BA. A correlative anatomical and clinical study of pain suppression by deep brain stimulation. Pain，1982，13：113-126.
- Cata JP，Cordella JV，Burton AW，et al. Spinal cord stimulation relieves chemotherapy-induced pain：a clinical case report. J Pain Symptom Manage，2004，27：72-78.
- Coffey RJ. Deep brain stimulation for chronic pain：Results of two multicenter trials and a structured review. Pain Med，2001，2：183-192.
- Cruccu G，Aziz TZ，Garcia-Larrea L，et al. EFNS guidelines on neurostimulation therapy for neuropathic pain. Eur J Neurol，2007，14：952-970.
- Dellapina E，Ory-Magne F，Regragui W，et al. Effect of subthalamic deep brain stimulation on pain in Parkinson's


第三篇

disease. Pain, 2012, 153: 2267-2273.

- Fontaine D, Hamani C, Lozano A. Efficacy and safety of motor cortex stimulation for chronic neuropathic pain: critical review of the literature. J Neurosurg, 2009, 110: 251-256.
- Hamid B, Haider N. Spinal cord stimulator relieves neuropathic pain in a patient with radiation-induced transverse myelitis. Pain Pract, 2007, 7: 345-347.
- Hosobuchi Y. Dorsal periaqueductal gray-matter stimulation in humans. Pacing Clin Electrophysiol, 1987, 10: 213-216.
- Hosobuchi Y. Subcortical electrical stimulation for control of intractable pain in humans. Report of 122 cases (1970-1984). J Neurosurg, 1986, 64: 543-553.
- Hosobuchi Y, Adams JE, Linchitz R. Pain relief by electrical stimulation of the central gray matter in humans and its reversal by naloxone. Science, 1977, 197: 183-186.
- Hosobuchi Y, Adams JE, Rutkin B. Chronic thalamic stimulation for the control of facial anesthesia dolorosa. Arch Neurol, 1973, 29: 158-161.
- Hunter C, Davé N, Diwan S, et al. Neuromodulation of pelvic visceral pain: review of the literature and case series of potential novel targets for treatment. Pain Pract, 2013, 13: 3-17.
- Kapural L, Narouze SN, Janicki TI, et al. Spinal cord stimulation is an effective treatment for the chronic intractable visceral pelvic pain. Pain Med, 2006, 7: 440-443.
- Kocyigit F, Akalin E, Gezer NS, et al. Functional magnetic resonance imaging of the effects of low-frequency transcutaneous electrical nerve stimulation on central pain modulation: a double-blind, placebo-controlled trial. Clin J Pain, 2012, 28: 581-588.
- Kumar K, Toth C, Nath RK. Deep brain stimulation for intractable pain: A 15-year experience. Neurosurgery, 1997, 40: 736-747.
- Lee KS, Huang YH, Yen CT. Periaqueductal gray stimulation suppresses spontaneous pain behavior in rats. Neurosci Lett, 2012, 514: 42-45.
- Leone M, Franzini A, Broggi G, et al. Hypothalamic stimulation for intractable cluster headache: long-term experience. Neurology, 2006, 67: 150-152.
- Levy R, Deer TR, Henderson J. Intracranial neurostimulation for pain control: a review. Pain Physician, 2010, 13: 157-165.
- Levy RM, Lamb S, Adams JE. Treatment of chronic pain by deep brain stimulation: long term follow-up and review of the literature. Neurosurgery, 1987, 21: 885-893.
- Longo MR, Betti V, Aglioti SM, et al. Visually induced analgesia: seeing the body reduces pain. J Neurosci, 2009, 29: 12125-12130.
- Longo MR, Iannetti GD, Mancini F, et al. Linking pain and the body: neural correlates of visually induced analgesia. J Neurosci, 2012, 32: 2601-2607.
- Magis D, Bruno MA, Fumal A, et al. Central Modulation in cluster headache patients treated with occipital nerve stimulation: an PDG-PET study. BMC Neurol, 2011, 11: 25.
- Mancini F, Longo MR, Kammers MP, et al. Visual distortion of body size modulates pain perception. Psychol Sci, 2011, 22: 325-330.
- Mazzola L, Isnard J, Peyron R, et al. Stimulation of the human cortex and the experience of pain: Wilder Penfield's observations revisited. Brain, 2012, 135: 631-640.
- Meyerson BA, Lindblom U, Linderoth B, et al. Motor cortex stimulation as treatment of trigeminal neuropathic pain. Acta Neurochir Suppl (Wein), 1993, 58: 150-153.
- Nguyen JP, Nizard J, Keravek Y, et al. Invasive brain stimulation for the treatment of neuropathic pain. Nat Rev Neurol, 2011, 7: 699-709.
- Nuti C, Peyron R, Garcia-Larrea L, et al. Motor cortex stimulation for refractory neuropathic pain: four year outcome and predictors of efficacy. Pain, 2005, 118: 43-52.
- Rasche D, Ruppolt M, Stippich C, et al. Motor cortex stimulation for long-term relief of chronic neuropathic pain: a 10 year experience. Pain, 2006, 121: 43-52.
- Reyns N, Derambure P, Duhamel A, et al. Motor cortex stimulation modulates defective central beta rhythms in patients with neuropathic pain. Clin Neurophysiol, 2013, 124: 761-769.
- Richardson DE, Akil H. Pain reduction by electrical brain stimulation in man. Part 1: Acute administration in periaqueductal and periventricular sites. J Neurosurg, 1977a, 47: 178-183.
- Richardson DE, Akil H. Pain reduction by electrical brain stimulation in man. Part 2: Chronic self-administration in the periventricular gray matter. J Neurosurg, 1977b, 47: 184-194.
- Saitoh Y, Shibata M, Hirano S, et al. Motor cortex stimulation for central and peripheral deafferentation pain. J Neurosurg, 2000, 92: 150-155.
- Sakas DE, Panourias IG, Simpson BA, et al. An introduction to operative neuromodulation and functional neuroprosthetics, the new frontiers of clinical neuroscience and biotechnology. Acta Neurochir Suppl, 2007, 97: 3-10.
- Simpson EL, Duenas A, Holmes MW, et al. Spinal cord stimulation for chronic pain of neuropathic or ischaemic origin: systematic review and economic evaluation. Health Technol

Assess, 2009, 13: iii, ix-x, 1-154.

- Tsubokawa T, Katayama Y, Yamamoto T, et al. Chronic motor cortex stimulation in patients with thalamic pain. J Neurosurg, 1993, 78: 393-401.
- Yakovlev AE, Elias Y. Spinal cord stimulation as a treatment option for intractable neuropathic cancer pain. Clin Med Res, 2008, 6: 103-106.
- Young RF, Kroening R, Fulton W, et al. Electrical stimulation of the brain in treatment of chronic pain. Experience over 5 years. J Neurosurg, 1985, 62: 389-396.

**译　者:** 赵　爽，主治医师，检验科，天津市第四中心医院
**审　校:** 路桂军，副主任医师，疼痛科，解放军总医院
**终　审:** 刘　巍，主任医师、教授，姑息治疗中心，北京大学肿瘤医院
(译文如与英文原文有异义，以英文原文为准)

第三篇

# 第十二章　神经外科的治疗方法

**Shiveindra Jeyamohan[1], Paul MacMahon[1], Howard S. Smith[2], Julie G. Pilitsis[1,3]**

[1]Department of Neurosurgery, Albany Medical College, Albany NY 12208, USA; [2]Department of Anesthesia, Albany Medical College, Albany NY 12208, USA; [3]Center for Neuropharmacology and Neuroscience, Albany Medical College, Albany NY 12208, USA

*Correspondence to:* Julie G. Pilitsis, MD, PhD. MC-10 Department of Neurosurgery, 47 New Scotland Ave, Albany, NY 12208, USA. Email: PilitsJ@mail.amc.edu; Shiveindra Jeyamohan, MD. MC-10 Department of Neurosurgery, 47 New Scotland Ave, Albany, NY 12208, USA. Email: jeyamos@mail.amc.edu; Paul MacMahon. Albany Medical College, MS IV, 47 New Scotland Ave, Albany, NY 12208, USA. Email: apm@amepc.org.

## 引言

在姑息治疗中，医护工作面临着多重挑战。不仅需要提供最可行的医疗方案，还需要调解患者愿望和家属意见等诸多问题。有时继发于全身疾病或放化疗引起的严重疼痛，需要使用大量的阿片类或其他药物注射来获得缓解。在疾病的终末期，这些治疗手段可能影响患者的精神状态、阻碍家庭成员之间的交流，严重时常常需要住院治疗(Kanpolat *et al.*，2009)。当传统的干预手段无效时，我们应考虑使用神经外科方法治疗。

疼痛的神经外科治疗可以追溯到19世纪，当时外科医生采用神经节切除术来治疗三叉神经痛。神经外科之父Harvey Cushing在1900年对这种术式进行了改良，从而开辟了疼痛的神经外科治疗领域。从那时起，各种毁损技术和鞘内给药技术得到了进一步发展，用来控制慢性的恶性疼痛，其中一些技术在现代医学中仍然普遍应用。本章将针对传统治疗无效的疼痛，介绍多种神经外科干预手段。其中，我们着重探讨毁损技术(脊髓前外侧束切断术、脊髓切开术、去神经支配术)和鞘内给药治疗。

## 脊髓前外侧束切断术

### 历史

脊髓前外侧束切断术是用于控制疼痛的历史最久和研究最多的毁损手术之一。1912年，Spiller首次公开描述了这种手术。脊髓前外侧束切断术不仅是首次被记录的用于治疗癌症相关疼痛的神经外科毁损手术，而且还是研究起来最为耗时耗力的一种技术(Raslan and Burchiel，2010)(表1)。相关文献主要涉及死亡前癌症疼痛缓解的一个前瞻性试验和五项回顾性队列研究(Ischia *et al.*，1984a；Ischia，1984b；Stuart，1993；Raslan，2008；Kanpolat *et al.*，2009；Raslan *et al.*，2011)。

自从Spiller首次描述脊髓前外侧束切断术之后，这种技术得到了一定的发展。在20世纪60年代，引进了荧光透视技术辅助这种手术。然而，直到15年后在Gildenberg的努力下，这种技术才获得普及(Gildenberg，1976；Raslan and Burchiel，2010)。Gildenberg详细描述了两种术式：一种是高颈段入路，用直径为0.41 mm的电极做一个切口，用18号脊髓针在C1与C2之间侧方插入。而低颈部入路时指示针在椎间盘前方插入。在前一个术式中，针的放置需要在荧光透视指导下进行操作。通常需要注入一定量的空气或造影剂来观察脊髓和齿状韧带。在后一个术式中，针和电极的位置只需通过椎管内假定的解剖关系来确定。因为需要记录患者反射活动以及躯体特定区域感觉与脊髓丘脑束的对应关系，所有这些操作都应在局麻条件下进行(Gildenberg，1976)。

Gildenberg首次报道20年之后，在如何开展脊髓前外侧束切断术术式上迎来了下一个重大

**表1　脊髓前外侧束切断术的研究总结(1981~2012)**

| 作者及年份 | 研究设计 | 癌性疼痛患者数(%) | 随访 | 结果 |
|---|---|---|---|---|
| Collins *et al.*, 2012 | 病例分析 | 6[100] | 2~12 mos | 6例(100%)报告90%~100%的疼痛立即缓解并有50%~100%初始的缓解延续直至死亡 |
| Atkin *et al.*, 2010 | 病例报告 | 1[100] | 死亡(5 wks) | 术前的疼痛完全缓解，直到死亡没有出现新的神经系统症状 |
| Kanpolat *et al.*, 2009 | 回顾性队列研究 | 193[93] | 6 mos | 192例(92.5%)完全/令人满意的缓解<br>15例(7%)令人不满意的/没有缓解<br>术前*vs*.术后的平均VAS疼痛评分和KPS评分显著改善<br>3例(1.4%)暂时性尿潴留(<1 mo)<br>2例(0.9%)暂时性低血压(<1 mo)<br>5例(2.4%)短暂的麻痹/虚弱和共济失调(<3 wks)<br>4例(1.9%)永久性感觉迟钝 |
| Meeuse *et al.*, 2008 | 病例报告 | 1[100] | 5 yrs | 立即的左侧痛觉缺失和麻木<br>性欲感觉缺失<br>感觉异常在术后2 wks出现，并持续<br>没有运动或自主功能障碍 |
| Raslan, 2008 | 回顾性队列研究 | 41[100] | 6 mos<br>在6 mos之前有1例患者死亡 | 术前*vs*.术后平均睡眠时间和VAS评分的改善有统计学意义(术后当时、1、3和6 mos)<br>没有运动或睡眠呼吸暂停综合征的并发症<br>2例(5%)短暂的感觉迟钝 |
| Bekar *et al.*, 2007 | 病例报告 | 1[100] | 3 mos | 疼痛完全缓解，术后1 wk，1和3 mos<br>无并发症的报告 |
| Crul *et al.*, 2005 | 病例分析 | 43[100] | 死亡(2 d~4 yrs)<br>在二次随访前有2例患者死亡<br>1例患者失访 | 41例(95%)报告术后立即NRS评分≤4分(平均术前8分和术后0分)<br>34/40例的患者NRS评分≤4分至死亡<br>1例(2.3%)永久性同侧LE轻度瘫痪<br>短暂的膀胱无力(2.3%)，反射性痛(16.3%)窒息(2.3%)和虚弱(4.7%) |
| Raslan, 2005 | 病例分析 | 8[100] | 6 mos | 6例(75%)6 mos以上完全或令人满意的疼痛缓解<br>1例(12.5%)在2 wks内复发<br>1例(12.5%)没有缓解 |
| Jones *et al.*, 2003 | 病例分析 | 9[100] | 死亡(28~830 d) | 9例(100%)LE疼痛几乎完全缓解<br>2/3例(67%)腹膜痛完全缓解<br>8例(89%)在术后2 wks需要少量吗啡<br>6例(67%)新的疼痛发展——用止痛药给予控制 |
| Yegul and Erhan, 2003 | 病例分析 | 234[100] | 不确定 | 114例(49%)完全的立即缓解<br>94例(40%)令人满意的立即缓解<br>22例(9%)重新手术——13例同侧，9例对侧<br>9/22例的患者在重新手术之后完全/令人满意的疼痛缓解 |
| Kanpolat *et al.*, 2002 | 病例分析 | 19[100] | 1~12 mos<br>6例患者失访 | 18例(95%)完全的立即缓解<br>1例(5%)不完全的立即缓解<br>13/13例(100%)在随访中患者没有疼痛出现<br>1例(5%)永久性感觉迟钝 |

**表1**　(续表)

第三篇

**表1** （续表）

| 作者及年份 | 研究设计 | 癌性疼痛患者数(%) | 随访 | 结果 |
|---|---|---|---|---|
| McGirt *et al.*，2002 | 病例分析(MRI引导) | 6[100] | 5~11 mos | 6例(100%)十分满意的立即缓解<br>5/6例(83%)在6 mos随访中疼痛持续缓解<br>1例(17%)术后虚弱 |
| Jackson *et al.*，1999 | 病例分析 | 52[100] | 死亡(2 d~52 wks) | 43例(83%)阿片类药物用量较术前减少≥1/2<br>18例(35%)疼痛复发(5 d~26 wks)<br>4例(7.6%)轻微的术后虚弱<br>2例(4%)术后感觉迟钝 |
| Sanders and Zuurmond，1995 | 病例分析 | 80[100]<br>62单侧的<br>18双侧的 | 死亡(3 wks~18 mos) | 54例(87%)令人满意的立即缓解(单侧的)<br>9例(50%)令人满意的立即缓解(双侧的)<br>6例(9.7%)不完全的立即缓解(单侧的)<br>6例(33%)不完全的立即缓解(双侧的)<br>5例(6%)没有缓解(单/双侧的)<br>6例(7.5%)持续性尿潴留(单/双侧的)<br>7例(8.8%)持续性轻偏瘫(单/双侧的)<br>5例(6%)持续性反射性痛 |
| Fenstermaker *et al.*，1995 | 病例分析 | 6[100] | 死亡(4~10 mos) | 5例(83%)极好的/令人满意的立即缓解，直到死亡<br>1例(16.6%)立即缓解，直到死亡<br>1例(16.6%)新发短暂的膀胱功能障碍 |
| Nagaro *et al.*，1994 | 病例分析 | 10[100] | 平均13.5 wks<br>在随访期间<br>7例患者死亡 | 术后1 wk平均疼痛评分从8.5 ± 0.9减少到3 ± 2.7<br>1例(10%)疼痛复发<br>4例(40%)术后没有使用止疼药<br>2例(20%)短暂的轻偏瘫(3 wks)<br>5例(50%)短暂的四肢无力<br>1例(10%)永久性四肢无力 |
| Lahuerta *et al.*，1994 | 病例分析 | 140[96] | 死亡(1~512 d)<br>1例患者失访 | 97/140例(69%)完全的立即缓解<br>29/140例(21%)不完全的立即缓解<br>14/140例(10%)疼痛没有缓解<br>12/145例(8%)疼痛复发(1~180 d)<br>3/146例(2.1%)在48 h内死亡<br>3/146例(2.1%)在术后3~7 d死亡 |
| Krol and Arbit，1993 | 技术说明书 | 13[100] | | 技术说明书 |
| Stuart *et al.*，1993 | 回顾性队列研究 | 273[100] | 死亡或多达<br>5、6和8 yrs | 250例(91.6%)操作成功(初始/重复)<br>245例(89.7%)完全的立即缓解(初始/重复)<br>2例(0.7%)不完全的立即缓解(初始/重复)<br>3例(1.1%)没有减轻(初始/重复)<br>23例(8.4%)操作失败<br>2/11例(18%)双侧脊髓前侧柱切断术引起睡眠呼吸暂停死亡，在2和4 mos<br>3例(1.1%)尿潴留<br>4例(1.5%)持续的轻偏瘫 |

**表1** （续表）

**表1** （续表）

| 作者及年份 | 研究设计 | 癌性疼痛患者数(%) | 随访 | 结果 |
|---|---|---|---|---|
| Nagaro *et al.*，1993 | 病例分析 | 66[100] | 多达1 wk | 7例(10.6%)患者报告在脊髓前侧柱切断术后立即(6)或行PCC后6 h(1)内提及疼痛 |
| Amano *et al.*，1991 | 病例分析 | 60(双侧的)，161(单侧的) | 死亡或大于6 mos | 57例(95%)完全的/几乎完全减轻，双侧的患者<br>132例(82%)完全的/几乎完全减轻，单侧的患者<br>3例(5%)持续无法忍受的疼痛，双侧患者<br>29例(18%)持续无法忍受的疼痛，单侧患者 |
| Hogberg *et al.*，1989 | 病例分析 | 24[100] | 死亡或者大于6 mos<br>1例患者失访 | 19例(79%)完全的，立即缓解<br>4例(16.7%)中等的或疼痛没有缓解<br>10/19例(52.6%)一直无痛，直到死亡 |
| Ischia *et al.*，1985 | 回顾性队列研究 | 119[100] | 死亡(≤12 mos)<br>5例患者死亡<br>24~48 h<br>11例患者失访 | 33/103例(32%)无痛，直到死亡(10 d~7.5 mos)<br>4例(4%)在24 h内复发<br>7例(7%)在2 wks内复发<br>3例(3%)在1 mo内复发<br>1例(1%)在≥2 mos内复发<br>33例(32%)短暂的同侧乏力<br>9例(9%)永久性尿潴留<br>3例(3%)身体的同侧瘫痪 |
| Lahuerta *et al.*，1985 | 病例分析 | 95[95] | 死亡或多达26 mos | 63/95例(66%)完全减轻<br>21例(22%)不完全减轻<br>11例(11.6%)没有减轻<br>95例(100%)同侧的霍纳氏综合征<br>17/100例(17%)反射性痛<br>4/100例(4%)持续性身体同侧的乏力>1 mo<br>6/100例(6%)感觉迟钝 |
| Ischia *et al.*，1984b | 回顾性队列研究 | 69[100] | 死亡(4 d~3 yrs) | 55例(80%)完全的对侧病变立即减轻<br>4例(6%)不完全的对侧病变立即减轻<br>8例(11.6%)对侧病变没有减轻<br>31例(45%)疼痛缓解，直到死亡(15 d~2 yrs)<br>65例(94%)同侧的霍纳氏综合征 |
| Ischia *et al.*，1984a | 回顾性队列研究 | 36[100] | 死亡<br>在第一周4例患者死亡 | 15/32例(47%)完全减轻，直到死亡(2 wks~9 mos)<br>4/32例(12.5%)不完全减轻，直到死亡(2 wks~1 mo)<br>13例(36%)短暂的身体同侧乏力<br>36例(100%)同侧的霍纳氏综合征<br>14/24例(58%)新发的永久性尿潴留<br>13例(36%)新发的直立性低血压 |
| Cowie and Hitchcock，1982 | 病例分析 | 33[59] | 死亡或直到3 yrs | 31/33例(95%)有效的立即缓解<br>24例(73%)有效的减轻在6 mos<br>18例(55%)有效的减轻在1 yr<br>2/56例(3.5%)手术死亡 |
| Meglio and Cioni，1981 | 病例分析 | 52[100] | 死亡或直到15 wks | 38例(73%)在术后1 wk非常好<br>33例(63%)在术后15 wks非常好 |

缩写：mo，月；wk，周；yr，年；d，天。

第三篇

的进步。1996年，Kanpolat和他的同事开创了将CT成像技术应用到经皮脊髓前侧束切断术的新设想。由于该方法类似于鞘内注射阿片类药物，此概念在美国和欧洲并未得到关注(Kanpolat and Cosman，1996；Raslan *et al.*，2011)。在之后的10年内，Raslan和他的导师Kanpolat分别独自在CT成像技术下进行颈部脊髓丘脑束损伤的研究。他们的手术方式几乎相同，首先使患者处于镇静状态，在鞘内注射一种水溶性的对比剂，之后使用一个标准化的直径0.27 mm Kanpolat CT电极，在CT指引下从C1和C2之间的侧方插入。尽管CT成像可以准确显示靶向工具之间的关系，但是仍需要根据解剖和特定躯体感觉定位来确定脊髓内的损毁位点。例如，脊髓内电极穿透的深度要小于脊髓横径的一半，分别在齿状韧带前1 mm或2~3 mm毁损腰骶纤维和胸颈纤维(Raslan，2008；Kanpolat *et al.*，2009)。

## 证据和应用现状

当前常用技术要达到的目的是在C1~C2水平上毁损脊髓丘脑侧束。由于这些纤维束在脊髓内交叉，因此手术操作选择在患者疼痛的对侧进行。因胸壁肿瘤或下肢恶性肿瘤而导致的难治性疼痛适用于该手术。

单侧CT引导手术的并发症一般是暂时而轻微的，包括头痛、低血压和感觉迟钝，这些症状可持续到术后2周(Raslan，2008)。其他的潜在风险包括身体虚弱和尿失禁。与脊髓前侧束相同水平节段可能产生疼痛，不过一般都是暂时的。复发性疼痛一般在术后数月内发生，但是一般可以通过口服药物很好的控制。此外，也有并发脑炎的病例发生(Nakamura *et al.*，2010)。

对于具有双侧症状的患者来说，双侧脊髓丘脑束切断术确实是一种选择。但是外科医生在毁损双侧脊髓C1~C2节段时必须十分谨慎，以防产生严重的并发症。最令人担心的并发症是“Ondine's curse”——自主呼吸功能丧失。在首次一侧脊髓前侧束切断术后呼吸功能的丧失很轻微而且不容易引起注意，因此在进行另一侧手术时容易给人造成安全的假象(Nathan，1963；Batzdorf and Weingarten，1970)。如果要进行双侧手术，两侧手术应间隔大约1周时间。术后需在重症监护室监测评估以防发生呼吸窘迫和/或脊髓休克(Kanpolat *et al.*，2009；Atkin *et al.*，2010)。

最近的一项系统回顾报道了几项研究中的3 600例名脊髓前外侧束切断术患者，既包括癌症患者也包括未患癌症的患者(Raslan *et al.*，2011)。报道普遍认为肿瘤性疼痛的患者比非恶性来源的疼痛遭受更多痛苦，其缓解时间通常很短，而且因为感觉迟钝容易使病情更加复杂。这篇综述包含了几个大型的回顾性队列研究，该研究表明在超过6个月的随访时间内恶性疼痛得到了持续的缓解。同时也包括一个前瞻性的试验结果，该结果表明术后比术前在视觉模拟量表评分、卡氏评分、日常生活活动和总睡眠时间上得到了改善(Raslan *et al.*，2011)。尽管没有随机对照试验，但一份来自澳大利亚的对273例做过经皮脊髓前外侧束切断术的患者的报道中发现，245例(89.7%)患者术后获得了立刻彻底的缓解。在失败的病例中发现存在严重的心理压力，这进一步强调了在术前、术中和术后各阶段精神支持和社会支持的重要性。并发症发生率一般很低，包括痛性感觉丧失和麻醉肢体的烧伤/骨折(<1%)，严重的偏瘫(1.5%)和尿失禁(1.1%)。11例行双侧颈部脊髓前外侧束切断术的患者有2例(18%)发生睡眠呼吸暂停(Stuart and Cramond，1993)。

Kanpolat报道20年间207例在CT引导下经皮脊髓前外侧束切断术的患者，其中92.5%得到了彻底的或满意的疼痛缓解。虽然没有术中死亡病例，但仍出现了短暂的运动障碍(2.4%)和共济失调(2.4%)等并发症，这些功能缺损在术后3周得到改善。双侧脊髓前外侧束切断术组有三个病例发生暂时性低血压(1.4%)，有两个病例发生尿失禁(0.9%)，这些问题会在一个月内缓解。报道中唯一的长期并发症是感觉迟钝，有4例患者发生(1.9%)(Kanpolat *et al.*，2009)。

荷兰一组研究报道了他们对80例肿瘤终末期疼痛患者进行单侧或双侧经皮脊髓前外侧束切断术以解除超过5年的顽固性疼痛的经验。单侧手术组中，87%的患者获得了满意的效果，然而双侧组只有50%获得了相似的结果。所有患者(包括单侧组和双侧组)都会发生术后Horner综合征。单侧组中41.9%的患者和双侧组中33.3%的患者会发生暂时性下肢无力，单侧组中22.6%和双侧组中44.4%发生尿潴留。持久的功能障碍包括轻度偏瘫和尿潴留，单侧组发生率分别为8.1%和6.5%，双侧组发生率分别为11.1%和11.1%。尽管轻度偏瘫的发生率看似很高，但是报道中的所有患者都能通过拐杖或者其他辅助设备行走(Sanders and Zuurmond，1995)。

目前，大多数的脊髓前外侧束切断术都在CT引导下进行操作。在麻醉镇静后，患者的头部需要固定，在获得良好的CT图像之前需要通过腰椎穿刺注射不透射线的造影剂。当测量出患者的脊髓直径之后，将脊髓针以垂直脊髓轴线的角度在乳突下方插入(图1)。Kanpolat的操作中，皮肤到硬膜的距离一般为43~66 mm(Kanpolat *et al.*，1989)。

当脊髓针置于齿状韧带前方后，可以通过刺激来判断电极的位置。出现疼痛、感觉异常和温度觉的刺激，说明与脊髓丘脑束内的定位一致(Fitzgibbon，2009)。温度超过60 ℃，持续时间超过30秒将发生永久性的毁损。毁损过程中，需要在特定部位对痛觉、温度觉以及运动功能等进行频繁的测试。如果在首次操作中未达到足够的镇痛作用，可以通过更长时间和更高温度反复进行毁损。

## 脊髓中线切开术

### 历史

腹腔和盆腔恶性肿瘤可产生明显的疼痛，这种疼痛对鞘内给药和全身麻醉方法都会耐受。先前认为，这种内脏性疼痛只通过脊髓丘脑束和脊髓网状束传导。然而，最近有证据发现该疼痛还涉及其他的传导通路。临床前的行为研究、追踪研究、腹后外侧核的电生理反应测试和功能MRI研究发现脊髓背侧柱在有害疼痛中也起到一定的作用。这些研究结果让人相信可以通过毁损脊髓背侧柱内与疼痛相关的通路，达到缓解恶性内脏疼痛的目的(Willis *et al.*，1999)。这些发现也使得脊髓中线切开术方案得以提出、执行和最终成功地成为姑息性疼痛治疗的一种手段(Armour，1927；Gildenberg，2001；Hwang *et al.*，2004)。

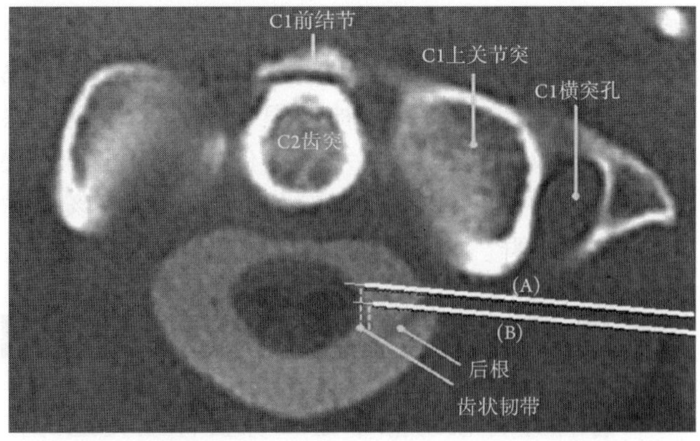


**图1 脊髓C1~C2水平的CT扫描显示脊髓的结构**

Artist指出在齿状韧带前1或2~3 mm穿刺，避免损伤腰骶部(A)或胸部(B)神经纤维。展示了脊髓前后角、脊髓丘脑束纤维结构与穿刺针的位置关系。

1927年，Armour首次公开提出脊髓中线切开术的设想，该设想的目的是通过毁损脊髓丘脑束的交叉纤维进而缓解内脏性疼痛(Gildenberg 1984)。随着时间的推移，传统的脊髓切开术的恢复时间长、操作复杂和高风险等问题都得到了改善。1970年，Hitchcock在参考一个相似的手术后提出了“脊髓连合部切开术”的概念。在该手术中患者取坐位，通过其枕骨和C1之间的间隙完成高颈段脊髓立体定向的操作(Hitchcock，1970；Gildenberg and Hirshberg，1984)。8年后，由于意识到毁损靶点是一个脊髓背部内尚未命名的腹内侧背侧通路，Schvarcz又重新命名了该术式，创造了术语“脊髓外侧丘系切开术”。

1981年，Gildenberg公开描述了“限制性脊髓切开术”的方法。该术式中通过T9~T10椎板切除，可以在直视下进行机械毁损和射频毁损。1997年，Kanpolat描述了CT指引下的C1水平脊髓中线背侧毁损技术，这与他之前描述的工作是一致的(Gildenberg and Hirshberg，1984；Gildenberg，2001)。3年之后，Nauta使用“点状脊髓切开术”这一术语来描述在进行椎板切除后用16号针进行的脊髓切开术(Nauta *et al.*，2000)(图2)。此后，有人提倡使用细镊子进行毁损而不是用脊髓针(Hong and Andren-Sandberg，2007)。

### 证据和目前使用情况

脊髓中线切开术对从胃到子宫平面的腹腔和盆腔内脏痛的患者来说效果最好(Becker *et al.*，1999)。一般来说，适用此种手术的患者群体是发生弥漫性、撕裂样腹部疼痛的患者和经过广泛放化疗之后出现痛性痉挛的患者。值得注意的是，腹腔和盆腔肿瘤已经侵袭腰骶丛的患者其治疗效果可能没有未侵袭的患者好。适用此种术式的患者是那些对传统疼痛控制方法无效，并且身体状况足够稳定能经受得住开刀手术的患者。一些外科医生提倡对于生存期超过3个月或等于3个月的

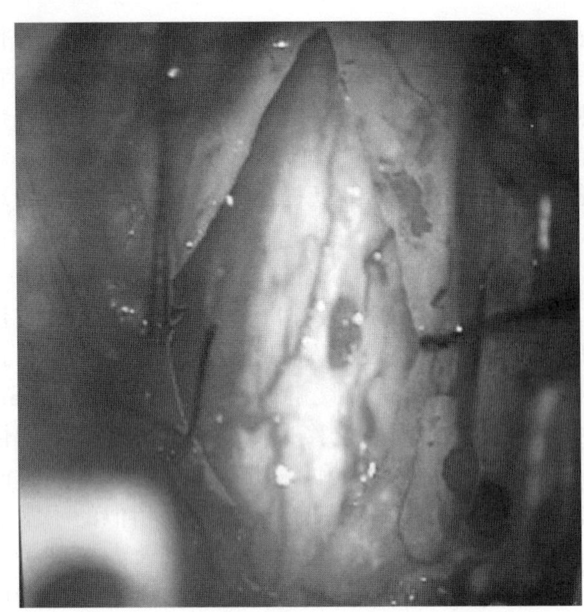

**图2　脊髓中线切开术术中图片，硬膜已经从后部打开，显露出中线部脊髓**



患者限制手术，以期望他们可以在家而不是在重症监护室依靠医疗设备渡过余生。然而，随着低侵入技术的引进，疗效的改善可能会打破这项要求。因而，会允许大量的患者进行外科手术治疗(Kim and Kwon，2000；Nauta *et al.*，2000；Vilela *et al.*，2001；Hong and Andren-Sandberg，2007)。

与脊髓前外侧束切断术不同，脊髓中线切开术报道非常少，仅限于一些病例报告和系列报道(表2)。其中最大的一项研究报道了20例接受机械毁损或射频毁损的脊髓切开术患者(Gildenberg and Hirshberg，1984)。在14例接受传统胸段脊髓切开术的患者中，有6例(42.8%)患者取得了非常好的效果而且不伴残余疼痛，有4例(28.6%)患者获得了良好的缓解但伴有轻微的疼痛。余下4例患者中，其中2例(14.3%)获得了轻微的缓解，而另外2例(14.3%)未得到缓解。值得注意的是，在这个系列的报道中有4例患者在相同的条件下接受了脊髓前外侧束切断术和脊髓切开术。然而，由于其中2例(50%)患者发生严重的下肢无力，被迫放弃了这种方案。

Viswanathan等人作了一个11例疼痛患者的系列报道，其中9例患者因为腹部或盆部内存在转移肿瘤而接受了脊髓联合部切开术治疗。剩余2例患者由于脊髓肿瘤不可切除而选择脊髓切开术来缓解疼痛。11例患者中有5例(45%)患者疼痛获得了完全缓解，有3例(27%)患者疼痛获得了显著的改善并减少了阿片类药物的需求量。剩余3名患者效果不好或者一般。3例患者术后发生身体虚弱，但这些症状会逐渐改善。有2例患者产生了复发性疼痛，一个是在术后2周，一个是在术后6个月。由于中位生存期是43 d，长期的效果很难预测(Viswanathan *et al.*，2010)。

Hwang等人报道了他的中心对6例肝胆癌/胰腺癌患者进行点状脊髓中线切开术治疗难治性疼痛的经验。在全麻下，这些患者进行了T2~T3椎板切除术。在识别两个根部之后确定中线位置，使用一个16号脊髓针在中线两侧调整0.5 mm后沿着中线插入6 mm。所有的患者疼痛立刻缓解，而且即便发生复发性疼痛，也可以通过适量的传统药物来控制。没有神经系统并发症的报道(Hwang *et al.*，2004)。

其他的一些报道与此相似，这些研究的疼痛缓解率为70%~100%不等。与侵入性强的脊髓切开术不同，这些术式对脊髓的损伤性更小，且在保留本体感觉的同时能更好地控制腹部盆部的内脏痛(Schvarcz，1976；Gildenberg and Hirshberg，1984)。与脊髓切开术相比，这些术式存在复发性疼痛，但是这些复发性疼痛一般都能通过传统药物很好的控制。其他报道的并发症包括感觉迟钝、本体感觉障碍、尿失禁甚至死亡(Gybels and Sweet，1989)。

## 周围神经切断术

转移性疾病引起的疼痛治疗需要对周围单神经病变和多神经病变进行严格控制。包括药物治疗、注射治疗和整体治疗等保守的治疗方法一般用于开始治疗阶段。如果治疗失败，就应该考虑神经外科治疗方法——神经根切断术、神经切除术或者是交感神经阻断术。对保守治疗方法无效并且疼痛在皮肤呈阶段分布的患者可能是该种手术的最适人群。

### 脊神经背根切断术

脊神经背根切除术是一种去神经支配的方法，同时涉及疼痛水平面上下两个平面的椎板切除。在这种手术中，手术的效果很大程度上依赖于相关神经的准确定位。在一些疑似病例中，需要在手术之前进行诊断性硬膜外神经根注射来确

**表2　脊髓切开术的研究总结(1974~2010)**

| 作者及年份 | 研究设计 | 癌痛患者数量[%] | 随访 | 结果 |
|---|---|---|---|---|
| Viswanathan *et al.*，2010 | 病例分析 | 11[100] | 死亡(11~39 mos)<br>(9例患者)<br>1例患者失访 | 8例(73%)极好/好<br>4例(36%) 30 d内死亡<br>2例(18%)复发(2 wks，6 mos)<br>1例(9%)尿潴留<br>3例(27%)新发LE短暂运动无力<br>1例(9%)术后3 d因肺水肿需要插管 |
| Hwang *et al.*，2004 | 病例分析 | 6[100] | 死亡(2~18 wks) | 6例(100%)完全立即缓解<br>3例(50%)疼痛复发(2~12 wks)<br>没有神经并发症 |
| Vilela *et al.*，2001 | 病例报告 | 2[100] | 2~4 mos | 疼痛缓解达2 mos(1例患者)或死亡(1例患者)<br>并发症：暂时行走不稳 |
| Nauta *et al.*，2000 | 病例分析 | 6[100] | 死亡(3~31 mos) | 明显疼痛减轻 |
| Kim and Kwon，2000 | 病例分析 | 8[100] | 死亡(3~18 wks) | 5例(63%)极好/良好的术后疼痛减轻<br>3例(38%)可以/不好的术后疼痛减轻<br>2例(25%)暂时感觉异常<br>1例(13%)永久感觉异常 |
| Becker *et al.*，1999 | 病例报告 | 1[100] | 死亡(5 wks) | 疼痛评分从10/10减到2~3/10<br>暂时尿潴留和LE感觉异常 |
| Nauta *et al.*，1997 | 病例报告 | 1[100] | 10 mos | 较好的疼痛缓解并且没有复发或者新的感觉迟钝 |
| Kanpolat and Cosman，1996 | 病例分析 | 14[100] | 不确定 | 6例(43%)完全缓解<br>4例(29%)局部/满意<br>4例(29%)没有缓解<br>1例(7%)术后痛觉过敏/感觉减退 |
| Watling *et al.*，1996 | 病例报告 | 2[100] | 死亡(约29和48 d) | 术后疼痛立刻并持久减轻，第二个患者因为疾病恶化加大了阿片类药物的应用 |
| Gildenberg and Hirshberg，1984 | 病例分析 | 14[100]限制性脊髓切开术T9~T10<br><br>2[100]颈部脊髓切开术<br><br>4[100]脊髓切开术和脊髓前侧柱切开术 | 死亡(2~13 mos)，未死亡(6~24 mos) | 胸腰部的疼痛减轻<br>10例(71%)极好/好<br>4例(29%)可以/不好<br><br>颈部疼痛减轻<br>2例(100%)可以/不好<br>无感觉缺失，无力或失禁<br><br>脊髓切开术和脊髓前侧柱切开术2例(50%)良好的缓解<br>2例(50%)可以/不好的缓解<br>2例(50%)显著一侧下肢无力 |

**表2**　(续表)

表2 （续表）

| 作者及年份 | 研究设计 | 癌痛患者数量[%] | 随访 | 结果 |
|---|---|---|---|---|
| Eiras *et al.*，1980 | 病例分析 | 12 [100] | 死亡(2~14 mos)<br>3例患者失访<br>1例患者14 mos后仍生存 | 7例(58%)完全缓解<br>5例(42%)较好缓解<br>5例(42%)疼痛复发<br>暂时步态失调/辨距不良 |
| Cook and Kawakami，1977 | 病例分析 | 16[67] | 死亡(12例患者)<br>4例患者情况不明 | 11例(69%)较好的立即缓解<br>3例(19%)缓解效果一般<br>2例(13%)不好<br>1例(6%)死亡前有复发 |
| Schvarcz，1976 | 病例分析 | 35[78] | 除了1例患者其他全部死亡(1~18 mos) | 30例(67%)满意的缓解<br>5例(12%)局部复发<br>无运动无力或本体感觉改变 |
| Papo and Luongo，1976 | 病例分析 | 9[90] | 死亡或随访1 yr | 3例(33%)完全缓解直到死亡<br>6例(67%)在4 wks内复发<br>无尿或呼吸困难 |
| Lippert *et al.*，1974 | 病例分析 | 12[75] | 10例患者(1~7 mos)<br>6例CA患者 | 12例(100%)极好/好的缓解<br>1/6例(17%)CA患者随访中有复发<br>暂时感觉异常55%<br>无新发括约肌并发症 |
| Hitchcock，1974 | 病例分析 | “most”[共26] | 死亡或随访到4 yrs<br>2例患者失访 | 13例(68%)极好/好的缓解<br>4例(21%)缓解较差<br>2例(11%)无缓解 |
| Broager，1974 | 病例分析 | 31[91] | 死亡(4 d~12 mos)(21个患者)或随访到18 mos | 16例(47%)极好的疼痛缓解直到死亡(12例)，其余缓解时间为12 mos<br>9例(26%)极好的疼痛缓解但有复发(1~6 mos)<br>3例(9%)较好的疼痛缓解直到死亡(1~12 mos)<br>2例(6%)严重感觉异常直到死亡(3~6 mos)<br>1/31例(3.1%)术后4 d死亡<br>均有本体感觉丧失 |

缩写：mo，月；wk，周；yr，年；d，天。

保合适的定位。由于这种手术需要全麻和多水平的椎板切除，所以恢复期可能会长达4~6周。因此，需要考虑患者的预期寿命对这种手术方式是否合适。

目前为止，三项大型的病例研究报道了大约100例患者，40%~64%的患者疼痛得到了很好的缓解，15%~50%患者疼痛得到了较好的缓解，而7%~10%的患者效果不理想，结合队列研究分析可见最终效果还是比较满意的(Barrash and Leavens，1973；Esposito *et al.*，1988；Arbit *et al.*，1989)。疼痛缓解一般可持续几个月，患者术后可能会出现相应区域的皮肤麻木。但是相对于疼痛而言，这种副作用通常尚可接受。其他的副作用还有由脑脊液漏和神经根不完全损伤所致的虚弱和尿失禁(Barrash and Leavens，1973)。

## 选择性脊神经后根切断术

恶性胸部和胸壁疼痛行选择性脊神经后根切断术有较好的效果。在这些案例中，多节段侧板切除后，对脊神经前后根进行分离并将神经后根切断(图3)。1988年，Esposito宣布切断C8~T4神经后根成功治愈了10例患者的Pancoast综合征。这些患者取得了1年或更久的预期疗效。所有患者的术后即刻评估显示疼痛减轻90%以上。经过8~36个月的随访，4例患者得到完全缓解直到死亡。在整个随访中5例患者认为他们的疼痛缓解90%。一个患者认为缓解80%。4例患者出现同侧下肢无力，无患者出现步态不稳(Esposito *et al.*，1988)。

改进的神经根切除术在治疗由胸神经根病变导致的胸壁疼痛中取得成功。有证据表明该疼痛可由运动神经根及交感神经引起，传统的切除神经后根效果不佳，于是Arbit等提出了改进神经根切除术。该术式中，Arbit选择了前部和后部的节前神经根作硬膜外切除。14例患者因肿瘤侵犯胸神经根感到疼痛，在放射线的指引下，进行改良神经根切断术(Arbit *et al.*，1989)。手术患者经过严格的肺部评估，保持动脉血$PaCO_2$ <50 mmHg，$PaO_2$ >50 mmHg以及$FEV_1$ >1 L(Arbit *et al.*，1989)。

Arbit报道64%的患者疼痛明显缓解，很快摆脱麻醉药物的依赖。其中50%的患者术后疼痛缓解直到死亡，30%的患者疼痛复发，但相比术前明显减轻。术后有感染风险，但经抗生素治疗得以控制。1例失败是因为选择了不恰当的神经根。Arbit和他的同事认为改良胸段神经根切断术比传统术式稍好，而且降低了脑脊液漏的潜在风险和暴露相关的并发症(Arbit *et al.*，1989)。

## 神经切除术/交感神经切除术

癌性胸痛有其特殊性，传统的外科治疗可能无法适用。例如，脊髓前侧束切除术理论上可以减轻此类疼痛，但因为大多数患者都只有一侧肺功能正常，往往不能耐受创伤较大的手术。因此更小创伤的手术应该是该类患者更好的选择。

Lai等报道了一例胸腔镜下神经切除术的视



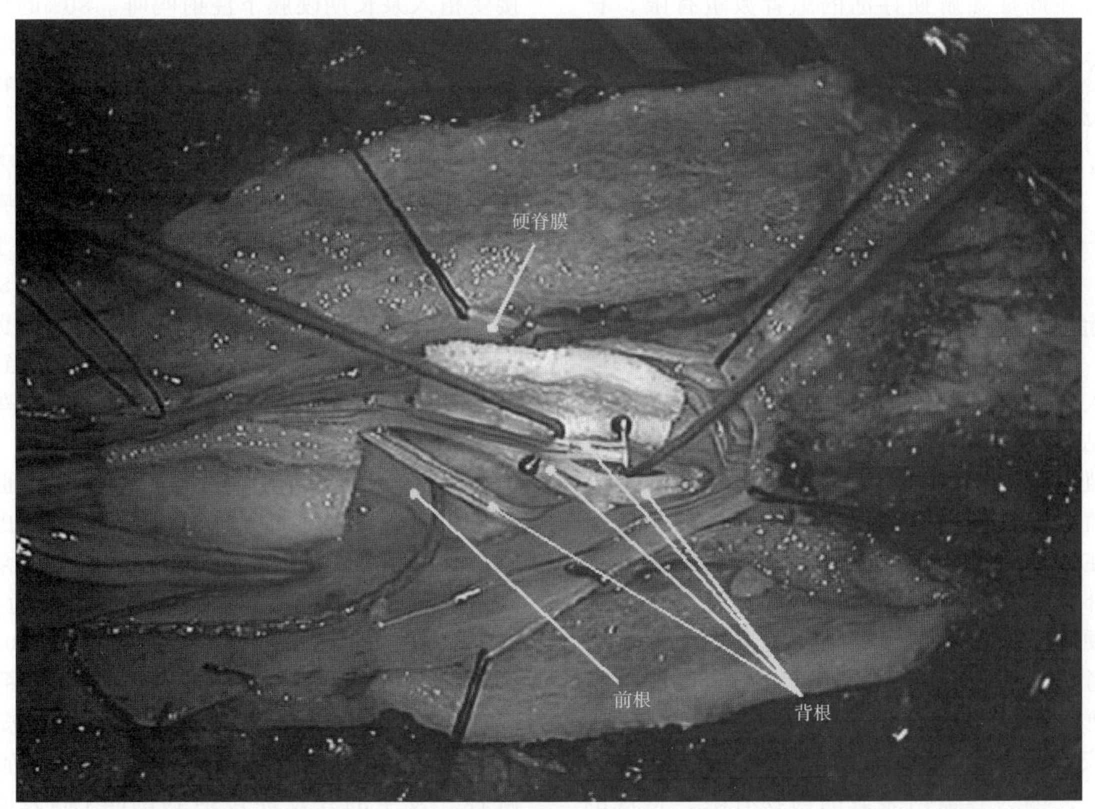


**图3　脊神经背根切断术术中照片，图片显示的是分离出来的脊神经背根，切断前先刺激并确认该神经**

频，该手术患者因为骨骼和肋间神经受胸壁肿物侵犯而疼痛难忍，大剂量静脉注射吗啡不能缓解。射频消融和神经根注射法虽然效果不佳，但有助于确定致病神经。该例患者术后停止大剂量阿片类药物注射，疼痛明显减轻(Lai *et al.*，2006)。

对于某些腹部肿瘤患者，内脏神经切除术是一种可行的选择(Lin *et al.*，1994；Krishna *et al.*，2001；Lang-Lazdunski *et al.*，2002；Lai *et al.*，2006；Mann *et al.*，2006；Kang *et al.*，2007；Katri *et al.*，2008)。在一项研究中，对因患腹部肿瘤无法切除而腹痛难忍的患者，在评估KPS评分大于60且身体可以耐受麻醉后，进行了内脏神经切除术。在胸腔镜的指导下，定位内脏神经主干，先将交感神经和内脏神经分离出来，所有交通支从胸腔底部离断，优先处理较大的内脏神经干。术后21例患者中，有76.2%脱离了麻醉药物治疗，或大大减少了麻药用量，疼痛评分明显减少(8.5~1.7)(Kang *et al.*，2007)。另有14例患有胰腺癌或其他腹部肿瘤的患者，在内窥镜下行双侧交感内脏神经切断术后，有64%的患者疼痛完全缓解，21%的患者明显缓解(Lin *et al.*，1994)。

第三篇

因为在癌症缓解期存活的患者数量有限，长期的疗效评估非常困难。但是内脏神经切除术已经用于慢性胰腺炎患者以控制疼痛。Buscher对75例行双侧胸部内脏神经切除术的慢性胰腺炎患者做了前瞻性研究，发现52%的患者在12个月内，38%的患者在24个月内和28%的患者48个月内疼痛控制良好(Buscher *et al.*，2008)。

## 椎管内治疗

植入式椎管内止痛泵(intrathecal pain pumps，ITP)是姑息治疗最常用的外科治疗。止痛泵除了偶尔会植入臂丛神经和脑室内，大多数会被植入脊柱。植入脊柱的与泵相连的导管大部分是硬膜下的。在预期寿命不长的患者中，使用硬膜外导管的体外止痛泵也是可以考虑的。尽管有很多药物用于硬膜下给药，但目前FDA批准的主要有吗啡、齐考诺肽和巴氯芬。此外，可乐定已经被批准用于硬膜外给药(Smith *et al.*，2008)。

在安排硬膜下止痛药物时，有几点需要考虑。第一，因为容器内装载的药物有限，常规的观察和护理时必须注意。第二，随着疾病的进展，药物的需要量会变化，需要能调节治疗方案的专家进行调整。第三，装置系统可能会失效，尽管荧光镜染色可以用来发现可校正的问题，但检修的过程可能会比较麻烦，有时会造成严重的甚至致命的后果。

硬膜下药物治疗疼痛已经被广泛的研究和报道。一项随机的双盲、安慰剂对照试验被实施，用来评估硬膜下应用齐考诺肽对癌症或艾滋病导致的难治性疼痛的效果。111例患者随机的接受硬膜下使用齐考诺肽或安慰剂2周时间，可视疼痛评分(Visual Analog Scale，VAS)显示齐考诺肽组疼痛完全缓解率更高，达到52.9%(Staats *et al.*，2004)。

研究显示，硬膜下药物对慢性疼痛有效，而并非仅限于癌性疼痛。Becker等报道硬膜下注射阿片类药物成功治疗了43例癌症引起的神经性和反应性疼痛。77.8%的反应性疼痛患者疼痛减轻，61.1%的神经性疼痛的患者疼痛减轻，反应性疼痛组长期并持久的疼痛减轻达66.7%，神经性疼痛组长期镇痛的比例较低仅有11.1%(Becker *et al.*，2000)。

Penn和Paice报道了长期硬膜下注射吗啡的效果。43例因恶性肿瘤引起疼痛的患者中，有35例接受植入泵长期硬膜下注射吗啡。80%的患者得到明显缓解。不良事件有导管打结，脑脊液漏和药物耐受，只有2例患者通过调节注射及药物浓度得到适当的缓解(Penn and Paice，1987)。

2002年Smith等报道了一个比较可植入药物传输系统和综合性药物治疗难治性癌性疼痛的随机临床试验。202例患者参加了试验，相对于药物组来说，植入组在控制疼痛方面明显改善(84.5% *vs.* 70.8%；*P*=0.05)。植入组的药物毒性、疲劳和沮丧等副作用也明显减少。此外，尽管未达到统计学差异，但植入组倾向于提高6个月的生存率(53.9% *vs.* 37.2%；*P*=0.06)(Smith *et al.*，2002)。

在癌性疼痛治疗中，虽然鞘内泵通常是首选，但对于预期寿命较短的患者需要考虑成本问题。Hassenbusch发现对于椎管内/植入泵和硬膜外/外部泵而言，适合的预期寿命大约为3~6个月(Hassenbusch，1999；Knight *et al.*，2007)。在某些情况下，硬膜外导管和鞘内传送系统可能有相同的功效。在使用硬膜外导管和皮下导管的91例患者中，有76%的患者感觉疼痛适当的减轻。发生的并发症包括39例(43%)表面感染和12例(13%)深部感染，其中11例需要进一步的手术治疗。考虑到并发症，建议这种治疗用于预期寿命较短的患者(Smitt *et al.*，1998；Anghelescu *et al.*，2010)。总体而言，关于治疗癌性疼痛相关的椎管内给药系统的文献系统回顾为这类患者提供了合适的建议(Hayek *et al.*，2011)。

## 脑室内注射

尽管许多疼痛专科医生对传统的鞘内泵熟悉，但脑室内疼痛药物的应用却很少。神经外科医生和肿瘤科医生对脑室内化学药物联合奥马耶贮器的应用已经数十年了。在20世纪80年代，临床医生开始通过这种贮器注射阿片类药物以试图控制头颈部难治性肿瘤疼痛，结果相当成功(Leavens *et al.*，1982；Cramond and Stuart，1993；Karavelis *et al.*，1996)。在接受脑室内治疗的患者中，初始吗啡的剂量范围从0.1到0.5 mg，此后的剂量需根据临床反应做出调整(Su *et al.*，1987；Kilic *et al.*，1993，Smith *et al.*，1999)。

研究表明，鞘内和脑室内给药具有相似的效果(Ballantyne and Carwood，2005)。根据13项涉及337例患者的脑室内给药试验、31项涉及1 343例患者的硬膜外给药试验和28项722例患者的鞘内给药试验的结果，接受脑室内治疗的73%的患者和接受鞘内治疗的72%的患者疼痛明显缓解。硬膜外组成功率明显降低(62%；$P$=0.03)，而且整体的不满意度更大($P$=0.005)。通常脑室内给药适用于双侧、中线或弥散性口面部或颈颜面部疼痛，偶尔也用于一些腰椎管内治疗失败或禁忌的膈下痛的患者(Lobato *et al.*，1983；Lazorthes *et al.*，1985；Lenzi *et al.*，1985；Lazorthes *et al.*，1995)。

Lazorthes等报道了82例难治性癌性疼痛无法手术的患者，对他们行脑室内给药。这种疼痛实质上是躯体性疼痛，通常仅限于上半身/头部/颈部。但下肢疼痛患者如果经标准IT治疗失败，也被纳入其中。使用无菌技术，通过剂量滴定的贮器给予患者0.12、0.25、0.5或1 mg的吗啡丸，以获得超过1周的疼痛减轻，期间全程密切关注患者的呼吸系统和神经系统。一些患者家属学习这项技术后，便可以在门诊操作。通过VAS、KPS的改善和系统性药物治疗减少来评价疼痛的缓解情况。据报道最常见的副作用包括恶心、呕吐、便秘、头痛、定向障碍和嗜睡。少数患者出现了严重嗜睡、瞳孔缩小和呼吸抑制，但这些症状使用纳洛酮后消失。有2例并发化脓性脑膜炎，需要给予脑室内抗生素治疗；有1例需要更换扭结的导管。总体而言，82例患者中，80%有良好或显著的镇痛和17%达到中度镇痛，仅有2例治疗失败。值得注意的是，随着时间的推移，患者需要增加注射到容器中的吗啡剂量，尽管仍不清楚这是继发于病情发展还是治疗耐受性(Lazorthes *et al.*，1995)。

Karvelis等报道，90例患者接受脑室内吗啡治疗获得了明显的受益，其中90%的患者获得了满意的(>50%)疼痛减轻。最常见的副作用是恶心，虽然这种症状只是短暂的。其他并发症包括1例出现脑血肿和遗忘以及2例感染(Karavelis *et al.*，1996)。

鞘内和脑室内给药的选择取决于良好的临床判断。当大多数病例对标准IT治疗有反应时，脑室内给药可能适合于遭受恶性难治的上半身/头/颈部疼痛的患者和体内已经装有注药容器的患者。鉴于脑内给药潜在的复杂性和危险性，有些人建议将椎管内治疗失败作为脑室内给药的适应证。

## 臂丛神经注射术

需要指出的是，治疗疼痛的泵并不局限于抑制中枢神经系统。一项在40名患者中采用随机、双盲、安慰剂对照的关于肩袖手术术后肩部疼痛的研究发现，将0.2%罗哌卡因以10 mL/h注入肌间沟臂丛神经的患者与仅接受生理盐水的对照组患者相比，对麻醉药物的需要量明显减少。研究中有2例发生脱落，1例因出现了呼吸困难而终止试验(Klein *et al.*，2000)。

这种技术已经成功的应用于恶性疼痛的治疗。Buchanan等报道了1例继发于肾癌转移引起病理性关节窝撕裂的肩痛患者。在放射影像技术的指导下，将导管置于斜角肌臂丛神经处，并以5 mL/h的速度注射0.2%罗哌卡因，结果疼痛立即缓解，活动恢复，并提高了关节的活动度。唯一值得注意的副作用是麻木。经过2 d的治疗后停止使用罗哌卡因。在逐渐减少先前口服的阿片类药物后，疼痛得到明显的改善(Buchanan *et al.*，2009)。这种方法对于转移瘤侵犯臂丛神经无法切除的疼痛患者是有用的。

## 未来的发展方向

如今，在治疗恶性难治性疼痛方面，神经外

第三篇

科手段提供了一个不错的选择。据估计，大约2/3的癌症患者在他们疾病的进展过程中遭受着慢性的躯体或内脏的疼痛。世界卫生组织提出，治疗恶性肿瘤引起的疼痛重点在于三步药理学方法，逐步从使用非阿片类药物到使用弱阿片类药物，最后使用强阿片类药物和鞘内注药(Raslan *et al.*，2011)。鞘内输送系统对于许多患者也是一个不错的选择。在短时间里，他们相对容易放置和管理，为许多患者提供了相当大的益处。如前所述，通过脑室内和神经丛导管这样非传统的鞘内治疗也被认为是非常困难的方法。目前，在欧洲和美国，破坏神经的操作仅仅用于那些疼痛难以缓解的患者。

神经外科毁损术的有效性和安全性已得到了循证医学的证实。但这一观念在疼痛专家和肿瘤学专家中还没有被广泛的接受。然而，如前所述，这些操作确实能够明显提高疾病终末期患者的生活质量。

可以肯定的是，从最开始提出这两种神经毁损术到现在，脊髓前侧束切断术和脊髓切开术已经有了很多的进步(Gildenberg，1976；JR，1976；Gildenberg and Hirshberg，1984；Nauta *et al.*，1997；Nauta *et al.*，2000；Gildenberg，2001；Vilela *et al.*，2001；Kanpolat *et al.*，2002；Mann *et al.*，2006；Kanpolat，2007；Kanpolat *et al.*，2009；Raslan and Burchiel，2010；Viswanathan *et al.*，2010；Raslan *et al.*，2011)。由于术中监测和神经导航技术的应用，神经毁损技术将会进一步发展。这些技术的改进大大提高了操作的安全性，同时缩短了恢复和住院的时间，成为临终关怀治疗中必不可少的一部分。

事实上，许多情况下患者并非都适合手术。由于一部分患者的术后生存时间只能以周计算，所以有必要在缓解疼痛和经济负担之间做出权衡(Viswanathan *et al.*，2010)。这需要外科医生科学地支配这些资源，以使结果最优化，同时使损害最小化。在神经外科方面，微创神经外科和(或)内镜的出现和流行在改善手术治疗的痛苦方面的作用是难以估量的。术中MRI也被认为是神经毁损术的重要辅助技术。这种方法可以提供实时的反馈信息，热成像也增加了医生和患者的舒适性。

术中神经检查和影像可能为神经外科医生的治疗提供额外的帮助。我们预期弥散张量成像、纤维示踪成像和功能信息可能有利于进一步提高操作的有效性和安全性。例如，为了使脊髓中线切开术更加精细和成功，最重要的一点是要扩展我们对相关知识的认知程度。是否可以更清楚的描述神经纤维束中的靶纤维，使对邻近神经纤维的损伤更小化？是否有必要破坏深部的神经联合以获得十分有效的止痛效果？此外，对靶向途径的确切性质和位置仍然是不确定的。解决这些问题需要科学的调查手段和增加临床分析的样本量。有关显示痛温觉脊髓传导通路的功能核磁共振的改进，可能是有价值的。这已经在老鼠模型中进行了形态成像，但尚未被用来研究人类神经轴(Malisza and Stroman，2002)。

## 总结

21世纪随着治疗恶性疼痛的继续发展，任何涉及神经外科操作的讨论取决于三个因素相互比较后的综合分析。首先，技术优化的目标是提高毁损位置的精确性，同时减少对神经系统的干扰范围，这是十分必要的。正如前面讨论的例子，神经毁损术非常需要将以前和现在的成像和术中监测技术联合应用。

其次，由于操作的标准化和现代化，使得神经外科团队要提供安全性和有效性的证据。自20世纪60年代以来，不超过6项有关慢性癌性疼痛行神经毁损术的实验被实施，其中涉及了大于200例的患者。多数研究所报道的患者数量只有10~50例。在这段时间里，除了20世纪70年代研究的平均数量翻倍以外，其他的任意10年中仅有20~25项研究(Raslan *et al.*，2011)。由此可见，文献的数量和质量需要提高。

最后，这些操作的重新兴起，必须要求将其并入神经外科住院医生培训课程。培训住院医生在合适的患者群体正确地和安全地执行这样的操作，不仅确保了这些方法的持续使用，而且也为前两个因素提供了重要的促进作用。

## 致谢

非常感谢Drs. John German和Matthew Adamo的贡献和分享他们的OR经验。

声明：JP是美敦力公司的顾问，并拥有国家卫生研究所的拨款支持。其他作者声称无任何利益冲突。

## 参考文献


- Amano K, Kawamura H, Tanikawa T, et al. Bilateral versus unilateral percutaneous high cervical cordotomy as a surgical method of pain relief. Acta Neurochir Suppl (Wien), 1991, 52: 143-145.
- Anghelescu DL, Faughnan LG, Baker JN, et al. Use of epidural and peripheral nerve blocks at the end of life in children and young adults with cancer: the collaboration between a pain service and a palliative care service. Paediatr Anaesth, 2010, 20: 1070-1077.
- Arbit E, Galicich JH, Burt M, et al. Modified open thoracic rhizotomy for treatment of intractable chest wall pain of malignant etiology. Ann Thorac Surg, 1989, 48: 820-823.
- Armour D. Surgery of the spinal cord and its membranes. Lancet, 1927, 1: 691-697.
- Atkin N, Jackson KA, Danks RA. Bilateral open thoracic cordotomy for refractory cancer pain: a neglected technique? J Pain Symptom Manage, 2010, 39: 924-929.
- Ballantyne JC, Carwood CM. Comparative efficacy of epidural, subarachnoid, and intracerebroventricular opioids in patients with pain due to cancer. Cochrane Database Syst Rev, 2005, (1): CD005178.
- Barrash JM, Leavens ME. Dorsal rhizotomy for the relief of intractable pain of malignant tumor origin. J Neurosurg, 1973, 38: 755-757.
- Batzdorf U, Weingarten SM. Percutaneous cordotomy. A simplified approach to the management of intractable pain. Calif Med, 1970, 112: 21-26.
- Becker R, Sure U, Bertalanffy H. Punctate midline myelotomy - A new approach in the management of visceral pain. Acta Neurochir, 1999, 141: 881-883.
- Becker R, Jakob D, Uhle EI, et al. The significance of intrathecal opioid therapy for the treatment of neuropathic cancer pain conditions. Stereotact Funct Neurosurg, 2000, 75: 16-26.
- Bekar A, Kocaeli H, Abaş F, et al. Bilateral high-level percutaneous cervical cordotomy in cancer pain due to lung cancer: a case report. Surg Neurol, 2007, 67: 504-507.
- Broager B. Commissural myelotomy. Surg Neurol, 1974, 2: 71-74.
- Buchanan D, Brown E, Millar F, et al. Outpatient continuous interscalene brachial plexus block in cancer-related pain. J Pain Symptom Manage, 2009, 38: 629-634.
- Buscher HC, Schipper EE, Wilder-Smith OH, et al. Limited effect of thoracoscopic splanchnicectomy in the treatment of severe chronic pancreatitis pain: a prospective long-term analysis of 75 cases. Surgery, 2008, 143: 715-722.
- Collins KL, Patil PG. Flat-Panel Fluoroscopy "O-Arm" Guided Percutaneous Radiofrequency Cordotomy: A New Technique for the Treatment of Unilateral Cancer Pain. Neurosurgery, 2013, 72: 27-34; discussion 34.
- Cook AW, Kawakami Y. Commissural myelotomy. J Neurosurg, 1977, 47: 1-6.
- Cowie RA, Hitchcock ER. The late results of antero-lateral cordotomy for pain relief. Acta Neurochir (Wien), 1982, 64: 39-50.
- Cramond T, Stuart G. Intraventricular morphine for intractable pain of advanced cancer. J Pain Symptom Manage, 1993, 8: 465-473.
- Crul BJ, Blok LM, van Egmond J, et al. The present role of percutaneous cervical cordotomy for the treatment of cancer pain. J Headache Pain, 2005, 6: 24-29.
- Eiras J, Garcia J, Gomez J, et al. First results wih extralemniscal myelotomy. Acta Neurochir Suppl (Wien), 1980, 30: 377-381.
- Esposito S, Delitala A, Nardi PV. Microsurgical DREZ-lesion in the treatment of deafferentation pain. J Neurosurg Sci, 1988, 32: 113-115.
- Fenstermaker RA, Sternau LL, Takaoka Y. CT-assisted percutaneous anterior cordotomy: technical note. Surg Neurol, 1995, 43: 147-149.
- Fitzgibbon DR. Percutaneous CT-guided C1-2 cordotomy for intractable cancer pain. Curr Pain Headache Rep, 2009, 13: 253-255.
- Gildenberg P. Percutaneous cervical cordotomy. Appl Neurophysiol, 1976, 39: 97-113.
- Gildenberg P. Myelotomy through the years. Stereot Funct Neuros, 2001, 77: 169-171.
- Gildenberg P, Hirshberg R. Limited myelotomy for the treatment of intractable cancer pain. J Neurol Neurosurg Psychiatry, 1984, 47: 94-96.
- Gybels JM, Sweet WH. Neurosurgical treatment of persistent pain. Physiological and pathological mechanisms of human pain. Pain Headache, 1989, 11: 1-402.
- Hassenbusch SJ. Cost modeling for alternate routes of administration of opioids for cancer pain. Oncology, 1999, 13: 63-67.

- Hayek SM, Deer TR, Pope JE, et al. Intrathecal therapy for cancer and non-cancer pain. Pain physician, 2011, 14: 219-248.
- Hitchcock E. Stereotactic Cervical Myelotomy. J Neurol Neurosurg Psychiatry 1970, 33: 386-92.
- Hitchcock E. Stereotactic myelotomy. Proc R Soc Med, 1974, 67: 771-772.
- Hogberg T, Rabow L, Rosenberg P, et al. The use of chordotomy to treat pain from gynecologic cancer. Eur J Gynaecol Oncol, 1989, 10: 337-340.
- Hong D, Andrén-Sandberg A. Punctate midline myelotomy: A minimally invasive procedure for the treatment of pain in inextirpable abdominal and pelvic cancer. J Pain Symptom Manage, 2007, 33: 99-109.
- Hwang SL, Lin CL, Lieu AS, et al. Punctate midline myelotomy for intractable visceral pain caused by hepatobiliary or pancreatic cancer. J Pain Symptom Manage, 2004, 27: 79-84.
- Ischia S, Luzzani A, Ischia A, et al. Bilateral percutaneous cervical cordotomy: immediate and long-term results in 36 patients with neoplastic disease. J Neurol Neurosurg Psychiatry, 1984a, 47: 141-147.
- Ischia S, Luzzani A, Ischia A, et al. Role of unilateral percutaneous cervical cordotomy in the treatment of neoplastic vertebral pain. Pain, 1984b, 19: 123-131.
- Ischia S, Ischia A, Luzzani A, et al. Results up to death in the treatment of persistent cervico-thoracic (Pancoast) and thoracic malignant pain by unilateral percutaneous cervical cordotomy. Pain, 1985, 21: 339-355.
- Jackson MB, Pounder D, Price C, et al. Percutaneous cervical cordotomy for the control of pain in patients with pleural mesothelioma. Thorax, 1999, 54: 238-241.
- Jones B, Finlay I, Ray A, et al. Is there still a role for open cordotomy in cancer pain management? J Pain Symptom Manage, 2003, 25: 179-184.
- Schvarcz JR. Stereotactic extralemniscal myelotomy. J Neurol Neurosurg Psychiatry, 1976, 39: 53-57.
- Kang CM, Lee HY, Yang HJ, et al. Bilateral thoracoscopic splanchnicectomy with sympathectomy for managing abdominal pain in cancer patients. Am J Surg, 2007, 194: 23-29.
- Kanpolat Y. Percutaneous destructive pain procedures on the upper spinal cord and brain stem in cancer pain: CT-guided techniques, indications and results. Adv Tech Stand Neurosurg, 2007, 32: 147-173.
- Kanpolat Y, Cosman ER. Special radiofrequency electrode system for computed tomography-guided pain-relieving procedures. Neurosurgery, 1996, 38: 600-602.
- Kanpolat Y, Deda H, Akyar S, et al. CT-guided percutaneous cordotomy. Acta Neurochir Suppl (Wien), 1989, 46: 67-68.
- Kanpolat Y, Savas A, Ucar T, et al. CT-guided percutaneous selective cordotomy for treatment of intractable pain in patients with malignant pleural mesothelioma. Acta Neurochir, 2002, 144: 595-599; discussion 599.
- Kanpolat Y, Ugur HC, Ayten M, et al. Computed tomography-guided percutaneous cordotomy for intractable pain in malignancy. Neurosurgery, 2009, 64: ons187-193; discussion ons193-194.
- Karavelis A, Foroglou G, Selviaridis P, et al. Intraventricular administration of morphine for control of intractable cancer pain in 90 patients. Neurosurgery, 1996a, 39: 57-61.
- Katri KM, Ramadan BA, Mohamed FS. Thoracoscopic splanchnicectomy for pain control in irresectable pancreatic cancer. J Laparoendosc Adv Surg Tech A, 2008, 18: 199-203.
- Kilic K, Czorny A, Tumer B, et al. Intraventricular Morphine Therapy in Cancer Pain. Turkish Neurosurgery, 1993, 3: 110-113.
- Kim YS, Kwon SJ. High thoracic midline dorsal column myelotomy for severe visceral pain due to advanced stomach cancer. Neurosurgery, 2000, 46: 85-90.
- Klein SM, Grant SA, Greengrass RA, et al. Interscalene brachial plexus block with a continuous catheter insertion system and a disposable infusion pump. Anesth Analg, 2000, 91: 1473-1478.
- Knight KH, Brand FM, McHaourab AS, et al. Implantable intrathecal pumps for chronic pain: highlights and updates. Croat Med J, 2007, 48: 22-34.
- Krishna S, Chang VT, Shoukas JA, et al. Video-assisted thoracoscopic sympathectomy-splanchnicectomy for pancreatic cancer pain. J Pain Symptom Manag, 2001, 22: 610-616.
- Krol G, Arbit E. Percutaneous lateral cervical cordotomy: target localization with water-soluble contrast medium. J Neurosurg, 1993, 79: 390-392.
- Lahuerta J, Lipton S, Wells J. Percutaneous cervical cordotomy: results and complications in a recent series of 100 patients. Ann R Coll Surg Engl, 1985, 67: 41-44.
- Lahuerta J, Bowsher D, Lipton S, et al. Percutaneous cervical cordotomy: a review of 181 operations on 146 patients with a study on the location of "pain fibers" in the C-2 spinal cord segment of 29 cases. J Neurosurg, 1994, 80: 975-985.
- Lai YY, Chen SC, Chien NC. Video-assisted thoracoscopic neurectomy of intercostal nerves in a patient with intractable cancer pain. Am J Hosp Palliat Care, 2007, 23: 475-478.
- Lang-Lazdunski L, Le Pimpec-Barthes F, Riquet M. Videothoracoscopic splanchnicectomy for intractable pain from

adrenal metastasis. Ann Thorac Surg, 2002, 73: 1290-1292.

- Lazorthes Y, Verdie JC, Bastide R, et al. Spinal versus intraventricular chronic opiate administration with implantable drug delivery devices for cancer pain. Appl Neurophysiol, 1985, 48: 234-241.
- Lazorthes YR, Sallerin BA, Verdie JC. Intracerebroventricular administration of morphine for control of irreducible cancer pain. Neurosurgery, 1995, 37: 422-428.
- Leavens ME, Hill CS Jr, Cech DA, et al. Intrathecal and intraventricular morphine for pain in cancer patients: initial study. J Neurosurg, 1982, 56: 241-245.
- Lenzi A, Galli G, Gandolfini M, et al. Intraventricular morphine in paraneoplastic painful syndrome of the cervicofacial region: experience in thirty-eight cases. Neurosurgery, 1985, 17: 6-11.
- Lin CC, Mo LR, Lin YW, et al. Bilateral thoracoscopic lower sympathetic-splanchnicectomy for upper abdominal cancer pain. Euro J Surgery Suppl, 1994, (572): 59-62.
- Lippert RG, Hosobuchi Y, Nielsen SL. Spinal commissurotomy. Surg Neurol, 1974, 2: 373-377.
- Lobato RD, Madrid JL, Fatela LV, et al. Intraventricular morphine for control of pain in terminal cancer patients. J Neurosurg, 1983, 59: 627-633.
- Malisza KL, Stroman PW. Functional imaging of the rat cervical spinal cord. J Magn Reson Imaging, 2002, 16: 553-558.
- Mann O, Strate T, Schneider C, et al. Surgery for advanced and metastatic pancreatic cancer--current state and perspectives. Anticancer Res, 2006, 26: 681-686.
- McGirt MJ, Villavicencio AT, Bulsara KR, et al. MRI-guided frameless stereotactic percutaneous cordotomy. Stereotact Funct Neurosurg, 2002, 78: 53-63.
- Meeuse JJ, Vervest AC, van der Hoeven JH, et al. Five-year follow-up of a cordotomy. Pain Res Manag, 2008, 13: 506-510.
- Meglio M, Cioni B. The role of percutaneous cordotomy in the treatment of chronic cancer pain. Acta Neurochir (Wien) 1981, 59: 111-121.
- Nagaro T, Amakawa K, Kimura S, et al. Reference of Pain Following Percutaneous Cervical Cordotomy. Pain, 1993, 53: 205-211.
- Nagaro T, Amakawa K, Yamauchi Y, et al. Percutaneous cervical cordotomy and subarachnoid phenol block using fluoroscopy in pain control of costopleural syndrome. Pain, 1994, 58: 325-330.
- Nakamura M, Tsuji O, Fujiyoshi K, et al. Cordotomy for patients with thoracic malignant astrocytoma. J Neurosurg Spine, 2010, 13: 418-423.
- Nathan PW. The Descending Respiratory Pathway in Man. J Neurol Neurosurg Psychiatry, 1963, 26: 487-499.
- Nauta HJ, Hewitt E, Westlund KN, et al. Surgical interruption of a midline dorsal column visceral pain pathway - Case report and review of the literature. J Neurosurg, 1997, 86: 538-542.
- Nauta HJ, Soukup VM, Fabian RH, et al. Punctate midline myelotomy for the relief of visceral cancer pain. J Neurosurg, 2000, 92: 125-130.
- Papo I, Luongo A. High cervical commissural myelotomy in the treatment of pain. J Neurol Neurosurg Psychiatry, 1976, 39: 705-710.
- Penn RD, Paice JA. Chronic intrathecal morphine for intractable pain. J Neurosurg, 1987, 67: 182-186.
- Raslan AM. Percutaneous computed tomography-guided transdiscal low cervical cordotomy for cancer pain as a method to avoid sleep apnea. Stereotact Funct Neurosurg, 2005, 83: 159-164.
- Raslan AM. Percutaneous computed tomography-guided radiofrequency ablation of upper spinal cord pain pathways for cancer-related pain. Neurosurgery, 2008, 62: 226-233.
- Raslan AM, Burchiel KJ. Neurosurgical advances in cancer pain management. Curr Pain Headache Rep, 2010, 14: 477-482.
- Raslan AM, Cetas JS, McCartney S, et al. Destructive procedures for control of cancer pain: the case for cordotomy. J Neurosurg, 2011, 114: 155-170.
- Sanders M, Zuurmond W. Safety of Unilateral and Bilateral Percutaneous Cervical Cordotomy in 80 Terminally Ill Cancer-Patients. J Clin Oncol, 1995, 13: 1509-1512.
- Schvarcz JR. Stereotactic extralemniscal myelotomy. J Neurol Neurosurg Psychiatry, 1976, 39: 53-57.
- Smith HS, Deer TR, Staats PS, et al. Intrathecal drug delivery. Pain Physician, 2008, 11: S89-S104.
- Smith MT, Wright AW, Williams BE, et al. Cerebrospinal fluid and plasma concentrations of morphine, morphine-3-glucuronide, and morphine-6-glucuronide in patients before and after initiation of intracerebroventricular morphine for cancer pain management. Anesth Analg, 1999, 88: 109-116.
- Smith TJ, Staats PS, Deer T, et al. Randomized clinical trial of an implantable drug delivery system compared with comprehensive medical management for refractory cancer pain: impact on pain, drug-related toxicity, and survival. J Clin Oncol, 2002, 20: 4040-4049.
- Smitt PS, Tsafka A, Teng-van de Zande F, et al. Outcome and complications of epidural analgesia in patients with chronic cancer pain. Cancer, 1998, 83: 2015-2022.
- Staats PS, Yearwood T, Charapata SG, et al. Intrathecal

ziconotide in the treatment of refractory pain in patients with cancer or AIDS: a randomized controlled trial. JAMA, 2004, 291: 63-70.

- Stuart G, Cramond T. Role of percutaneous cervical cordotomy for pain of malignant origin. The Med J Aust, 1993, 158: 667-670.
- Su CF, Liu MY, Lin MT. Intraventricular morphine produces pain relief, hypothermia, hyperglycaemia and increased prolactin and growth hormone levels in patients with cancer pain. J Neurology, 1987, 235: 105-108.
- Vilela O, Araujo MR, Florencio RS, et al. CT-guided percutaneous punctate midline myelotomy for the treatment of intractable visceral pain: A technical note. Stereot Funct Neuros, 2001, 77: 177-182.
- Viswanathan A, Burton AW, Rekito A, et al. Commissural Myelotomy in the Treatment of Intractable Visceral Pain: Technique and Outcomes. Stereot Funct Neuros, 2010, 88: 374-382.
- Watling CJ, Payne R, Allen RR, et al. Commissural myelotomy for intractable cancer pain: report of two cases. Clin J Pain, 1996, 12: 151-156.
- Willis WD, Al-Chaer ED, Quast MJ, et al. A visceral pain pathway in the dorsal column of the spinal cord. Proc Natl Acad Sci USA, 1999, 96: 7675-7679.
- Yegul I, Erhan E. Bilateral CT-guided percutaneous cordotomy for cancer pain relief. Clin Radiol, 2003, 58: 886-889.



**译　者:** 朱廷准，主治医师，神经外科，大连医科大学附属第二医院
梁国标，主任医师，神经外科，沈阳军区总医院
**审　校:** 李萍萍，主任医师、教授，中西医结合科，北京大学肿瘤医院
**终　审:** 李萍萍，主任医师、教授，中西医结合科，北京大学肿瘤医院

(译文如与英文原文有异义，以英文原文为准)

# 第十三章　太极

**Hung Ling Tan[1,2], Philip WH Peng[1,2]**

[1]Department of Anesthesia, Toronto Western Hospital, University of Toronto, Toronto, Ontario, Canada; [2]Wasser Pain Management Center, Mount Sinai Hospital, Toronto, Ontario, Canada

*Correspondence to:* Philip WH Peng, MBBS, FRCPC, Founder (Pain Medicine), Professor. Department of Anesthesia, Toronto Western Hospital, McL 2-405, 399 Bathurst Street, Toronto, Ontario M5T 2S8, Canada. Email: Philip.Peng@uhn.ca.

## 前言

太极是一种古老的武术和健身艺术，包括温柔飘逸的上肢圆周运动、下肢重心的连续变换、冥想、吐纳、运行真气(中国人认为其为存在于体内的能量)以及各种训练身心调节的方法。太极是一种轻、中度的有氧运动，随着身体重心的不断变化有助于练习者提高平衡能力、最大限度降低摔倒风险。该运动缓慢、柔和，肿瘤患者可以根据自身情况调节步法速度。太极有利于练习者集中注意力并提高其身心控制能力。大量文献均证明太极通过作用于疼痛调节的高级中心，有利于癌症生存者缓解疼痛。冥想、吐纳和视觉想象是太极的基本组成部分。太极可通过减少压力、焦虑、抑郁、情绪紊乱和增加自我尊重感，提高患者的心理健康。现有文献中有关太极对肿瘤患者作用的研究尚很局限，需要更加深入的研究。

## 姑息治疗中补充和替代医学(complementary and alternative medicine，CAM)的应用现状

### 姑息治疗中的补充和替代医学

补充和替代医学已经是癌症生存者中流行的可选治疗方法(Gansler *et al.*，2008)。补充和替代医学是指一组多样的医疗和保健方法、实践和产物，其并不被视为常规医学的一部分，但常被用来预防疾病、促进健康、防止疾病复发以及管理疾病相关症状(Fouladbakhsh *et al.*，2005)。补充和替代医学有很广泛的分类，例如天然产物、心身疗法、推拿按摩手法和身体运动疗法(National Center，2012)。太极就是心身疗法的一个范例。

美国国家健康访问调查(National Health Interview Survey，NHIS)显示，40%的癌症生存者会采用补充和替代医学疗法(*N*=31 044)(Barnes *et al.*，2004)。女性、中年人、白种人、受过良好教育的患者在经受疼痛、抑郁和失眠症状时，可能会更倾向于选择补充和替代医学作为传统医学的辅助(Fouladbakhsh and Stommel，2010；Gansler *et al.*，2008)。往往经历更多症状困扰，渴望精神慰藉或对现有健康管理系统不满的患者也会成为补充和替代医学的使用者(Mao *et al.*，2008)。

因特网是现代社会中搜索信息的重要工具。患者及其家庭通常自行在因特网上搜索信息。这要归咎于医护人员自身对补充和替代医学不熟悉，回避同患者讨论相关内容(Ernst，2003)。然而，网络中有益于癌症生存者的信息，尤其是补充和替代医学的信息，可能会让其误解甚或带来伤害(Walji *et al.*，2004；Meric *et al.*，2002)。癌症患者乐于从可靠网站上搜索资料。一项对美国41个综合癌症中心——国家癌症中心(National Cancer Institute，NCI)网站的详细调查显示，71%在其网站上提供补充和替代医学的信息(Brauer *et al.*，2010)。然而，这些网站的质量和导航检索难易程

度存在高变异性，有提高改善的空间。

### 太极和姑息治疗

NHIS的数据显示，在美国大约有250万人出于健康原因练习太极，且人数还在增长中(Barnes *et al.*，2004)。练习太极的人群中大约有20万癌症生存者，其中2/3为女性(Fouladbakhsh and Stommell，2010)。练习太极的人数要比使用食疗、中草药和深呼吸的少得多，可能因为太极需要投资参加培训班或购买视听教学材料。一项来自加拿大姑息治疗协会的调查数据显示，参与调查的姑息治疗机构中仅有11%提供补充医学，45%的机构允许患者自行使用补充医学。其中，仅有5%将太极作为补充医学的一部分(Oneschuk *et al.*，2007)。

## 太极的由来和哲学内涵

### 太极的哲学内涵



太极字面上含义是“终极最高”，在道教和儒家哲学中，太极都被视为驾驭宇宙的力量(Cheng，1985)。在这种思想下，太极可产生两种相对的力量，阴和阳，这二者也构成了太极的符号(图1)。太极运动强调“动中取静”以及连续变换身体重心，以“气”的形式反映了阴阳能量在体内的分离和汇聚(Tam，2002；Horwood，2008)。中国人认为，“气”就是身体的内在能量。

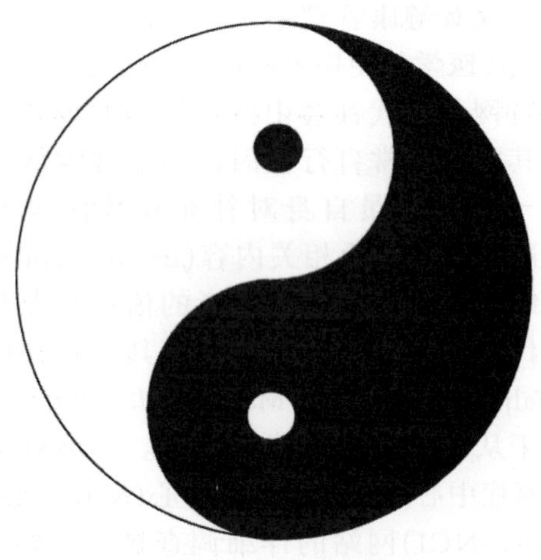

**图1　太极符号，显示着阴阳的密切关系**

### 太极的由来

太极是一种古老的武术和健身艺术，包括温柔飘逸的上肢圆周运动、下肢重心的连续变换、冥想、吐纳、运行真气(中国人视其为存在于体内的能量)以及各种训练身心控制的方法。据历史文献记载，太极起源于明朝末年(公元1597~1664年)。主要有5种流派，并由其起源的中国家族姓氏来命名，分别为：陈、杨、吴、孙、武/郝(Zhu *et al.*，2010)。各个家族流派其内在理论大体相同，但在各自的训练过程中存在差异：姿势、套路、步法以及运动顺序(Peng，2012)。现在已有数十种新流派、混合流派以及分支流派。

1956年，中国体育运动委员会在中华人民共和国政府资助下，组织4种主要太极流派的老师创造一套适宜大众锻炼的简化太极，是将传统杨氏太极简化成24式，4~5 min内完成(Wolf *et al.*，1997)。太极不受场地限制，室内、室外，个人、团队均可。太极仅需要大约4平方米的空间，着宽松衣服及平跟鞋(Peng，2012)。由于政府的大力推广，太极在中国非常流行。

## 太极有益健康

近来，太极对健康的各种益处已经得到重视(Peng，2012)。太极对癌症生存者的益处主要集中在三方面：锻炼、身心控制和冥想。

### 锻炼

*太极改善身体状况*

依据锻炼的时间、步法、体验和时间消耗，太极是轻、中等强度的锻炼项目(Lan *et al.*，2008)。太极的代谢消耗率(metabolic equivalent of task，MET)在2.5~6.5之间，相当于跳舞、快走等中等强度的锻炼项目(Ainsworth *et al.*，2000)。一项横断面研究和一项纵向研究分别证实，长期的太极运动可提高携氧能力(依据峰值携氧量测算，$VO_{2peak}$)16%~27%和16%~21% (Lan *et al.*，1996；Lai *et al.*，1993)。

太极缓慢的锻炼速度及持续的重心变换，增加了下肢的承重力。因此，可增加下肢肌肉骨骼的力量及平衡(Wu，2002；Lan *et al.*，2000；Peng，2012)。太极在认知和体能两方面的结合使其更优于其他单纯身体锻炼项目。太极增强了自主平衡性，从而减少了摔倒的风险(Li *et al.*，2005；Zijlstra *et al.*，2007)。提高身体机能对临终患者尤其重要，因为其能保证临终患者在日常生活独立开展基本活动，保留了患者的生命意义和尊严。

### 太极改善肿瘤患者健康相关生活质量(health-related quality of life，HRQoL)

一项针对锻炼对积极治疗的肿瘤患者HRQoL的系统评价发现，锻炼对HRQoL和HRQoL的某些部分有积极作用(Mishra *et al.*，2012)。3~6个月后随访发现，总体上锻炼可改善整体HRQoL、躯体形象/自尊感、情绪健康、性生活、睡眠障碍、社会功能等。此外，无论是在治疗中或治疗后开始锻炼，均有助于肿瘤患者对抗癌因性疲乏(Cramp and Byron-Daniel，2012)。已有文献证明躯体功能、疲乏和存在意义或自尊感之间的关系(Lindqvist *et al.*，2004)。

在一项小样本的终末期肿瘤患者参与的前瞻性实验研究中，为期18周的太极运动能显著提高患者的功能状态，改善上肢和脊柱的灵活性，提高运动和平衡能力，降低认知障碍水平(Hui *et al.*，2008)。另外，太极还可改善定向力、社会融合和职业领域。该研究证明太极益于身心，是安全的和可行的，甚至是对终末期患者。

## 身心控制

### 高级神经中枢与疼痛

高级神经中枢在痛觉中起重要作用。现有科学文献提示情感和认知因素极大地影响了疼痛信息和痛觉感受之间的联系(Tracey and Mantyh，2007)。在痛觉感受调节中，注意力和预期起到了特别重要的作用。

### 注意力与疼痛

注意力是指提取包括疼痛在内的感知信息并使之进入意识的机制。在神经认知模型中，表现为两种模式，一种是“自上而下”，另一种是“自下而上”(Legrain *et al.*，2009)。“自上而下”的选择模式是一个有意的和有目的的过程，其优先选择与当下行动相关的信息。这可通过在背景噪声中调节相关信号的敏感度来实现。该信号可通过放大神经元对相关刺激的反应从而得到加强。另一方面，无关刺激的信号可通过抑制神经元对其反应从而得到过滤。简而言之，“自上而下”指的是集中注意力，避免分心。“自下而上”选择模式是指无意识的，由事件自身引起的对刺激的反应。各种各样的肿瘤相关症状，例如疼痛、恶心、恐惧等均为导致患者分心的无意刺激的例证(Legrain *et al.*，2009)。在临床上，上述概念可帮助患者经由“太极”这样的“身心训练”，通过“自上而下”或“自下而上”的选择模式战胜疾病带来的不适。

### 预期与疼痛

预期是人类大脑的一种复杂功能，是对一系列未来可能的预测，包括即将到来的疼痛和不适。预期可激活应对机制，例如采取行为来避免疼痛，和/或激活不同的疼痛抑制机制来缓解疼痛(Diederich and Goetz，2008；Ingvar，2009)。安慰剂很好地例证了通过激活疼痛下行控制系统来缓解预期疼痛的效应。下行抑制系统包括高级神经中枢中一系列区域，例如前扣带皮层、中脑导水管周围灰质和延髓腹内侧区。抑制系统通过内源性阿片类和非阿片类信号通路，影响疼痛信号的上行(Zubieta and Stohler，2009；Pollo and Benedetti，2011)。此概念帮助个人理解通过训练控制疼痛输入的可能性，即通过预期即将到来的疼痛，并借助想象和冥想来对抗疼痛(Buhle，2010；Goffaus *et al.*，2007；Menzies and Taylor，2004)。

### 太极促进身心控制

太极是一种极好的身心控制训练。传统和基本的太极训练——“心随气动，气随身移”，有助于人们优化其应对机制(Wile，1996；Yang，1990)。太极的每一式均要求全身的柔韧性和协调性。若缺乏对身体或周围环境的聚焦、关注和注意，动作就会变得杂乱，就不是太极了(Wayne and Kaptchuk，2008a)。另外，太极的姿势和动作均充满隐喻，例如“白鹤亮翅”和“揽雀尾”。练习者需要感受气或者内在能量如同水一样流遍全身。集中注意力和正念冥想可调节包括情绪、疼痛、免疫功能、外周自主神经系统在内的许多方面(Vitetta *et al.*，2005；Davidson *et al.*，2003)。通过视觉想象提高控制力及坚定信念和期望也可影响生理健康(Kaptchuk，2002；Peng，2012)。

## 冥想/呼吸对心理健康的影响

### 太极促进心理健康

冥想、呼吸和视觉想象是太极的重要组成部分，可帮助控制情绪，有益于促进心理健康，主要可以减少压力、焦虑、抑郁和情绪障碍，并可增强信念(Peng，2012)。太极是很好的正念减压方式，同时花费小，患者生理心理均能承受，因此，患者在治疗过程中保持积极心态。

太极具有促进心理健康的作用与其涉及身心两方面有关。如前所述，太极依靠精神引导内在能量。另外，因为练习过程中需配合呼吸或者气的移动。所以，练习者必须保持心态平和。内在的平和心态以及协调的呼吸是正念减压的重要组成部分(Kabat-Zinn，2003)。已证明，身体活动/运动本身与更佳的心理健康状态有关(Mishra *et al.*，2012；Conn *et al.*，2006)。

### 太极有益心理健康的证据

近期有2篇关于太极对心理健康影响的系统评价(Wang *et al.*，2009；Wang *et al.*，2010)。1篇系统评价(Wang *et al.*，2010)包括来自6个国家的40项研究(17项随机对照试验、16项非随机对照试验、7项疗效观察试验)，共纳入约3 800例患者或者健康个体。该综述结论是太极可通过减少压力、增加自信、降低焦虑和抑郁等改善情绪。经Hedges'g偏倚矫正评分，太极对压力、焦虑和抑郁情绪的影响在中等水平。尽管上述结论得出受到研究设计多样性、对照、结果异质性、控制力度不够的限制，但同期的另一篇系统评价也得出了类似的结论(Wang *et al.*，2009)。

研究表明锻炼可改善肿瘤患者的心理健康水平(Mishra *et al.*，2012；Conn *et al.*，2006)，1项随机研究证实太极可提高癌症生存者的尊严感(Mustian *et al.*，2004)。

## 太极有益肿瘤患者的证据

虽然文献显示太极对于缓解慢性非肿瘤疾病，例如骨关节炎、纤维肌痛症的疼痛有益，但有关太极在肿瘤患者中应用的文献甚少。搜索太极对肿瘤患者益处的相关文献后发现，鲜有有力的科学证据支持。目前仅有3篇系统评价(Lee *et al.*，2007；Lee *et al.*，2010；Mansky *et al.*，2006)，4篇随机对照研究(Mustian *et al.*，2004；Mustian *et al.*，2006；Galantino *et al.*，2003；Rausch，2007)，4篇前瞻性对照研究(Eom，2007；Seoung，2008；Kim，2009；Hwang and Kwak，2009)，和1篇前瞻性病例分析(Hui *et al.*，2008)。在4篇随机对照研究中，有1篇论文从未在任何需同行审稿的杂志上发表(Rausch，2007)，2篇论文报道了针对同一组人群的研究结果(Mustian *et al.*，2004；Mustian *et al.*，2006)。因此，3篇系统评价仅仅纳入了2组人群的研究结果(表1)。

**表1　已发表的有关太极在肿瘤患者中应用的随机对照研究**

| 作者/年份 | 研究对象 | 随机纳入或统计分析的患者人数 | 干预措施 | 结果 | Jadad评分/AC/盲法 |
|---|---|---|---|---|---|
| Galantino *et al.*，2003 | Ⅱ~Ⅳ期伴有CRF的乳腺癌患者 | 随机纳入11例患者：太极组6例，步行组5例 | 杨式太极(38式)或步行，每周3次，每次1 h，连续6周 | 2组在疲乏评分、功能评估、BMI、6 min步行距离和HRQoL评分无显著差异 | 2/0/0 |
| Mustian *et al.*，2004* | 治疗后的乳腺癌患者 | 随机纳入31例患者，21例完成本研究：太极组11例，心理支持疗法组10例 | 杨式太极(简化15式)或PST，每周3次，每次1 h，连续12周 | 12周后，太极提升自尊，但未提高HRQoL评分 | 2/0/0 |
| Mustian *et al.*，2006* | 治疗后的乳腺癌患者 | 随机纳入31例患者，21例完成本研究：太极组11例，心理支持疗法组10例 | 杨式太极(简化15式)或PST，每周3次，每次1 h，连续12周 | 太极提高手握力，但未提高6 min步行距离和肩关节灵活度 | 3/0/0 |

缩写：CRF，癌因性疲乏；HRQoL，健康相关生活质量；PST，心理支持疗法；BMI，体重指数；AC，分配隐藏。*，Mustian的两项研究的研究对象是相同的。但是，随机化方法仅在一项研究中提到(Mustian *et al.*, 2006)。所以，两项研究的Jadad评分是不同的。

这些随机试验验证了太极对乳腺癌患者的疗效。研究样本量很小，在Galantino和Mustian的研究中，样本量分别为11和21。Galantino等比较太极(*n*=6)和步行锻炼(*n*=5)对患者疲乏程度和体重指数的影响，未发现组间存在显著差异。Mustian等比较太极和心理支持疗法的作用，在练习太极12周时可提高患者的尊严感和肌肉力量(手握力)。由于样本量非常小，该研究未能证实在HRQoL、肩关节灵活度和供氧能力(6 min步行)方面的改善，两组间无差异。但值得注意的是，第12周时太极组的HRQoL和供氧能力相对基线水平显著提升，而此时心理支持组这两方面均下降。仅太极组的身体灵活度在第12周时相对基线水平提高了(Mustian *et al.*，2004；Mustian *et al.*，2006)。

在非随机对照研究和前瞻性病例对照研究中，所有的研究均提示以下均有改善：体力、灵活度、HRQoL量表得分、社会心理指标和疼痛。但是，1篇为硕士论文(Seoung，2008)，1篇是博士论文(Kim，2009)，1篇是韩文(Eom，2007)，另外1篇未呈现对照组数据(Hwang and Kwak，2009)。前瞻性病例对照研究是作为读者来信发表的(Hui *et al.*，2008)。

总之，现有的文献既未证明也未否认太极对肿瘤患者的益处，还需要有更多设计合理的临床研究来评估太极对肿瘤患者的益处。

## 太极研究在姑息医学中的局限性

太极绝不仅仅是单纯的身体锻炼，它是包括身体、认知和仪式的复杂综合体(Peng，2012)。因此在评估此心身疗法的疗效时有许多内在局限性。有学者详细总结了有关太极研究设计中的挑战与困难之处(Wayne and Kaptchuck，2008a；Wayne and Kaptchuck，2008b；Peng，2012)。首先，不适合使用双盲设计，因为显而易见患者知道自己是否在练习太极。其次，太极作为一种心身疗法，包含了多种影响疗效的因素。身心组成本是多样化的，当个体试图将其分开时，如何设计一种虚拟的身心干预方法是个巨大的挑战。第三，太极有不同的家族传承或流派，其哲学观点和训练方法也不相同。不同的教练方法也可能影响疗效大小。这就可能导致疗效的异质性。最后，太极在练习强度上可能存在异质性。不同的研究会采用不同的练习强度，如每周1 h，连续6周，或者每周3 h，连续3个月。这就会导致疗效的差异，并且使得不同研究的结果难以比较。

## 总结

总之，太极是一种古老的武术和健身艺术，包括温柔飘逸的上肢圆周运动、下肢重心的连续变换、冥想、吐纳、运行真气(中国人认为其为存在于体内的能量)以及各种训练身心控制的方法。太极是一种轻、中度有氧运动，身体重心的不断变换有助于练习者提高平衡能力、最大限度降低摔倒风险。该运动缓慢、柔和，肿瘤患者可以根据自身情况调节步法速度。太极有利于练习者集中注意力并提高其身心控制能力。大量文献均证明太极可通过作用于疼痛调节的高级中心，有利于癌症生存者缓解疼痛。冥想、吐纳和视觉想象是太极的基本组成部分。太极可通过减少压力、焦虑、抑郁、情绪紊乱和增加自我尊重，提高患者的心理健康。现有文献中有关太极对肿瘤患者作用的研究尚很局限，需要更加深入的研究。

## 致谢

声明：作者声称无任何利益冲突。

## 参考文献


- Ainsworth BE, Haskell WL, Whitt MC, et al. Compendium of Physical Activities: an update of activity codes and MET intensities. Med Sci Sports Exerc, 2000, 32: 498-516.
- Barnes PM, Powell-Griner E, McFann K, et al. Complementary and alternative medicine use among adults: United States, 2002. Adv Data, 2004, (343): 1-19.
- Brauer JA, El Sehamy A, Metz JM, et al. Complementary and alternative medicine and supportive care at leading cancer centers: A systematic analysis of websites. J Altern Complement Med, 2010, 16: 183-186.
- Buhle J. Does meditation training lead to enduring changes in the anticipation and experience of pain? Pain, 2010, 150: 382-383.
- Cheng MC. eds. Cheng-Tzu's Thirteen Treatises on Tai Chi Chuan. Berkeley, CA: North Atlantic Books, 1985.
- Conn V, Hafdahl A, Porock D, et al. A meta-analysis of


第三篇

exercise interventions among people treated for cancer. Support Care Cancer, 2006, 14: 699-712.

- Cramp F, Byron-Daniel J. Exercise for the management of cancer-related fatigue in adults. Cochrane Database Syst Rev, 2012, 11: CD006145.
- Davidson RJ, Kabat-Zinn J, Schumacher J, et al. Alterations in brain and immune function produced by mindfulness meditation. Psychosom Med, 2003, 65: 564-570.
- Diederich NJ, Goetz CG. The placebo treatments in neurosciences: new insights from clinical and neuroimaging studies. Neurology, 2008, 71: 677-684.
- Eom A. Effects of a tai chi program for early mastectomy patients. Korean J Women Health Nurs, 2007, 13: 43-50.
- Ernst E. The current position of complementary/alternative medicine in cancer. Eur J Cancer, 2003, 39: 2273-2277.
- Fouladbakhsh JM, Stommel M, Given BA, et al. Predictors of use of complementary and alternative therapies among patients with cancer. Oncol Nurs Forum, 2005, 32: 1115-1119.
- Fouladbakhsh JM, Stommel M. Gender, symptom experience, and use of complementary and alternative medicine practices among cancer survivors in the U.S. cancer population. Oncol Nurs Forum, 2010, 37: e7-e15.
- Galantino ML, Capito L, Kane RJ, et al. The effects of tai chi and walking on fatigue and body mass index in women living with breast cancer: a pilot study. Rehabil Oncol, 2003, 21: 17-22.
- Gansler T, Kaw C, Crammer C, et al. A population-based study of prevalence of complementary methods use by cancer survivors: A report from the American Cancer Society's studies of cancer survivors. Cancer, 2008, 113: 1048-1057.
- Goffaux P, Redmond WJ, Rainville P, et al. Descending analgesia -- when the spine echoes what the brain expects. Pain, 2007, 130: 137-143.
- Horwood G. eds. Tai Chi Chuan and the Code of Life. Philadelphia, PA: Singing Dragon, 2008.
- Hui ES, Cheng JO, Cheng HK. Benefits of Tai Chi in palliative care for advanced cancer patients. Palliative Med, 2008, 22: 93-94.
- Hwang IS, Kwak YS. Tai chi exercise on MDA, SOD and physical fitness in breast cancer patients. J Life Sci, 2009, 19: 543-548.
- Ingvar M. Descending pain control and Fibromyalgia syndrome (editorial). Pain, 2009, 145: 1.
- Kabat-Zinn J. Mindfulness-based interventions in context: Past, present and future. Clin Psychol Sci Pract, 2003, 10: 144-156.
- Kaptchuk TJ. The placebo effect in alternative medicine: Can the performance of a healing ritual have clinical significance? Ann Intern Med, 2002, 136: 817-825.
- Kim CW. eds. The effect of tai-chi exercise on the function of shoulder joint, cardiovascular systems and immune system in breast cancer patients. PhD dissertation. Dong Eui University: Busan, 2009.
- Lai JS, Wong MK, Lan C, et al. Cardiorespiratory responses of Tai Chi Chuan practitioners and sedentary subjects during cycle ergometry. J Formos Med Assoc, 1993, 92: 894-899.
- Lan C, Lai JS, Wong MK, et al. Cardiorespiratory function, flexibility, and body composition among geriatric Tai Chi Chuan practitioners. Arch Phys Med Rehabil, 1996, 77: 612-616.
- Lan C, Lai J, Chen S, et al. Tai Chi Chuan to improve muscular strength and endurance in elderly individuals: A pilot study. Arch Phys Med Rehabil, 2000, 81: 601-607.
- Lan C, Chen SY, Wong MK, et al. Tai Chi training for patients with coronary heart disease. Med Sport Sci, 2008, 52: 182-194.
- Lee MS, Pittler MH, Ernst E. Is tai chi an effective adjunct in cancer care? A systematic review of controlled clinical trials. Support Care Cancer, 2007, 15: 597-601.
- Lee MS, Choi TY, Ernst E. Tai chi for breast cancer patients: a systematic review. Breast Cancer Res Treat, 2010, 120: 309-316.
- Legrain V, Van Damme S, Eccleston C, et al. A neurocognitive model of attention to pain: Behavioral and neuroimaging evidence. Pain, 2009, 144: 230-232.
- Li F, Fisher KJ, Harmer P, et al. Falls self-efficacy as a mediator of fear of falling in an exercise intervention for older adults. J Gerontol B Psychol Sci Soc, 2005, 60: 34-40.
- Lindqvist O, Widmark A, Rasmussen BH. Meanings of the phenomenon of fatigue as narrated by 4 patients with cancer in palliative care. Cancer Nurs, 2004, 27: 237-243.
- Mansky P, Sannes T, Wallerstedt D, et al. Tai chi chuan: mind-body practice or exercise intervention? Studying the benefit for cancer survivors. Integr Cancer Ther, 2006, 5: 192-201.
- Mao JJ, Palmer SC, Straton JB, et al. Cancer survivors with unmet needs were more likely to use complementary and alternative medicine. J Cancer Surviv, 2008, 2: 116-124.
- Menzies V, Taylor AG. The idea of imagination: A concept analysis of imagery. J Mind-Body Med, 2004, 20: 4-10.
- Meric F, Bernstam E, Mirza N, et al. Breast cancer on the world wide web: Cross sectional survey of quality of

information and popularity of websites. BMJ, 2002, 324: 577-578.
- Mishra SI, Scherer RW, Snyder C, et al. Exercise interventions on health-related quality of life for people with cancer during active treatment. Cochrane Database Syst Rev, 2012, 8: CD008465.
- Mustian KM, Katula JA, Gill DL, et al. Tai Chi Chuan, health-related quality of life and self-esteem: a randomized trial with breast cancer survivors. Support Care Cancer, 2004, 12: 871-876.
- Mustian KM, Katula JA, Zhao H. A pilot study to assess the influence of tai chi chuan on functional capacity among breast cancer survivors. J Support Oncol, 2006, 4: 139-145.
- National Center for Complementary and Alternative Medicine, National Institutes of Health. What is complimentary medicine? Available online: http: //nccam.nih.gov/health/whatiscam. Accessed August 7, 2012.
- Oneschuk D, Balneaves L, Verhoef M, et al. The status of complementary therapy services in Canadian palliative care settings. Support Care Cancer, 2007, 15: 939-947.
- Peng PW. Tai Chi and Chronic Pain. Reg Anesth Pain Med, 2012, 37: 372-382.
- Pollo A, Benedetti F. Placebo/nocebo: a two-sided coin in the clinician' s hand. In: Lynch ME, Craig K, Peng PW. eds. Clinical Pain Management: A practical guide. Oxford, UK, Wiley-Blackwell, 2011: 42-48.
- Rausch SM. Evaluating psychosocial effects of two intervention, tai chi and spiritual growth groups, in women with breast cancer. College of Humanities and Sciences, MS thesis. Virginia Commonwealth University, Virginia, 2007.
- Seoung MY. Effect of tai chi exercise program on physical functioning and psychological problems of breast cancer patients after surgery. MS thesis. Department of Nursing, Chungnam National University, Daejeon, 2008.
- Tam PF. eds. Tai Chi Chuan -Theory and Practice. Hong Kong: PBI Publication Ltd, 2002.
- Tracey I, Mantyh PW. The cerebral signature for pain perception and its modulation. Neuron, 2007, 55: 377-391.
- Vitetta L, Anton B, Cortizo F, et al. Mind-body medicine: stress and its impact on overall health and longevity. Ann NY Acad Sci, 2005, 1057: 492-505.
- Walji M, Sagaram S, Sagaram D, et al. Efficacy of quality criteria to identify potentially harmful information: A cross-sectional survey of complementary and alternative medicine web sites. J Med Internet Res, 2004, 6: e21.
- Wang WC, Zhang AL, Rasmussen B, et al. The effect of Tai Chi on psychosocial well-being: a systematic review of randomized controlled trials. J Acupunct Meridian Stud, 2009, 2: 171-181.
- Wang C, Bannuru R, Ramel J, et al. Tai Chi on psychological well-being: systematic review and meta-analysis. BMC Complement Altern Med, 2010, 10: 23.
- Wayne PM, Kaptchuk TK. Challenges inherent to t'ai chi research: part I--t'ai chi as a complex multicomponent intervention. J Altern Complement Med, 2008a, 14: 95-102.
- Wayne PM, Kaptchuk TJ. Challenges inherent to t' ai chi research: part II-defining the intervention and optimal study design. J Altern Complement Med, 2008b, 14: 191-197.
- Wile D. eds. Lost Tai-chi Classics from the Late Ch'ing Dynasty. Albany, NY: State University of New York Press, 1996.
- Wolf SL, Coogler C, Xu T. Exploring the basis for Tai Chi Chuan as a therapeutic exercise approach. Arch Phys Med Rehab, 1997, 78: 886-892.
- Wu G. Evaluation of the effectiveness of Tai Chi for improving balance and preventing falls in the older population: a review. J Am Geriatr Soc, 2002, 50: 746-754.
- Yang JM. eds. The essence of Tai Chi Chi Kung-Health and martial arts. Boston, MA: YMAA Publication Center, 1990
- Zhu W, Guan S, Yang Y. Clinical implications of Tai Chi interventions: A review. Am J Lifestyle Med, 2010, 4: 418-432.
- Zijlstra GA, van Haastregt JC, van Rossum E, et al. Interventions to reduce fear of falling in community-living older people: a systematic review. J Am Geriatr Soc, 2007, 55: 603-615.
- Zubieta JK, Stohler CS. Neurobiological mechanisms of placebo responses. Ann N Y Acad Sci, 2009, 1156: 198-210.



**译　者**：陈　伟，副主任医师，口腔科，南京军区南京总医院
**审　校**：强万敏，主任护师，护理部，天津医科大学附属肿瘤医院
**终　审**：刘　巍，主任医师、教授，姑息治疗中心，北京大学肿瘤医院
(译文如与英文原文有异义，以英文原文为准)

# 第十四章　康复的作用

**Gerald V. Klim**[1,2]

[1]Department of Physical Medicine and Rehabilitation, University of Kentucky College of Medicine, [2]Hospice of the Bluegrass, Lexington, Kentucky 40504, USA

*Correspondence to:* Gerald V. Klim, DO, M.A. Department of Physical Medicine and Rehabilitation, University of Kentucky College of Medicine, 2050 Versailles Road, Lexington, Kentucky 40504, USA; Hospice of the Bluegrass, 2409 Members Way, Lexington, Kentucky 40504, USA. Email: gklimpmr@yahoo.com.

## 引言

姑息治疗使处于生命转变阶段的患者有机会在训练有素的专业人员最高水平的帮助下发挥机体功能，直至死亡(WHO，1990)。康复医学的整个实践目标是解决功能，因为它与疾病过程相关并对患者产生影响。这两门医学学科都倾向于解决功能、减缓疾病进程和处理症状。姑息治疗专家应该对康复医学的范畴及其如何给接受姑息治疗的患者带来裨益有一个基本的了解。本章的目的是通过两个病例定义处于姑息治疗中的患者的康复治疗，阐述康复治疗的组成及其服务内容，协助姑息专家提供服务(Tookman *et al.*，2005)。

## 姑息康复

姑息康复必须始于全面评估患者躯体、认知及功能特点和/或障碍。这通常由专业小组完成并制定康复计划。这个小组作为多学科小组(表1)协同工作，汇集各自收集到的信息和数据。他们也会以跨学科小组的形式工作，分享信息以便改变或修订特殊问题或康复计划。这个计划可被应用或适合于肿瘤或非肿瘤患者。

## 康复计划

康复计划始于病史及体格检查，这是所有医学的基础，从康复医学的立场出发，有两个重要的补充，需要重点评估肌肉骨骼系统和神经系统的功能。

骨骼肌系统的评估包括以下内容：

- 肌肉骨骼的结构和对称性；
- 关节功能和活动角度；
- 肌张力(Ganter *et al.*，2005)(表2)。

神经系统的评估包括以下内容：

- 精神状态和认知水平；
- 说话和语言功能；
- 经典的颅神经功能检测，包括反射和感觉功能(Ganter *et al.*，2005)。

尽管这个信息本身很重要，但生理或认知功能缺陷对患者机体功能的影响也要评估，因此，还要完成患者的功能评估。

功能评估由每位患者的治疗师在他们的专业范围内完成，如针对运动功能的物理治疗师，针对自理能力和日常生活(activities of daily living，ADLs)的职业治疗师，针对认知和吞咽功能的语音治疗师。这些评估可以在急诊科、门诊或患者家里进行。从这些评估中所获得的信息与体格检查相结合用于指导制定康复计划和康复目标。姑息医学专家能熟练运用功能评估工具如行为状态评分(Karnofsky performance status，KPS评分)及姑息性能尺(palliative performance scale，PPS)(Glare and Christakis，2004)，而这些工具正是康复医学专家组成员用于进行功能评估的基本工具。

物理治疗师对包括床上运动的运动功能进行

评估：翻身的能力，起床的能力，在床上从平卧位到坐起及从坐位平卧下来的能力。

进一步的运动能力包括从床上移到椅子上或从一个水平面到另一个水平面的转移能力。必须评估步行能力，以明确是否需要别人辅助或者是否需要使用辅助工具(如拐杖或助行架)。ADLs的评估由职业治疗师完成。这些评估包括梳洗能力(如刷牙、洗脸、梳头)。洗澡能力包括全身活动的评估，评估肌肉的使用，关节活动范围，以及是否需要帮助或辅助工具。说话、语言和吞咽能力的评估由语音治疗师完成，评估对口头或书写语言的理解，口头或书写能力，自我表达能力。如果有吞咽障碍，需进行吞咽指导使食物和水的吞咽能协调一致并得以修正。功能评估不仅要描述功能障碍的类型和发生缺陷的部位，还要进行功能障碍分级，以便评估小组比较结果并跟踪疾病进展。患者执行功能需要辅助的种类及程度也要描述(表3)。

通过应用病史、体格检查及功能评估的信息，使得每一个学科明确患者躯体和功能方面的现有缺陷，从而明确可以制定什么样的合理目标能够最大程度地恢复功能，使患者受益。

| 表1　姑息医学专家组 |
|---|
| (Ⅰ)患者及其家庭成员 |
| (Ⅱ)物理治疗专家——受过内科学和康复医学训练并且负责康复管理的医学专家 |
| (Ⅲ)物理治疗师(Physical therapist，P.T.)——解释和处理肌肉骨骼和神经功能障碍及其对运动功能的影响(床上运动功能、移动功能及步行功能)的专家 |
| (Ⅳ)职业治疗师(Occupational therapist，O.T.)——解释和处理功能障碍对日常活动(ADLs)和认知的影响的专家 |
| (Ⅴ)语言治疗师——解释和处理交流、吞咽和认知能力障碍的专家 |
| (Ⅵ)其他，必要的时候有——心理医生、呼吸治疗师、营养师、牧师、娱乐治疗师、社会工作者 |

表2　肌肉运动强度

| 分级 | 表现 |
|---|---|
| 5——正常 | 完全自主运动并完全能对抗阻力 |
| 4——良好 | 完全自主运动并部分对抗阻力 |
| 3——一般 | 对抗重力完全自主运动，不能对抗阻力 |
| 2——差 | 消除重力后能完全自主运动 |
| 1——微弱 | 最小限度的肌肉收缩 |

表3　功能水平

| 需要辅助程度 | 需要用力 |
|---|---|
| 完全需要辅助 | 患者需要付出<25%力量 |
| 最大限度需要辅助 | 患者需要付出25%~49%力量 |
| 中等需要辅助 | 患者需要付出50%~74%力量 |
| 最小限度需要辅助 | 患者需要至少付出75%力量 |
| 需要照顾 | 需要已有的、可找到线索的和备用的帮助 |
| 独立的 | 执行功能不需要任何帮助 |

## 确立目标

对于专家组所有成员(表1)来说，康复时的目标必须是可实现并可衡量的。康复治疗过程不仅要评估患者的功能状态及需要辅助的类型，还要考虑到疾病进展的严重性及病情可以得到改善或进展的可能性(Tookman *et al.*，2005)。患者是治疗组中至关重要的成员，但很多时候，对一个个体而言，难以使其和一个确定目标保持一致。然而，康复目标必须是多学科的，要把患者包括进来，记住这一点很重要(McGrath，1992)。在患者及其家庭制定恰当的生活计划的同时，患者、健康照顾专业人员、患者及其家庭成员都需要真诚并且愿意随时见面，以制定合理的康复目标。在此举例说明一个不合理的目标："我想走得更好"。合理的目标是可测定的。比如："患者希望增加100步的步行能力并提供从中等到最小幅度帮助的改进"。

康复小组结合病史、体格检查、治疗小组评估、功能评估及治疗目标制定康复计划。

## 病例

这里用两个病例举例说明根据患者的医疗、躯体和功能状态进行评估的过程以及制定及调整康复计划。

### 病例1

患者A，男性，54岁，因突发右侧肢体乏力、语言含糊及表达能力障碍到急诊科就诊，体格检查发现左前额有一直径大小为3~5 cm的包块，局部水肿。活组织检查病理提示多形性胶质母细胞瘤。予行颅骨切开肿瘤次全切除术，术后放射治疗。现在患者转到你这里进行康复治疗，想尽可能回复他的肢体功能。

该患者的检查结果：右上肢远端麻痹，右下肢远端轻瘫，运动性失语，并有吞咽困难。PPS是50%。患者在中等程度的帮助下可以维持坐位，但不能从事任何工作。患者认知功能正常，但日常活动需要很多帮助。

患者的躯体和功能状态已评估完毕，并制定了相应的康复目标：维持患者关节的活动度以保持舒适，在床上移动能力需要从中等程度改进到最小限度的辅助，通过帮助患者下床活动以使患者在最小限度的辅助下维持身体的稳定和平衡能力。通过改善患者右侧肢体功能及语言障碍使PPS提高到60%。职业治疗师将通过描述患者的日常活动能力障碍及活动范围并制定以下目标：维持运动范围以保持舒适度，将患者移动的能力改进到需要最小的辅助，改善日常活动能力到需要最小限度的辅助，将PPS提高到60%。最后，语言治疗的目标包括患者可以表达他的需求，吞咽功能恢复到可以安全进食半固体食物和流食。

治疗师需要预先注意到右侧肢体乏力和语言障碍这两项都会影响到治疗。以上是初始治疗方案，一旦治疗专家有机会对患者进行评估，他们的发现可能导致治疗计划、目标甚至预防措施的调整。初始目标是改善患者的机体功能，使PPS从50%提高到60%。这个提高不是很多，只是使患者的机体功能有所恢复，治疗师的治疗使患者及其家庭在发生改变时能够适应。

一旦患者病情恶化就会卧床不起(PPS 30%)，治疗师可以指导他在床上活动，指导家属给予患者恰当的位置，如果可以经口摄食，可以指导患者胃肠营养摄入及舒适的喂食。另一个需要独立讨论的与姑息/康复治疗相关的胃肠营养将在本书另外的章节讨论(见《营养与补液》)。

### 病例2

病例B是一位患有三年进行性乏力的65岁男性患者。患者2年前诊断为肌萎缩性脊髓侧索硬化症(amyotrophic lateral sclerosis，ALS)，这位患者最近来到你所在的城市，要求得到照顾，该患者决定不进行胃肠营养、气管切开或机械通气。患者合并有痉挛，活动后气促，疲乏，去年体重下降30磅。体格检查发现：患者有明显的肌肉萎缩，臀部和膝关节挛缩(与长期坐轮椅有关)，弥漫性肌无力，全身肌力2(差)~3(一般)级，骶骨有褥疮性溃疡。

ALS每年的患病率大约为十万分之1.4，男性患者约是女性的1.5倍(65岁以下)，高发年龄为55~75岁(Milonas，1998)。是以脊髓和大脑运动神经元丧失为特征的进行性神经系统疾病。由于疾病呈或急或慢的进展性并最终致死，因而需要姑息和康复治疗的“完美搭配”(McCluskey，2007)。为该病设计一个治疗方案在临床上十分具有挑战性，患者的病情随着病程不断加重，并且不断变化(McCluskey，2007)。鉴于其临床过程，姑息医学与康复医学应该且必须合作为患者制定并调整康复治疗计划。

康复医学可以预测机体功能恶化并描述患者的需求以使患者机能维持在最佳水平。这使患者能最大限度自理而最小限度需要他人帮助，增强患者的幸福感和自身价值。在病情恶化的时候，康复医学专家可以告诉照顾者患者的需求，给予患者安全的移动和照顾，通过训练和配备适当的工具使患者和照顾者能够安全。康复目标要清楚，并且明确定义好。在制定康复计划时，这些目标应适用于所有患者，并适时增加、纠正或调整。以下举例说明。

维持/增加运动范围以使患者既可以安全坐在轮椅上又可以斜靠在床上。合适的轮椅要能支持头、颈、躯干和四肢(Trail *et al.*，2001)。还要有一个合适的轮椅垫。指导患者及其家庭吞咽、饮食调整及鼻饲饮食技术以防治食物误吸(Carter and Miller，1998)。患者教育还要包括柔和的或逐渐加强的运动计划，并进行呼吸护理的宣教(Yorkston，2004)。

ADLS的目标是完成洗漱需要最小限度至中等程度的帮助；移动身体需要中等限度帮助；营养宣教减轻体重下降和肌肉萎缩(Kasarskis *et al.*，1996)。

物理治疗的目标是维持肌肉的强度和功能，尤其是与运动相关的肌肉(Chen *et al.*，2008)。肌肉强度锻炼要能对抗阻力，但锻炼时不能使患者过度疲劳。灵活性能维持肌肉和关节的功能并防止痉挛和其他畸形(Kinser and Colby，2007)。

需要注意监测这名患者的手部肌肉功能，注意观察疲劳程度(Longstreth *et al.*，1998)，监测呼吸功能，患者用力肺活量(forced vital capacity，FVC)≤50%立即通知医生(Miller *et al.*，1999)。每周测体重，体重明显下降要报告(Kasarskis，1996)。能恰当支撑头、两侧躯干和手臂的轮椅有助于维持患者直立位，避免畸形，减少呼吸做功，维持吞咽功能，减少吸入性肺炎的发生。

需要注意的是轮椅垫可以避免褥疮，只有在坐位时每15~20 min卧位时每2~4 h减轻压力可以减少风险。这些适用于以上两个病例，姑息医学专家在患者机体功能恶化时随时要记住这些。要监测胃肠和胆囊合并症，因为这些合并症会增加皮肤破损的风险。

物理治疗师可以先进行初始评估，评估肌肉运动强度等级，并随时复查，评估运动能力并指导床上运动、移动身体及使用轮椅活动、运动范围、坐起、轮椅支持及坐垫的使用。最后，可能需要使用特殊器材如霍耶升降机来移动身体，要指导患者家人或照顾者安全使用。我们理所当然认为职业治疗师也是应当关心这些的。简单的活动如刮胡子、沐浴、如厕及更衣也要求患者机体功能维持在较高水平。患者机体功能维持在较高水平的时间长短直接影响患者需要辅助的程度，以及需要护理的场所。职业治疗的目的是维持肌肉强度及活动范围以便患者能在最小帮助的情况下“自在地”进行日常活动。这可能包括使用特殊装备帮助刮胡子、沐浴、如厕及更衣。“自在地”完成这些活动可能需要合适的装备及简化活动程序以减少能量消耗。职业治疗师的评估包括：运动强度、活动范围、机体功能状态、认知能力及日常活动的评估，合适的装备、简化任务、能量消耗及设备需要的需求。

对于语言功能，把交流能力作为重要的任务是唯一有意义的事情。然而，吞咽功能是最重要的，必须安全有效的进行以避免吸入性肺炎并维持机体营养状态。这包括吞咽功能评估，饮食和流质调整，以及其他策略：坐直，吞咽时收下巴，转头、放平及调整饮食。呼吸衰竭是ALS患者的首要合并症，疾病的进展虽然不直接影响肺部病理，但口、咽喉及呼吸肌受累导致呼吸功能受累，增加吸入性肺炎及死亡风险(Benditt and Boitano，2008)。呼吸治疗师可以追踪FVC，指导患者和护理者呼吸，锻炼和保存能量，经鼻管给氧，无创正压通气(non-invasive posture pressure ventilation，NPPV)等。

氧疗要经常检查FVC。一旦FVC低于50%，患者就要考虑NPPV(Miller *et al.*，1999)。要记录患者的基础FVC并每3个月记录患者的情况(Czaplinski *et al.*，2006)。然而，患者的功能状态一旦发生改变或接到呼吸功能恶化的报告就要马上重新评估。ALS患者体重下降是由于持续的运动、用力做功及营养状态的恶化。随着持续的肌肉萎缩和体重下降，营养师要提供饮食指导并制定补充营养的食谱。

## 小结

唯有众多健康照顾专业人员的不断努力，生命有限疾病患者的照护目标才能实现。如前述两个病例所述，结合姑息需求的患者的康复治疗，需要多学科和跨学科计划，这对于姑息医学来说并不是没有或少见的。这两个专业对接很常见，他们的患者及其治疗目标也相似，二者都关心患者的机体功能及症状。姑息医学关心的可能是运动对疼痛的影响，缓解疼痛后患者可以行使更多机体功能。而对于康复医学，可能关心的是患者运动的物理功能，并想最大限度发挥机体功能。现在要弄清楚照顾这些患者时需要帮助他们达到的活动、信息、强度的程度，制定一个治疗计划，并灵活运用以满足患者的需求和机体功能。姑息和康复医学在彼此的未知领域每天都有交叉，在医院或社区的每一个人专业人员都是非常重要的，互相交流和学习能更好的治疗和护理很多有挑战性的患者。

## 致谢

声明：作者声称无任何利益冲突。

## 参考文献


- Benditt J, Boitano L. Respiratory treatment of amyotrophic lateral sclerosis. In: Weiss M, Carter G, Kraft G. eds. Physical Medicine and Rehabilitation Clinics of North America. Motor Neuron Disease. Volume 19, No.3. Philadelphia, PA: Saunders, 2008: 559-572.
- Carter G, Miller R. Comprehensive management of amyotrophic lateral sclerosis. Phys Med Rehabil Clin NAM, 1998, 9: 271-284.
- Chen A, Montes J, Mitsumoto H. The role of exercise in amyotrophic lateral sclerosis. In: Weiss M, Carter G, Kraft G. eds. Physical Medicine and Rehabilitation Clinics of North America. Motor Neuron Disease. Volume, 19, No.3. Philadelphia, PA: Saunders, 2008: 545-558.
- Czaplinski A, Yen AA, Appel SH. Forced vital capacity as an indicator of survival and disease progression in an ALS clinic population. J Neurol Neurosurg Psychiatry, 2006, 77: 390-392.
- Ganter B, Erickson R, Butters M, et al. Clinical evaluatin. In: Delisa J, Gans B, Walsh N. eds. Principles and Practice. 4th ed. Philadelphia, PA: Lippincott, Williams, and Wilkins, 2005: 1-41.
- Glare P, Christakis N. Predicting survival in patients with advanced disease. In: Doyle D, Hang G, Calman K. eds. Oxford Textbook of Palliative Medicine, 3rd ed. Oxford, England: Oxford University Press, 2004: 29-42.
- Kasarskis E, Berryman S, Van-der-leest J, et al. Nutritional status of patients with amyotrophic lateral sclerosis: relation to the proximity of death. Am J Clin Nutr, 1996, 63: 130-137.
- Kinser C, Colby LA. eds. Therapeutic exercise: foundations and techniques. 5th edition. Philadelphia, PA: F.A. Davis, 2007.
- Longstreth W, McGuire V, Koepsell T, et al. Risk of amyotrophic lateral sclerosis and history of physical activity: a population-based case-control study. Arch of Neurol, 1998, 55: 201-206.
- Merriam-Webster. Function. Available online: http: // www.merriam-webster.com. Published 2013. Accessed August 3, 2013.
- McCluskey L. Palliative rehabilitation and amyotrophic lateral sclerosis: a perfect match. Neuro Rehabilitation, 2007, 22: 407-408.
- McGrath JR, Davis A. Rehabilitation: where are we going and how do we get there? Clinical Rehabilitation, 1992, 6: 225-235.
- Miller R, Rosenberg J, Gelinas D, et al. Practice parameter: the care of the patient with amyotrophic lateral sclerosis: ALS practice parameter task force. Neurology, 1999, 52: 1311-1323.
- Milonas I. Amytrophic lateral sclerosis. J Neurol, 1998, 245: S1-S3.
- Trail M, Nelson N, Van J. Wheelchair use by patients with amyotrophic lateral sclerosis: a survey of user characteristics and selection preferences. Arch Phys Med Rehabil, 2001, 82: 98-102.
- Tookman AJ, Hopkins K, Scharpen-von-Heussen K. Rehabilitation in palliative medicine. In: Doyle D, Hang G, Cherny N, et al. eds. Oxford Textbook of Palliative Medicine, 3rd ed. Oxford, England: Oxford University Press, 2005: 1021.
- WHO (World Health Organizations). Canter pain relief and palliative care: request of a WHO Expert Committee. Technical Report Series, No. 804. Geneva: World Health Organization, 1990.
- Yorkston K. Dysphagia in degenerative disease: ASHA Health Care Conference. Orlando, FL, February 15, 2004.


**译　者：** 覃雪军，副主任医师，呼吸内科，广西壮族自治区人民医院
**审　校：** 王玉梅，主任医师、教授，宁养病房，中国医科大学附属盛京医院
**终　审：** 李萍萍，主任医师、教授，中西医结合科，北京大学肿瘤医院
刘　巍，主任医师、教授，姑息治疗中心，北京大学肿瘤医院
(译文如与英文原文有异义，以英文原文为准)

第三篇

# 第十五章　呼吸困难

**Boris Medarov**

Division of Pulmonary and Critical Care Medicine, Albany Medical College, Albany, New York 12208, USA

*Correspondence to:* Boris Medarov, MD, Assistant Professor, Director of the Pulmonary Hypertension Program. Division of Pulmonary and Critical Care Medicine, Albany Medical College, 47 New Scotland Avenue, Albany, New York 12208, USA. Email: MedaroB@mail.amc.edu.

## 前言

呼吸困难是患者主观上感到空气不足、客观上表现为呼吸费力，重则出现鼻翼扇动、紫绀、端坐呼吸，并出现呼吸频率、深度与节律的改变，其目的是通过上述改变来确保连续的氧气供应及气体交换。呼吸困难是临终患者中最常出现的严重症状之一。在慢性肺部疾病和肺癌终末期患者中，80%以上会出现呼吸困难。呼吸困难的诊断和治疗效果并不理想，原因可能是抗呼吸困难药物的不良反应限制了其在临床上的广泛应用。阿片类药物是治疗呼吸困难最有效、最重要的药物。而镇静剂和抗精神病类药物无效，这些药物仅分别限于治疗焦虑和精神病。治疗呼吸困难的多学科综合的方法多数有效，包括药物治疗、临床咨询、呼吸功能锻炼、放松方法及患者家属共同参与。给予临终患者高剂量的阿片类药物、镇静剂和精神类药物等是必要的。如果治疗目的是控制严重的痛苦症状并给与积极的对症治疗，那么这种治疗导致的可能加速死亡的风险是可以接受的，也不属于安乐死范畴。

## 呼吸困难的定义与意义

人体和大多数多细胞生物的内环境稳态高度依赖持续性氧供。一旦氧供完全停止，中枢神经系统便会出现代谢紊乱，几分钟内就可能导致意识丧失。随后大脑神经元和心肌细胞会出现不可逆的损伤，进而造成脑死亡和随后的生物死亡(窒息)。由于动物有机体对缺氧极度敏感，逐渐形成优先回避可能导致氧气交换受损和窒息情况的行为。这种增强自我保护行为的负反馈是一种非常痛苦的主观感觉，被称为“呼吸不足”、“气短”或“空气饥饿”，在医学上也称为“呼吸困难”。“呼吸困难”一词源于希腊，“dys”意指“困难、损害”，“-pnoia”意指“呼吸”。呼吸困难的意义与疼痛的意义相似，疼痛作为一种感觉信号，本身具有警示作用，可以促使我们采取保护性行为，呼吸困难则是避免可能导致缺氧的情况发生。

“呼吸困难”这一术语通常用于病理情况下，但在健康的个体，呼吸困难可能是劳力后产生的生理性反应。随着肌肉的疲劳，机体会通过生理反馈机制保护个体，阻止其过度运动。一旦缺乏这种反馈机制，机体活动过度增强会导致大脑、心脏及其他组织严重缺氧和酸中毒，机体的机能和代谢状态发生改变，严重时甚至会威胁生命。

呼吸困难对维持体内二氧化碳($CO_2$)水平和酸碱平衡有重要作用。一般情况下，严重的高碳酸血症常合并低氧血症。因此，从病理生理的角度来看，高碳酸血症的发生机制与低氧血症的发生机制密不可分。然而，代谢性酸中毒的发生不一定合并低氧血症，这无疑也增加了个体对于空气的需求，导致呼吸困难的发生。

呼吸困难的严重程度很难定量描述，应同时考虑呼吸困难的客观证据和患者的描述。与疼痛相似的是，呼吸困难的感知是非常主观的。缺乏呼吸困难的客观指标并不能排除呼吸困难，如：

呼吸急促(快速呼吸)、喘息(潮气量增加)、使用辅助呼吸肌等。针对这种少见现象，从事姑息治疗的临床医生应避免漏诊缺乏客观证据的呼吸困难。但大多数情况下，患者表现呼吸费力、表情痛苦，呼吸困难容易识别。

## 呼吸困难的机制

呼吸中枢位于脑干的脑桥和延髓。支配呼吸肌的运动神经元动作电位的频率和节律由呼吸中枢内神经元控制(Hall，2011)。该控制系统主要维持体内的血气和酸碱平衡。其反馈机制的初级传入组件是延髓和外周化学感受器以及肺牵张感受器。这些化学感受器传入信号的更高集合反映了低氧血症和酸中毒，并构成了呼吸困难的基础。然而，尽管呼吸困难的调控与呼吸的调控紧密相关，但呼吸困难并不单纯是对化学感受器传入信号的反应。虽已有数十年激烈讨论和研究，但呼吸困难的机制至今仍未完全阐明。呼吸困难主要是为了维持组织内氧气($O_2$)平衡，然而，低氧血症或组织缺氧并不是唯一或是主要引起呼吸困难的病因。从进化观点来看，发生呼吸困难是一种行为改变和保护性机制，需要一种较实际氧输送受损更早和更为复杂的传入信号。实际上，只要通气功能正常，即使吸入的空气氧含量降低至15%，低氧血症也不会引起明显的呼吸困难。该水平低氧血症往往短时间内耐受性良好，通常出现在高空模拟试验(high altitude simulation test，HAST)人为创造的范围内，相当于在海拔8 000英尺的地方出现的低氧血症(Dine and Kreider，2008)。而另一方面，屏住呼吸或气道完全阻塞，几秒钟内就将导致严重的呼吸困难，这时并没有低氧血症和高碳酸血症。之前存在的低氧血症和高氧血症会影响屏气能力，这表明氧气交换仍是引起呼吸困难的因素(Klocke and Rahn，1959)。显然，窒息患者出现严重呼吸困难不仅是由低氧血症引起的。一般而言，让未经训练的个体较长时间屏住呼吸而使外周血氧饱和度降至90%是非常难的，尽管该水平的血氧饱和度一般认为是完全安全的(Klocke and Rahn，1959)。屏住呼吸后重新吸入低至8% $O_2$和高至7.5% $CO_2$的混合气体可缓解呼吸困难症状(Flume *et al.*，1994)。在运动时(Lane *et al.*，1990)感受到的呼吸困难水平与工作负荷和每分钟通气量密切相关，而在每分钟通气量相同时人为导致低氧血症或高碳酸血症不会引起更严重的呼吸困难。重度肺气肿患者(非紫绀型气急型)往往在正常氧气和$CO_2$水平下都会表现为呼吸困难(Dornhorst，1955)。正常血气水平下诱发呼吸困难的受体和传入通路目前尚不清楚。维护血气平衡的感受器主要有颈动脉体和主动脉体(主要对低氧血症敏感)以及延髓呼吸中枢(主要对酸中毒和高碳酸血症敏感)，它们共同参与呼吸困难的感觉，但有可能是通过增加每分通气量间接发挥作用。肺牵张感受器以及肌肉和肌腱受体，也被认为是呼吸困难通路上的传入组件。根据“长度-张力不相称”理论(Campbell and Howell，1963)，呼吸困难是肌肉长度和肺容量不恰当改变时呼吸肌产生张力的感觉。该理论可以解释屏气时的气促，以及在一些情况下肺的机械功能虽然受到了影响但没有导致明显的气体交换异常。

皮肤和上呼吸道受体在气促的发生机制中也可能起了一定作用。很多患者选择靠窗或有风扇的地方坐下以减轻呼吸困难程度。

总之，呼吸困难是一个复杂的过程，由多种外周和中枢受体共同触发。病理情况导致的“呼吸困难”影响“呼吸困难通路”的传入部分(脏器性原因)或中枢神经系统中传入冲动的整合和释放(惊恐发作、心因性呼吸困难)。

## 姑息治疗中的呼吸困难

呼吸困难和疼痛一样，是患者经历的两个最可怕的症状之一，临终时常常出现，这也是给予姑息治疗的一个常见原因(Elsayem *et al.*，2004)。呼吸困难是晚期肺癌患者最常见的痛苦来源(Muers and Round，1993)。超过90%的慢性肺部疾病患者以及接近80%的肺癌患者在其生命最后一年会出现气促(Edmonds *et al.*，2001)。此外，其它胸部恶性肿瘤(包括肺部转移性肿瘤)、心力衰竭、肺炎、肺栓塞、化疗相关性肺损伤以及放射性肺炎也是姑息治疗患者中引起呼吸困难的常见病因。

不幸的是，与疼痛相比呼吸困难的治疗更为困难。随着死亡的临近，癌症患者气促发生率增加，且治疗效果差，因而常常成为患者的主诉(Higginson and McCarthy，1989)。对于濒死患者呼吸困难是最痛苦的症状之一(Steinmetz *et al.*，1993)。但对于轻症患者，气促的发生常常被低估和忽视而未能得到医护人员的充分治疗。

第三篇

研究表明，50%以上有呼吸困难的晚期癌症患者未接受相关治疗(Roberts *et al.*，1993)。

## 呼吸困难的测量

可以用量表对呼吸困难进行评估，但其应用远不如疼痛评估量表那么广泛。应鼓励用数字或视觉评估工具进行评估以避免对呼吸困难的漏诊和治疗不足。患者本人可能认为气促不可避免且和疾病一样无法治愈，因此患者可能不会主动报告这一症状，临床医生常常仅靠呼吸窘迫的体征来判断患者是否存在呼吸困难，但这些体征有时并不很明显。呼吸困难的患者有可能不出现呼吸急促，同样，呼吸急促的患者也可能没有呼吸困难。如上述，低氧血症和呼吸困难之间并无明确相关性，所以医护人员应主动询问患者是否有呼吸困难，并常规应用分度量表规范评估过程。多家提高患者生活质量的机构推荐将呼吸困难的测量纳入常规姑息治疗评估中(Mularski *et al.*，2010)。

用于评估呼吸困难的量表有多种，但量表的类型并不重要，关键是能否系统性应用。呼吸困难量表中经典的量表是Likert数字量表，它能够反映患者主观呼吸困难的严重程度。但在某些情况下，尤其是对于儿童，用视觉模拟量表可能更为合适。Borg呼吸困难量表及其修订版是最早的呼吸困难量表之一，主要是对运动性呼吸困难进行分级，并可用于急救的患者(Borg，1982)。其它量表，如癌症呼吸困难量表(Tanaka *et al.*，2000)和呼吸困难-12量表(Yorke *et al.*，2010)可能更适用于疾病终末期患者。

如果患者无法自己对其症状进行评分，临床医生就只能依靠患者的痛苦体征进行判断。此时，通过观察者报告的量表，如呼吸窘迫观察量表(Campbell *et al.*，2010)可能是合适的，但这并不代表这些量表更优于常规的体格检查。

## 治疗

如果可能，呼吸困难的治疗应首先治疗病因。如：阻塞性肺疾病患者应用支气管扩张剂，针对胸腔积液进行相关治疗，纠正严重哮喘，对肺栓塞患者给予抗凝治疗，必要时放置下腔静脉滤器。对不同呼吸系统疾病的具体治疗不在本章赘述，我们将着重对呼吸困难的症状治疗进行阐述。

目前对呼吸困难的治疗还没有很好的生理靶标。治疗呼吸困难的主要目的仍是减轻患者呼吸费力的主观感觉，目前的治疗是经验治疗，所使用的药物最初也是因为其他原因，在应用过程中才偶然发现有缓解呼吸困难的作用。呼吸困难的机制复杂且尚不明确是研发专门抗呼吸困难药物的一个主要障碍。同时，呼吸窘迫的治疗是姑息医学的一个主要焦点，也是姑息治疗专业人员面对疾病终末期患者时一个非常常见的挑战。

## 氧疗

吸氧常用于治疗呼吸困难，尤其当患者出现低氧血症时。吸氧的效果虽然有限，但无明显不良反应且成本较低，对于疾病终末期有呼吸困难的患者而言是不可或缺的治疗。需要注意的是，吸氧可能使患者的高碳酸血症进一步加重并产生$CO_2$潴留。虽然对于产生这一现象的机制尚存争议，但吸氧的临床意义却是确凿的(Gelb *et al.*，1977)。如果完全且快速纠正慢性或严重低氧血症患者的低氧状态，可能会使患者出现严重的呼吸性酸中毒和$CO_2$昏迷。因此，对于易出现$CO_2$潴留的患者而言(如终末期慢性阻塞性肺病，肥胖低通气综合征)，建议缓慢且部分纠正其低氧状态。虽然氧疗可能降低肺通气功能，但至少在某种程度上可以缓解患者的呼吸困难，因此在姑息治疗机构中更自由地使用氧气是合理的，但建议在给氧的同时予以加湿以避免黏膜干燥从而引起不适。吸氧对于血氧不低的患者而言作用有限。多项研究表明如果血氧水平正常，吸氧并不能改善患者的呼吸困难(Ben-Aharon *et al.*，2008；Mahler *et al.*，2010)。然而，个体对于氧疗的反应不同。鉴于吸氧的良好特质，如果血氧不低的患者在吸氧后可以缓解主观呼吸困难感，那么给予吸氧也是可以的。

## 阿片类药物

一直以来，阿片类药物是治疗呼吸困难最有效的药物。在现代心力衰竭治疗方法出现之前，吗啡和洋地黄是治疗由心力衰竭引起的呼吸困难仅有的两种可用药物(Bramwell，1937)。现在，阿片类药物仍然是治疗疾病终末期时呼吸困难的主要药物。已有多项研究表明了阿片类药物在癌症和慢性肺病中有确切疗效(Ben-Aharon *et al.*，

2008；Jennings *et al.*，2002)。阿片类药物的高效镇痛作用及缓解呼吸困难的作用使得阿片类药物在姑息治疗中具有重要地位。阿片类药物直接抑制中枢及外周化学感受器，给予高剂量时可引起通气不足。然而，在缓解呼吸困难的同时是不允许发生通气不足的。尽管卫生保健人员对阿片类药物的使用普遍有恐惧感，但用于缓解呼吸困难时阿片类药物是安全的，且很少引起严重的$CO_2$潴留(Clemens *et al.*，2008)。阿片类药物除中枢作用以外，还可以降低呼吸频率，并通过作用于呼吸以进一步改善呼吸困难。此外，阿片类药物还可引起广泛的中枢神经系统受抑，降低警觉水平，从而治疗呼吸窘迫。随着高碳酸血症和$CO_2$昏迷的发生，该过程会进一步加强。阿片类药物的效用无天花板效应，用药过量可能导致深度昏迷。阿片类药物的疗效和不良反应可由苯二氮卓类药物协同增强，反之亦然。阿片类药物治疗窗狭窄，当有严重呼吸困难的患者需要增加剂量以达到更好疗效而不出现严重不良反应几乎是不可能的。因此，处理病情不稳定、濒死的患者时，姑息治疗专家常常必须拿捏好分寸以确保患者的舒适和对气促的合理控制，而不至于导致患者的死亡提前。但当死亡临近时并不是每次都能掌握好这个平衡。在这种情况下，患者的舒适是优先要考虑的事情，对于濒死患者，应用对症药物有可能且经常会导致死亡，所以说，理解这一点对于我们很重要。这一事实也几乎总是能为患者家属所接受，因为他们也希望减少濒死家人的痛苦。对于一个正遭受痛苦的患者，尤其是撤除机械通气后，常常需要给予高剂量的阿片类药物、镇静剂和安定类药物。虽然积极提高临终患者舒适度的治疗，常常会加速患者死亡，但由于该治疗的目标是控制症状，因此不能认为是安乐死。

阿片类药物对于呼吸的调控作用，主要由mu-受体(主要是$mu_2$)来调节。研究显示对敲除mu-受体的小鼠应用吗啡，并不能改善它们的呼吸困难(Mogil and Grisel，1998)。吗啡的使用经验多、价格便宜和可获得性，使其成为缓解呼吸困难最常用的药物，但其他的强效mu-激动剂(如芬太尼、哌替啶、二氢吗啡酮)也有同样的效果(Clemens and Klaschik，2008)。临床医生可依据个人用药经验、患者既往应用效果、不良反应及过敏情况，选择合适的药物治疗方案。另外，也可以根据患者对于阿片类药物的敏感情况和接受能力选择口服、皮下或者静脉注射给药。较弱的激动剂(可待因、二氢可待因)虽然不足以治疗呼吸困难，但也可以用于轻症患者。双氢可待因可用于治疗门诊慢性阻塞性肺病患者。可待因可以导致肺换气功能障碍，对于治疗呼吸困难本身是无效的(Rice *et al.*，1987)。同样，也发现右美沙芬对于呼吸困难的治疗无效(Giron *et al.*，1991)。关于不同的阿片类药物、不良反应以及药代动力学将在本书其他章节进行详细讨论。

部分激动剂和阿片类激动剂-拮抗剂的混合制剂(如丁丙若非、喷他佐辛、布托啡诺等)很少用于呼吸困难的治疗。这些药物的使用经验有限，重要的是要知道这些药物关于镇痛的治疗上限也可以在呼吸困难的治疗上出现(Hoskin and Hanks，1991)，该事实限定了这类药物的滴定。由于上述因素以及单独使用受体激动剂的疗效尚不明确，因此这些药物并不推荐用于疾病终末期患者。

## 吸入用阿片类药物

研究发现在支气管黏膜上也存在阿片类受体(Belvisi *et al.*，1992)。这激发了人们对用吸入用阿片类药物治疗呼吸困难的极大兴趣。从理论上讲，通过雾化给药可以有效缓解呼吸困难，并减少药物的不良反应。虽然数据不支持对慢性肺病患者给予吸入用阿片类药物，但也有一些小的研究表明通过雾化给予吗啡和氢化吗啡酮，可以达到与非肠道给药途径相似的疗效(Bruera *et al.*，2005；Charles *et al.*，2008)。不幸的是，随后的多个临床试验显示吸入吗啡治疗呼吸困难无持续性的获益(Viola *et al.*，2008)。

另一方面，已经确定吸入用芬太尼是治疗呼吸困难的一个有效药物(Coyne *et al.*，2002)。另外，芬太尼通过雾化给药可以达到与静脉给药途径相似的止疼效果(Coyne *et al.*，2002)。因此，芬太尼缓解呼吸困难的药物特性很可能与其能够全身吸收以及较高的脂溶性有关。

总之，吸入用阿片类药物可以用于一些有需要的患者，但在姑息治疗中不推荐为常规使用。

## 镇静剂

以苯二氮卓类药物为主的镇静剂被广泛应用于姑息治疗。这些药物的主要缺点——成瘾性和耐药性——在对疾病终末期患者的治疗中不那么

第三篇

重要了。苯二氮卓类药物能有效地控制焦虑，包括由于呼吸急促所导致的焦虑和恐慌。苯二氮卓类联合阿片类药物治疗有协同作用，但其单独使用时治疗呼吸困难的疗效尚不明确。一项Cochrane综述得出结论：目前尚无证据表明镇静类药物可以有效缓解晚期癌症患者和COPD患者出现的呼吸困难(Simon *et al.*，2010)。苯二氮卓类药物具有阿片类药物的某些特性。现已证实相较于吗啡单独使用，吗啡联合咪达唑仑治疗严重的癌症相关性呼吸窘迫更为有效(Navigante *et al.*，2006)。苯二氮卓类药物和阿片类药物之间的相互增强作用在治疗作用和不良反应上都很明显。当两者同时使用时药物过量及发生严重呼吸抑制的风险也显著提高。从传统上而言，地西泮、劳拉西泮和咪达唑仑是姑息治疗中最常用药物，但苯二氮卓类药物的疗效和不良反应是一种类属作用，对药物的选择需要基于药代动力学及个体化的需求。

氟西汀是一类非苯二氮卓类抗焦虑药，不存在成瘾性及药物依赖性(Murphy *et al.*，1989)。此外，该药物不会引起呼吸抑制，可以有效缓解慢性肺病患者的焦虑。虽然早期小型研究提示氟西汀可能对由COPD导致的呼吸困难有效，然而，最近一项大样本随机双盲临床试验得出这样一个结论：氟西汀对于缓解呼吸困难几乎是无效的(Bushunow *et al.*，2011)。目前在姑息治疗机构中，氟西汀的使用应限于治疗焦虑的范围。

## 抗精神病类药物

为避免出现致命性呼吸抑制的潜在风险，临床医生有时更倾向于用抗精神病类药物治疗呼吸困难。然而该类药物的应用目前仍存在争议。对于门诊COPD患者，异丙嗪相比地西泮虽然镇静效果较差，但在缓解运动导致的呼吸困难和增加运动耐性上效果更显著(Woodcock *et al.*，1981)。而地西泮实际上减少了患者的运动耐性。异丙嗪可以缓解濒死肺癌患者的呼吸困难及烦躁，但在此类患者中尚缺乏与其他药物的随机对照试验(McIver *et al.*，1994)。也有其他研究发现异丙嗪在很大程度上是无效的(Rice *et al.*，1987)。

氟哌啶醇常用于治疗临终患者的谵妄。对于治疗该类谵妄氟哌啶醇非常有效，且由于该药应用时间长、用药经验丰富、价格经济，通常被认为是治疗临终患者谵妄的首选药物。另外，氟哌啶醇还是一种有效的止吐药(Buttner *et al.*，2004)。但目前仍缺乏相关数据证明氟哌啶醇在呼吸困难治疗上的有效性，所以不推荐氟哌啶醇用于此类治疗。

综上，在呼吸窘迫的治疗中抗精神病药物主要起到辅助作用，用于缓解患者的烦躁及谵妄。需要注意的是，抗精神病药物可能诱发锥体外系症状，包括抗精神药物导致的罕见的急性喉肌张力障碍，及由此进一步产生气道阻塞并导致呼吸困难及呼吸窘迫(Medarov and Rossoff，2006)。

## 其他药物

有病例报道通过吸入用呋塞米可以持续控制临终癌症患者的呼吸困难(Shimoyama and Shimoyama，2002)。但尚无随机对照临床试验证明其有效性，且其潜在机制也还不明确。小剂量(20 mg)用药不会导致全身性利尿作用。其作用机制可能与呋塞米具有扩张支气管的特性有关，该药在支气管哮喘方面已有使用且研究更广泛(Sestini *et al.*，1994；Newton *et al.*，2008)。然而吸入用呋塞米在治疗呼吸困难的有效性上尚存在疑问，因此不推荐其作为治疗呼吸困难的常规用药。

## 呼吸困难的非药物治疗

很多患者发现开窗和风扇可以帮助其缓解呼吸困难(Burgess and Whitelaw，1988)。目前认为这种作用是通过三叉神经介导的。三叉神经上颌支及下颌支支配的面部区域的温度下降可以缓解呼吸困难(Schwartzstein *et al.*，1987)。这种作用通过一台简单的风扇很容易做到，且该做法非常经济，更为重要的是，患者可以独立实施这一措施，这给了他们一些能够控制的感觉(Booth and Wade，2003)。呼吸困难患者的每分钟通气量一般较高，由此常常导致呼吸道黏膜干燥，使得不适感增加。因此保持气道湿度尤为重要，特别是在给予患者高流量氧疗时。

在静息状态下，患者坐位时膈肌的位置对于缓解呼吸困难更为有利。特别是对于心力衰竭的患者，因为他们完全不能保持平卧的姿势，该姿势会增加静脉回流，加重气短的感觉(端坐呼吸)。

姑息医学具有多学科交叉的特性，同时也应注意对呼吸困难的治疗。在治疗处于疾病终末期伴有呼吸困难的患者时，心理及社会因素也需要常规重视。每周会议应着重于咨询、呼吸功能的重新训练、放松方式、以及教育适应和应变策略上，这些措施可以使患者因呼吸困难导致的痛苦降低50%以上(Corner *et al.*, 1996)。如果营养不良影响了呼吸肌功能，那么就需要对此进行纠正。虽然从直觉上讲，营养是治疗呼吸困难的一个重要方面，但由于缺乏循证医学数据，加强营养在治疗呼吸困难上的作用目前尚不明确。

静息状态下出现呼吸困难不仅使患者遭受极大痛苦，对目睹这一切的家属而言也是极大的煎熬。在呼吸困难的治疗中，患者家属的参与和对其进行教育的重要性尤为重要。家属通常比较重视患者的生命体征，特别是血氧饱和度。因而低血氧饱和度常常被等同于气短，反之亦然。增加咨询次数，可以帮助发现和解决他们的问题。任何治疗的目的都需要与患者及其家属进行详细的细节沟通。

临终患者的焦虑和抑郁并不少见，而呼吸困难可能是导致严重焦虑和惊恐发作的原因之一。反之，惊恐也是严重呼吸困难和窒息感阵发的诱因。静息状态下仍有呼吸困难的患者，倘若发生一次惊恐，便有可能引起严重后果。因此，对患者心理障碍特别是焦虑的治疗也是姑息治疗中必不可少的一部分。对此将在本书的其他章节进行更详细的讨论。



尽管许多小样本研究提示针灸和按摩可以改善COPD患者的呼吸困难(Suzuki *et al.*, 2012；Wu *et al.*, 2004)，但目前尚无一致的证据支持这些技术的应用。但已证实的是，针灸对于癌症相关呼吸困难无效(Vickers *et al.*, 2005)。因此，在姑息治疗中并不推荐上述形式作为治疗呼吸困难的常规手段。

研究已显示含72%氦气和28%氧气的混合气体可以改善肺癌患者的呼吸困难(Ahmedzai *et al.*, 2004)。由于这部分患者常常有不同程度的吸烟相关阻塞性肺病，所以普遍限制气体流量。但对于没有基础肺病的患者，氦气的疗效尚不明确，因此不推荐其作为常规治疗。

## 结论

呼吸困难是患者在疾病终末期遭受的主要痛苦，当死亡临近时常常给患者和家属带来巨大压力。然而，对于呼吸困难这一症状，患者常常未向医护人员报告，且对此给予的治疗也还远远不够，尤其是在疾病的早期。对于接受姑息治疗的人群，呼吸困难可以并且应该给予积极的治疗。阿片类等药物可能加速死亡的风险，但这不应该成为姑息治疗选择药物的阻碍。这个风险对于濒死的患者而言被认为是可以接受的。对于非疾病晚期的患者，积极治疗呼吸困难也可以改善实际的生存(Azoulay *et al.*, 2008)。

目前在姑息治疗过程中，姑息治疗实施者可以使用多种药物及非药物措施，具体根据疾病终末期患者的情况选择不同方案，以确保患者的舒适度和降低由呼吸困难所带来的非常痛苦的感觉(表1)。

## 致谢

声明：作者声称无任何利益冲突。

**表1　呼吸困难的治疗**

| 药物/干预措施 | 有效性 | 评价 |
|---|---|---|
| 氧气 | +/+++ | 低氧血症时有效，无低氧血症时效果有限 |
| 全身性阿片类药物 | ++++ | 最有效的抗呼吸困难药物 |
| 吸入用阿片类药物 | ++ | 由于可以全身吸收，吸入用芬太尼与静脉应用效果相当，现在没有证据支持局部应用的效果 |
| 镇静剂 | + | 对呼吸困难相关的焦虑可能有效，对呼吸困难本身无效 |
| 抗精神病类药物 | + | 对呼吸困难相关的谵妄以及濒死谵妄可能有效。对呼吸困难本身无效 |
| 吸入用速尿 | + | 限于支气管痉挛时使用。不推荐在姑息治疗中常规使用 |
| 电风扇以及其他空气流动的方法 | ++ | 方法简单，价格便宜，无不良反应 |
| 咨询，呼吸再培训，放松 | +++ | 每周进行咨询，能显著改善呼吸困难 |
| 保持坐姿 | ++ | 改善呼吸力学，特别是在充血性心力衰竭时效果显著 |
| 针灸，按摩 | + | 目前没有有效的证据 |
| 氦气 | ++ | 如果存在气流阻塞时可能有用 |

## 参考文献


- Ahmedzai SH, Laude E, Robertson A, et al. A double-blind, randomised, controlled Phase II trial of Heliox28 gas mixture in lung cancer patients with dyspnoea on exertion. Br J Cancer, 2004, 90: 366-371.
- Azoulay D, Hammerman-Rozenberg R, Cialic R, et al. Increasing opioid therapy and survival in a hospice. J Am Geriatr Soc, 2008, 56: 360-361.
- Belvisi MG, Stretton CD, Verleden GM, et al. Inhibition of cholinergic neurotransmission in human airways by opioids. J Appl Physiol, 1992, 72: 1096-1100.
- Ben-Aharon I, Gafter-Gvili A, Paul M, et al. Interventions for alleviating cancer-related dyspnea: a systematic review. J Clin Oncol, 2008, 26: 2396-2404.
- Booth S, Wade R. Oxygen or air for palliation of breathlessness in advanced cancer. J R Soc Med, 2003, 96: 215-218.
- Borg GA. Psychophysical bases of perceived exertion. Med Sci Sports Exerc, 1982, 14: 377-381.
- Bramwell C. Treatment of Heart Failure. Br Med J, 1937, 2: 1005-1008.
- Bruera E, Sala R, Spruyt O, et al. Nebulized versus subcutaneous morphine for patients with cancer dyspnea: a preliminary study. J Pain Symptom Manage, 2005, 29: 613-618.
- Burgess KR, Whitelaw WA. Effects of nasal cold receptors on pattern of breathing. J Appl Physiol, 1988, 64: 371-376.
- Bushunow PW, Roscoe JA, Dudgeon DJ, et al. Buspirone treatment of dyspnea in outpatients receiving chemotherapy: A University of Rochester Cancer Center Community Clinical Oncology Program (URCC CCOP) study. ASCO MEETING. Jun 9, 2011: Abstr 9023.
- Buttner M, Walder B, von Elm E, et al. Is low-dose haloperidol a useful antiemetic?: A meta-analysis of published and unpublished randomized trials. Anesthesiology, 2004, 101: 1454-1463.
- Campbell EJ, Howell JB. The sensation of breathlessness. Br Med Bull, 1963, 19: 36-40.
- Campbell ML, Templin T, Walch J. A Respiratory Distress Observation Scale for patients unable to self-report dyspnea. J Palliat Med, 2010, 13: 285-290.
- Charles MA, Reymond L, Israel F. Relief of incident dyspnea in palliative cancer patients: a pilot, randomized, controlled trial comparing nebulized hydromorphone, systemic hydromorphone, and nebulized saline. J Pain Symptom Manage, 2008, 36: 29-38.
- Clemens KE, Klaschik E. Effect of hydromorphone on ventilation in palliative care patients with dyspnea. Support Care Cancer, 2008, 16: 93-99.
- Clemens KE, Quednau I, Klaschik E. Is there a higher risk of respiratory depression in opioid-naive palliative care patients during symptomatic therapy of dyspnea with strong opioids? J Palliat Med, 2008, 11: 204-216.
- Corner J, Plant H, A'Hern R, et al. Non-pharmacological intervention for breathlessness in lung cancer. Palliat Med, 1996, 10: 299-305.
- Coyne PJ, Viswanathan R, Smith TJ. Nebulized fentanyl citrate improves patients' perception of breathing, respiratory rate, and oxygen saturation in dyspnea. J Pain Symptom Manage, 2002, 23: 157-160.
- Dine CJ, Kreider ME. Hypoxia altitude simulation test. Chest, 2008, 133: 1002-1005.
- Dornhorst AC. Respiratory insufficiency. Lancet, 1955, 268: 1185-1187.
- Edmonds P, Karlsen S, Khan S, et al. A comparison of the palliative care needs of patients dying from chronic respiratory diseases and lung cancer. Palliat Med, 2001, 15: 287-295.
- Elsayem A, Swint K, Fisch MJ, et al. Palliative care inpatient service in a comprehensive cancer center: clinical and financial outcomes. J Clin Oncol, 2004, 22: 2008-2014.
- Flume PA, Eldridge FL, Edwards LJ, et al. The Fowler breathholding study revisited: continuous rating of respiratory sensation. Respir Physiol, 1994, 95: 53-66.
- Gelb AF, Klein E, Schiffman P, et al. Ventilatory response and drive in acute and chronic obstructive pulmonary disease. Am Rev Respir Dis, 1977, 116: 9-16.
- Giron AE, Stansbury DW, Fischer CE, et al. Lack of effect of dextromethorphan on breathlessness and exercise performance in patients with chronic obstructive pulmonary disease (COPD). Eur Respir J, 1991, 4: 532-535.
- Hall JE. Regulation of Respiration. In: Hall JE. eds. Guyton and Hall Textbook of Medical Physiology; Twelfth Edition. Philadelphia, PA: Saunders/Elsevier, 2011: 505-513.
- Higginson I, McCarthy M. Measuring symptoms in terminal cancer: are pain and dyspnoea controlled? J R Soc Med, 1989, 82: 264-267.
- Hoskin PJ, Hanks GW. Opioid agonist-antagonist drugs in acute and chronic pain states. Drugs, 1991, 41: 326-344.
- Jennings AL, Davies AN, Higgins JP, et al. A systematic review of the use of opioids in the management of dyspnoea. Thorax, 2002, 57: 939-944.
- Klocke FJ, Rahn H. Breath holding after breathing of oxygen. J Appl Physiol, 1959, 14: 689-693.
- Lane R, Adams L, Guz A. The effects of hypoxia and hypercapnia on perceived breathlessness during exercise in

humans. J Physiol, 1990, 428: 579-593.

- Mahler DA, Selecky PA, Harrod CG, et al. American College of Chest Physicians consensus statement on the management of dyspnea in patients with advanced lung or heart disease. Chest, 2010, 137: 674-691.
- McIver B, Walsh D, Nelson K. The use of chlorpromazine for symptom control in dying cancer patients. J Pain Symptom Manage, 1994, 9: 341-345.
- Medarov BI, Rossoff LJ. Dyspnea. In: Manu P, Suarez RE, Barnett BJ. eds. Handbook of Medicine in Psychiatry. American Psychiatric Publishing, 2006: 65-73.
- Mogil JS, Grisel JE. Transgenic studies of pain. Pain, 1998, 77: 107-128.
- Muers MF, Round CE. Palliation of symptoms in non-small cell lung cancer: a study by the Yorkshire Regional Cancer Organisation Thoracic Group. Thorax, 1993, 48: 339-343.
- Mularski RA, Campbell ML, Asch SM, et al. A review of quality of care evaluation for the palliation of dyspnea. Am J Respir Crit Care Med, 2010, 181: 534-538.
- Murphy SM, Owen R, Tyrer P. Comparative assessment of efficacy and withdrawal symptoms after 6 and 12 weeks' treatment with diazepam or buspirone. Br J Psychiatry, 1989, 154: 529-534.
- Navigante AH, Cerchietti LC, Castro MA, et al. Midazolam as adjunct therapy to morphine in the alleviation of severe dyspnea perception in patients with advanced cancer. J Pain Symptom Manage, 2006, 31: 38-47.
- Newton PJ, Davidson PM, Macdonald P, et al. Nebulized furosemide for the management of dyspnea: does the evidence support its use? J Pain Symptom Manage, 2008, 36: 424-441.
- Rice KL, Kronenberg RS, Hedemark LL, et al. Effects of chronic administration of codeine and promethazine on breathlessness and exercise tolerance in patients with chronic airflow obstruction. Br J Dis Chest, 1987, 81: 287-292.
- Roberts DK, Thorne SE, Pearson C. The experience of dyspnea in late-stage cancer. Patients' and nurses' perspectives. Cancer Nurs, 1993, 16: 310-320.
- Schwartzstein RM, Lahive K, Pope A, et al. Cold facial stimulation reduces breathlessness induced in normal subjects. Am Rev Respir Dis, 1987, 136: 58-61.
- Sestini P, Pieroni MG, Refini RM, et al. Time-limited protective effect of inhaled frusemide against aspirin-induced bronchoconstriction in aspirin-sensitive asthmatics. Eur Respir J, 1994, 7: 1825-1829.
- Shimoyama N, Shimoyama M. Nebulized furosemide as a novel treatment for dyspnea in terminal cancer patients. J Pain Symptom Manage, 2002, 23: 73-76.
- Simon ST, Higginson IJ, Booth S, et al. Benzodiazepines for the relief of breathlessness in advanced malignant and non-malignant diseases in adults. Cochrane Database Syst Rev 2010, (1): CD007354.
- Steinmetz D, Walsh M, Gabel LL, et al. Family physicians' involvement with dying patients and their families. Attitudes, difficulties, and strategies. Arch Fam Med, 1993, 2: 753-760; discussion 761.
- Suzuki M, Muro S, Ando Y, et al. A randomized, placebo-controlled trial of acupuncture in patients with chronic obstructive pulmonary disease (COPD): the COPD-acupuncture trial (CAT). Arch Intern Med, 2012, 172: 878-886.
- Tanaka K, Akechi T, Okuyama T, et al. Development and validation of the Cancer Dyspnoea Scale: a multidimensional, brief, self-rating scale. Br J Cancer, 2000, 82: 800-805.
- Vickers AJ, Feinstein MB, Deng GE, et al. Acupuncture for dyspnea in advanced cancer: a randomized, placebo-controlled pilot trial (ISRCTN89462491). BMC Palliat Care, 2005, 4: 5.
- Viola R, Kiteley C, Lloyd NS, et al. The management of dyspnea in cancer patients: a systematic review. Support Care Cancer, 2008, 16: 329-337.
- Woodcock AA, Gross ER, Geddes DM. Drug treatment of breathlessness: contrasting effects of diazepam and promethazine in pink puffers. Br Med J (Clin Res Ed), 1981, 283: 343-346.
- Wu HS, Wu SC, Lin JG, et al. Effectiveness of acupressure in improving dyspnoea in chronic obstructive pulmonary disease. J Adv Nurs, 2004, 45: 252-259.
- Yorke J, Moosavi SH, Shuldham C, et al. Quantification of dyspnoea using descriptors: development and initial testing of the Dyspnoea-12. Thorax, 2010, 65: 21-26.

第三篇

译　者：丁翠敏，主任医师、教授，呼吸内科，河北医科大学第四医院
审　校：褚　倩，主任医师、教授，肿瘤中心，华中科技大学同济医学院附属同济医院
终　审：刘　巍，主任医师、教授，姑息治疗中心，北京大学肿瘤医院
(译文如与英文原文有异义，以英文原文为准)

# 第十六章　恶心和呕吐

**Howard S. Smith**

Department of Anesthesiology, Albany Medical College, Albany, New York 12208, USA

## 介绍

恶心没有确切的定义，被认为是一种令人不愉快的感受(Melzack *et al.*，1985)。其可能有一定病因所致，但是临床表现多样化。

Smith将恶心定义为不愉快的感觉和情绪体验，它被描述为一种“不舒适”，伴随着想吐/干呕的感受；常伴有腹部或上腹部不适(Smith，2005)。干呕的表现是由于声门闭合运动、腹部对抗胸腔负压而产生的肌肉收缩所致的吸气痉挛(胃窦收缩而胃底和贲门放松)。呕吐主要是腹部肌肉和膈肌协调收缩而致贲门开放与幽门收缩，使胃内容物从口腔迅速喷射(Donnerer，2003)。恶心、呕吐或者干呕的感觉让人十分不舒适并非常剧烈。严重的恶心、呕吐或干呕可使人失去各种能力。患者要忍受强烈不舒服感或者痛苦，一些患者宁愿选择忍受痛苦而不用药物治疗来缓解，因为这些药可能引起呕吐。此外，严重的恶心，呕吐，或干呕可能导致明显的并发症，包括：脱水、电解质失衡、营养不良，并显著降低生活质量(quality of life，QOL)。

## 恶心/呕吐的病理生理学

Borison和Wang假设呕吐中枢位于延髓之上(Borison and Wang，1949；Wang and Borison，1951)，但是Miller和Wilson(Miller and Wilson，1983)(通过对孤束核(nucleus of the solitary tract，NTS)和网状结构的刺激)不能确定分散轨迹并推断参与呕吐反应的神经元回路广泛分布在如Borison和Wang所描述的区域周围(Borison and Wang，1949；Wang and Borison，1951)。

并不存在明确定义的分散呕吐中枢。“呕吐中枢”应替换为“致吐复合体”(emetic complex，EC)——指分布在延髓的组织松散的神经元群，它们由中枢模式发生器(central pattern generator，CPG)依次激活并在呕吐中发挥作用。

EC是由前驱症状中心(prodromal-sign center，PSC)(位于背侧与疑核致密部相邻的网状区域)和中枢模式发生器中心(central pattern generator center，CPGC)(位于RFN核背内侧)组成。PSC主要包括CPG驱动神经元和早期症状神经元。CPGC传入中枢，然后引起呕吐或干呕(Donnerer，2003)。

呕吐反射(emetic reflex，ER)被认为是一种防御机制，具有将毒素和有害物质在进入胃肠道(gastrointestinal，GI)之前将其清除的功能(Donnerer，2003)。呕吐反射与呕吐中枢不同的是它没有特定位置。呕吐反射包括五个组成部分，它们共同帮助或协助实现呕吐反射的功能，它们主要分布在骨髓和脑干区域。呕吐反射的五个部分是：前庭神经核和小脑(vestibular nuclei and cerebellum，V/C)；较高的中枢神经系统(central nervous system，CNS)中心(包括大脑皮质和边缘系统(cerebral cortex and limbic system，CC/LS))；孤束核或化学感受器触发区/最后区(chemoreceptor trigger zone/area postrema，CTZ/AP)与EC。VN/C、CC/LS、NTS和CTZ/AP将最终“进入”最后的共同通路EC(图1)。

人类有三道主要的防线来抵御毒素或有毒物

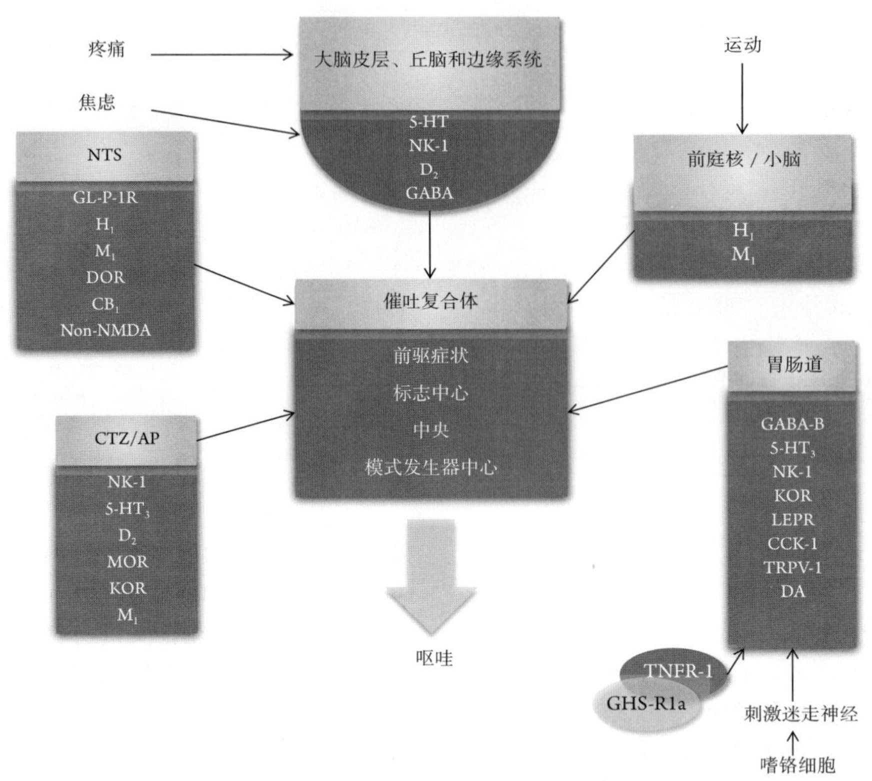


**图1　恶心和呕吐的感受器位置**



质通过肠道途径进入机体内环境。第一道防线主要是为了预防毒素或有毒物质摄入胃肠系统，产生引起视力、触觉、嗅觉、听觉、情绪/记忆力以及主要来自于VN/C和CC/LS部分前庭迷路的变化(Donnerer，2003)。第二道防线主要是预防毒素或有毒物质的吸收，产生引起NTS的变化，它是迷走神经和舌咽神经的感受器。迷走神经位于致吐复合体的背侧，接受消化道器官上的所有信号(Donnerer，2003)。第三道防线是使在循环系统中辨识出毒素或有害物质，从而引起CTZ/AP的变化反应。CTZ/AP位于第四脑室表面并有双向探测作用。脑室化学感受器直接暴露于位于脑脊液(cerebrospinal fluid，CSF)的毒素或有毒物质中(Donnerer，2003)。同时存在由有孔毛细血管组成的一个密集的脉管网络，可以探测出不能通过血脑屏障的循环刺激物(Donnerer，2003)。另外，化学感受器存在于血脑屏障之外的最后区域，同时对毒素或有毒物质敏感。

迷走神经传入纤维拥有大量的感受器可以增强(例如$5\text{-}HT_3$、$CCK_1$、$TRPV_1$、$NK_1$)或减弱(例如ghrelin、leptin、KOR、GABA-B)神经的活力(Andrews and Sanger，2002)。一个错综复杂的信号网络影响人类的食欲/饱腹感/食物摄入。可以想象在一些环境中，某个特定影响食欲的肽或荷尔蒙能引起让人恶心的感觉。这些肽或荷尔蒙中许多是由内脏释放(例如胃泌酸调节素和GLP-1，都于GLP-1受体(GLP-1 receptor，GLP-1R)相结合，人多肽YY，脑肠肽都与GHSR相结合，特别是在餐后时期)(Cohen *et al.*，2003)。

脑肠肽，一种胃部的多肽，具有促进食欲的作用，是生长激素促分泌素受体(growth hormone secretagogue receptor，GHSR)的内生配体，可以刺激生长激素释放和胃肠动力(Gaskin *et al.*，2003)。Gaskin和他同事证实阈值下剂量(12.5 mg/kg；SC)的N硝基L精氨酸甲基酯(L-NAME)(一种氮氧化物合酶(nitric oxide snythase，NOS)抑制剂)可以有效的阻断脑肠肽引起的食物摄入增加(Gaskin *et al.*，2003)。提高下丘脑的NOS水平，调整脑肠肽的作用，即氮氧化物依赖性假设学说(Gaskin *et al.*，2003)。

Hermann和他同事假设，肿瘤坏死因子α(tumor necrosis factor alpha，TNF-α)作用于背侧

迷走神经丛(dorsal vagal complex，DVC)的神经通道，可能导致胃功能的改变例如胃瘫、厌食、恶心、呕吐(Hermann *et al.*，2003)。显微镜下的TNFR:Fc(TNF受体结合于人类免疫球蛋白IgG1的Fc部位，可以中和内生的TNF-α的抑制作用)，以吸附结构的形式吸附在中枢神经系统上，抑制由TNFα引起的NTS cFos的免疫反应(Hermann *et al.*，2003)。狗的试验中，催吐信号在内脏迷走传入神经元和NTS的二级神经元之间的传送可能受与非N甲基D门冬氨酸盐(N-methy1-D-aspartate，NMDA)受体结合的谷氨酸盐的调节(Furukawa *et al.*，1998)。

NTS的尾状核将高血糖素原加工成高血糖素类似肽1/2(glucagons-like peptides-1 and -2，GLP-1/2)，通过脑室内注射可以抑制食物的摄入(Vrang *et al.*，2003)。包含GLP-1/2的神经元通路似乎可以反刺激这些神经，包括LiCl在内的食物摄入的抑制被GLP-1受体拮抗剂exendin-9所阻断(Vrang *et al.*，2003)。Vrang等证实胃扩张(通过非麻醉的自由活动大鼠胃内放入气球)导致了NTS神经元分泌c-Fos显著增加(Vrang *et al.*，2003)。胃底和胃体的扩张将c-Fos活化的GLP-1神经元的百分比增加至21%±9%和32%±5%，相比较假性扩张为1%±1%($P<0.01$) (Vrang *et al.*，2003)。

神经激肽(neurokinin，NK)受体1和NK1受体拮抗剂在呕吐以及其治疗中的作用仍是不明确的。HSP-117是一种NK1受体拮抗剂同时有止吐作用，在白鼬脑干切片中记录到，它可以抑制P物质诱导的单个NTS神经元活动潜能的释放(Saito *et al.*，1998)，提示NK1受体拮抗剂作用的部位可能是NTS。然而，该部位更可能是NTS二级神经元通过NK1受体激活呕吐的前驱症状中心(Fukuda *et al.*，2003)。尽管很多止吐药作用的主要位点在中枢，但也有理由相信外周活动同样具有止吐效果。胃多巴胺(D2)受体在恶心/呕吐中起到抑制胃活动的作用，同时表现为一个潜在的D2受体拮抗剂的外周靶点(Donnerer，2003)(图2)。

血清素和5-HT遍布内脏及中枢神经系统。在内脏中，5-HT在肠嗜铬细胞黏膜中被发现，该细胞是初级传入感受器并可释放5-HT激活内源性(通过5-$HT_4$和5$HT_{1P}$受体)和外源性(通过5-$HT_3$受体)的神经。

人体内大约80%的血清素在胃肠道中被发现，剩余的存在于携带游离血清素的血小板和中枢神经系统中。胃肠道95%的5-HT存在于内分泌腺细胞(enteroendocrine cells，ECs)的颗粒中，其主要位于腺泡基底部(Spiller，2002)。导致5-HT外源性分泌的因素包括：机械刺激例如鲁米那所致应激状态或黏膜损伤，细菌毒素例如霍乱毒素，广谱的细胞毒性药物例如顺铂(Schworer *et al.*，1991)。同时也存在通过β肾上腺素，嘌呤$A_{2A/B}$和毒蕈碱受体的经典受体调节刺激，抑制$α_2$肾上腺素，组胺3型受体和嘌呤$A_1$受体。它们通过调节细胞内$Ca^{++}$而产生作用，这种电流与5-HT的释放有关(Spiller，2002)。血清素通过刺激5-$HT_3$受体合成抑制胃的分泌作用，并能刺激移行运动复合波(migrating motor complex，MMC)(Coleman *et al.*，2001b)。肠道分泌功能增强以及加速小肠的运输功能(Coleman *et al.*，2001a)。它们还能刺激胃窦收缩和迷走神经传入而导致恶心(Coleman *et al.*，2001b)。5-$HT_3$拮抗剂抑制内脏传入神经对胀痛的反应，抑制化疗引起迷走神经反应导致的5-HT的释放。它们同时抑制通过血管活性肽(vasoative intestinal peptide，VIP)和氮氧化合物(nitric oxide，NO)活动的促分泌神经的释放(Spiller，2002)。

5-$HT_3$受体拮抗剂尽管主要作用于CTZ，但它也能通过抑制突触前迷走神经5-$HT_3$受体，阻断5-HT肠嗜铬细胞自身受体(从而抑制5-HT的释放)和阻止迷走神经核内催吐传入信息的传送，从而抑制呕吐反射的传入和传送(Hesketh and Hesketh，1991；Freeman *et al.*，1992；Donnerer and Beubler，2003)。

另外，尽管NK1受体拮抗剂的抗催吐功能看似大部分是中枢性的(如果不是全部的)，但理论上可以相信迷走运动神经(抑制胃底松弛——呕吐前的一种前驱症状)对NK1受体的抑制可能也起作用(Fukuda *et al.*，2003)。

## 恶心/呕吐的脑电路

为了研究越来越多的运动性恶心，Napadow和同事们通过功能性核磁共振成像(functional magnetic resonance imaging，fMRI)进一步评估脑部活动(Napadow *et al.*，2012)。他们加强脑部活动并评估参数(Ⅰ)迅速增加的恶心，(Ⅱ)随访转变至更强烈的恶心。所有受试者在初级和纹状体视觉皮质显示视觉刺激与脑电图相关($P<0.01$)。感受到运动恶心的受试者中，在杏仁核、壳核、背侧桥脑

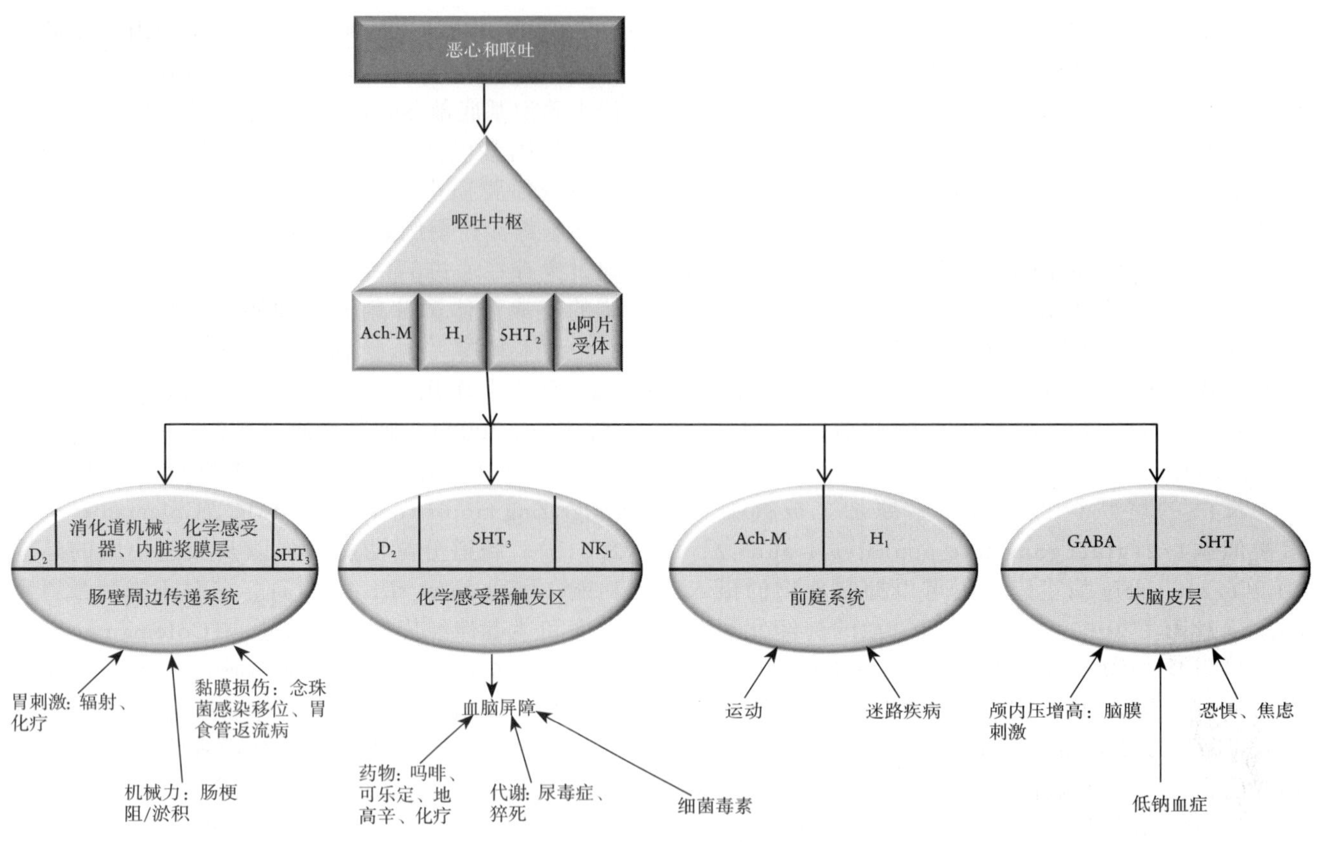


**图2　支配恶心和呕吐的神经机制**



中可发现恶心出现前增加电位活动。恶心增强之后增加的持续性反应在更广泛区域中被发现，包括岛叶、前扣带回、额叶眶面、本体感觉和前额的皮质。持续性前岛叶激活而致强烈恶心的作用和中扣带回的激活有关($r$=0.87)，提示这些特殊区域之间的脑电路对促进恶心知觉作用有更紧密的关系。在恐惧情况下和去甲肾上腺素激活脑干区域，电位的持续激活可能会转化为强烈的恶心，然而，伴随该转化的是脑部一个更广的内感受器的激活，可能发生在边缘区、本体感觉和认知网络，表现出多维度的、厌恶的常见症状(Napadow *et al.*，2012)。一项贯穿脑部所有区域的相关性研究发现，受试者中显示有较强的前岛叶激活伴随转化为较强的恶心者，同样显示在中扣带回皮质有较强的激活，从而支持这些特殊区域与恶心有较紧密的关联(Napadow *et al.*，2012)。

## 恶心/呕吐的病因学

恶心和/或呕吐有众多的病因学。代谢因素包括：尿毒症、未控制的糖尿病、电解质紊乱(例如纳、钾)、激素紊乱(例如子痫剧吐)、胃肠动力学改变、甲状腺机能亢进、Addison's病和卟啉病。呼吸道的炎症/刺激/感染、咽后部、腹部(包括肝、胰和胆道)、胃肠道、肾、膀胱、输尿管和睾丸或子宫颈可能导致刺激传入神经通路而引起恶心和/或呕吐。另外，恶心和/或呕吐可能源于增高的颅内压、化疗、药物/鸦片类制剂、放射线、半规管内淋巴运动刺激第八对颅神经、低血容量/低血压、疼痛/焦虑、头痛(例如偏头痛)和不愉快的记忆(Kovac，2003)。恶心和/或呕吐的主要原因和终末状态以及其相关治疗，包括化疗引起的恶心或呕吐(chemotherapy-induced nausea/

vomiting，CINV)(表1-表2)、阿片类诱导的呕吐(opioid-induced emesis，OIE)、术后恶心/呕吐(postopertative nausea/vomiting，PONV)(表3)和放射线诱导的恶心(radiation-induced emesis，RIE)。

**表1　化疗呕吐原性风险分级**

| | |
|---|---|
| 高呕吐原性(>90%) | 顺铂 |
| | 环磷酰胺(>1.5 g/m$^2$) |
| | 二氯甲基二乙烷 |
| | 链霉素 |
| 中呕吐原性(30%~90%) | 卡铂 |
| | 阿糖胞苷(>1 g/m$^2$) |
| | 柔毛霉素 |
| | 阿霉素 |
| | 表柔比星 |
| | 去甲氧基柔红霉素 |
| | 乐果 |
| | 伊立替康 |
| | 奥沙利铂 |
| 低风险性(10%~30%) | 硼替佐米 |
| | 西妥昔单抗 |
| | 阿糖胞苷(<100 mg/m$^2$) |
| | 多西他赛 |
| | 依托泊苷 |
| | 吉西他滨 |
| | 甲氨蝶呤 |
| | 丝裂霉素 |
| | 米托蒽醌 |
| | 紫杉醇 |
| | 培美曲塞 |
| | 曲妥单抗 |
| | 5氟尿嘧啶 |
| 极低风险性(<10%) | 贝伐单抗 |
| | 伯来霉素 |
| | 白消安 |
| | 克拉屈滨 |
| | 氟达拉滨 |
| | 长春碱 |
| | 长春新碱 |
| | 长春瑞滨 |

**表2　推荐的治疗方法来预防化疗引起恶心呕吐**

| 呕吐风险分级 | 抗呕吐方法 |
|---|---|
| 高风险性 | 地塞米松 |
| | 5HT3受体拮抗剂 |
| | 阿瑞匹坦 |
| 中风险性 | 地塞米松 |
| | 5HT3受体拮抗剂 |
| 低风险性 | 地塞米松 |
| 极低风险性 | 没有推荐的预防途径 |

Hwang等人在灵长类身上研究多巴胺激动剂11C-NPA后发现，11C-NPA是一种合适的PET放射性示踪剂来成像/定量多巴胺D2类似受体的高亲和力部位(Hwang *et al.*，2004)。这些高亲和力部位(D2高亲和力)是G蛋白偶联的(Hwang *et al.*，2004)。利用这些以及其他技术(例如CNS的PET成像利用新的放射性示踪剂)，在单个患者中各种受体功能促进恶心/呕吐的重要性和贡献可以被洞察。在未来通过知识的更新，临床医生可能能为每位患者制定最佳的止吐药“鸡尾酒方案”。

## 恶心的评估

Wood和他同事查阅了大量可用的癌症相关的恶心、呕吐和干呕的评估方法(Wood *et al.*，2011)。24个评估恶心的方法被定义为满足它们的入选标准。13种方法将呕吐作为一种单独的体验进行测量。只有3种方法包含对干呕的单独评估。在每种方法中，CINVR相关问题用数字2至17表示(Wood *et al.*，2011)。

这24种处理肿瘤人群相关恶心的方法，很多被设计为更多的关注患者功能状态或生活质量。一种常用的方法，恶心和呕吐的Morrow评估方法(Morrow，1984)，就预处理恶心进行特别的提问。另一种方法，MASCC抗呕吐方法(MASCC，2012)，将急性和延迟性的恶心和呕吐进行分别处理。

Rhodes和McDaniel(1999)发明了恶心、呕吐和干呕的索引(Index of Nausea，Vomiting，and Retching，INVR)，并将该方法同时运用于论文和计算机制图(Rhodes and McDaniel，1999)。INVR利用一种5点Likert型的量表表示12 h前干呕发作的数量和发作时的痛苦程度相关问题。虽然它显示

第三篇

**表3　评估/推荐方法对PONV的预防和管理**

| 危险因子 | 危险因子数量 | PONV发生率 | 预防策略 |
|---|---|---|---|
| | 0 | 9% | 无 |
| 女性 | 1 | 20% | 4 mg地塞米松<br>± 2[nd]止吐药 |
| 不吸烟者 | 2 | 39% | 避免吸入性物质<br>+4 mg地塞米松<br>± 2[nd]止吐药 |
| PONV或运动疾病的病史 | 3 | 60% | 避免吸入性物质<br>+4 mg地塞米松<br>+另一种预防性止吐药<br>(如东莨菪碱片) |
| 使用鸦片类 > 100 mcg芬太尼或相等效用的 | 4 | 78% | 避免吸入性物质<br>+4 mg地塞米松<br>+NK-1受体拮抗剂<br>± 另一种预防性止吐药<br>(如东莨菪碱片) |
| 救援策略：止吐药不应用于预防。例如：昂丹司琼1 mg静脉注射。 | | | |

选自Apfel *et al.*, 2002。PONV，手术后的恶心/呕吐。



不如VAS敏感，但是它更适合临床应用并利于患者理解(Wood *et al.*，2011)。该方法已经出版了很多版本(Wood *et al.*，2011)。INVR1996年修订版重新更新全部三种症状(恶心、呕吐和干呕)相关的发生频率和痛苦程度评估标准(Rhodes and McDaniel，1999)。

1997年，Hesketh等人根据Hesketh评分，对每个化疗药物进行急性致吐性可能的分类(Hesketh *et al.*，1997)。在该系统中，没有预防性用止吐药的情况下，某药物可能引起患者呕吐，根据呕吐患者的比例，药物被分为以下几类：1级，<10%的患者；2级，10%~30%的患者；3级，30%~60%的患者；4级，60%~90%的患者；5级，>90%的患者(Hesketh *et al.*，1997)。

在死亡临近时，恶心和呕吐出现会更常见，因此并不奇怪某研究中将恶心作为一个短期存活率的预测因子(Chang *et al.*，2004)。报道称，在接受专业姑息治疗的患者中，36%的患者在首次接触时出现恶心(Ventafridda *et al.*，1990；Donnelly *et al.*，1995；Vaino and Auvinen，1996)，62%患者在去世前1~2个月出现恶心(Reuben and Mor，1986；Coyle *et al.*，1990)，在生命最后1周71%的患者出现该症状(Fainsinger *et al.*，1991；Conill *et al.*，1997)。

Glare和同事将姑息治疗中恶心的病因学分为4类：由于原发疾病，由于治疗的副作用，继发于衰弱，由于在姑息治疗中不相关的原发性疾病所致的呕吐，包括有临床症状的严重心功能障碍和肺部疾病、终末期肾脏疾病、严重痴呆(Glare *et al.*，2011)。在姑息治疗的年老患者中，以下状况需要高度重视与恶心呕吐进行鉴别诊断，例如肠系膜缺血、亚急性胆管炎、美尼尔综合征、心肌梗塞、药物中毒、便秘和输尿管感染(Glare *et al.*，2011)。

## 恶心/呕吐的治疗

恶心/呕吐的治疗通常首先是用常规方法改善恶心和/或呕吐的症状。推荐的方法是避免环境刺激，例如光、声或者可能诱发呕吐的气味(Rhodes and McDaniel，2001)。避免油腻、辛辣、高盐类食物(表4)；然而，在大多数恶心/呕吐的治疗应该根据症状的主要原因进行治疗。

### 恶心/呕吐的非药物治疗策略

胃部电刺激(gastric electrical stimulation，GES)被提出用来治疗胃肠动力紊乱。胃部电刺激

**表4　PONV的非药物治疗**

| |
|---|
| 预防恶心呕吐的实践性贴士 |
| • 在晨吐的患者床旁放一些干薄饼干 |
| • 试用甘菊、薄荷、猫薄荷或者姜糖，新鲜的、干燥的或是蜜饯类的姜 |
| • 对着切开的柠檬深吸气 |
| • 吃咸的食物例如椒盐卷饼；外出时携带一小包盐 |
| • 避免已知可刺激呕吐的食物 |
| • 避免强烈的味道 |
| • 避免胃部刺激(例如烟草、阿司匹林) |
| • 若呕吐有规律性，在呕吐间隙多进食 |
| • 不要同时吃和喝，在吃饭前或后1 h喝水 |
| • 坐着而不是躺着吃饭 |
| • 在吃饭后至少1 h内避免躺下，休息时保持头高于脚位 |
| • 保持室内凉快 |
| • 避免在炎热的、闷热的或充满烹饪味道的房间内进食 |
| 缓解恶心、呕吐或腹泻的饮食方法 |
| • 喝干净的饮料例如果汁、肉汤、姜麦酒、能量饮料或草药茶 |
| • 每几小时进食少量食物，而不是一天进食2~3次大餐 |
| • 慢慢吃饭和小口喝饮料 |
| • 吸允冰棒或冰冻果汁 |
| • 尝试小孩的饮食：香蕉、白米、苹果酱和白面包 |
| • 吃柔软温和的食物(例如面团、土豆泥或果冻样物) |
| • 吃干燥的食物例如无黄油的土司、撒盐饼干或无牛奶的干谷物 |
| • 避免油腻的食物、油炸食物、人造奶油、黄油和食用油 |
| • 避免辛辣的食物 |
| • 避免奶制品 |
| • 避免咖啡因(咖啡、茶、软饮料、巧克力、一些止痛药物) |
| • 避免酒精饮料 |
| • 避免酸的食物或果汁(例如柠檬汁、番茄) |
| • 吃可溶性纤维素食物 |
| • 避免含不可溶性纤维素食物 |

伴随长脉冲或二重脉冲，而非短脉冲，可以改变(增强或抑制)胃肠动力参数例如胃蠕动和胃排空。同步胃电刺激被报道可以改善胃窦收缩功能。Enterra®治疗，一种特殊的运用高频短波的胃电刺激方法，已经被临床应用于治疗胃轻瘫患者的恶心和呕吐(Yin *et al.*，2012)。尽管胃电刺激的机理仍然不明确，目前Enterra®治疗的止吐效用的机制被考虑为改善的胃容量、直接的肠道神经系统效用、增强迷走神经活力和激活中枢神经元(Yin *et al.*，2012)。

尽管缺乏文献资料且结果不一，仍有行为治疗例如放松和分散注意力，放松治疗训练运动肌肉放松和被引导的想象。按摩被报道能明显缓解骨髓移植患者的恶心和疼痛(Ahles *et al.*，1999)。足底按摩可以有效的减轻住院患者的恶心症状(Grealish *et al.*，2000)。一项对临终症状管理进行补充和替代疗法的系统性回顾认为，无法识别大规模临床试验中晚期患者出现的恶心和呕吐症状。

针灸治疗在PONV的预防中作用相当不错(Lee and Fan，2009)。它通过针灸疗法、针灸止血法和其他技术来刺激所说的P6腕关节点(位于最接近腕关节的前臂近侧腹侧面的3指宽度)(Chernyak *et al.*，2005)。针灸疗法和生姜显示对化疗诱发的呕吐和预期发生的恶心有效果(Ezzo *et al.*，2006；Hickok *et al.*，2007)，但是对治疗晚期疾病引发的恶心的效用仍未评估。

## 恶心/呕吐的药物治疗

理论上说，恶心/呕吐的药物治疗应该针对使个体出现恶心/呕吐的靶向受体(表5)。临床医生应该意识到各种药物治疗时药物-药物间相互作用的不良事件可能会导致恶心/呕吐。

### 多巴胺受体拮抗剂(dopamine receptor antagonists，DRAs)

DRAs是目前应用最多的止吐药，特别是在姑息治疗中。尽管DRAs如此被广泛应用的原因还是不确定，它可能是以下两个主要原因：(Ⅰ)DRAs相对比较便宜，(Ⅱ)DRAs是历史悠久的止吐药，因此它有“长期使用记录”和最高的应用患者年龄，而成为临床医生最熟悉的药物。

DRAs可能是最常用止吐药之一，但是它不应该在常用止吐药榜首，因为它效果弱(特别是在常规剂量应用时)，频繁出现常见和严重不良反应。另外，非常不幸的是，临床医生经常将一种无效的DRAs换成另一种DRAs，而不是添加另一种不同类止吐药(例如5-$HT_3$受体拮抗剂，NK-1受体拮抗剂)。

### 丁酰苯类

氟哌利多和氟哌丁苯是丁酰苯类，是常使用于恶心和呕吐的姑息治疗中的2种DRAs。氟哌丁苯不同摄入途径的药代动力学和药效学是决定由不同代谢所致作用的重要考虑因素。氟哌丁苯大部分是通过肝酶代谢的，部分通过CYP450家族而产生有活性的、无活性的和有毒的代谢物。只有1%原型通过尿液排出。它的代谢作用很复杂。氟哌丁苯的代谢作用包括葡萄糖苷酸化为一种非活性代谢物(50%~60%)，减弱(反氧化)转化弱化的氟哌丁苯(一种活性代谢物)(23%)和脱烷作用转化马洛芬代谢物(一种有毒的代谢物)(20%~30%)。作为氟哌丁苯多种代谢作用的结果，它有不同的半衰期(12~35 h)。弱化的氟哌丁苯静脉注射比口服更长的时间后不能被检测到，这支持了首过效应对增加的弱化氟哌丁苯的浓度作用。

归因于它强大的抗多巴胺能的作用，它被归类于一种强有力的神经安定剂。因为它强大的止吐功能，外周的抗多巴胺效应作用于CTZ，同时也导致胃括约肌的松弛。

氟哌利多是一种短效的丁酰苯衍生物，和氟哌丁苯相比副作用小。它对呼吸系统的作用很小且具有2~6 h的镇静作用。它的抗胆碱作用极小、只能肠外用药，不像氟哌丁苯一样可以口服、肌肉注射、静脉注射或者皮下注射。氟哌利多被广泛认为治疗恶心的作用大于止吐作用，但是IMPACT数据分析和之前的Meta分析显示氟哌利多对减轻恶心和呕吐的效用是一样的(Apfel *et al.*，2009)。

由于该药物引起QTc间期延长，氟哌利多和氟哌丁苯的使用存在黑色警示。但心电图的改变并没有伴随心律异常，因此这不认为是禁止使用此药的原因(Lischke *et al.*，1994)。之前存在传导障碍或QTc间期延长的患者，在使用氟哌利多后可能发展为心律失常，这是因为有报道称使用延长QTc间期的药物可以增加心律失常的倾向。

### 甲氧氯普胺

甲氧氯普胺是一种短效的多巴胺拮抗剂，也是最常用的多巴胺拮抗剂之一。然而，由于预防化疗诱导的恶心呕吐而使用大剂量的甲氧氯普胺(例如200 mg，每4~6 h)可能引起锥体外系症状(extrapyramidal symptoms，EPS)，临床医生应避免使用相对的大剂量(George *et al.*，2010)。10 mg的剂量成为甲氧氯普胺最常用的剂量(Gralla *et al.*，1981；Henzi *et al.*，1999)。一个系统性回顾显示这个最常用的止吐保守剂量10 mg没有临床确切的止吐作用(Henzi *et al.*，1999)。Wallenborn等人做的一个甲氧氯普胺的剂量疗效反应研究，显示大于10 mg(例如25~50 mg)甲氧氯普胺的止吐作用和其他的止吐药作用相同(Wallenbron *et al.*，2006)。

甲氧氯普胺，是一种苯甲酰胺促动力止吐药，不仅应用于恶心和呕吐，同时也作为一种促动力药应用于打嗝或者胃食管反流。食品和药物安全局发布的一个“黑匣子”警告显示，因其迟发的运动障碍使用不应超过12周。Currow和同事在2个国家12个中心服用甲氧氯普胺的患者中进行连续性队列研究，并在3个时间点收集数据——

**表5　不同受体对止吐剂的相对亲和力**

| | Ⅰ | Ⅱ | Ⅲ | Ⅳ | Ⅴ | Ⅵ | Ⅶ | Ⅷ | Ⅸ | Ⅹ | Ⅺ | Ⅻ | XIII | XIV | XV | XVI |
|---|---|---|---|---|---|---|---|---|---|---|---|---|---|---|---|---|
| 东莨菪碱 | ------ | + | ++++ | ------ | ------ | ------ | ------ | ------ | ------ | ------ | ------ | ------ | ------ | ------ | ------ | ------ |
| 苯海拉明 | ------ | ++++ | ++ | ------ | ------ | ------ | ------ | ------ | ------ | ------ | ------ | ------ | ------ | ------ | ------ | ------ |
| 异丙嗪 | ++ | ++++ | +++ | | ------ | | ------ | ------ | ------ | ------ | ------ | ------ | ------ | ------ | ------ | ------ |
| 羟嗪 | ------ | ++++ | ++ | ------ | ------ | ------ | ------ | ------ | ------ | ------ | ------ | ------ | ------ | ------ | ------ | ------ |
| 奋乃静 | ++++ | ++ | ++ | + | ------ | ------ | ------ | ------ | ------ | ------ | ------ | ------ | ------ | ------ | ------ | ------ |
| 氟哌利多 | ++++ | + | ------ | + | ------ | ------ | ------ | ------ | ------ | ------ | ------ | ------ | ------ | ------ | ------ | ------ |
| 氟哌啶醇 | ++++ | + | ------ | + | ------ | ------ | ------ | ------ | ------ | ------ | ------ | ------ | ------ | ------ | ------ | ------ |
| 甲氧氯普胺 | +++ | ------ | ------ | | ------ | ++ | ------ | +++ | ------ | ------ | ------ | ------ | ------ | ------ | ------ | ------ |
| 恩丹西酮 | ------ | ------ | ------ | ------ | ------ | ++++ | ------ | ------ | ------ | ------ | ------ | ------ | ------ | ------ | ------ | ------ |
| 东莨菪碱 | ------ | ------ | ------ | ------ | ------ | ++++ | ------ | ------ | ------ | ------ | ------ | ------ | ------ | ------ | ------ | ------ |
| 甲氧异丁嗪 | +++ | +++ | +++ | ++++ | ------ | ------ | ------ | ------ | ------ | ------ | ------ | ------ | ------ | ------ | ------ | ------ |
| 阿瑞吡坦 | ------ | ------ | ------ | ------ | ------ | ------ | ------ | ------ | ++++ | ------ | ------ | ------ | ------ | ------ | ------ | ------ |
| 屈大麻酚 | ------ | ------ | ------ | ------ | ------ | ------ | ------ | ------ | ------ | ++++ | ------ | ------ | ------ | ------ | ------ | ------ |
| 纳洛酮 | ------ | ------ | ------ | ------ | ------ | ------ | ------ | ------ | ------ | ------ | ++++ | ------ | ------ | ------ | ------ | ------ |
| 恩丹西酮 | ------ | ------ | ------ | ------ | + | ++ | ------ | ------ | ------ | ------ | + | + | + | + | ------ | ------ |
| 格拉司琼 | ------ | ------ | ------ | ------ | +++ | +++ | +++ | ------ | ------ | ------ | ------ | ------ | ------ | ------ | ------ | ------ |
| 多拉司琼 | ------ | ------ | ------ | ------ | ++ | ++++ | ------ | ------ | ------ | ------ | ------ | ------ | ------ | ------ | ------ | ------ |
| 帕洛诺司琼 | ------ | ------ | ------ | | ++++ | ------ | ------ | ------ | ------ | ------ | ------ | ------ | ------ | ------ | ------ | |
| 米氮平 | ------ | + | + | +++ | ------ | + | ------ | ------ | ------ | ------ | ------ | ------ | ------ | ++ | ++ | ++ |
| 奥氮平 | + | + | + | ++++ | ------ | ++ | ------ | ------ | ------ | ------ | ------ | ------ | ------ | ------ | ------ | |

缩写：Ⅰ，DA2受体拮抗剂；Ⅱ，H1受体拮抗剂；Ⅲ，M1受体拮抗剂；Ⅳ，5-HT2A拮抗剂；Ⅴ，5-HT3A拮抗剂；Ⅵ，5-HT3B受体拮抗剂；Ⅶ，5-HT3C拮抗剂；Ⅷ，5-$HT_4$拮抗剂；Ⅸ，NK-1受体拮抗剂；Ⅹ，CB-1调节器；Ⅺ，MOR拮抗剂；Ⅻ，5-HT1调节器；XIII，5-HTIC；XIV，α-1调节器；XV，5-HT2C调制器；XVI，α-2调制器。

基线、第1、2 d(临床获益)和第7 d(临床危害)(Currow *et al.*，2012)。队列研究纳入53例患者，其中23例(43%)报道在48 h起效，只有18例(34%)在应用1周后继续使用。另外5例因为药物的毒性作用而停止使用。最常见的不良反应是坐立不安($n$=4)、头疼($n$=4)和腹痛($n$=4)。9例(17%)没有临床缓解和出现损害。因此1/3的患者在1周获得了单纯的临床缓解(Currow *et al.*，2012)。

除了椎体外系症状，甲氧氯普胺还有与心血管系统相关的不良事件，包括一个患者在重复使用甲氧氯普胺后出现多次心脏停跳(Bentsen and Stubhaug，2002)。甲氧氯普胺的使用形式包括：溶液(无防腐剂)5 mg/mL (2 mL) (Reglan®：5 mg/mL (2、10、30 mL))注射；溶液，口服：5 mg/5 mL (0.9、10、473 mL)；片剂，口服：5、10 mg (Reglan®：5、10 mg)；片剂，粉末状，口服：(Metozolv™ ODT：5、10 mg)。

甲氧氯普胺口服使用吸收较快(生物利用率：65%~95%)，在口服后起效时间为30~60 min，静脉注射1~3 min，10~15 min起效。不论使用途径，使用后药物达到峰值时间为102 h，治疗维持时间为1~2 h。它的蛋白结合率约为30%。肾功能正常的患者的药物半衰期时间，在儿童约为4 h，成人5~6 h(可能有剂量依赖性)，约85%的甲氧氯普胺从尿液排出。

甲氧氯普胺片剂口服预防术后恶心呕吐(PONV)：肌肉注射、静脉注射、Metozolv™ ODT。Reglan®(未注明途径)：手术完成前给予10~20 mg。标注：共识不建议使用对PONV无效的10 mg甲氧氯普胺(就像姜根或大麻素标准的临床剂量)(Gan *et al.*，2007)。然而，有对照的研究发现较高的剂量(例如20 mg)可能是有效的(Quaynor and Raeder，2002)。口服的片剂应空腹服用，或至少在进食前30 min，同时在使用前不应将药物开封。如果拿取时片剂破裂或成粉末，应该丢弃并拿新的片剂服用。用干燥的手拿取药物并放在舌头上等待其融化。肌肉注射或静脉注射时可取的，但一般是次选的方法。若有肾损伤，肌酐清除率(creatinine clearance，Clcr)<40 mL/min，则应使用50%的常规剂量。

使用甲氧氯普胺的禁忌症包括：对甲氧氯普胺或其制剂的任何成分过敏；胃肠道梗阻，穿孔或出血；嗜铬细胞瘤；癫痫发作或同时使用其他药物可能增加锥体外系反应；抑郁史；EPS；疼痛综合征(neuroleptic malignant syndrome，NMS)和迟发性运动障碍。甲氧氯普胺是有美国黑框警告的：可能导致迟发性运动障碍，而且往往是不可逆的；治疗的持续时间长短和总累积剂量都将与风险的提升有关。

丙氯拉嗪(甲哌氯丙嗪)

丙氯拉嗪是一种吩噻嗪抗精神病药物，原理为阻断突触中脑边缘多巴胺能受体在大脑中的化学感受器。通过在化学触发区多巴胺D2受体拮抗剂，丙氯拉嗪有止吐的功效。此外，它还具有阻断α1肾上腺素受体的作用，也可以抑制下丘脑和垂体激素的释放。

丙氯拉嗪用于各种病因所致的严重恶心和呕吐(例如，术后、急性偏头痛、毒素、辐射或细胞毒药物)。丙氯拉嗪治疗恶心和呕吐可以通过以下途径：口服：通常5或10 mg，每日3或4次(剂量大于每日40 mg只应用于耐药的病例)；直肠：制成栓剂直肠给药，25 mg每日两次；静脉注射：2.5~10 mg。对于手术过程中的严重恶心和呕吐：麻醉诱导前15~30 min静脉注射5~10 mg。如有必要，手术前再重复初始剂量一次。老年痴呆性精神病患者用抗精神病药治疗的死亡风险会增加。17个在老年患者主要接受非典型抗精神病药物的安慰剂对照试验分析显示，与接受安慰剂治疗的患者相比，死亡率增加约1.6~1.7倍。

丙氯拉嗪起效通常需要30~40 min(普通片)，60 min(直肠栓剂)，或10~20 min(肌注)，止吐作用的持续时间大约有3~4 h(普通片、直肠栓剂或肌注)。丙氯拉嗪具有微弱的抗胆碱作用，温和的镇静作用，强大的锥体外系反应和止吐作用。它还具有外周和/或中枢性拮抗α肾上腺素，血清素，组胺H1，和毒蕈碱受体的作用。

为了控制术中或术后的急性症状，一般只需5~10 mg静脉注射，如有必要，则重复一次。单次静脉注射剂量不应超过10 mg。如果丙氯拉嗪是肌注给药，初始剂量应为5~10 mg；如果必要，初始剂量可以每3~4 h重复一次，但总剂量不应超过每天40 mg。对于控制在手术过程中严重的恶心和呕吐：麻醉诱导前1~2 h肌注5~10 mg。如果需要，可在首次剂量后30 min重复一次。为了在术中或术后控制急性症状：5~10 mg肌注，如果必要的话，每30 min重复一次。施用丙氯拉嗪禁忌症包括：昏迷状态或存在大量的中枢神经系统抑制剂(例如，酒精，巴比妥类，阿片类药物)，小儿外科患者＜2岁或不足9 kg的儿童，其安全用量尚未建立，以及丙氯拉嗪或其他吩噻嗪类药物过敏者。

### 奋乃静

奋乃静是一个相对高效的吩噻嗪类药物，它主要阻断多巴胺2(dopamine 2，D2)受体，还有组胺1受体(histamine 1，H1)和呕吐中枢中的胆碱能作用M1和α1肾上腺素能受体，从而减少恶心和呕吐。它对镇静和体位性低血压的治疗风险较低，但对EPS的治疗有较大的风险(与低效价的吩噻嗪类药物相比)。其止吐作用效力为中级。它可以2、4、8 mg递增至18 mg的口服片剂，也可以作为5 mg/mL的注射剂量。肌肉注射初始效应大约在10 min后出现，最佳效力在注射后1~2 h出现。奋乃静口服后吸收良好。口服给药后达到峰值的时间为1~3 h，达到代谢物7-羟基奋乃静峰值的时间为2~3 h。奋乃静有9~12 h的消除半衰期，其代谢物7-羟基奋乃静的消除半衰期为10~19 h。

奋乃静广泛在肝内代谢消除，经磺化氧化、羟基化、脱烷基化、葡萄糖醛酸代谢；主要由CYP2D6和N-脱烃奋乃静代谢，此外还有奋乃静亚砜，和7-羟基奋乃静(具有奋乃静活性70%的活性代谢物)，经尿液和粪便排出体外。奋乃静的使用禁忌证包括：对奋乃静或对其任何组成成分过敏者(吩噻嗪类药物之间的交叉反应可能发生)；严重的中枢神经系统抑制(昏迷或接受大剂量的中枢神经系统抑制剂的患者)；皮质下脑损伤(不管是否有下丘脑损伤)；骨髓抑制；血液病；肝损伤。迟发性运动障碍的患病率在老年人中大概为40%；综合征进展和不可逆转持续发展与持续时间、总累积剂量是成比例的。锥体外系反应更常见于老年患者，60岁以上的老年人更明显，约50%。药物引起的帕金森综合征时常发生；坐立不安是老年人最常见的锥体外系反应。

### 异丙嗪(非那根)

异丙嗪是吩噻嗪衍生物，是一种有效的组胺H1受体拮抗剂和一种止吐药。其作用机制包括：阻断大脑中的中脑边缘多巴胺能受体突触后；强大的α-肾上腺素能阻断作用，降低下丘脑和垂体激素的释放；与H1受体组胺竞争；毒蕈碱受体阻断作用，减少刺激脑干网状系统。

异丙嗪止吐剂量是12.5~25 mg，每4~6 h一次，视需要而定。异丙嗪有多盐酸类剂型包括：注射溶液，栓剂，片剂，糖浆(6.25 mg/5 mL)。口服通常是首选的途径，然而，如果口服或直肠给药均不可使用，注射给药就是一个非常合理的治疗选择。肌肉注射是首选的胃肠外给药方法(虽然胃肠外给药效果并不理想)。如果异丙嗪是肌注给药，应注入肌肉深部。

静脉注射给药不建议作为首选方法，因其可能导致严重的组织损害。注射溶液的最大浓度应为25 mg/mL(但推荐用更稀的溶液)。如果静脉注射，应从最远端静脉或大静脉(不要用手或手腕)注射给药。临床医生给药大于10~15 min(最大值：25 mg/min)后，如果患者出现灼烧感或疼痛，则应考虑停止。异丙嗪有美国黑框警告：无论经何种途径给药，异丙嗪注射液都可能引起严重的组织损伤(包括坏疽)。药物血管周围外渗、无意的动脉内注射，神经细胞突触或神经浸润可能会导致组织的刺激和损伤。除了坏疽以外，报告的不良反应还包括组织坏死、脓肿、烧灼、疼痛、红斑、水肿、瘫痪、远端血管痉挛、静脉炎、血栓性静脉炎、静脉血栓形成、感觉丧失、瘫痪、麻痹。手术治疗包括筋膜切开术、皮肤移植，特殊情况下，有可能还需要截肢。首选的给药途径是深部肌肉注射。皮下给药是禁止的。如果在静脉注射中出现灼烧感和/或疼痛，应立即停止静脉注射，并考虑由于动脉内注射或血管周围外渗的可能性。虽然没有预期外动脉内注射或血管周围外渗的有效管理指引，交感神经阻滞和肝素已被用于基于动物研究结果的预期外动脉内注射的急性管理。此外，注射溶液可能含有焦亚硫酸钠，从而可能引起过敏反应。

另外，因美国黑框警告有一个关于在2岁以下的儿科病患中发生呼吸衰竭致死的案例，所以，<2岁儿童禁用。>2岁的儿童，应使用最低剂量；应避免与其他抑制呼吸的药物联合。可能有雷耶斯综合征或异丙嗪引起的肝脏疾病的儿童易与原发疾病的症状相混淆而避免使用。

如果口服或肌肉注射，异丙嗪会在20 min内起效，如静脉注射，则需5 min。它的持续作用时间通常是4~6 h(但最高可达12 h)。口服异丙嗪吸收迅速而且完全。一个明显的首过效应限制其口服生物利用度(Sharma and Hamelin，2003 )，约为25%。到达最大血清浓度的时间，糖浆为4.4 h，栓剂为6.7~8.6 h。异丙嗪肝的代谢主要是通过CYP2D6和N-去甲基羟化CYP2B6(Sharma and Hamelin，2003)。对于肌

第三篇

肉注射的药物消除半衰期约10 h；静脉注射的则为9~16 h，使用栓剂或糖浆的(通过尿液排泄)则约为16~19 h(范围4~34 h不等)(Strenkoski *et al.*，2000)。

盐酸异丙嗪的使用禁忌证包括：对异丙嗪过敏，任何H1抗组胺剂、吩噻嗪(吩噻嗪类药物之间的交叉反应可能发生)或制剂任何成分过敏；昏迷；有下呼吸道症状的(如哮喘)；儿童<2岁；动脉内或皮下给药。不良反应相关的问题包括：改变心脏传导、抗胆碱作用、EPS、NMS、体位性低血压、光敏性、镇静、体温调节障碍、癫痫发作阈值降低、胆汁淤积性黄疸、迟发性运动障碍(特别是帕金森病患者)，以及如胃肠外给药引起的潜在的严重的皮肤损伤。

### 曲美苄胺(Tigan)

曲美苄胺是一种(非吩噻嗪)苯甲酰胺的止吐药，其作用主要在于阻断D2受体，通过阻断呕吐中枢对呕吐的激活，从而抑制延髓化学感受器触发区。

曲美苄胺有：盐酸口服胶囊，300 mg(Tigan®：300 mg)；盐酸注射溶液，如 (Tigan®：100 mg/mL (20 mL))，或盐酸(无防腐剂)注射溶液(Tigan®：100 mg/mL(2 mL))。

治疗恶心或呕吐口服：300 mg，3~4次/d，或肌注：200 mg，3~4次/d，术后恶心呕吐则采用肌肉注射：200 mg，1 h后重复注射200 mg剂量。曲美苄胺的口服生物利用度为60%～100%。如口服后，达到峰值时间约为45 min，肌注则为30 min左右。口服曲美苄胺10~40 min后，止呕效果开始发生作用(肌注则为15~35 min)。作用持续时间为3~4 h。消除半衰期为7~9 h。代谢通过其代谢产物氧化曲美苄胺，30%~50%通过尿液在48~72 h内以原型药物排泄。曲美苄胺的使用禁忌：对曲美苄胺或其制剂的任何成分过敏者。同时，注射禁用于儿童。

### 5-$HT_3$受体拮抗剂(5-$HT_3$RAs)

第一代5-$HT_3$受体拮抗剂的化学结构被分为3大类(Ho and Gan，2006)：(Ⅰ)咔唑衍生物(恩丹西酮)；(Ⅱ)吲唑(格拉司琼)；和(Ⅲ)吲哚(多拉司琼)。盐酸帕洛诺司琼是高效的第二代5-$HT_3$受体拮抗剂，有2个中心，4个立体异构物(Tian *et al.*，2006)。与第一代5-$HT_3$受体拮抗剂相比，帕洛诺司琼具有较长的半衰期(40 h)和更高的受体亲和力(大于30倍)(图3)。

它的血浆蛋白结合率达62%(Siddiqui and Scott，2004)。肝脏代谢约50%的盐酸帕洛诺司琼为两个主要无活性代谢物，N-氧化物-盐酸帕洛诺司琼和6(S)-hydroxypalonosetron(Ho and Gan 2006；Siddiqui and Scott，2004)。

第二代帕洛诺司琼比第一代5-$HT_3$受体拮抗剂有更长的半衰期以及大于30倍的5-$HT_3$受体的结合亲和力。虽然所有的5-$HT_3$受体拮抗剂具有很多相同的作用机制，但它们具有不同的化学结构，结合亲和力，有效剂量和作用持续时间。它们的代谢经不同的细胞色素P450系统成分完成(表6)。

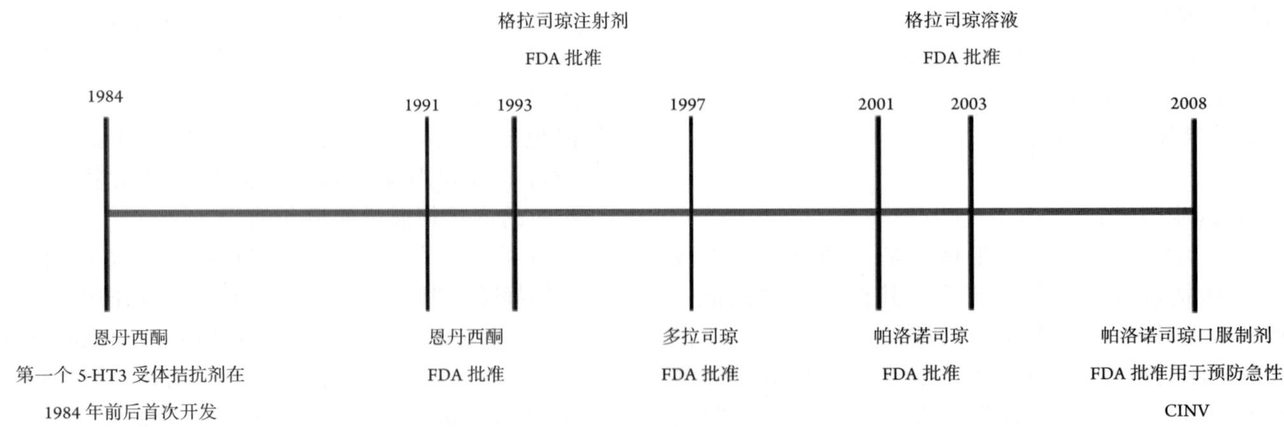


**图3　5-HT3受体拮抗剂的时间轴**

**表6 5-HT$_3$受体拮抗剂**

| 药剂 | 商品名称 | 药物半衰期(小时) | 剂量 | 代谢(始发路径) | 代谢(次级通路) | 受体亚型 |
|---|---|---|---|---|---|---|
| 恩丹西酮 | 枢复宁 | 3.9 | 0.15 mg/kg | CYP3A4 | CYP1A2<br>CYP2D6<br>CYP2E1 | 5-HT$_{3B}$<br>5-HT$_{1B}$、5-HT$_{1C}$、α-1、MOR |
| 格拉司琼 | 凯特瑞 | 9~11.6 | 10 mcg/kg | CYP3A4 | ----------- | 5-HT$_{3A}$、5-HT$_{3B}$、5-HT$_{3C}$ |
| 多拉司琼 | 甲磺酸多拉司琼 | 7~9 | 0.6~3 mg/kg | 氢化多拉司琼<br>CYP2D6 | 氢化多拉司琼<br>CYP3A | 5-HT$_{3B}$ |
| 帕洛诺司琼 | 盐酸帕洛诺司琼 | 40 | 0.75 mg | CYP2D6 | CYP3A<br>CYP1A1/2 | 5-HT$_{3A}$ |

活性CYP 2D6的等位基因数和患者呕吐发作有一定关联，也就是说，一个患者拥有的活性等位基因越多，止吐药越无效，反之亦然。

5-HT$_3$受体拮抗剂通常与糖皮质激素类固醇，如地塞米松联合使用，以减轻由化疗引起的恶心和呕吐症状。一些学者提倡静脉注射5-HT$_3$受体拮抗剂，另一些则提倡口服。若与阿瑞吡坦，即一种NK1受体拮抗剂一起使用，则可显著提高5-HT$_3$受体拮抗剂在减轻急性或延迟性化疗所致恶心和呕吐的疗效。

在针对术后乳腺癌患者进行5-HT$_3$受体拮抗剂和非5-HT$_3$拮抗剂的随机对照试验中，采用荟萃分析进行研究后认为，5-HT$_3$受体拮抗剂在预防术后恶心和呕吐方面的表现要优于安慰剂或阳性对照组(Singhal *et al.*，2012)。单就预防恶心症状而言，5-HT$_3$受体拮抗剂的表现也要优于安慰剂。而在减轻术后呕吐症状方面与使用止吐药同样有效。与安慰剂对比，5-HT$_3$受体拮抗剂并未明显提高副作用的出现频率。

在针对术后恶心呕吐问题的研究中，一些研究对比了单独使用格拉司琼，以及联合地塞米松或氟哌啶治疗，发现联合使用比单独格拉司琼治疗疗效更好(Dua *et al.*，2004；Gan *et al.*，2004；Reihner *et al.*，2000)。不过，由于缺乏大规模随机试验，在接受乳腺手术的女性群体中，没有任何一个单一药剂可作为预防术后恶心和呕吐症状的标准治疗(Singhal *et al.*，2012)。

5-HT$_3$受体拮抗剂静脉给药后在体内快速吸收。多拉司琼浓度快速降低(半衰期β<10 min)并代谢为活性形式，即氢多拉司琼。一种普遍存在的酶，即羰基还原酶，将减少的多拉司琼转化为氢多拉司琼(Anzemet，2005)。氢多拉司琼70%与血浆蛋白结合，半衰期大约为7 h。它主要通过细胞色素P450(CYP2D6)在肝脏代谢。53%静脉注射多拉司琼的剂量以原型通过尿液排出(Anzemet，2005；Ho and Gan，2006)。

在放化疗所致呕吐中，成人推荐口服格拉司琼(凯特瑞)的剂量为每次2 mg，每日一次，或每次1 mg，每日两次。在每次2 mg，每日一次的用药方案中，患者需在化疗前1 h服用2片1 mg的药片或从10 mL格拉司琼口服液中倒取2茶匙(相当于2 mg)服用；在每次1 mg，每日两次的用药方案中，患者需在化疗前先服1片1 mg的药片或1茶匙(5 mL)的格拉司琼口服液。12 h后再服用剩下的1片1 mg的药片或1茶匙(5 mL)的格拉司琼口服液(Hsu，2010)。格拉司琼也可透皮给药。格拉司琼与恩丹西酮联合使用，会导致QT延长(Hsu，2010)。恩丹西酮和多拉司琼阻断钠通道，可能导致QRS增宽，而阻断钾通道则可能导致QT延长。恩丹西酮和多拉司琼可能延长QT间期约达5%(Boike *et al.*，1997)。Yavas和他的同事进行确定帕洛诺司琼对癌症患者心电图(electrocardiographic，ECG)参数急性影响的一项前瞻性研究表明，虽然对帕洛诺司琼管理后最小值QT中位数比未管理前要高，但无统计学意义(*P*: 0.6)(Yavas *et al.*，2011)。

因此，如果医生担心给一个QT间期临近正常值上限，使用5-HT$_3$受体拮抗剂会有心律失常的潜在风险的已有心脏基础疾病患者用药，如果谨慎用药，进行密切的临床随访并心电图监测，那么帕洛诺司琼也是可以替代的5-HT$_3$受体拮抗剂。

格拉司琼是由肝脏通过N-去甲基和芳香环的氧化和共轭作用代谢掉的。(Kytril，2006)格拉司琼的消退半衰期在5~8 h之间。与其他5-$HT_3$受体拮抗剂不同，格拉司琼的主要代谢途径是由P450介导的CYP3A同工酶(Ho and Gan，2006)。主要通过肝脏代谢清除。在普通受试志愿者中，48 h内，口服剂量的11%在尿中原型排出，48%代谢物从尿中排出，38%代谢产物48 h内从粪便中排泄(Hsu，2010)。

恩丹西酮半衰期较短，大约为3~5 h(Zofran，2006)。70%~76%的恩丹西酮是蛋白结合的。它通过肝脏中的CYP3A4，与羟基化的吲哚环，然后结合葡萄糖醛酸或硫酸广泛代谢掉(Ho and Gan，2006；Zofran，2006)。

在美国禁止使用的5-$HT_3$受体拮抗剂的药剂成分包括托烷司琼、雷莫司琼和会导致类似肠易激综合症的腹泻为主要症状的西兰司琼及阿洛司琼(阿洛司琼由于会产生如缺血性结肠炎之类的副作用，于2000年退出了美国市场)，并且只有通过严格的风险评估和严格预防措施才能提供给满足特殊要求的患者。

可想而知，在某些情况下多途径同时使用5-HT受体拮抗剂也许有利。Ryu和同事进行了一项前瞻性的随机双盲研究，以比较雷莫司琼在静脉注射、口服及二者混用三种情况下，对预防腹腔镜胆囊切除患者术后恶心呕吐症状的疗效和耐受性(Ryu *et al.*，2011)。做腹腔镜胆囊切除的患者双盲随机分配到1~3组。患者随机接受0.3 mg的雷莫司琼静脉注射(A组)，0.1 mg口服雷莫司琼(B组)，或0.1 mg口服联合0.3 mg静脉注射雷莫司琼混合(C组)。所有患者均接受由地氟醚和瑞芬太尼组成的标准化复合麻醉。术后0~2、2~24和24~48 h评估恶心、干呕、呕吐、疼痛和不良反应情况。研究显示，混合0.1 mg口服联合0.3 mg静脉注射雷莫司琼比单一0.3 mg静脉注射或0.1 mg口服对腹腔镜胆囊切除术后24 h内预防恶心呕吐的效果好(Ryu *et al.*，2011)。

非5-$HT_3$受体拮抗剂药剂也可能会对5-$HT_3$受体产生拮抗作用。甲氧氯普胺对5-$HT_3$受体有较弱的拮抗作用。米氮平和奥氮平具有显著的5-$HT_3$受体拮抗性能。在姜中发现的一类化合物高良姜萜内酯，是一种5-$HT_3$拮抗剂，至少在生姜的抗呕吐机制中有部分作用(Huang *et al.*，1991)。

细胞色素P450单加氧酶系统的基因多态性，药物转运三磷酸腺苷结合盒转运子B亚族1和5-羟色胺3受体亚型，即5-$HT_3$受体拮抗剂因与不同亚型的5-$HT_3$受体相互作用而产生的差异，也造成了针对不同的5-$HT_3$受体拮抗剂的个体差异(Ho and Gan，2006)。

Kaiser等人的研究表明，在用恩丹西酮和托烷司琼治疗因化疗引起的恶心和呕吐时，与完全或不完全代谢患者相比，快速代谢患者会经历更多呕吐(Kaiser *et al.*，2002)。与恩丹西酮相比，这一差异可预示在托烷司琼方面更明显。原因是托烷司琼更主要依赖CYP2D6同工酶代谢(Ho and Gan，2006)。

三磷酸腺苷结合盒转运子B亚族1(ABCB1)(也就是P-糖蛋白或MDR-1)是一种跨膜转运泵，存在于包括血-脑屏障在内的许多组织中(Marzolini *et al.*，2004)。与拥有杂合子或纯合子等位基因ABCB1 3435C相比，拥有纯合子等位基因ABCB1 3435C患者的止吐治疗效果更好。这一差别在格拉司琼治疗组中具有统计学意义(Babaoglu *et al.*，2005)。

对许多患者来说，恶心和呕吐是最痛苦的症状之一。血清素的释放可能引起各种医学改变/干预。通过与5-$HT_3$受体结合，血清素可能导致恶心和呕吐。对于那些血清素是恶心呕吐的主导因素的州来说，5-$HT_3$受体拮抗剂也许和止吐剂一样特别有效。

### 抗胆碱能止吐药(东莨菪碱透皮)

经皮吸收东莨菪碱透皮贴片，是透过完整的皮肤提供持续、恒定速率(稳态通量)的东莨菪碱(Transdermal scopolamine，2006)。东莨菪碱贴片为圆形(2.5 $cm^2$)0.2 mm厚。贴片包含1.5 mg的东莨菪碱液体基底，内有140 μg初次剂量的东莨菪碱，以迅速达到稳态血药浓度(Pergolizzi *et al.*，2012)。贴片维持3 d，共释放1.0 mg东莨菪碱设计。贴片有4层。第一层是粘合剂层，它包含初次剂量，紧贴皮肤。中层是聚丙烯微孔膜层(比率确定)。第三层是东莨菪碱液体。第四层是防渗镀铝聚酯薄膜后贴(Pergolizzi *et al.*，2012)。

东莨菪碱以一定速率进行被动扩散，而该速率是由中层膜的特性所决定的。透过粘合剂层被动扩散(Pergolizzi *et al.*，2012)。在耳后吸收最快，但个体差异很大(Pergolizzi *et al.*，2012)。24 h内，东莨菪碱在进行4 h耳后贴片后，循环血浆浓度被测出达到峰值(Pergolizzi *et al.*，2012)。当去除贴片后，东莨菪碱的血浆浓度以指数级下降。半衰期约为9.5 h(Pergolizzi *et al.*，2012)。

Apfel和同事们进行了一项系统综述及荟萃分析，发现在麻醉开始的第一个24 h内，无论贴片使用的早晚，东莨菪碱透皮都与PONV的显著减少有关(Apfel *et al.*，2010)。此外，即使手术前2 h使用贴片，似乎仍会减少PONV。

### NK-1受体拮抗剂

阿瑞吡坦，一种口服NK-1拮抗剂，是由附着在相邻的环碳原子上、有2个取代基(三氟甲基化苯乙醇和氟苯群组)组成的吗啉核心，以及加入吗啉环氮的1个取代基(三唑啉酮)构成(Hale *et al.*，1998)。它的生物利用度约为60%~65%，主要由CYP3A4代谢，少部分由CYP1A2和CYP2C19代谢。大约55%代谢产物由尿液排出，45%由粪便排出。

为使临床前模型有效，NK-1受体拮抗剂必须穿透血-脑屏障以进入位于脑干呕吐中枢的中心NK-1受体。未能穿过大脑的NK-1受体拮抗剂则被视为无效止吐药(Tattersall *et al.*，2000)。NK-1受体拮抗剂竞争性抑制物质P，并被认为可通过在CPG内停止神经传递呕吐信息，从而抑制中枢性恶心呕吐症状(Saito *et al.*，2003)。在中心NK-1受体活动的物质P很可能是一个参与呕吐反射的激活和协调的共同机制之一(Hornby，2001)。

Apfel等人(Apfel *et al.*，2008)在一个临床试验的汇总分析中发现，与常用止吐药相比，阿瑞吡坦更能减少术后呕吐的发病率。Darmani等人在临床前模型中证实了血清素5-$HT_3$和速激肽类NK1受体拮抗剂协同止吐作用(Darmani *et al.*，2011)。在一系列临床方案中，NK-1受体拮抗剂可用作多靶向策略的一部分来减轻恶心和/或呕吐症状。

2010年8月，欧盟批准使用了单剂量配方福沙吡坦(NK-1受体拮抗剂)，这是一种静脉给药的阿瑞吡坦前体药物，以用来替代3 d口服剂量的阿瑞吡坦和5-$HT_3$受体拮抗剂及一种糖皮质激素。此外，2010年11月，美国食品及药物管理局批准对接受高度致吐化疗的患者注射150 mg EMEND的单剂量配方。其他处于不同研究阶段的NK-1受体拮抗剂包括：卡索吡坦(Ruhlmann and Herrsetedt，2009)、罗拉吡坦(Gan *et al.*，2011)、奈妥吡坦(Stathis *et al.*，2012)和酸维替吡坦(Sabbatini *et al.*，2010)。

## 总结

恶心、呕吐和干呕位于患者经历过的最糟糕的症状之列。尽管有评价和治疗指引以及诸多止吐剂，但恶心、呕吐和干呕的临床效果仍然不满意。对神经递质/介质更深入的了解有助于恶心、呕吐和干呕个体化治疗，同时也有利于了解其具有活性受体/受体亚型，而这将有望改善门诊患者症状的改善结果。

## 致谢

声明：作者声称无任何利益冲突。

## 参考文献


- Ahles TA, Tope DM, Pinkson B, et al. Massage therapy for patients undergoing autologous bone marrow transplantation. J Pain Symptom Manage, 1999, 18: 157-163.
- Andrews PL, Sanger GJ. Abdominal vagal afferent neurons: an important target for the treatment of gastrointestinal dysfunction. Curr Opin Pharmacol, 2002, 2: 650-656.
- Anzemet (dolasetron mesylate) injection (prescribing information). Kansas City, MO. Aventis Pharmaceuticals Inc., 2005.
- Apfel CC, Kranke P, Eberhart LH, et al. Comparison of predictive models for postoperative nausea and vomiting. Br J Anaesth, 2002, 88: 234-240.
- Apfel CC, Malhotra A, Leslie JB. The role of neurokinin-1 receptor antagonists for the management of postoperative nausea and vomiting. Curr Opin Anesthesiol, 2008, 21: 427-432.
- Apfel CC, Cakmakkaya OS, Frings G, et al. Droperidol has comparable clinical efficacy against both nausea and vomiting. Br J Anaesth, 2009, 103: 359-363.
- Apfel CC, Zhang K, George E, et al. Transdermal scopolamine for the prevention of postoperative nausea and vomiting: a systematic review and meta-analysis. Clin Ther, 2010, 32: 1987-2002.
- Aziz F. Neurokinin-1 receptor antagonists for chemotherapy-induced nausea and vomiting. Ann Palliat Med, 2012, 1: 130-136.
- Babaoglu MO, Bayar B, Aynacioglu AS, et al. Association of the ABCB1 3435C>T polymorphism with antiemetic efficacy of 5-hydroxytryptamine type 3 antagonists. Clin Pharmacol Ther, 2005, 78: 619-626.
- Bentsen G, Stubhaug A. Cardiac arrest after intravenous metoclopramide: a case of five repeated injections of


第三篇

metoclopramide causing five episodes of cardiac arrest. Acta Anaesthesiol Scand, 2002, 46: 908-910.

- Boike SC, Ilson B, Zariffa N, et al. Cardiovascular effects of i.v. granisetron at two administration rates and of ondansetron in healthy adults. Am J Health Syst Pharm, 1997, 54: 1172-1176.
- Borison HL, Wang SC. Functional localization of central coordinating mechanism for emesis in cat. J Neurophysiol, 1949, 12: 305-313.
- Chang VT, Hwang SS, Kasimis B, et al. Shorter symptom assessment instruments: the Condensed Memorial Symptom Assessment Scale (CMSAS). Cancer Invest, 2004, 22: 526-536.
- Chernyak GV, Sessler DI. Perioperative acupuncture and related techniques. Anesthesiology, 2005, 102: 1031-1049.
- Cohen MA, Ellis SM, Le Roux CW, et al. Oxyntomodulin suppresses appetite and reduces food intake in humans. J Clin Endo Met, 2003, 88: 4696-4701.
- Coleman NS, Marciani L, Blackshaw PE, et al. MKC-733, a selective 5-HT3 receptor agonist stimulates small bowel transit and relaxes the gastric fundus in man. Gastroenterology, 2001a, 120: A71.
- Coleman NS, Wright J, Parker M, et al. MKC-733, a selective 5-HT3 receptor agonist stimulates fasting human antral motility. Gastroenterology, 2001b, 120: A460-A461.
- Conill C, Verger E, Henriquez I, et al. Symptom prevalence in the last week of life. J Pain Symptom Manage, 1997, 14: 328-331.
- Coyle N, Adelhardt J, Foley KM, et al. Character of terminal illness in the advanced cancer patient: pain and other symptoms during the last four weeks of life. J Pain Symptom Manage, 1990, 5: 83-93.
- Currow DC, Vella-Brincat J, Fazekas B, et al. Pharmacovigilance in hospice/palliative care: rapid report of net clinical effect of metoclopramide. J Palliat Med, 2012, 15: 1071-1075.
- Darmani NA, Chebolu S, Amos B, et al. Synergistic antiemetic interactions between serotonergic 5-HT3 and tachykininergic NK1-receptor antagonists in the least shrew (Cryptotis parva). Pharmacol Biochem Behav, 2011, 99: 573-579.
- Donnelly S, Walsh D, Rybicki L. The symptoms of advanced cancer: identification of clinical and research priorities by assessment of prevalence and severity. J Palliat Care, 1995, 11: 27-32.
- Donnerer J. The Emetic Reflex Arc. In: Donnerer J. eds. Antiemetic Therapy. Basel, Switzerland: S. Karger AG, 2003: 1-10.
- Donnerer J, Beubler E. 5-HT3 Receptor Antagonists in Antiemetic Therapy. In: Donnerer J. eds. Antiemetic Therapy. Basel, Switzerland: S. Karger AG, 2003: 22-32.
- Dua N, Bhatnagar S, Mishra S, et al. Granisetron and ondansetron for prevention of nausea and vomiting in patients undergoing modified radical mastectomy. Anaesth Intensive Care, 2004, 32: 761-764.
- Ezzo JM, Richardson MA, Vickers A, et al. Acupuncture-point stimulation for chemotherapy-induced nausea or vomiting. Cochrane Database Syst Rev, 2006, 19: CD002285.
- Hesketh PJ, Kris MG, Grunberg SM, et al. Proposal for classifying the acute emetogenicity of cancer chemotherapy. J Clin Oncol, 1997, 15: 103-109.
- Fainsinger R, Miller MJ, Bruera E, et al. Symptom control during the last week of life on a palliative care unit. J Palliat Care, 1991, 7: 5-11.
- Freeman AJ, Cunningham KT, Tyers MB. Selectivity of 5HT3 receptor antagonists and anti-emetic mechanisms of action. Anticancer Drugs, 1992, 3: 79-85.
- Fukuda H, Koga T, Furukawa N, et al. The Site of the Antiemetic Action of NK1 Receptor Antagonists. In: Donnerer J. eds. Antiemetic Therapy. Basel, Switzerland: S. Karger AG, 2003: 33-77.
- Furukawa N, Hatano M, Fukuda H, et al. Non-N-methyl-D-aspartate receptors may mediate the transmission of emetic signals between visceral vagal afferents and the solitary nucleus in dogs. Neurosis Lett, 1998, 258: 53-56.
- Gan TJ, Jiao KR, Zenn M, et al. A randomized controlled comparison of electro-acupoint stimulation or ondansetron versus placebo for the prevention of postoperative nausea and vomiting. Anesth Analg, 2004, 99: 1070-1075.
- Gan TJ, Meyer TA, Apfel CC, et al. Society for Ambulatory Anesthesia guidelines for the management of postoperative nausea and vomiting. Anesth Analg, 2007, 105: 1615-1628.
- Gan TJ, Gu J, Singla M, et al. Rolapitant for the prevention of postoperative nausea and vomiting: a prospective, double-blinded, placebo-controlled randomized trial. Anesth Analg, 2011, 112: 804-812.
- Gaskin FS, Farr SA, Banks WA, et al. Ghrelin-induced feeding is dependent on nitric oxide. Peptides, 2003, 24: 913-918.
- George E, Hornuss C, Apfel CC. Neurokinin-1 and novel serotonin antagonists for postoperative and postdischarge nausea and vomiting. Curr Opin Anaesthesiol, 2010, 23: 714-721.
- Glare P, Miller J, Nikolova T, et al. Treating nausea and vomiting in palliative care: a review. Clin Interv Aging, 2011; 6: 243-259.
- Gralla RJ, Itri LM, Pisko SE, et al. Antiemetic efficacy of high-dose metoclopramide: randomized trials with placebo and prochlorperazine in patients with chemotherapy-induced nausea and vomiting. N Engl J Med, 1981, 305: 905-909.
- Grealish L, Lomasney A, Whiteman B. Foot massage. A

nursing intervention to modify the distressing symptoms of pain and nausea in patients hospitalized with cancer. Cancer Nurs, 2000, 23: 237-243.

- Hale JJ, Mills SG, MacCoss M, et al. Structural optimization affording 2-(R)-(1-(R)-3, 5-bis(trifluoromethyl) phenylethoxy)-3-(S)-(4-fluoro) phenyl-4-(3-oxo-1,2,4-triazol-5-yl)methylmorpholine, a potent, orally active, long-acting morpholine acetal human NK-1 receptor antagonist. J Med Chem, 1998, 41: 4607-4614.
- Henzi I, Walder B, Tramèr MR. Metoclopramide in the prevention of postoperative nausea and vomiting: a quantitative systematic review of randomized, placebo-controlled studies. Br J Anaesth, 1999, 83: 761-771.
- Hesketh PJ, Candara DR. Serotonin antagonists: A new class of antiemetic agents. J Natl Cancer Inst, 1991, 83: 613-620.
- Hermann GE, Tovar CA, Rogers RC. TNF alpha-stimulation of cFos-activation of neurons in the solitary nucleus is suppressed by TNFR: Fc adsorbant construct in the dorsal vagal complex. Brain Res, 2003, 976: 69-74.
- Hickok JT, Roscoe JA, Morrow GR, et al. A Phase II/III randomized, placebo-controlled, double-blind clinical trial of ginger (Zingiber officinale) for nausea caused by chemotherapy for cancer: a currently accruing URCC CCOP Cancer Control Study. Support Cancer Ther, 2007, 4: 247-250.
- Ho KY, Gan TJ. Pharmacology, pharmacogenetics, and clinical efficacy of 5-hydroxytryptamine type 3 receptor antagonists for postoperative nausea and vomiting. Curr Opin Anaesthesiol, 2006, 19: 606-611.
- Hornby PJ. Central neurocircuitry associated with emesis. Am J Med, 2001, 111 Suppl 8A: 106S-112S.
- Hsu ES. A review of granisetron, 5-hydroxytryptamine3 receptor antagonists, and other antiemetics. Am J Ther, 2010, 17: 476-486.
- Huang QR, Iwamoto M, Aoki S, et al. Anti-5-hydroxytryptamine3 effect of galanolactone, diterpenoid isolated from ginger. Chem Pharm Bull (Tokyo), 1991, 39: 397-399.
- Hwang DR, Narendran R, Huang Y, et al. Quantitative analysis of(-)-N-11C-Propyl–Norapomorphine in vivo binding in nonhuman primates. J Nucl Med, 2004, 45: 338-346.
- Kaiser R, Sezer O, Papies A, et al. Patient-tailored antiemetic treatment with 5-hydroxytryptamine type 3 receptor antagonists according to cytochrome P-450 2D6 genotypes. J Clin Oncol, 2002, 20: 2805-2811.
- Kovac AL. Prevention and Treatment of Postoperative Nausea and Vomiting. In: Donnerer J. eds. Antiemetic Therapy. Basel, Switzerland: S. Karger AG, 2003: 121-160.
- Kytril (granisetron hydrochloride) injection (prescribing information). Nutley, NJ. Roche Pharmaceuticals, 2006.
- Lee A, Fan LT. Stimulation of the wrist acupuncture point P6 for preventing postoperative nausea and vomiting. Cochrane Database Syst Rev, 2009, (2): CD003281.
- Lischke V, Behne M, Doelken P, et al. Droperidol causes a dose-dependent prolongation of the QT interval. Anesth Analg 1994, 79: 983-986.
- Marzolini C, Paus E, Buclin T, et al. Polymorphisms in human MDR1 (P-glycoprotein): recent advances and clinical relevance. Clin Pharmacol Ther, 2004, 75: 13-33.
- MASCC Antiemesis Tool (MAT), Available online: http: //www.mascc.org/index.php?option=com_content&view=article&id=143. Accessed August 23, 2012.
- Melzack R, Rosberger Z, Hollingsworth ML, et al. New approaches to measuring nausea. Can Med Assoc J 1985, 133: 755-758.
- Miller AD, Wilson VJ. "Vomiting center" reanalyzed: An electrical stimulation study. Brain Res, 1983, 270: 154-158.
- Morrow GR. Methodology in behavioral and psychosocial cancer research. The assessment of nausea and vomiting. Past problems, current issues and suggestions for future research. Cancer, 1984, 53: 2267-2280.
- Napadow V, Sheehan JD, Kim J, et al. The Brain Circuitry Underlying the Temporal Evolution of Nausea in Humans. Cereb Cortex, 2012; In Press.
- Pergolizzi JV Jr, Philip BK, Leslie JB, et al. Perspectives on transdermal scopolamine for the treatment of postoperative nausea and vomiting. J Clin Anesth, 2012, 24: 334-345.
- Quaynor H, Raeder JC. Incidence and Severity of Postoperative Nausea and Vomiting are Similar After Metoclopramide 20 mg and Ondansetron 8 mg Given by the End of Laparoscopic Cholecystectomies. Acta Anaesthesiol Scand, 2002, 46: 109-113.
- Reihner E, Grunditz R, Giesecke K, et al. Postoperative nausea and vomiting after breast surgery: Efficacy of prophylactic ondansetron and droperidol in a randomized placebo-controlled study. Eur J Anaesthesiol, 2000, 17: 197-203.
- Reuben DB, Mor V. Nausea and vomiting in terminal cancer patients. Arch Intern Med, 1986, 146: 2021-2023.
- Rhodes VA, McDaniel RW. The Index of Nausea, Vomiting, and Retching: a new format of the Index of Nausea and Vomiting. Oncol Nurs Forum, 1999, 26: 889-894.
- Rhodes VA, McDaniel RW. Nausea, vomiting, and retching: complex problems in palliative care. CA Cancer J Clin, 2001, 51: 232-248.
- Ruhlmann C, Herrstedt J. Casopitant: a novel NK(1)-receptor antagonist in the prevention of chemotherapy-induced nausea and vomiting. Ther Clin Risk Manag, 2009, 5: 375-384.

- Ryu JH, Jeon YT, Hwang JW, et al. Intravenous, oral, and the combination of intravenous and oral ramosetron for the prevention of nausea and vomiting after laparoscopic cholecystectomy: a randomized, double-blind, controlled trial. Clin Ther, 2011, 33: 1162-1172.
- Sabbatini FM, Di Fabio R, Griffante C, et al. Synthesis and pharmacological characterization of constrained analogues of Vestipitant as in vitro potent and orally active NK(1) receptor antagonists. Bioorg Med Chem Lett, 2010, 20: 623-627.
- Saito R, Suehiro Y, Ariumi H, et al. Anti-emetic effects of a novel NK-1 receptor antagonist HSP-117 inferrets. Neurosci Lett, 1998, 254: 169-172.
- Saito R, Takano Y, Kamiya H. Roles of substance P and NK1 receptor in the brainstem in the development of emesis. J Pharmacol Sci, 2003, 91: 87-94.
- Schworer H, Racke K, Kilbinger H. Cisplatin increases the release of 5-hydroxytryptamine (5-HT) from the isolated vascularly perfused small intestine of the guinea-pig: involvement of 5-HT3 receptors. Naunyn Schmiedebergs Arch Pharmacol, 1991, 344: 143-149.
- Sharma A, Hamelin BA. Classic Histamine H1 Receptor Antagonists: A Critical Review of Their Metabolic and Pharmacokinetic Fate from a Bird's Eye View. Curr Drug Metab, 2003, 4: 105-129.
- Siddiqui MA, Scott LJ. Palonosetron. Drugs, 2004, 64: 1125-1132.
- Singhal AK, Kannan S, Gota VS. 5HT3 antagonists for prophylaxis of postoperative nausea and vomiting in breast surgery: a meta-analysis. J Postgrad Med 2012, 58: 23-31.
- Smith HS. A receptor-based paradigm of nausea and vomiting. Journal of Cancer Pain and Symptom Palliation, 2005, 1: 11-23.
- Spiller R. Serotonergic modulating drugs for functional gastrointestinal diseases. Br J Clin Pharmacol, 2002, 54: 11-20.
- Stathis M, Pietra C, Rojas C, et al. Inhibition of substance P-mediated responses in NG108-15 cells by netupitant and palonosetron exhibit synergistic effects. Eur J Pharmacol, 2012, 689: 25-30.
- Strenkoski-Nix LC, Ermer J, DeCleene S, et al. Pharmacokinetics of Promethazine Hydrochloride After Administration of Rectal Suppositories and Oral Syrup to Healthy Subjects. Am J Health Syst Pharm, 2000, 57: 1499-1505.
- Tattersall FD, Rycroft W, Cumberbatch M, et al. The novel NK1 receptor antagonist MK-0869 (L-754, 030) and its water soluble phosphoryl prodrug, L-758,298, inhibit acute and delayed cisplatin-induced emesis in ferrets. Neuropharmacology, 2000, 39: 652-663.
- Tian K, Chen H, Tang J, et al. Enantioseparation of palonosetron hydrochloride by micellar electrokinetic chromatography with sodium cholate as chiral selector. J Chromatogr A, 2006, 1132: 333-336.
- Transdermal scopolamine prescribing information. 2006. Available online: http: //www.transdermscop.com/prescribing-information.htm. Accessed March 10, 2011.
- Vainio A, Auvinen A. Prevalence of symptoms among patients with advanced cancer: an international collaborative study. Symptom Prevalence Group. J Pain Symptom Manage, 1996, 12: 3-10.
- Ventafridda V, De Conno F, Ripamonti C, et al. Qualityof-life assessment during a palliative care programme. Ann Oncol, 1990, 1: 415-420.
- Vrang N, Phifer CB, Corkern MM, et al. Gastric distension induces c-Fos in medullary GLP-V2-containing neurons. Am J Physiol Regul Integr Comp Physiol, 2003, 285: R470-R478.
- Wallenborn J, Gelbrich G, Bulst D, et al. Prevention of postoperative nausea and vomiting by metoclopramide combined with dexamethasone: randomized double blind multicentre trial. BMJ, 2006, 333: 24-28.
- Wang SC, Borrison HL. The vomiting center: Its destruction by radon implantation in dog medulla oblongata. Am J Physiol, 1951, 166: 712-717.
- Wood JM, Chapman K, Eilers J. Tools for assessing nausea, vomiting, and retching. Cancer Nurs, 2011, 34: E14-E24.
- Yavas C, Dogan U, Yavas G, et al. Acute effect of palonosetron on electrocardiographic parameters in cancer patients: a prospective study. Support Care Cancer, 2012, 20: 2343-2347.
- Yin J, Abell TD, McCallum RW, et al. Gastric neuromodulation with enterra system for nausea and vomiting in patients with gastroparesis. Neuromodulation, 2012, 15: 224-231.
- Zofran (ondansetron hydrochloride) injection premixed (prescribing information). Research Triangle Park, NC. GlaxoSmithKline, 2006.



**译　者：** 张晓玲，住院医师，ICU，金华市中心医院

**审　校：** 沈　伟，主任医师、教授，肿瘤科，上海交通大学医学院附属新华医院

**终　审：** 刘　巍，主任医师、教授，姑息治疗中心，北京大学肿瘤医院

(译文如与英文原文有异义，以英文原文为准)


第三篇

# 第十七章　吞咽困难

**Monisha Sudarshan[1], Waël C. Hanna[2], Lorenzo E. Ferri[1]**

[1]Division of Thoracic Surgery, Montreal General Hospital, Montreal, QC H3G 1A4, Canada; [2]Division of Thoracic Surgery, St Joseph's Hospital, Hamilton, ON L8N 4A6, Canada

*Correspondence to:* Lorenzo E. Ferri, MD, PhD, Associate Professor of Surgery, McGill University; Director, Department of Thoracic Surgery. Montreal General Hospital, Room L9-112, 1650 Cedar Avenue, Montreal, QC, H3G 1A4, Canada. Email: lorenzo.ferri@mcgill.ca; Monisha Sudarshan, MD, MPH. Division of Thoracic Surgery, Montreal General Hospital, 1650 Cedar Avenue, Room L9.424, Montreal, QC H3G 1A4, Canada. Email: monisha.sudarshan@mail.mcgill.ca; Waël C. Hanna, MD, MBA, Assistant Professor of Surgery. McMaster University, Division of Thoracic Surgery, St. Joseph's Healthcare, 50 Charlton Avenue East, suite T-2105F, Hamilton, ON, L8N4A6, Canada. Email: hannaw@mcmaster.ca.

## 引言

在姑息治疗过程中，吞咽困难是一个特别棘手的症状，其可能导致较低的生活质量、营养不良、误吸，最终可能会缩短寿命。姑息治疗中，导致患者吞咽困难的病因包括不断进展的神经源性或者肌源性的疾病、导致口咽性吞咽困难的头颈部肿瘤和食管癌。在本章节中，列出了恶性吞咽困难的共同原因及对患者的恰当评估以指导姑息治疗。还对目前食管源性吞咽困难的姑息治疗技术进行了讨论，但是，最佳的治疗依然非常复杂并且具有争议性，缺少一个理想的共识性的治疗方法。最终，必须根据患者的病情，肿瘤特性以及医疗单位的专长进行个体化的姑息治疗。

## 概述

### 定义和流行病学特点

吞咽困难是指在吞咽液体或者固体时存在困难。这种不能很好的传输食物的障碍可能发生在口咽或者食管的层面。据估计，在住院患者中，40%存在吞咽困难(Brady，2008)。在头颈部肿瘤的患者中，一半患者会自述存在吞咽困难症状。而对于食管癌患者，吞咽困难依然是目前最常见的症状，并且肿瘤越晚期，症状越严重。对于某些神经源性疾病晚期的患者，例如：帕金森病、多发性硬化和中风，他们中30%~60%的患者会有吞咽困难的症状(Daniels，2006)。在姑息治疗中，治疗目标包括缓解症状，防止反复误吸和维持营养状态。

### 生理学

吞咽可以分为以下几个阶段：(Ⅰ)口腔预备期；(Ⅱ)口腔吞咽期；(Ⅲ)咽期和(Ⅳ)食管期。口腔阶段是主动的，包括食物咀嚼、与唾液进行混合以及形成大小合适的食团。通过舌头收缩以及和下颚的共同作用，食团通过口腔进入口咽部。舌头活动力的减弱可能会导致食团溢出到口腔或者进入咽腔，增加误吸的风险(Goyal and Mashimo，2006)。食团进入到口咽部将启动咽期。喉的上升和向前运动将会阻止误吸，食团进入食管上括约肌(upper esophageal sphincter，UES)，而后食管下括约肌(lower esophageal sphincter，LES)会松弛。食管原发性的蠕动会推动食团通过食管，食管局部的膨胀会触发继发性蠕动波，其从食管膨胀部位开始启动，向远端延伸(Hirano and Kahrilas，2012)。食团通过咽部通常在不到1 s内完成，通过食管时会以3~4 cm/s的速度移动并在5~6 s内通过食管(Goyal and Mashimo，2006)。

## 姑息医学中吞咽困难的病因

### 口咽部吞咽困难

口咽部的吞咽困难通常是由于食团形成不佳，咀嚼机制缺乏，和/或食团不能有效进入口咽部导致的。在姑息医学中，口咽部吞咽困难通常可能是由于非退行性病变(中风、外伤性的脑损伤)，退行性神经源性病变(帕金森病、多发性硬化、痴呆)或者肌源性疾病如肌萎缩侧索硬化(amyotrophic lateral sclerosis，ALS)引起的。这一类患者需要多学科的综合治疗包括言语治疗师的康复训练，神经内科专家对疾病针对性的治疗以及姑息性治疗。对于口咽部吞咽困难患者的评估以及营养支持将会在下面的章节进行讨论，但是，其具体的治疗方案则不在本章讨论的范畴。

头颈部肿瘤是导致患者口咽部吞咽困难的结构性原因之一，除此之外，治疗这些疾病的手段，如放疗和手术，常常会进一步加重吞咽困难。



### 食管的吞咽困难和食管癌

食管吞咽困难通常是由于机械性的梗阻或者异常运动所引起的。在姑息医学中，食管吞咽困难最常见的病因是食管癌。

食管鳞状细胞癌或者腺癌占食管恶性肿瘤的95%(Daly *et al.*，1996)。鳞状细胞癌通常位于食管近端或者中段，是亚洲人群最常见的病理类型，吸烟和酒精是其最主要的危险因素。腺癌在北美地区占主要地位，在过去的数十年内其发病率快速增长。腺癌通常位于远端的胃食管连接部，其危险因素包括胃食管反流性疾病(gastroesophageal reflux disease，GERD)，酒精和吸烟。

由于食管癌早期症状不典型而被患者忽略，加之肿瘤快速进展的特性，导致几乎一半的患者无法进行手术，平均生存期只有5~6 月(Siegel *et al.*，2012)。对于这类患者来说，为了能够保存患者的生活质量和营养状态，针对吞咽困难进行快速并且最佳的姑息治疗至关重要。

## 患者评估

### 病史

完整的患者病史应当能够显示吞咽困难的严重程度、病理实质(堵塞性 *vs.* 非堵塞性)、吞咽困难的类型、伴随症状以及误吸的证据。

采用标准的评分分类方法对吞咽困难患者的管理帮助极大，其能够客观的对治疗效果进行评估。在文献中描述了大量的吞咽困难评估方法。在表1中详细列出了临床最常用的方法。不同评分系统的应用存在较大的差异，其同医疗机构的偏好，医疗人员的专业(医生，言语治疗师)，实施的难易程度(床旁，在线，以及同放射影像结合)，基础疾病(中风 *vs.* 恶性肿瘤)有关。我们发现最有用的是一个简单的5分评估法：0，无吞咽困难；1，对于固体食物吞咽困难；2，对于半固体食物吞咽困难；3，对于液体食物吞咽困难；4，对于自身唾液吞咽困难(Bergquist *et al.*，2005)。堵塞性原因导致最初对于固体食物吞咽困难，随着疾病进展最终导致对液体食物的吞咽困难。这不同于神经源性或者肌源性疾病，其随着疾病进展，对于液体或者固体食物的吞咽困难程度相等。

区分口咽部或者食管源性吞咽困难对于姑息治疗具有指导作用，然而，他们并不是完全相互排斥的，在一些病例中二者可同时存在。具有口咽部吞咽困难的患者常常自述在吞咽的起始阶段存在困难，同时伴随有一些症状，如咳嗽，哽噎以及反流。相反，食管源性吞咽困难的患者自述存在食团哽噎的感觉，常常能准确定位病灶部位，故必须询问阻塞的解剖部位(Logemann，1983)。

完整的病史采集应当包括询问厌食、体重减轻、胸痛、吞咽痛以及骨痛，所有这些症状均是晚期肿瘤性疾病的征兆。肿瘤侵犯喉返神经将会导致声音嘶哑和声带麻痹(Maish，2012)。尽管误吸有可能是隐匿的，但是必须进一步询问误吸相关的症状(进食食物/液体时呛咳)以及并发症(反复发作的肺炎)(Smith，2008)。对于潜在病因进行治疗如化疗、放疗和手术对于指导吞咽困难的姑息治疗具有指导作用。

**表1　吞咽困难严重程度分级**

| 名称 | 分级描述 | 参考文献 |
|---|---|---|
| 基于不同食物耐受程度的分级 | 5分评估法：这是一个简便但有效的评估食管源性吞咽困难的方法。0，无吞咽困难；1，对于固体食物吞咽困难；2，对于半固体食物吞咽困难；3，对于液体食物吞咽困难；4，对于自身唾液吞咽困难 | Bergquist *et al.*，2005 |
| Mann吞咽能力评估(MASA) | 24种同吞咽运动和感觉相关的能力通过5分法或者10分法进行评估。总分超过200<br>另外，对于误吸进行临床评估和等级划分 | González-Fernández *et al.*，2011 |
| 澳大利亚治疗结果测量(AusTOMs) | 采用5分法对于吞咽困难影响的三个部分进行评估(Ⅰ)阻塞的严重程度(Ⅱ)活动受限程度以及(Ⅲ)焦虑程度 | Skeat and Perry，2005 |
| 吞咽困难结果和严重度评分 | 采用7分法客观的评估吞咽困难各项功能的严重程度 | O'Neil *et al.*，1999 |

## 体格检查

对吞咽困难患者进行体格检查的目的是区分口咽性和食管源性的吞咽困难，对误吸风险进行评估，以及对患者的营养状态进行评估。此外，必须考虑可能需要言语治疗师进行进一步详细的评估。

检查包括口咽腔是否存在包块，念珠菌感染，唾液分泌及牙列状况。口咽和/或食管念珠菌病常常在患者接受抗生素治疗，头颈部化疗和放射治疗的患者中遇到，并且会进一步加重吞咽困难，口咽痛以及营养不良(Epstein *et al.*，1993)。颅神经功能的检查应当包括评估面肌对于咀嚼的强度以及舌头运动的强度。超过35%的头颈部肿瘤患者由于放射治疗后的炎症以及咀嚼肌的纤维化会导致牙关紧闭(Sciubba and Goldenberg，2006)。需要重点检查的是颈部以及锁骨上淋巴结，因在头颈部和食管肿瘤中常常发现这些部位淋巴结的肿大。

对于误吸的评估可以由言语治疗师通过不同黏稠度的液体和固体进行正式的检测。目前已有报道应用于初步筛查的方法为：床旁评估吞咽10 mL液体后，评估咳嗽情况，并且检测脉搏血氧饱和度的下降情况(Smith *et al.*,2000)。另外一项检查是采用吞服放射性物质标记的液体或者固体，而后用伽马射线相机进行拍照观察。

通过一般状况，体重和BMI反映出来的营养状况应当被详细记录，其可用于评估患者的基线，进而评估姑息治疗的疗效。

## 辅助检查

对于食管源性的吞咽困难，在姑息治疗中，很可能已经明确诊断为晚期的食管恶性肿瘤。通过内镜检查能够进行最初的诊断和组织学确诊，且重复的内镜检查有助于计划和实施下面所要讲到的治疗性措施。即使对一个已确诊存在远处转移的晚期食管癌患者，吞咽困难症状的进展也可能需要进一步检查包括重复CT扫描，钡剂造影或者内镜检查来评估最佳的姑息治疗模式。对上段食管梗阻的患者，通常还需要行支气管镜检查以评估气管侵犯的状况，并可能需要采用姑息性的放射治疗(Riedel *et al.*，1998)。

对于转移或者局部晚期不能手术切除食管肿瘤的患者及那些整体状况不适合手术的患者，他们是需要就吞咽困难进行姑息治疗的核心人群(Edge *et al.*，2010)。

# 处理

## 营养支持

决定提供额外的营养支持是一个非常慎重的考虑。对于非常短的病程(数天)的患者，最优先考虑的应当是给患者充分镇痛并给予患者提供最大可能的舒适。在生命的最后时刻，脱水和禁食并不会增加痛苦，要同患者家属进行充分的交流和沟通，以帮助他们对这个问题的理解(McCann *et al.*，1994；Parkash andBurge，1997）。

对于吞咽困难需要进行营养支持的患者，可选择的方式包括鼻胃管鼻饲和胃造瘘。因为有较高的并发症发生率以及并不需要通过幽门进食，因此，在姑息治疗中，空肠造瘘管并不常用。另外由于相关并发症，并且患者肠道功能良好，因此肠外营养也并不常用。

鼻胃管鼻饲是一个价廉，容易实施进行短期营养支持的临时性的方法。相比标准管径的鼻胃管(16~18 F)，细鼻胃管(3.5~12 F)会更加舒适，并且能够留存更长时间。最好将营养管通过幽门放置，这样可以减少误吸的风险。对于某些食管癌患者，由于肿瘤较大，食管腔可能完全堵塞，以至于不能插入细胃管。对于这类情况来说，可以采用内镜引导放置或者采用其他的方法。

在镇静和局麻下，对于非住院患者也可以实施胃造瘘术。在透视或者内镜引导下，可以完成胃造瘘管的放置。对于几乎完全梗阻的患者，放射透视引导下的置管可能更容易实施。考虑到较粗的胃造瘘管通过阻塞的食管可能较为困难，因此应用经皮内镜引导下的胃造瘘(percutaneous endoscopic gastrostomy，PEG)，可能增加食管穿孔的风险。

胃造瘘的轻微并发症包括局部伤口感染，造瘘管泄漏以及管道堵塞。较严重的并发症包括意外的造瘘管脱出(如果重新置管，可能导致胃穿孔)，医源性的食管或者胃穿孔，组织坏死(罕见)以及内固定器植入综合征(DeLegge，2012；Keung *et al.*，2012；Margolis *et al.*，2003)。

## 食管扩张和支架置入

对于良性食管疾病如狭窄，简单的食管扩张较为适用，但是很少将其应用于恶性吞咽困难，因为其有效期较短，仅能维持数天至数周内短暂的缓解，需要反复进行扩张，并且穿孔的风险较大(Papachristou and Baron，2007)。目前最常用的食管支架是自膨式金属支架(self-expanding metal stents，SEMS)，其已经取代了前代产品，即固定直径的塑料支架，因为这种支架穿孔及出血的发病率较高(DePalma，1996)。自膨式塑料支架目前临床也有使用，但是其移位发生率较SEMS高，因此在姑息性治疗中较少使用(Verschuur *et al.*，2008)。

自膨式金属支架(SEMS)在长度，直径以及金属材质上都有很多种类，其可以完全或者部分或者无覆膜(图1)。完全覆膜支架存在较高的支架移位率，但是同无覆膜支架相比，其更能够阻止肿瘤向内生长，阻止其导致的反复阻塞，因此，其主要用于良性疾病，例如食管穿孔或者良性的狭窄。部分覆膜支架的两端无覆膜，因此移位发生率较低，但是仍然能够阻止肿瘤的向内生长(Kim and Yang，2012)。故对于恶性吞咽的姑息治疗来说，部分覆膜自膨式金属支架更为适用。

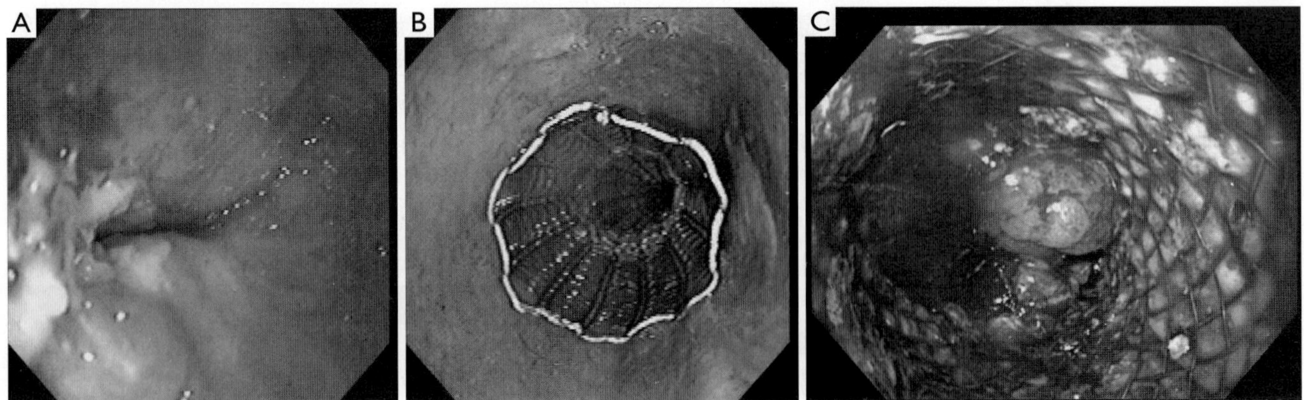


**图1　采用自膨式金属支架(self-expanding metal stent，SEMS)置入治疗1例阻塞性食管癌患者**

(A)阻塞性的食管肿瘤；(B)SEMS置入后腔内通畅；(C)肿瘤在支架远端过渡生长。

食管支架能够快速有效的缓解食管肿瘤所致的吞咽困难(85%~100%)，并且能够用于封闭恶性的瘘口。除了能够总体提高生活质量外，支架还能够增加食欲，提高患者的总体舒适度(Madhusudhan *et al.*，2009)。但是，支架仅仅能够维持5~6 months，肿瘤的向内生长会导致梗阻和吞咽困难的复发，并且支架移位率为30%(Hanna *et al.*，2012)。其他报道过的支架植入导致的并发症包括穿孔、出血和误吸(Siersema *et al.*，2001)。为了取得症状的快速缓解并且获得较长的缓解期，目前已经出现了综合性的治疗，将在下面进行进一步的讨论。

因支架置入本身存在一些缺陷，其并不适用于所有的患者。为了使支架保持原位，需要有一定的肿瘤负荷存在。对于一些早期，但是具有吞咽困难症状的患者，由于支架移位的风险较高，因此并不适用于支架置入。此外，对于肿瘤位于特别近端或者远端的患者，支架置入并不可行。对于颈段食管癌导致吞咽困难的患者，由于支架置入时通常距离口咽部较近，并且口咽部区域的黏膜敏感性较强。因此，多数患者由于持续反流，不能够耐受在口咽部极近端置入支架。同样，由于胃贲门部或者贲门下肿瘤等食管远端肿瘤导致的吞咽困难也很难通过内镜置入支架进行治疗。当支架通过食管胃连接部时，可能会在胃大弯部移位导致梗阻加重或者加重出血和穿孔的风险。此外，该部位的支架置入会导致严重的反酸。试图采用带瓣支架来缓解此问题尚未获得大量的成功经验。

## 放射治疗

食管源性吞咽困难的放射姑息治疗一般包括体外放射治疗(external beam radiation therapy，EBRT)或者腔内放射治疗，同支架置入相比，这种治疗方法能够较长时间的缓解症状(图2)。对于不能手术切除的食管癌，通常不采用常规分割的单纯放疗，因为，患者如果能够耐受化疗，放化疗联合治疗能够提供更长的无进展生存期(Herskovic *et al.*，1992)。这种综合治疗模式将会在本章的后面进行探讨。此外，单纯超分割体外照射已经被证明能够有效缓解吞咽困难(Caspers *et al.*，1988)，但是其仍然需要多次照射，通常需要2~10次，这对于姑息性治疗的患者是一个挑战。



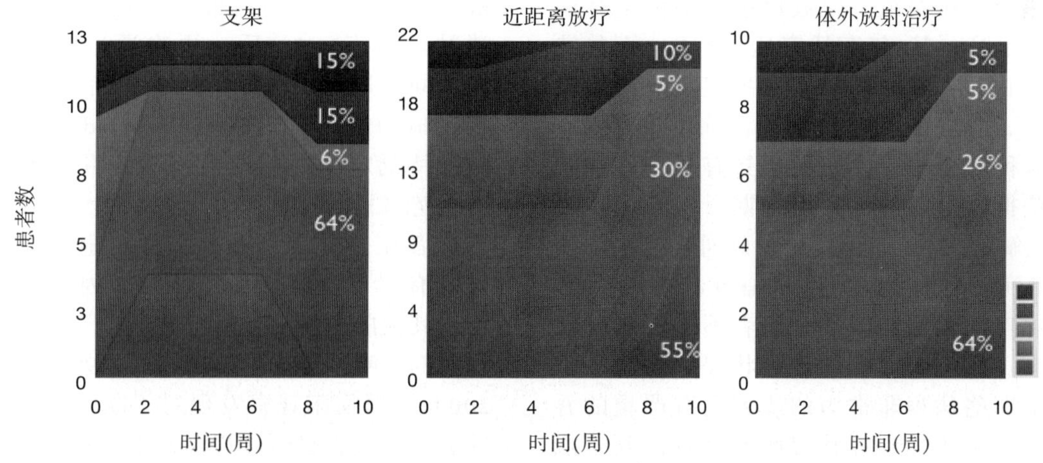


**图2　在不同治疗组吞咽困难随时间的进展情况**

在开始治疗的两周内，吞咽困难快速缓解，85%患者能够缓解到DS=0或者1。在近距离放疗组或者体外放射治疗组，通常吞咽困难的缓解会滞后6~8周。但是，同腔内支架置入组(72%)相比，10周的随访结果显示，患者获得DS≤1的比例在近距离放疗组(85%)和体外放射治疗组缓解率较高。从Hanna *et al.*, 2012获得了翻印的许可。

近距离放疗是通过一个导管将大剂量的射线照射至局部区域，这使周围正常组织受照射的剂量降到了最低。高剂量腔内近距离放疗能够在短时间(数分钟)内大剂量的照射，只需1到2次完成治疗。低剂量近距离放射治疗需要在24~48 h内缓慢的给予射线照射，因此，需要多次进行置管。单剂量近距离放射治疗由于方便有效，特别适用于姑息性治疗的患者(Sur *et al.*，2002)。对于SEMS和近距离放疗的随机对照研究，均衡比较两种治疗，在第一个月支架置入较好。在开始治疗150 d后，近距离放疗在缓解症状及改善生活质量方面优于较支架置入(Homs *et al.*，2004)。因此，近距离放疗操作更为简便，并且缓解症状时间更长，拉大了重复治疗的间隔。同支架置入相比，近距离放疗最大的缺点就是从开始治疗到获得症状缓解之间有一个较长时间的滞后期(Hanna *et al.*，2012)。放射治疗的并发症发生率约为10%~40%，包括食管炎，食管狭窄以及气管食管瘘。

## 多模式治疗

在里程碑式的RTOG85-10临床试验后，根治性的化放疗已经成为目前无法手术切除食管癌的标准治疗方式。该实验包含5-FU和顺铂化疗联合放疗或者单纯放疗两组。化放疗组的中位生存期更长，达14个月，其5年存活率达到27%；而单纯放疗组，其中位生存期为9个月，并且没有患者能够存活五年(al-Sarraf *et al.*，1997)。除了生存获益外，采用这种联合治疗模式后，具有严重吞咽困难的患者获得了足够的症状缓解期。报告显示观察到症状缓解的中位时间为2周，而通常在平均两周时症状得到最大程度地缓解(Coia *et al.*，1993)。根治性放化疗最大的局限性是患者不能够耐受化疗药物反应。其次是吞咽困难症状缓解需要较长时间，对于那些病程非常短的或者具有严重的吞咽困难、希望尽快得到症状缓解的患者，其可能不能接受。

对于那些希望快速并且持久的缓解吞咽困难但是又不愿意接受化疗的患者，另外一个替代的多模式治疗方法就是支架置入联合近距离放疗。但是，这种治疗标准依然在试验阶段。最新的探索性研究显示支架置入和近距离放疗联合是安全可行的，且并发症轻(Bergquist *et al.*，2012)。但是，这种多模式治疗方式同单纯支架置入和单纯近距离放疗相比依然需要临床上有更多的治疗数据来最终评估其治疗效果。

目前也有探索性的试验将联合EBRT和近距离放疗相比，前期的结果提示联合体外放疗吞咽困难的缓解率增加了18%，且无明显的毒副作用增加，但没有明显生存获益(Rosenblatt *et al.*，2010)。

## 其他内镜治疗

除了支架置入外，对于不适合放化疗的患者，目前还有很多其他的内镜治疗方法可以尝试。但是迄今为止没有一种内镜治疗方法对患者具有普遍的适应性。总的来说，这些辅助的治疗方法同新一代的支架相比，其有效性和置入的简便性并没有优势。

### 光动力疗法 (Photodynamic therapy，PDT)

尽管PDT最适用于伴有高级别瘤变的Barrette食管治疗，但是，这种治疗方法目前对于不能手术的肿瘤也有所尝试，常常作为支架置入梗阻后的补救性治疗。这种治疗的第一步是经静脉注射一种光敏剂(Profimer sodium)，这种试剂能够选择性的在食管床聚集。注射后48 h，通过内镜采用激光(630 nm单色光)对肿瘤病变部位照射20~30 min，最终导致病变部位肿瘤细胞通过组织坏死的方式消融。治疗2~3 d后，再次通过内镜清除坏死组织，同时进行二次照射，5~7 d后可观察到症状缓解(Christie *et al.*，2005)。同Nd:YAG激光相比，PDT特别对于近端梗阻，缓解吞咽困难症状有轻微优势(Lightdale *et al.*，1995)。PDT治疗由于需要患者在接受治疗后一个月内避免阳光照射，并且具有严重皮肤烧伤的风险，因此其应用受到限制。其他的并发症包括穿孔和由于炎症反应导致的暂时的吞咽困难加重(Marcon，1993；Prosst *et al.*，2003)。据临床观察发现对于既往接受过放射治疗的患者，气管食管瘘以及出血等严重并发症的发生率会升高(Sanfilippo *et al.*，2001)。

### 激光

Nd-YAG激光治疗技术是通过便携式内镜以完全消融肿瘤为目的的治疗手段，治疗的时间间隔为24~48 h，平均治疗次数为3~4次(Haddad and Fleischer，1994)。超过70%的患者的吞咽困难能得到缓解，但是治疗缓解的时间较短，往往需要多次反复的治疗。这项技术在外生性肿瘤，病变长度较短(<5 cm)以及形态规则的肿瘤中的成功率较高(Schembre，2001)。目前文献报道的该项技术的主要并发症为食管穿孔与气管食管瘘，其发生率约为5%(Dallal *et al.*，2001)。

氩离子凝固术(Argon plasma coagulation，APC)

APC是一个最初在开放性手术中广泛使用的技术，目前在内镜治疗中流行起来。由于其良好的止血性能以及组织消融的特性，使得这种技术尤其适用于出血性梗阻性食管癌导致的吞咽困难的治疗。通过高电压使得氩气成为电离状态，然后将其通过可弯曲内镜探头通过非接触的方式作用于肿瘤，导致组织的凝结和坏死。由于这种减瘤方式只能获得短期的症状缓解，因此，目前在研究同其他方法如近距离放疗和PDT联合应用以获得较长的症状缓解期。目前一项随机对照试验证实，APC联合近距离放疗组吞咽困难首次复发的中位时间为88 d，APC联合PDT治疗组为59 d，而APC组为35 d(Rupinski *et al.*，2011)。APC相关的最主要并发症为食管穿孔，其发生的几率在一些研究中报道为8%(Heindorff *et al.*，1998)。

其他内镜治疗方法

肿瘤内注射纯酒精是一种内镜下较为经济的肿瘤治疗技术。这种方法可以用于由于肿瘤生长导致的支架堵塞的治疗(Ozdil *et al.*，2010)。这种方法由于其作用时间较短，需要反复多次进行，并且具有瘘、穿孔以及纵隔炎等并发症，限制了其广泛应用(Chung *et al.*，1994)。将顺铂和肾上腺素胶的混合物注入瘤床的化疗注射是目前可行的另外一种治疗方法(Harbord *et al.*，2002)，但是与其他的消融治疗方法一样，这种方法不可能提供长期获益。

## 药物治疗

对于恶性吞咽困难，目前没有单一的药物能够缓解症状。在姑息性治疗的过程中，口咽性或者食管源性吞咽困难的患者可能症状会加重，并且伴发吞咽疼痛。对于局限于口腔的真菌感染，制霉菌素400 000~600 000单位，4次/日，口服，是一线的治疗方案。但是，由于患者的不耐受或者真菌抵抗，通常需要口服氟康唑治疗(首剂200 mg，100~200 mg/d)，90%的患者有效(Finlay *et al.*，1996)。食管源性的患者需要系统性的治疗，包括口服氟康唑或者对于耐药的患者使用其他唑类抗真菌药物，比如伏立康唑，泊沙康唑或者伊曲康唑，但这类药物通常具有很强的副作用。

对于头颈部肿瘤患者，化疗或者放疗引起的口腔黏膜炎是这类治疗的一种自限性的副作用。除了注意保持口腔卫生外，可以局部应用抗炎和止痛合剂来缓解症状，改善吞咽困难。这类合剂通常被称为“神奇”的漱口液，包含有利多卡因，苯海拉明，抗酸剂，地塞米松或者抗生素，其成分在不同的医疗机构有所不同(Galloway and Robert，2012)。这些合剂可以有效的解决治疗相关性黏膜炎引起的咽喉痛，但是，对于机械性梗阻和吞咽困难几乎没有效果。

## 小结

吞咽困难通常是接受姑息性治疗患者不安和苦恼的根源，其会影响营养状况、降低生活质量并且可能缩短生存期。口咽部吞咽困难的病因包括神经源性和肌源性疾病如头颈部肿瘤。在姑息治疗中，进展期无法手术的食管癌是食管源性吞咽困难的最常见原因。吞咽困难需要多学科联合治疗，包括对患者的整体评估，分析吞咽困难的类型、症状、呼吸状况以及预后。食管源性吞咽困难的姑息性治疗非常复杂，最佳治疗缺乏共识。食管支架放置的技术简便，所以食管支架置入仍是目前能够最快地缓解吞咽困难症状的方法，但是，仍有很大一部分患者会复发。并且，在某些特殊情况(特别近端或者特别远端的肿瘤，瘤负荷较低的肿瘤)中，支架置入并不可行或者并不满意。在这些状况下，体外放疗或者近距离放疗，尽管不能快速缓解症状，但确是理想的治疗手段，能够提供较长时间的症状缓解。多模式的治疗，例如支架置入联合近距离放疗依然在临床研究中，其疗效并不确切。目前，由于新一代自膨式金属治疗的应用，其他的内镜姑息性治疗技术包括酒精注射、APC、Nd-YAG激光和PDT由于不能够快速有效地缓解吞咽困难症状，而逐渐淘汰使用。总而言之，吞咽困难的治疗非常复杂，其最佳的姑息治疗方式受到患者个体，肿瘤特性，医疗机构设备以及医生专长等综合因素影响。

## 致谢

声明：作者声称无任何利益冲突。

## 参考文献


- al-Sarraf M, Martz K, Herskovic A, et al. Progress report of combined chemoradiotherapy versus radiotherapy alone in patients with esophageal cancer: an intergroup study. J Clin Oncol, 1997, 15: 277-284.
- Bergquist H, Wenger U, Johnsson E, et al. Stent insertion or endoluminal brachytherapy as palliation of patients with advanced cancer of the esophagus and gastroesophageal junction. Results of a randomized controlled clinical trial. Dis Esophagus, 2005, 18: 131-139.
- Bergquist H, Johnsson E, Nyman J, et al. Combined stent insertion and single high-dose brachytherapy in patients with advanced esophageal cancer--results of a prospective safety study. Dis Esophagus, 2012, 25: 410-415.
- Brady A. Managing the patient with dysphagia. Home Healthc Nurse, 2008, 26: 41-46.
- Caspers RJ, Welvaart K, Verkes RJ, et al. The effect of radiotherapy on dysphagia and survival in patients with esophageal cancer. Radiother Oncol, 1988, 12: 15-23.
- Christie NA, Patel AN, Landreneau RJ. Esophageal palliation--photodynamic therapy/stents/brachytherapy. Surg Clin North Am, 2005, 85: 569-582.
- Chung SC, Leong HT, Choi CY, et al. Palliation of malignant oesophageal obstruction by endoscopic alcohol injection. Endoscopy, 1994, 26: 275-277.
- Coia LR, Soffen EM, Schultheiss TE, et al. Swallowing function in patients with esophageal cancer treated with concurrent radiation and chemotherapy. Cancer, 1993, 71: 281-286.
- Dallal HJ, Smith GD, Grieve DC, et al. A randomized trial of thermal ablative therapy versus expandable metal stents in the palliative treatment of patients with esophageal carcinoma. Gastrointest Endosc, 2001, 54: 549-557.
- Daly JM, Karnell LH, Menck HR. National Cancer Data Base report on esophageal carcinoma. Cancer, 1996, 78: 1820-1828.
- Daniels SK. Neurological disorders affecting oral, pharyngeal swallowing. In: Goyal R, Shaker R. eds. GI Motility online. Nature Publishing Group, 2006.
- DePalma GD, di Matteo E, Romano G, et al. Plastic prosthesis versus expandable metal stents for palliation of inoperable esophageal thoracic carcinoma: a controlled prospective study. Gastrointest Endosc, 1996, 43: 478-482.
- DeLegge M. Prevention and management of complications from percutaneous endoscopic gastrostomy. In: Saltzman JR, Lipman TO. eds. UpToDate. Waltham, MA, 2012.
- Edge SB, Byrd DR, Compton CC, et al. eds. American Joint Committee on Cancer Staging Manual, 7th edition. New York: Springer, 2010: 103.
- Epstein JB, Freilich MM, Le ND. Risk factors for oropharyngeal candidiasis in patients who receive radiation therapy for malignant conditions of the head and neck. Oral Surg Oral Med Oral Pathol, 1993, 76: 169-174.
- Finlay PM, Richardson MD, Robertson AG. A comparative study of the efficacy of fluconazole and amphotericin B in the treatment of oropharyngeal candidosis in patients undergoing radiotherapy for head and neck tumours. Br J Oral Maxillofac Surg, 1996, 34: 23-25.
- Galloway T, Robert JA. Management and prevention of complications of head and neck cancer during initial treatment. In: Posner M, Brockstein B, Brizel D, et al. eds. UpToDate. Waltham, MA, 2012.
- González-Fernández M, Sein MT, Palmer JB. Clinical experience using the Mann assessment of swallowing ability for identification of patients at risk for aspiration in a mixed-disease population. Am J Speech Lang Pathol, 2011, 20: 331-336.
- Goyal R, Mashimo H. Neurological disorders affecting oral, pharyngeal swallowing. In: Goyal R, Shaker R. eds. GI Motility online. Nature Publishing Group, 2006.
- Haddad NG, Fleischer DE. Endoscopic laser therapy for esophageal cancer. Surg Clin North Am, 1994, 4: 863-874.
- Hanna WC, Sudarshan M, Roberge D, et al. What is the optimal management of dysphagia in metastatic esophageal cancer? Curr Oncol, 2012, 19: e60-e66.
- Harbord M, Dawes RF, Barr H, et al. Palliation of patients with dysphagia due to advanced esophageal cancer by endoscopic injection of cisplatin/epinephrine injectable gel. Gastrointest Endosc, 2002, 56: 644-651.
- Heindorff H, Wøjdemann M, Bisgaard T, et al. Endoscopic palliation of inoperable cancer of the oesophagus or cardia by argon electrocoagulation. Scand J Gastroenterol, 1998, 33: 21-23.
- Herskovic A, Martz K, al-Sarraf M, et al. Combined chemotherapy and radiotherapy compared with radiotherapy alone in patients with cancer of the esophagus. N Engl J Med,


第三篇

1992, 326: 1593-1598.

- Hirano I, Kahrilas PJ. Chapter 38. Dysphagia. In: Longo DL, Fauci AS, Kasper DL, et al. eds. Harrison's Principles of Internal Medicine. 18th ed. New York: McGraw-Hill: 2012. Available online: http: //www.accessmedicine.com/content.aspx?aID=9112744. Accessed July 8, 2013.
- Homs MY, Steyerberg EW, Eijkenboom WM, et al. Single-dose brachytherapy versus metal stent placement for the palliation of dysphagia from oesophageal cancer: multicentre randomised trial. Lancet, 2004, 364: 1497-1504.
- Keung EZ, Liu X, Nuzhad A, et al. In-hospital and long-term outcomes after percutaneous endoscopic gastrostomy in patients with malignancy. J Am Coll Surg, 2012, 215: 777-786.
- Kim SG, Yang CH. Upper gastrointestinal stent. Clin Endosc, 2012, 45: 386-391.
- Lightdale CJ, Heier SK, Marcon NE, et al. Photodynamic therapy with porfimer sodium versus thermal ablation therapy with Nd: YAG laser for palliation of esophageal cancer: a multicenter randomized trial. Gastrointest Endosc, 1995, 42: 507-512.
- Logemann JA. eds. Evaluation and treatment of swallowing disorders. San Diego: College Hill Press, 1983.
- Madhusudhan C, Saluja SS, Pal S, et al. Palliative stenting for relief of dysphagia in patients with inoperable esophageal cancer: impact on quality of life. Dis Esophagus, 2009, 22: 331-336.
- Maish M. Esophagus. In: Townsend CM, Beauchamp RD, Evers BM, et al. eds. Sabiston Textbook of surgery. 19th edition. The Biological Basis of Modern Surgical Practice. Philadephia: Saunders Elsevier, 2012, 1012-1036.
- Marcon NE. Photodynamic therapy and cancer of the esophagus. Acta Gastroenterol Belg, 1993, 56: 184-191.
- Margolis M, Alexander P, Trachiotis GD, et al. Percutaneous endoscopic gastrostomy before multimodality therapy in patients with esophageal cancer. Ann Thorac Surg, 2003, 76: 1694-1697; discussion 1697-1698.
- McCann RM, Hall WJ, Groth-Juncker A. Comfort care for terminally ill patients. The appropriate use of nutrition and hydration. JAMA, 1994, 272: 1263-1266.
- O'Neil KH, Purdy M, Falk J, et al. The Dysphagia Outcome and Severity Scale. Dysphagia. Dysphagia, 1999, 14: 139-145.
- Ozdil B, Kece C, Akkiz H, et al. Management of an esophageal metallic stent obstructed by tumor progression: endoscopic alcohol injection therapy instead of restenting. Endoscopy, 2010, 42 Suppl 2: E91.
- Papachristou GI, Baron TH. Use of stents in benign and malignant esophageal disease. Rev Gastroenterol Disord, 2007, 7: 74-88.
- Parkash R, Burge F. The family's perspective on issues of hydration in terminal care. J Palliat Care 1997, 13: 23-7.
- Prosst RL, Wolfsen HC, Gahlen J. Photodynamic therapy for esophageal diseases: a clinical update. Endoscopy, 2003, 35: 1059-1068.
- Riedel M, Hauck RW, Stein HJ, et al. Preoperative bronchoscopic assessment of airway invasion by esophageal cancer: a prospective study. Chest, 1998, 113: 687.
- Rosenblatt E, Jones G, Sur RK, et al. Adding external beam to intra-luminal brachytherapy improves palliation in obstructive squamous cell oesophageal cancer: a prospective multi-centre randomized trial of the International Atomic Energy Agency. Radiother Oncol, 2010, 97: 488-494.
- Rupinski M, Zagorowicz E, Regula J, et al. Randomized comparison of three palliative regimens including brachytherapy, photodynamic therapy, and APC in patients with malignant dysphagia (CONSORT 1a). Am J Gastroenterol, 2011, 106: 1612-1620.
- Sanfilippo NJ, His A, DeNittis AS, et al. Toxicity of photodynamic therapy after combined external beam radiotherapy and intraluminal brachytherapy for carcinoma of the upper aerodigestive tract. Lasers Surg Med, 2001, 28: 278-281.
- Schembre D. Endoscopic therapeutic esophageal interventions. Curr Opin Gastroenterol, 2001, 17: 387-392.
- Sciubba JJ, Goldenberg D. Oral complications of radiotherapy. Lancet Oncol, 2006, 7: 175-183.
- Siegel R, Naishadham D, Jemal A. Cancer statistics, 2012. CA Cancer J Clin, 2012, 62: 10-29.
- Siersema PD, Hop WC, van Blankenstein M, et al. A comparison of 3 types of covered metal stents for the palliation of patients with dysphagia caused by esophagogastric carcinoma; a prospective, randomized study. Gastrointest Endosc, 2001, 54: 145-153.
- Skeat J, Perry A. Outcome measurement in dysphagia: not so hard to swallow. Dysphagia, 2005, 20: 390-399.
- Smith HC. Cough and aspiration of food and liquids due to oral pharyngeal Dysphagia. Lung, 2008, 186: S35-S40.
- Smith HA, Lee SH, O'Neill PA, et al. The combination of bedside swallowing assessment and oxygen saturation monitoring of swallowing in acute stroke: a safe and humane

第三篇

screening tool. Age Ageing, 2000, 29: 495-499.

- Sur RK, Levin CV, Donde B, et al. Prospective randomized trial of HDR brachytherapy as a sole modality in palliation of advanced esophageal carcinoma— an International Atomic Energy Agency study. Int J Radiat Oncol Biol Phys, 2002, 53: 127-133.
- Verschuur EM, Repici A, Kuipers EJ, et al. New design esophageal stents for the palliation of dysphagia from esophageal or gastric cardia cancer: a randomized trial. Am J Gastroenterol, 2008, 103: 304-312.

**译　者：** 赵晋波，主治医师、讲师，胸外科，第四军医大学唐都医院
**审　校：** 周晓艺，主任医师、教授，放疗科，湖北省肿瘤医院
**终　审：** 刘　巍，主任医师、教授，姑息治疗中心，北京大学肿瘤医院
(译文如与英文原文有异义，以英文原文为准)

第三篇

# 第十八章　呃逆

**Charles Bakhos, Thomas Fabian**

Division of Thoracic Surgery, Department of Surgery, Albany Medical Center, Albany, NY 12208, USA

*Correspondence to:* Charles Bakhos, MD, MS. Division of Thoracic Surgery, Department of Surgery, Albany Medical Center, 43 New Scotland Avenue, MC-192, Albany, NY 12208, USA. Email: bakhosc@mail.amc.edu; Tom Fabian, MD, Chief. Division of Thoracic Surgery, Department of Surgery, Albany Medical Center, 43 New Scotland Avenue, MC-192, Albany, NY 12208, USA. Email: fabiant@mail.amc.edu.

## 前言

呃逆是由于膈肌和肋间肌突然的不自主痉挛之后声门迅速闭合引起的，这就形成了特有的"呃"的声音。呃逆本身通常是自限性、没有危害的，在儿童和成人均可发生。若症状持续时间超过48 h，称为持续性呃逆，超过2个月则为难治性呃逆(Souagjian and Cain，1968)。难治性呃逆的患者将出现一系列明显的症状，如不适、脱水、焦虑、疼痛、失眠、衰竭甚至死亡(Howard，1992；Marinella，2009)。

## 病理生理

呃逆的病理生理机制是复杂的，迄今仍不能被很好的理解。历史上，最初由Shortt在1833年将其归因于膈神经的刺激(Reddy *et al.*，2007)。目前看来，呃逆的病理生理机制涉及一个由三个部分组成的反射弧：传入通路是由迷走神经、膈神经和交感神经介导，起着传递躯体和内脏感觉信息的作用；中央呃逆中心包括脑干呼吸中枢、延髓网状激活系统、下丘脑及颞叶(Marinella，2009；Becker，2010)；传出通路的路径是从膈神经到横膈以及从副神经到肋间内肌。多巴胺和γ-氨基丁酸(gamma-aminobutyric acid，GABA)被认为是呃逆发生过程中的主要相关神经递质(Becker，2010)。有趣的是，大约80%的呃逆病例都存在着左膈肌的单侧收缩，这对我们下文将讨论的治疗有着重要的意义(Tegeler and Baumrucker，2008；Samuels，1952)。呃逆症状发生的频率介于4~60次/分钟之间，并存在个体差异(Samuels，1952；Souajian and Cain,1968)。尽管难治性呃逆男女均可发生，但男性稍显易发，尤其是在癌症患者群体中(Takiguchi *et al.*，2002)。

## 病因

各种炎症、感染、肿瘤的过程中，当其影响到了上述三个反射弧中的其中之一时，都能从中枢或外周途径引发呃逆症状。引起呃逆的原因非常广泛，其中不乏有如胃扩张、结节病或脑血管意外(髓质尤其多见)这样的良性病变。呃逆也可以是医源性的，如在外科治疗如冠脉搭桥或心包开窗积液引流术后。癌症患者发生呃逆的原因在于其体内潜在的恶性肿瘤，恶性积液或肿瘤浸润膈、迷走神经或膈神经。肿瘤患者在相关代谢紊乱、正在进行化疗或出现治疗相关感染的情况下也会产生呃逆症状。一些呃逆的常见病因如表1所示。

## 病情的评估

所有的患者都要有完整的病史及体格检查，以确定呃逆的发病、持续时间、严重程度、对生活质量的影响和发生的根本病因。临床医生也必须区分急性、持续性和顽固性呃逆，因为这将影响治疗的方式和紧迫性。应询问患者相关症状随

**表1 呃逆的病因**

| |
|---|
| 恶性肿瘤 |
| 食管胃癌 |
| 肺癌 |
| 淋巴瘤 |
| 胰腺癌 |
| 肾癌 |
| 肝转移 |
| 肝癌 |
| 结肠癌 |
| 白血病 |
| 代谢紊乱 |
| 低钠、低钾、低钙血症 |
| 肾功能衰竭 |
| 尿毒症 |
| 未受控制的糖尿病 |
| 肾上腺功能减退 |
| CNS病变 |
| 脑肿瘤 |
| 中风 |
| 血肿/脑出血 |
| 脑炎/脑膜炎 |
| 脑脓肿 |
| 心血管疾病 |
| 心肌缺血/梗死 |
| 心包积液/心包炎 |
| 胸/肺疾病 |
| 肺炎 |
| 胸腔积液/胸膜炎 |
| 胸部带状疱疹 |
| 机械通气 |
| 纵隔淋巴结肿大或其他肿瘤 |
| 胃肠道疾病 |
| 糜烂性食管炎 |
| 感染性食管炎(例如：单纯疱疹、念珠菌感染) |
| 消化性溃疡病 |
| 由食物、液体、气体、内窥镜等引起的胃扩张 |
| 胃出口或小肠梗阻 |
| 胰腺炎 |
| 腹水 |
| 胆囊炎 |
| 膈下脓肿 |
| 医源性 |
| 外科手术(冠状动脉搭桥术、胸上腹部手术/心包开窗术、隔膜手术、肠手术) |
| 硬膜外注射局部麻醉剂 |
| 药物因素：地塞米松、地西泮、阿片类药物、抗生素类、巴比妥类药物、化疗药物 |
| 心因性 |

CNS，中枢神经系统。

着姿势、躺卧和呼吸周期的变化及其与进食之间的关系。其他常规的询问包括恶性肿瘤和(或)化疗史及全身症状，如体重减轻、疲劳、发热、盗汗等。询问患者是否能感觉到呃逆主要发生在哪一侧，或者哪一侧影响更明显是很重要的。当考虑使用介入手术时尤其重要。呃逆症状严重程度的评估也是至关重要的，因为即使只是短暂的呃逆也可能对患者的生活质量产生破坏性的影响。实际上，呃逆的严重性经常是因大幅度呃逆、较高的频率和连续状态而加剧。症状严重的患者可能需要通过院内紧急诊断来证实。

所有呃逆患者均需进行血液常规检测并且至少应做胸部X线以排除胸部肿物。颈部、胸部和上腹部的CT检查也往往是必要的，尤其是对于严重的和(或)持续性呃逆或出现全身症状的患者来说。CT对于发现胸腔积液、腹水、累及膈神经的纵隔疾病和膈肌的肿瘤浸润等是极为有用的。以我们的经验来看，X线透视检查也能帮助我们评估呃逆发生的对称与否以及各半膈肌的受累情况，如能发现这种情况，就能让我们首先对起始侧进行治疗。对于怀疑有食管炎的患者，应行上消化道内镜检查。有呼吸道症状或影像学检查表明肺部有病变的患者，应行支气管镜检查。可用心电图检查来排除潜在的心肌缺血。

## 治疗

暂时性的呃逆通常是自限性的，无需特殊治疗。对于慢性或致患者虚弱的呃逆，首先应直接处理已证实的病因和治疗潜在的起因(如脑缺血，隔肿瘤，停止违规用药)。我们随后将讨论文献中所提及的许多药物和非药物疗法的不同作用。然而，由于缺乏令人信服的科学证据以及整体资料的不足，不能给出有说服力的建议。

### 非药物疗法

许多的非药物治疗方法在临床医生告诉患者之前就已经被患者自己试过了，包括屏气、饮用冷水、纸袋呼吸、吞咽砂糖等，除医疗卫生专业人士以外鲜为人知的方法还有迷走神经刺激法、颈动脉按摩、温和的眼眶压迫。这些方法可能对于急性呃逆有一定疗效，但对于持续性或慢性呃逆大多是无效的，因此，临床医生最初通常使用药物治疗，将在下文进一步讨论。

在非药物治疗持续性或慢性呃逆的方法中，研究最为深入的是针灸疗法。最近，Cochrane协作组(Moretto *et al.*，2013)在一篇回顾性文章中评估了4项关于针灸疗法治疗持续性或慢性呃逆的随机对照研究(Bao *et al.*，2003；Han，2006；Jiang *et al.*，2002；Wang，2011)。每一项研究都证实呃逆次数减少，但是作者注意到这4项研究都存在着较高的偏倚风险，没有比较干预组与安慰剂组，也没有报告治疗组或对照组中的副作用或不良事件。他们得出的结论是，针灸可能有效，但陈述这些结果应谨慎。此外，值得注意的是，这4项研究都是在世界范围内对针灸有着广泛的应用以及专业知识丰富的地区进行的。

## 药物疗法

虽然目前已有一些应用药物成功治疗持续性呃逆的个案病例或病例组，但即使有也很少有评价药物疗效的随机对照研究。迄今为止，氯丙嗪是食品和药物管理局唯一批准的用于治疗慢性或持续性呃逆的药物。它一直是急诊室治疗呃逆的首选药物。然而其副作用相当多，包括镇静、锥体外系症状、意识模糊和低血压(Friedman，1996)。抗癫痫药物加巴喷丁能通过阻断神经钙通道，增加γ-氨基丁酸的释放，来调节膈肌的兴奋性(Porzio *et al.*，2003；Tegeler and Baumrucker，2008)。研究报道认为它能成功治疗持续性呃逆并且副作用较少(Porzio *et al.*，2003；Alonso-Navarro *et al.*，2007)。在对癌症或神经病理性疼痛的终末期疾病患者的治疗中，加巴喷丁所具有的疼痛调节作用，使它更引起人们的注意。另一种γ-氨基丁酸衍生物，巴氯芬，也有报道在随机、双盲、安慰剂对照试验中成功治愈呃逆(Ramirez and Graham，1992)。在这个试验中，Ramirez和Graham表明虽然与安慰剂组相比巴氯芬不能完全治愈呃逆，但在每天15 mg的剂量下能使不发生呃逆的时间增加69%，在每天30 mg的剂量下能增加120%的时间，同时，巴氯芬也被证实是治疗由中枢神经系统肿瘤所引起的呃逆的有效手段(Tay and Yadav，2010)。然而，巴氯芬也有明显的副作用，如能致肾脏毒性和肾功能衰竭，尤其是老年患者(Chou *et al.*，2006)。其他类别的药物还包括β受体阻滞剂，如卡维地洛，一种有效的非心脏受体选择制剂，在一位迟发性运动障碍的患者身上抑制了2年的呃逆发作(Stueber and Swartz，2006)。它的一个潜在的作用机制是对呃逆传入通路交感成分的拮抗作用。一种5-羟色胺(美拉托宁五羟基色氨酸)受体激动剂坦度螺酮能通过对中央膈神经活性的抑制作用，在治疗中风相关呃逆患者的效果上有着很好的前景(Takahashi *et al.*，2004)。即使苯二氮卓类药物如安定可引起呃逆，咪达唑仑仍被成功地用于治疗顽固性呃逆(Moro *et al.*，2005；Wilcock and Twycross，1996)。传统上，促动力剂通过避免或改善胃扩张——一种已知的诱发因素，治疗呃逆。其他已经成功地用于治疗呃逆的各种药物包括钙通道阻滞剂，抗抑郁药和利多卡因(Alderfer and Arciniegas，2006；Wilcox *et al.*，2009；Dunst *et al.*，1993)。后者可通过阻断钠离子通道和稳定细胞膜来降低神经元的兴奋性(Landers *et al.*，2008；Cohen *et al.*，2001)。全身麻醉也被用于治疗持续性呃逆，Lierz等报道了一位患者，通过应用肌松药和正压通气面罩15 min的全身麻醉而成功治疗持续性呃逆(Lierz and Felleiter，2002)。

## 介入治疗

基于程序的介入治疗指征是呃逆症状严重并且其他措施都失败。治疗重点应集中于任何已发现的能引起呃逆的潜在原因，可能包括胸腔内肿块切除术(神经鞘瘤、甲状腺肿)、潜在恶性淋巴瘤的治疗、胸腔积液或腹水引流。

在上述病例中，或者如果没有发现确定的病因，颈段阻滞可作为外科介入的辅助手段。也有报道称超声引导下的膈神经阻滞也是慢性呃逆的治疗方法之一。Calvo和他的同事们对5例难治性呃逆的癌症患者给予1%利多卡因4 cc加上40 mg的醋酸溶液经超声引导至颈部膈神经，其中的3例患者都得到了无任何不利影响的持续性缓解(Calvo *et al.*，2002)。两位患者复发了并进行复治，结果其中一位患者持续性缓解，第5例即最后一例患者病情的严重性也减轻。应用其他各种颈和膈的技术方法治疗的个例或病例组也取得了很好的疗效(Michálek and Kautznerová，2002；Kang *et al.*，2010；Bertini *et al.*，2012)。隔膜的经食管起搏的方法也已被提出(Andres，2005)。这些治疗都应在单侧进行以避免双侧膈肌损伤或功能障碍的风险。

对于上述方法都失败或症状复发的极少病

例，其他的手术方法有膈神经的手术横切、裁剪或直接注射。这些方法可以在斜角肌水平经颈操作，或经胸廓的胸腔镜操作(Morgan *et al.*，2003；Kim *et al.*，2013)。

## 总结

持续性和(或)慢性呃逆是能极大影响生活质量并致患者虚弱的不良状态。当患者就诊时，临床医生必须进行全面的评估，试图明确呃逆对患者的生理学影响、确定病因并排除特定的潜在病理学异常。首要措施应控制症状并对潜在病因进行治疗，在有些病例中，可能只是停止对患者的违规用药那么简单。尽管没有强有力的资料来支持治疗这些患者的任一单一方法或处理流程，但以风险最低的处理方法开始治疗必然是合理的。一旦简单的非药物疗法失败了，便应该使用药物疗法，有代表性的药物有氯丙嗪、巴氯芬或加巴喷丁，根据患者的并发症情况进行单一或联合用药。针灸对于呃逆可能是有效的，但效果不是很确切。若呃逆症状仍持续存在，基于目前的有限资料，斜角肌水平的膈神经注射是恰当、简单和安全的。超声引导也经常被使用，麻醉/疼痛专科医生最能胜任这些操作。最终，极罕见的情况下，当所有的尝试都失败之后，可试用外科介入手术进行膈神经的暂时性或永久性阻断。

## 致谢

声明：作者声称无任何利益冲突。

## 参考文献


- Alderfer BS, Arciniegas DB. Treatment of intractable hiccups with olanzapine following recent severe traumatic brain injury. J Neuropsychiatry Clin Neurosci, 2006, 18: 551-552.
- Alonso-Navarro H, Rubio L, Jiménez-Jiménez FJ. Refractory hiccup: successful treatment with gabapentin. Clin Neuropharmacol, 2007, 30: 186-187.
- Andres DW. Transesophageal diaphragmatic pacing for treatment of persistent hiccups. Anesthesiology, 2005, 102: 483.
- Bao F, Liang Z, Wang F. Clinical observation on treatment of stubborn hiccup by acupuncture with different needle retaining time. World Journal of Acupuncture-Moxibustion, 2003, 13: 50-54.
- Becker DE. Nausea, vomiting, and hiccups: a review of mechanisms and treatment. Anesth Prog, 2010, 57: 150-156.
- Bertini P, Frediani M, Roncucci P. Ultrasound guided phrenic nerve block in the treatment of persistent hiccups (singultus) in the neurosurgical critical patient. Minerva Anesthesiol, 2012, 78: 856-857.
- Calvo E, Fernández-La Torre F, Brugarolas A. Cervical phrenic nerve block for intractable hiccups in cancer patients. J Natl Cancer Inst, 2002, 94: 1175-1176.
- Chou CL, Chen CA, Lin SH, et al. Baclofen-induced neurotoxicity in chronic renal failure patients with intractable hiccups. South Med J, 2006, 99: 1308-1309.
- Cohen SP, Lubin E, Stojanovic M. Intravenous lidocaine in the treatment of hiccup. South Med J, 2001, 94: 1124-1125.
- Dunst MN, Margolin K, Horak D. Lidocaine for severe hiccups. N Engl J Med, 1993, 329: 890-891.
- Friedman NL. Hiccups: a treatment review. Pharmacotherapy, 1996, 16: 986-995.
- Han HJ. Clinical observation to 40 cases of refractory hiccup treated by point injection. Chinese Traditional Patent Medicine, 2006, 28: 935.
- Howard RS. Persistent hiccups. BMJ, 1992, 305: 1237-1238.
- Jiang F, Liu S, Pan J. Stubborn hiccup treated with thumb-tack needles and needle-embedding on otopoint. Journal of Clinical Acupuncture and Moxibustion, 2002, 18: 36.
- Kang KN, Park IK, Suh JH, et al. Ultrasound-guided pulsed radiofrequency lesioning of the phrenic nerve in a patient with intractable hiccup. Korean J Pain, 2010, 23: 198-201.
- Kim JJ, Sa YJ, Cho DG, et al. Intractable hiccup accompanying pleural effusion: reversible clipping of an intrathoracic phrenic nerve. Surg Laparosc Endosc Percutan Tech, 2013, 23: 357-359.
- Landers C, Turner D, Makin C, et al. Propofol associated hiccups and treatment with lidocaine. Anesth Analg, 2008, 107: 1757-1758.
- Lierz P, Felleiter P. Anesthesia as therapy for persistent hiccups. Anesth Analg, 2002, 95: 494-495.
- Marinella MA. Diagnosis and management of hiccups in the patient with advanced cancer. J Support Oncol, 2009, 7: 122-127, 130.
- Michálek P, Kautznerová D. Combined use of ultrasonography and neurostimulation for therapeutic phrenic nerve block. Reg Anesth Pain Med, 2002, 27: 306-308.
- Moretto EN, Wee B, Wiffen PJ, et al. Interventions for treating persistent and intractable hiccups in adults. Cochrane Database


第三篇

Syst Rev, 2013, 1: CD008768.

- Morgan JA, Ginsburg ME, Sonett JR, et al. Advanced thoracoscopic procedures are facilitated by computer-aided robotic technology. Eur J Cardiothorac Surg, 2003, 23: 883-887.
- Moro C, Sironi P, Berardi E, et al. Midazolam for long-term treatment of intractable hiccup. J Pain Symptom Manage, 2005, 29: 221-223.
- Porzio G, Aielli F, Narducci F, et al. Hiccup in patients with advanced cancer successfully treated with gabapentin: report of three cases. N Z Med J, 2003, 116: U605.
- Ramırez FC, Graham DY. Treatment of intractable hiccup with baclofen: results of a double-blind randomized, controlled, cross-over study. Am J Gastroenterol, 1992, 87: 1789-1791.
- Reddy BV, Sethi G, Aggarwal A. Persistent hiccups: a rare prodromal manifestation of herpes zoster. Indian J Dermatol Venereol Leprol, 2007, 73: 352-353.
- Samuels L. Hiccup: a ten-year review of anatomy, etiology, and treatment. Can Med Assoc J, 1952, 67: 315-322.
- Souagjian JV, Cain JC. Intractable hiccup: etiologic factors in 220 cases. Postgrad Med, 1968, 43: 72-77.
- Stueber D, Swartz CM. Carvedilol suppresses intractable hiccups. J Am Board Fam Med, 2006, 19: 418-421.
- Takahashi T, Murata T, Omori M, et al. Successful treatment of intractable hiccups with serotonin (5-HT) 1A receptor agonist. J Neurol, 2004, 251: 486-487.
- Takiguchi Y, Watanabe R, Nagao K, et al. Hiccups as an adverse reaction to cancer chemotherapy. J Natl Cancer Inst, 2002, 94: 772.
- Tay SS, Yadav RR. Novel use of baclofen in cancer patients for the treatment of hiccups. Ann Acad Med Singapore, 2010, 39: 154.
- Tegeler ML, Baumrucker SJ. Gabpentin for intractable hiccups in palliative care. Am J Hosp Palliat Care Med, 2008, 25: 52-54.
- Wang B. 80 cases of intractable hiccup treated by acupuncture. Chinese Acupuncture and Moxibustion, 2011, 31: 181-182.
- Wilcock A, Twycross R. Midazolam for intractable hiccup. J Pain Symptom Manage, 1996, 12: 59-61.
- Wilcox SK, Garry A, Johnson MJ. Novel use of amantadine: to treat hiccups. J Pain Symptom Manage, 2009, 38: 460-465.



**译　者:** 朱　进，副主任医师、讲师，泌尿外科，苏州大学附属第二医院
**审　校:** 宋丽华，主任医师、教授，肿瘤内科，山东省肿瘤医院
**终　审:** 刘　巍，主任医师、教授，姑息治疗中心，北京大学肿瘤医院

(译文如与英文原文有异义，以英文原文为准)

# 第十九章　便秘和腹泻

**Patrick D. Meek, Michael R. Brodeur**

Albany College of Pharmacy and Health Sciences, Albany, New York 12208, USA

*Correspondence to:* Patrick D. Meek, PharmD, MSPH, Associate Professor of Pharmacy Practice. Albany College of Pharmacy and Health Sciences, 106 New Scotland Avenue, Albany, New York 12208, USA. Email: Patrick.Meek@acphs.edu; Michael R. Brodeur, PharmD, CGP, FASCP, Associate Professor of Pharmacy Practice. Albany College of Pharmacy and Health Sciences, 106 New Scotland Avenue, Albany, New York 12208, USA. Email: Michael.Brodeur@acphs.edu.

## 前言

便秘和腹泻是姑息医学中常见的症状，可对罹患严重或慢性疾病患者的生活质量产生严重的负面影响。姑息治疗中便秘的常见危险因素是阿片类镇痛药的使用(Caraceni *et al.*，2012；Pergolizzi *et al.*，2008；Prommer，2011；Thomas *et al.*，2008a)。阿片类药物诱导性便秘(opioid-induced constipation，OIC)和麻醉剂性肠综合征(narcotic bowel syndrome，NBS)是使用阿片类药物时可以预防的两种情况，在使用阿片类药物时应该对患者便秘情况进行评价。腹泻，虽然比便秘少见，见于约10%的患者，但可导致严重的体液和电解质紊乱、营养缺乏(Fallon and O'Neill，1997)。在姑息性治疗中腹泻的最常见原因有使用泻药、治疗药物的副作用、放疗、特定疾病的自然病程，包括艾滋病/HIV感染、肠道感染、胰胆疾病、炎症性肠病、乳糜泻。本章节回顾药物相关的危险因素、发生频率和临床特点，为姑息医学中便秘和腹泻的治疗方案选择提供参考。

## 便秘的危险因素

阿片类药物可减少结肠蠕动和肠道推进性迁移收缩，进而增加以下风险：便秘、急性腹痛、麻痹性肠梗阻、完全性肠梗阻。OIC是药物结合肠神经系统(enteric nervous system，ENS)的外周*mu*受体的直接后果(Kurz and Sessler，2003)。ENS可以协同胃肠道(gastrointestinal，GI)功能，其中肌间神经丛协调运动功能，黏膜下神经丛负责协调分泌和吸收功能。阿片类药物经由ENS和结肠通过以下机制增强GI功能：(Ⅰ)抑制乙酰胆碱的释放，降低纵向平滑肌收缩，减少粪便的蠕动和前向运动，增加肠道节段性收缩导致粪便移动停滞；(Ⅱ)抑制血管活性肠肽(VIP)和前列腺素E1的释放；和(Ⅲ)增强去甲肾上腺素和5-羟色胺释放，减少肠道分泌，使粪便干燥；和(Ⅳ)粪便在肠道停滞增加了其中的水和电解质的被动吸收。

OIC的严重程度由若干因素影响，包括阿片类药物的剂量(基于等效口服吗啡日剂量)，给药途径和导致便秘原因的各种伴随因素的存在情况(表1)。强效阿片类药物(即吗啡、羟考酮和芬太尼)在使用高的每日口服吗啡等效剂量往往比低或中等强度药物(即曲马多和可待因)在较低的等效日口服吗啡剂量更易产生OIC(Maguire *et al.*，1981)。然而，患者的因素如不活动，可能会加重便秘的风险，因此，阿片类药物的剂量不应该被认为是独立于其他因素的危险因素(Bennett and Cresswell，2003)。在给药途径方面，芬太尼透皮贴剂较吗啡更少引起OIC(Tassinari *et al.*，2008)，可作为对于阿片类药物需求稳定患者的良好替代。相反，口服转为非经口给药途径达到等效镇痛的证据是不确定的(Daeninck and Bruera，1999；Mancini *et al.*，2000；Mazumdar *et al.*，2008)。

**表1 姑息治疗中便秘和腹泻的危险因素**

| |
|---|
| 便秘 |
| 疼痛的阿片类药物治疗 |
| 与独立增加便秘风险的药物联合治疗[抗胆碱能药物，抗高血压药物(钙通道阻滞剂、利尿药)，含有铝的抗酸剂、钙、铁补充剂] |
| 年龄>65岁 |
| 低纤维饮食 |
| 女性 |
| 缺乏体力活动 |
| 内分泌或神经肌肉疾病 |
| 儿童时期便秘史 |
| 滥用史 |
| 抑郁或焦虑 |
| 肿瘤家族史 |
| 盆腔手术史 |
| 腹泻 |
| 用于预防或治疗便秘的泻药治疗 |
| 化疗(特别是5-氟尿嘧啶、伊立替康、卡培他滨和多西他赛) |
| 肿瘤靶向治疗(厄洛替尼、吉非替尼、索拉非尼) |
| 与单独增加腹泻风险的药物联合治疗[抗生素、促动力药物、质子泵抑制剂、含镁的抗酸剂、米索前列醇、地高辛、抗心律失常药物，口服降糖药(双胍类、α半乳糖苷酶抑制剂)] |
| 放射治疗 |
| 类癌 |
| 艾滋病/艾滋病毒感染 |
| 艰难梭菌相关性腹泻 |
| 中老年人疾病(炎症性肠病、胰腺或胆道疾病、腹腔疾病) |

## 阿片类药物引起便秘的频率和特征

一项在美国和欧洲进行的调查中(PROBE1)(Bell *et al.*，2009)，322例患者每日口服阿片类药物和泻药，45%的受访者每周排便少于3次，81%出现便秘，58%出现排便费力。最经常报道的副作用症状多为严重的，对患者生活质量和日常活动至少产生中度的负面影响。

便秘不像其他阿片类药物引起的不良反应(即呼吸抑制、恶心、镇静)，其耐受性很少会出现提高，通常被认为是最常见的剂量限制性副作用，妨碍有效地疼痛控制。在临床上，OIC是一系列症状的总和，包括大便干/硬、排便费力、排空不完全的感觉、胃胀、腹胀。这些症状类似于慢性便秘患者，但OIC也可能出现食欲降低、消化不良、胃酸过多、胃食管反流。未经治疗的OIC可以导致多种并发症，包括粪便嵌塞和溢泻，假性肠梗阻引起厌食、恶心、呕吐，口服药物的吸收不足，尿潴留，尿失禁和两者混合存在。

在一项对11种阿片类药物治疗非恶性疼痛随机研究的荟萃分析中，服用阿片类药物8周，41%的患者出现便秘(Kalso *et al.*，2004)。在晚期疾病的症状负担中，OIC造成的困扰与疼痛相比肩。因为这种副作用的耐受性不会提高，便秘是不可能随着时间的推移而改善，因此必须预先考虑、定期监测，并贯穿于阿片类药物治疗全过程。

## 便秘治疗策略的选择

### 便秘的非药物治疗

有多种非药物措施可用于慢性便秘的一般治疗。生活方式的改变如：增加液体摄入，增加膳食纤维的摄入，或启动一个运动方案往往是首选，但研究评价这些措施的效果会产生混合的结果，并且患者有可能在告知医生症状之前已经尝试了很多办法。

虽然低纤维饮食可导致便秘，但高纤维的食物并不一定会使所有便秘患者受益，尤其患者存在潜在的动力障碍。美国胃肠病协会建议逐渐增加通过饮食或其他补充形式的纤维摄入量，这可作为治疗慢性便秘的一线方法(Bharucha *et al.*，2013)。补充纤维应逐步推行，以避免严重的腹胀和痉挛。患者应该被告知，他们可能会有肠胀气的感觉。

运动还没有被证明是独立有效的治疗慢性便秘的方法，但作为更广泛康复计划的一部分，可能有助于改善老年便秘患者的肠道功能(Benton *et al.*，1997)。如果非药物治疗方法疗效欠佳，泻药治疗通常是下一步选择。常用的产品包括膨胀剂、大便软化剂、渗透性泻药和刺激性泻药(表2)。除了难治性便秘患者，通常不建议使用含有两个或两个以上的泻药组合，因为组合使用可能会导致更多的副作用。

**表2　泻药分类**

| 药物类型 | 示例 | 特点 |
|---|---|---|
| 膨胀剂 | 甲基纤维素、洋车前子 | 能在肠内吸收液体，使大便膨胀，形成软、块状 |
| 渗透性泻剂 | 乳果糖、山梨醇、聚乙二醇(PEG)、柠檬酸镁、氢氧化镁 | 从周围组织吸收水分，形成软粪块 |
| 兴奋剂/刺激剂 | 比沙可啶、番泻叶 | 作用于肠壁，刺激肠道蠕动 |
| 润滑剂 | 矿物油 | 覆盖肠道及大便表面，形成防水膜，使大便保持柔软 |
| 大便软化剂 | 多库酯钠 | 有助于液体混合入粪便，防止大便干燥 |
| 氯离子通道活化剂 | 芦比前列酮、利那洛肽 | 增加小肠液分泌，增加肠肌运动 |
| 组合 | 多种不同药物 | 组合包含超过1种泻药 |

## 阿片类药物引起便秘的治疗

当常规预防性泻药无效时(Ishihara *et al.*，2012；van der Spoel *et al.*，2007)，可考虑皮下注射甲基纳曲酮。甲基纳曲酮是阿片受体拮抗剂纳曲酮的四价N-甲基衍生物，与阿片受体拮抗剂纳洛酮相似，但其脂溶性低，不易穿过血脑屏障，不会逆转阿片类药物的姑息性治疗作用或引起戒断反应。一项研究纳入134例接受≥2周阿片类药物和≥3 d泻药治疗且OIC无缓解的晚期疾病患者，随机分为皮下注射甲基纳曲酮0.15 mg/kg组和安慰剂组，1次/2日，疗程两周(Thomas *et al.*，2008b)。甲基纳曲酮/安慰剂两组患者在没有使用泻药情况下，分别有48% *vs.* 15%的患者($P$<0.001，NNT 3)大便蠕动发生在首次用药4 h内。甲基纳曲酮组和安慰剂的剂量响应范围分别为37%~48% *vs.* 7%~15%。甲基纳曲酮组比安慰剂组有更多患者不用泻药即可有每周3次或更次排便68% *vs.* 45%($P$=0.009，NNT 5)。在戒断症状或疼痛改变评分方面无显著性差异。在一项为期3个月的开放扩展试验中得到类似的反应率。与安慰剂组相比，甲基纳曲酮组不良反应更常见(表3)。

虽然阿片类药物的副作用如便秘和恶心是常见的，在姑息治疗中是可预期的，但仍可能会发生其他不是因阿片类药物治疗所致的不良事件，即使阿片类药物是根本原因。例如NBS，其与OIC不同，有其独特的特点，需要与处理OIC不同的方法。

NBS的特征是慢性反复发作的腹部疼痛，随着麻醉药品继续或增加剂量使用而进一步恶化(Grover *et al.*，2012)。NBS其他症状包括：间歇性呕吐、体重减轻和偶尔的肠梗阻样症状。复发或

**表3　甲基纳曲酮相关的不良影响**

| 副作用 | 处理组/(%) | 安慰剂组/(%) | 引起危害的需治数(NNH) |
|---|---|---|---|
| 腹痛 | 17 | 13 | 25 |
| 胀气 | 13 | 7 | 16 |
| 腹泻 | 6 | 4 | 50 |
| 恶心 | 11 | 7 | 25 |
| 增加身体温度 | 8 | 3 | 20 |
| 眩晕 | 8 | 3 | 20 |

(Thomas *et al.*，2008b)。

持续的令人困扰的NBS症状导致额外的麻醉药品使用。疼痛在短暂的缓解后会再次出现，尽管使用麻醉药品，这种不适仍十分强烈。这些症状又将导致额外的麻醉药品使用。直到它被识别并正确治疗，否则NBS症状会持续并恶化。治疗NBS应早期诊断，并逐步停用麻醉药品(Grunkemeier *et al.*，2007)。苯二氮卓类药物和可乐定可用于患者减药过程中戒断综合征的治疗。

## 腹泻的危险因素

下一部分回顾了姑息医学中腹泻的影响因素(表1)，重点关注药物相关性因素。后续章节涉及腹泻的频率和表征，并为腹泻管理提供治疗方案的选择。

药物性腹泻是姑息治疗中腹泻的最常见原因。某些种类的药物具有腹泻等显著的不良药物事件(泻药、特定的化疗药物和抗生素)，而患者用药中其他类药物可能致腹泻作用不太突出而被忽

略(胃肠道药物、心血管药物、口服降糖药)。当具有不同致腹泻机制的多种药物同时使用时，腹泻的风险加剧。

## 泻药

### 老年人泻药滥用相关的腹泻

老年患者长期使用泻药可能出现腹泻、大便失禁。老年人群中习惯性的使用泻药是有据可查的(Roerig *et al.*，2010)，可能是不明原因腹泻的潜在原因，尽管仍需要进行一个全面的诊断检查。交替的便秘和腹泻和持久性电解质紊乱，应高度怀疑是否滥用泻药。通过刺激性泻药引起的腹泻可伴有腹痛和紧迫感，而渗透泻药和大便软化剂常引起大便漏粪。持续性低钾血症和结肠黑变病可能是由于长期使用番泻叶(一种蒽醌类泻剂)。

### 泻药或甲基纳曲酮治疗 OIC 相关的腹泻

在进行OIC药物治疗时，腹泻的风险显著增加。对11项μ阿片受体拮抗剂与安慰剂对照治疗OIC临床试验的荟萃分析显示，腹泻发生率在治疗组为8.4%，安慰剂组平均为4.7%(RR 1.61，CI 1.21~2.13；NNH 33)(Ford *et al.*，2013)。同样的，腹泻是泻药治疗OIC的最常见的副作用((Candy *et al.*，2011)。在OIC治疗中应密切监测肠道功能以减少腹泻的风险。

## 化疗

超过20%的癌症患者临终前曾接受化疗或其他侵入性的癌症诊疗(Earle *et al.*，2004；Ho *et al.*，2011)。5-氟尿嘧啶，伊立替康，卡培他滨和紫杉醇是常用的化疗药物。这些药物有很高的腹泻率，20%～50%的患者出现轻度到中度腹泻，5%~10%的患会出现严重腹泻(Chen *et al.*，2013；Ilhan-Mutlu *et al.*，2013；Koucky *et al.*，2011；Mitry *et al.*，2009；Muro *et al.*，2010)。

5-氟尿嘧啶被美国食品和药品管理局(Food and Drug Administration，FDA)批准，可用于乳腺癌、胰腺癌、大肠癌和胃癌的姑息治疗。5-氟尿嘧啶导致的腹泻是由于药物影响小肠上皮细胞和绒毛上皮细胞的有丝分裂，减小了胃肠道的吸收表面积。在较高剂量(团注)，或与亚叶酸钙联合治疗时腹泻更常见。

伊立替康被FDA批准可联合5-氟尿嘧啶和亚叶酸钙一线治疗转移性结直肠癌，或作为单药治疗复发的或以5-氟尿嘧啶为基础治疗后进展的转移性结直肠癌。伊立替康导致的腹泻可以早期发生(用药期间或用药后不久)或迟发性(通常是用药后24 h或更长时间)。伊立替康最早出现的不良事件源于药物激活胆碱能受体，导致腹泻、腹部绞痛、面部潮红、流泪、流涎和其他胆碱能症状。伊立替康导致的迟发性腹泻是不可预知的，在任何药物剂量均可发生。然而，伊立替康每3周一次使用比每周一次腹泻发生率低。

卡培他滨被FDA批准用于转移性乳腺癌或结直肠癌。它是一种口服的5-氟尿嘧啶前体药物，在肿瘤部位经酶转化为活性药物。像5-氟尿嘧啶一样，卡培他滨可减少绒毛性肠上皮细胞数量，这容易使小肠分泌与吸收失衡，增加腹泻的风险。与输注5-氟尿嘧啶相比，口服卡培他滨腹泻率低，尤其卡培他滨单药化疗时。卡培他滨引起的腹泻在美国更常见，这表明遗传多态性或叶酸摄入量差异(叶酸是5-氟尿嘧啶激活所必需的)可能对腹泻存在潜在影响。

多西他赛被FDA批准用于局部晚期/转移性乳腺癌、头颈部鳞状细胞病、非小细胞肺癌、晚期胃癌和激素难治性前列腺癌。多西他赛导致的腹泻多是中等程度的，原因是药物对胃肠道黏膜细胞的毒性。由于胃肠道黏膜防御降低，患者易患肠炎和结肠炎。已有报道多西他赛高剂量给药进行清髓治疗时，可出现严重的中性粒细胞减少性小肠结肠炎，一种危及生命的化疗并发症 (Bremer and Monahan，2006；Nesher and Rolston，2013)。

高频率的腹泻与肿瘤靶向治疗也有关系，如表皮生长因子受体酪氨酸激酶抑制剂厄洛替尼、吉非替尼，血管内皮生长因子受体抑制剂索拉非尼。在某种程度上密切监测患者的药物使用情况，可以确定可能引起腹泻的药物，进而为出现药物性腹泻的癌症患者制定特定的治疗方案。

## 其他药物

化疗和其他癌症的治疗应被认为是癌症患者腹泻的可能原因，其他一些在姑息治疗中使用的药物也应该正视它们对腹泻的影响(表1)(Abraham and Sellin，2007)。

抗生素

抗生素可以通过多种机制引起腹泻。大多数病例的腹泻是轻微和短暂的。然而，伪膜性肠炎，一个众所周知的抗生素治疗并发症，与克林霉素、阿莫西林、氨苄西林和头孢菌素类密切相关，但也可能发生于红霉素、氟喹诺酮类、复方新诺明、磺胺甲基异恶唑和青霉素药物。氨基糖苷类或四环素类抗生素可发生脂肪泻。

胃肠道药物

除了泻药，已知其他几种类型胃肠道药物能增加腹泻的风险。促胃肠动力药物(西沙必利、多潘立酮、甲氧氯普胺、普卢卡必利)因直接影响GI转运而导致腹泻。这一类唯一被FDA批准的药物是甲氧氯普胺。腹泻也可见于接受质子泵抑制剂的患者(奥美拉唑、兰索拉唑、潘托拉唑、雷贝拉唑、埃索美拉唑、右兰索拉唑)，虽然这种不良反应仅发生在2%~5%的患者。含镁的抗酸剂是不易吸收的物质，可以吸收液体进入肠道引起渗透性腹泻。米索前列醇，一种预防非类固醇抗炎药物性胃病的胃肠道保护剂，也具有较高的腹泻率。



心血管药物和口服降糖药

腹泻可能是治疗心血管疾病或糖尿病药物值得关注的副作用。地高辛、奎尼丁、普鲁卡因胺的腹泻率小于5%。虽然发生率很低，这种副作用可能是剂量限制性的，可能导致治疗的不依从。糖尿病患者的口服降糖药物，特别是双胍类(二甲双胍)，α半乳糖苷酶抑制剂(阿卡波糖、米格列醇)，有较高的腹泻率。有报道二甲双胍、阿卡波糖和米格列醇在临床试验中的腹泻率分别为53%、31%和28%。

## 腹泻频率和特征

姑息治疗中总的腹泻率可高达10%~20% (Ridley and Gallagher，2008)，取决于在特定的人群中危险因素流行学分布。药物性腹泻的发病和恶化的可能与强化治疗有关。这尤其在OIC的泻药治疗和癌症化疗中。腹泻控制不良会导致：大便失禁、脱水、体液和电解质紊乱、营养不良(Ratnaike and Jones，1998)，这些均可导致住院和死亡等严重后果(Cherny，2008 )。早期识别和适当的治疗可以减少腹泻对患者生活质量和日常活动的影响。

## 腹泻的治疗方案

腹泻治疗的目标是采用具体的干预措施解决潜在的致病原因，并使用相应的非药物治疗和止泻药物控制症状(表4)。因此，治疗的第一步是确定致病原因。膨胀剂可以缓解轻度腹泻，特别是对于低膳食纤维摄入的患者。泻药或甲基纳曲酮诱发的腹泻可通过减少剂量或停止致泻药物处理。化疗引起的腹泻处理方式将取决于腹泻的机制。积极的口服补液和电解质可能是严重的腹泻必要的支持治疗。5-氟尿嘧啶、卡培他滨、多西他赛所致轻度和中度腹泻，伊立替康所致早期和迟发性腹泻可使用洛哌丁胺或复方地芬诺酯阿托品。伊立替康所致早期的胆碱能症状可予静脉或皮下注射阿托品进行预防或治疗。吸附/吸收剂的组合也可以作为化疗相关性腹泻的额外辅助药物。

**表4 止泻药**

| 药物 | 剂量范围 | 用途 |
|---|---|---|
| 车前子、甲基纤维素 | 3.4 g车前子，每日2~3次，1茶匙甲基纤维素口服，最多每日3次 | 膨胀剂，控制轻度腹泻 |
| 高岭土/果胶组合 | 30~60 mL/4 h | 吸附/吸收剂组合，控制轻度腹泻 |
| 洛哌丁胺 | 4 mg口服，然后2~4 mg口服/4~6 h | 阿片受体激动剂，控制轻、中度腹泻 |
| 苯乙哌啶/阿托品(2.5 mg/每片0.025 mg或每茶匙) | 2.5 mg/0.025~5 mg/0.05 mg苯乙哌啶/阿托品口服/4~6 h | 抗胆碱能药物与阿片受体激动剂组合，控制轻度腹泻 |
| 硫酸可待因 | 15~60 mg口服/4~6 h | 阿片受体激动剂，控制顽固性腹泻 |
| 除臭鸦片酊(10%) | 0.6~1.2 mL口服/4~6 h | 阿片受体激动剂，控制顽固性腹泻 |

## 总结

本章重点描述了姑息医学中便秘和腹泻的药物相关性危险因素。识别重要的导致便秘和腹泻的药物和非药物因素，可以帮助临床医生选择合适的治疗策略以满足患者需求。便秘和腹泻的有效治疗必须针对致病原因，提供支持治疗，以期达到减轻令人困扰的症状、防止复发的目的。应监测患者肠道功能、生活质量和日常活动的改善情况。

## 致谢

声明：作者声称无任何利益冲突。

## 参考文献


- Abraham B, Sellin JH. Drug-induced diarrhea. Curr Gastroenterol Rep, 2007, 9: 365-372.
- Bell TJ, Panchal SJ, Miaskowski C, et al. The prevalence, severity, and impact of opioid-induced bowel dysfunction: results of a US and European Patient Survey (PROBE 1). Pain Med, 2009, 10: 35-42.
- Bennett M, Cresswell H. Factors influencing constipation in advanced cancer patients: a prospective study of opioid dose, dantron dose and physical functioning. Palliat Med, 2003, 17: 418-422.
- Benton JM, O'Hara PA, Chen H, et al. Changing bowel hygiene practice successfully: a program to reduce laxative use in a chronic care hospital. Geriatr Nurs, 1997, 18: 12-17.
- Bharucha AE, Pemberton JH, Locke GR. American Gastroenterological Association technical review on constipation. Gastroenterology, 2013, 144: 218-238.
- Bremer CT, Monahan BP. Necrotizing enterocolitis in neutropenia and chemotherapy: a clinical update and old lessons relearned. Curr Gastroenterol Rep, 2006, 8: 333-341.
- Candy B, Jones L, Goodman ML, et al. Laxatives or methylnaltrexone for the management of constipation in palliative care patients. Cochrane Database System Rev, 2011, (1): CD003448.
- Caraceni A, Hanks G, Kaasa S, et al. Use of opioid analgesics in the treatment of cancer pain: evidencebased recommendations from the EAPC. Lancet Oncol, 2012, 13: e58-e68.
- Chen XL, Chen XZ, Yang C, et al. Docetaxel, cisplatin and fluorouracil (DCF) regimen compared with non-taxane-containing palliative chemotherapy for gastric carcinoma: a systematic review and meta-analysis. PloS One, 2013, 8: e60320.
- Cherny NI. Evaluation and management of treatment-related diarrhea in patients with advanced cancer: a review. J Pain Symptom Manage, 2008, 36: 413-423.
- Daeninck PJ, Bruera E. Reduction in constipation and laxative requirements following opioid rotation to methadone: a report of four cases. J Pain Symptom Manage, 1999, 18: 303-309.
- Earle CC, Neville BA, Landrum MB, et al. Trends in the aggressiveness of cancer care near the end of life. J Clin Oncol, 2004, 22: 315-321.
- Fallon M, O'Neill B. ABC of palliative care. Constipation and diarrhoea. BMJ, 1997, 315: 1293-1296.
- Ford AC, Brenner DM, Schoenfeld PS. Efficacy of pharmacological therapies for the treatment of opioid-induced constipation: systematic review and meta-analysis. Am J Gastroenterol, 2013, 108: 1566-1574.
- Grover CA, Wiele ED, Close RJ. Narcotic bowel syndrome. J Emerg Med, 2012, 43: 992-995.
- Grunkemeier DM, Cassara JE, Dalton CB, et al. The narcotic bowel syndrome: clinical features, pathophysiology, and management. Clin Gastroenterol Hepatol, 2007, 5: 1126-1139.
- Ho TH, Barbera L, Saskin R, et al. Trends in the aggressiveness of end-of-life cancer care in the universal health care system of Ontario, Canada. J Clin Oncol, 2011, 29: 1587-1591.
- Ilhan-Mutlu A, Preusser M, Schoppmann S, et al. Comparison between DCF (Docetaxel, Cisplatin and 5-Fluorouracil) and modified EOX (Epirubicin, Oxaliplatin and Capecitabine) as palliative first-line chemotherapy for adenocarcinoma of the upper gastrointestinal tract. Anticancer Res, 2013, 33: 3455-3459.
- Ishihara M, Ikesue H, Matsunaga H, et al. A multi-institutional study analyzing effect of prophylactic medication for prevention of opioid-induced gastrointestinal dysfunction. Clin J Pain, 2012, 28: 373-381.
- Kalso E, Edwards JE, Moore RA, et al. Opioids in chronic non-cancer pain: systematic review of efficacy and safety. Pain, 2004, 112: 372-380.
- Koucky K, Wein A, Konturek PC, et al. Palliative first-line therapy with weekly high-dose 5-fluorouracil and sodium folinic acid as a 24-hour infusion (AIO regimen) combined with weekly irinotecan in patients with metastatic adenocarcinoma of the stomach or esophagogastric junction followed by secondary metastatic resection after downsizing. Med Sci Monit, 2011, 17: CR248-CR258.


第三篇

- Kurz A, Sessler DI. Opioid-induced bowel dysfunction: pathophysiology and potential new therapies. Drugs, 2003, 63: 649-671.
- Maguire LC, Yon JL, Miller E. Prevention of narcotic-induced constipation. N Engl J Med, 1981, 305: 1651.
- Mancini IL, Hanson J, Neumann CM, et al. Opioid type and other clinical predictors of laxative dose in advanced cancer patients: a retrospective study. J Palliat Med, 2000, 3: 49-56.
- Mazumdar A, Mishra S, Bhatnagar S, et al. Intravenous morphine can avoid distressing constipation associated with oral morphine: a retrospective analysis of our experience in 11 patients in the palliative care in-patient unit. Am J Hosp Palliat Care, 2008, 25: 282-284.
- Mitry E, Lièvre A, Bachet JB, et al. Irinotecan as palliative chemotherapy for metastatic colorectal cancer: evolving tactics following initial treatment. Int J Colorectal Dis, 2009, 24: 605-612.
- Muro K, Boku N, Shimada Y, et al. Irinotecan plus S-1 (IRIS) versus fluorouracil and folinic acid plus irinotecan (FOLFIRI) as second-line chemotherapy for metastatic colorectal cancer: a randomised phase 2/3 non-inferiority study (FIRIS study). Lancet Oncol, 2010, 11: 853-860.
- Nesher L, Rolston KV. Neutropenic enterocolitis, a growing concern in the era of widespread use of aggressive chemotherapy. Clin Infect Dis, 2013, 56: 711-717.
- Pergolizzi J, Böger RH, Budd K, et al. Opioids and the management of chronic severe pain in the elderly: consensus statement of an International Expert Panel with focus on the six clinically most often used World Health Organization Step III opioids (buprenorphine, fentanyl, hydromorphone, met. Pain Pract, 2008, 8: 287-313.
- Prommer E. Role of codeine in palliative care. J Opioid Manag, 2011, 7: 401-406.
- Ratnaike RN, Jones TE. Mechanisms of drug-induced diarrhoea in the elderly. Drugs Aging, 1998, 13: 245-253.
- Ridley JZ, Gallagher R. Palliative care telephone consultation: who calls and what do they need to know? J Palliat Med, 2008, 11: 1009-1014.
- Roerig JL, Steffen KJ, Mitchell JE, et al. Laxative abuse: epidemiology, diagnosis and management. Drugs, 2010, 70: 1487-1503.
- Tassinari D, Sartori S, Tamburini E, et al. Adverse effects of transdermal opiates treating moderate-severe cancer pain in comparison to long-acting morphine: a meta-analysis and systematic review of the literature. J Palliat Med, 2008, 11: 492-501.
- Thomas JR, Cooney GA, Slatkin NE. Palliative care and pain: new strategies for managing opioid bowel dysfunction. J Palliat Med, 2008a, 11 Suppl 1: S1-S19.
- Thomas JR, Karver S, Cooney GA, et al. Methylnaltrexone for opioid-induced constipation in advanced illness. N Engl J Med, 2008b, 358: 2332-2343.
- Van der Spoel JI, Oudemans-van Straaten HM, Kuiper MA, et al. Laxation of critically ill patients with lactulose or polyethylene glycol: a two-center randomized, double-blind, placebo-controlled trial. Criti Care Med, 2007, 35: 2726-2731.



**译　者：** 申　鹏，副主任医师，肿瘤科，南方医科大学南方医院

**审　校：** 刘爱国，主任医师、教授，院长，安徽济民肿瘤医院

**终　审：** 刘　巍，主任医师、教授，姑息治疗中心，北京大学肿瘤医院


(译文如与英文原文有异义，以英文原文为准)

第三篇

# 第二十章　厌食和恶病质：定义、临床表现、发病机制和治疗方案

**Mellar P. Davis, Pamela Gamier**

Harry R. Horvitz Center for Palliative Medicine, Solid Tumor Division, Taussig Cancer Institute, Cleveland Clinic, Cleveland, OH 44195, USA

*Correspondence to:* Mellar P. Davis, MD, FCCP, FAAHPM, Professor of Medicine, Cleveland Clinic Lerner School of Medicine, Case Western Reserve University; Director, Clinical Fellowship Program. Palliative Medicine and Supportive Oncology Services, Division of Solid Tumor, Taussig Cancer Institute, Cleveland Clinic, Cleveland, OH 44195, USA. Email: DAVISM6@ccf.org; Pam Gamier, RN, BSN, CHPN. Harry R Horvitz Center for Palliative Medicine, Division of Solid Tumor, Taussig Cancer Institute, Cleveland Clinic, Cleveland, OH 44195, USA. Email: Gamierp@ccf.org.

## 引言

据报道，20%的肿瘤患者死于恶病质而不是原发肿瘤本身(Bruera，1997；MacDonald *et al.*，1995)。我们可以推测为什么会发生这种情况。我们知道，体重下降30%即意味着肌肉体积减少75%，并不可避免地导致死亡(Muscaritoli *et al.*，2006)。而且恶病质可引起血小板和白细胞增多，导致血栓、中风和肺栓塞(Kalantar-Zadeh *et al.*，2013)。恶病质还引起心肌萎缩，使患者死于心力衰竭。呼吸肌，包括膈肌在内，也会受损，导致呼吸衰竭。内分泌的异常，特别是性腺功能减退，导致肌肉萎缩的加速、跌倒、骨折和残疾(Kalantar-Zadeh *et al.*，2013)。晚期肿瘤、慢性炎症以及治疗引起的免疫损伤，则会引起感染(Kalantar-Zadeh *et al.*，2013)。不管是什么原因最终引起死亡，我们知道恶病质可以引起死亡，需要对其进行处理并尽可能减少其发生。本章回顾了恶病质的诊断和定义、发生机制和治疗手段。

## 流行病学

文献报道的厌食和恶病质总发生率为12%～85%。尚不清楚这个范围是因为诊断标准不同和/或患者群不同还是两者都有造成的(Wallengren *et al.*，2013)。根据ICD-9编码799.4的定义，恶病质(或含厌食)是指体重下降或者进食障碍。因此，如果患者没有出现有记载的体重下降、食欲不振及相关症状，恶病质和厌食可能会被彻底忽略掉。而且，由于厌食和恶病质在肿瘤患者中十分常见，医生可能只是单纯的不去记录，或者认为这是肿瘤的自然转归。

若使用非自愿体重下降作为标准，80%上消化道肿瘤患者和60%肺癌患者会出现恶病质(O'Gorman *et al.*，1999)。下消化道肿瘤患者更容易发生恶病质，原因尚不清楚。肿瘤的起源可能决定了与之相关的炎症反应。这可能有遗传因素参与(Tan *et al.*，2011)。另外，许多上消化道肿瘤，还包括肺癌，常伴有其他疾病(慢性阻塞性肺疾病、冠心病和糖尿病)，这些疾病也可以促进恶病质的发生。

## 定义和诊断

### 厌食

厌食的定义是每天摄入能量少于1 500千卡(Loprinzi，1995)。但我们很肯定这个定义仅可检出进展性和多数不可逆的厌食。肿瘤患者有早饱、对食物味觉感知发生改变(味觉障碍)，每日的食物摄入量变化较大，以及由于肿瘤诊断导致的

进食快感消失，这些都使得厌食的诊断变得复杂(MacDonald，2012)。因此，通过进食量来定义厌食并不充分。厌食最显著的特征是体重下降，而这一点医生经常都会忽略，特别是在肥胖流行的社会(Evans *et al.*，2008；Lainscak *et al.*，2008)。骨骼肌减少可能很严重，但是在体重指数(body mass index，BMI)正常或较高的人群中并不明显；而除非被直接问到，患者也不会主动汇报厌食的症状(Fox *et al.*，2009；Homsi *et al.*，2006)。骨骼肌减少显著损害了身体机能和对化疗的耐受性，即使是BMI正常和较高的人群也不例外(Argiles *et al.*，2006；Giordano and Jatoi，2005；Tisdale，2002；Martin *et al.*，2013；Prado *et al.*，2007；Prado *et al.*，2009a；Antoun *et al.*，2010；Mir *et al.*，2012)。目前的共识定义恶病质前期(pre-cachexia)为：(Ⅰ)有潜在的慢性疾病；(Ⅱ)6个月内非自主体重下降5%或略少；(Ⅲ)C 反应蛋白(C-reactive protein，CRP)提示有炎症或者有低蛋白血症；(Ⅳ)有厌食的表现。

## 恶病质

恶病质显著的临床特征是不自主的体重下降(Bozzetti and SCRINION Working Group，2009；Evans *et al.*，2008；Lainscak *et al.*，2008)。专家共识和德尔菲法方法学包括体重下降超过5%、BMI <20 kg/m$^2$、体重下降 >2%、及和(或)有记录的骨骼肌减少低于普通人群标准。需要指出的是，脊椎L3水平CT扫描中提示骨骼肌量男性<55 cm$^2$/m$^2$，女性<39 cm$^2$/m$^2$，似是骨骼肌减少公认的标志(Prado *et al.*，2009b)。骨骼肌量可以通过CT常规扫描测定，即测量第三腰椎水平的肌量。无论BMI的值是多少，CT扫描发现肌肉密度减少的患者，其预后较差(Martin *et al.*，2013)。骨骼肌减少可通过埃德蒙顿症状评估系统(Edmonton Symptom Assessment System，ESAS)评估，它比BMI的改变更能指示症状负荷。出现骨骼肌减少的肿瘤患者中，50%肺癌患者和15%结肠癌患者BMI水平正常或较高，或者体重下降<5%。总的来说，BMI水平相近的患者中，出现骨骼肌减少症程度的异质性相当大(Baracos *et al.*，2010)。因此体重下降和BMI改变的程度不能准确提示恶病质，故不应当在干预试验中单独用作结局指标。

我们提出肿瘤恶病质的定义和诊断应该通过临床结局来验证。体重下降超过10%、进食少于1 500 kcal/d、白蛋白 < 3.2 g/dL和CRP>10 mg/L等与生活质量(quality of life，QOL)降低密切相关，影响日常活动，增加了症状负荷，缩短了生存期(Fearon *et al.*，2006；Stephens *et al.*，2008；Wallengren *et al.*，2013)。和厌食相关的症状，包括吞咽困难和早饱，都对判断预后起重要作用(Maltoni *et al.*，2005；Davis *et al.*，2006)。

过去几年，恶病质的定义已经从简单的非自主体重下降，发展为模块化的定义，开始将营养摄入、分解代谢或高代谢改变和身体机能考虑在内(Blum and Strasser，2011；Blum *et al.*，2011)。因此，干预性的临床试验也从聚焦于体重增加这单一结局，发展为关注包括食欲、体重增加、肌肉体重、炎性标志物以及生活能力和质量在内的多结局指标(Blum and Strasser，2011；Blum *et al.*，2011)。

## 标志物

一直以来，生物学标志物都被用于定义恶病质和作为预后的预测因子。最常见的两种生物学标志物是白蛋白和CRP，但他们都不是恶病质的特异性标志物。低蛋白血症并非白蛋白合成减少，而是由于炎症导致白蛋白从毛细血管渗出到组织间隙(Fearon *et al.*，1998)。因此低蛋白血症是负性急性时相反应因子(acute phase reactant，APR)。其他标志物包括炎性细胞因子，如肿瘤坏死因子α(tumor necrosis factor-alpha，TNFα)，白介素-1(interleukin-1，IL-1)和白介素-6(interleukin-6，IL-6)(Tan *et al.*，2008)。CRP和炎症标志物升高，且有低蛋白血症，特别是如果患者有恶病质和相关症状，则倾向考虑恶病质(Blum and Strasser，2011；Blum *et al.*，2011)。

其他的实验室异常包括甲状旁腺激素相关蛋白(parathyroid hormone-related protein，PTHrP)。但PTHrP升高也可能是肿瘤相关的高钙血症引起的，并可反映全身性的炎症(Deans *et al.*，2005)、胰岛素抵抗、皮质醇增多以及低睾酮和促性腺激素水平。肿瘤患者的血管紧张素Ⅱ水平可能发生改变，而血清瘦素水平降低，脑肠肽水平升高(Tan *et al.*，2008)。

## 评估量表

许多营养学评估量表可用于临床实践和临床

试验，但是没有一种量表可以充分区分原发性营养不良和恶病质(Bauer *et al.*，2002)。尽管体重下降和生活质量有负相关关系，大多数量表不足以充分评估营养不良(Wheelwright *et al.*，2013)。不幸的是没有一种量表可以完全评估恶病质的各个方面(症状、功能、血细胞减少、实验室检查指标和生活质量)(Evans *et al.*，2008)(表1)。

| 表1　恶病质的临床表现 |
|---|
| 症状 |
| 热量摄入 |
| 分解代谢和静息能量消耗 |
| 骨骼肌减少 |
| 定性的肌肉功能障碍 |
| 代谢和内分泌改变 |
| 生理功能 |
| 生活质量 |
| (MacDonald，2012)。 |

患者主观综合营养评估量表可以提供症状对营养状态和功能负面影响的信息(Bauer *et al.*，2002)。厌食和恶病质治疗功能评估量表是一个得到验证的量表，它包含生活质量评估，同时这也是唯一一个评估早饱的量表(Chang *et al.*，2005；Ribaudo *et al.*，2000)。ESAS评估厌食、和营养不良继发的症状(恶心)和结果(疲乏)(Bruera *et al.*，1991)。

简易营养评估量表包含主观和客观的评估患者营养衰竭的风险因素(Huhmann and Cunningham，2005)。这个量表比单纯的体重下降能更准确地检出营养不良。在非小细胞肺癌患者中，这个评分和转移灶、脑转移相关，并且能够预测患者对一线化疗药物的反应。这个量表可以更好地预测进展时间和生存期，它的评分和实验室检查指标如贫血、低蛋白血症、脂联素和瘦素水平等有良好的相关性(Gioulbasanis *et al.*，2011)。

无论患者的原发慢性疾病是肿瘤还是非肿瘤疾病，恶病质患者的CRP水平高、血红蛋白和白蛋白水平低。但没有确切的实验室指标用来定义什么是恶病质。这些实验室指标敏感性和预测能力都比较低(Letilovic *et al.*，2013)。另一方面，CRP和白蛋白水平包含在格拉斯哥预后评分量表里，组成三级评分系统。格拉斯哥预后评分量表的有效性在多种肿瘤中得到验证，它由客观指标组成，使用简单(McMillan，2009；McMillan，2013)。用李克特量表(Likert Scale)方法组成的问卷库也已经标准化并且在部分患者上测试，有希望改良成评价营养不良的有效量表(Hane *et al.*，2013)。

## 鉴别诊断

如前文所述，饥饿是厌食和恶病质的常见鉴别诊断。通常来说，饥饿不会出现厌食和APR升高(Lowell and Goodman，1987；Gelfand and Sherminw，1986；Blackburn *et al.*，1973)。饥饿时，会出现节约蛋白质的代谢特点，这在恶病质中是没有的。重度抑郁，表现为绝望、快感消失和情感淡漠，也会导致厌食和体重下降。

代谢性疾病也可能和恶病质表现相似。营养吸收障碍导致体重下降，在胃肠道手术后，特别是胰腺癌手术后可能会出现。胰酶替代疗法可导致体重增加。情感淡漠型甲亢与肿瘤相关的厌食和恶病质非常相近(Palacios *et al.*，1991；Higgins，1959；Kalant and Wilansky，1959；Lillington and Brownell，1959)。男性性腺功能低下也会出现BMI低下、肌肉废减、力量减小和细胞因子增加，同时有抑郁和疲劳(Rajagopal *et al.*，2004；Svartberg *et al.*，2008；Burney and Garcia，2012；Burney *et al.*，2012)。最后，药物和治疗出现的毒性也会产生厌食、恶心、早饱和体重下降(Mitchell and Schein，1982；Thiel *et al.*，1988)。

## 恶病质的机制

### 恶病质的演化

早期，肿瘤恶病质被认为只局限于肌球蛋白重链(myosin heavy chain，MHC)的分解代谢，但是，现在发现恶病质不仅仅导致MHC的消耗，而且会改变线粒体功能、钙离子代谢和细胞外基质蛋白(Lenk *et al.*，2010；Ushmorov *et al.*，1999；Fermoselle *et al.*，2013)。脂肪的分解代谢导致瘦素水平降低，矛盾的是，尽管血液脑肠肽水平升高，患者仍表现出厌食症状(Engineer and Garcia，2012；Diakowska *et al.*，2010；Wolf *et al.*，2006；Murdoch *et al.*，1999)。炎性细胞因子如IL-1，IL-6和TNFα，通过上调核因子-κB(nuclear factor-kappa

B，NF-κB)转录因子、前列腺素和环氧合酶，产生周围和中枢性的变化，最终导致厌食和恶病质症状(Laflamme *et al.*，1999；Laflamme and Rivest，1999；Grossberg *et al.*，2010a；2010b)(图1)。

外周和中枢都出现质的改变。外周来说，是胰岛素和脑肠肽通路抵抗；在中枢则是瘦素信号通路增强。肌肉的质的改变出现在线粒体，导致氧化磷酸化反应受阻，钙离子代谢及兴奋-收缩耦联异常(Khamoui and Kim，2012)。结果是，正常人中横断面肌量和最大自主收缩力量之间的紧密联系缺失(Roberts *et al.*，2013a；2013b)。患者实际比他外表表现的更为虚弱。

恶病质对一部分肌群和肌纤维造成不成比例的影响。肌肉废用和脊柱损伤可导致Ⅰ型肌肉萎缩，其中很大一部分转变为快肌纤维型(Ⅱ型)。肿瘤恶病质产生与之相反的过程，首先出现糖酵解的快纤维丢失，相当一部分转变为慢肌纤维型(Ⅰ型)(Ciciliot *et al.*，2013)。

心肌也不例外。和骨骼肌一样，可以观察到心肌萎缩，可以导致疲乏、呼吸困难和运动受限。这些症状可以被疾病激发，如冠心病、肺心病和一些化疗药物或放疗导致的迟发心肌损害(Der-Torossian *et al.*，2012；Cosper and Leinwand，2011)。

神经内分泌改变导致低睾酮水平，从而加剧肌肉丢失，导致食欲下降、影响情绪，增加疲乏感。睾酮水平低是由于促性腺激素减少(Burney and Garcia，2012；Burney *et al.*，2012)。阿片类物质可以导致促性腺激素分泌不足的性腺功能减退从而引起性腺功能减退(Paice *et al.*，1994)(表2)。

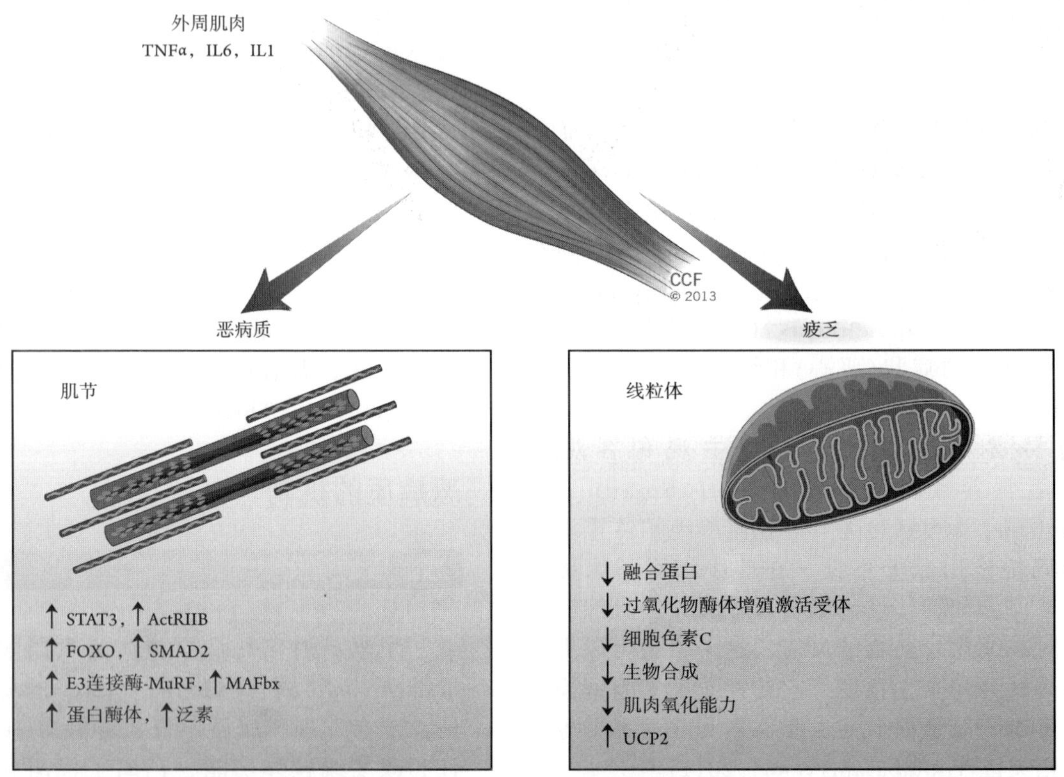


**图1 恶病质和疲乏的外周机制**

左图表明导致肌肉分解的机制。炎性因子，如TNFα、IL-1和IL-6，以及特定的转录因子(STAT3，FOXO和NF-κB)上调，从而上调E3连接酶(MuRF、MAFbx或atrogin-1)蛋白酶体和泛素。同时，肌肉生长限制因子(myostatin)通过ACT RIIB受体抑制肌肉合成。右图为恶病质对线粒体的影响。炎性细胞因子通过减少融合蛋白和分裂蛋白负调节线粒体功能。线粒体合成功能受损，三羧酸循环所需的蛋白(如细胞色素C氧化酶)合成减少，导致氧化磷酸化和ATP生成受到抑制。另外，解耦联蛋白(UCP2和3)上调，导致静息能量消耗增加。

**表2　恶病质的外周机制**

| 分解代谢方面 |
|---|
| 肌球蛋白重链泛素化 |
| Forkhead-0(FOXO)转录因子上调 |
| E3连接酶(MuRF、MAFbx)上调 |
| 转录因子NF-κB和STAT-3上调 |
| 组织蛋白酶上调 |
| 胱门蛋白酶上调 |
| 蛋白酶体上调 |
| 解偶联蛋白(UCP2、3)上调 |
| 血管紧张素Ⅱ上调 |
| 线粒体分裂蛋白增加 |
| 活性氧簇(reactive oxygen species，ROS)产物增加 |
| 细胞色素C和三羧酸循环所需的酶减少 |
| 氧化磷酸化作用减弱 |
| 超氧化物歧化酶和谷胱甘肽过氧化物酶减少 |
| **合成代谢方面** |
| 肌肉生长限制因子增加 |
| 卫星细胞分裂减少 |
| 胰岛素生长因子Ⅰ(insulin growth factor Ⅰ，IGF-1)减少 |
| 睾酮水平降低 |
| Myo-D泛素化导致肌肉合成减少 |
| 雷帕霉素靶蛋白(mTOR/ALK)活性减少 |
| 线粒体生物合成所需的增殖物激活受体γ共激活因子PGC-1α(PGC-1alpha)减少 |
| 线粒体融合蛋白减少 |

(Lenk *et al.*，2010)。

## 代谢

肿瘤恶病质的代谢和代谢综合症的表现相近，同样有胰岛素抵抗和炎性细胞因子释放。患者极低密度脂蛋白(very low-density lipoprotein，VLDL)和低密度脂蛋白(low-density lipoprotein，LDL)升高，一部分患者由于胰岛素抵抗而出现血糖升高。高血脂、高血糖和支链氨基酸(branched chain amino acids，BCAA)水平降低在动物恶病质模型中是非常显著的特征(Der-Torossian *et al.*，2012)。

## •厌食

厌食很大程度上是细胞因子诱导的下丘脑炎症过程，这种炎症导致5-羟色胺和部分5-羟色胺受体(5-HT-2C，5-HT-1B)水平升高。下丘脑内侧基底部(弓状核)的前阿黑皮素(POMC)信号上调，导致黑皮质素(MC4-R，MC3-R)受体激活。下游效应是厌食和静息能量消耗增加。同时，还有神经肽Y(neuropeptide Y，NPY)水平降低和酰基-脑肠肽信号减少，导致厌食和胃肠蠕动减弱(Heisler *et al.*，2003；Tecott，2007；Heisler *et al.*，2007a；2007b；Lam *et al.*，2009；Lam *et al.*，2008；Fujitsuka *et al.*，2009；Plata-Salaman，1996；Plata-Salaman，1998a；1998b；1998c)。孤束核和迷走神经背运动核NPY信号的减少，以及促进食欲的激素(促肾上腺皮质激素释放激素，尿皮素和胆囊收缩素)释放增加，破坏饥饿状态下的胃肠蠕动。可以推测，这可通过破坏胃底的松弛状态和抑制胃排空，导致早饱(Ron *et al.*，2011；Fujitsuka *et al.*，2012a)。

尽管下丘脑5-羟色胺水平升高和厌食高度相关，动物实验表明多巴胺水平的降低(酪氨酸转化为多巴胺减少)也会减少进食(Salamone *et al.*，2005；Zhou *et al.*，2005)(图2)。基底节多巴胺信号的减少，以及5-羟色胺和多巴胺水平的失衡可能是肿瘤患者中枢性疲乏的原因(Meeusen *et al.*，2006；Meeusen *et al.*，2007；Yavuzsen *et al.*，2009；Capuron *et al.*，2007)。疲乏和肿瘤恶病质之间的联系可能有两种不同的病理生理学机制：外周性的线粒体功能障碍和中枢性的基底节多巴胺水平降低(Ushmorov *et al.*，1999；Roberts *et al.*，2013b；Capuron *et al.*，2007；Dantzer *et al.*，2008；Miller，2009)。

## 神经内分泌功能障碍：继发下丘脑性的恶病质事件

在恶病质患者中，一些下丘脑激素水平会升高，如CRF；但另一些会降低，特别是睾酮水平。促性腺激素不足性性腺机能减退背后的机制目前还不清楚。阿片类物质的应用本身是为了止痛，但它也加剧了恶病质导致的性腺功能低下(Skipworth *et al.*，2011；Del Fabbro，2010)。低睾酮水平在晚期肿瘤、CRP升高、抑郁、呼吸困难及或失眠的患者中更为常见(Del Fabbro，2010)。矛盾的是，20%的绝经后女性患者雌激素水平会升高到绝经前水平，这可能是由于外周芳香酶水平升高导致的。绝经期后高雌激素女性肿瘤患者的生存期更短(Skipworth *et al.*，2011)。

第三篇

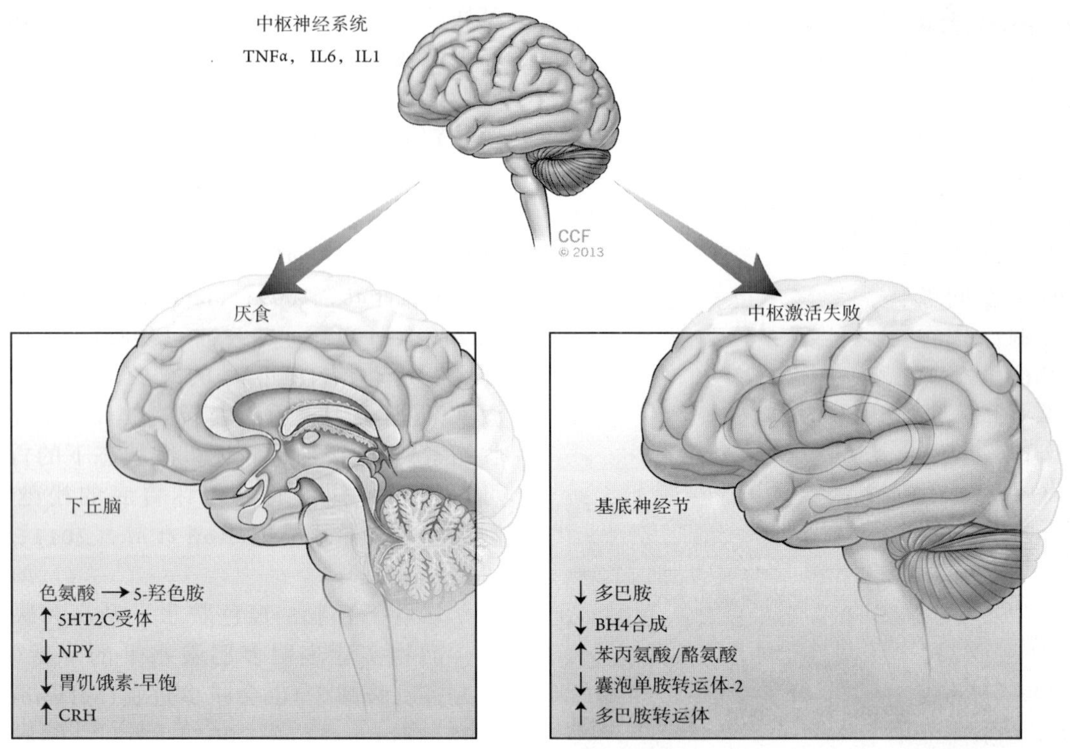


**图2　恶病质和疲乏的中枢机制**

炎性细胞因子导致下丘脑5-羟色胺水平升高，引起厌食。5-羟色胺和5-HT2C受体结合，上调POMC信号通路，NPY信号通路在数量和质量上均受到抑制。脑肠肽信号受抑制，促肾上腺皮质激素释放激素或因子(CRH或CRF)增加。炎性细胞因子也通过减少酪氨酸抑制多巴胺的生成，多巴胺生产过程中的辅助因子四氢生物喋呤(BH4)，则转向辅助生成一氧化氮产物，引起活性氧簇增加。囊泡单胺转运体-2减少，它可将细胞内多巴胺转运至囊泡。表面多巴胺转运体增加，它可将突触部位的多巴胺转运至细胞内。结果是多巴胺神经递质传递过程受到抑制且出现疲乏，这是中枢性机制的起源。

第三篇

## 恶病质的治疗

### 研究设计

设计治疗恶病质的药物试验充满了风险。由于恶病质没有广泛认可的定义，试验的入组标准存在明显差异，影响了结论的普适性。没有普遍认可的标准说明治疗有效，有许多潜在的预后指标包括厌食、代谢标志、细胞因子、胰岛素抵抗和(胰岛素水平)、炎症标志物、脂肪量、肌肉体积和肌肉组成。其他可能的预后指标包括：定性的功能、激素水平(瘦素、雌激素、睾酮和脑肠肽)、功能、体重和体重增加以及生活质量。预后指标的数量需要优化，才能说明治疗反应具有临床相关性，但目前没有定论。患者体重、炎症标志物或者骨骼肌体积出现改变，但没有发生功能或生活质量的改变，是不足以作为结局指标的(Grossberg，2010a；Irwin，2008；Koller *et al.*，2013)。

大多数营养干预是抗肿瘤治疗的辅助治疗手段。试验开始后，主要的试验结局(无论是无瘤生存期、无进展生存期还是总体生存期)都受到抗肿瘤治疗的影响，而不是抗恶病质治疗(Koller *et al.*，2013)。改善病情的治疗可能增加或减少营养干预的效果。根据患者的营养状态进行分层在临床试验中并不常见。常见的分层因素包括年龄、性别、疾病分期或肿瘤分期及/或疾病的严重性(例如ICU中的APACHE评分)。安慰剂组通常很难定义，因为安慰剂治疗通常是不可行的。另一方面，目前没有FDA批准的治疗肿瘤恶病质的药物，因此“最佳支持治疗”通常就是对照组，而这也没有明确的定义(Koller *et al.*，2013)。参与试验的患者通常在疾病末期，由于患者本身和结果客观性的原因，营养干预是复杂的。

统计学上，如果研究者不对多种结局或者重复测量进行校正，将会出现Ⅰ类错误。患者的依从性是一个需要考虑的问题。失访对需要患者回答的预后数据不利，因为只有状况比较好的患者才有可能完成问卷。数据的缺失使得试验中需要患者回答的结局变得混淆，特别是在使用复杂的长型问卷作为结局量度的时候。单一的结局，例如体重，可能随着抗肿瘤治疗或水化时获得水分而改变。问卷中患者相关的预后可能受到抗肿瘤治疗毒性的影响，例如顺铂可以导致厌食(Hattori *et al.*，2013；Ohno *et al.*，2006)。在伴有不可逆恶病质的肿瘤晚期患者中进行的营养或抗恶病质治疗的临床研究是不正当的。另外，这些治疗和护理的目标并不一致，后者包括了护理和安慰。这些患者更可能出现严重的副作用，生活质量更低，被排除在营养和药物试验之外(Davis *et al.*，2011)。作为临床结局的标志物许多都没有经过验证，可能没有临床意义。目前也没有确定最小有意义的临床改变，以判断治疗反应和治疗例数。生活质量是一个宽泛的概念，易受到患者期望、社会关系和心理素质的影响，而且一定程度上不算是恶病质的症状(von Gruenigen *et al.*，2010；Rustoen *et al.*，2000；Costantini *et al.*，2000)。应当使用针对恶病质的模块化的生活质量测量工具进行测量(Koller *et al.*，2013)。最后，营养干预的费用很少有人计算。直接增加的费用可能被疾病改善所节省的费用间接补偿，例如住院时间缩短、减少看护人员工作时长以及患者就诊次数减少。还有一些隐性费用，包括减少治疗副作用，这些都很少考虑进去。权衡质量调整生命年的获益已经用于评估支持性的营养干预措施。

## 恶病质的间接治疗

治疗肿瘤本身，特别是肿瘤对化疗或靶向治疗有反应，有利于缓解恶病质。有效治疗负面影响营养摄入的症状，如口腔炎、吞咽困难、恶心、呕吐等，可以增加营养。阿片类药物可导致便秘，从而出现恶心、呕吐、早饱和厌食。如果合理使用缓泻剂或灌肠剂，这些症状可以得到改善，进而促进营养摄入(Davis，2005)。治疗共存病，如抑郁、心衰和慢性梗阻性肺疾病可以改善营养摄入。饮食咨询也对患者有益(van den Berg *et al.*，2010)。

## 没有益处或益处不大的单一药物

有许多药物，单独使用时没有显示出可以显著改善厌食及/或恶病质症状。由于厌食/恶病质的发生涉及多种机制，单独使用一种药物不太可能显著改善这些症状。也可能使用一种药物的时候无效，但若和另一种有互补作用的药物有协同效应，则可共同抑制恶病质相关的多条通路。

肠内营养或肠外营养都不能逆转恶病质，也不能逆转低蛋白血症。副作用包括感染风险增加，电解质紊乱和液体超负荷(Dev *et al.*，2012；Bozzetti and Forbes，2009；Bozzetti *et al.*，2009)。BCAA可以调节蛋白质转录启动，阻止CNS摄入色氨酸，从而减少5-羟色胺，所以有研究认为它有抗恶病质的作用(Kimball and Jefferson，2006；Cangiano *et al.*，1996)。一项为期8周的临床试验表明，BCAA不能改善消瘦。然而另一项试验表明，在卵巢癌患者中BCAA可以增加一些肌肉合成(Berk *et al.*，2008；Dillon *et al.*，2007)。总体上讲，BCAA不太可能显著改善恶病质。赛庚啶是一种非选择性5-羟色胺受体阻滞剂，作为单药几乎没有作用(Kardinal *et al.*，1990)。甲氧氯普胺常用于治疗早饱，但是在有记录的研究中，只有一小部分人对治疗有反应(4/18，22%)(Nelson and Walsh，1993)。甲氧氯普胺通常对缓解晚期肿瘤的恶心症状有效(Bruera *et al.*，2000；Bruera *et al.*，1994；Bruera *et al.*，1988；Bruera *et al.*，1987)。生长激素有助于改善病重患者的氮平衡，但是可能导致死亡率增高(Trobec *et al.*，2011)。皮质激素在改善食欲方面有短期作用，但是加速了恶病质的进展。在4~6周时，改善食欲的作用消失。副作用包括：神经精神毒性、血栓栓塞风险增加、胰岛素抵抗加重、血糖升高和体液超载(Bruera *et al.*，1985；Moertel *et al.*，1974；Popiela *et al.*，1989)。大麻素类药物不能改善肿瘤患者的食欲，但是可以改善对味觉的感知障碍(味觉障碍)(Cannabis-In-Cachexia-Study-Group *et al.*，2006；Brisbois *et al.*，2011)。有报道称，褪黑素可以增加体重，并减少化疗相关毒性(Messina *et al.*，2010；Lissoni，2002)。最近一项随机对照临床试验比较了褪黑素和安慰剂的效果，发现褪黑素

第三篇

不能增加体重或改善生活质量(Del Fabbro *et al.*，2013)。临床试验也未证明抗TNF抗体可使进展期患者有任何获益(Jatoi *et al.*，2007；Jatoi *et al.*，2010)。β肾上腺素受体阻滞剂福莫特罗和克仑特罗可以上调蛋白酶体，但是有严重的心血管副作用(Ryall *et al.*，2008；Busquets *et al.*，2004；Chance *et al.*，1991)。番茄、胡萝卜、西瓜和番木瓜中发现的番茄红素可以阻断NF-κB，但是没有证据证明番茄红素可以影响肿瘤或恶病质的病程(Gupta *et al.*，2011)。胰岛素生长受体(insulin growth factor-1，IGF-1)可通过激活下游的mTOR/ALK通路和特定的分解激酶(MAP激酶)促进肌肉合成(Macciò *et al.*，2012a)。但是，IGF-1也有促进肿瘤生长的可能(Yang and Yee，2012；Tognon and Sorensen，2012；Yap *et al.*，2011；Chakravarti *et al.*，2011；Olmos *et al.*，2010)。在酒中发现的白藜芦醇可以阻断NF-κB。在动物模型中，白藜芦醇可以防止骨骼肌丢失和心肌萎缩；但是在人类中没有使用白藜芦醇的临床证据(Shadfar *et al.*，2011；Busquets *et al.*，2007a；2007b)。



## 有证据证明有益的药物

黄体酮可以改善晚期肿瘤患者的食欲，至少有一种机制涉及NPY水平升高(McCarthy *et al.*，1994)。有报道称，甲地孕酮可以减少IL-1的表达(Mantovani *et al.*，1998)。在动物模型中，甲地孕酮下调蛋白酶体和E2、E3连接酶(Melstrom *et al.*，2007；Vadell *et al.*，1998)。甲地孕酮，治疗性剂量范围为160~320 mg/d，增加至800 mg/d可观察到患者获益。增加的体重很大程度上是脂肪或水分，且根据标准量表，生活质量通常没有改善(Ruiz Garcia *et al.*，2013；Berenstein and Ortiz，2005)。如果患者在化疗期间使用，可能增加液体超载和血栓栓塞的风险。使用甲地孕酮的同时，可以考虑预防性使用肝素钠(Koller *et al.*，1999；Bodenner *et al.*，2007)。血栓栓塞在治疗开始的前三个月最为常见。治疗中可能出现高血糖。如果停止或中断使用甲地孕酮，可能会出现肾上腺皮质功能减退(Bulchandani *et al.*，2008；González Villarroel *et al.*，2008)。其他副作用包括痤疮、多毛、腹泻、胃肠胀气、失眠、头痛、意识模糊和呼吸困难。甲地孕酮只能缓解部分患者的食欲不振，且应当用于预期寿命不少于3个月、厌食明显的患者。另外，甲地孕酮也可使有负面身体形象的患者获益。这种药物不能改善疲乏、工作能力、日常活动能力或生存期(Pascual López *et al.*，2004；Leśniak *et al.*，2008)。因此在使用甲地孕酮治疗肿瘤恶病质时，考虑对患者及其家属而言，明了什么是合理的治疗目的非常重要。

雄激素也一直用来治疗肿瘤恶病质。在小规模的临床试验中，化疗期间使用葵酸诺龙可以减少体重下降，延长生存期(Chlebowski *et al.*，1986)。睾酮的效应不仅仅表现在促进肌肉合成上(Burney *et al.*，2012)。研究证明雄激素可以下调TNFα、IL-6和IL-1β，表明雄激素可能有抗炎作用(Malkin *et al.*，2004；Corrales *et al.*，2009；Zhang *et al.*，2007)。睾酮对肌肉的作用有时间依赖性。早期睾酮通过提高IGF-1的表达增加肌肉合成；随着时间的推移，睾酮的作用表现在减少肌肉分解(Ibebunjo *et al.*，2011；Wolfe *et al.*，2000；Sheffield-Moore *et al.*，2011)。睾酮不足的患者使用睾酮替代疗法可以改善患者的心情和注意力，且有改善疲乏的趋势(Jockenhövel *et al.*，2009)。在一项Ⅲ期临床试验中，与甲地孕酮(800 mg qd)相比，氧雄龙(10 mg bid)可以改善消瘦，减少脂肪体积和改善厌食症状(Gullett *et al.*，2010)。睾酮的副作用包括转氨酶升高、高密度脂蛋白降低，且同口服抗凝剂、降糖药和肾上腺类固醇类药物有相互作用。和其他雄激素相比，氧雄龙的副作用更少，女性患者也可耐受(Gullett *et al.*，2010)。

Ⅰ期和Ⅱ期临床试验中，非类固醇类选择性雄激素受体调节剂(selective androgen receptor modulators，SARMs)如ostarine，可增加瘦体重和行为表现评分。肌肉中的总脂肪组织减少。这类药物可以促进合成代谢，同时副作用较少，因此男性、女性均可使用(Zilbermint and Dobs，2009)。SARM GTx-24(即endosarm)正在非小细胞肺癌患者中进行试验。瘦体重和爬梯能力是两个主要终点(Anker *et al.*，2013)。

非甾体类抗炎药(nonsteroidal anti-inflammatory drugs，NSAIDS)不仅仅用来治疗肿瘤相关的疼痛，也用来减轻恶病质症状和肌肉丢失。环氧合酶抑制剂下调NF-κB，减少炎症导致的线粒体功能障碍(Setia and Sanyal，2012；Tegeder *et al.*，2001；Niederberger *et al.*，2001；Kopp and Ghosh，1994；D'Acquisto *et al.*，2002)。在一项动物实验中，吲哚

美辛抑制肿瘤生长，且减少肌肉中TNFα和E3连接酶水平(Hitt *et al.*，2005)。该效应呈剂量依赖性。在一项回顾性研究中，吲哚美辛联合营养替代治疗减少静息能量消耗，并且改善行为状态和缓解疼痛(Lundholm *et al.*，1994)。与安慰剂相比，应用塞来昔布(200 mg bid)后肿瘤患者体重增加并不明显，但生活质量显著改善(Lai *et al.*，2008)。第二个塞来昔布Ⅱ期临床试验使用300 mg qd的剂量。结果发现，塞来昔布降低了炎性细胞因子水平，增加了身体体积，降低格拉斯哥预后评分并增加握力(Mantovani *et al.*，2010a)。

ω-3多不饱和脂肪酸(omega-3 polyunsaturated fatty acids，n-3 PUFAs)，二十碳五烯酸(eicosapentaenoic acid，EPA)和它的代谢产物二十二碳六烯酸(docosahexaenoic acid，DHA)自从鱼油中发现以来，一直广泛应用于治疗肿瘤恶病质。在动物实验中，EPA下调TNFα和IL-1。血液中急性时相反应物水平降低。在Ⅱ期临床试验中，EPA和DHA减少了胰腺癌患者的体重下降。在早前的Ⅲ期临床试验中，结论并不明确。最近的大多数研究都是阳性的(Barber *et al.*，1999；Dewey *et al.*，2007；Jatoi，2005)。围术期使用EPA可以减少手术诱导的免疫功能障碍，减少转入ICU的风险(Takagi *et al.*，2001)。EPA可以保存食管癌术后患者的瘦体重，同时降低TNFα和IL-1水平(Ryan *et al.*，2009)。EPA和营养支持联合，比单用营养支持更能增加体重和瘦体重(Weed *et al.*，2011)。一项随机临床试验在肺癌患者化疗期间每日使用2.5 g n-3 PUFAs，结果表明化疗反应率比不使用的患者增加(60% *vs.* 25%)，1年生存率增加(60% *vs.* 39%)(Murphy *et al.*，2011a；2011b)。另一项临床试验纳入研究的患者为进行综合抗肿瘤治疗的肺癌患者，比较发现，2.9 g的n-3 PUFAs比没有补充n-3 PUFAs者在3~5周能更好的维持体重、改善去脂体重，同时减少静息能量消耗，降低IL-6水平，增加能量和蛋白质摄入(van der Meij *et al.*，2010)。n-3 PUFAs的副作用包括胃胀气、自我感觉有鱼味或呼气气体有鱼味，以及腹泻。剂量通常是2~6 g，剂型通常是胶囊或液体。血液中的n-3 PUFAs可以检测、判断吸收能力和患者的用药依从性。目前没有确定的治疗剂量。早期肿瘤或对新诊断的晚期肿瘤患者进行姑息化疗的同时使用n-3 PUFA，患者获益最多(Murphy *et al.*，2011c)。

姜黄素的作用和姜多酚密切相关，在MAC-16肿瘤的动物模型中，姜黄素可抑制蛋白酶体并减少肌肉消耗。增加的肌肉也是由于减少了E3连接酶，抑制NF-κB(Jobin *et al.*，1999；Singh and Aggarwal，1995；Bharti *et al.*，2004)。在一项直肠癌患者的研究中，使用姜黄素10~30天360 mg/d剂量，可增加体重，降低TNF水平(Gullett *et al.*，2011)。

在AH-130 Yoshida腹水型肝癌模型中，左旋肉碱可以增加食物摄入和肌量。这个机制可能是通过抑制蛋白酶体、泛素和E3连接酶表达实现的。左旋肉碱减少了启动肌肉分解代谢所需的胱门蛋白酶(Busquets *et al.*，2012)。左旋肉碱增加了肌肉合成，减少活性氧簇，改善线粒体功能(Ringseis *et al.*，2013)。另外，动物实验证明左旋肉碱可以保护肝脂代谢(Silvério *et al.*，2012)。左旋肉碱的其中一个重要作用在于其在氧化磷酸化上的作用。左旋肉碱的对丙酮酸脱氢酶催化的氨基酸β-氧化是必需的，这对于三羧酸循环非常重要(Gramignano *et al.*，2006)。在一项胰腺癌的临床试验中，患者随机应用4 g左旋肉碱或安慰剂，结果发现，左旋肉碱可以改善BMI、瘦体重和生活质量，同时有改善生存期的趋势(Kraft *et al.*，2012)。

Rikkunshito是日本的传统草本药物，它常用于治疗恶病质和胃肠道疾病，也用于肿瘤相关的恶病质。它通过下调并阻断5-HT 2C受体，减少POMC神经元的激活。Rikkunshito的有效成分是橙皮苷和苍术呋喃烃，可促脑肠肽释放和减少脑肠肽抵抗(Arai *et al.*，2013；Hattori，2010；Kusunoki *et al.*，2010；Takeda *et al.*，2012a；2012b；Takeda *et al.*，2010)。通过上调激素促分泌素受体，可增强脑肠肽信号通路(Fujitsuka *et al.*，2012b；Yakabi *et al.*，2010；Yada *et al.*，2012)。Rikkunshito减轻顺铂导致的厌食，增加胃切除术后的食欲(Hattori，2010；Takeda *et al.*，2012a；2012b；Yakabi *et al.*，2010)。

脑肠肽信号通路在肿瘤中受损，但可通过提高脑肠肽水平来修复(Strasser *et al.*，2008)。内源性的脑肠肽可暂时减少肿瘤相关的厌食。口服的脑肠肽类似物，anamorelin，目前已经正在进行临床试验(Northrup *et al.*，2013；Garcia and Polvino，2009)。在含16例患不同肿瘤和恶病质患者的交叉对照临床试验中，予anamorelin 50 mg/d，或者安慰剂，用3 d后；经3~7 d清除期后改为另一种药物。结果表明，和安慰剂相比，anamorelin可增加体重(0.77 *vs.* −0.33 kg)，同时有增加食物摄入的趋势(Garcia *et al.*，2013)。肺癌化疗期间的药物Ⅲ期临床试验目前已经完成。

沙利度胺降低TNF和NF-κB表达(Majumdar *et al.*，2002；Rowland *et al.*，2001；Keifer *et al.*，2001)。不少临床试验已经证明，沙利度胺可以改善肿瘤患者的食欲(Davis *et al.*，2012；Yennurajalingam *et al.*，2012；Bruera *et al.*，1999；Gordon *et al.*，2005)。Ⅰ期和Ⅱ期临床试验表明，抗IL-6单克隆抗体(AID 518)可以改善肿瘤性贫血和恶病质(Trikha *et al.*，2003；Bayliss *et al.*，2011)。目前，IL-6受体阻滞剂——塔西单抗(tocilizumab)正在进行临床试验(Ando *et al.*，2013)。

Selumetinib可抑制激酶(MEK)，从而使丝裂原激活的蛋白激酶(mitogen activated protein kinase，MAPK)失活。MAPK家族参与骨骼肌的生长和分化、对活性氧的正常反应过程(Roux and Blenis，2004；Kramer and Goodyear，2007)。在胆管癌患者的临床试验中，84%接受该药治疗的患者肌肉体积增加(Prado *et al.*，2012)。

血管紧张素转换酶(angiotensin-converting enzymes，ACE)在恶病质患者中上调，从而出现肌肉分解、合成减少、食欲降低(Yoshida *et al.*，2013)。在MA16结肠癌肿瘤模型中，ACE抑制剂咪达普利可抑制肿瘤生长和瘦体重下降(Sanders *et al.*，2005)。在一项Ⅲ期临床试验中，咪达普利减轻疲乏，维持握力，且在晚期肿瘤中可以保留瘦体重(Onder *et al.*，2002)。

MT-102是一个多受体阻滞剂，它可以阻断β1和β2肾上腺素受体，减少分解代谢；同时可阻断5-HT 1a和b受体。MT-102有多功能效应，这基于三种潜在的和肿瘤恶病质相关药理学靶点：(Ⅰ)通过非选择性阻断β受体减少分解代谢；(Ⅱ)通过对中枢5-HT 1a的拮抗作用减轻疲乏并产热；(Ⅲ)增加合成代谢。ACT-ONE试验，是关于MT-102的一项多中心、随机、双盲、安慰剂对照的剂量探索试验，现已接近完成(Stewart Coats *et al.*，2011)。

黑皮质素受体，MC4-R，可以通过激活下丘脑内POMC神经元，导致恶心并增加静息能量消耗。口服有效的MC4-R阻滞剂，BL-6020/979，已经研发成功。动物实验表明，BL-6020/979可以促进食物摄入，减少静息能量消耗，目前正在进行临床试验(Dallmann *et al.*，2011)。

在荷瘤鼠模型中，辛伐他汀减少瘦体重丢失，改善心脏功能，同时减少死亡率(Palus *et al.*，2013)。但目前没有针对辛伐他汀治疗肿瘤恶病质的临床试验。

## 运动和恶病质

运动可通过上调mTOR/Akt交感通路激活合成功能，逆转废用性的肌肉萎缩。运动减缓炎性细胞因子对肌肉代谢的副作用，并且改善线粒体的氧化磷酸化(Bodine，2006；Gleeson *et al.*，2011；Daneryd *et al.*，1990；Adams *et al.*，2011)。运动的获益取决于运动的类型(如无氧运动或抗阻运动)、时间和潜在的病理学和依从性。肿瘤骨转移和脑转移，以及肿瘤相关的疲乏会妨碍患者的依从性。但是，运动对肿瘤的益处已经得到初步证实(Lenk *et al.*，2010；Gould *et al.*，2013；Ardies，2002；Argiles *et al.*，2012)。

## 联合治疗

如果想让肿瘤恶病质得到有效治疗，那么多药联合或多种手段的治疗不可避免(Macciò *et al.*，2012a)。较早的研究比较了甲地孕酮单药和EPA或大麻素类的疗效，发现联合使用甲地孕酮+EPA或大麻素类药物在改善厌食或体重方面，不比单独使用甲地孕酮好(Jatoi *et al.*，2002；Jatoi *et al.*，2004)。然而最新的研究表明，与单独使用甲地孕酮相比，联合使用甲地孕酮和奥氮平——5-HT2受体阻滞剂，可以改善食欲、恶心程度，增加体重，提高生活质量(Navari and Brenner，2010)。

在动物模型中，联合使用不同的抗恶病质药物可以一定程度上改善恶病质。动物试验表明，甲地孕酮联合NSAID，如吲哚美辛，可以减少炎症标志物，缓解肿瘤导致的高钙血症，减少体重和瘦体重下降(Diament *et al.*，2006)。而在另一个动物模型中，BCAA联合EPA和高蛋白饮食可以改善体重和标准化的日常活动(van Norren *et al.*，2009)。

现在已经证明，非甾体类消炎药联合EPA、营养、左旋肉碱和甲地孕酮可以使肿瘤患者获益。联合使用布洛芬和甲地孕酮可以增加体重——不是含水量，同时降低CRP水平(McMillan *et al.*，1997)。甲地孕酮和布洛芬联用比二者单用都有效。在进展期胃肠道肿瘤患者中，甲地孕酮/布洛芬联用可以逆转体重丢失，且可以改善生活质量(McMillan *et al.*，1999)。EPA联合塞来昔布(200 mg bid)可以改善肌肉力量，降低CRP水平，明显优于单用EPA(Cerchietti *et al.*，2007)。在胃肠道肿瘤患者中，联合使用胰岛素、促红细胞生成素、吲哚美辛和营养支持，可以改善营养指标和机体功能，同时纠正营养缺乏(Lindholm *et al.*，2004)。6周疗程的甲羟孕酮(500 mg bid)、塞来昔布(200 mg bid)和营养支持联合治疗肺癌患者，可以防止体重下降，减少恶心、早饱和疲乏，并且可以改善食欲和功能状态(Cerchietti *et al.*，2004)。联合应用甲地孕酮、塞来昔布、抗氧化剂及左旋肉碱在改善瘦体重、静息能量消耗、疲乏和生活质量下降方面比单用甲地孕酮有效。炎性细胞因子，如IL-6、APR、CRP等，在联合治疗后水平降低，但是单用黄体酮没有这样的效果(Macciò *et al.*，2012b)。联合应用左旋肉碱和塞来昔布，与左旋肉碱、塞来昔布及甲地孕酮三药联合的作用相近。双能X线吸收测定法和L3水平CT测定的瘦体重均有明显的增加；同时，通过6分钟步行时间测定的身体活动能力也显著增强。两种治疗方法的毒性均可忽略不计(Madeddu *et al.*，2012)。研究证明，在60例高级别肿瘤患者中，甲地孕酮+美洛昔康、甲地孕酮+EPA和美洛昔康+EPA均可改善体重、瘦体重，降低血液中的TNF和IL-6水平(Kanat *et al.*，2013)。在一项Ⅰ期临床试验中，7例患者的5例在应用β受体阻滞剂普萘洛尔联合NSAID类药物依托度酸后体重下降得到逆转。在Ⅱ期临床试验中，44%的患者瘦体重出现有意义的增加(>5%)(Benish *et al.*，2008)。一项大型临床试验证明，与单药治疗相比，抗氧化剂、甲地孕酮、EPA、左旋肉碱和沙利度胺联合应用可改善患者的食欲、功能状态，且可降低细胞因子水平，同时改善格拉斯哥预后评分(Mantovani *et al.*，2010b)。

一项回顾多药联合应用治疗肿瘤恶病质研究的综述表明，EPA和NSAID对于改善瘦体重来说非常重要(Solheim and Laird，2012)。大多数研究规模都是比较小型，且可能统计分析效力不足。但是这些研究确实说明联合用药比单一用药更有效。联合使用NSAID、甲地孕酮、EPA和左旋肉碱是合理的用药方案。EPA和左旋肉碱的毒性是最小的。如果恶病质非常明显，那么应当考虑使用奥氮平联合甲地孕酮。使用药物的数量和剂量目前仍然没有确定。值得期待的是，未来的临床试验有希望解答这些问题。

## 总结

肿瘤恶病质和厌食严重损害患者的日常活动能力、生活质量，降低抗肿瘤治疗的耐受性并且降低生存期。临床医生需要评估多个方面，以充分判断患者恶病质的严重程度。厌食和恶病质的临床表现同时存在多种机制。这些机制可能是中枢性或是周围性的。患者肌肉、脂肪和食欲有相当大程度减少，并且肌肉活动、味觉和嗅觉都受到损害。单独使用一种药物治疗不太可能取得显著的疗效。近来已有研究评估药物联用的效果，并显示出一定前景。治疗效果包括：急性时相反应因子和炎性细胞因子的减少、食欲、瘦体重、活动能力以及生活质量的改善。药物联用的基础上参加锻炼，效果需要进一步研究。

## 致谢

声明：作者声称无任何利益冲突。

## 参考文献


- Adams V, Anker SD, Schuler G. Muscle metabolism and exercise capacity in cachexia. Curr Pharm Des, 2011, 17: 3838-3845.
- Ando K, Takahashi F, Motojima S, et al. Possible role for tocilizumab, an anti-interleukin-6 receptor antibody, in treating cancer cachexia. J Clin Oncol, 2013, 31: e69-e72.
- Anker MS, von Haehling S, Springer J, et al. Highlights of mechanistic and therapeutic cachexia and sarcopenia research 2010 to 2012 and their relevance for cardiology. Arch Med Sci, 2013, 9: 166-171.
- Antoun S, Baracos VE, Birdsell L, et al. Low body mass index and sarcopenia associated with dose-limiting toxicity of sorafenib in patients with renal cell carcinoma. Ann Oncol, 2010, 21: 1594-1598.
- Arai T, Maejima Y, Muroya S, et al. Rikkunshito and isoliquiritigenin counteract 5-HT-induced 2C receptor-mediated activation of pro-opiomelanocortin neurons in


第三篇

the hypothalamic arcuate nucleus. Neuropeptides, 2013, 47: 225-230.

- Ardies CM. Exercise, cachexia, and cancer therapy: a molecular rationale. Nutr Cancer, 2002, 42: 143-157.
- Argiles JM, Busquets S, Felipe A, et al. Muscle wasting in cancer and ageing: cachexia versus sarcopenia. Adv Gerontol, 2006, 18: 39-54.
- Argiles JM, Busquets S, Lopez-Soriano FJ, et al. Are there any benefits of exercise training in cancer cachexia? J Cachexia Sarcopenia Muscle, 2012, 3: 73-76.
- Baracos VE, Reiman T, Mourtzakis M, et al. Body composition in patients with non-small cell lung cancer: a contemporary view of cancer cachexia with the use of computed tomography image analysis. Am J Clin Nutr, 2010, 91: 1133S-1137S.
- Barber MD, Ross JA, Preston T, et al. Fish oil-enriched nutritional supplement attenuates progression of the acute-phase response in weight-losing patients with advanced pancreatic cancer. J Nutr, 1999, 129: 1120-1125.
- Bauer J, Capra S, Ferguson M. Use of the scored Patient-Generated Subjective Global Assessment (PG-SGA) as a nutrition assessment tool in patients with cancer. Eur J Clin Nutr, 2002, 56: 779-785.
- Bayliss TJ, Smith JT, Schuster M, et al. A humanized anti-IL-6 antibody (ALD518) in non-small cell lung cancer. Expert Opin Biol Ther, 2011, 11: 1663-1668.
- Benish M, Bartal I, Goldfarb Y, et al. Perioperative use of beta-blockers and COX-2 inhibitors may improve immune competence and reduce the risk of tumor metastasis. Ann Surg Oncol, 2008, 15: 2042-2052.
- Berenstein EG, Ortiz Z. Megestrol acetate for the treatment of anorexia-cachexia syndrome. Cochrane Database Syst Rev, 2005, (2): CD004310.
- Berk L, James J, Schwartz A, et al. A randomized, double-blind, placebo-controlled trial of a beta-hydroxyl beta-methyl butyrate, glutamine, and arginine mixture for the treatment of cancer cachexia (RTOG 0122). Support Care Cancer, 2008, 16: 1179-1188.
- Bharti AC, Takada Y, Aggarwal BB. Curcumin (diferuloylmethane) inhibits receptor activator of NF-kappa B ligand-induced NF-kappa B activation in osteoclast precursors and suppresses osteoclastogenesis. J Immunol, 2004, 172: 5940-5947.
- Blackburn GL, Flatt JP, Clowes GH Jr, et al. Protein sparing therapy during periods of starvation with sepsis of trauma. Ann Surg, 1973, 177: 588-594.
- Blum D, Strasser F. Cachexia assessment tools. Curr Opin Support Palliat Care, 2011, 5: 350-355.
- Blum D, Omlin A, Baracos VE, et al. Cancer cachexia: a systematic literature review of items and domains associated with involuntary weight loss in cancer. Lin Rev Oncol Hematol, 2011, 80: 114-144.
- Bodenner D, Spencer T, Riggs AT, et al. A retrospective study of the association between megestrol acetate administration and mortality among nursing home residents with clinically significant weight loss. Am J Geriatr Pharmacother, 2007, 5: 137-146.
- Bodine SC. mTOR signaling and the molecular adaptation to resistance exercise. Med Sci Sports Exerc, 2006, 38: 1950-1957.
- Bozzetti F, Forbes A. The ESPEN clinical practice Guidelines on Parenteral Nutrition: present status and perspectives for future research. Clinical Nutr, 2009, 28: 359-364.
- Bozzetti F, SCRINION Working Group. Screening the nutritional status in oncology: a preliminary report on 1,000 outpatients. Support Care Cancer, 2009, 17: 279-284.
- Bozzetti F, Arends J, Lundholm K, et al. ESPEN Guidelines on Parenteral Nutrition: non-surgical oncology. Clinical Nutr, 2009, 28: 445-454.
- Brisbois TD, de Kock IH, Watanabe SM, et al. Delta-9-tetrahydrocannabinol may palliate altered chemosensory perception in cancer patients: results of a randomized, double-blind, placebo-controlled pilot trial. Ann Oncol 2011, 22: 2086-2093.
- Bruera E. ABC of palliative care. Anorexia, cachexia, and nutrition. BMJ, 1997, 315: 1219-1222.
- Bruera E, Roca E, Cedaro L, et al. Action of oral methylprednisolone in terminal cancer patients: a prospective randomized double-blind study. Cancer Treat Rep, 1985, 69: 751-754.
- Bruera E, Brenneis C, Michaud M, et al. Continuous Sc infusion of metoclopramide for treatment of narcotic bowel syndrome. Cancer Treat Rep, 1987, 71: 1121-1122.
- Bruera E, Michaud M, Partington J, et al. Continuous subcutaneous (CS) infusion of metoclopramide (MCP) using a plastic disposable infusor for the treatment of chemotherapy-induced emesis. J Pain Symptom Manage, 1988, 3: 105-107.
- Bruera E, Kuehn N, Miller MJ, et al. The Edmonton Symptom Assessment System (ESAS): a simple method for the assessment of palliative care patients. J Palliat Care, 1991, 7: 6-9.
- Bruera ED, MacEachern TJ, Spachynski KA, et al. Comparison of the efficacy, safety, and pharmacokinetics of


第三篇

controlled release and immediate release metoclopramide for the management of chronic nausea in patients with advanced cancer. Cancer, 1994, 74: 3204-3211.

- Bruera E, Neumann CM, Pituskin E, et al. Thalidomide in patients with cachexia due to terminal cancer: preliminary report. Ann Oncol, 1999, 10: 857-859.
- Bruera E, Belzile M, Neumann C, et al. A double-blind, crossover study of controlled-release metoclopramide and placebo for the chronic nausea and dyspepsia of advanced cancer. J Pain Symptom Manage, 2000, 19: 427-435.
- Bulchandani D, Nachnani J, Amin A, et al. Megestrol acetate-associated adrenal insufficiency. Am J Geriatr Pharmacother, 2008, 6: 167-172.
- Burney BO, Garcia JM. Hypogonadism in male cancer patients. J Cachexia Sarcopenia Muscle, 2012, 3: 149-155.
- Burney BO, Hayes TG, Smiechowska J, et al. Low testosterone levels and increased inflammatory markers in patients with cancer and relationship with cachexia. J Clin Endocrinol Metab, 2012, 97: E700-E709.
- Busquets S, Figueras MT, Fuster G, et al. Anticachectic effects of formoterol: a drug for potential treatment of muscle wasting. Cancer Res, 2004, 64: 6725-6731.
- Busquets S, Ametller E, Fuster G, et al. Resveratrol, a natural diphenol, reduces metastatic growth in an experimental cancer model. Cancer Lett, 2007a, 245: 144-148.
- Busquets S, Fuster G, Ametller E, et al. Resveratrol does not ameliorate muscle wasting in different types of cancer cachexia models. Clinical Nutr, 2007b, 26: 239-244.
- Busquets S, Serpe R, Toledo M, et al. L-Carnitine: an adequate supplement for a multi-targeted anti-wasting therapy in cancer. Clin Nutr, 2012, 31: 889-895.
- Cangiano C, Laviano A, Meguid MM, et al. Effects of administration of oral branched-chain amino acids on anorexia and caloric intake in cancer patients. J Natl Cancer Inst, 1996, 88: 550-552.
- Cannabis-In-Cachexia-Study-Group, Strasser F, Luftner D, et al. Comparison of orally administered cannabis extract and delta-9-tetrahydrocannabinol in treating patients with cancer-related anorexia-cachexia syndrome: a multicenter, phase III, randomized, double-blind, placebo-controlled clinical trial from the Cannabis-In-Cachexia-Study-Group. J Clin Oncol, 2006, 24: 3394-3400.
- Capuron L, Pagnoni G, Demetrashvili MF, et al. Basal ganglia hypermetabolism and symptoms of fatigue during interferon-alpha therapy. Neuropsychopharmacology, 2007, 32: 2384-2392.
- Cerchietti LC, Navigante AH, Peluffo GD, et al. Effects of celecoxib, medroxyprogesterone, and dietary intervention on systemic syndromes in patients with advanced lung adenocarcinoma: a pilot study. J Pain Symptom Manage, 2004, 27: 85-95.
- Cerchietti LC, Navigante AH, Castro MA. Effects of eicosapentaenoic and docosahexaenoic n-3 fatty acids from fish oil and preferential Cox-2 inhibition on systemic syndromes in patients with advanced lung cancer. Nutr Cancer, 2007, 59: 14-20.
- Chakravarti B, Siddiqui JA, Dwivedi SK, et al. Specific targeting of insulin-like growth factor 1 receptor signaling in human estrogen dependent breast cancer cell by a novel tyrosine-based benzoxazepine derivative. Mol Cell Endocrinol, 2011, 338: 68-78.
- Chance WT, von Allmen D, Benson D, et al. Clenbuterol decreases catabolism and increases hypermetabolism in burned rats. J Trauma, 1991, 31: 365-370.
- Chang VT, Xia Q, Kasimis B. The Functional Assessment of Anorexia/Cachexia Therapy (FAACT) Appetite Scale in veteran cancer patients. J Support Oncol,2005, 3: 377-382.
- Chlebowski RT, Herrold J, Ali I, et al. Influence of nandrolone decanoate on weight loss in advanced non-small cell lung cancer. Cancer, 1986, 58: 183-186.
- Ciciliot S, Rossi AC, Dyar KA, et al. Muscle type and fiber type specificity in muscle wasting. Int J Biochem Cell Biol, 2013, 45: 2191-2199.
- Corrales JJ, Almeida M, Miralles JM, et al. Persistence of androgenic effects on the production of proinflammatory cytokines by circulating antigen-presenting cells after withdrawal of testosterone treatment in aging type 2 diabetic men with partial androgen deficiency. Fertil Steril, 2009, 92: 311-319.
- Cosper PF, Leinwand LA. Cancer causes cardiac atrophy and autophagy in a sexually dimorphic manner. Cancer Res, 2011, 71: 1710-1720.
- Costantini M, Mencaglia E, Giulio PD, et al. Cancer patients as ‘experts’ in defining quality of life domains. A multicentre survey by the Italian Group for the Evaluation of Outcomes in Oncology (IGEO). Qual Life Res, 2000, 9: 151-159.
- D'Acquisto F, May MJ, Ghosh S. Inhibition of nuclear factor kappa B (NF-κB): an emerging theme in anti-inflammatory therapies. Mol Interv, 2002, 2: 22-35.
- Dallmann R, Weyermann P, Anklin C, et al. The orally active melanocortin-4 receptor antagonist BL-6020/979: a promising candidate for the treatment of cancer cachexia. J Cachexia

第三篇

Sarcopenia Muscle, 2011, 2: 163-174.
- Daneryd PL, Hafstrom LR, Karlberg IH. Effects of spontaneous physical exercise on experimental cancer anorexia and cachexia. Eur J Cancer, 1990, 26: 1083-1088.
- Dantzer R, Capuron L, Irwin MR, et al. Identification and treatment of symptoms associated with inflammation in medically ill patients. Psychoneuroendocrinology, 2008, 33: 18-29.
- Davis MP. The opioid bowel syndrome: a review of pathophysiology and treatment. J Opiod Manag, 2005, 1: 153-161.
- Davis MP, Walsh D, Lagman R, et al. Early satiety in cancer patients: a common and important but underrecognized symptom. Support Care Cancer, 2006, 14: 693-698.
- Davis MP, Kirkova J, Lagman R, et al. Intolerance to mirtazapine in advanced cancer. J Pain Symptom Manage, 2011, 42: e4-e7.
- Davis M, Lasheen W, Walsh D, et al. A Phase II dose titration study of thalidomide for cancer-associated anorexia. J Pain Symptom Manage, 2012, 43: 78-86.
- Deans C, Wigmore S, Paterson-Brown S, et al. Serum parathyroid hormone-related peptide is associated with systemic inflammation and adverse prognosis in gastroesophageal carcinoma. Cancer, 2005, 103: 1810-1818.
- Del Fabbro E, Hui D, Nooruddin ZI, et al. Associations among hypogonadism, C-reactive protein, symptom burden, and survival in male cancer patients with cachexia: a preliminary report. J Pain Symptom Manage, 2010, 39: 1016-1024.
- Del Fabbro E, Dev R, Hui D, et al. Effects of melatonin on appetite and other symptoms in patients with advanced cancer and cachexia: a double-blind placebo-controlled trial. J Clin Oncol, 2013, 31: 1271-1276.
- Der-Torossian H, Gourin CG, Couch ME. Translational implications of novel findings in cancer cachexia: the use of metabolomics and the potential of cardiac malfunction. Curr Opin Support Palliat Care, 2012, 6: 446-450.
- Dev R, Dalal S, Bruera E. Is there a role for parenteral nutrition or hydration at the end of life? Curr Opin Support Palliat Care, 2012, 6: 365-370.
- Dewey A, Baughan C, Dean T, et al. Eicosapentaenoic acid (EPA, an omega-3 fatty acid from fish oils) for the treatment of cancer cachexia. Cochrane Database Syst Rev, 2007, (1): CD004597.
- Diakowska D, Krzystek-Korpacka M, Markocka-Maczka K, et al. Circulating leptin and inflammatory response in esophageal cancer, esophageal cancer-related cachexia-anorexia syndrome (CAS) and non-malignant CAS of the alimentary tract. Cytokine, 2010, 51: 132-137.
- Diament MJ, Peluffo GD, Stillitani I, et al. Inhibition of tumor progression and paraneoplastic syndrome development in a murine lung adenocarcinoma by medroxyprogesterone acetate and indomethacin. Cancer Invest, 2006, 24: 126-131.
- Dillon EL, Volpi E, Wolfe RR, et al. Amino acid metabolism and inflammatory burden in ovarian cancer patients undergoing intense oncological therapy. Clinical Nutr, 2007, 26: 736-743.
- Engineer DR, Garcia JM. Leptin in anorexia and cachexia syndrome. Int J Pept, 2012, 2012: 287457.
- Evans WJ, Morley JE, Argiles J, et al. Cachexia: a new definition. Clin Nutr, 2008, 27: 793-799.
- Fearon KC, Falconer JS, Slater C, et al. Albumin synthesis rates are not decreased in hypoalbuminemic cachectic cancer patients with an ongoing acute-phase protein response. Ann Surg, 1998, 227: 249-254.
- Fearon KC, Voss AC, Hustead DS, et al. Definition of cancer cachexia: effect of weight loss, reduced food intake, and systemic inflammation on functional status and prognosis. Am J Clin Nutr, 2006, 83: 1345-1350.
- Fermoselle C, Garcia-Arumi E, Puig-Vilanova E, et al. Mitochondrial dysfunction and therapeutic approaches in respiratory and limb muscles of cancer cachectic mice. Exp Physiol, 2013, 98: 1349-1365.
- Fox KM, Brooks JM, Gandra SR, et al. Estimation of cachexia among cancer patients based on four definitions. J Oncol, 2009, 2009: 693458.
- Fujitsuka N, Asakawa A, Hayashi M, et al. Selective serotonin reuptake inhibitors modify physiological gastrointestinal motor activities via 5-HT2c receptor and acyl ghrelin. Biol Psychiatry, 2009, 65: 748-59.
- Fujitsuka N, Asakawa A, Amitani H, et al. Ghrelin and gastrointestinal movement. Methods Enzymol, 2012a, 514: 289-301.
- Fujitsuka N, Asakawa A, Amitani H, et al. Efficacy of ghrelin in cancer cachexia: clinical trials and a novel treatment by rikkunshito. Crit Rev Oncog, 2012b, 17: 277-284.
- Garcia JM, Polvino WJ. Pharmacodynamic hormonal effects of anamorelin, a novel oral ghrelin mimetic and growth hormone secretagogue in healthy volunteers. Growth Horm IGF Res, 2009, 19: 267-273.
- Garcia JM, Friend J, Allen S. Therapeutic potential of anamorelin, a novel, oral ghrelin mimetic, in patients with cancer-related cachexia: a multicenter, randomized, double-

blind, crossover, pilot study. Support Care Cancer, 2013, 21: 129-137.

- Gelfand RA, Sherwin RS. Nitrogen conservation in starvation revisited: protein sparing with intravenous fructose. Metabolism, 1986, 35: 37-44.
- Giordano KF, Jatoi A. The cancer anorexia/weight loss syndrome: therapeutic challenges. Curr Oncol Rep, 2005, 7: 271-276.
- Gioulbasanis I, Georgoulias P, Vlachostergios PJ, et al. Mini Nutritional Assessment (MNA) and biochemical markers of cachexia in metastatic lung cancer patients: interrelations and associations with prognosis. Lung Cancer, 2011, 74: 516-520.
- Gleeson M, Bishop NC, Stensel DJ, et al. The anti-inflammatory effects of exercise: mechanisms and implications for the prevention and treatment of disease. Nat Rev Immunol, 2011, 11: 607-615.
- González Villarroel P, Fernández Perez I, Páramo C, et al. Megestrol acetate-induced adrenal insufficiency. Clin Transl Oncol, 2008, 10: 235-237.
- Gordon JN, Trebble TM, Ellis RD, et al. Thalidomide in the treatment of cancer cachexia: a randomised placebo controlled trial. Gut, 2005, 54: 540-545.
- Gould DW, Lahart I, Carmichael AR, et al. Cancer cachexia prevention via physical exercise: molecular mechanisms. J Cachexia Sarcopenia Muscle, 2013, 4: 111-124.
- Gramignano G, Lusso MR, Madeddu C, et al. Efficacy of l-carnitine administration on fatigue, nutritional status, oxidative stress, and related quality of life in 12 advanced cancer patients undergoing anticancer therapy. Nutrition, 2006, 22: 136-145.
- Grossberg AJ, Scarlett JM, Marks DL. Hypothalamic mechanisms in cachexia. Physicol Behav, 2010a, 100: 478-489.
- Grossberg AJ, Scarlett JM, Zhu X, et al. Arcuate nucleus proopiomelanocortin neurons mediate the acute anorectic actions of leukemia inhibitory factor via gp130. Endocrinology, 2010b, 151: 606-616.
- Gullett NP, Hebbar G, Ziegler TR. Update on clinical trials of growth factors and anabolic steroids in cachexia and wasting. Am J Clin Nutr, 2010, 91: 1143S-1147S.
- Gullett NP, Mazurak VC, Hebbar G, et al. Nutritional interventions for cancer-induced cachexia. Curr Prob Cancer, 2011, 35: 58-90.
- Gupta SC, Kim JH, Kannappan R, et al. Role of nuclear factor kappaB-mediated inflammatory pathways in cancer-related symptoms and their regulation by nutritional agents. Exp Biol Med, 2011, 236: 658-671.
- Hane H, Oberholzer R, Walker J, et al. Psychosocial consequences of cancer cachexia: the development of an item bank. J Pain Symptom Manage, 2013, 46: 795-806.
- Hattori T. Rikkunshito and ghrelin. Int J Pept, 2010, 2010. pii: 283549.
- Hattori T, Yakabi K, Takeda H. Cisplatin-induced anorexia and ghrelin. Vitam Horm, 2013, 92: 301-317.
- Heisler LK, Cowley MA, Kishi T, et al. Central serotonin and melanocortin pathways regulating energy homeostasis. Ann N Y Acad Sci, 2003, 994: 169-174.
- Heisler LK, Pronchuk N, Nonogaki K, et al. Serotonin activates the hypothalamic-pituitary-adrenal axis via serotonin 2C receptor stimulation. J Neurosci, 2007a, 27: 6956-6964.
- Heisler LK, Zhou L, Bajwa P, et al. Serotonin 5-HT(2C) receptors regulate anxiety-like behavior. Genes Brain Behav, 2007b, 6: 491-496.
- Higgins HP. Apathetic hyperthyroidism. Can Med Assoc J, 1959, 81: 204.
- Hitt A, Graves E, McCarthy DO. Indomethacin preserves muscle mass and reduces levels of E3 ligases and TNF receptor type 1 in the gastrocnemius muscle of tumor-bearing mice. Res Nurs Health, 2005, 28: 56-66.
- Homsi J, Walsh D, Rivera N, et al. Symptom evaluation in palliative medicine: patient report vs systematic assessment. Support Care Cancer, 2006, 14: 444-453.
- Huhmann MB, Cunningham RS. Importance of nutritional screening in treatment of cancer-related weight loss. Lancet Oncol, 2005, 6: 334-343.
- Ibebunjo C, Eash JK, Li C, et al. Voluntary running, skeletal muscle gene expression, and signaling inversely regulated by orchidectomy and testosterone replacement. Am J Physiol Endocrinol Metab, 2011, 300: E327-E340.
- Irwin MR. Human psychoneuroimmunology: 20 years of discovery. Brain Behav Immun, 2008, 22: 129-139.
- Jatoi A, Windschitl HE, Loprinzi CL, et al. Dronabinol versus megestrol acetate versus combination therapy for cancer-associated anorexia: a North Central Cancer Treatment Group study. J Clin Oncol, 2002, 20: 567-573.
- Jatoi A, Rowland K, Loprinzi CL, et al. An eicosapentaenoic acid supplement versus megestrol acetate versus both for patients with cancer-associated wasting: a North Central Cancer Treatment Group and National Cancer Institute of Canada collaborative effort. J Clin Oncol, 2004, 22: 2469-2476.
- Jatoi A. Omega-3 fatty acid supplements for cancer-associated weight loss. Nutr Clin Pract, 2005, 20: 394-399.
- Jatoi A, Dakhil SR, Nguyen PL, et al. A placebo-controlled

double blind trial of etanercept for the cancer anorexia/weight loss syndrome: results from N00C1 from the North Central Cancer Treatment Group. Cancer 2007, 110: 1396-403.

- Jatoi A, Ritter HL, Dueck A, et al. A placebo-controlled, double-blind trial of infliximab for cancer-associated weight loss in elderly and/or poor performance non-small cell lung cancer patients (N01C9). Lung Cancer, 2010, 68: 234-239.
- Jobin C, Bradham CA, Russo MP, et al. Curcumin blocks cytokine-mediated NF-kappa B activation and proinflammatory gene expression by inhibiting inhibitory factor I-kappa B kinase activity. J Immunol, 1999, 163: 3474-3483.
- Jockenhövel F, Minnemann T, Schubert M, et al. Comparison of long-acting testosterone undecanoate formulation versus testosterone enanthate on sexual function and mood in hypogonadal men. Eur J Endocrinol, 2009, 160: 815-819.
- Kalant N, Wilansky DL. Apathetic hyperthyroidism. Can Med Assoc J, 1959, 81: 127.
- Kalantar-Zadeh K, Rhee C, Sim JJ, et al. Why cachexia kills: examining the causality of poor outcomes in wasting conditions. J Cachexia Sarcopenia Muscle, 2013, 4: 89-94.
- Kanat O, Cubukcu E, Avci N, et al. Comparison of three different treatment modalities in the management of cancer cachexia. Tumori, 2013, 99: 229-33.
- Kardinal CG, Loprinzi CL, Schaid DJ, et al. A controlled trial of cyproheptadine in cancer patients with anorexia and/or cachexia. Cancer, 1990, 65: 2657-2662.
- Keifer JA, Guttridge DC, Ashburner BP, et al. Inhibition of NF-kappa B activity by thalidomide through suppression of IkappaB kinase activity. J Biol Chem, 2001, 276: 22382-22387.
- Khamoui AV, Kim JS. Candidate mechanisms underlying effects of contractile activity on muscle morphology and energetics in cancer cachexia. Eur J Cancer Care, 2012, 21: 143-157.
- Kimball SR, Jefferson LS. Signaling pathways and molecular mechanisms through which branched-chain amino acids mediate translational control of protein synthesis. J Nutr, 2006, 136: 227S-231S.
- Koller E, Gibert C, Green L, et al. Thrombotic events associated with megestrol acetate in patients with AIDS cachexia. Nutrition, 1999, 15: 294-298.
- Koller M, Schutz T, Valentini L, et al. Outcome models in clinical studies: implications for designing and evaluating trials in clinical nutrition. Clinical Nutr, 2013, 32: 650-657.
- Kopp E, Ghosh S. Inhibition of NF-kappa B by sodium salicylate and aspirin. Science, 1994, 265: 956-959.
- Kraft M, Kraft K, Gartner S, et al. L-Carnitine-supplementation in advanced pancreatic cancer (CARPAN)--a randomized multicentre trial. Nutr J, 2012, 11: 52.
- Kramer HF, Goodyear LJ. Exercise, MAPK, and NF-kappaB signaling in skeletal muscle. J Appl Physiol, 2007, 103: 388-395.
- Kusunoki H, Haruma K, Hata J, et al. Efficacy of Rikkunshito, a traditional Japanese medicine (Kampo), in treating functional dyspepsia. Intern Med, 2010, 49: 2195-2202.
- Laflamme N, Rivest S. Effects of systemic immunogenic insults and circulating proinflammatory cytokines on the transcription of the inhibitory factor kappaB alpha within specific cellular populations of the rat brain. J Neurochem, 1999, 73: 309-321.
- Laflamme N, Lacroix S, Rivest S. An essential role of interleukin-1beta in mediating NF-kappaB activity and COX-2 transcription in cells of the blood-brain barrier in response to a systemic and localized inflammation but not during endotoxemia. J Neurosci, 1999, 19: 10923-10930.
- Lai V, George J, Richey L, et al. Results of a pilot study of the effects of celecoxib on cancer cachexia in patients with cancer of the head, neck, and gastrointestinal tract. Head Neck, 2008, 30: 67-74.
- Lainscak M, Filippatos GS, Gheorghiade M, et al. Cachexia: common, deadly, with an urgent need for precise definition and new therapies. American J Cardiol, 2008, 101: 8E-10E.
- Lam DD, Przydzial MJ, Ridley SH, et al. Serotonin 5-HT2C receptor agonist promotes hypophagia via downstream activation of melanocortin 4 receptors. Endocrinology, 2008, 149: 1323-1328.
- Lam DD, Zhou L, Vegge A, et al. Distribution and neurochemical characterization of neurons within the nucleus of the solitary tract responsive to serotonin agonist-induced hypophagia. Behav Brain Res, 2009, 196: 139-143.
- Lenk K, Schuler G, Adams V. Skeletal muscle wasting in cachexia and sarcopenia: molecular pathophysiology and impact of exercise training. J Cachexia Sarcopenia Muscle, 2010, 1: 9-21.
- Leśniak W, Bala M, Jaeschke R, et al. Effects of megestrol acetate in patients with cancer anorexia-cachexia syndrome--a systematic review and meta-analysis. Pol Arch Med Wewn, 2008, 118: 636-644.
- Letilovic T, Perkov S, Mestric ZF, et al. Differences in routine laboratory parameters related to cachexia between patients with hematological diseases and patients with solid tumors or heart failure - is there only one cachexia? Nutr J, 2013, 12: 6.
- Lillington GA, Brownell EG. Apathetic hyperthyroidism. Can Med Assoc J, 1959, 81: 54.
- Lindholm E, Daneryd P, Korner U, et al. Effects of

recombinant erythropoietin in palliative treatment of unselected cancer patients. Clin Cancer Res, 2004, 10: 6855-6864.

- Lissoni P. Is there a role for melatonin in supportive care? Support Care Cancer, 2002, 10: 110-116.
- Loprinzi CL. Management of cancer anorexia/cachexia. Support Care Cancer, 1995, 3: 120-122.
- Lowell BB, Goodman MN. Protein sparing in skeletal muscle during prolonged starvation. Dependence on lipid fuel availability. Diabetes, 1987, 36: 14-19.
- Lundholm K, Gelin J, Hyltander A, et al. Anti-inflammatory treatment may prolong survival in undernourished patients with metastatic solid tumors. Cancer Res, 1994, 54: 5602-5606.
- Macciò A, Madeddu C, Mantovani G. Current pharmacotherapy options for cancer anorexia and cachexia. Expert Opin Pharmacother, 2012a, 13: 2453-2472.
- Macciò A, Madeddu C, Gramignano G, et al. A randomized phase III clinical trial of a combined treatment for cachexia in patients with gynecological cancers: evaluating the impact on metabolic and inflammatory profiles and quality of life. Gynecol Oncol, 2012b, 124: 417-425.
- MacDonald N, Alexander HR, Bruera E. Cachexia-anorexia-asthenia. J Pain Symptom Manage, 1995, 10: 151-155.
- MacDonald N. Terminology in cancer cachexia: importance and status. Curr Opin Clin Nutr Metab Care, 2012, 15: 220-225.
- Madeddu C, Dessi M, Panzone F, et al. Randomized phase III clinical trial of a combined treatment with carnitine + celecoxib +/- megestrol acetate for patients with cancer-related anorexia/cachexia syndrome. Clin Nutr, 2012, 31: 176-182.
- Majumdar S, Lamothe B, Aggarwal BB. Thalidomide suppresses NF-kappa B activation induced by TNF and H2O2, but not that activated by ceramide, lipopolysaccharides, or phorbol ester. J Immunol, 2002, 168: 2644-2651.
- Malkin CJ, Pugh PJ, Jones RD, et al. The effect of testosterone replacement on endogenous inflammatory cytokines and lipid profiles in hypogonadal men. J Clin Endocrinol Metab, 2004, 89: 3313-3318.
- Maltoni M, Caraceni A, Brunelli C, et al. Prognostic factors in advanced cancer patients: evidence-based clinical recommendations--a study by the Steering Committee of the European Association for Palliative Care. J Clin Oncol, 2005, 23: 6240-6248.
- Mantovani G, Maccio A, Lai P, et al. Cytokine involvement in cancer anorexia/cachexia: role of megestrol acetate and medroxyprogesterone acetate on cytokine downregulation and improvement of clinical symptoms. Crit Rev Oncog, 1998, 9: 99-106.
- Mantovani G, Maccio A, Madeddu C, et al. Phase II nonrandomized study of the efficacy and safety of COX-2 inhibitor celecoxib on patients with cancer cachexia. J Mol Med, 2010a, 88: 85-92.
- Mantovani G, Maccio A, Madeddu C, et al. Randomized phase III clinical trial of five different arms of treatment in 332 patients with cancer cachexia. Oncologist, 2010b, 15: 200-211.
- Martin L, Birdsell L, MacDonald N, et al. Cancer cachexia in the age of obesity: skeletal muscle depletion is a powerful prognostic factor, independent of body mass index. J Clin Oncol, 2013, 31: 1539-1547.
- McCarthy HD, Crowder RE, Dryden S, et al. Megestrol acetate stimulates food and water intake in the rat: effects on regional hypothalamic neuropeptide Y concentrations. Eur J Pharmacol, 1994, 265: 99-102.
- McMillan DC. Systemic inflammation, nutritional status and survival in patients with cancer. Curr Opin Clin Nutr Metab Care, 2009, 12: 223-226.
- McMillan DC. The systemic inflammation-based Glasgow Prognostic Score: a decade of experience in patients with cancer. Cancer Treat Rev, 2013, 39: 534-540.
- McMillan DC, O' Gorman P, Fearon KC, et al. A pilot study of megestrol acetate and ibuprofen in the treatment of cachexia in gastrointestinal cancer patients. Br J Cancer, 1997, 76: 788-790.
- McMillan DC, Wigmore SJ, Fearon KC, et al. A prospective randomized study of megestrol acetate and ibuprofen in gastrointestinal cancer patients with weight loss. Br J Cancer, 1999, 79: 495-500.
- Meeusen R, Watson P, Hasegawa H, et al. Central fatigue: the serotonin hypothesis and beyond. Sports Med, 2006, 36: 881-909.
- Meeusen R, Watson P, Hasegawa H, et al. Brain neurotransmitters in fatigue and overtraining. Appl Physiol Nutr Metab, 2007, 32: 857-864.
- Melstrom LG, Melstrom KA Jr, Ding XZ, et al. Mechanisms of skeletal muscle degradation and its therapy in cancer cachexia. Histol Histopathol, 2007, 22: 805-814.
- Messina G, Lissoni P, Marchiori P, et al. Enhancement of the efficacy of cancer chemotherapy by the pineal hormone melatonin and its relation with the psychospiritual status of cancer patients. J Res Med Sci, 2010, 15: 225-228.
- Miller AH. Norman Cousins Lecture. Mechanisms of cytokine-induced behavioral changes: psychoneuroimmunology at the translational interface. Brain Behav Immun, 2009, 23: 149-158.

- Mir O, Coriat R, Blanchet B, et al. Sarcopenia predicts early dose-limiting toxicities and pharmacokinetics of sorafenib in patients with hepatocellular carcinoma. PloS One, 2012, 7: e37563.
- Mitchell EP, Schein PS. Gastrointestinal toxicity of chemotherapeutic agents. Semin Oncol, 1982, 9: 52-64.
- Moertel CG, Schutt AJ, Reitemeier RJ, et al. Corticosteroid therapy of preterminal gastrointestinal cancer. Cancer, 1974, 33: 1607-1609.
- Murdoch DR, Rooney E, Dargie HJ, et al. Inappropriately low plasma leptin concentration in the cachexia associated with chronic heart failure. Heart, 1999, 82: 352-356.
- Murphy RA, Mourtzakis M, Chu QS, et al. Supplementation with fish oil increases first-line chemotherapy efficacy in patients with advanced nonsmall cell lung cancer. Cancer, 2011a, 117: 3774-3780.
- Murphy RA, Mourtzakis M, Chu QS, et al. Nutritional intervention with fish oil provides a benefit over standard of care for weight and skeletal muscle mass in patients with nonsmall cell lung cancer receiving chemotherapy. Cancer, 2011b, 117: 1775-1782.
- Murphy RA, Yeung E, Mazurak VC, et al. Influence of eicosapentaenoic acid supplementation on lean body mass in cancer cachexia. Br J Cancer, 2011c, 105: 1469-1473.
- Muscaritoli M, Bossola M, Aversa Z, et al. Prevention and treatment of cancer cachexia: new insights into an old problem. Eur J Pain, 2006, 42: 31-41.
- Navari RM, Brenner MC. Treatment of cancer-related anorexia with olanzapine and megestrol acetate: a randomized trial. Support Care Cancer, 2010, 18: 951-956.
- Nelson KA, Walsh TD. Metoclopramide in anorexia caused by cancer-associated dyspepsia syndrome (CADS). J Palliat Care, 1993, 9: 14-18.
- Niederberger E, Tegeder I, Vetter G, et al. Celecoxib loses its anti-inflammatory efficacy at high doses through activation of NF-kappaB. FASEB J, 2001, 15: 1622-1624.
- Northrup R, Kuroda K, Duus EM, et al. Effect of ghrelin and anamorelin (ONO-7643), a selective ghrelin receptor agonist, on tumor growth in a lung cancer mouse xenograft model. Support Care Cancer, 2013, 21: 2409-2415.
- O'Gorman P, McMillan DC, McArdle CS. Longitudinal study of weight, appetite, performance status, and inflammation in advanced gastrointestinal cancer. Nutr Cancer, 1999, 35: 127-129.
- Ohno T, Kato S, Wakatsuki M, et al. Incidence and temporal pattern of anorexia, diarrhea, weight loss, and leukopenia in patients with cervical cancer treated with concurrent radiation therapy and weekly cisplatin: comparison with radiation therapy alone. Gynecol Oncol, 2006, 103: 94-99.
- Olmos D, Basu B, de Bono JS. Targeting insulin-like growth factor signaling: rational combination strategies. Mol Cancer Ther, 2010, 9: 2447-2449.
- Onder G, Penninx BW, Balkrishnan R, et al. Relation between use of angiotensin-converting enzyme inhibitors and muscle strength and physical function in older women: an observational study. Lancet, 2002, 359: 926-930.
- Paice JA, Penn RD, Ryan WG. Altered sexual function and decreased testosterone in patients receiving intraspinal opioids. J Pain Symptom Manage, 1994, 9: 126-131.
- Palacios A, Cohen MA, Cobbs R. Apathetic hyperthyroidism in middle age. Int J Psychiatry Med, 1991, 21: 393-400.
- Palus S, von Haehling S, Flach VC, et al. Simvastatin reduces wasting and improves cardiac function as well as outcome in experimental cancer cachexia. Int J Cardiol, 2013, 168: 3412-3418.
- Pascual López A, Roqué i Figuls M, Urrutia Cuchi G, et al. Systematic review of megestrol acetate in the treatment of anorexia-cachexia syndrome. J Pain Symptom Manage, 2004, 27: 360-369.
- Plata-Salaman CR. Cytokine action in the nervous system at pathophysiological versus pharmacological concentrations. Adv Exp Med Biol, 1996, 402: 191-197.
- Plata-Salaman CR. Cytokines and feeding. News Physiol Sci, 1998a, 13: 298-304.
- Plata-Salaman CR. Cytokine-induced anorexia. Behavioral, cellular, and molecular mechanisms. Ann NY Acad Sci, 1998b, 856: 160-170.
- Plata-Salaman CR. Hypothalamus and the control of feeding: fifteen decades of direct association. Nutrition, 1998c, 14: 67-70.
- Popiela T, Lucchi R, Giongo F. Methylprednisolone as palliative therapy for female terminal cancer patients. The Methylprednisolone Female Preterminal Cancer Study Group. Eur J Cancer Clin Oncol, 1989, 25: 1823-1829.
- Prado CM, Baracos VE, McCargar LJ, et al. Body composition as an independent determinant of 5-fluorouracil-based chemotherapy toxicity. Clin Cancer Res, 2007, 13: 3264-3268.
- Prado CM, Baracos VE, McCargar LJ, et al. Sarcopenia as a determinant of chemotherapy toxicity and time to tumor progression in metastatic breast cancer patients receiving capecitabine treatment. Clin Cancer Res, 2009a, 15: 2920-2926.
- Prado CM, Birdsell LA, Baracos VE. The emerging role of


第三篇

computerized tomography in assessing cancer cachexia. Curr Opin Support Palliat Care, 2009b, 3: 269-275.

- Prado CM, Bekaii-Saab T, Doyle LA, et al. Skeletal muscle anabolism is a side effect of therapy with the MEK inhibitor: selumetinib in patients with cholangiocarcinoma. Br J Cancer, 2012, 106: 1583-1586.
- Rajagopal A, Vassilopoulou-Sellin R, Palmer JL, et al. Symptomatic hypogonadism in male survivors of cancer with chronic exposure to opioids. Cancer, 2004, 100: 851-858.
- Ribaudo JM, Cella D, Hahn EA, et al. Re-validation and shortening of the Functional Assessment of Anorexia/Cachexia Therapy (FAACT) questionnaire. Qual Life Res, 2000, 9: 1137-1146.
- Ringseis R, Keller J, Eder K. Mechanisms underlying the anti-wasting effect of L-carnitine supplementation under pathologic conditions: evidence from experimental and clinical studies. Eur J Nutr, 2013, 52: 1421-1442.
- Roberts BM, Ahn B, Smuder AJ, et al. Diaphragm and ventilatory dysfunction during cancer cachexia. FASEB J, 2013a, 27: 2600-2610.
- Roberts BM, Frye GS, Ahn B, et al. Cancer cachexia decreases specific force and accelerates fatigue in limb muscle. Biochem Biophys Res Commun, 2013b, 435: 488-492.
- Ron Y, Sperber AD, Levine A, et al. Early satiety is the only patient-reported symptom associated with delayed gastric emptying, as assessed by breath-test. J Neurogastroenterology Motil, 2011, 17: 61-66.
- Roux PP, Blenis J. ERK and p38 MAPK-activated protein kinases: a family of protein kinases with diverse biological functions. Microbiol Mol Biol Rev, 2004, 68: 320-344.
- Rowland TL, McHugh SM, Deighton J, et al. Differential effect of thalidomide and dexamethasone on the transcription factor NF-kappa B. Int Immunopharmacol, 2001, 1: 49-61.
- Ruiz Garcia V, López-Briz E, Carbonell Sanchis R, et al. Megestrol acetate for treatment of anorexia-cachexia syndrome. Cochrane Database Syst Rev, 2013, 3: CD004310.
- Rustoen T, Wahl A, Burchardt C. Changes in the importance of quality of life domains after cancer diagnosis. Scand J Caring Sci, 2000, 14: 224-231.
- Ryall JG, Schertzer JD, Murphy KT, et al. Chronic beta2-adrenoceptor stimulation impairs cardiac relaxation via reduced SR Ca2+-ATPase protein and activity. Am J Physiol Heart Circ Physiol, 2008, 294: H2587-H2595.
- Ryan AM, Reynolds JV, Healy L, et al. Enteral nutrition enriched with eicosapentaenoic acid (EPA) preserves lean body mass following esophageal cancer surgery: results of a double-blinded randomized controlled trial. Ann Surg, 2009, 249: 355-363.
- Salamone JD, Correa M, Mingote SM, et al. Beyond the reward hypothesis: alternative functions of nucleus accumbens dopamine. Curr Opin Pharmacol, 2005, 5: 34-41.
- Sanders PM, Russell ST, Tisdale MJ. Angiotensin II directly induces muscle protein catabolism through the ubiquitin-proteasome proteolytic pathway and may play a role in cancer cachexia. Br J Cancer, 2005, 93: 425-434.
- Setia S, Sanyal SN. Downregulation of NF-kappaB and PCNA in the regulatory pathways of apoptosis by cyclooxygenase-2 inhibitors in experimental lung cancer. Mol Cell Biochem, 2012, 369: 75-86.
- Shadfar S, Couch ME, McKinney KA, et al. Oral resveratrol therapy inhibits cancer-induced skeletal muscle and cardiac atrophy in vivo. Nutr Cancer, 2011, 63: 749-762.
- Sheffield-Moore M, Dillon EL, Casperson SL, et al. A randomized pilot study of monthly cycled testosterone replacement or continuous testosterone replacement versus placebo in older men. J Clin Endocrinol Metab 2011, 96: E1831-E1837.
- Silvério R, Laviano A, Rossi Fanelli F, et al. L-Carnitine induces recovery of liver lipid metabolism in cancer cachexia. Amino Acids, 2012, 42: 1783-1792.
- Singh S, Aggarwal BB. Activation of transcription factor NF-kappa B is suppressed by curcumin (diferuloylmethane) (corrected). J Biol Chem, 1995, 270: 24995-25000.
- Skipworth RJ, Moses AG, Sangster K, et al. Interaction of gonadal status with systemic inflammation and opioid use in determining nutritional status and prognosis in advanced pancreatic cancer. Support Care Cancer, 2011, 19: 391-401.
- Solheim TS, Laird BJ. Evidence base for multimodal therapy in cachexia. Curr Opin Support Palliat Care, 2012, 6: 424-431.
- Stephens NA, Skipworth RJ, Fearon KC. Cachexia, survival and the acute phase response. Curr Opin Support Palliat Care, 2008, 2: 267-274.
- Stewart Coats AJ, Srinivasan V, Surendran J, et al. The ACT-ONE trial, a multicentre, randomised, double-blind, placebo-controlled, dose-finding study of the anabolic/catabolic transforming agent, MT-102 in subjects with cachexia related to stage III and IV non-small cell lung cancer and colorectal cancer: study design. J Cachexia Sarcopenia Muscle, 2011, 2: 201-207.
- Strasser F, Lutz TA, Maeder MT, et al. Safety, tolerability and pharmacokinetics of intravenous ghrelin for cancer-related anorexia/cachexia: a randomised, placebo-controlled, double-

blind, double-crossover study. Br J Cancer, 2008, 98: 300-308.
- Svartberg J, Agledahl I, Figenschau Y, et al. Testosterone treatment in elderly men with subnormal testosterone levels improves body composition and BMD in the hip. Int J Impot Res, 2008, 20: 378-387.
- Takagi K, Yamamori H, Furukawa K, et al. Perioperative supplementation of EPA reduces immunosuppression induced by postoperative chemoradiation therapy in patients with esophageal cancer. Nutrition, 2001, 17: 478-479.
- Takeda H, Muto S, Hattori T, et al. Rikkunshito ameliorates the aging-associated decrease in ghrelin receptor reactivity via phosphodiesterase III inhibition. Endocrinology, 2010, 151: 244-252.
- Takeda H, Muto S, Nakagawa K, et al. Rikkunshito as a ghrelin enhancer. Methods Enzymol, 2012a, 514: 333-351.
- Takeda H, Muto S, Nakagawa K, et al. Rikkunshito and ghrelin secretion. Curr Pharm Des, 2012b, 18: 4827-4838.
- Tan BH, Deans DA, Skipworth RJ, et al. Biomarkers for cancer cachexia: is there also a genetic component to cachexia? Support Care Cancer, 2008, 16: 229-234.
- Tan BH, Ross JA, Kaasa S, et al. Identification of possible genetic polymorphisms involved in cancer cachexia: a systematic review. J Genet, 2011, 90: 165-177.
- Tecott LH. Serotonin and the orchestration of energy balance. Cell metab, 2007, 6: 352-361.
- Tegeder I, Niederberger E, Vetter G, et al. Effects of selective COX-1 and -2 inhibition on formalin-evoked nociceptive behaviour and prostaglandin E(2) release in the spinal cord. J Neurochem, 2001, 79: 777-786.
- Thiel HJ, Fietkau R, Sauer R. Malnutrition and the role of nutritional support for radiation therapy patients. Recent Results Cancer Res, 1988, 108: 205-226.
- Tisdale MJ. Cachexia in cancer patients. Nat Rev Cancer, 2002, 2: 862-871.
- Tognon CE, Sorensen PH. Targeting the insulin-like growth factor 1 receptor (IGF1R) signaling pathway for cancer therapy. Expert Opin Ther Targets, 2012, 16: 33-48.
- Trikha M, Corringham R, Klein B, et al. Targeted anti-interleukin-6 monoclonal antibody therapy for cancer: a review of the rationale and clinical evidence. Clin Cancer Res, 2003, 9: 4653-4665.
- Trobec K, von Haehling S, Anker SD, et al. Growth hormone, insulin-like growth factor 1, and insulin signaling-a pharmacological target in body wasting and cachexia. J Cachexia Sarcopenia Muscle, 2011, 2: 191-200.
- Ushmorov A, Hack V, Droge W. Differential reconstitution of mitochondrial respiratory chain activity and plasma redox state by cysteine and ornithine in a model of cancer cachexia. Cancer Res, 1999, 59: 3527-3534.
- Vadell C, Segui MA, Gimenez-Arnau JM, et al. Anticachectic efficacy of megestrol acetate at different doses and versus placebo in patients with neoplastic cachexia. Am J Clin Oncol, 1998, 21: 347-351.
- van den Berg MG, Rasmussen-Conrad EL, Wei KH, et al. Comparison of the effect of individual dietary counselling and of standard nutritional care on weight loss in patients with head and neck cancer undergoing radiotherapy. Br J Nutr, 2010, 104: 872-877.
- van der Meij BS, Langius JA, Smit EF, et al. Oral nutritional supplements containing (n-3) polyunsaturated fatty acids affect the nutritional status of patients with stage III non-small cell lung cancer during multimodality treatment. J Nutr, 2010, 140: 1774-1780.
- van Norren K, Kegler D, Argilés JM, et al. Dietary supplementation with a specific combination of high protein, leucine, and fish oil improves muscle function and daily activity in tumour-bearing cachectic mice. Br J Cancer, 2009, 100: 713-722.
- von Gruenigen VE, Huang HQ, Gil KM, et al. A comparison of quality-of-life domains and clinical factors in ovarian cancer patients: a Gynecologic Oncology Group study. J Pain Symptom Manage, 2010, 39: 839-846.
- Wallengren O, Lundholm K, Bosaeus I. Diagnostic criteria of cancer cachexia: relation to quality of life, exercise capacity and survival in unselected palliative care patients. Support Care Cancer, 2013, 21: 1569-1577.
- Weed HG, Ferguson ML, Gaff RL, et al. Lean body mass gain in patients with head and neck squamous cell cancer treated perioperatively with a protein- and energy-dense nutritional supplement containing eicosapentaenoic acid. Head Neck, 2011, 33: 1027-1033.
- Wheelwright S, Darlington AS, Hopkinson JB, et al. A systematic review of health-related quality of life instruments in patients with cancer cachexia. Support Care Cancer, 2013, 21: 2625-2636.
- Wolf I, Sadetzki S, Kanety H, et al. Adiponectin, ghrelin, and leptin in cancer cachexia in breast and colon cancer patients. Cancer, 2006, 106: 966-973.
- Wolfe R, Ferrando A, Sheffield-Moore M, et al. Testosterone and muscle protein metabolism. Mayo Clin Proc, 2000, 75 Suppl: S55-S59; discussion S59-S60.
- Yada T, Kohno D, Maejima Y, et al. Neurohormones,

rikkunshito and hypothalamic neurons interactively control appetite and anorexia. Curr Pharm Des, 2012, 18: 4854-4864.

- Yakabi K, Kurosawa S, Tamai M, et al. Rikkunshito and 5-HT2C receptor antagonist improve cisplatin-induced anorexia via hypothalamic ghrelin interaction. Regul Pept, 2010, 161: 97-105.
- Yang Y, Yee D. Targeting insulin and insulin-like growth factor signaling in breast cancer. J Mammary Gland Biol Neoplasia, 2012, 17: 251-261.
- Yap TA, Olmos D, Molife LR, et al. Targeting the insulin-like growth factor signaling pathway: figitumumab and other novel anticancer strategies. Expert Opin Investig Drugs, 2011, 20: 1293-1304.
- Yavuzsen T, Davis MP, Ranganathan VK, et al. Cancer-related fatigue: central or peripheral? J Pain Symptom Manage, 2009, 38: 587-596.
- Yennurajalingam S, Willey JS, Palmer JL, et al. The role of thalidomide and placebo for the treatment of cancer-related anorexia-cachexia symptoms: results of a double-blind placebo-controlled randomized study. J Palliat Med, 2012, 15: 1059-1064.
- Yoshida T, Tabony AM, Galvez S, et al. Molecular mechanisms and signaling pathways of angiotensin II-induced muscle wasting: potential therapeutic targets for cardiac cachexia. Int J Biochem Cell Biol, 2013, 45: 2322-2332.
- Zhang YZ, Xing XW, He B, et al. Effects of testosterone on cytokines and left ventricular remodeling following heart failure. Cell Physiol Biochem, 2007, 20: 847-852.
- Zhou L, Williams T, Lachey JL, et al. Serotonergic pathways converge upon central melanocortin systems to regulate energy balance. Peptides, 2005, 26: 1728-1732.
- Zilbermint MF, Dobs AS. Nonsteroidal selective androgen receptor modulator Ostarine in cancer cachexia. Future Oncol, 2009, 5: 1211-1220.



**译　者：**李伟聪，住院医师，泌尿外科，中山大学孙逸仙纪念医院

**审　校：**吴　瑾，主任医师、教授，肿瘤内科，哈尔滨医科大学肿瘤医院

**终　审：**刘　巍，主任医师、教授，姑息治疗中心，北京大学肿瘤医院


(译文如与英文原文有异义，以英文原文为准)

第三篇

# 第二十一章　乏力与睡眠障碍

**Adolfo Ramirez-Zamora[1], Julie G. Pilitsis[2,3], Vikas K. Parmar[3], Joannalee C. Campbell[2]**

[1]Department of Neurology, [2]Center for Neuropharmacology and Neuroscience, [3]Department of Neurosurgery, Albany Medical College, Albany NY 12208, USA

*Correspondence to:* Adolfo Ramirez-Zamora, MD. Department of Neurology, 47 New Scotland Ave, Albany, NY 12208, USA. Email: RamireA@mail.amc.edu; Julie G. Pilitsis, MD, PhD. Department of Neurosurgery, 47 New Scotland Avenue; MC-10, Albany, NY 12208, USA. Email: PilitsJ@mail.amc.edu; Vikas K. Parmar. Department of Neurosurgery, 47 New Scotland Ave, MC-10, Albany, NY 12208, USA. Email: parmarv@mail.amc.edu; Joannalee C. Campbell. Center for Neuropharmacology and Neuroscience, Albany Medical College, 47 New Scotland Ave, MC-136, Albany NY 12208, USA. Email: campbej1@mail.amc.edu.

## 介绍

过去人们常常认为，乏力和睡眠障碍是终末期患者在慢性病持续进展和体质衰弱过程中不可避免出现的症状。因此，临床上容易被忽略。然而，越来越多的临床医生认识到，关注终末期患者的乏力和睡眠障碍是此类患者治疗中重要和最基本的方面。

乏力是临床工作中最为常见而机制不清的症状之一。大多数情况下，我们对乏力的病理生理的认识是有限的，尤其是对于那些患有慢性疾病和进展的退行性疾病的患者。乏力很难与一些潜在的、相似的疾病区别开来，比如嗜睡、抑郁和淡漠。几项研究表明，在终末期患者当中，乏力是一种独立的现象，并与患者的其他情况相关，包括药物的不良反应、慢性疼痛、生理失调、贫血、呼吸功能障碍、抑郁以及睡眠紊乱。对那些诉说乏力的患者进行甄别和筛查是非常关键的，出现症状要给予治疗。尽管药物的不良反应、慢性疼痛、生理失调、贫血、呼吸功能障碍、抑郁以及睡眠障碍等引起的症状可能与乏力相互重叠或者相互影响，但后者具有独特的临床征象。他们的相互关系是复杂的，中枢的或者外周的自稳态的改变和精神因素都可以引起乏力(Kluger *et al.*，2013)。

终末期患者特别容易出现乏力和睡眠障碍。典型的乏力症状往往是几个因素共同作用的结果，包括疾病进程、治疗和精神压力。癌症本身可能导致认知功能障碍、睡眠质量下降、营养不良和活动耐力下降等问题。这些情况共同作用导致对日常压力的不适应，表现为乏力(Olson *et al.*，2008)。乏力、睡眠障碍与抑郁、疼痛相关，两者会降低终末期患者的生活质量，并降低他们应对自身疾病和总体局势的能力。对于那些照顾终末期患者的护理人员来说，他们也同样面对巨大的压力，也可能存在睡眠周期紊乱的问题。在这一章节中，我们将讨论终末期患者乏力和睡眠障碍相关的不同因素、乏力对其他症状的影响以及潜在治疗方法的选择。

## 睡眠障碍和乏力在终末期患者的发生率和对患者的影响

终末期的患者常常有睡眠障碍，其发病率显著升高，导致他们的生活质量下降。睡眠障碍在姑息治疗中极具挑战性，无论是对患者还是他们的家庭来说都是个灾难。在姑息治疗中，重视患者的各种情况是重要的。乏力和睡眠障碍是多因素作用的结果。各种潜在的情况都可以导致乏力和睡眠障碍，这取决于患者的病情和相关的合并症。借助患者能够理解的方法评估其在白天和体力劳动情况下的困倦、睡眠干扰、嗜睡或打盹情况，以区分疲倦、嗜睡和乏力也是非常重要的。在姑息治疗的人群中，睡眠障碍的发生率在32%~95%之间(Delgado-Guay *et al.*，2011；Laugsand *et al.*，2011；Liu *et al.*，2011；Sandadi *et al.*，2011；Miyajima *et al.*，2013)。

终末期患者的失眠往往是由多个因素导致的，生理的或心理的因素是主要因素(Hugel *et al.*，2004)。其中最常见的睡眠紊乱的表现是晨起后困乏，自我感觉休息不够。72%的患者有这种表现，63%的患者难以保持持续睡眠状态，另有40%的患者存在入睡困难(Sela *et al.*，2005)。在姑息治疗病房中，患者抱怨影响睡眠最常见的症状是严重的疼痛和尿频(Grond *et al.*，1994；Hugel *et al.*，2004)。而疼痛治疗改善后可以明显地减少睡眠紊乱的发生(Meuser *et al.*，2001)。

入睡困难与患者合并抑郁和逐渐加重的焦虑有关(Sela *et al.*，2005)。对家人的担忧和对未来的思考非常容易出现焦虑。50%的患者因思考这些问题而出现睡眠障碍。家人、疾病的诊断和未来的思考是最常见的影响睡眠的三个因素。一份来自肿瘤科门诊的失眠发病率和分类调查证实了以上发现。该调查共纳入了982例癌症患者，52%的癌症患者出现失眠是因为担忧，其中有38.7%的患者因为担心自身的健康，33%的患者担心家人和朋友，32%的患者担心癌症的诊断(Davidson *et al.*，2002；Hugel *et al.*，2004)。

研究证实，终末期患者失眠的发生率存在性别差异，女性患者更容易出现失眠(性别比为70%：51%)(Davis *et al.*，2013)。其他常见的失眠危险因素包括年轻的癌症患者、比较差的行为状态(Karnofsky performance status，KPS)评分、治疗欠佳的疼痛和不适以及原发性肺癌(Khan *et al.*，2011)。大多数研究都是来自患者的自诉症状，使用腕表单轴加速计来记录夜间觉醒和睡眠中断同样发现了睡眠障碍的问题。尽管患者进行了7~8 h的睡眠，但有较多的睡眠片断(Gibbins *et al.*，2009)。睡眠片断与疼痛和焦虑有关(Gibbins *et al.*，2009)。

失眠和持续睡眠障碍与白天乏力直接相关。特别是早醒和入睡困难与乏力有关(Sela *et al.*，2005)。癌症相关的疲乏被定义为："是一种持续的、与癌症或者癌症治疗相关的自我感觉的疲乏，并影响人的正常生理功能"。休息不能缓解。疲乏是癌症患者最常见的症状，在终末期的患者比例高达98%(Liu *et al.*，2011)。更为重要的是，调查终末期患者最困扰他们的症状是什么，竟有高达25%患者的回答是乏力(Hoekstra *et al.*，2007)。乏力能够严重影响癌症患者的日常生活，其危害超过了疼痛和抑郁(Auret *et al.*，2009)。与医生期待不同，多数癌症患者首先想减轻的症状是乏力，而不是疼痛。

乏力能够独立预测癌症患者的生存时间，其预测的风险比与食欲不振相当，两者的比例分别为1.39和1.33(Liu *et al.*，2011)。睡眠障碍的情况在癌症患者中保持相对稳定，但乏力在癌症患者的最后3个月可能会进一步加重(Giesinger *et al.*，2011)。终末期患者为何出现乏力仍不清楚。有观点强调炎症因子、5-羟色胺、迷走传入神经激活、慢性贫血和三磷酸腺苷功能障碍具有重要作用(Wang，2008)。

据报道有23%~42%的终末期患者的护理人员出现睡眠紊乱(Gibbins *et al.*，2009；Carlsson，2012)。虽然这些护理人员有正常的睡眠持续时间，但睡眠中断增加，而且睡眠中断与焦虑有关(Gibbins *et al.*，2009)。一个小样本的研究纳入了13名护理人员，通过定期的面谈、自我问卷调查和活动监测数据来评估他们的睡眠质量(Hearson *et al.*，2011)。研究发现，这些护理人员之所以有轻睡眠和睡眠中断，是多种因素造成的，包括高度警觉、夜间患者的需求、缺乏支援或自认为缺乏来自卫生保健系统的支援以及自身的健康情况。通过爱泼沃斯嗜睡量表(Epworth sleepiness scale，ESS)评估发现，13个护理人员中有5个存在白天过度嗜睡。如果用匹兹堡睡眠质量指数(Pittsburgh sleep quality index，PSQI)评分来评价的话，所有护理人员都有中度或重度的睡眠紊乱。这些护理人员入睡后，平均每41.9 min就会被唤醒一次。一个晚上睡眠被打断的次数在4~39次之间。年轻的和女性护理人员，可能更容易出现睡眠障碍(Carlsson，2012)。

## 乏力和睡眠障碍对其他症状的影响

乏力和睡眠障碍对患者的不良影响包括白天的生理功能降低和完成日常活动的能力下降。患者临终阶段极为重要的社交和家庭互动活动也会受损。不同症状间的相互关系是复杂的，其结果就是睡眠障碍和乏力会加重患者的其他症状。尤其是睡眠质量下降会影响生活的方方面面，比如情感、社交能力、体质质量、生理功能和抑郁等(Sandadi *et al.*，2011)。这些症状相互之间的因果关系仍不清楚。越来越多的临床医生认识到睡眠障碍的患者，疼痛和抑郁的发生率都会显著增加(Davis *et al.*，2013)。大概1/3的癌症患者出现因为疼痛影响睡眠，而2/3的癌症患者出现因为疼痛难以维持睡眠(Banning *et al.*，1991)。

Mystakidou等(2009)进行了一项研究，共入选了102例接受姑息治疗的癌症患者，目的是评估睡眠质量、抑郁和绝望的关系。结果发现，这些患者中73.5%的患者有明显睡眠不足，12.8%的患者有严重的抑郁，19.6%的患者有中度到重度的抑郁，9.8%的患者有轻度到中度的抑郁，37.3%的患者有轻度的抑郁。此外，这些患者中16.7%的人出现严重的绝望，而只有36.3%的患者心怀希望。睡眠质量与忧郁、绝望相关(Mystakidou *et al.*，2009)。尽管关注这一领域可能会使患者获益匪浅，但很少有医疗工作者会积极地关注终末期患者的睡眠症状。



在晚期肿瘤诊治过程中，大多数睡眠障碍不会进一步加重。一旦这些患者出现睡眠障碍随着时间的推移逐渐加重的话，临床医生应该警惕患者可能出现了谵妄和认知功能障碍。一项研究提示，家庭护理人员发现休息和睡眠的节律改变是谵妄相关的初始症状。在出现认知功能障碍前，谵妄可能越来越明显(Kerr *et al.*，2013)。这个研究表明睡眠障碍的出现可能是早先严重谵妄衰退的标志(Kerr *et al.*，2013)。Slatore等进行了一项研究，入选了77名有睡眠异常的患者，通过使用研究者规定的谵妄评估方法进行评估，结果发现有71位患者出现过至少一次的谵妄(Slatore *et al.*，2012)。睡眠质量差会增加谵妄的风险，其风险比是2.37(Slatore *et al.*，2012)。

正常睡眠节律的保持对于维持机体内环境的平衡是至关重要的。终末期的患者属于生理节律紊乱的高危人群。如果患者出现夜间睡眠中断，那么白天就自然而然会出现打瞌睡，并且会推迟患者的夜间入睡时间。这种情况反复出现会形成恶性循环，最终导致患者睡眠结构紊乱，出现白天嗜睡，夜间难以入睡。而对于有些患者而言，疼痛和睡眠障碍会引起患者早醒，早醒会导致患者出现白天嗜睡，晚上过早想上床睡觉。患者生理节律紊乱会给护理人员造成很多的负担，因为他们需要时时刻刻关注患者的各种需求。睡眠和觉醒周期紊乱是谵妄的一部分，绝大多数终末期的患者会出现睡眠和觉醒周期紊乱(Fainsinger *et al.*，1991)。有谵妄的患者会出现白天和夜间睡眠颠倒，晚上焦虑和困惑。临床医生需要努力纠正谵妄的一些具体诱因，特别是药物和并发的感染。

类似的，乏力可能是患者自身状态下降的结果。来自63例癌症患者入院和出院的研究资料表明，通过埃德蒙顿症状分析评分表(Edmonton symptom assessment scale，ESAS，0~10分)进行评估，患者入院时最明显的症状是食欲差，其次是乏力(3.4±2.6) (Guo *et al.*，2007)。经过治疗后，尽管患者仍有乏力(2.2±2.1)，但与入院时相比，乏力程度明显减轻。另外，出院时睡眠差的情况也明显的改善(Guo *et al.*，2007)。

## 睡眠紊乱的病因学

虽然终末期患者和他们的护理人员对乏力和睡眠障碍非常关注，但却很少能得到充分的治疗。大多数睡眠紊乱可能发生在终末期患者，睡眠障碍更多见的是困扰患者的终末期状态或者并发症发展的结果，因此终末期患者出现睡眠紊乱可能有多方面的因素。只有20%~50%的睡眠障碍患者接受药物辅助入睡治疗的临床试验(Laugsand *et al.*，2009；Mystakidou *et al.*，2009；Laugsand *et al.*，2011)。最近的一项研究，观察那些有睡眠障碍却没有得到充分治疗的患者发现，这些患者的特点是年轻、男性、运动量少/住院治疗，医生认为他们的睡眠问题没有他们想的那么严重，在研究标准中，癌症被归为其他的原因(Laugsand *et al.*，2011)。

无论是哪群患者，当要评估睡眠障碍和乏力的潜在原因和可能的治疗措施时，有必要考虑到睡眠障碍的多种分类，从而对患者进行个体化鉴别(Sateia and Lang，2008)。睡眠紊乱最常见的形式包括：失眠、睡眠相关的呼吸功能紊乱、中枢神经系统来源的嗜睡、睡眠生理节律紊乱、活动障碍、异常睡眠、孤立性的睡眠障碍症状和正常变异(Sateia and Santulli，2004)。在癌症患者中，睡眠功能异常的治疗目标，聚焦于治疗失眠、白天嗜睡和呼吸功能紊乱。所有疾病的综合评估不在本章的讨论范围，但是我们推荐读者看看Sateia and Lang(2008)写的一篇非常好的综述。这篇综述详细地介绍了睡眠紊乱的评估工具(单选的和综合的患者自我报告调查表、睡眠日记，客观检查如体动记录仪和多导睡眠监测)，睡眠障碍的危险因素(年轻、焦虑、抑郁、疼痛和呼吸紊乱)，以及可能导致患者失眠的并发疾病(如抑郁、呼吸困难和潮热)。

结合并发症在内，全面系统地筛查乏力和失眠的潜在病因是至关重要的。用于缓解患者自身其他症状的药物或者治疗其他疾病的药物都可以导致乏力和失眠。例如皮质醇激素、抗抑郁药、支气管扩张药/茶碱和利尿药(Hugel *et al.*，2004)。在终末期的患者中，抑郁和焦虑是常见的。对于那些有正常悲伤、失望或者恐惧情绪的姑息治疗患者，可能难以将上述症状与抑郁鉴别。出现高度可疑的抑郁症状时，对患者的密切随访是非常重要的。一个简单而又广泛使用的自我报告的问卷调查是非常有用的，比如贝克抑郁目录(Beck depression inventory，BDI)。入睡困难通常见于焦虑症患者。早期的谵妄、呼吸急促、疼痛、做噩梦或突然停药都能够诱发焦虑或者加重患者的焦虑症。

睡眠研究可以提供额外的信息和治疗患者睡眠障碍高危因素的方法。这些因素包括阻塞性睡眠呼吸暂停、夜间低氧血症或者不宁腿综合征。睡眠损伤指数PSQI与呼吸困难症状显著相关(Delgado-Guay *et al.*，2011)。一项纳入100例有夜间低氧血症(定义为≥2%睡眠时间内，整夜血氧分压<90%)患者的研究发现，这些患者中多数有肺癌或者其他肺部疾病(Wilcock *et al.*，2008)。对有症状的骨转移患者在接受放疗之后，进行4~12周的随访发现，疼痛减轻的患者更有可能出现睡眠改善(Khan *et al.*，2011)。患者可能出现电解质紊乱和营养不良。肉碱缺乏的患者，每天给予250~3 000 mg的肉碱补充治疗后，其乏力、情绪和睡眠都有改善。另外，乏力改善的程度与肉碱的剂量呈现剂量效应关系(Cruciani *et al.*，2006)。

那些患有严重的帕金森病(Parkinson disease，PD)或者神经变性蛋白病、不宁腿综合征(restless leg syndrome，RLS)的患者，其睡眠质量会严重受损。一项研究共入选了385例有严重PD的患者。研究发现，与安慰剂对照组相比，接受延长释放的罗匹尼罗治疗的患者在24周时的帕金森病睡眠质量评分(Parkinson Disease Sleep Scale，PDSS)获得了改善。未经过校正的阳性反应的获益比为2.9(CI: 1.42~5.95，$P$=0.004) (Ray Chaudhuri *et al.*，2012)。其他用于治疗重症神经变性蛋白病的药物有褪黑激素、艾司佐匹克隆和奎硫平。

有两个随机对照试验评估了褪黑激素治疗PD患者的疗效。Medeiros等(2007)研究了18例PD患者，结果表明接受褪黑激素治疗的患者PSQI睡眠质量评分改善有统计学意义，但多导睡眠监测的异常指标没有改善。Dowling等(2005)进行的第二项随机对照研究发现，以一般睡眠障碍评分(general sleep disturbance scale，GSDS)来判断，治疗后患者的主观睡眠紊乱症状、睡眠质量和白天嗜睡有显著改善。艾司佐匹克隆是一种与唑吡坦相似的非苯二氮卓类催眠药，在6周的随机对照试验中发现，艾司佐匹克隆能够改善PD患者的睡眠质量和睡眠持续时间(Menza *et al.*，2010)。睡眠时出现的周期性肢体运动(periodic limb movements of sleep，PLMS)是刻板的，夜间腿部运动一般每隔20~40 s出现一次。睡眠周期性肢体运动与RLS相关，可以导致频繁的觉醒、损害睡眠质量和导致嗜睡。睡眠周期性肢体运动的治疗首选多巴胺拮抗剂。

其他经常引起失眠的原因也可能会影响特殊的亚人群患者。这些可能的因素包括化疗药引起的夜间严重的恶心和内分泌紊乱相关的潮热、夜尿增多和反复发作的肌肉痉挛。



## 诊断方法和关键的管理决定

姑息治疗症状处理的治疗模式由以预防、治愈的观点向缓解患者症状为目的方向转变。睡眠障碍的处理也是一样。睡眠紊乱的综合治疗包括查找可能导致睡眠紊乱的医学的、精神社会的病因，以睡眠障碍作为症状来治疗。不同的患者之间，睡眠障碍的正确处理方式可能差异很大。这需要临床医生从主观上加以努力而不是仅满足于成功的客观检查。其他导致睡眠障碍的原因也是需要考虑的，包括疼痛的整体治疗、睡眠剥夺对疼痛的域值和感觉的影响程度、精神因素如焦虑和抑郁如何影响睡眠，以及调整睡眠-疼痛关系等。然而，多数患者认为乏力是一种可以忍受的症状，只有不到一半的患者会向医生咨询乏力的问题(Vogelzang *et al.*，1997)。

处理乏力和睡眠障碍的第一步是明确患者的具体问题(乏力、白天嗜睡、失眠和未能恢复精力的睡眠)和相关的并发疾病。在评估患者睡眠障碍中，社会心理因素的评估是非常重要的，但作为基本组成部分的乏力常常被忽略。鉴别入睡困难、持续睡眠障碍、非恢复性的睡眠(尽管看上去睡眠时间正常)和加重睡眠障碍的因素是非常有用的。如果患者主诉睡眠障碍，推荐使用睡眠日记的方法来评估睡眠障碍的情况。同时，建议临床医生全面地筛查导致患者睡眠紊乱的潜在病因。白天日常活动的评估是必要的，包括打瞌睡的情况、精力和注意力的水平和积极性。一个以失眠为主诉的患者，由于睡眠不足，应该会有白天的活动能力受损的情况。临床医生应该密切关注新的治疗药物、药物的调整或者潜在的可治疗的影响睡眠的因素。推荐多学科的综合治疗。

## 睡眠紊乱的治疗

终末期患者失眠的成功治疗需要仔细地查找睡眠紊乱的具体原因。单一因素导致的睡眠障碍是罕见的。通过认知行为干预和睡眠保健治疗可以明显改善睡眠紊乱。正常的睡眠取决于内在的生理精神因素和外在的环境，两者都可以通过适当的干预进行调整。在终末期的患者中，白天的活动往往会少很多，睡眠觉醒周期会更加紊乱，尤其是白天的卧床时间增多的患者。夜间的胡思乱想、焦虑、急躁和坐立不安会导致患者在床上的非平静时间延长。这也是引起患者失望的一个因素。睡眠改善会明显改善患者的生活质量。有些时候，睡眠保健治疗是唯一的干预手段。通常情况下，在患者治疗方案中，睡眠保健建议是第一步(表1)。

患者和临床医生对睡眠障碍的认识是治疗的第一步。一项纳入1 373例晚期癌症患者的研究，初始对所有患者使用ESAS来评估病情，然后通过门诊姑息治疗专家提供的咨询治疗建议进行治疗，在随后的首次随访(1~4周不等)中发现，患者乏力和睡眠障碍的严重程度明显减轻(Yennurajalingam *et al.*，2013)。在阐明医学和生理上的相关问题后，可能需要药物辅助治疗。在处理睡眠障碍的过程中，采取阶梯式的治疗是有必要的。研究发现，只有62%患者的失眠症状可以通过药物治疗改善(Hugel *et al.*，2004)。当医生问患者，什么措施可以帮助他们改善睡眠，38%的患者认为是其他的症状得到了很好的控制，而21%的患者睡眠不好是因为自己的各种担心(Hugel *et al.*，2004)。



| 表1　患者的睡眠保健建议 |
|---|
| 制定规律的夜间休息和早上起床的时间。在周末和假期也要按时休息、起床 |
| 白天尽量避免卧床。除了睡觉和过性生活使用床以外，其他如看书、看电视或者工作都不要在床上进行 |
| 避免小睡，特别是晚上 |
| 白天的时候保持正常活动 |
| 如果可以的话，在晚饭前锻炼。锻炼后机体消耗能量，有助于睡眠。然而睡前不宜进行锻炼，睡前锻炼会使人兴奋，影响睡眠 |
| 睡觉前1.5~2 h可以洗热水澡。这有助于改变体内的温度节律，促进睡眠，增加持续睡眠时间。睡前很近的时间洗澡，使人兴奋，影响睡眠 |
| 睡前可以做30 min的轻松愉快活动，比如看书、思考或者悠闲的步行 |
| 保持卧室相对凉快和通风良好 |
| 睡觉时尽量避免反复看时间。反复看表会使人更加难以入睡 |
| 睡前4~5 h可以稍稍吃点东西。睡前少量的小吃有助于促进睡眠。但如果吃太多的话，就会起反作用 |
| 每天至少沐浴阳光0.5 h。晒太阳的时间最好在白天的上午。要注意穿好防晒服和涂抹防晒霜，以免过度暴晒 |
| 睡前尽量不要喝液体，以免因为需要小便影响睡眠 |
| 睡前几个小时不要喝咖啡、抽烟以及喝酒 |
| 如果上床睡觉后15~20 min还没有入睡，可以到另一个房间，开着不太亮的灯看看书或者做一些安静的活动，等困了再去睡觉(不要看电视或使用强光) |
| 在夜间，遵嘱保持适当的疼痛控制治疗 |
| 如果某些特殊的事情让人难以入睡，回忆时最好想想事情的画面，而不是以文字语言的方式去想，这样会有助于更快地入睡，同时醒后没有那么焦虑 |

何为终末期患者最优的抗抑郁治疗，目前还没有统一的共识。抗抑郁药物的选择取决于患者的其他症状和伴随的疾病。三环类抗抑郁药的优点在于既有轻微的镇静作用，同时也有缓解慢性疼痛的作用。这类药物适用于那些有失眠或者疼痛的患者。米氮平适用于失眠和体重减轻的患者，因为它能增加患者的体重，同时又是一种具有选择性的5-羟色胺再摄取抑制剂(selective serotonin reuptake inhibitor，SSRI)和去甲肾上腺素抑制剂(serotonin-norepinephrine reuptake inhibitor，SNRI)双重作用机制的抗抑郁药，且呈药物剂量依赖性。对于那些有白天嗜睡或者因麻醉药产生的镇静效应嗜睡的患者，安非他酮和氟西汀是有用的。那些担心药物相互作用、胃肠道反应或者有易激发抑郁的患者，西酞普兰或依他普仑是不错的选择。舍曲林也具有疗效，但在初始治疗时可能会出现激越反应。度洛西汀和文拉法辛特别适用于有抑郁或者慢性疼痛的患者，还适用于SSRIs治疗无效的患者。睡眠障碍会加重疼痛的感觉，尤其是在晚上。有一致的证据表明疼痛减轻有助于改善睡眠。我们推荐读者仔细读一读前面有关疼痛的章节。

## 行为疗法

认知行为干预已经成为慢性失眠患者的主要治疗方法。认知行为治疗(cognitive behavioral therapy，CBT)对疼痛和失眠的治疗都是有用的。Pigeon等(2012)对有疼痛和失眠的患者进行了CBT研究。通过行为干预治疗睡眠或者睡眠疼痛两者均进行都治疗，确实改善了患者的失眠、乏力和抑郁。认知行为干预治疗改善了患者的疼痛症状，但和非认知行为干预治疗组相比差异并不显著。CBT对那些尝试控制负面想法而入睡困难、缺乏持续睡眠和夜间反复觉醒的患者是有效的。可以通过睡眠行为疗法如睡眠保健中减少刺激和放松身心的办法来改善睡眠(Mallick，2009)。Harvey等(2007)报道了一项CBT干预慢性失眠的开放性试验的结果，对入选的患者在3个月、6个月和12个月时进行随访复查。研究发现主要观察终点失眠严重指数(insomnia severity index，ISI)有显著性差异。在经过12个月随访复查时，治疗前后的失眠严重指数分别为23.92和11.66。就次级观察终点白天功能受损情况，以工作和社会适应量表(work and social adjustment scale，WSAS)来评价，治疗后WSAS也明显减轻。这个研究表明认知行为干预可以作为改善失眠所致的白天功能受损的治疗方法。

小样本的临床试验研究表明，生物反馈和渐进性的肌肉放松锻炼可以缩短入睡时间，增加总的睡眠时间(Morin *et al.*，1994)。其他非传统的治疗方法可能也是有益的。早晨晒晒灿烂的阳光、整个白天晒晒太阳、黎明-黄昏的模拟光线刺激，晚上开着柔和的灯光和暗淡的短波(蓝色的)光线对于提高睡眠效率和巩固睡眠觉醒周期都是有效的(Hanford and Figueiro，2013)。比较理想的光线刺激是全天600勒克斯或白天时角膜的2 h光线照射量是1 000勒克斯，晚上不超过60勒克斯，晚上为防止患者跌倒可以提供5~10勒克斯的光线，和/或者使用暗的LED灯来引导患者通过门框和过道(Hanford and Figueiro，2013)。

香棒是一种含有芳香气味的个人携带装置。在一项研究中发现，31例失眠患者接受了芳香气味治疗，其中71%的患者显示出治疗效果。接受治疗的患者中，每天使用芳香治疗2~3 h的话，89%的患者显示获益，而偶尔使用者获得益处的比例是77% (Stringer and Donald，2011)。

## 药物治疗

如果考虑使用药物治疗乏力和睡眠障碍，有几个因素是需要考虑的，包括药物代谢动力学特征、耐受性、药物升级、潜在的药物间相互作用、长期疗效和可能的风险。药物治疗通常首先使用苯二氮卓类的药物。因为这类药物的安全性已经很明确。睡前给予短效的苯二氮卓类药物，患者白天可能有轻微的镇静效应，不过这一点是可以接受的。临床医生应该注意的是突然停药可能会导致患者的失眠复发。一项比较替马西泮和唑吡坦疗效的研究提示，使用替马西泮的患者50人中有26人(52%)的失眠完全改善，而使用唑吡坦的患者中只有11例(22%)患者出现失眠改善(Weschules *et al.*，2006)。失眠没有改善者，替马西泮组为26%，唑吡坦为34%。Matsuo和Morita(2007)做了一项比较咪达唑仑和氟硝西泮的研究。其中有104人接受了咪达唑仑治疗，使用的平均天数是6 d，另有59人使用氟硝西泮治疗，平均治疗时间是9 d。结果表明咪达唑仑组在改善失眠方面优于氟硝西泮组。氟硝西泮组出现呼吸抑制的比例更高，其他常见的副作用如谵妄、治疗相关的死亡等，两组没有显著性差异。

30例有失眠的癌症患者，使用常规的安眠药治疗(苯二氮卓类药物和/或唑吡坦)没有明显效果，换用曲唑酮治疗(Tanimukai *et al.*，2013)，换药后，一半的患者失眠症状得到改善。四例经常做噩梦的患者，有两人症状改善。曲唑酮的半衰期要比大多数三环类抗抑郁药短，抗胆碱能效应更弱，耐受性增加，不良反应更少。曲唑酮的初始剂量一般为每天50 mg。如有需要，可以加到每天300 mg。尽管褪黑激素在治疗失眠方面缺乏大规模的临床试验，但越来越多的临床医生关注褪黑激素用于治疗睡眠障碍。如果在白天合适的时间给予褪黑激素的话，其在治疗生理节律紊乱方面是非常有效的(Mahmoud *et al.*，2005；Zee *et al.*，2013)。

乏力的治疗是比较棘手的。对明确的危险因素给予恰当的治疗和适当的锻炼可能有帮助。哌甲酯和其他的兴奋药在部分患者中显示有效。一项入选了50例患者的研究中，96%患者的抑郁和/(或)者乏力得到改善(Lasheen *et al.*，2010)。一项回顾性分析研究表明使用哌甲酯治疗后61%的患者乏力症状改善(Yennurajalingam *et al.*，2011)。使用哌甲酯治疗第一天的反应情况可以预测第八天的疗效。

虽然一些非典型的抗精神病药物广泛用于谵妄症，但没有一项设计良好的研究来证实此类药物的疗效。在已经发表的研究中，支持可以治疗谵妄症的药物是利培酮、奥氮平和喹硫平。这种推荐是基于已经发表的资料和文献。临床上需要一个设计良好的研究来证实非典型的抗精神病药物治疗谵妄症的有效性(Boettger and Breitbart，2005)。鉴于多巴胺阻断剂潜在的不良反应和增加心血管疾病的发病率和死亡率的问题，使用多巴胺阻断剂治疗的风险和获益比，需要谨慎地进行权衡。

## 总结

乏力和睡眠障碍是终末期患者经常需要关注的问题，因为二者对患者生活质量影响很大。乏力和睡眠障碍的症状是多种因素导致的，几个器官和生理社会因素扮演了重要的角色。充分地鉴别和治疗相关的并发疾病、查找引起或者加重乏力和睡眠质量下降的个人因素，给予患者适当的治疗是非常必要的。合适的睡眠保健措施和非药物治疗是治疗中的重要环节。如果认为药物治疗是必要的，有多种药物可供选择。在姑息治疗的人群中，乏力和睡眠障碍的治疗尚需进一步研究。

## 致谢

声明：作者声称无任何利益冲突。

## 参考文献


- Auret KA, Schug SA, Bremner AP, et al. A randomized, double-blind, placebo-controlled trial assessing the impact of dexamphetamine on fatigue in patients with advanced cancer. J Pain Symptom Manage, 2009, 37: 613-621.
- Banning A, Sjogren P, Henriksen H. Pain causes in 200 patients referred to a multidisciplinary cancer pain clinic. Pain, 1991, 45: 45-48.
- Boettger S, Breitbart W. Atypical antipsychotics in the management of delirium: A review of the empirical literature. Palliat Support Care, 2005, 3: 227-237.
- Carlsson ME. Sleep disturbance in relatives of palliative patients cared for at home. Palliat Support Care, 2012, 10: 165-170.
- Cruciani RA, Dvorkin E, Homel P, et al. Safety, tolerability and symptom outcomes associated with l-carnitine supplementation in patients with cancer, fatigue, and carnitine deficiency: A phase I/II study. J Pain Symptom Manage, 2006, 32: 551-559.
- Davidson JR, MacLean AW, Brundage MD, et al. Sleep disturbance in cancer patients. Soc Sci Med, 2002, 54: 1309-1321.
- Davis MP, Khoshknabi D, Walsh D, et al. Insomnia in patients with advanced cancer. Am J Hosp Palliat Care, 2014, 31: 365-373.
- Delgado-Guay M, Yennurajalingam S, Parsons H, et al. Association between self-reported sleep disturbance and other symptoms in patients with advanced cancer. J Pain Symptom Manage, 2011, 41: 819-827.
- Dowling GA, Mastick J, Colling E, et al. Melatonin for sleep disturbances in Parkinson's disease. Sleep Med, 2005, 6: 459-466.
- Fainsinger R, Miller MJ, Bruera E, et al. Symptom control during the last week of life on a palliative care unit. J Palliat Care, 1991, 7: 5-11.
- Gibbins J, McCoubrie R, Kendrick AH, et al. Sleep-wake disturbances in patients with advanced cancer and their family

carers. J Pain Symptom Manage, 2009, 38: 860-870.

- Giesinger JM, Wintner LM, Oberguggenberger AS, et al. Quality of life trajectory in patients with advanced cancer during the last year of life. J Palliat Med, 2011, 14: 904-912.
- Grond S, Zech D, Diefenbach C, et al. Prevalence and pattern of symptoms in patients with cancer pain: A prospective evaluation of 1635 cancer patients referred to a pain clinic. J Pain Symptom Manage, 1994, 9: 372-382.
- Guo Y, Young BL, Hainley S, et al. Evaluation and pharmacologic management of symptoms in cancer patients undergoing acute rehabilitation in a comprehensive cancer center. Arch Phys Med Rehabil, 2007, 88: 891-895.
- Hanford N, Figueiro M. Light therapy and alzheimer's disease and related dementia: Past, present, and future. J Alzheimers Dis, 2013, 33: 913-922.
- Harvey AG, Sharpley AL, Ree MJ, et al. An open trial of cognitive therapy for chronic insomnia. Behav Res Ther, 2007, 45: 2491-2501.
- Hearson B, McClement S, McMillan DE, et al. Sleeping with one eye open: The sleep experience of family members providing palliative care at home. J Palliat Care, 2011, 27: 69-78.
- Hoekstra J, Vernooij-Dassen MJ, de Vos R, et al. The added value of assessing the 'most troublesome' symptom among patients with cancer in the palliative phase. Patient Educ Couns, 2007, 65: 223-229.
- Hugel H, Ellershaw JE, Cook L, et al. The prevalence, key causes and management of insomnia in palliative care patients. J Pain Symptom Manage, 2004, 27: 316-321.
- Kerr CW, Donnelly JP, Wright ST, et al. Progression of delirium in advanced illness: A multivariate model of caregiver and clinician perspectives. J Palliat Med, 2013, 16: 768-773.
- Khan L, Uy C, Nguyen J, et al. Self-reported rates of sleep disturbance in patients with symptomatic bone metastases attending an outpatient radiotherapy clinic. J Palliat Med, 2011, 14: 708-714.
- Kluger BM, Krupp LB, Enoka RM. Fatigue and fatigability in neurologic illnesses: Proposal for a unified taxonomy. Neurology, 2013, 80: 409-416.
- Lasheen W, Walsh D, Mahmoud F, et al. Methylphenidate side effects in advanced cancer: A retrospective analysis. Am J Hosp Palliat Care, 2010, 27: 16-23.
- Laugsand EA, Jakobsen G, Kaasa S, et al. Inadequate symptom control in advanced cancer patients across europe. Support Care Cancer, 2011, 19: 2005-2014.
- Laugsand EA, Kaasa S, de Conno F, et al. Intensity and treatment of symptoms in 3,030 palliative care patients: A cross-sectional survey of the EAPC research network. J Opioid Manag, 2009, 5: 11-21.
- Liu Y, Xi QS, Xia S, et al. Association between symptoms and their severity with survival time in hospitalized patients with far advanced cancer. Palliat Med, 2011, 25: 682-690.
- Mahmoud F, Sarhill N, Mazurczak MA. The therapeutic application of melatonin in supportive care and palliative medicine. Am J Hosp Palliat Care, 2005, 22: 295-309.
- Mallick S. Palliative care in parkinson's disease: Role of cognitive behavior therapy. Indian J Palliat Care, 2009, 15: 51-56.
- Matsuo N, Morita T. Efficacy, safety, and cost effectiveness of intravenous midazolam and flunitrazepam for primary insomnia in terminally ill patients with cancer: A retrospective multicenter audit study. J Palliat Med, 2007, 10: 1054-1062.
- Medeiros CA, Carvalhedo de Bruin PF, Lopes LA, et al. Effect of exogenous melatonin on sleep and motor dysfunction in parkinson's disease. A randomized, double blind, placebo-controlled study. J Neurol, 2007, 254: 459-464.
- Menza M, Dobkin RD, Marin H, et al. Treatment of insomnia in parkinson's disease: A controlled trial of eszopiclone and placebo. Mov Disord, 2010, 25: 1708-1714.
- Meuser T, Pietruck C, Radbruch L, et al. Symptoms during cancer pain treatment following who-guidelines: A longitudinal follow-up study of symptom prevalence, severity and etiology. Pain, 2001, 93: 247-257.
- Miyajima K, Fujisawa D, Hashiguchi S, et al. Symptoms overlooked in hospitalized cancer patients: Impact of concurrent symptoms on oversight (corrected) by nurses. Erratum in Palliat Support Care, 2014, 12: 171.
- Morin CM, Culbert JP, Schwartz SM. Nonpharmacological interventions for insomnia: A meta-analysis of treatment efficacy. Am J Psychiatry, 1994, 151: 1172-1180.
- Mystakidou K, Parpa E, Tsilika E, et al. Does quality of sleep mediate the effect of depression on hopelessness? Int J Psychol, 2009, 44: 282-289.
- Olson K, Turner AR, Courneya KS, et al. Possible links between behavioral and physiological indices of tiredness, fatigue, and exhaustion in advanced cancer. Support Care Cancer, 2008, 16: 241-249.
- Pigeon WR, Moynihan J, Matteson-Rusby S, et al. Comparative effectiveness of CBT interventions for co-morbid chronic pain & insomnia: A pilot study. Behav Res Ther, 2012, 50: 685-689.
- Ray Chaudhuri K, Martinez-Martin P, Rolfe KA, et al. Improvements in nocturnal symptoms with ropinirole

prolonged release in patients with advanced parkinson's disease. Eur J Neurol, 2012, 19: 105-113.
- Sandadi S, Frasure HE, Broderick MJ, et al. The effect of sleep disturbance on quality of life in women with ovarian cancer. Gynecol Oncol, 2011, 123: 351-355.
- Sateia MJ, Lang BJ. Sleep and cancer: Recent developments. Curr Oncol Rep, 2008, 10: 309-318.
- Sateia MJ, Santulli RB. Sleep in palliative care. In: Doyle D, Hanks G, Cherny NI, et al. eds. Oxford textbook of palliative medicine. New York: Oxford University Press, 2004: 731-746.
- Sela RA, Watanabe S, Nekolaichuk CL. Sleep disturbances in palliative cancer patients attending a pain and symptom control clinic. Palliat Support Care, 2005, 3: 23-31.
- Slatore CG, Goy ER, O'hearn DJ, et al. Sleep quality and its association with delirium among veterans enrolled in hospice. Am J Geriatr Psychiatry, 2012, 20: 317-326.
- Stringer J, Donald G. Aromasticks in cancer care: An innovation not to be sniffed at. Complement Ther Clin Pract, 2011, 17: 116-121.
- Tanimukai H, Murai T, Okazaki N, et al. An observational study of insomnia and nightmare treated with trazodone in patients with advanced cancer. Am J Hosp Palliat Care, 2013, 30: 359-362.
- Vogelzang NJ, Breitbart W, Cella D, et al. Patient, caregiver, and oncologist perceptions of cancer-related fatigue: Results of a tripart assessment survey. The fatigue coalition. Semin Hematol, 1997, 34: 4-12.
- Wang XS. Pathophysiology of cancer-related fatigue. Clin J Oncol Nurs, 2008, 12: 11-20.
- Weschules DJ, Maxwell T, Reifsnyder J, et al. Are newer, more expensive pharmacotherapy options associated with superior symptom control compared to less costly agents used in a collaborative practice setting? Am J Hosp Palliat Care, 2006, 23: 135-149.
- Wilcock A, England R, El Khoury B, et al. The prevalence of nocturnal hypoxemia in advanced cancer. J Pain Symptom Manage, 2008, 36: 351-357.
- Yennurajalingam S, Kwon JH, Urbauer DL, et al. Consistency of symptom clusters among advanced cancer patients seen at an outpatient supportive care clinic in a tertiary cancer center. Palliat Support Care, 2013: 1-8.
- Yennurajalingam S, Palmer JL, Chacko R, et al. Factors associated with response to methylphenidate in advanced cancer patients. Oncologist, 2011, 16: 246-253.
- Zee PC, Attarian H, Videnovic A. Circadian rhythm abnormalities. Continuum (Minneap Minn), 2013, 19: 132-147.



译　者：黄智伟，主治医师，心内科，北京协和医学院、中国医学科学院、阜外医院
审　校：闫祝辰，主任医师、教授，中西医结合科，天津市肿瘤医院
终　审：刘　巍，主任医师、教授，姑息治疗中心，北京大学肿瘤医院
(译文如与英文原文有异义，以英文原文为准)

# 第二十二章　瘙痒症的病因、发病机制及治疗

**David Shapiro[1], Karina Gritsenko[2], Naum Shaparin[2], Boleslav Kosharskyy[2]**

[1]Albert Einstein College of Medicine, Bronx, New York 10461, USA; [2]Department of Anesthesiology, Pain Medicine, Montefiore Medical Center, Albert Einstein College of Medicine, Bronx NY 10467, USA

*Correspondence to:* Boleslav Kosharskyy, MD, Assistant Professor, Associate Director. Department of Anesthesiology, Pain Medicine, Montefiore Medical Center, Albert Einstein College of Medicine, Bronx NY 10467, USA. Email: BKOSHARS@montefiore.org.

## 前言

瘙痒或痒是一种让人有搔抓欲望和行为的感觉(Bergasa，2004)。虽然瘙痒不是姑息治疗的患者最常见出现的症状，但它却是一个非常扰人且痛苦的症状，严重影响患者的生活质量(Sheehan-Dare *et al.*，1990；Seccareccia and Gebara，2011)。一项研究显示，与轻度或无瘙痒症的患者相比，中重度瘙痒症患者更易出现睡眠质量差并患上抑郁症(Wikstrom，2007)。但因缺乏有效的治疗措施，医生和患者都极为沮丧。

大多数姑息治疗患者的瘙痒症的病因并非皮肤疾病，而是由于一些系统性疾病，如肾功能衰竭、实体性恶性肿瘤、血液疾病或医源性原因，如化疗、放疗、外科手术或源于疼痛管理的阿片类制剂(表1)。然而，现在没有一种可以治愈所有瘙痒症状的方法。几乎所有类型的瘙痒症的发病机制都不清楚，因此很难做到有效的病因治疗。

颇为棘手的是，有关瘙痒症治疗的文献资料非常稀少，这是因为严重瘙痒症的发病率较低，而其发病原因却较多(故每种瘙痒症的样本量偏少)。而事实上姑息治疗患者的瘙痒症的患病率可能高于文献报道，原因如下：(Ⅰ)许多瘙痒症患者还有其它症状，如恶心、疼痛、呕吐或便秘，而这些症状更易被知晓；(Ⅱ)相比上述症状，医生不太会问及患者瘙痒的情况；(Ⅲ)疼痛是这类患者的一个非常常见的症状，它可以抑制瘙痒感(Zylicz，2004)。

本章将重点介绍不同类型的瘙痒症，每种类型瘙痒症的特征表现，文献首推的每种类型瘙痒症的发病机制，以及在对这些患者的管理中得到的有效的治疗方案。此外，基础皮肤护理知识也有介绍，其可以应用于各种原因所致的瘙痒症(表2)。

## 瘙痒症的分类

### 皮肤源性瘙痒

皮肤源性瘙痒症起源于皮肤或黏膜(外周起源)。瘙痒是由于刺激了位于皮肤表层的对机械性刺激不敏感的无髓游离神经末梢C纤维(瘙痒感受器)所致。这些C纤维神经末梢只要与大量致痒原中任何一个接触就会被激活。一旦被激活，这些神经末梢发送冲动到脊柱背角，然后沿脊髓丘脑束最终到达大脑皮层的躯体感觉中枢，在此经过处理，引起瘙痒感(Yosipovitch *et al.*，2003；Zylica *et al.*，2004；Seccareccia and Gebara，2011)。

最常见的致痒原是组胺。其他比较常见的致痒原包括多种细胞因子、蛋白酶、胺类、神经肽(如P物质)、生长因子和类二十烷酸。类二十烷酸既可刺激局部肥大细胞引起组胺释放，进而激活C纤维，也可直接激活C纤维引起瘙痒(Lerner，1994；Twycross *et al.*，2003；Seccareccia and Gebara，2011)。这一现象解释了为什么抗组胺剂不能缓解所有的瘙痒症。皮肤源性瘙痒包括荨麻疹和任何类型的皮炎。

**表1 姑息治疗患者常见瘙痒原因**

| |
|---|
| 医源性 |
| 阿片类药物 |
| 化疗 |
| 放射治疗 |
| 手术 |
| 肾 |
| 慢性肾功能衰竭 |
| 肝 |
| 胆汁淤积 |
| 肝内原因 |
| 原发性胆汁性肝硬化 |
| 硬化性胆管炎 |
| 胆管癌 |
| 慢性丙型肝炎 |
| 肝外原因 |
| 胰腺癌 |
| 其他腹腔肿块 |
| 实体瘤 |
| 胆道梗阻 |
| 副肿瘤综合征(例如乳腺癌、前列腺癌、肺癌，胃、鼻咽、喉、结肠和子宫肿瘤) |
| 其他恶性肿瘤(脑肿瘤) |
| 血液 |
| 真性红细胞增多症 |
| 霍奇金淋巴瘤 |
| 塞扎里氏综合征 |
| 多发性骨髓瘤 |
| Myocosis样肉芽肿 |
| 白血病 |
| 心理 |
| 抑郁 |
| 广泛性焦虑症 |

### 神经病性瘙痒症

神经系统感觉神经传入通路中任何一个部位的病变均可引起神经病性的瘙痒症。中枢神经系统和周围神经系统的任何病变如影响到转换、传导或处理瘙痒感的神经元均会引起神经病性瘙痒症(Oaklander，2011)。此类型瘙痒症可见于周围神经损伤的病例，如疱疹病毒(Oaklander *et al.*，2002)，可也见于周围神经卡压的病例，如感觉异常性背痛(Savk *et al.*，2000)，或继发于脑部肿物或多发性硬化症(Adreev and Petkov，1975；Yosipovitch *et al.*，2003)。有瘙痒感的患者常因长期的搔抓出现皮肤的改变(苔藓样变)，而对深部组织的搔抓是神经病性瘙痒症的特征性表现。其形成需要难治性瘙痒和严重感觉缺失在同一部位共同出现，且后者会引起无痛性搔抓并进一步造成自我伤害(Oaklander，2011)。最常见的部位是面部(三叉神经营养综合征)。神经病性瘙痒症的治疗比较困难，常见药物如抗组胺药物、类固醇激素以及大多数的止痛药物常无效。目前推荐的治疗方案包括应用局部或全身性的神经元兴奋抑制剂(尤其是局部麻醉药)以及减少搔抓的防护装备(Oaklander，2011)。

### 神经源性的瘙痒症

此类瘙痒症是由内源性或外源性毒素经循环在中枢神经蓄积所致，而无任何神经损伤。这些毒素直接或间接地作用于致痒通路。“毒素”之一包括阿片类物质，其在尿毒症或胆汁淤积症患者中会大量产生或异常保留(Peer *et al.*，1996；Jones and Bergasa，1999)。一些专家认为阿片类物质有直接兴奋脊髓中传递瘙痒感觉的C纤维的作用，从而引起神经源性瘙痒(Ballantyne *et al.*，1988)。神经源性瘙痒的实例有脊柱内应用阿片类制剂以及胆汁淤积性和尿毒症性瘙痒(Greaves，2010)。

### 精神性瘙痒症

精神性瘙痒症是这四种瘙痒症中最少见的，并没有确切的病因，常常与精神心理疾病相关，如寄生虫恐怖症的妄想状态、picker's结节、广泛性焦虑症、抑郁症以及与压力相关的慢性会阴瘙痒(Yosipovitch *et al.*，2003；Zylicz *et al.*，2004；Weisshaar *et al.*，2008；Greaves，2010)。

## 阿片类药物诱导的瘙痒症

### 概论

瘙痒是阿片类药物的常见副作用。相对于全身用药，瘙痒更常见于那些通过椎管和硬膜外

**表2　应用于各类瘙痒的循证药物干预**

| 治疗 | 适应证及研究效果 | 剂量 | 作用机制 | 副作用 | 其他注意事项 |
|---|---|---|---|---|---|
| 消胆胺 | 胆汁淤积(Datta and Sherlock，1966；Van Itallie *et al.*，1961)<br>肾性(Robertson and Mueller，1996；Silverberg *et al.*，1977；Peer *et al.*，1996) | 口服，每2~4 h 4 g(最大剂量16 g/d) | 胆汁酸多价螯合剂(防止由肠道重吸收) | 腹胀、便秘、肠道吸收不良 | (Ⅰ)用于一线治疗<br>(Ⅱ)推荐上午服用 |
| 利福平 | 胆汁淤积(Ghent and Carruthers，1988；Podesta *et al.*，1991) | 如果血清胆红素<3 mg/L，每天口服 150 mg；如果血清胆红素>3 mg/L，150 mg口服，2次/日 | 诱导肝代谢 | 肝毒性 | (Ⅰ)用于第二线治疗<br>(Ⅱ)需要医生密切随访 |
| 纳曲酮 | 胆汁淤积(Wolfhagen *et al.*，1997；Terg *et al.*)<br>肾性(Peer *et al.*，1996) | 口服，每天12.5 mg，可以耐受者每3~7 d增加12.5 mg(最大剂量50 mg)，直至瘙痒缓解 | 阿片受体拮抗剂 | 阿片类戒断样反应(高血压、心动过速、寒战、噩梦、腹痛)，肝毒性 | (Ⅰ)胆汁淤积所致瘙痒的三线治疗<br>(Ⅱ)需要医生密切随访 |
| 纳洛酮 | 胆汁淤积(Bergasa *et al.*，1995)<br>阿片类药物诱导(Murphy *et al.*，2011) | 0.4 mg弹丸式静脉注射后，0.2 μ/kg·min静脉连续输注 | 阿片受体拮抗剂 | 阿片类戒断样反应 | (Ⅰ)胆汁淤积所致瘙痒的三线治疗<br>(Ⅱ)也可应用于患者自控镇痛(patient-controlled analgesia，PCA) |
| 米氮平 | 胆汁淤积(Davis *et al.*，2003)<br>肾病性(Davis *et al.*，2003)<br>血液病性(Davis *et al.*，2003) | 15~30 mg，晚上口服 | 5-$HT_2$，5-$HT_3$，$H_1$受体拮抗剂(主要受体与瘙痒症有关) | 镇静、体重增加 | (Ⅰ)适应证广，可与许多其他药物联合使用<br>(Ⅱ)关于疗效的证据有限 |
| 帕罗西汀 | 胆汁淤积(Unotoro *et al.*，2010；Zylicz *et al.*，2003)<br>实体瘤(Zylicz *et al.*，2003)<br>血液病性(Zylicz *et al.*，2003；Demierre and Taverna，2006) | 口服，每日10~20 mg | 选择性五羟色胺(5-$HT_3$)再摄取抑制剂 | 恶心、乏力 | (Ⅰ)通常情况下治疗3 d内瘙痒缓解<br>(Ⅱ)起始的恶心、呕吐程度似乎与止痒疗效相关 |
| 昂丹司琼 | 阿片类药物诱导(Borgeat and Stiremann，1999；Tan *et al.*，2010；Charuluxananan，2003) | 8 mg静脉给药 | 5-$HT_3$受体拮抗剂 | 便秘、头晕、头痛 | (Ⅰ)继发实体瘤瘙痒的一线治疗<br>(Ⅱ)耐受性好<br>(Ⅲ)不改变麻醉程度 |
| 干扰素α2b | 真性红细胞增多症(polycythemia vera，PV)诱发瘙痒(Muller *et al.*，1995) | 3 MU TIW或1.5 MU6次/周，皮下注射 | 目前已知具有抗增殖作用 | 全身不适、流感样症状、肌肉痛、骨痛 | (Ⅰ)也可有效治疗PV(降低血小板和白细胞计数，减少放血次数) |
| 西咪替丁 | 霍奇金病(Aymard *et al.*，1980) | 200mg餐时口服，400mg睡前口服(1g/d) | 组胺$H_2$受体拮抗剂 | 头晕、头痛 | (Ⅱ)注意心药物间相互作用<br>(Ⅲ)可增强几种阿片类药物疗效 |
| 阿瑞吡坦 | 皮肤T细胞淋巴瘤(Booken *et al.*，2011) | 125 mg第1d，80 mg第2、3 d，每2周重复 | 拮抗物质P/神经激肽-1受体 | 头痛、全身乏力、恶心 | (Ⅰ)耐受性良好 |

第三篇

给药的患者。尽管发病与否与阿片类药物的使用史有关(Twycross *et al.*，2003；Ballantyne *et al.*，1989)，但仍大约有1%的全身阿片类药物的患者会出现瘙痒症，且分别有8.5%和46%的接受硬膜外和椎管内阿片类用药的患者会出现瘙痒(Ballantyne *et al.*，1988)。

瘙痒部位的分布取决于给药的途径。接受全身阿片类药物的患者通常会出现全身性的瘙痒。而接受硬膜外和椎管内阿片类药物的患者通常会表现为节段性分布的瘙痒。部位常围绕注射水平或者在身体的特定区域——常见于面部(Ballantyne *et al.*，1988)。从时间上来说，瘙痒症常发生在鞘内给药的6~12 h内，并且由于对药物的耐受性，瘙痒症可以在用药后的第一或第二天得到缓解(Cousins and Mather，1984)。

### 发病机制

虽然接受阿片类药物(全身、硬膜外及椎管内)患者的瘙痒症发病机制尚未明确，但一些专家推测瘙痒可能是由于阿片类药物有脊髓内的兴奋作用，从而刺激中枢神经系统的致痒通路。然而，全身性阿片类用药也可能通过作用于周围和中枢神经系统的其他区域，如中脑，其发挥抗致痒的作用，这可以解释瘙痒症在这些患者中发病率较低的现象。在皮内给药的情况下，瘙痒可能与真皮内肥大细胞释放的组胺相关(Schmelz and Handwerker，2004；Levy *et al.*，1989)。

### 治疗

最有效的治疗方法是应用阿片类药物拮抗剂，比如纳洛酮(一种阿片反激动剂)。一项荟萃研究分析了800例术后出现了继发于阿片类药物的瘙痒症的患者，发现相对于静脉注射生理盐水的患者，那些静脉注射纳洛酮的患者瘙痒症的发生降低了60%。此外，与对照组相比，静脉注射纳洛酮组的阿片类药物的用量、镇静风险以及呕吐并没有明显的差异(Murphy *et al.*，2011)。纳布啡，一种混合的阿片类激动-拮抗剂，也被证实在镇痛的同时可以有效地治疗继发于鞘内和硬膜外注射阿片类药物诱发的瘙痒症(Penning *et al.*，1988；Somrat *et al.*，1999)。最后，格拉司琼和昂丹司琼，5-$HT_3$受体拮抗剂，也能有效地缓解鞘内应用吗啡引起的瘙痒症(Charuluxananan *et al.*，2003；Tamdee *et al.*，2009；Tan *et al.*，2010)。一项研究显示，80%的患者在应用昂丹司琼后的15 min内症状可以得到缓解(Tamdee *et al.*，2009)。

## 肾性瘙痒症

### 概论

肾性瘙痒症是最常见的以内科系统疾病为病因的瘙痒症。瘙痒可以为全身性的或局部的，表现为间歇的或持续的，时常反复，常为顽固性的。它是80%的慢性肾功能衰竭(透析和非透析患者)患者中出现的最严重的一种瘙痒症(James *et al.*，2011)。它的发生与年龄、性别、肾病以及使用的透析液无关。尽管最近的研究已发现瘙痒症在血液透析患者中的发病率降低(也许是由于新的透析设备和技术)，然而在终末期肾病(end stage renal disease，ESRD)的患者中这个令人痛苦的症状仍有让人难以接受的高发病率。其病因和治疗方法尚需进一步的研究和探索(Pisoni *et al.*，2006；Narita *et al.*，2006)。

### 发病机制

虽然已提出许多假说，但肾性瘙痒症的发病机制仍不清楚，现认为是多因素造成。许多慢性肾功能不全的患者均患有皮肤干燥症(“干皮”)，这是瘙痒症的一个公认的病因。现已知慢性透析患者皮肤二价离子的含量(如：钙、镁、磷)会增加，从而导致钙或磷酸镁的微沉淀，这可以导致瘙痒(Blachley *et al.*，1985)。此外，尿毒症患者比普通人群更易出现继发性的甲状旁腺功能亢进症、维生素A过多症、血清组胺和血清素水平增加、免疫及阿片系统功能障碍和缺铁性贫血，这些因素均可能引起瘙痒(Balaskas *et al.*，1998；Schwartz and Iaina，1999；Biro *et al.*，2005；Lugon，2005；Pisoni *et al.*，2006；James *et al.*，2011)。

### 治疗

由于这些患者大多数患有皮肤干燥症，故可用润肤剂(润湿剂)与其他方法联用来改善症状。关于皮肤基础护理可以查看本文相关内容。紫外线B(ultraviolet B，UVB)治疗的作用机理尚不清楚，但能非常有效地缓解瘙痒症状。一项研究显示经过UVB治疗后100%的慢性透析患者的瘙痒症状得到缓解(Blachley *et al.*，1985)。窄波段UVB疗法是UVB疗法的新选择，虽然仍需要大量的对照试验来进一步确定其对肾性瘙痒症治疗的有效性，但已有实验证实它可以有效治疗患者的全身瘙痒并具有良好的耐受性(Seckin *et al.*，2007)。

一些专家认为胆汁酸可能在肾性瘙痒症的发病中起一定作用，故对这一类患者而言消胆胺也可能是一种有效的止痒剂。但是，只有一项10人的双盲安慰剂研究提示它是有效的，其中有五分之四的患者在接受消胆胺后症状好转(Silverberg *et al.*，1977)。纳曲酮是一种阿片类拮抗剂，一个小样本量的随机双盲安慰剂对照交叉试验(其中包括15个透析的患者)证实它可以短期缓解肾性瘙痒症的症状(Peer *et al.*，1996)。已知血清素再摄取抑制剂对全身瘙痒症患者有止痒活性，可推测出血清素与肾性瘙痒症发病相关(Zylicz *et al.*，1998)，这些患者可试用米氮平与帕罗西汀。一些小型实验表明其他治疗方案在肾性瘙痒症的治疗中也有效，如针灸、活性炭、肝素、消胆胺和沙利度胺(Narita *et al.*，2008)。

值得注意的是，虽然H1抗组胺剂对其他病因所致的瘙痒症有作用，但研究表明，这类药物对于肾性瘙痒症没有显著效果。因此，推测单一组胺并非肾性瘙痒症致痒的重要因素(Ponticelli and Bencini，1992；Krajnik and Zylicz，2001a)。

## 胆汁淤积性瘙痒症

### 概论

瘙痒症在胆汁淤积症的患者中非常常见，事实上，有25%~80%的黄疸或慢性胆汁淤积性肝病，如原发性硬化胆管炎和原发性胆汁性肝硬化的患者主诉有瘙痒感(Jones and Bergasa，2004；Bergasa，2005；Lindor *et al.*，2009)。瘙痒程度的变化是很常见的，随着终末期肝病的进展症状可减轻。在这种情况下，瘙痒的部位趋向于游走但范围更广泛，通常在手、脚和被衣服紧缩的部位会比较严重。这种瘙痒在搔抓后不会缓解，并且在夜间尤甚(Weisshaar *et al.*，2008)。

### 发病机制

对于胆汁淤积如何导致瘙痒症目前仍不清楚。与肾性瘙痒症类似，这些患者的血清和组织中的组胺、血清素、类固醇激素以及内源性阿片类物质的浓度是升高的。然而，目前尚未发现这些物质能直接引起瘙痒(Decock *et al.*，2012)。

专家曾推测，胆汁酸在皮肤的蓄积引起了瘙痒，但瘙痒的严重程度与患者血清胆汁酸的水平之间没有明显的相关性。此外，胆汁酸尚不能通过诱导神经生理学的变化来调节瘙痒(Jones and Bergasa，2004)。因此，该理论失去了青睐。对于已知有胆汁淤积性瘙痒症的患者，其瘙痒症状的缓解和胆汁淤积症的减轻与肝功能的改善无关，这使得胆汁淤积性瘙痒症的病因更加扑朔迷离。

目前的一种猜想：某未知的致痒物质产生于肝脏，通过人体的胆汁排泄，而胆汁淤积使这些物质在身体组织中蓄积。第二个猜想是，基于阿片类拮抗剂能减轻瘙痒的事实，认为胆汁淤积性瘙痒症是由中枢神经系统中增加的阿片类物质所介导(Jones and Bergasa，1990)。不言自明，因缺乏对胆汁淤积性瘙痒症发病机制清楚而全面的了解，目前其治疗仍充满挑战性。

### 治疗

治疗胆汁淤积性瘙痒症的第一步是确定患者是否有胆道阻塞性的胆汁淤积，因为这可以通过内镜、外科手术或放射矫正治疗得到纠正。一旦阻塞的原因被解决或排除后，治疗主要是全身性的对症治疗。

美国肝脏疾病研究协会(American Association for the Study of Liver Diseases，AASLD)和欧洲肝脏研究协会(European Association for the Study of the Liver，EASL)推荐口服胆汁酸树脂消胆胺作为一线治疗。虽然一般情况下患者对这类药物有很好的耐受性，但一些患者仍会出现胃肠道症状，如腹泻、便秘或腹胀(Beuers *et al.*，2009；Lindor *et al.*，2009)。根据文献报道，利福平(一种抗真菌剂)可以上调肝脏中参与解毒和毒物清除的解毒酶的表达，进而有效地治疗继发于原发性胆汁性肝硬化的胆汁淤积性瘙痒症(Ghent and Carruthers，1988；Podesta *et al.*，1991)，这是目前的二线治疗方案。鉴于已有患者出现肝炎、肾脏和/或肝功能衰竭和溶血，故凡应用这种药物的患者需进行密切、定期的随访。

已有证据表明，胆汁淤积会增加阿片类物质的神经传递，故阿片类拮抗剂是目前的三线治疗药。一项包含五个关于阿片类拮抗剂实验的荟萃分析发现，阿片类拮抗剂，如纳洛酮和纳曲酮比对照干预组有更显著的控制瘙痒的作用(Tandon *et al.*，2007)。根据一项对多种胆汁淤积性疾病引起的瘙痒症的患者进行观察性研究，紫外线B光疗也是一种有前景的治疗方式(Decock *et al.*，2012)。这类瘙痒症患者也试用了其他药物，如昂丹司琼和舍曲林，但收效甚微(Lindor *et al.*，2009)。

## 实体瘤性的瘙痒症

### 概论

瘙痒肯定不是癌症患者最常见的主诉。一项对结肠癌、前列腺癌、乳腺癌和卵巢癌患者不同症状的发生率的调查提示瘙痒可能影响到大约四分之一的实体瘤患者(Portenoy *et al.*，1994)。如前所述，瘙痒症可能对患者的生活质量产生巨大的影响。虽然少见，但全身瘙痒症可以是潜在实体瘤的早期症状之一，并能在实体瘤发现前长期存在(Cormia，1965；Beeaff，1980；Lober，1993)。

瘙痒症可以由实体瘤直接诱发，如肿瘤的皮肤转移(Tjalma and Watty，2003；Twycross *et al.*，2003)，或者可能与已有的癌症间接相关。这种癌症与其症状之间的间接关系被称为副瘤综合征，其产生的原因是由于体内肿瘤或癌症的生长，但不是由于局部肿瘤的存在(Darnell and Jerome，2011)。副瘤综合征可以发生在已有肿瘤的患者中，如胆系肿瘤(如胆管癌)，或者胆管受到压迫，同时也可见于胰腺和肝脏的癌症，以及转移瘤。不幸的是，瘙痒症在胰腺癌病情恶化后才会出现(Holly *et al.*，2004)。其他可引起副瘤综合征的恶性肿瘤包括乳房肿瘤、前列腺肿瘤、肺部肿瘤、胃部肿瘤、鼻咽部肿瘤、喉部肿瘤、结肠和子宫肿瘤等(Cormia，1965)。

与实体瘤相关的瘙痒可以是全身性或局部的，程度有强弱变化，通常不表现出皮损。如果瘙痒为局部，那么通常位于上胸部、肩部、上肢伸侧、胫前区和大腿内侧(Krajnik and Zylicz，2001b)。某些类型的癌症所致的瘙痒症可发生在皮肤的特定区域，如前列腺癌时阴囊瘙痒，宫颈癌时外阴瘙痒，结肠或直肠癌症时肛周瘙痒，第四脑室附近出现脑肿瘤时鼻部瘙痒(Twycross *et al.*，2003)。

### 发病机制

实体瘤性瘙痒症的发病机制尚不明确，但似乎与肿瘤特异性抗原的免疫应答有关。有人提出实体瘤的毒性产物可以进入全身血液循环，并引起细胞免疫应答从而引起瘙痒。另一个猜想是，癌症的疾病状态可能使皮肤对外部刺激更敏感(Krajnik and Zylicz，2004a)。

### 治疗

癌症患者瘙痒症的治疗重点是对已有恶性肿瘤的治疗，除非无法治愈的，那么其治疗常为对症处理。对于肝外胆道梗阻可应用胆道减压支架以有效减压，因其耐受性好且风险小目前已是很好的治疗选择(Krajnik and Zylicz，2001b；Twycross *et al.*，2003)。

帕罗西汀是副肿瘤综合征性瘙痒症的一线用药。一项研究发现，26例(17例有实体瘤)瘙痒症患者中的24例在平均应用该药物治疗3天后瘙痒症状减轻50%。然而，一半的患者出现了恶心和呕吐的副作用(Zylicz *et al.*，2003)。对于那些对帕罗西汀无效或无法耐受的患者可以尝试米氮平(一种$H_1$，$5HT_2$和$5HT_3$受体阻滞剂)(Davis *et al.*，2003)。但目前没有太多可以证实其有效性的文献。

## 血液病性瘙痒

### 概论

瘙痒在许多血液疾病都很常见，比如真性红细胞增多症(polycythemia vera，PV)、霍奇金淋巴瘤和塞扎里综合征；而在另一些血液病却很少见，如多发性骨髓瘤和蕈样肉芽肿。在PV、霍奇金淋巴瘤和塞扎里综合征的患者中全身性瘙痒症的患病率分别约为50%，25%和100%(Winkelmann and

第三篇

Muller，1964；Arroyo and Aubert，1971；Steinman and Greaves，1985；Diehn and Tefferi，2001)。

大多数PV患者会出现温度诱导性的瘙痒，其特点是瘙痒程度强烈，如在与水接触后出现灼热感，这被称为“水源性瘙痒”。此类患者均没有明显的皮肤损伤。PV患者并不需要通过接触水来诱发瘙痒，其瘙痒症可以因突发环境温度的变化而发生，也可以是自发的(Saini *et al.*，2010)。

霍奇金病患者的瘙痒症常在夜间加重。瘙痒常始于下肢，之后发展为全身。值得注意的是，全身性的瘙痒往往在有纵隔肿块的结节硬化型霍奇金病患者中更常见(Krajnik and Zylicz，2001b)。

皮肤T细胞淋巴瘤(cutaneous T-cell lymphomas，CTCL)，其中包括原发性的CTCL、蕈样肉芽肿、塞扎里综合征，主要发生在50岁以上的男性，它可以导致严重的瘙痒症。在这些淋巴瘤患者中，瘙痒通常会随着病情恶化而进展，而全身瘙痒通常不会发生在没有皮肤表现的淋巴瘤患者中。对有皮肤表现的严重瘙痒症的患者，应考虑其可能患有蕈样肉芽肿(Krajnik and Zylicz，2004b)。

## 发病机制

与大多数其他疾病伴有的瘙痒症类似，人们对许多血液病性瘙痒症的了解也甚少。PV患者的瘙痒症似乎与升高的血清和尿中的组胺浓度相关。一研究发现有60%控制不良的PV患者的血清组胺水平是升高的，而在控制良好的PV患者中有7%的患者血清组胺水平升高。控制不良的PV患者发生瘙痒症的概率是血清组胺水平正常患者的7倍(Gilbert *et al.*，1966)。此外，PV患者和其他骨髓增生性疾病的JAK2突变可在细胞系中诱导细胞因子的超敏反应，并诱导嗜碱性粒细胞活化及超敏(Tefferi *et al.*，2006；Pieri *et al.*，2009)。与PV类似，霍奇金病的瘙痒症可能是由血液中升高的嗜碱性粒细胞和组胺水平诱发(Karnath，2005)。另外，一项研究发现50%以上的死于霍奇金淋巴瘤的患者在尸检中发现肝脏疾病，所以这类患者的瘙痒症可能与胆汁淤积有关(Hubscher *et al.*，1993；Krajnik and Zylicz，2004b)。

CTCL患者有较高水平的①嗜酸性粒细胞，可以触发皮肤炎症反应；②外周血的单核细胞，可以产生较高水平的白介素，这些白介素可以是致痒原(Ahern *et al.*，2012)。另外，在疾病的进展阶段，一些器官如肝脏或肾脏可能被累及，从而导致胆汁淤积性或肾性瘙痒。

## 治疗

对继发于血液病的瘙痒症的治疗第一步就是对已有疾病的治疗。除此之外，对于本节中提到的三种血液系统疾病所致的瘙痒症还有一些具体的治疗方法。

干扰素α(interferon alfa，IFN-α)是一种对PV以及PV相关瘙痒症治疗均有效的药物，应首选(Finelli *et al.*，1993；Muller *et al.*，1995)。阿司匹林也能非常有效地缓解瘙痒症状：一粒300 mg的片剂可以在30 min内发挥作用，药效可持续一天(Twycross and Zylicz，2004)。一个小样本的研究提示选择性五羟色胺再摄取抑制剂对PV相关的顽固瘙痒患者的症状有满意的疗效(Tefferi and Fonseca，2002)。最后，光照疗法也可有效的控制PV相关的瘙痒症；一项研究报道80%的光照治疗的患者症状可得到完全缓解(Baldo *et al.*，2002)。

对于继发于霍奇金淋巴瘤的瘙痒症患者，目前尚没有统一的治疗标准。除了治疗已存在的恶性肿瘤，患者可试用类固醇激素或西咪替丁，二者均有效(Aymard *et al.*，1980；Twycross *et al.*，2003)。

放疗、化疗和/或光照治疗可以诱导CTCL的缓解，对于患者的瘙痒症状可以进行对症治疗。局部的类固醇激素广泛用于治疗各个阶段的CTCL的瘙痒症以及皮肤表现。阿瑞吡坦(P物质神经激肽-1受体的拮抗剂)可以有效地治疗塞扎里氏综合征等骨髓增殖性疾病患者的瘙痒症(Duval and Dubertret，2009；Booken *et al.*，2011)。也有临床医生指出米氮平与加巴喷丁也有利于缓解这些患者的瘙痒症状(Demierre and Taverna，2006)。

# 医源性瘙痒症

## 概论

有时造成瘙痒的原因不是疾病本身而是治疗手段。许多化疗药物都有皮肤副作用，如皮肤干燥、脱屑、皮疹及感染，这些均可引起瘙痒。化学毒性药剂可以引起周围神经病变，这可能会导致疼痛、不适、感觉异常以及瘙痒。

放疗可能对正常、健康的组织也有损害。急

性放疗损伤类似于化学治疗，在细胞快速增殖的组织中最突出，如皮肤和消化道。治疗后不久，患者可能出现红斑、干燥或湿性脱皮、疼痛、过敏和瘙痒，所有这些症状可能在治疗完成后数周都无法缓解(Stone *et al.*，2003)。

### 发病机制

继发于化疗和放射疗法的瘙痒症可归因于以下原因：放化疗均干扰细胞的分裂及增殖过程，这不仅破坏增殖的癌细胞系，同时也损害正常的细胞，如神经元；放射治疗可引起瘢痕组织形成，而后者可能压迫神经元(Vasić，2007)。神经损伤以及神经压迫可导致周围神经病变，这可引起如麻木、刺痛、灼热、疼痛和瘙痒的症状(Stone *et al.*，2003)。此外，化疗的患者可出现皮肤干燥，瘙痒和脱屑，可能是因药物影响了汗液和皮脂腺的功能(Krajnik and Zylicz，2004a)。

### 治疗

对于这类瘙痒症治疗手段的研究有限。然而，全面评估患者的生活质量如何受到瘙痒及副作用影响，这是制定患者治疗方案的重点。根据瘙痒症状的严重程度，在症状改善后方可停药。皮肤干燥是化学药物治疗以及放射治疗的常见副作用，出现皮肤干燥后应建议患者规律使用润肤剂以及其他护肤品(见《皮肤护理的建议》一节)。

一个关于化疗后引起肛门瘙痒的病例中报道该患者因瘙痒症中止化疗，直到症状缓解，并且在再次开始化疗之前使用了地塞米松来预防复发(Hejna *et al.*，1999)。SSRIs类药物、三环类抗抑郁类药物(tricyclic antidepressants，TCAs)和加巴喷丁均可有效地治疗各种类型的神经性疼痛和瘙痒，但未见报道可以缓解化疗相关的外周神经病患者的瘙痒症状(O'Connor and Dworkin，2009)。

## 瘙痒症的替代、补充疗法

### 针灸

一些小型研究报道，相比安慰性的针刺，针灸可以有效减少由实验诱发的组胺相关瘙痒和眩光的持续时间(Belgrade *et al.*，1984；Lundeberg *et al.*，1987)。此外，一项利用电针刺激的研究(改进的针灸技术)在顽固性尿毒症性瘙痒的患者中取得了令人鼓舞的疗效，部分患者在治疗期间或治疗后瘙痒症状得到了大幅的改善(Duo，1987)。

除了可以直接减轻尿毒症患者的瘙痒症状外，针灸还可以减少术后阿片类药物的用量及其相关的副作用，如瘙痒，从而间接缓解了由阿片类药物诱导的瘙痒。一项系统的回顾报道，相对于接受假手术的安慰剂组，在术后接受针灸治疗患者的镇痛药的用量明显减少(Sun *et al.*，2008)。尽管这些实验均提示针灸可成功缓解瘙痒，但实验的样本量仍然较小，研究亦太少。

### 营养疗法

营养疗法在与其他方法联用时对瘙痒症的治疗是有好处的。虽然还需要进一步研究且其疗效也不稳定，但亚麻酸、维生素D和维生素E均可用于各种瘙痒症引起的皮肤改变，包括牛皮癣和特应性湿疹。此外，任何可以增加皮肤血流的食物，如热和/或辛辣的食物和饮料，酒精性饮料均可能引起瘙痒(Szepietowski and Twycross，2004)。所以对有瘙痒主诉的患者，如果发现患者在进食此类食物后出现瘙痒，应告知并建议患者禁食上述食物。

### 洗浴添加剂

燕麦具有较高的黏液含量，有助于促进组织愈合，滋润及软化皮肤，并减少瘙痒感。同样，焦油沐浴油浸泡对缓解瘙痒感也有效；特别是银屑病和特应性湿疹相关的瘙痒症。燕麦和焦油沐浴油都是安全有效的瘙痒症的替代治疗手段(Millikan，2003)。

## 对瘙痒症局部皮肤护理的建议

无论何种病因，为了缓解或避免瘙痒的加重，瘙痒症的患者均应掌握适当的皮肤护理方法。对于姑息治疗的患者，干燥的皮肤可能伴随任何原因所致的瘙痒症，重视这一点很重要。润肤剂可预防和治疗皮肤干燥，保持皮肤水分，并补充干燥皮肤的水分。因此，应鼓励患者每天至少两次使用润肤乳(尽管更频繁的使用可以更有效)，并在沐浴后也涂抹保湿霜以保持皮肤湿润。

除了润肤乳，许多外用药物也有所帮助。樟脑(1.0%~3%)，苯酚(0.5%~2.0%)，以及薄荷醇(0.5%~2.0%)是许多柜台销售的止痒洗液的三种常见组分(Sharma *et al.*，2009)。对于顽固性的瘙痒患者，也可使用较强的局部麻醉剂，如利多卡因(2.5%)和苯佐卡因(20%)。外用类固醇激素具有抗炎作用，它们能有效地减少没有皮损的瘙痒症患者的症状(Szepietowski and Twycross，2004)。最后，外用辣椒素(0.025%~0.075%)可以消耗P物质(一种致痒的介质)以有效地治疗局部瘙痒。许多实验都证实辣椒素可以有效地治疗肾性瘙痒症，其中包括两个双盲安慰剂试验，实验中患者每天3~5次局部应用辣椒素(Breneman *et al.*，1992；Tarng *et al.*，1996；Cho *et al.*，1997)。

## 总结

瘙痒症是一种很少被报道的但在癌症和姑息治疗的患者中普遍存在的症状。它可以成为一个严重影响生活质量且具有破坏性的症状。虽然有许多对症治疗手段，但对瘙痒症的治疗常常是不充分的。这可能是由于缺乏大型临床研究对疗效的确认，同时也由于专家们对瘙痒症的发病机制缺乏充分的了解。

尽管在大多数瘙痒症的病例中，其发病机制尚未完全了解，但当医务人员对瘙痒症的病因有倾向时，目前也有大量的治疗手段可供选择。因此充分了解患者的病史以及细致的体格检查对于选择恰当的治疗方案至关重要。医务人员应抱有“试试和修改”的态度，在应用一种药物无效的情况下可以更换另一种曾有效治疗同样病因的瘙痒症的药物。

## 致谢

声明：作者声称无任何利益冲突。

## 参考文献


- Adreev VC, Petkov I. Skin manifestations associated with tumours of the brain. Br J Dermatol, 1975, 92: 675-678.
- Ahern K, Gilmore ES, Poligone B. Pruritus in cutaneous T-cell lymphoma: a review. J Am Acad Dermatol, 2012, 67: 760-768.
- Arroyo H, Aubert L. The bath sign. Presse Med, 1971, 79: 1814.
- Aymard JP, Lederlin P, Witz F, et al. Cimetidine for pruritus in Hodgkin's disease. Br Med J, 1980, 280: 151-152.
- Balaskas EV, Bamihas GI, Karamouzis M, et al. Histamine and serotonin in uremic pruritus: effect of ondansetron in CAPD-pruritic patients. Nephron, 1998, 78: 395-402.
- Baldo A, Sammarco E, Plaitano R, et al. Narrowband (TL-01) ultraviolet B phototherapy for pruritus in polycythaemia vera. Br J Dermatol, 2002, 147: 979-981.
- Ballantyne JC, Loach AB, Carr DB. Itching after epidural and spinal opiates. Pain, 1988, 33: 149-160.
- Ballantyne JC, Loach AB, Carr DB. The incidence of pruritus after epidural morphine. Anaesthesia, 1989, 44: 863.
- Beeaff DE. Pruritus as a sign of systemic disease. Report of metastatic small cell carcinoma. Ariz Med, 1980, 37: 831-833.
- Belgrade MJ, Solomon LM, Lichter EA. Effect of acupuncture on experimentally induced itch. Acta Derm Venereol, 1984, 64: 129-133.
- Bergasa NV. Pruritus in chronic liver disease: mechanisms and treatment. Curr Gastroenterol Rep, 2004, 6: 10-16.
- Bergasa NV. The pruritus of cholestasis. J Hepatol, 2005, 43: 1078-1088.
- Bergasa NV, Alling DW, Talbot TL, et al. Effects of naloxone infusions in patients with the pruritus of cholestasis. A double-blind, randomized, controlled trial. Ann Intern Med, 1995, 123: 161-167.
- Beuers U, Boberg KM, Chapman RW, et al. EASL Clinical Practice Guidelines: management of cholestatic liver diseases. J Hepatol, 2009, 51: 237-267.
- Biro T, Ko MC, Bromm B, et al. How best to fight that nasty itch - from new insights into the neuroimmunological, neuroendocrine, and neurophysiological bases of pruritus to novel therapeutic approaches. Exp Dermatol, 2005, 14: 25-40.
- Blachley JD, Blankenship DM, Menter A, et al. Uremic Pruritus - Skin Divalent Ion Content and Response to Ultraviolet Phototherapy. Am J Kidney Dis, 1985, 5: 237-241.
- Booken N, Heck M, Nicolay JP, et al. Oral aprepitant in the therapy of refractory pruritus in erythrodermic cutaneous T-cell lymphoma. Br J Dermatol, 2011, 164: 665-667.
- Borgeat A, Stirnemann HR. Ondansetron is effective to treat spinal or epidural morphine-induced pruritus. Anesthesiology, 1999, 90: 432-436.

- Breneman DL, Cardone JS, Blumsack RF, et al. Topical capsaicin for treatment of hemodialysis-related pruritus. J Am Acad Dermatol, 1992, 26: 91-94.
- Charuluxananan S, Kyokong O, Somboonviboon W, et al. Nalbuphine versus ondansetron for prevention of intrathecal morphine-induced pruritus after cesarean delivery. Anesth Analg, 2003, 96: 1789-1793.
- Cho YL, Liu HN, Huang TP, et al. Uremic pruritus: roles of parathyroid hormone and substance P. J Am Acad Dermatol, 1997, 36: 538-543.
- Cormia FE. Pruritus, an uncommon but important symptom of systemic carcinoma. Arch Dermatol, 1965, 92: 36-39.
- Cousins MJ, Mather LE. Intrathecal and epidural administration of opioids. Anesthesiology, 1984, 61: 276-310.
- Darnell R, Jerome P. Definitions, Classification, History, Epidemiology, and Importance. In: Darnell R, Jerome P. eds. Paraneoplastic Syndromes. Oxford University Press: New York, 2011: 3-28.
- Datta DV, Sherlock S. Cholestyramine for long term relief of the pruritus complicating intrahepatic cholestasis. Gastroenterology, 1966, 50: 323-332.
- Davis MP, Frandsen JL, Walsh D, et al. Mirtazapine for pruritus. J Pain Symptom Manage, 2003, 25: 288-291.
- Decock S, Roelandts R, Steenbergen WV, et al. Cholestasis-induced pruritus treated with ultraviolet B phototherapy: an observational case series study. J Hepatol, 2012, 57: 637-641.
- Demierre MF, Taverna J. Mirtazapine and gabapentin for reducing pruritus in cutaneous T-cell lymphoma. J Am Acad Dermatol, 2006, 55: 543-544.
- Diehn F, Tefferi A. Pruritus in polycythaemia vera: prevalence, laboratory correlates and management. Br J Haematol, 2001, 115: 619-621.
- Duo LJ. Electrical needle therapy of uremic pruritus. Nephron, 1987, 47: 179-183.
- Duval A, Dubertret L. Aprepitant as an antipruritic agent? N Engl J Med, 2009, 361: 1415-1416.
- Finelli C, Gugliotta L, Gamberi B, et al. Relief of intractable pruritus in polycythemia vera with recombinant interferon alfa. Am J Hematol, 1993, 43: 316-318.
- Ghent CN, Carruthers SG. Treatment of pruritus in primary biliary cirrhosis with rifampin. Results of a double-blind, crossover, randomized trial. Gastroenterolog, 1988, 94: 488-493.
- Gilbert HS, Warner RR, Wasserman LR. A study of histamine in myeloproliferative disease. Blood, 1966, 28: 795-806.
- Greaves MW. Pathogenesis and treatment of pruritus. Curr Allergy Asthma Rep, 2010, 10: 236-242.
- Hejna M, Valencak J, Raderer M. Anal pruritus after cancer chemotherapy with gemcitabine. N Engl J Med, 1999, 340: 655-656.
- Holly EA, Chaliha I, Bracci PM, et al. Signs and symptoms of pancreatic cancer: a population-based case-control study in the San Francisco Bay area. Clin Gastroenterol Hepatol, 2004, 2: 510-517.
- Hubscher SG, Lumley MA, Elias E. Vanishing bile duct syndrome: a possible mechanism for intrahepatic cholestasis in Hodgkin's lymphoma. Hepatology, 1993, 17: 70-77.
- James WD, Berger TG, Elston DM. Pruritis and Neurocutaneous Dermatoses. In: Andrews' Diseases of the Skin: Clinical Dermatology. Philadelphia: Saunders Elsevier, 2011: 45-61.
- Jones EA, Bergasa NV. The pruritus of cholestasis: from bile acids to opiate agonists. Hepatology, 1990, 11: 884-887.
- Jones EA, Bergasa NV. The pruritus of cholestasis. Hepatology, 1999, 29: 1003-1006.
- Jones EA, Bergasa NV. The pruritis of cholestasis and the opioid neurotransmitter system. In: Zylicz Z, Twycross R, Jones EA. eds. Pruritis in advanced disease. New York: Oxford University Press, 2004: 56-68.
- Karnath BM. Pruritis: A Sign of Underlying Disease. Hosp Physician, 2005, 41: 25-29.
- Krajnik M, Zylicz Z. Pruritus in advanced internal diseases. Pathogenesis and treatment. Neth J Med, 2001a, 58: 27-40.
- Krajnik M, Zylicz Z. Understanding pruritus in systemic disease. J Pain Symptom Manage, 2001b, 21: 151-168.
- Krajnik M, Zylicz Z. Pruritis accompanying solid tumours. In: Zylicz Z, Twycross R, Jones EA. eds. Pruritis in advanced disease. New York: Oxford University Press, 2004a: 97-106.
- Krajnik M, Zylicz Z. Pruritis in haematological disorders. In: Zylicz Z, Twycross R, Jones EA. eds. Pruritis in advanced disease. New York: Oxford University Press, 2004b: 107-116.
- Lerner EA. Chemical mediators of itching. In: Bernhard J. eds. Itch: Mechanisms and Management of Pruritis. New York: McGraw-Hill, 1994, 23-35.
- Levy JH, Brister NW, Shearin A, et al. Wheal and flare responses to opioids in humans. Anesthesiology, 1989, 70: 756-760.
- Lindor KD, Gershwin ME, Poupon R, et al. Primary biliary cirrhosis. Hepatology, 2009, 50: 291-308.
- Lober CW. Pruritus and malignancy. Clin Dermatol, 1993, 11: 125-128.

- Lugon JR. Uremic pruritus: a review. Hemodial Int, 2005, 9: 180-188.
- Lundeberg T, Bondesson L, Thomas M. Effect of acupuncture on experimentally induced itch. Br J Dermatol, 1987, 117: 771-777.
- Millikan LE. Alternative therapy in pruritus. Dermatol Ther, 2003, 16: 175-180.
- Muller EW, de Wolf JT, Egger R, et al. Long-term treatment with interferon-alpha 2b for severe pruritus in patients with polycythaemia vera. Br J Haematol, 1995, 89: 313-318.
- Murphy JD, Gelfand HJ, Bicket MC, et al. Analgesic efficacy of intravenous naloxone for the treatment of postoperative pruritus: a meta-analysis. J Opioid Manag, 2011, 7: 321-327.
- Narita I, Alchi B, Omori K, et al. Etiology and prognostic significance of severe uremic pruritus in chronic hemodialysis patients. Kidney Int, 2006, 69: 1626-1632.
- Narita I, Iguchi S, Omori K, et al. Uremic pruritus in chronic hemodialysis patients. J Nephrol, 2008, 21: 161-165.
- Oaklander AL. Neuropathic Itch. Semin Cutan Med Surg, 2011, 30: 87-92.
- Oaklander AL, Cohen SP, Raju SV. Intractable postherpetic itch and cutaneous deafferentation after facial shingles. Pain, 2002, 96: 9-12.
- O'Connor AB, Dworkin RH. Treatment of neuropathic pain: an overview of recent guidelines. Am J Med, 2009, 122: S22-S32.
- Peer G, Kivity S, Agami O, et al. Randomised crossover trial of naltrexone in uraemic pruritus. Lancet, 1996, 348: 1552-1554.
- Penning JP, Samson B, Baxter AD. Reversal of epidural morphine-induced respiratory depression and pruritus with nalbuphine. Can J Anaesth, 1988, 35: 599-604.
- Pieri L, Bogani C, Guglielmelli P, et al. The JAK2V617 mutation induces constitutive activation and agonist hypersensitivity in basophils from patients with polycythemia vera. Haematologica, 2009, 94: 1537-1545.
- Pisoni RL, Wikstrom B, Elder SJ, et al. Pruritus in haemodialysis patients: International results from the Dialysis Outcomes and Practice Patterns Study (DOPPS). Nephrol Dial Transplant, 2006, 21: 3495-3505.
- Podesta A, Lopez P, Terg R, et al. Treatment of pruritus of primary biliary cirrhosis with rifampin. Dig Dis Sci, 1991, 36: 216-220.
- Ponticelli C, Bencini PL. Uremic pruritus: a review. Nephron, 1992, 60: 1-5.
- Portenoy RK, Thaler HT, Kornblith AB, et al. Symptom prevalence, characteristics and distress in a cancer population. Qual Life Res, 1994, 3: 183-189.
- Robertson KE, Mueller BA. Uremic pruritus. Am J Health Syst Pharm, 1996, 53: 2159-2170.
- Saini KS, Patnaik MM, Tefferi A. Polycythemia veraassociated pruritus and its management. Eur J Clin Invest, 2010, 40: 828-834.
- Savk E, Savk O, Bolukbasi O, et al. Notalgia paresthetica: a study on pathogenesis. Int J Dermatol, 2000, 39: 754-759.
- Schmelz M, Handwerker HO. "Neurophysiology." In: Zylicz Z, Twycross R, Jones EA. eds. Pruritis in advanced disease. New York: Oxford University Press, 2004: 11-32.
- Schwartz IF, Iaina A. Uraemic pruritus. Nephrol Dial Transplant, 1999, 14: 834-839.
- Seccareccia D, Gebara N. Pruritus in palliative care: Getting up to scratch. Can Fam Physician, 2011, 57: 1010-1013.
- Seckin D, Demircay Z, Akin O. Generalized pruritus treated with narrowband UVB. Int J Dermatol, 2007, 46: 367-370.
- Sharma A, Chugh Y, Kastury N, et al. Management of Itching. Journal, Indian Academy of Clinical Medicine, 2009, 10: 119-127.
- Sheehan-Dare RA, Henderson MJ, Cotterill JA. Anxiety and depression in patients with chronic urticaria and generalized pruritus. Br J Dermatol, 1990, 123: 769-774.
- Silverberg DS, Iaina A, Reisin E, et al. Cholestyramine in uraemic pruritus. Br Med J, 1977, 1: 752-753.
- Somrat C, Oranuch K, Ketchada U, et al. Optimal dose of nalbuphine for treatment of intrathecal-morphine induced pruritus after caesarean section. J Obstet Gynaecol Res, 1999, 25: 209-213.
- Steinman HK, Greaves MW. Aquagenic pruritus. J Am Acad Dermatol, 1985, 13: 91-96.
- Stone HB, Coleman CN, Anscher MS, et al. Effects of radiation on normal tissue: consequences and mechanisms. Lancet Oncol, 2003, 4: 529-536.
- Sun Y, Gan TJ, Dubose JW, et al. Acupuncture and related techniques for postoperative pain: a systematic review of randomized controlled trials. Br J Anaesth, 2008, 101: 151-160.
- Szepietowski JC, Twycross R. Topical Therapy. In: Zylicz Z, Twycross R, Jones EA. eds. Pruritis in advanced disease. New York: Oxford University Press, 2004, 151-160.
- Tamdee D, Charuluxananan S, Punjasawadwong Y, et al. A randomized controlled trial of pentazocine versus ondansetron for the treatment of intrathecal morphine-induced pruritus in

patients undergoing cesarean delivery. Anesth Analg, 2009, 109: 1606-1611.

- Tan T, Ojo R, Immani S, et al. Reduction of severity of pruritus after elective caesarean section under spinal anaesthesia with subarachnoid morphine: a randomised comparison of prophylactic granisetron and ondansetron. Int J Obstet Anesth, 2010, 19: 56-60.
- Tandon P, Rowe BH, Vandermeer B, et al. The efficacy and safety of bile acid binding agents, opioid antagonists, or rifampin in the treatment of cholestasis-associated pruritus. Am J Gastroenterol, 2007, 102: 1528-1536.
- Tarng DC, Cho YL, Liu HN, et al. Hemodialysis-related pruritus: a double-blind, placebo-controlled, crossover study of capsaicin 0.025% cream. Nephron, 1996, 72: 617-622.
- Tefferi A, Fonseca R. Selective serotonin reuptake inhibitors are effective in the treatment of polycythemia vera-associated pruritus. Blood, 2002, 99: 2627.
- Tefferi A, Lasho TL, Schwager SM, et al. The clinical phenotype of wild-type, heterozygous, and homozygous JAK2V617F in polycythemia vera. Cancer, 2006, 106: 631-635.
- Terg R, Coronel E, Sorda J, et al. Efficacy and safety of oral naltrexone treatment for pruritus of cholestasis, a crossover, double blind, placebo-controlled study. J Hepatol, 2002, 37: 717-722.
- Tjalma WA, Watty K. Skin metastases from vulvar cancer: a fatal event. Gynecol Oncol, 2003, 89: 185-188.
- Twycross R, Greaves MW, Handwerker H, et al. Itch: scratching more than the surface. QJM, 2003, 96: 7-26.
- Twycross R, Zylicz Z. Systemic therapy: making rational choices. In: Zylicz Z, Twycross R, Jones EA. eds. Pruritis in advanced disease. New York: Oxford University Press, 2004: 161-178.
- Unotoro J, Nonaka E, Takita N, et al. Paroxetine treatment of 3 cases of cholestatic pruritus due to gastrointestinal malignancy. Nihon Shokakibyo Gakkai Zasshi, 2010, 107: 257-262.
- Van Itallie TB, Hashim SA, Crampton RS, et al. The treatment of pruritus and hypercholesteremia of primary biliary cirrhosis with cholestyramine. N Engl J Med, 1961, 265: 469-474.
- Vasić L. Radiation-induced peripheral neuropathies: etiopathogenesis, risk factors, differential diagnostics, symptoms and treatment. Archive of Oncology, 2007, 15: 81-84.
- Weisshaar E, Fleicher AB, Bernard JD. Pruritis and Dysesthesia. In: Bolognia JL, Jorizzo JL, Rapini RP, et al. eds. Dermatology 2nd Edition. London: Mosby Elsevier, 2008: 91-104.
- Wikstrom B. Itchy skin--a clinical problem for haemodialysis patients. Nephrol Dial Transplant, 2007, 22: v3-v7.
- Winkelmann RK, Muller SA. Pruritus. Annu Rev Med, 1964, 15: 53-64.
- Wolfhagen FH, Sternieri E, Hop WC, et al. Oral naltrexone treatment for cholestatic pruritus: a double-blind, placebo-controlled study. Gastroenterology, 1997, 113: 1264-1269.
- Yosipovitch G, Greaves MW, Schmelz M. Itch. Lancet, 2003, 361: 690-694.
- Zylicz Z. An introduction to pruritis. In: Zylicz Z, Twycross R, Jones EA. eds. Pruritis in advanced disease. New York: Oxford University Press, 2004: 1-10.
- Zylicz Z, Smits C, Krajnik M. Paroxetine for pruritus in advanced cancer. J Pain Symptom Manage, 1998, 16: 121-124.
- Zylicz Z, Krajnik M, Sorge AA, et al. Paroxetine in the treatment of severe non-dermatological pruritus: a randomized, controlled trial. J Pain Symptom Manage, 2003, 26: 1105-1112.

**译　者：**周建博，主治医师，内分泌科，首都医科大学附属北京同仁医院
**审　校：**邱文生，主任医师、教授，肿瘤科，青岛大学医学院附属医院
**终　审：**刘　巍，主任医师、教授，姑息治疗中心，北京大学肿瘤医院
(译文如与英文原文有异义，以英文原文为准)

第三篇

# 第二十三章　牙科和口腔医学中的支持和姑息治疗

**Sharon Elad[1], Robert Horowitz[2], Yehuda Zadik[3,4]**

[1]Division of Oral Medicine, Eastman Institute for Oral Health, University of Rochester Medical Center, Rochester, NY, USA; [2]Palliative Care Division, University of Rochester Medical Center, Rochester, New York, USA; [3]Chief Dental Officer, Israeli Air Force Surgeon General Headquarters, and Israel Defense Forces Medical Corps, Tel Hashomer, Israel; [4]Department of Oral Medicine, Hebrew University-Hadassah School of Dental Medicine, Jerusalem, Israel

*Correspondence to:* Sharon Elad, DMD, MSc, Professor and Chair. Division of Oral Medicine, Eastman Institute for Oral Health, University of Rochester Medical Center, Rochester, NY 14620, USA. Email: selad@URMC.Rochester.edu; Robert Horowitz, MD. Palliative Care Division; Medical Director, Adult Cystic Fibrosis Program, University of Rochester Medical Center, 601 Elmwood Ave, Rochester, Rochester, NY 14642, USA. Email: robert_horowitz@urmc.rochester.edu; Yehuda Zadik, DMD, MHA. Department of Oral Medicine, Hebrew University-Hadassah School of Dental Medicine, P.O. Box 12000, Jerusalem 91120, Israel. Email: yzadik@gmail.com.

## 前言

局部和系统的疾病均可发生在口腔，口服药物的副作用也常常出现在口腔内。这些并发症及不良事件可以表现为多种症状，并可导致继发并发症发生率升高，包括感染。这些现象在肿瘤患者中更为常见。患者常常由于疼痛、口腔干燥、口臭(口腔气味差)以及牙齿和牙周的不适寻求药物治疗。缺齿患者的咀嚼功能的受损常常是复原治疗的首要原因。口腔并发症的多样性和严重性更强调了口腔组织对日常功能的重要性及他们对生活质量的影响。

此章节包括对各种口腔和牙齿疾病的支持与姑息医学概念的概述，着重讲述癌症患者中常见的口腔疾病。对于口腔疾病病理的认识和基础治疗的理解会使得医生能够提供初步的治疗并与专科医生商讨评估和治疗的问题。

“支持医学”和“姑息医学”是指对患有威胁生命疾病的患者，在不同的时期(例如从治疗到生存到生命终末期照顾)给予症状控制和生活质量的改善(Hui *et al.*，2013)。然而，在本章节中这些词可交替使用。与支持医学不相关的口腔疾病，即使这些疾病发生在同一人群中也不在此章节内容之列。

## 姑息处理的概念

药物和非药物的措施可用于口腔疾病的缓解和治疗。此外，口腔卫生在达到和维持口腔健康和缓解口腔疾病方面也起着重要作用。

### 药理缓解

口腔疾病药物治疗的基本原则之一就是局部给药还是系统治疗的选择。每种治疗方式的药效和副作用影响着临床决策。

口腔疾病可以采用系统治疗，口服、静脉注射或者经皮止痛药及麻醉剂对各种口腔疾病的疼痛均可以有效缓解。然而，口腔黏膜的优势在于可以方便直接局部给药。表面用药可以确保治疗药物的有效浓度并减少全身副作用(Ogle and Ofodile，2001)。

然而，表面用药可以引起局部的不良事件。例如，具有讽刺意味的是一些本用于减轻局部口腔疼痛的药物可以导致口腔黏膜烧灼样疼痛(图1)。而且，药物可以通过口腔黏膜吸收至全身，因此表面给药同样需要处方和谨慎使用，并需要监测患者的局部和全身副作用。

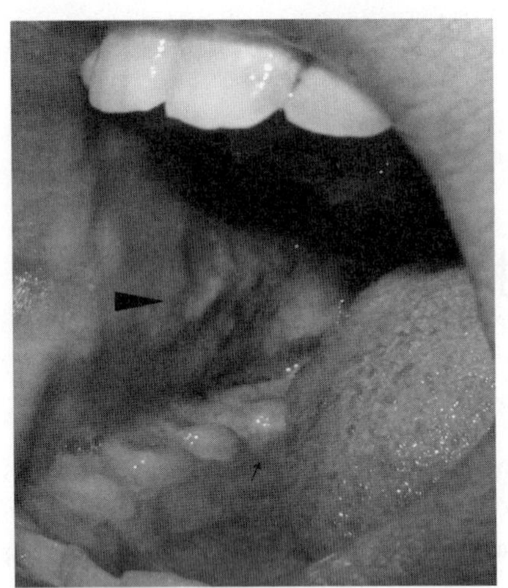

**图1** 颊黏膜上的疼痛溃疡(箭头所指)由于滥用局部药物来减轻疼痛坏死的溃疡性齿龈炎(箭头)所致

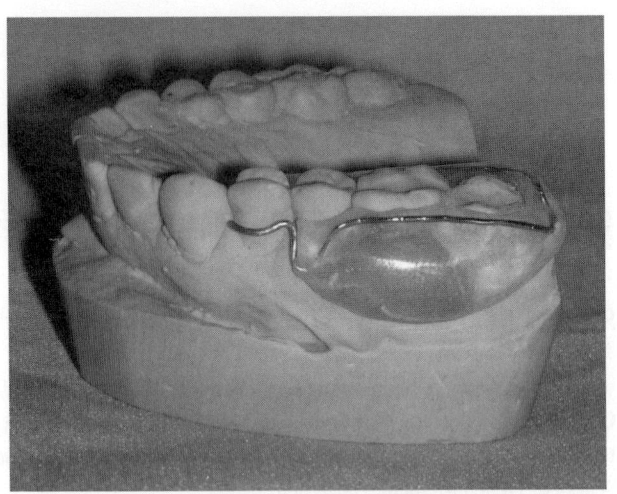

**图2** 牙齿器具的移除导致的齿具性颊黏膜(箭头所指)由于局部滥用药物减轻疼痛所致

由于口腔表面制剂是常用的，它们可能会被医务人员误认为是无风险的，患者可能认为它们是温和的漱口水或相当于非处方口服卫生产品。重要的是任何表面治疗开始前都必须确定诊断，因为在某些情况下治疗可以掩盖病情，导致延误诊断。



在对口腔进行表面治疗时有几个原则：与口腔黏膜的相容度和黏附性，味道和温度以及赋形剂的性质。

与口腔黏膜的相容性和黏附性

表面用药的常见剂型有乳液、药膏、糊剂、冲洗剂、凝胶和洗剂。乳液是一种半固体状的油和水制成的外用的乳状液。药膏是一种半固态乳状液，水滴悬浮在油中，在体温下融化并能穿透皮肤。糊剂是一种厚厚的药膏，在体温下不会流动。冲洗剂是一种液体，可以用于漱口。活性物质可以溶于水或酒精中。凝胶是一种半固态乳状液，在体温下会液化。洗剂是一种不能溶解的粉末在液体中形成的悬浊液或水中的流动性乳状油剂，它的药效持续时间要短于乳液和药膏(Ogle and Ofodile，2001)。冲洗剂、凝胶、软膏和糊剂均可用于口腔表面治疗。有些药物可以通过定制的口腔模具用于齿龈黏膜，以达到局部和长期用药的目的(图2)。

相容性是根据计划用途而选择。在口腔水性环境中，洗剂是首选剂型。大多数患者喜欢在口腔黏膜上涂上一层薄薄的凝胶，如果凝胶过厚的话依从性就会受到限制(Bellm *et al.*，2001)。当大面积的口腔黏膜受累时常常使用溶液剂型。药膏不易黏附在口腔黏膜上，但糊剂的黏附性较好并且可以形成保护层。

味道和温度

药物的味道是影响患者依从性的重要因素。一些表面制剂(包括糖)掩盖了苦味，但却增加了患者龋齿的风险。其他表面制剂是薄荷口味，在有些患者可以产生强烈的刺激感觉。对口腔用药的各种剂型而言，患者更强倾向于室温的感觉(Bellm *et al.*，2001)。

媒介的性质

口服糊剂最常用的赋形剂是胶类。胶类包括明胶、果胶及液体石蜡中的羧甲基纤维素钠，它是一种增塑的碳氢化合物凝胶。在活性药物需要涂层效应时，由于它本身的活性而不能使用。在很多商业口腔洗剂中使用的赋形剂是稀释的酒精。然而，如果口腔黏膜出现溃疡或皮疹时，这种酒精赋形剂就不能使用了。在这种情况下水性媒介的耐受性可能更好。

## 非药物治疗

多种非药物治疗方法被用来缓解口腔症状。

这种治疗方法可能是唯一的治疗或与药物治疗同时使用，或与药物治疗结合使用。

缓解口腔疼痛的一种简单易得的技术就是吸吮冰块或者小啜凉水。这种治疗方法的机制取决于疾病的性质：化疗导致的口腔黏膜炎(oral mucositis，OM)所致的血管收缩，使用时可减少局部炎症水肿。此外，在炎症相关疼痛中可能起着关键作用的温度活化离子通道和受体遇冷时发生变化(Kichko and Ree，2004)。

非药物性的减轻口腔干燥(有症状的口腔干燥)的方法包括通过咀嚼无糖的醋酸胶木或糖果刺激味觉，或者连续啜饮含有少量鲜柠檬汁的水。有齿的患者需要持续性引入酸性溶液时需要注意，坚硬的牙齿组织在这种环境下会被腐蚀。对于口腔干燥的另外一个非药物治疗方法就是个体化口内唾液电刺激疗法(Zadik *et al.*，2013a)。

对初级牙齿诊所中的所有患者，慢性牙齿和牙周疾病应该被视为牙齿全面治疗的一部分。此外，对住院患者的急性治疗是没有价值的。牙齿相关症状的处理包括腐烂或破损牙齿的恢复，对牙髓炎、牙髓坏死和其他牙髓疾病行牙髓根治术(牙髓切除术和牙髓摘除术)(Zadik *et al.*，2010)。创伤性黏膜溃疡可能需要对锋利牙齿的边缘进行处理、修复或口腔矫治，或者使用护齿套以覆盖牙齿锋利的边缘(图3)。对于松动的牙齿又存在拔除禁忌的，夹板疗法可能会有帮助(图4)。通过重新排列不合的或不稳定的义齿可以改善牙齿的功能和外观。对于这些牙齿整形措施的细节超出了本章节内容。

## 口腔卫生

日常口腔卫生的好处是不言而喻的。口腔卫生可减少口腔内细菌的滋生，进而减少邻近组织炎症的发生。此外，充分的口腔卫生对患者的舒适感、美观体验和自我评价都非常重要。口腔卫生对头颈部肿瘤切除术后的患者尤为重要，因为手术操作常引起面部广泛的三维结构缺陷，使结构重建复杂化，更容易出现唾液及其他分泌物的漏出，更易导致微生物和残渣堆积。

口腔卫生措施是指通过机械方法去除食物残渣及牙齿上由细菌形成的生物膜，包括每天刷牙两次，清理牙缝(使用牙线、洗牙或牙签)，以及清理舌头。这些清洁过程应持续进行，不受血细胞计数的影响(Qutob *et al.*，2013)。首选的牙具是超柔型尼龙牙刷，这种牙刷应在受到磨损或使用2~3个月后更换，一些学者建议在每次中性粒细胞减少周期过后更换牙刷(Qutob *et al.*，2013)。当患者不能耐受牙刷时可短期内使用口腔海绵(图5)。电动牙刷有助于改善口腔卫生，尤其当患者不能使用普通牙刷时。对合并口干症及发生龋齿风险高的患者，推荐使用高浓度的含氟溶液漱口。一些口干症及口腔溃疡的患者不能耐受含桂醇硫酸酯钠盐的牙膏(Wiseman，2006)。对这些患者而言，推荐使用不含桂醇硫酸酯钠盐的牙膏。如果没有这种牙膏，儿童牙膏也是一个不错的选择(尽管儿童牙膏里氟化物浓度较低)。

葡萄糖酸氯己定漱口水(不含酒精)漱口可以改善口腔卫生并减少口臭。应避免含酒精的漱



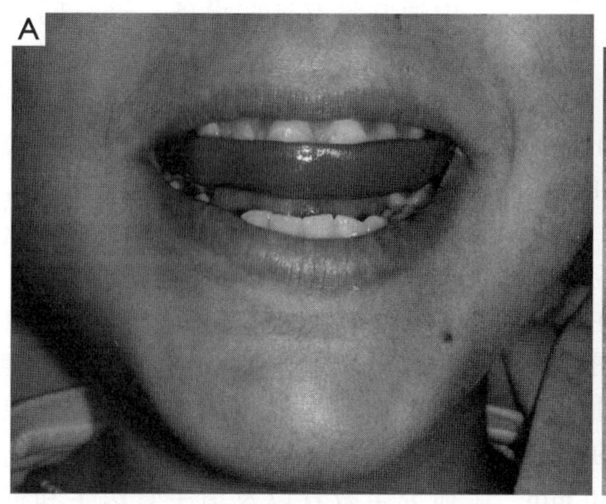


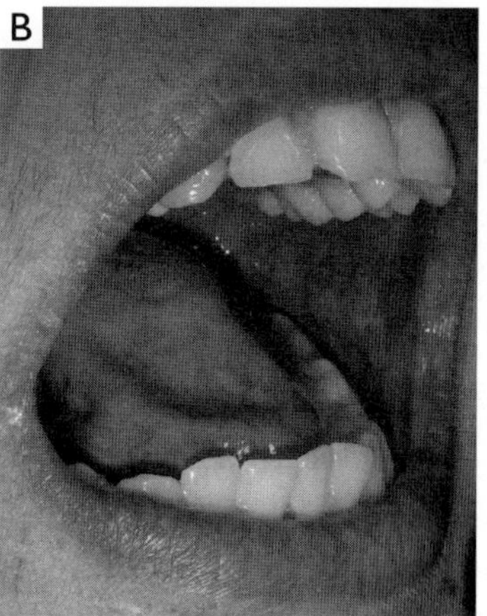


**图3　(A)一个13岁女孩患有移植物抗宿主病，使用灵活的的护齿器，导致的广泛的粘膜溃疡；(B)注意溃疡沿着咬合线分布，因为这些地方摩擦阻力最大**

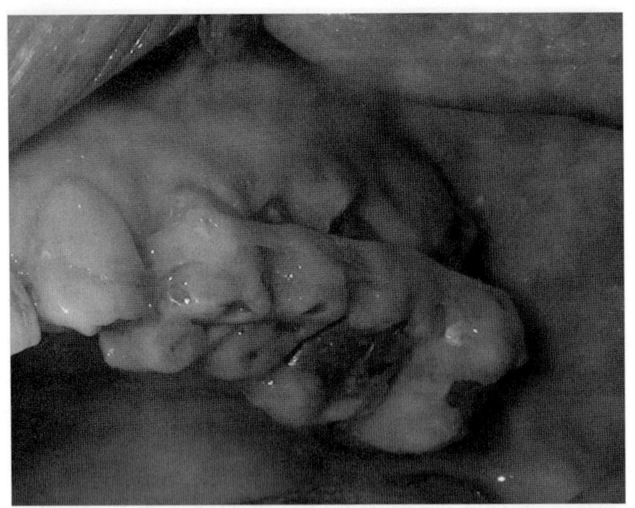

图4 对于牙齿松动的末期转移性乳腺癌病人可以使用姑息固定疗法，牙齿的松动由上颌骨的转移病灶所致，牙齿没有被拔掉因为当前的二磷酸钾疗法和拔牙后的高危险性骨坏死

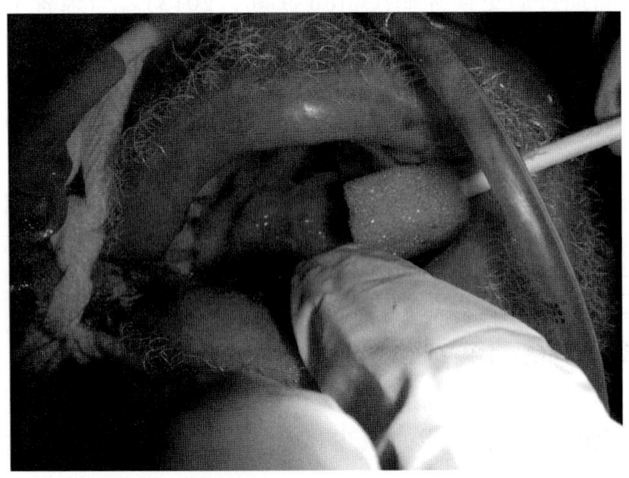

图5 可以使用用海绵进行口腔清洁，海绵可用防腐剂及盐水浸泡



口液，虽然没有局部致癌作用，但这种漱口水会使口腔溃疡患者出现干燥和不适感(La Vecchia，2009)。

为维持口腔卫生，夜间(及白天睡觉前)应取出假牙，用软毛刷和肥皂洗干净，并将其浸泡在抗菌溶液如清水、碳酸氢钠或洗必泰漱口水中(图6)。假牙可以通过浸泡在氯化苯甲羟胺溶液(一种四铵盐的防腐剂)中30 min来达到定期清洁的目的。非金属假牙可通过定期浸泡在次氯酸盐溶液中30 min来清洁。对于住院患者，应将其假牙存放在有特殊标识的容器中，以免与其他患者的假牙混淆。

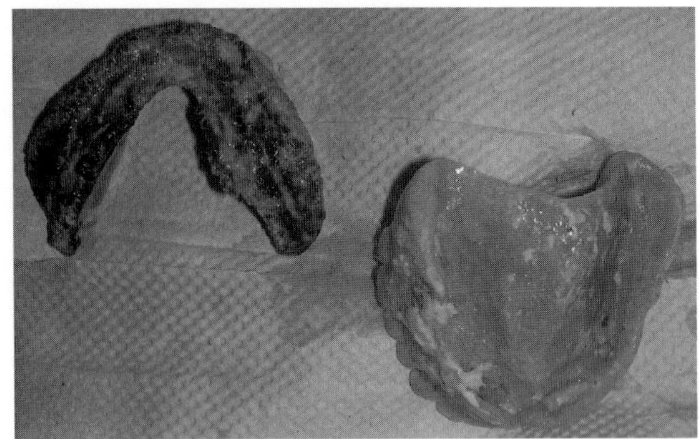

图6 收容所里不讲卫生的病人下部义齿(右)和上部义齿(左)

## 缓和医疗团队中的口腔科医生

多学科团队综合照护的理念是为病情复杂的患者提供全面照顾的基础。很不幸的是，在缓和医疗团队中没有口腔科医生(Lapeer，1990)。此外，文献也指出缓和医疗机构中的非口腔科医生对口腔卫生知识非常欠缺(Wyche and Kerschbaum，1994)。因此，有必要重新定位缓和医疗机构中口腔保健提供者及口腔科医生的角色。

从口腔科医生的角度看，对疾病终末期、癌症及其他复杂疾病患者提供口腔卫生管理存在着两大挑战：

(Ⅰ)大多数的口腔治疗技术性强，且需要专业设备，如涡轮机(空气压缩机)、吸引系统、照明系统及无菌器械，而患者家中及医疗机构病房中通常没有这些设备。这一问题可通过移动口腔设备和院内/缓和医疗机构内的口腔诊所来部分解决。无论如何，为患者进行床旁口腔检查能够而且也应该经常进行，当出现症状时，一套基本的设备就可以应对初步的会诊需求。

(Ⅱ)大多数口腔科医生对治疗复杂系统性疾病的高危患者及诊断癌症相关的口腔病变的经验是有限的(Zadik *et al.*，2012a；Zadik *et al.*，2013b)。此外，口腔科医生较少遇到濒死的患者。与临床医学院不同，大多数口腔学院并不教大学生疾病终末期相关问题的处理。这一问题可通过研究生教育以及请主管医生和资深口腔科专家会诊得以解决。

## 治疗目标和实践方法

在一般人群中，口腔尤其是牙齿和牙龈-牙周组织是主要的疾病来源(U.S. Department of Health and Human Services，2000)。疾病终末期患者也不例外；队列研究显示这一人群中口腔症状的发病率为74%~100% (Aldred *et al.*，1991；Jobbins *et al.*，1992；Wiseman，2006)。缓和医疗患者中最常见症状是口干、口腔疼痛及义齿对合不良(表1)。一些特殊患者可能会有很突出的口咽症状。例如，头颈部有恶性肿瘤的患者可能同时存在合并气道受损、吞咽困难、瘘管形成和口腔/气道分泌物过多，发声困难及自身形象变差(Bridges and Mulder，2006)。

这类患者的治疗有4个首要目标：缓解疼痛，重建口腔功能和营养摄入，清除口腔感染，恢复美学功能并促进患者的社会接触。当然，在制定医疗计划时必须考虑患者的医疗背景和伦理问题。

### 缓解牙齿和口腔疼痛

缓和医疗患者中有31%~42%的患者存在的口腔疼痛(表1)。口腔疼痛不同于其他部位的疼痛，因为它的不良影响远远超过实际受累的部位。口腔疼痛会损害一些重要的口腔功能，如吃饭、饮水和说话，并影响面部表情、生活质量和患者的社会行为。口腔疼痛亦影响口腔卫生的保持，使牙齿健康情况进一步恶化(Zadik *et al.*，2013c)。因此，口腔疼痛会从医疗、营养、功能以及社会-心理的不同层面影响患者生活质量。对于肿瘤患者，口腔疼痛的负面影响是口腔疼痛可能限制抗肿瘤的放疗及化疗措施的应用，或需要其他的治疗措施(如经皮内镜胃造口术(percutaneous endoscopic gastrostomy，PEG)进行营养支持)(Raber-Durlacher *et al.*，2010)。

**表1　姑息治疗的肿瘤患者中口腔症状的患病率**

| | 来源(作者，年限) | |
|---|---|---|
| | Aldred 等，1991 (%) | Jobbins 等，1992 (%) |
| 口腔干燥 | 58 | 77 |
| 口疮 | 42 | 33 |
| 吞咽困难 | 37 | 35 |
| 假牙问题(带假牙者) | 71 | 45 |
| 味觉改变 | 26 | 37 |
| 总体报道的有口腔症状者 | 74 | 89 |

大多数口腔疼痛的治疗是系统性的(在以后的章节会提到)。世界卫生组织推荐疼痛治疗的三阶梯治疗如下：(Ⅰ)非阿片类镇痛药±辅助用药(如抗惊厥药物、抗抑郁药物和抗焦虑药物、肌松剂)，推荐用于轻度疼痛；(Ⅱ)阿片类药物±非阿片类镇痛药±辅助用药用于轻到中度疼痛；(Ⅲ)强阿片类药物结合辅助用药用于中到重度疼痛(Meuser *et al.*，2001)。实践表明阿片类药物从最小有效剂量开始，逐渐滴定至能够控制疼痛的合理剂量是一个行之有效的方法(Elad *et al.*，2008a)。

首选的用于口腔疼痛的非阿片类药物是非甾体类抗炎药(non-steroidal anti-inflammatory drugs，NSAIDs)，例如布洛芬。如果有使用NSAIDs的禁忌证，可以处方有效的口服阿片类药物与对乙酰氨基酚的复合制剂。患者应该在固定的时间规律服用止痛药，而不是在“需要”的时候才用药(Huynh and Yagiela，2003)。可以咨询疼痛专家以帮助有效的控制疼痛。

如果疼痛来源于牙齿或牙周组织，针对不同的诊断对牙齿的干预措施，例如清除病灶和根管治疗，牙齿的修复，牙髓灭活或拔牙等可能是有帮助的。牙科保健医生应该能够制定适应患者全身状况的治疗方案。

### 恢复口腔功能和营养

口腔的很多功能对于生存是至关重要的，并且对生活质量的影响很大。恢复口腔功能从恢复牙列、补充缺失的牙齿和恢复咬合功能开始。一个足够的牙列和咬合功能可以使患者的进食、说话、吞咽功能改善，并且可以改善外观美感。这些都可以通过一系列的治疗得以实现：从简单的牙科修复到颌面假体治疗。

在缓和医疗中，缺失牙齿的替代可以通过部分的或者全口的、可拆卸的假牙来实现。活动的假牙可以迅速改善功能和外观美感。然而，在老年人和癌症患者，由于多种原因叠加影响口腔功能(如牙槽骨吸收、手术相关的解剖结构的缺失(颚骨)、切除或瘫痪的舌头、口干等)，缺失牙齿替代和重建口腔咀嚼功能颇具挑战性。这些情况会降低义齿的稳定性，并可以导致反应性的黏膜病变。修复残缺的口腔以及颌面部缺陷在头颈部手术后是极其重要的事情，应该由专业的团队来完成。

口腔功能的恢复还包括唾液腺功能障碍的处理。唾液的质和量的改变会严重影响唾液腺的生理功能：清洗和自洁、湿润和润滑、缓冲和牙齿的骨盐再沉积、抗菌防御功能、消化、食物形成及味觉。在临终患者中口腔干燥是一个重要主诉(Rohr *et al.*，2010)(表1)，几乎影响100%的患者(Wiseman，2006)。可以通过局部和系统治疗来恢复唾液功能(von Bültzingslöwen *et al.*，2007；Jensen *et al.*，2010)，但往往只是部分有效。

齿列、唾液腺功能和黏膜组织完整性的康复对于营养是至关重要的。据报道肿瘤患者中营养不良的发生率为40%~80% (Petzel，2011)。头颈部肿瘤患者营养不良和管道喂养的风险更高，其原因包括肿瘤导致功能受限和治疗的副作用，这些患者在治疗期间的体重指数(body mass index，BMI)通常会显著减低。由于很多口腔颌面疾病的慢性病程特征和药物对口腔的副反应，营养障碍可能会慢性持续，从而降低体能状态和生活质量。

需要咨询营养师以保证适当的热量和蛋白质摄入(Czerninski *et al.*，2013)。对于口腔疾病患者来说，推荐少食多餐。应告知这些患者选择对口腔黏膜没有损伤的软物，慢慢咀嚼和吞咽小量食物(使用小勺)，用小口啜饮的方法以湿润食物来协助咀嚼和吞咽食物(Petzel，2011)。其他摄入不足可以通过补充维生素和矿物质来纠正。如果一个患者患有严重的吞咽困难则需要额外的措施来进行营养支持，如通过鼻胃管或PEG来进行营养补充(Bridges and Mulder，2006；Lalla *et al.*，2011)。

## 消除口腔感染

癌症患者会经历一定程度的免疫功能减退和白细胞功能下降。因此，口腔病变的原因应该包括感染，但由于骨髓抑制，口腔感染可能不会表现得像通常的感染那样(Lerman *et al.*，2008)。从姑息医学的角度看，口腔感染的消除也指减少系统性并发症和减轻痛苦。这些感染可以分为细菌性、真菌性和病毒性。

在免疫抑制中性粒细胞减少的肿瘤患者身上，草绿色链球菌是主要的致病菌，60%的菌血症由它引起，死亡率可达6%~30%(Graber *et al.*，2001；Lockhart *et al.*，2007)。口腔感染可能源于在免疫缺陷患者身上具有很强毒力的共生口腔菌群。分层决策分析表明，免疫抑制的癌症患者缺乏前期牙齿治疗(例如消除可见的及潜在的口腔感染)会导致死亡(Elad *et al.*，2008b)。

最常见的口腔真菌感染包括白色念珠菌，在姑息治疗的患者中40%~70%都有此菌的口腔感染(Aldred *et al.*，1991；Lavy，2007)。这种感染通常与潜在的全身情况相关，如免疫抑制、唾液过少、类固醇药物治疗、控制不佳的糖尿病、抗生素诱发的口腔菌群变化，以及贫血和营养不良。假丝酵母菌在义齿患者中更常见(Moskona and Kaplan，1992)，它可以定植在丙烯酸材料上(Segal *et al.*，1992)。

在成人中常见的病毒感染来源于疱疹病毒家族，它们可以影响口腔周围及口腔内组织。当免疫系统受到抑制时病毒再激活是很常见的(Elad *et al.*，2010a)。

## 美学和社会方面

口腔和嘴唇有很重要的社会作用，包括说话和面部表情。完好的外表对于自我形象和社交来讲都是非常重要的。受损的口腔功能会对社交产生负面的影响。在末期患者中，尤其是头颈部癌症的患者，会深受严重容貌毁损、嘴巴张开受限、说话困难、牙齿脱落、龋齿、口腔异味、口臭和吞咽困难之苦，所有这些均可导致自尊心减低和在朋友和外人面前的不自在。由于缓和医疗重要的一方面就是鼓励社交和家庭支持，因此面部和口腔美观度就非常重要。

在近40年中，外科医生开始考虑患者生存问题以外的功能和美学方面的问题，因此重塑治疗快速发展(Goldstein *et al.*，2008)。头颈外科医生、整形外科医生、口腔外科医生及上颌面外科医生之间的合作造就了最佳的功能和美学效果。

声音的康复对维持社交和交流是非常重要的。这方面可以通过语言障碍矫正和声学辅助器械来完成。

口臭也会影响社交并且糟糕的气味可能会阻止人们与患者的互动。一般来说，如果病因明确(例如牙周疾病和细菌的积累)，口臭可以通过去除病因以及戒烟和减轻牙周疾病来治疗。推荐细致的口腔卫生保健方法，包括使用牙线和舌头清洁刮刀。抗菌漱口水尤其是含有洗必泰、三氯生、精油和氯化锌的产品可能是有帮助的。另外一种抗口臭产品是双相漱口水(油水)(Kozlovsky *et al.*，1996)。第一个阶段可使用包括含三氯生的天然精油，第二个水性阶段含有氯化十六烷吡啶和氟化钠。一些学者建议：短程抗生素(如甲硝哒唑)可能会消除引起口臭的不明厌氧菌(Scully，2008a)。

## 牙科保健中的医学问题

当需要侵入性牙科操作时，临床医生必须要根据患者的内科和牙科病史以及现状，包括最新的实验室检测结果来制定牙科治疗方案。两个主要的医学关注点是感染控制和出血控制。

大部分口腔手术被分类到污染手术，因此术前(和术后)应该使用抗菌漱口水漱口(如葡萄糖酸氯已定)。在中度中性粒细胞减少(500~1 000/mm$^3$)时，需要根据临床情况判断，在重度中性粒细胞减少(<500/mm$^3$)时，上述治疗应该推迟。如果治疗牙齿不能推迟，则应该在治疗前30~60 min预防性使用抗生素，阿莫西林(2 g)可以作为抗生素使用之选择(Little *et al.*，2013)。此外，如果中性粒细胞减少患者需要进行反复侵入性操作，则需要考虑使用集落刺激因子。值得指出的是，留置中心静脉导管不是术前预防性使用抗生素的指征(Hong *et al.*，2010)。

血小板<50 000/mm$^3$时，术中和术后的出血风险会增加。输注血小板(每10 kg体重一个单位浓缩血小板)是目前处理血小板减少的主要方法，并且是在当患者血小板<50 000/mm$^3$而手术又不能推迟时使用。然而，对于小的操作(如单颗牙齿拔除)，医生应该考虑仅使用局部的止血方法(Ogle and Saker，2006)。

## 牙科保健的伦理学考虑

医生应该与患有晚期严重疾病的患者合作，根据患者的需求、目标和偏好制定治疗计划，应时刻留意下述的伦理和实际问题。

*牙科干预非常重要吗?*

医学上的必要性和患者的偏好应该被优先考虑。例如，并不是每个有缺口的牙齿或龋齿都需要立即修补，尤其是当患者意识到牙科治疗所花费的时间、精力和不适感觉超过了治疗能带来的健康获益。

*患者对积极的治疗感兴趣吗?*

如果预期寿命很短，患者可能愿意放弃不必要而又费时的牙科治疗，因为这些治疗可能会让他们失去享受自己喜欢的活动的机会和能力。只有包含重要治疗的牙科治疗才应该被考虑。

*患者对昂贵的治疗感兴趣吗?*

对一些患者来说，牙齿的康复是一种情感需要，这胜过他们对治疗成本的关注。然而对另一些人，尤其是临终患者，他们宁愿放弃昂贵的牙科治疗，更关注症状的处理而不是修复，这样做还可以省下钱来满足他们其他方面的需求或者将钱留给生者。

# 口腔状况的姑息治疗用药

以下我们将回顾在口腔姑息治疗中使用的主要局部试剂，并按作用方式将它们分类。本章将不涉及口腔问题的治疗性药物(例如糖皮质激素及其他免疫调节剂)的描述。

## 止痛剂和麻醉剂

局部麻醉剂已经在牙科诊所中广泛使用，并有许多患者自行使用该药物(表2)。利多卡因，一种酰胺麻醉剂，可以溶液、凝胶、药膏或喷剂的形式作为局部用药。浓度高达20%的苯佐卡因也可混合在多种制剂中用于局部的口腔内治疗。这些药剂在出现严重口腔内黏膜疼痛或出现预期黏膜疼痛时(吃饭)是有效的。这些药剂在已知过敏患者中是禁用的。常见的副作用包括局部红斑、水肿和烧灼感。即使没有证据显示全身的药物吸收可达到导致心律失常的中毒水平，但最好还是限制剂量(Elad *et al.*，1999)。苯佐卡因被报道可引起高铁血红蛋白症(Ship *et al.*，2008)，但是这种并发症是罕见的。重要的是，与来自口腔黏膜的疼痛不同，局部使用麻醉剂不能减轻牙齿疼痛。

用抗组胺的万能药物苯海拉明漱口(如25 mg/10 mL)可以减轻口腔黏膜疼痛。应指导患者每4~6 h使用

表2　不同口腔环境可选择的姑息治疗的止痛药和麻醉剂

| 药物名称 | 剂型 | 用法用量 | 注意事项 |
| --- | --- | --- | --- |
| 利多卡因 | 20~50 mg/mL溶剂，10 mg/剂喷雾，2%~5%凝胶 | 按需要而定(可以达到4~6次/天，在饭前可以加用)，口含1~4分钟后吐出 | 最大剂量不要超过120 mL/天。有误吸风险的患者禁用。少数患者会出现局部烧灼感 |
| 苯唑卡因 | 0.2%~20%溶液，5%~20%凝胶，2~10 mg片剂 | 按需要而定(可以达到4~6次/天，在饭前可以加用)，口含1~4分钟后吐出 | 严重的副作用致高铁血红蛋白症(少见，有时会出现在低体重患儿中) |
| 苯海拉明 | 25 mg/10 mL | 含2分钟后漱掉，按需服用(4~6次/天) | 镇静剂(尤其是在吞服后)，有误吸风险的患者禁用 |
| 达克罗宁 | 0.5%~1.0%溶液 | 饭前含2分钟吐掉 | |
| 苯达明 | 0.15%溶液 | 含2分钟吐掉，按需服用(4~8次/天) | 常规准备应该包括酒精。方案可随不同的口腔环境而改变 |
| 吗啡 | 5~10 mg/5 mL溶液 | 含2分钟后吐掉，15 mL/次，1~6次/天 | 和全身用药的注意事项相同 |
| 氯胺酮 | 20 mg/5 mL溶液 | 口含1分钟后吐掉，15 mL/次，1~6次/天 | 和全身用药的注意事项相同 |
| 辣椒素 | 0.025%~0.075% 凝胶，霜剂，自制溶液(1份塔巴斯科辣沙司配2~4份水) | 涂一薄层凝胶或者霜剂 2~4次/天。口含溶液1分钟，4次/天吐掉。 | 最初可能会加剧疼痛，避免入眼 |



10 mL的苯海拉明漱口，并将其吐出(以避免这种药物的镇静作用)(Ship *et al.*，2008)。

许多局部使用的NSAIDs被推荐用于治疗口腔疾病(Elad *et al.*，2010b；Elad *et al.*，2011)。苄达明是一种局部作用的具有抗炎功效的非皮质激素类镇痛药。含0.15%的盐酸苄达明的漱口水在接受头颈部中等剂量放疗的患者中可预防与口腔黏膜炎相关的红斑、溃疡和疼痛(Epstein *et al.*，2001)。患者可短暂感到口腔组织麻木或刺痛的感觉。

阿片类漱口水，例如吗啡溶剂(10 mg/5 mL)，将15 mL的该溶液含入和吐出，一天多达6次，能减少口腔黏膜炎疼痛的程度和持续时间(Cerchietti *et al.*，2002)。氯胺酮口腔冲洗(20 mg/5 mL)可以减轻造血干细胞移植(hematopoietic stem cell transplantation，HSCT)后口腔黏膜炎相关的疼痛(Ryan *et al.*，2009)。

辣椒素可以有效缓解疼痛，尤其是神经来源的疼痛(如灼口综合征)，当患者对其他药物没有反应时，这种药物可能有效。它通过消耗局部感觉神经末梢的P物质，导致P物质的释放而暂时加剧疼痛。可用辣椒素0.025%~0.075%的凝胶和乳剂，一天3~4次。常规使用14~28 d可见疼痛缓解(Ogle and Ofodile，2001)。一种自制的辣椒素溶液(溶解4~6滴塔巴斯科辣沙司于一茶匙水中)可代替商业制剂而使用。患者应注意不要将其溅入眼内。

## 涂层剂

涂层是为了创建一个保护屏障，从而对溃疡性损伤提供保护。

硫糖铝结合到溃疡表面的蛋白质(如纤维蛋白原和白蛋白)，可形成不溶性稳定复合物，这种复合物作为保护性屏障发挥作用，防止进一步损伤并减少疼痛。它最初被批准用于十二指肠溃疡的治疗。硫糖铝可以刺激表皮生长因子的产生。这种制剂在口腔的使用是有争议的，一些学者认为局部硫酸糖铝的使用可减少口腔黏膜炎的强度和不适(Cengiz *et al.*，1999；Clarkson *et al.*，2010)，另一些学者建议局部口腔内使用硫糖铝混悬液，每次10 mL口腔冲洗，一天4次(Wiseman，2006)。

有一种粘性透明质酸盐为底料的生物粘着凝胶是非处方药物，它在多种口腔溃疡情况下的作用已被评估，它可能有一个保护性绷带的效果。有些患者使用这种凝胶会感到疼痛缓解，但患者的反应并不一致。

同样，氢氧化铝漱口水(例如300 mg/5 mL)口腔清洗(如10 mL，一天4次，口腔冲洗并吞咽)，由于离子与口腔受损黏膜处的蛋白附着，也可能有保护涂层效果。

## 局部水化和润滑制剂

唾液替代品通常用来缓解口干问题。早期的产品以黏性甲基纤维素为基础；例如0.5%的羧甲基纤维素钠水溶液作为漱口水可根据需要使用(Siegel *et al.*，2006)。现在，常用的试剂是水质的，并且包括电解质和酶，以模仿天然唾液的组成和稠度。在商业制剂中添加的酶(乳过氧化物酶、溶菌酶、乳铁蛋白)有抗菌效果(Amerongen and Veerman，2002；Eveson，2008)。应指导患者在口腔四周涂抹薄薄一层。这种产品不应该用于对牛奶或鸡蛋过敏的患者。

口腔冲洗时应避免使用含有酒精的制剂，因其可致口干，增加烧灼感(尤其是溃疡存在时)。目前有不含酒精的冲洗剂，包括强有效的抗败血症的洗必泰葡萄糖酸。由于其干燥效应，镁乳不应该作为口腔冲洗剂的底料用于这些患者。石油类产品由于其无水和吸水性，会从组织中吸收水分从而封闭有害细菌，阻止唾液对有害细菌的清除，因此也是不合适的(Wiseman，2006)。

## 抗细菌药

局部抗菌的主要适应证是防止或减少局部黏膜和牙龈感染。全身使用抗生素来治疗牙槽感染不在本章节讨论之列。局部使用洗必泰、海克替啶和地莫匹醇可以减少口腔细菌接种体。氟化物(含胺或含二价锡的氟化物)，三氯生和酚类化合物可以抑制牙齿细菌生物被膜的产生和成熟，并影响细菌代谢(Baehni and Takeuchi，2003)。除了这些防腐剂，还有用于齿龈下的含抗生素的四环素纤维和强力霉素凝胶。

洗必泰葡萄糖酸(0.12%或0.2%)通常是用作牙龈和黏膜感染局部杀菌的一线含漱液。研究表明，它可以显著减少口腔细菌生物被膜，特别是革兰氏阴性杆菌，以及牙龈指数。洗必泰还可以抑制齿龈槽上牙科细菌生物被膜的生长(Moran *et al.*，1994)。这在姑息治疗措施中是很重要的，尤其是当机械口腔保健措施不能使用时。这种药剂还具有弱的防龋齿和抗真菌作用。洗必泰结合在软的和硬的口腔组织上并缓慢释放，从而延长了发挥药效的时间(Scully，2008b)。副作用包括牙齿染色，促使牙结石的沉积，暂时的味觉改变，肠道菌群的过度生长，黏膜剥离以及很少发生的过敏反应。这些副作用是可控的，通常来说，使用洗必泰的好处大于它的副作用。这种药剂也可以0.5%~1.0%的口服凝胶和牙膏来使用。在牙科诊所，齿龈下的洗必泰冲洗或放置2.5 mg洗必泰可生物降解的水解明胶片对齿龈下感染是有效的。

非离子的三氯生与聚合物给药系统组合(所谓的共聚物)，可以减少口腔细菌生物被膜，牙龈炎，齿龈上结石和龋齿，且与传统药剂不同的是，其与氟化物联合使用不会使牙齿染色、增加牙结石或改变口腔微生态(Gaffar *et al.*，1997)。

## 抗真菌药

大多数局部抗真菌药可以对抗人类中最常见的真菌——白色念珠菌。局部用药通常归属于多烯家族(制霉菌素和两性霉素B)或唑家族(如克霉唑、咪康唑、酮康唑)。这些药剂有凝胶、混悬液、粉末、膏剂和片剂(表3)。所有的药剂形式均需至少2周的治疗以减少复发。尽管大多数患者可以很好耐受这些药物，其常见的副作用仍包括口腔感觉改变、恶心、呕吐、腹泻和腹痛。口腔干燥患者通常会有白色念珠菌感染，锭剂不适用于这些患者，因为它需要唾液融化才能起作用。一些局部药物含有高浓度的糖分，可导致血糖不耐受并增加龋齿风险。在具有口腔白色念珠菌病临床征象的缺齿患者中，假牙应被清洁并放置在抗真菌溶液中(如制霉菌素)。为预防传染性口角炎(一种经常发生在唇部角落的疼痛性真菌感染，此处垂直空间较小是其易感因素)，可以在晚上睡觉前、摘除假牙后，在口部周围区域涂一层薄薄的抗真菌软膏。

表3 口腔内外使用的局部抗真菌剂(剂型可选择)

| 药物名称 | 口内的 | | 口周的 | | 副作用、注意事项[b] |
|---|---|---|---|---|---|
| | 配方 | 用法[a] | 配方 | 用法[a] | |
| 洗必泰 | 0.12%(0.2%[c])漱口，1%凝胶、牙膏 | 2次/天 | 禁用 | | 牙齿着色(可逆的)，味觉改变，不断增加的牙结石形成；酒精溶剂可以刺激黏膜(无酒精溶剂是可用的) |
| 克霉唑 | 10 mg片剂 | 5次/天 | 10 mg/mL，霜剂、洗剂 | 2次/天 | 恶心、呕吐，肝损害(谷丙转氨酶升高)。饭后可涂抹于假牙的内侧；口含配方可含糖 |
| 咪康唑 | 50 mg口含片，2%凝胶[c] | 口含片1次/天，2%凝胶3次/天 | 2%霜剂 | 2次/天 | 饭后霜剂可涂于假牙的内侧面；口含片对蛋白过敏者禁用；口含剂含糖 |
| 酮康唑 | 禁用 | | 2%霜剂 | 4次/天 | 饭后霜剂可涂于假牙的内侧面 |
| 两性霉素B | 10 mg片剂 | 5次/天 | 3%霜剂、洗剂、膏剂 | 2次/天 | 烧灼感、瘙痒、红斑、腹泻、恶心、呕吐 |
| 制霉菌素 | 100 000单位/mL悬浮液，200 000单位、400 000单位片剂，200 000单位锭剂，100 000单位阴道栓剂 | 4~5次/天 | 100 000单位/g霜剂、膏剂 | 2~4次/天 | 恶心、呕吐、腹泻、腹痛、荨麻疹，饭后可涂抹于假牙的内侧；口含配方可含糖 |
| 含皮质类固醇的制霉菌素 | 禁用 | | 制霉菌素-100000单位配0.1%醋酸曲安奈德乳膏 | 2~4次/天 | 干燥、软化、萎缩、易激 |

[a]，所有的药物应该至少使用14天(预防复发)；[b]，系统性吸收这些局部药剂可能增加额外的不良反应及影响药物的相互作用；[c]，在美国禁用。



## 抗病毒药

疱疹感染的系统性治疗是有效的。可使用局部抗病毒药物(如5%~10%的阿昔洛韦霜或软膏，1%的喷昔洛韦霜以及非处方10%的二十二醇霜)，但它们的效果是有限的。局部用药的治疗应该在前驱症状出现时或者注意到损伤时立即使用，并且这些药物要每2 h用1次，连续使用4 d(Ogle and Ofodile，2001)。副作用包括轻微的局部红斑、荨麻疹、水肿、感觉异常(例如烧灼感、刺痛感)、疼痛和头痛。对由于日晒而引发的复发性疱疹患者，局部使用防晒霜可能会减少复发性疱疹感染的发生(Ship *et al.*，2008)。

## 氟化物

局部使用的高浓度的氟化物产品可以预防龋齿，并且再次矿化最初的龋齿损伤。在姑息医学中，这些氟化物药剂对唾液过少的有齿患者来说是很重要的。这些患者患有龋齿的风险很高，需要每天使用>1.0%的氟化钠凝胶。这种凝胶在仔细的牙齿清洁后使用，使用时需要棉质的涂药器、非常柔软的牙刷或柔软的个体化托盘。此外，极高浓度氟化物凝胶或清漆被推荐于每一次复诊时或每4~6个月使用一次。尽可能使用最小剂量的氟化物，并应吐出残余量，因为意外摄入大量的氟化物会引起胃肠不适。局部氟化物的使用对缓解牙颈部过敏可能有效。

## "神奇的漱口水"

"神奇的漱口水"是由多种活性成分组合在一起的溶液，作用是缓解疼痛，有时也可以滋润干燥的口腔。不同的厂家生产的配方有所不同，但通常都会含有黏性利多卡因(2%)、盐酸苯海拉明(5%)或一种其他的抗组胺剂、氢氧化铝，有时还会添加涂层剂。盐酸达克罗宁(0.5%~1.0%)、糖皮质激素、抗真菌药物和/或愈创甘油醚(一种化痰剂)在需要时也可包含在内(Siegel *et al.*，2006)。应指导患者一天3次使用漱口水，在使用前充分摇晃该溶液，含漱持续3 min，之后吐出或吞下，这取决于含漱效果欲达到的口咽区以及药物在胃肠道的吸收情况。尽管是几种成分的组合，一些学者认为"神奇的漱口水"没有显著的有用的疗效(Dodd *et al.*，2000；Worthington *et al.*，2004)。

## 癌症患者的特殊情况和注意事项

恶性肿瘤或者其治疗的副作常常在口腔中出现(Zadik and Nitzan，2012)，并且这些表现可以持续到完成治疗后数年。下面的部分将介绍常见的影响癌症患者口腔的状况。

## 口腔黏膜炎(oral mucositis，OM)

OM被定义为放疗和/或化疗后引起的炎症或黏膜破损。它可以导致严重的疼痛，引起口腔功能障碍，包括不能吃喝和说话。这种使人衰弱的状况可中断或改变抗癌治疗计划。继发性感染导致的口腔黏膜炎的加重以及感染从口腔播散到全身循环的可能性使得这种状况的处理显得尤为重要。

黏膜炎的发病机理的5步模型(Sonis，2011)及其同时对上皮、巨噬细胞、内皮和结缔组织的影响都展示了它的复杂性。

"口腔炎"这个术语指由靶向药物例如哺乳动物为靶点的雷帕霉素抑制剂(mammalian target of rapamycin，mTOR)和酪氨酸激酶抑制剂引起的口腔黏膜病变(Boers-Doets *et al.*，2012)，用于区分由于放化疗的副作用所致的黏膜炎(Watters *et al.*，2011)。mTOR抑制剂有关的口腔溃疡的临床表现是独特的。大多数是离散的口疮样的溃疡。与放化疗诱发的黏膜炎相比，它的发病机理更加特别，治疗也不同。

OM需要与其他口腔溃疡以及其他诱因如局部外伤或继发感染引起的损伤相鉴别，且后者应该被识别和排除。

跨国癌症支持治疗联盟/国际口腔肿瘤协会(Multinational Association of Supportive Care in Cancer/International Society of Oral Oncology，MASCC/ISOO)的2012/13系统性回顾提供了使用声学方法和客观评估证据而产生的临床实践指南(Bowen *et al.*，2013；Elad *et al.*，2013；Jensen *et al.*，2013；Lalla，2013；McGuire *et al.*，2013；Migliorati *et al.*，2013；Nicolato-Galitis *et al.*，2013；Peterson *et al.*，2013；Raber- Durlacher *et al.*，2013；Saunders *et al.*，2013；Yarom *et al.*，2013)。表4总结了口腔黏膜炎治疗的循证医学指南。另外的指南(包括没有被推荐的药物或者没有发现有利的药物)以及大量药物干预的详细综述都可以在此系列中找到。基于专家们的意见，指南认为生理盐水和碳酸氢钠溶液是一种无害的温和溶液，可以帮助口腔卫生的维护，使患者感到舒适(Mcguire *et al.*，2013)。每天用0.12%不含酒精的洗必泰葡萄糖酸溶液冲洗口腔可以有效地预防重叠感染，虽然目前尚没有证据表明它影响黏膜炎本身。在文献中可以找到各种缓解与口腔黏膜相关的疼痛的措施。MASCC/ISOO指南得出的结论是，系统性使用阿片类药物是有效的，局部用药也可能是有效的(表4)(Peterson *et al.*，2013；Saunders *et al.*，2013)。

患有口腔黏膜炎的患者需要被监测以防出现营养不良和/或脱水，他们可能需要住院静脉输液治疗，完全的胃肠外营养，鼻胃管或胃造口术打入食物来保证营养。在密集放化疗期间常规的牙齿保健是不推荐的。

## 口腔溃疡(非口腔黏膜炎)

在接受姑息治疗的癌症患者中，口腔感染(病毒、细菌或深部真菌)，移植物抗宿主病(graft-versus-host disease，GVHD)和嗜中性粒细胞减少症可能会表现出疼痛性口腔溃疡的症状(图3B)(Elad *et al.*，2010a；Meier *et al.*，2011)。需要排除引起口腔溃疡的其他常见原因，如外伤、复发性口疮性口炎(可能与压力有关)(Zadik *et al.*，2012b)(图7)。重要的是，溃疡也可以因恶性肿瘤(初发、复发或转移)引起。

口腔溃疡的评估包括详细的病史(整体健康状

**表4　跨国癌症支持联盟/国际口腔肿瘤协会循证医学临床实践指南对口腔黏膜炎的管理**

| 分类 | 干预 | 指南 |
|---|---|---|
| 抗炎药 | 苯达明 | 苯达明漱口水用于预防患有头颈部肿瘤并接受中等剂量放疗(可达50 Gy)，没有行化疗的患者的口腔炎(推荐使用) |
| 阿片类物质 | 吗啡：患者自控镇痛 | 吗啡患者自控镇痛剂被推荐使用在患有口腔炎的移植物抗宿主病患者中(推荐使用) |
| 阿片类物质 | 芬太尼：透皮贴剂 | 芬太尼透皮贴剂可能对标准剂量化疗或者造血干细胞移植之前的高剂量化疗所致的疼痛有效(建议使用) |
| 阿片类物质 | 吗啡：漱口水 | 2%吗啡漱口水对接受放化疗的头颈部肿瘤患者的口腔炎疼痛有效(建议使用) |
| 三环抗抑郁药 | 多虑平 | 0.5%多虑平漱口水对缓解口腔炎所致疼痛有效(建议使用) |
| 基础口腔护理 | 口腔护理方案* | 口腔护理方案建议用于预防所有年龄组及癌症治疗模式中的口腔炎(建议使用) |
| 冷冻疗法 | 局部使用冰块 | 冰冻疗法(30分钟)推荐用于5-氟尿嘧啶化疗患者中来预防口腔炎(推荐使用) |
| 冷冻疗法 | 局部使用冰块 | 冰冻疗法建议用于接受高剂量左旋溶肉瘤素治疗者，使用或不使用全身照射者，调理移植物抗宿主反应来预防口腔炎(建议使用) |
| 生长因子 | 帕利夫明 | 细胞生长因子受体1(帕利夫明)，每天60 μg/kg，服用3天，优于调理治疗化疗和全身放疗患者，对于自体移植后3天患者有利于预防口腔炎(推荐使用) |
| 激光和光疗法 | 低水平光疗 | 650 nm波长范围、40 mW强度、规定时间内2 J/cm$^2$组织剂量的低水平光疗推荐用于移植物抗宿主病患者口腔炎的预防(推荐使用) |
| 激光和光疗法 | 低水平光疗 | 632 nm波长范围的低水平光疗建议用于接受放疗(不伴化疗)的头颈部肿瘤患者的口腔炎的预防(建议使用) |
| 天然疗法 | 锌 | 系统性口服锌剂在接受放化疗的口腔癌患者的口腔炎预防中获益(建议使用) |

*，口腔护理方案是指那些保持口腔卫生、促进口腔健康的行为(Bowen *et al.*，2013；Elad *et al.*，2013；Jensen *et al.*，2013；Lalla，2013；McGuire *et al.*，2013；Migliorati *et al.*，2013；Nicolato-Galitis *et al.*，2013；Peterson *et al.*，2013；Raber-Durlacher *et al.*，2013；Saunders *et al.*，2013；Yarom *et al.*，2013)。

况，包括过去的治疗情况、血细胞计数、口腔习惯、口腔症状等)，口腔损伤的临床评估(数量、位置、大小、边界、口腔内创伤来源的识别)以及偶然需要实验室检测(如病毒和微生物评估拭子、为组织学评估而活检)。

治疗方法取决于诊断。在状态不佳的患者中口腔感染需要抗菌治疗。细菌培养和药物敏感结果指导选择适当的抗菌素。减轻口腔慢性移植物抗宿主病的舒缓治疗包括药物治疗和光疗(Meier *et al.*，2011)。中性粒细胞减少相关性溃疡通常在中性粒细胞水平升高时缓解。当外伤来源清除时，外伤性溃疡也会很快愈合。然而，在糖尿病患者或者免疫缺陷患者身上这个过程往往较慢。一般来说，对局部治疗2周没有反应的不明原因的溃疡应该进行组织活检和病理学评估。

有时可能需要使用局部麻醉剂来缓解口腔溃疡的疼痛(如2%利多卡因、20%苯佐卡因)。也可以使用凝胶制剂或漱口水。

## 口腔干燥

在癌症患者中口腔干燥的主要原因是头颈部放疗的延迟反应(图8)。化疗也可能会导致唾液腺损伤，这种损伤至少部分是可逆的。在经历过造血干细胞移植的患者中移植物抗宿主病可能影响唾液腺，类似干燥综合征。甲状腺放射性切除或

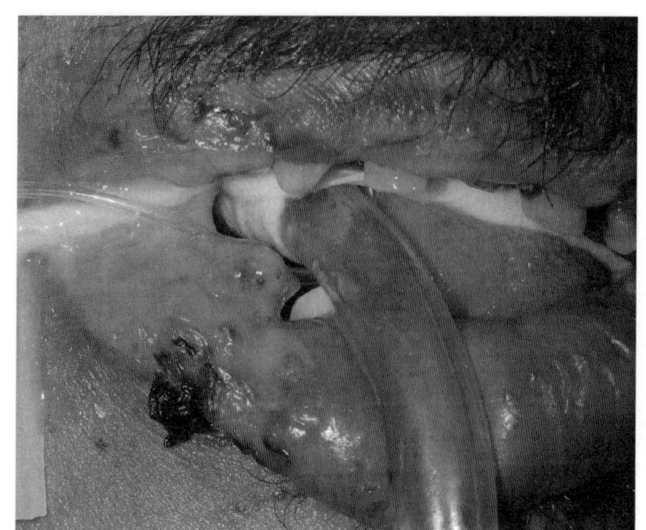

**图7　在口腔角落的一个溃疡，卷尺用于保护气管内导管，避免损伤这个收容所患者所致的外伤性的溃疡**

应用以放射性碘标记药物的化疗也可能会导致唾液腺功能减退。以上提到的抗癌治疗会引起唾液分泌过少，唾液pH值下降，并且限制了唾液的缓冲和牙齿再矿化的能力。

很多种药物导致口腔干燥，包括抗抑郁药和抗焦虑药、利尿药和其他抗高血压药物及抗胆碱能药物和支气管扩张剂。在缓和医疗中其他与口腔干燥有关的因素是抑郁和脱水。

严重的口腔干燥可能损伤口腔功能(如吃饭和讲话)，并且导致口腔健康和生活质量(包括睡眠质量)的下降，当唾液的清洗功能下降时，斑块累积增加，口腔感染的风险随之增加。唾液的数量及质量的改变会显著增加患者龋齿(图9)和牙齿过敏的易感性，口腔干燥本身不会导致疼痛，但是相关的严重龋齿，口腔感染(例如白色念珠菌病)及涎腺炎(唾液发炎)会引起疼痛。

增加患者的舒适感并且可以缓解口干(如上所示)的局部药物也用于癌症患者。一篇系统性综述描述了癌症患者中口干的干预措施，结论是M受体激动剂(如毛果芸香碱、西维美林)，口腔黏膜润滑剂和针灸疗法可能有效(Jensen *et al.*，2010；Witsell *et al.*，2012；Brimhall *et al.*，2013)。对受影响的腮腺的冲洗也可以临时缓解口干症状(Izumi *et al.*，1998；Habu *et al.*，2010)。在睡觉时周围使用加湿器也可以缓解口腔干燥(Siegel *et al.*，2006)。然而，慢性唾液腺功能失调的治疗颇具挑战性。

放疗相关的唾液腺功能障碍影响较大且通常是不可逆的，替代药物治疗可以减轻药物引起的唾液腺功能障碍。例如，内科医生治疗抑郁时应考虑到阿米替林和米氮平引起的口干症状比去甲替林和许多选择性5-羟色胺再摄取抑制剂更严重(Keene *et al.*，2003)。吸烟可能会加重口腔干燥而应该避免。

在有齿口腔干燥患者中应该局部使用氟化物制剂来防止龋齿，口腔卫生指导也至关重要。含酶润滑制剂可以缓解症状同时起到清洗效果。在

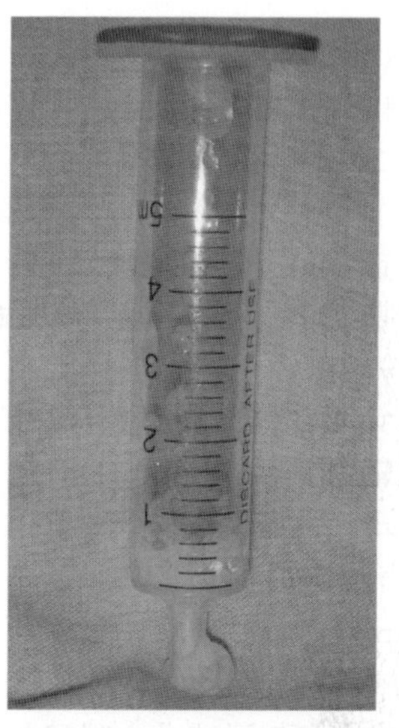

**图8　盐浓度测量法样本采自X射线照射后的患者，唾液过少定义为唾液浓度小于等于0.1mL/分钟(未受刺激情况下)**

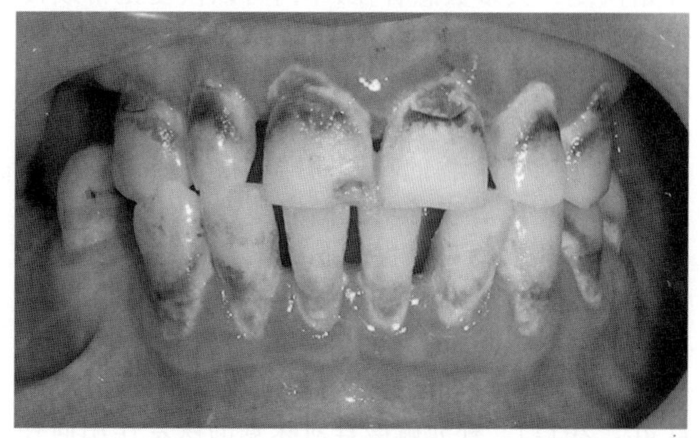

**图9　放射治疗后所致的唾液过少和广泛的龋齿**

第三篇

唾液分泌过少的患者中，口腔念珠菌病易流行也应该被治疗。

对口腔干燥患者可能有益的营养调整包括刺激唾液分泌的酸性食物和更容易吞食的柔软食物(如苹果酱、香蕉、水果花蜜、果泥或蔬菜泥、鳄梨、酸奶)。同时推荐含肉汁、肉汤或酱汁、使口腔湿润的食物及避免酒精(Petzel，2011)。有严重吞咽障碍的患者可能需要咨询营养学家和特殊治疗(如吞咽训练)。

## 味觉障碍

味觉改变(味觉障碍、味觉丧失、味觉减退、味觉过敏)影响56%~76%的接受放化疗的癌症患者(Hovan *et al.*，2010)。这种情况可能是由于损伤了神经上皮的味觉受体(尤其是它们的微绒毛)或神经纤维。味觉改变在头颈部放疗的头一周出现。患者通常以苦味为首要症状。当放疗的累积辐射剂量达到20 Gy时患者开始出现味觉丧失，当累积辐射剂量达到30 Gy时可以使所有的味觉质量受到影响，当累积辐射剂量达到60 Gy时味觉会全部丧失(Fischer *et al.*，2008)。这种味觉损伤可能会因同时存在的由治疗引起的恶心、呕吐、唾液过少而加重(Epstein *et al.*，2002)。化疗药物可以扩散到口腔内，加重不良感觉，引起苦味、口臭和和对各种食物的厌恶(Little *et al.*，2013；Lalla *et al.*，2011)。放射性碘($I^{131}$)用于治疗分化的甲状腺癌乳头状癌和甲状腺癌滤泡癌，它会在唾液腺蓄积而随唾液分泌，可以改变味觉(Mandel and Mandel，2003)。由于味觉受体有着相对快速的新陈代谢，所以味觉功能障碍通常在完成治疗的数周或数月开始恢复，大多数患者在1年内可以恢复正常或接近正常的味觉功能(Fischer *et al.*，2008)。在一些患者，这个过程需要长达5年的时间，而其他患者可能会遭受永久性味觉减退。

嗅觉对于食物的味道同样也很重要，临床医生应该检查患者嗅觉功能的完整性。使用芳香增加剂和加热食物可以提升吃的乐趣(Lalla *et al.*，2011)。添加调味料，特别是味精，可以强化食品的味道(Wiseman，2006)。在一些(有齿的)患者中，咀嚼无糖口香糖可能对味觉改变有帮助(Lalla *et al.*，2011)。补充硫酸锌对味觉的恢复作用尚存争议。目前，尚没有证据显示任何治疗对持久味觉改变有效(Hovan *et al.*，2010)。

## 牙齿过敏

过敏的牙齿通常是由局部的热度变化而致(如摄入冷或热的食物)，从定义上来说，它没有牙“痛”那么强烈。常见的牙齿过敏的原因包括龋齿、畸形修复、牙龈萎缩、牙颈的磨损或腐蚀。在癌症患者中，牙齿过敏可能是由于抗癌治疗(如长春新碱、环磷酰胺)以及造血干细胞移植后环孢素的使用而致(Zadik *et al.*，2010；Zadik *et al.*，2013c)。唾液性质和量的变化可能会加重牙齿过敏。

牙齿过敏可能是暂时的，且在化疗结束后逐渐消退。患者可能会被推荐使用高度浓缩的中性氟化凝胶，脱敏牙膏和避免食用引起不舒服的食物、饮品(Zadik *et al.*，2013c)。

## 骨坏死

颌骨坏死可以由放疗(如放射性骨坏死(osteoradionecrosis，ORN))或者药物(包括双磷酸盐、诺塞麦、舒尼替尼和贝伐单抗)引起(图10)，它可以表现为疼痛、神经病变、肿胀、化脓、口臭、口腔内部或外部窦道及颌部病理性骨折(图11)。

ORN被定义为接受放疗的骨头暴露3~6个月。在接受下颌骨放疗的患者中，放射性骨坏死的发生率高达15%(O'Dell and Sinha，2011)。

双磷酸盐相关的颌骨坏死(Bisphosphonate-related osteonecrosis of the jaw，BRONJ)被定义为：没有头颈区放疗病史，在双磷酸盐治疗过程中或曾经接受双磷酸盐治疗的患者口腔任何地方出现坏死骨并超过8周(Ruggiero *et al.*，2009)。口腔瘘可能是首发症状(Fedele *et al.*，2010；Yarom *et al.*，2010)。在接受静脉注射双磷酸盐治疗的多发性骨髓瘤、骨转移和癌症相关性高钙血症或骨疼痛患者中，双磷酸盐相关颌骨坏死的发生率高达13% (Migliorati *et al.*，2010)。

BRONJ相关疼痛主要是由病变处的继发感染所致(Ruggiero and Woo，2008)，但也可能是由于牙槽骨的新陈代谢(包括缺血)(Assael，2009)和神经病变所致(Elad *et al.*，2010c；Zadik *et al.*，2012c)。在药物引起的骨坏死患者中，疼痛的发生率大约在50%(Migliorati *et al.*，2010)，因此控制疼痛是其关键的治疗目标(Ruggiero *et al.*，2009)。治疗症状性骨坏死的重要措施包括长期系统性使用

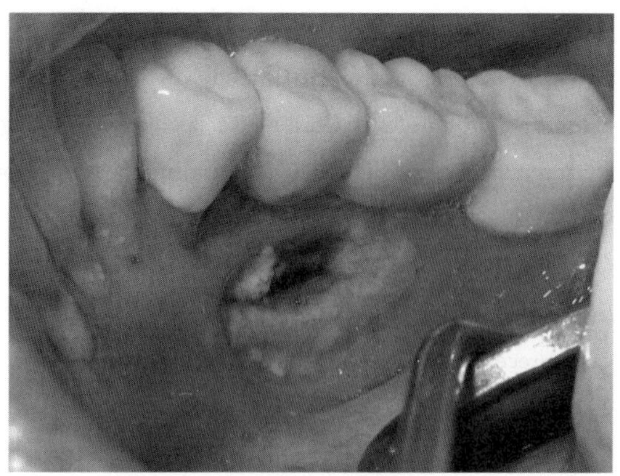

**图10　药物相关的下颌骨的骨坏死(舌位)，来自一位转移性乳腺癌并使用唑来磷酸治疗的患者**

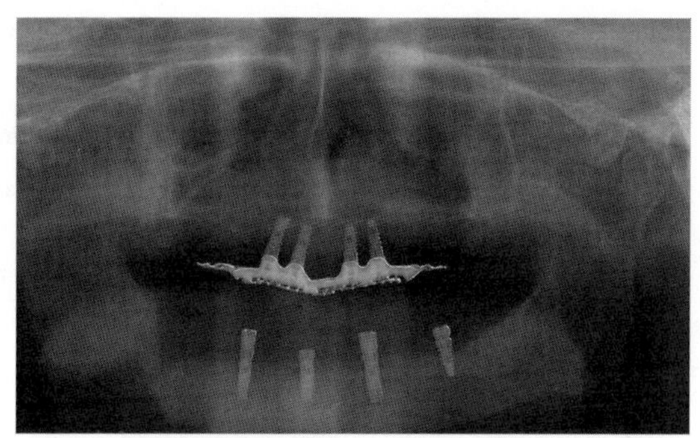

**图11　全景的放射图来自一位诊断为鼻咽癌并使用放疗的患者。该患者由于骨肉瘤遭受了下颌骨病理性骨折(右)**

抗生素(如阿莫西林、克林霉素、强力霉素)，局部使用杀菌剂(如0.12%的葡萄糖酸洗必泰漱口水)和止痛剂。颌部坏死相关性疼性神经病变可使用阿米替林治疗(Zadik *et al.*，2012c)。由于恶化风险很高，一般不建议手术治疗，然而，严重的双磷酸盐相关性骨坏死可能需要手术治疗。

ORN的治疗从早期损伤阶段的保守治疗(避免戴不合的假牙、戒烟、戒酒，每周局部使用杀菌剂和温和的移除死骨)到急性感染阶段的全身性抗生素治疗，到晚期的高压氧和外科干预(如切除和重建)。接受高压氧治疗的放射性骨坏死患者需每周5天接受20~30次(每次90~120 min)2.0~2.5个大气压的治疗。如果接受了手术，需要在术后再做10次治疗(O'Dell and Sinha，2011)。然而，放射性骨坏死患者的高压氧治疗方案最近受到了质疑(Lubek *et al.*，2013)。

## 口周弹性的丧失

治疗后纤维化和口腔内及口腔周围组织弹性的丧失常常在头颈部放疗后(影响着高达38%的患者)和慢性移植物抗宿主病患者中出现。下颌运动受限可能是术后疤痕组织，肿瘤切除后出现的下颌骨不连续以及放射治疗引起的颞下颌关节功能障碍所致。严重的张口受限可能会极大地破坏口腔功能(如吃东西和讲话)，并且可能会进一步损害口腔卫生的维护从而导致口臭及口腔健康的退化。张口功能受限会阻碍口腔软组织的恰当评估，从而推迟口腔恶性肿瘤的发现。

活动范围部分恢复的方法包括物理疗法和日常的自我锻炼多个压舌板叠加使用(压舌板的数量逐渐增加)或动态咬合动作(图12)(Zadik and Nitzan，2013)。但在使用钛合金材质的下颌骨重建后的锻炼应该慎重以避免在动态强有力的咬合锻炼中受伤(Kamstra *et al.*，2013)。活脑灵是一种具有免疫调节性能的甲基黄嘌呤，它可以下调在与放疗相关的纤维化过程中的重要的细胞因子，并且有数据表明活脑灵可以显著增加放疗所致纤维化患者的下颌骨活动范围(Fischer and Epstein，2008)。在硬皮性慢性移植物抗宿主病中，据报道姑息性切除术可以帮助缓解症状(Treister *et al.*，2012)。但这些方法仅在小范围样本中进行了评估。

当张口严重受限时牙齿护理也许是不可能的，因此需要对患者实行全身麻醉。这些患者的日常自我口腔卫生保健也会受到影响，局部氟化物的使用(见上面)在阻止牙齿恶化中最为重要。

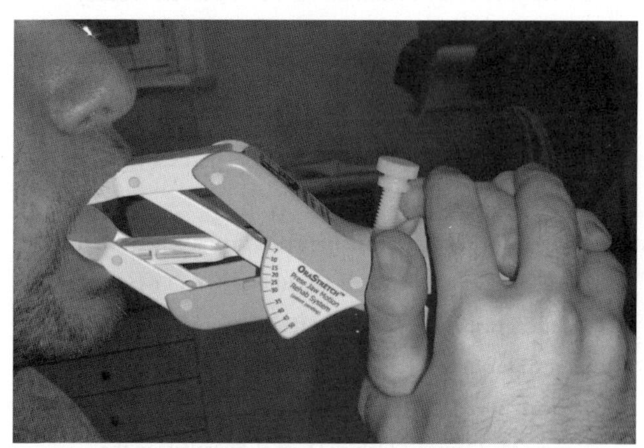

**图12　动态的开合器**

第三篇

## 总结

在人体的多项功能和整体健康中起非常重要作用的口腔是缓和医疗患者出现严重不良反应的部位。为了增进缓和医疗中的医疗服务，本章讲述了常见的口腔状况、治疗选择和挑战。

## 致谢

声明：作者声称无任何利益冲突。

## 参考文献


- Aldred MJ, Addy M, Bagg J, et al. Oral health in the terminally ill: a cross-sectional pilot survey. Spec Care Dentist, 1991, 11: 59-62.
- Amerongen AV, Veerman EC. Saliva-the defender of the oral cavity. Oral Dis, 2002, 8: 12-22.
- Assael LA. Oral bisphosphonates as a cause of bisphosphonate-related osteonecrosis of the jaws: Clinical findings, assessment of risks, and preventive strategies. J Oral Maxillofac Surg 2009; 67S: 35-43.
- Baehni PC, Takeuchi Y. Anti-plaque agents in the prevention of biofilm-associated oral diseases. Oral Dis, 2003, 9S: 23-29.
- Bellm LA, Epstein JB, Rose-Ped AM, et al. Assessment of various topical oral formulations by bone marrow transplant recipients. Oral Oncol, 2001; 37: 42-49.
- Boers-Doets CB, Epstein JB, Raber-Durlacher JE, et al. Oral adverse events associated with tyrosine kinase and mammalian target of rapamycin inhibitors in renal cell carcinoma: a structured literature review. Oncologist, 2012, 17: 135-144.
- Bowen JM, Elad S, Hutchins RD, et al. Mucositis Study Group of the Multinational Association of Supportive Care in Cancer/International Society of Oral Oncology (MASCC/ISOO). Methodology for the MASCC/ISOO Mucositis Clinical Practice Guidelines Update. Support Care Cancer 2013, 21: 303-308.
- Bridges J, Mulder J. End of life issues in oral cancer. Oral Maxillofac Surg Clin North Am 2006, 18: 643-645.
- Brimhall J, Jhaveri MA, Yepes JF. Efficacy of cevimeline vs. pilocarpine in the secretion of saliva: a pilot study. Spec Care Dentist, 2013, 33: 123-127.
- Cengiz M, Ozyar E, Oztürk D, et al. Sucralfate in the prevention of radiation-induced oral mucositis. J Clin Gastroenterol, 1999, 28: 40-43.
- Cerchietti LC, Navigante AH, Bonomi MR, et al. Effect of topical morphine for mucositis-associated pain following concomitant chemoradiotherapy for head and neck carcinoma. Cancer, 2002, 95: 2230-2236.
- Clarkson JE, Worthington HV, Furness S, et al. Interventions for treating oral mucositis for patients with cancer receiving treatment. Cochrane Database Syst Rev, 2010, (8): CD001973.
- Czerninski R, Zadik Y, Kartin-Gabbay T, et al. Dietary alterations in patients with oral vesiculoulcerative diseases. Oral Surg Oral Med Oral Pathol Oral Radiol, 2014, 117: 319-323.
- Dodd MJ, Dibble SL, Miaskowski C, et al. Randomized clinical trial of the effectiveness of 3 commonly used mouthwashes to treat chemotherapy-induced mucositis. Oral Surg Oral Med Oral Pathol Oral Radiol Endod, 2000, 90: 39-47.
- Elad S, Cohen G, Zylber-Katz E, et al. Systemic absorption of lidocaine after topical application for the treatment of oral mucositis in bone marrow transplantation patients. J Oral Pathol Med, 1999, 28: 170-172.
- Elad S, Epstein J, Klasser G, et al. Orofacial pain in the medically complex patient. In: Sharav Y, Benoliel R. eds. Orofacial pain and headache. Edinburgh: Mosby Elsevier, 2008a: 321-347.
- Elad S, Thierer T, Bitan M, et al. A decision analysis: the dental management of patients prior to hematology cytotoxic therapy or hematopoietic stem cell transplantation. Oral Oncol, 2008b, 44: 37-42.
- Elad S, Zadik Y, Hewson I, et al. Viral Infections Section, Oral Care Study Group, Multinational Association of Supportive Care in Cancer (MASCC)/International Society of Oral Oncology (ISOO). A systematic review of viral infections associated with oral involvement in cancer patients: a spotlight on Herpesviridea. Support Care Cancer, 2010a, 18: 993-1006.
- Elad S, Epstein JB, Yarom N, et al. Topical immunomodulators for management of oral mucosal conditions, a systematic review; part I: calcineurin inhibitors. Expert Opin Emerg Drugs, 2010b, 15: 713-726.
- Elad S, Gomori MJ, Ben-Ami N, et al. Bisphosphonate-related osteonecrosis of the jaw: clinical correlations with computerized tomography presentation. Clin Oral Investig, 2010c, 14: 43-50.
- Elad S, Epstein JB, von Bültzingslöwen I, et al. Topical immunomodulators for management of oral mucosal


第三篇

conditions, a systematic review; Part II: miscellaneous agents. Expert Opin Emerg Drugs, 2011, 16: 183-202.

- Elad S, Bowen J, Zadik Y, et al. Mucositis Study Group of the Multinational Association of Supportive Care in Cancer/International Society of Oral Oncology (MASCC/ISOO). Development of the MASCC/ISOO Clinical Practice Guidelines for Mucositis: considerations underlying the process. Support Care Cancer, 2013, 21: 309-312.
- Epstein JB, Silverman S Jr, Paggiarino DA, et al. Benzydamine HCl for prophylaxis of radiation-induced oral mucositis: results from a multicenter, randomized, double-blind, placebo-controlled clinical trial. Cancer, 2001, 92: 875-885.
- Epstein JB, Phillips N, Parry J, et al. Quality of life, taste, olfactory and oral function following high-dose chemotherapy and allogeneic hematopoietic cell transplantation. Bone Marrow Transplant, 2002, 30: 785-792.
- Eveson JW. Xerostomia. Periodontol 2000 2008, 48: 85-91.
- Fedele S, Porter SR, D' Aiuto F, et al. Nonexposed variant of bisphosphonate-associated osteonecrosis of the jaw: a case series. Am J Med, 2010, 123: 1060-1064.
- Fischer DJ, Epstein JB. Management of patients who have undergone head and neck cancer therapy. Dent Clin North Am 2008, 52: 39-60.
- Fischer DJ, Klasser GD, Epstein JB. Cancer and orofacial pain. Oral Maxillofac Surg Clin North Am, 2008, 20: 287-301.
- Gaffar A, Afflitto J, Nabi N. Chemical agents for the control of plaque and plaque microflora: an overview. Eur J Oral Sci, 1997, 105: 502-507.
- Goldstein NE, Genden E, Morrison RS. Palliative care for the patients with head and neck cancer: "I would like a quick return to a normal life style". JAMA, 2008, 299: 1818-1825.
- Graber CJ, de Almeida KN, Atkinson JC, et al. Dental health and viridans streptococcal bacteremia in allogeneic hematopoietic stem cell transplant recipients. Bone Marrow Transplant, 2001, 27: 537-542.
- Habu M, Tanaka T, Tomoyose T, et al. Significance of dynamic magnetic resonance sialography in prognostic evaluation of saline solution irrigation of the parotid gland for the treatment of xerostomia. J Oral Maxillofac Surg, 2010, 68: 768-776.
- Hong CH, Allred R, Napenas JJ, et al. Antibiotic prophylaxis for dental procedures to prevent indwelling venous catheter-related infections. Am J Med, 2010, 123: 1128-1133.
- Hovan AJ, Williams PM, Stevenson-Moore P, et al. Dysgeusia Section, Oral Care Study Group, Multinational Association of Supportive Care in Cancer (MASCC)/International Society of Oral Oncology (ISOO). A systematic review of dysgeusia induced by cancer therapies. Support Care Cancer, 2010, 18: 1081-1087.
- Hui D, De La Cruz M, Mori M, et al. Concepts and definitions for "supportive care," "best supportive care," "palliative care," and "hospice care" in the published literature, dictionaries, and textbooks. Support Care Cancer, 2013, 21: 659-685.
- Huynh MP, Yagiela JA. Current concepts in acute pain management. J Calif Dent Assoc, 2003, 31: 419-427.
- Izumi M, Eguchi K, Nakamura H, et al. Corticosteroid irrigation of parotid gland for treatment of xerostomia in patients with Sjögren's syndrome. Ann Rheum Dis, 1998, 57: 464-469.
- Jensen SB, Pedersen AM, Vissink A, et al. Salivary Gland Hypofunction/Xerostomia Section; Oral Care Study Group; Multinational Association of Supportive Care in Cancer (MASCC)/International Society of Oral Oncology (ISOO). A systematic review of salivary gland hypofunction and xerostomia induced by cancer therapies: management strategies and economic impact. Support Care Cancer, 2010, 18: 1061-1079.
- Jensen SB, Jarvis V, Zadik Y, et al. Systematic review of miscellaneous agents for the management of oral mucositis in cancer patients. Support Care Cancer, 2013, 21: 3223-3232.
- Jobbins J, Bagg J, Finlay IG, et al. Oral and dental disease in terminally ill cancer patients. BMJ, 1992, 304: 1612.
- Kamstra JI, Roodenburg JL, Beurskens CH, et al. TheraBite exercises to treat trismus secondary to head and neck cancer. Support Care Cancer, 2013, 21: 951-957.
- Keene JJ Jr, Galasko GT, Land MF. Antidepressant use in psychiatry and medicine: importance for dental practice. J Am Dent Assoc, 2003, 134: 71-79.
- Kichko TI, Reeh PW. Why cooling is beneficial: non-linear temperature-dependency of stimulated iCGRP release from isolated rat skin. Pain, 2004, 110: 215-219.
- Kozlovsky A, Goldberg S, Natour I, et al. Efficacy of a 2-phase oil: water mouthrinse in controlling oral malodor, gingivitis, and plaque. J Periodontol, 1996, 67: 577-582.
- La Vecchia C. Mouthwash and oral cancer risk: an update. Oral Oncol, 2009, 45: 198-200.
- Lalla RV, Brennan MT, Schubert MM. Oral complications of

cancer therapy. In: Yagiela JA, Dowd FJ, Johnson BS, et al. eds. Pharmacology and Therapeutics for dentistry. 6th edition. Edinburgh: Mosby Elsevier, 2011: 782-798.

- Lalla RV. The MASCC/ISOO Mucositis Guidelines Update: introduction to the first set of articles. Support Care Cancer, 2013, 21: 301-302.
- Lapeer GL. The dentist as a member of the palliative care team. J Can Dent Assoc, 1990, 56: 205-207.
- Lavy V. Presenting symptoms and signs in children referred for palliative care in Malawi. Palliat Med, 2007, 21: 333-339.
- Lerman MA, Laudenbach J, Marty FM, et al. Management of oral infections in cancer patients. Dent Clin North Am, 2008, 52: 129-153.
- Little JW, Falace DA, Miller CS, et al. Cancer and oral care of the cancer patient. In: Dental management of the medically compromised patient. 8th edition. Edinburgh: Mosby Elsevier, 2013: 459-492.
- Lockhart PB, Loven B, Brennan MT, et al. The evidence base for the efficacy of antibiotic prophylaxis in dental practice. J Am Dent Assoc, 2007, 138: 458-474.
- Lubek JE, Hancock MK, Strome SE. What is the value of hyperbaric oxygen therapy in management of osteoradionecrosis of the head and neck? Laryngoscope, 2013, 123: 555-556.
- Mandel SJ, Mandel L. Radioactive iodine and the salivary glands. Thyroid, 2003, 13: 265-271.
- McGuire DB, Fulton JS, Park J, et al. Systematic review of basic oral care for the management of oral mucositis in cancer patients. Support Care Cancer, 2013, 21: 3165-3177.
- Meier JK, Wolff D, Pavletic S, et al. International Consensus Conference on Clinical Practice in cGVHD. Oral chronic graft-versus-host disease: report from the International Consensus Conference on clinical practice in cGVHD. Clin Oral Investig, 2011, 15: 127-139.
- Meuser T, Pietruck C, Radbruch L, et al. Symptoms during cancer pain treatment following WHO-guidelines: a longitudinal follow-up study of symptom prevalence, severity and etiology. Pain, 2001, 93: 247-257.
- Migliorati CA, Woo SB, Hewson I, et al. Bisphosphonate Osteonecrosis Section, Oral Care Study Group, Multinational Association of Supportive Care in Cancer/International Society of Oral Oncology. A systematic review of bisphosphonate osteonecrosis (BON) in cancer. Support Care Cancer, 2010, 18: 1099-1106.
- Migliorati C, Hewson I, Lalla RV, et al. Mucositis Study Group of the Multinational Association of Supportive Care in Cancer/International Society of Oral Oncology (MASCC/ISOO). Systematic review of laser and other light therapy for the management of oral mucositis in cancer patients. Support Care Cancer, 2013, 21: 333-341.
- Moran J, Addy M, Kohut B, et al. Efficacy of mouthrinses in inhibiting the development of supragingival plaque over a 4-day period of no oral hygiene. J Periodontol, 1994, 65: 904-907.
- Moskona D, Kaplan I. Oral lesions in elderly denture wearers. Clin Prev Dent, 1992, 14: 11-14.
- Nicolatou-Galitis O, Sarri T, Bowen J, et al. Mucositis Study Group of the Multinational Association of Supportive Care in Cancer/International Society of Oral Oncology (MASCC/ISOO). Systematic review of amifostine for the management of oral mucositis in cancer patients. Support Care Cancer 2013, 21: 357-364.
- O' Dell K, Sinha U. Osteoradionecrosis. Oral Maxillofac Surg Clin North Am, 2011, 23: 455-464.
- Ogle OE, Ofodile F. The pharmacology of topical agents. Oral Maxillofac Surg Clin North Am, 2001: 13, 119-130.
- Ogle OE, Saker M. Perioperative considerations of the patient on cancer chemotherapy. Oral Maxillofac Surg Clin North Am, 2006, 18: 185-193.
- Peterson DE, Ohrn K, Bowen J, et al. Mucositis Study Group of the Multinational Association of Supportive Care in Cancer/International Society of Oral Oncology (MASCC/ISOO). Systematic review of oral cryotherapy for management of oral mucositis caused by cancer therapy. Support Care Cancer, 2013, 21: 327-332.
- Petzel MQ. Nutrition management strategies for oral effects of cancer treatment. In: Haas ML, McBride DL. eds. Managing the oral effects of cancer treatment: diagnosis to survivorship. Pittsburgh, Pennsylvania: Oncology Nursing Society, 2011: 93-102.
- Qutob AF, Allen G, Gue S, et al. Implementation of a hospital oral care protocol and recording of oral mucositis in children receiving cancer treatment: a retrospective and a prospective study. Support Care Cancer, 2013, 21: 1113-1120.
- Raber-Durlacher JE, Elad S, Barasch A. Oral mucositis. Oral Oncol, 2010, 46: 452-456.
- Raber-Durlacher JE, von Bültzingslöwen I, Logan RM, et al. Mucositis Study Group of the Multinational Association

第三篇

of Supportive Care in Cancer/International Society of Oral Oncology (MASCC/ISOO). Systematic review of cytokines and growth factors for the management of oral mucositis in cancer patients. Support Care Cancer, 2013, 21: 343-355.

- Rohr Y, Adams J, Young L. Oral discomfort in palliative care: results of an exploratory study of the experiences of terminally ill patients. Int J Palliat Nurs, 2010, 16: 439-444.
- Ruggiero SL, Woo SB. Biophosphonate-related osteonecrosis of the jaws. Dent Clin North Am, 2008, 52: 111-128.
- Ruggiero SL, Dodson TB, Assael LA, et al. American Association of Oral and Maxillofacial Surgeons. American Association of Oral and Maxillofacial Surgeons position paper on bisphosphonate-related osteonecrosis of the jaws—2009 update. J Oral Maxillofac Surg, 2009, 67S: 2-12.
- Ryan AJ, Lin F, Atayee RS. Ketamine mouthwash for mucositis pain. J Palliat Med, 2009, 12: 989-991.
- Saunders DP, Epstein JB, Elad S, et al. Systematic review of antimicrobials, mucosal coating agents, anesthetics, and analgesics for the management of oral mucositis in cancer patients. Support Care Cancer, 2013, 21: 3191-3207.
- Scully C. Halitosis (oral malodour). In: Oral and maxillofacial medicine. 2nd edition. Edinburgh: Mosby Elsevier, 2008a: 87-91.
- Scully C. Agents used in the treatment of patients with oral disease. In: Oral and maxillofacial medicine. 2nd edition. Edinburgh: Mosby Elsevier, 2008b: 49-66.
- Segal E, Kremer I, Dayan D. Inhibition of adherence of Candida albicans to acrylic by a chitin derivative. Eur J Epidemiol, 1992, 8: 350-355.
- Ship JA, Brennan MT, Greenberg MS, et al. Pharmacology. In: Greenberg MS, Glick M, Ship JA. Burket's oral medicine. 11th edition. Hamilton, Ontario: BC Decker, 2008: 17-40.
- Siegel M, Silverman S, Sollecito T. Clinician's guide: Treatment of common oral lesions. Ontario, Canada: BC Decker, 2006.
- Sonis ST. Oral mucositis. Anticancer Drugs, 2011, 22: 607-612.
- Treister N, Duncan C, Cutler C, et al. How we treat oral chronic graft-versus-host disease. Blood, 2012, 120: 3407-3418.
- U.S. Department of Health and Human Services. Oral health in America: A report of the Surgeon General. Rockville, MD: U.S. Department of Health and Human Services, National Institute of Dental and Craniofacial Research, National Institutes of Health, 2000. Available online: http://silk.nih.gov/public/hck1ocv.@www.surgeon.fullrpt.pdf, accessed April 1, 2013.
- von Bültzingslöwen I, Sollecito TP, Fox PC, et al. Salivary dysfunction associated with systemic diseases: systematic review and clinical management recommendations. Oral Surg Oral Med Oral Pathol Oral Radiol Endod, 2007, 103S: S57.e1-e15.
- Watters AL, Epstein JB, Agulnik M. Oral complications of targeted cancer therapies: a narrative literature review. Oral Oncol, 2011, 47: 441-448.
- Wiseman M. The treatment of oral problems in the palliative patient. J Can Dent Assoc, 2006, 72: 453-458.
- Witsell DL, Stinnett S, Chambers MS. Effectiveness of cevimeline to improve oral health in patients with postradiation xerostomia. Head Neck, 2012, 34: 1136-1142
- Worthington HV, Clarkson JE, Eden OB. Interventions for treating oral mucositis for patients with cancer receiving treatment. Cochrane Database Syst Rev, 2004, (2): CD001973.
- Wyche CJ, Kerschbaum WE. Michigan hospice oral healthcare needs survey. J Dent Hyg, 1994, 68: 35-41.
- Yarom N, Fedele S, Lazarovici TS, et al. Is exposure of the jawbone mandatory for establishing the diagnosis of bisphosphonate-related osteonecrosis of the jaw? J Oral Maxillofac Surg, 2010, 68: 705.
- Yarom N, Ariyawardana A, Hovan A, et al. Systematic review of natural agents for the management of oral mucositis in cancer patients. Support Care Cancer, 2013, 21: 3209-3221.
- Zadik Y, Nitzan DW. Tumor induced osteomalacia: a forgotten paraneoplastic syndrome? Oral Oncol, 2012, 48: e9-e10.
- Zadik Y, Nitzan DW. Lubrication of the TMJ. In: Greene CS, Laskin DM. eds. Treatment of TMDs: Bridging the gap between advances in research and clinical patient management. Chicago, Illinois: Quintessence Publishing, 2013: 123-130.
- Zadik Y, Vainstein V, Heling I, et al. Cytotoxic chemotherapy-induced odontalgia: a differential diagnosis for dental pain. J Endod, 2010, 36: 1588-1592.
- Zadik Y, Orbach H, Panzok A, et al. Evaluation of oral mucosal diseases: inter- and intra-observer analyses. J Oral Pathol Med, 2012a, 41: 68-72.
- Zadik Y, Levin L, Shmuly T, et al. Recurrent aphthous stomatitis: stress, trait anger and anxiety of patients. J Calif Dent Assoc, 2012b, 40: 879-883.

- Zadik Y, Benoliel R, Fleissig Y, et al. Painful trigeminal neuropathy induced by oral-bisphosphonate related osteonecrosis of jaw: A new etiology for the numb-chin syndrome. Quintessence Int, 2012, 43: 97-104.
- Zadik Y, Zeevi I, Luboshitz-Shon N, et al. Safety and efficacy of an intra-oral electrostimulator for the relief of dry mouth in patients with chronic graft versus host disease: Case Series. Med Oral Patol Oral Cir Bucal 2014, 19: e212-e219.
- Zadik Y, Yarom N, Elad S. Medicolegal considerations in bisphosphonate-related osteonecrosis of the jaw. Oral Dis, 2013b, 19: 628.
- Zadik Y, Yarom N, Elad S. Orofacial neuropathy and pain in cancer patients. In: Raffa RB, Langford R, Pergolizzi JV, et al. eds. Chemotherapy-induced neuropathic pain. Boca Raton, Florida: CRC Press, 2013c: 95-112.


**译　者：**轩兴田，住院医师，血液科，重庆医科大学附属儿童医院
**审　校：**宁晓红，副主任医师、副教授，老年医学科，北京协和医院
**终　审：**刘　巍，主任医师、教授，姑息治疗中心，北京大学肿瘤医院
(译文如与英文原文有异义，以英文原文为准)

第三篇

# 第二十四章　泌尿生殖系问题

**Petros Sountoulides[1], Athanasios Bantis[2]**

[1]Urology Department, General Hospital of Veria, 55133, Thessaloniki, Greece; [2]Urology Department, University Hospital of Alexandroupolis, Dragana 68100, Alexandroupolis, Greece

*Correspondence to:* Petros Sountoulides, MD, PhD, FEBU. Urology Department, General Hospital of Veria, 15-17 Agiou Evgeniou Street, 55133, Thessaloniki, Greece. Email: sountp@hotmail.com; Athanasios Bantis, MD, PhD, MSc. Urology Department, University Hospital of Alexandroupolis, Dragana 68100, Alexandroupolis, Greece. Email: bantis68@otenet.gr.

## 引言

姑息医学包括疾病导向治疗以及功能、心理及精神支持治疗。姑息医学贯穿癌症积极治疗与患者存活的始终，对于优质医护具有重要作用。不适于任何形式的治愈性治疗或不能接受其并发症者，可考虑接受姑息性治疗。姑息性治疗的目标在于使患者罹患的疾病或与治疗相关的问题或副作用得到全面缓解，从而最大程度地改善生活质量及延长生存期。姑息治疗已被证明通过减轻疼痛伤害、其他躯体症状及精神压力，最终改善患者生活质量。同时也减轻了家庭照顾者的负担(Meier and Brawley，2011)。为了应对日益增长的罹患严重、复杂及慢性疾病如癌症患者的数量及其需求的增加，在过去5年，医院姑息治疗团队数量成倍增加。

## 泌尿系恶性肿瘤的人口学特征

一般意义上，就癌症发病率而言，2012年1月1日全美具有癌症病史的存活患者约1 370万，将近一半(45%)的癌症存活者年龄为70岁或更大，而仅5%患者年龄小于40岁。截至2012年1月1日，癌症存活患者数量增至1 800万(Siegel *et al.*，2012)。

泌尿系恶性肿瘤通常发生于高龄人群，且多为非致死性疾病，尤其是前列腺癌，因此泌尿科患者通常可带瘤生存多年。对于泌尿科患者，尽管存在许多有效的姑息性的药物及手术治疗，但缺乏相关的综合性指南。本章旨在针对三类最常见泌尿系恶性肿瘤包括前列腺癌、膀胱癌及肾癌的各种可获得的姑息性治疗进行回顾。由于已在本书的前面章节对癌症疼痛姑息性诊治进行了专题阐述或广泛讨论，本章对泌尿系恶性肿瘤患者相关疼痛处理内容不再赘述。

## 泌尿系恶性肿瘤

### 前列腺癌(prostate cancer，PCa)

PCa为全球最常诊断的男性肿瘤，位居肺癌之后男性恶性肿瘤死亡原因的第二位(Ferlay *et al.*，2006；Jemal *et al.*，2008)。黑种人或具有PCa家族史的患者发病风险更高。近年来，欧洲的PCa发病率逐步增加，主要归因于癌症筛查方法的广泛应用，西欧、中欧国家PCa的发病率相对更高(Parkin *et al.*，2005)。据估计，目前全美具有PCa病史的存活男性患者将近280万例，2012年新诊断患者为241 740例(Siegel *et al.*，2012)。

治疗方法因癌症分期与合并症、患者年龄及个人偏好而异。超过一半(57%)的65岁以下患者接受了根治性前列腺切除术，包括开放或机器人辅助或常规腹腔镜手术。尽管在高龄患者也经常实施根治性前列腺切除手术(33%)，但65~74岁的患者通常接受放疗(42%)。数据表明，早期癌症患者接受这些治疗方法的存活率类似。主动监测而非即刻治疗也是一种合理且常见的推荐治疗，尤其适于高龄患者、预后较好的患者和/或合并较严重伴发疾病的患者(Lu-Yao *et al.*，2009；Shappley *et al.*，2009)。雄激素剥夺疗法、化疗、姑息性骨治疗(双磷酸盐类，德尼单抗/狄诺塞麦)、放疗或联合疗法则用于进展性及转移性前列腺癌治疗。

就存活而言，当前超过90%前列腺癌患者被诊断为局部或区域浸润性肿瘤，5年相对存活率达100%。过去25年里，所有分期前列腺癌患者的合计5年存活率从68.3%增长至99.9%。10年及15年相对存活率分别为97.8%与91.4%(Siegel *et al.*，2012)。

### 膀胱癌

2012年全美约有585 390例膀胱癌存活患者，新诊断病例约73 510例。在肌层浸润性膀胱癌，4%的患者接受了膀胱部分切除术，41%的患者接受了膀胱全切术。约27%的膀胱癌患者接受了不包括手术的联合化疗与高剂量放疗。在恰当选择的患者中，保留膀胱手术预防肿瘤复发的效果与膀胱切除术相当(Efstathiou *et al.*，2012)。而对于未扩展至其他器官的进展性膀胱癌，可给予患者单独化疗(26%)或联合放化疗(11%)，以缩小肿瘤体积进而利于行挽救性膀胱切除术。

对于所有分期的膀胱癌患者而言，5年相对存活率为78.1%。10年、15年存活率分别降至71.4%及65.4%；局限性肿瘤患者发生疾病进展，5年存活率约为70.7%；约35%的癌症在其早期获得诊断。对于区域或转移性癌症，5年存活率分别为34.6%与5.4%(Siegel *et al.*，2012)。

### 肾癌

肾癌占所有成年患者恶性肿瘤的2%~3%，男性更易发病(男女之比为3：2)，在60~70岁患者中发病率最高。过去50年间，全美及西欧肾癌的发病率及死亡率均持续增长(Pantuck *et al.*，2001)。肾癌发病率增长约2%/年，主要由于影像学检查的大量应用以及由此而导致偶发性肾癌的诊断，大多数肾癌为小体积肾肿瘤(Ferlay *et al.*，2007)。

当前，1/3患者诊断为局部进展性或转移性肾癌，患者接受了当时被认为是治愈性的根治性肾切除术，25%患者术后发生肿瘤复发(Gupta *et al.*，2008；Athar and Gentile，2008)。肾癌具有很强的转移倾向，RCC患者因疾病死亡率高达40%，明显高于前列腺或膀胱癌的20%肿瘤特异性死亡率，成为泌尿系肿瘤中具有最差癌症特异性死亡率的癌症(Athar and Gentile，2008；Pascual and Borque，2008)。通常，转移性RCC患者平均存活13个月，5年存活率低于15%(Rini *et al.*，2009)。

## 尿路梗阻

### 上尿路梗阻

上尿路梗阻为泌尿外科医生临床实践中较为常见的问题。尽管普通人群的梗阻病因通常为良性疾病，但若限于老年患者则多为恶性疾病所致。每年诊断为癌症的患者数量明显增加，其很大程度上源于高龄及筛查人群的增多以及存活率的改善，导致了癌症存活人群愈发增加。

内镜泌尿外科的持续变革有效地促进了上尿路梗阻疾病的微创处理。然而，在恶性肿瘤所致的梗阻病例，这种情况发生了明显地改变。就梗阻缓解的需求与伦理、达到预期目标的方法以及就每种技术手段对恶性疾病患者的有效性与对生活质量影响之利弊的诸多问题由此而出现。

输尿管梗阻可由原发性肿瘤或腹膜后淋巴结肿块产生的管壁外在压迫所致，这在进展性盆腔恶性疾病的进程中并不少见。大多数病例为妇科或胃肠盆腔及腹膜后恶性疾病，若合并输尿管周围纤维化、既往化疗史或放疗的长期副作用影响，该病理过程将进一步加重。进展性盆腔恶性肿瘤导致的上尿路梗阻常为疾病进展的恶化征象，平均存活时间通常少于1年(Radecka *et al.*，2006)。梗阻的原因可能为(宫颈、膀胱、前列腺或结直肠)肿瘤发生输尿管壁浸润，或腹膜后原发性或转移性新生物，或瘢痕、粘连产生的外在压迫，以及放疗或化疗导致的输尿管腔狭窄。梗阻也可能由腹膜后腔的扩张产生的输尿管腔外压迫所致，腹膜后腔扩张的原因则在于腹膜后肿块或恶性淋巴结包绕输尿管。

在大多数情况下，梗阻临床表现为渐进性的不明确、非特异性症状，如腰部钝痛或不适、饱胀感，甚至嗜睡。在部分病例，尿路感染(urinary tract infection，UTI)可能为初始表现，尤其在高龄患者更多见。一旦在恶性疾病病例中确诊了尿路梗阻，则可能进展至肾功能不全，表现为尿毒症、电解质失衡，或者梗阻未能缓解则可发生危及生命的尿路感染。

如何恰当地处理恶性输尿管梗阻？这使得临床医生、患者及其亲属陷入了伦理与实践的困境。首先应当回答的问题是："治疗的临床获益是什么以及梗阻缓解的后果可能是什么？"解除梗阻存在绝对与相对指征。毫无疑问，若发生不能缓解的疼痛以及发热性上尿路感染，不管疾病进程或预计存活时间多少，均应当予以积极处理。若发生因上尿路梗阻导致的危及生命的肾功能不全，去除梗阻与否的决策则应当与个体化预后、拟实施干预对生活质量的影响、可获得的具有治愈性目标的治疗手段选择及其成功的可能性综合权衡，还包括一旦所有这些议题获得探讨之后的患者个人偏好考虑(Sountoulides *et al.*，2010)。

姑息性尿流改道与预防进行性肾功能衰竭所致死亡的治疗可能导致存活获益优势的证据已有报道(Shekarriz *et al.*，1999；Wong *et al.*，2007)。然而，对于终末期癌症患者，尽管姑息性尿流改道可延长生存时间达数周或数月，但存活获益应当与改道术后预期生活质量的改变权衡。考虑到这类患者的平均存活通常不超过一年，若通过预防尿毒症导致的死亡来延长存活，可能需要付出疼痛、疲乏或其他进展性转移病变后果的代价(Emmert *et al.*，1997；Russo，2000)。因此，为了使并发有危及生命的合并症的癌症患者从中获益，选择采用内支架置入抑或肾造瘘行尿流改道尚存在争议，除非其有利于或后续给予特定治疗性抗癌处理(Wilson *et al.*，2005；Kouba *et al.*，2008)。在其他病例，当考虑到患者终末存活的生活质量时，若面临治愈或姑息处理均无望，患者选择自尿毒症中平静离世的权利应当得到尊重(Shekarriz *et al.*，1999)。

然而，对于大多数病例而言，即使是一种姑息性策略，上尿路减压与维持输尿管的通畅仍然为最终决策。解除上尿路受压的方法包括经皮肾造瘘术、逆行支架置入术及开放性尿流改道术。随着微创外科的发展，大量技术被引入处理输尿管梗阻，包括内镜下输尿管内切开术(输尿管镜内切开术)、腹膜后及经腹腔镜下输尿管皮肤造口术(laparoscopic cutaneous ureterostomy，LCU)、输尿管支架留置及经皮肾造瘘术。

## 输尿管支架或肾造瘘管

过去数十年间，两种备受青睐的解除癌症患者集合系梗阻的方法为逆行或顺行置入可留置型输尿管支架以及经皮肾造瘘术(percutaneous nephrostomy，PCN)。

尽管已有大量关于输尿管支架置入与肾造瘘术利弊的探讨，然而对究竟何种方法能使患者的临床获益最大尚不明确。事实上，正如一项近期调查研究结果所示，由于泌尿外科与肿瘤内科医生之间的临床处理存在一些差异，目前尚未发布恶性输尿管梗阻疾病的诊治指南(Hyams and Shah，2008)。

### 指征

大多数学者将尝试逆行输尿管支架置入的方法视为恶性疾病导致输尿管腔外梗阻患者的一线治疗方法。逆行输尿管支架置入及肾造瘘均可在透视下完成，对患者实施局麻、镇静监测、腰麻抑或全身麻醉取决于个体化情况。若初始逆行置入输尿管支架成功，患者通常需每3~4个月行内镜下支架置换(Sountoulides *et al.*，2010)。若因为特殊体型存在肾造瘘的技术困难、或因有临床重要出血风险(即使出血量较小)而导致仅存单一功能肾的患者，逆行支架置入可能是一种更恰当的初始治疗手段(Zagoria and Syer，1999)。患者合并严重凝血障碍为PCN的相对禁忌证(Ramchandani *et al.*，2003)。也有学者认为，输尿管支架可沿膀胱逆行循正常存在的输尿管径路到达集合系统而置入，可以保存肾脏功能。此外，从该角度来看，该手段较肾造瘘创伤更小，耐受性更高，尤其考虑到进展性恶性肿瘤患者预期寿命有限，因而相比肾造瘘术优势明显(Rosenberg *et al.*，2005；Rosevear *et al.*，2007)。

肾造瘘管置入或联合随后尝试逆行支架置入，为宫颈、前列腺或结直肠癌症导致输尿管远端梗阻的一线治疗。若膀胱因前列腺或膀胱恶性肿瘤而明显受侵犯，寻找输尿管开口及置入支架常常不能成功，PCN则为更恰当的选择(Danilovic *et al.*，2005；Kanou *et al.*，2007)(图1)。其他逆行支架置入的禁忌证包括：肉眼膀胱血尿以及既往手术或解剖异常，内镜不能进入膀胱(Danilovic *et al.*，2005；Uthappa and Cowan，2005；Kanou *et al.*，

第三篇

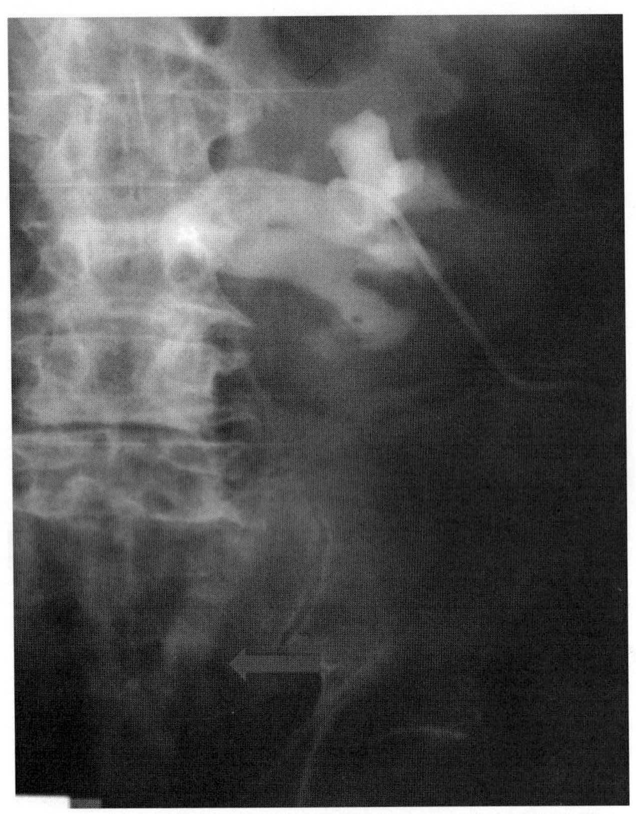

**图1　一例因进展性膀胱恶性肿瘤导致上尿路梗阻病例的经肾造瘘管肾盂造影图，注意造影剂在输尿管远端水平中断(红色箭头)**

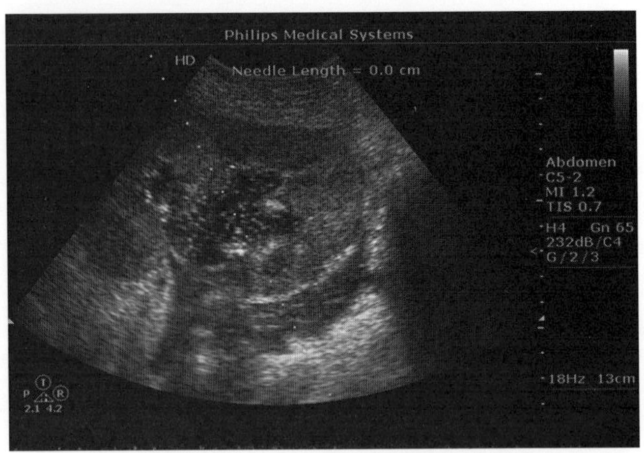


**图2　肾盂扩张合并厚层脓性物质的超声图示**

该图像为一例进展性膀胱恶性肿瘤导致梗阻后置入大孔径肾造瘘管的患者。



2007)。此外，PCN缓解因胃肠道恶性肿瘤发生癌症腹膜广泛扩散所导致的上尿路梗阻病例、以及更多因肾盂积脓导致肾盂为厚层脓性物所积聚的复杂梗阻病例更为有效。在这类病例，大孔径肾造瘘管相比内支架可获得更好的引流效果(图2)。进展性盆腔癌症扩散病例可发生输尿管支架引流障碍，原因在于腹膜癌症扩散引发整个输尿管梗阻而缺乏长段输尿管蠕动运动(Park *et al.*, 2002)。

## 有效性

与逆行支架置入相比，PCN用于解除输尿管腔外压迫因素以缓解上尿路梗阻的技术成功率显著(96%~100%)(Pappas *et al.*，2000；Ku *et al.*，2004)。就支架而言，逆行支架置入的成功率获得了明显改善，根据近期的系列研究报道，可在平均85%的病例获得技术成功(Rosenberg *et al.*，2005；Kanou *et al.*，2007；Chung *et al.*，2004；Ku *et al.*，2004)。

不过，输尿管支架维持恶性梗阻患者上尿路通畅常常失败，这是一个令人沮丧的问题。存在恶性肿瘤自身固有因素导致此种情况下支架置入的较高失败率。支架结痂与肿瘤通过支架生长为支架梗阻或失败的常见原因，进而导致更频繁的支架更换或行PCN (Park *et al.*，2002)。

## 姑息性尿流改道后的生活质量

尽管支架设计与生物相容性获得改进，肾造瘘管或输尿管内支架置入均不能明显提高进展期癌症患者的平均总生存(Pappas *et al.*，2000；Wong *et al.*，2007)。因此，探讨生活质量及梗阻解除方法的意义更为重要。有学者认为，在姑息性治疗情形下，对患者生活质量或体能状态进行恰当评估，甚至较存活时间本身更加重要。然而，毫无疑问，确定这类患者接受姑息性治疗的生活质量标准既未明确更非易事。通常，这类患者出现继发于已有恶性肿瘤相关病症的临床表现时，其功能状况及生活质量均较低。因此，应当对任何旨在缓解上尿路梗阻与避免肾功能不全的干预措施对生活质量产生的额外影响进行仔细评估。上尿路梗阻姑息性解除改善了患者的生活质量，但已使用的生活质量标准存在不同的定义且有时为随意性定义，目前缺乏评估梗阻解除相关生活质量的标准化方法。为了提高生活质量，应当以必须实施的处理方案的基本情况作为参照，充分权衡每一种拟采用的干预方案的获益与优势。事实上，对于一例合并轻微疼痛的、未治疗的进展性恶性肿瘤所导致的侵袭性上尿路梗阻及肾功能不全患者，输尿管支架或肾造瘘管置入实际上可能会使其生活质量更糟，而对于顽固性腰痛或发热感染患者，造瘘管或支架置入则可能具有更好耐受性及获得更高生活质量的优势。

尽管关于恶性肿瘤患者接受姑息性尿流改道术后生活质量评估的研究报道有限，但仍获得了一些结论。与PCN相关的早期结局提示，恶性肿瘤梗阻患者术后生活质量明显恶化(Hoe *et al.*，1993)。一项研究证实17例接受PCN的患者中仅11例获得维持约2周或更多的、可接受的生活质量(Emmert *et al.*，1997)。

Shekarriz及其同事对进展性恶性肿瘤患者接受支架或肾造瘘尿流改道术后的体能状况进行了评估。作者采用改良远期生活质量评估量表(Karnofsky Performance Scale)评估患者体能，以此作为生活质量的直接评估。结果表明，无论改道方法如何，绝大多数患者改道术后的体能状况仍然较差。总体上，患者术后存活的一半时间需要在医院度过，而其中15%的患者术后从未能脱离住院治疗。86%的患者遭受癌症相关疼痛的严重折磨直至离世，仅14%的患者术后未发生疼痛。总计，68%的病例出现轻度(63%)或重度(5%)手术相关并发症。尽管接受了姑息性尿流改道，但Karnofsky评分结果提示大部分患者的体能状况未发生改善(Shekarriz *et al.*，1999)。

尽管PCN具有较高的技术成功率，但研究表明远期并发症仍较高，与输尿管内支架置入相比其生活质量更低。近期研究表明，恶性梗阻患者术后造瘘管移位或阻塞发生率为10%~19%，需要替代治疗及住院时间降低了这类患者的生活质量(Ku *et al.*，2004；Kouba *et al.*，2008)。其他降低PCN术后患者生活质量的问题包括尿漏及造瘘处表皮脱落与炎症(Radecka *et al.*，2006)。

另一方面，有研究报告表明肾造瘘抑或输尿管支架置入行尿流改道均对生活质量具有改善作用。Gasparini及其同事报道，一组接受尿流改道的22例患者术后获得总计1~5年的平均存活获益。77%的患者术后出院，其余86%存活时间为居家度过(Gasparini *et al.*，1991)。Kanou及其同事也发现，通过支架或肾造瘘管置入的尿流改道手术对约2/3患者的生活质量具有改善作用(Kanou *et al.*，2007)。

然而，影响癌症患者的生活质量为多因素，目前尚缺乏经过验证的生活质量评估方法，需要前瞻性试验对PCN与逆行输尿管支架置入的并发症及其对总生活质量的影响进行直接对比评估。对内支架与PCN的优势、缺点及副作用比较较为困难，这意味着这些治疗方法均可选择用于处理恶性输尿管梗阻。若一定要指出当前恶性输尿管梗阻的诊治趋势，那就是内支架置入更适于泌尿外科医生或患者，但医患双方均应注意到，支架置入在部分病例可能失败进而必须行PCN。然而，在适宜的“肿瘤支架”被研发出来之前，泌尿外科医生应当继续对上尿路梗阻的癌症患者应用个体化治疗原则，从而制定缓解梗阻的恰当决策。

## 金属“肿瘤”支架

将金属支架引入恶性输尿管梗阻的治疗旨在解决采用双J支架过程中遭遇的一些问题及局限。双J支架并非永久性支架，需要每3个月定期更换，若因碎片形成、肿瘤生长或结痂而发生早期闭塞则替换的间隔时间更短。然而，支架置换可能需要住院及麻醉；这二者对于恶性肿瘤患者均具有一定的风险。此外，支架置换技术更为复杂，可能失败或引起并发症，从而增加合并症的发生并降低患者生活质量。

## 金属螺旋支架——Resonance®支架

### 支架设计、性能及置入技术

最近，研究者研发了一种新型的金属输尿管支架，用于处理恶性输尿管梗阻，并解决诸如初次输尿管通畅率低、非预期的额外输尿管置入或拔除、输尿管移位高风险以及输尿管拔除困难的难题。理想的支架应该易于置入、维持通畅而不需额外的干预、两次支架替换之间较长的留置间隔以及易于拔除。

6F Resonance™(库克医学公司，爱尔兰)金属支架为一种连续的无孔金属螺旋支架，内含有与两侧锥形盲端紧密接合的安全导丝。根据厂家说明书，Resonance支架设计的特点为输尿管全长的留置支架及两端为常规的猪尾状无孔盲端。其具有优异的通畅维持率维持长达1年的留置使用时限。支架由MP35N®合金(镍钛合金)制成，材料为无磁性的镍铬钼合金，拥有最大抗拉应力及优异



第三篇

的耐侵蚀性能。镍铬钼合金材料制成Resonance支架具备独特性能，在理论上可预防增生组织长入和尿垢形成，并提高了支架的生物相容性。其超强的弹性性能使得支架性能超凡且具有灵活性，并兼容于1.5T MRI扫描(Borin *et al.*，2006)(图3)。

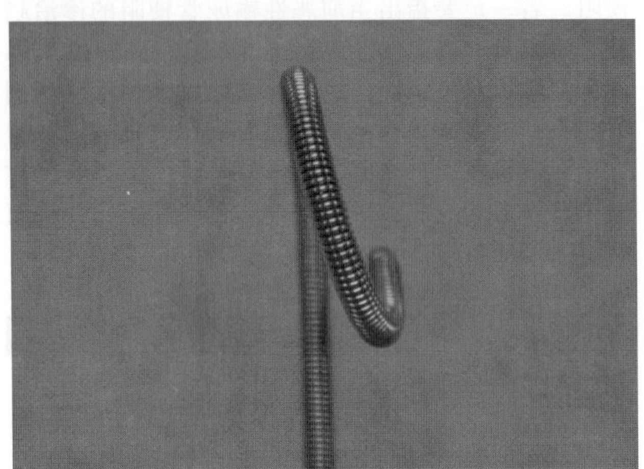

图3　螺旋、无孔型Resonance®金属支架的构造



Resonance™(库克医学公司，爱尔兰)金属支架置入技术不同于常规输尿管支架，该支架可通过顺行或逆行两种方法置入。两侧无孔盲端的设计防止引导导丝从中穿过，支架的灵活性(导致硬度缺乏)防止其强行通过紧的狭窄。因此，该支架需通过外鞘通道置入。

为了在膀胱镜下逆行顺利放置Resonance™金属支架，需在导丝引导下置入一个与8/10F扩张器类似的引导套至肾盂。由于金属支架两端均为闭合状，导丝不能通过，因此必须经由10F导管鞘置入。移去导丝及内导管，内导管是用以将金属支架向近端推进的，直至支架近侧猪尾状盲端到达肾盂。然后将10F导管鞘随内导管拔出，直至远侧猪尾状盲端到达膀胱。

Resonance®支架的应用经验

最近，英国一项研究报道了一组恶性输尿管梗阻患者接受Resonance支架置入的经验体会。在15例各类恶性肿瘤患者接受辅助化疗之前，共计将17根Resonance支架顺行置入体内。肾盂造影明显可见其中3根支架置入第一天即失败，且显示肾功能恶化。所有3根支架置入患者均为巨大盆腔包块疾病，随后均接受经皮肾造瘘以维持外引流。其余支架置入后发挥功能正常，随访直至支架拔除，通常为平均6~12个月或支架仍位于原位患者即已死亡，均没有证据表明支架发生阻塞。所有病例均发生结痂但为轻度，数月后更换了支架(Wah *et al.*，2007)。

Liatsikos等近期对25例恶性输尿管梗阻患者接受Resonance支架置入后的中期有效性(平均8.5个月)进行了评估。技术成功率为100%，所有支架随访均保持引流通畅(Liatsikos *et al.*，2010)。

然而，新近更长随访的研究结果提示，Resonance支架最初令人兴奋的有效性出现了一定程度的降低。英格兰达累姆市一家转诊中心报道了25例恶性输尿管梗阻患者接受总计37根支架置入的结果，12(35%)例患者发生失败。进行性输尿管肾盂积水与肌酐水平升高为支架失败的最常见表现。前列腺癌侵犯至膀胱的患者，置入该支架发生失败的风险明显增加。根据作者的经验，恶性输尿管梗阻置入金属支架的失败率与其他传统的聚氨酯相关支架观察结果类似(Goldsmith *et al.*，2012)。Gayed等在2例腔外输尿管梗阻儿童患者的研究中得到了令人沮丧的相同结果。作者发现，儿童患者接受Resonance支架置入后的通畅率低于成人患者(Gayed *et al.*，2013)。

中国一项纳入20例患者接受Resonance支架置入的回顾性研究证实，除了放疗患者(50%通畅率)之外，良恶性梗阻病例均获得良好的术后通畅率(Li *et al.*，2011)。此外，根据一项近期研究结果，与传统的支架比较，Resonance支架的长期结局似乎具有经济学成本优势(Taylor *et al.*，2012)。

尽管当前对Resonance支架有效性的研究结果不一致(Rao *et al.*，2011)，已有证据表明该支架有望成为恶性上尿路梗阻患者的有效治疗方法。

## 下尿路梗阻-膀胱出口梗阻(bladder outlet obstruction，BOO)

通常，为了明确BOO的原因，需要考虑到有多重因素可导致BOO，可为功能性病因也可能是解剖学病因。尽管下尿路症状(lower urinary tract symptoms，LUTS)严重的程度明显多样，且对BOO的严重性及临床表现难以预测，但BOO通常导致LUTS。引发LUTS症状的原因可能主要为梗阻性、刺激性或两者共同所致。通常，梗阻症状包括尿等待、不完全膀胱排空感、尿流减少及尿后滴沥。刺激症状则包括尿急、尿频、偶尔排尿困难及夜尿。BOO相关症状孤立出现较为少见；通常患者出现LUTS为多种梗阻与刺激症状的复合表现。BOO也可能发生于完全无症状患者，并以尿潴留或上尿路梗阻为首发表现(Dmochowski，2005)。

罹患恶性疾病时，其他非梗阻患者若出现刺激性LUTS及OAB症状，可能由诸如前列腺或膀胱癌治疗如体外照射或近距离放疗的治疗并发症所致。若这类患者没有感染证据，可予以抗胆碱能药物如托特罗定、达非那新、索菲那新、奥昔布宁、非索罗定或曲司氯胺并可同时联合α-受体阻滞剂治疗。尽管这些药物可能发生理论上的尿潴留风险，相关研究表明这些风险并不高于安慰剂组(Chapple，2010)。

就梗阻性LUTS而言，尽管在进展性前列腺癌患者临终生存时最常发生的负性事件为LUTS，但这类患者发生尿潴留或严重BOO的确切发病率尚不清楚。估计超过1/4(25%)接受雄激素剥夺治疗的进展性前列腺癌患者在接受初始药物治疗后平均2年左右将需要行通道性经尿道前列腺电切术(channel TURP)。相关研究表明，具有更高Gleason评分、出现尿潴留的接受雄激素剥夺疗法的高分期PCa患者更加需要“通道性TURP”(Sehgal *et al.*，2005)。

## BOO 的诊治

### 微创手术及尿道支架

TURP当前为微创外科(minimally invasive surgery，MIS)缓解各类病因所致BOO的主要方法。“通道性TURP”仅切除转移性或局部进展性前列腺癌患者可见的梗阻前列腺组织而非切至前列腺包膜，旨在获得排尿症状的缓解。“通道性TURP”为合并梗阻性LUTS或尿潴留PCa患者的最常见外科治疗方法。一项近期研究表明，超过3/4的接受包括“通道性TURP”或长期经尿道尿管留置或耻骨上膀胱穿刺造瘘的高分期前列腺癌患者获得症状改善(Khafagy *et al.*，2007)。

过去数十年间，将激光技术用于治疗BPH继发的BOO成为主流。已研发了多种设备，包括钕:钇铝石榴石(Nd:YAG)、钬钇铝石榴石激光以及最近的磷酸钛氧钾晶体(KTP)激光，后者用于前列腺绿激光气化术(PVP)。目前，已有关于PVP治疗进展性PCa的文献报道，结果证实了PVP应用于这类患者的有效性及安全性。对于遭受BOO或尿潴留困扰的PCa患者，PVP及绿激光(GreenLight® laser)前列腺切除术治疗安全且可获得症状缓解，IPSS、QoL评分及Qmax显著持续改善，PVP的并发症少(Jin *et al.*，2012；Cheng *et al.*，2011；Chen *et al.*，2013)。

将支架置入前列腺尿道旨在缓解继发于BPH的BOO症状，该概念出现于上世纪80年代。随后的进展研发出永久性与暂时性两大类前列腺支架。暂时性金属支架可用于自由置入至前列腺尿道，若需要则易于拔除。永久性及暂时性的支架均可减少症状并改善尿流，但这些获益合并有较高的并发症发生率，如支架移位及结痂。这类支架对治疗PCa根治术或放疗后的膀胱颈挛缩或尿道狭窄也具有重要作用，尽管应用支架后具有较高的尿失禁发生率，但这类患者通常不愿或不能接受开放性重建手术处理(Breyer and McAninch，2011；Erickson *et al.*，2011)。

最近，可回收型前列腺金属支架已用于治疗PCa梗阻患者。这类支架的初步应用经验表明，其易于放置且治疗PCa BOO患者有效。此外，该支架克服了支架移位的问题并可在局麻下方便移除(Song *et al.*，2013)。

### 永久或间歇性导尿

尿潴留患者应当接受间歇性清洁导尿，理想状态下应由患者自己操作。相比留置导尿，该方法尿路感染风险更低，且患者在大部分时间不需原位保留尿管。清洁间歇导尿(clean intermittent catheterization，CIC)在清洁(非无菌)条件下即可完成。仅当具有明确指征时才需要实施留置导尿。在进展性PCa或存在任何BOO的其他原因，长期导尿策略应成为最后的选择，并通常保守用于BOO缓解失败、或不能也不愿接受MIS或实施CIC而发生充溢性尿失禁的患者。长期导尿的绝对指征包括：(Ⅰ)BOO，患者不适于外科治疗，不置入导管则排尿失败及不能行间歇性导尿；(Ⅱ)慢性尿潴留，通常为神经功能障碍或治疗的结果，同时不能行间歇性导尿；(Ⅲ)疲惫、瘫痪或昏迷患者，合并皮肤破裂和感染性压疮；(Ⅳ)充分讨论可能的风险之后患者仍坚持长期导尿；（Ⅴ）难治性尿失禁病例，所有其他方法均证实无效，而导尿可改善患者生活质量。

### 留置导尿的临床操作

耻骨上经膀胱或尿道留置导管，俗称导尿管。需每月居家或就医更换，并需要一定的皮肤及个人卫生处理。膀胱引流常用的Foley尿管为16F或18F，球囊充盈5~10 mL无菌水。一项近期研究提示，留置导尿或耻骨上造瘘管长期应用发生的问题由多到少依次为：尿管漏尿(尿液经管旁漏出)、尿路感染、尿管阻塞、尿管相关疼痛以及尿管意外脱落(Wilde *et al.*，2013)。

尿管本身及充盈的球囊引发不可抑制性膀胱收缩，导致尿失禁发生，尿失禁时最好通过简单的方法处理，包括减少球囊生理盐水充盈至5 mL，若尿管发生梗阻则予以更换或冲洗，以及口服或静脉给予抗胆碱药物以抑制自发性膀胱收缩(Ersoz *et al.*，2010)。不推荐采用增加水囊体积的方法以阻断尿液沿尿管周围溢漏(Gibbs *et al.*，2007)。尿道口及尿管入口处周围疼痛在男性患者更为常见，可予以局部应用水溶性润滑剂与表面麻醉剂如恩纳(EMLA)处理。具有饮水不足倾向的特殊患者更易于发生尿管结痂、膀胱结石形成及尿管引流问题。在这类病例，可用普通生理盐水或30~50 mL的0.25%乙酸冲洗，每天两次。尽管用乙酸或新霉素多粘菌素溶液冲洗膀胱并不能减少尿液细菌负荷及炎症，但乙酸溶液的抑菌性能有助于将导管结痂风险最小化并减少臭味(Waites *et al.*，2006)。已有多种清洗导管的策略被用于预防尿管阻塞，但最近的一篇综述证实，已有的相关证据太少而不足以推导冲洗尿管是否可以获益(Hagen *et al.*，2010)。

关于留置尿管相关的UTIs问题，已明确尿管相关尿路感染为全球最常见的医院获得性感染，约占所有院内感染的25%~40%。留置导尿患者的膀胱炎可发展为危及生命的脓毒性肾盂肾炎。正如所有外源性生物材料相关感染，生物膜在导管相关UTIs的发病机制中发挥关键作用(Al-Mohajer and Darouiche，2013)。所有患者生物膜细菌在导管定植自导管置入后第二周即开始发生，且不可避免，留置尿管患者表现为明显的大肠杆菌性(E.Coli)菌尿，大肠杆菌为分离细菌中最常见的尿路病原菌(70%)，其次为肺炎克雷伯杆菌及铜绿假单胞菌。糖尿病为留置导尿患者发生UTIs相关的最常见易患因素(Niveditha *et al.*，2012)。细菌生物膜的复杂特性引起抗生素抵抗，导致抵抗性医疗器材相关感染的迅速发生，通常由肺炎克雷伯杆菌或金黄色葡萄球菌生物膜引起，这对进一步治疗提出了新的挑战(Singhai *et al.*，2012)。不推荐给予留置导尿患者持续性的广谱抗生素治疗，因其可能加重细菌耐药。考虑到缺乏可靠的诊断试验方法，这类患者的UTIs诊断证据获得可能较为困难。另一方面，在身体虚弱及免疫力低下的恶性疾病患者，需要特别关注其上尿路UTIs问题，因其可能危及生命。

## 血尿

难治性血尿对于进展期不可切除的尿路肿瘤患者而言是一场灾难。肉眼血尿的处理，明确出血原因至关重要。膀胱癌发生肉眼血尿具有多重原因。可能的原因有脱落的肿瘤组织块、放射性膀胱炎、环磷酰胺诱导的出血性膀胱炎(cyclophosphamide-induced hemorrhagic cystitis，CIHC)以及其他部位如前列腺出血。

由于目前既无指南也无高质量研究对各种方法进行对比，治疗流程应基于患者个体化病情及医生临床经验，同时需考虑到患者的意愿偏好。

尽管存在多种治疗方法，不能手术的膀胱癌患者发生难治性血尿的处理仍旧为具有挑战性的工作。进展性癌症及血尿患者应接受初步的凝血障碍筛查，若抽吸血凝块及6-氨基乙酸药物治疗均失败而不能控制出血，应考虑膀胱腔内治疗。以1%~2%明矾(钾或硫酸铝铵)或1%硝酸银溶液性膀胱灌注有效(Goel *et al.*，1985)。若肾功能不全或膀胱病变导致大量的明矾进入了脉管系统，应监测血清铝水平。患者通常可耐受这些药物的膀胱灌注处理，因此一般不需要麻醉。

大多数报道的硫酸铝钾溶液膀胱灌注的病因谱包括脱落肿瘤组织块、放射性膀胱炎及CIHC。报道的反应率为80%左右，并发症较少，包括输尿管纤维化及结核样反应(Braam *et al.*，1986)。此外，6例发生铝中毒及死亡，所有病例出现了肾功能不全。因此，若合并肾功能不全，应当避免明矾灌注，并设法采用替代措施。除此以外，明矾灌注似乎是一种非常有效及廉价的方法，且合并症最低。

福尔马林灌注在控制血尿方面有效，连续灌注的反应率高达90%，然而，会导致较多的并发症，如膀胱容量降低且合并严重LUTS、腹膜后纤维化及肾功能不全(Ghahestani and Shakhssalim，2009)。术前应采用膀胱造影排除尿液返流。若证实未发生返流，给予膀胱容量一半的1%~4%福尔马林溶液灌注，保留20~30 min，继而给予生理盐水持续膀胱灌注(Giannakopoulos *et al.*，1997)。该方法会产生重度疼痛，因此需要全麻或局麻。总体而言，当前的推荐意见为，若有其他方法可用则反对使用福尔马林，但以下情况例外：(Ⅰ)若既往已经采用联合治疗方法或尿流改道以规避福尔马林灌注的潜在并发症；(Ⅱ)若合并放射性膀胱炎并出现严重的膀胱纤维化，经腹外科手术困难且其他方法失败(Ghahestani and Shakhssalim，2009)。

出血性膀胱炎合并严重血尿可由于静脉给予化疗药物导致，尤其是烷化剂包括异环磷酰胺和环磷酰胺。丙烯醛成分为发生该副作用的主要作用分子，美司那(巯乙基磺酸钠2)常用于预防。美司那可结合丙烯醛，预防其与尿路上皮直接接触。用于预防化疗诱发出血性膀胱炎的三剂美司那给药标准方案并不能完全预防膀胱损伤，67%~100%的患者可表现为膀胱镜或显微镜下膀胱黏膜发生改变，如水肿及出血(Lima *et al.*，2007)。给予美司那联合地塞米松也可缓解系统化疗后的血尿症状(Vieira *et al.*，2003)。

文献报道高压氧疗法治疗放射性膀胱炎及CIHC有效。总计108例放射性膀胱炎患者接受高压氧治疗，反应率85%。尽管动物研究获得令人鼓舞的结果，但考虑到该疗法昂贵且需要至少20次，高压氧疗法或联合美司那治疗CIHC的作用仍不确定(Hughes *et al.*，1998)。

另一种常用于控制出血与疼痛的治疗方法为外放射疗法。姑息性放射疗法(radiation therapy，RT)在治疗恶性肿瘤症状方面较为明确。RT可有效缓解局部进展性及转移性癌症，包括疼痛、出血或梗阻相关症状。对于膀胱癌而言，一些证据支持姑息性RT在控制尿路症状及血尿方面获益。一项研究中，总计59%进展性膀胱癌患者血尿症状获得缓解，73%治疗后疼痛减轻(Srinivasan *et al.*，1994)。在另一项研究中，43%的局部进展性膀胱癌患者获得完全性缓解(Salminen，1992)。尽管膀胱及肠道并发症并不常见，通常患者对放疗耐受性较好。

经动脉栓塞(transarterial embolization，TAE)是进展性盆腔肿瘤出现难治性血尿时的可行替代治疗，初步反应率超过80%，总体上超过一半的病例获得永久性血尿控制(Liguori *et al.*，2010；El-Assmy and Mohsen，2007)。该方法为双侧进行，导管应当由远端置入臀上动脉起点，以不可吸收的微粒对动脉实施栓塞。TAE是一种微创方法，并发症少，成本低且很少需要麻醉(Liguori *et al.*，2010)。

化疗药物米托蒽醌动脉内灌注是难治性膀胱出血患者的替代治疗方法，结果与动脉内栓塞疗法(embolization therapy，ET)相当。由于存在动脉内化疗灌注(CP)的延迟效应，ET仅适于危及生命的出血病例(Textor *et al.*，2000)。

姑息性膀胱切除术联合某种尿流改道仍然为最后的治疗手段，应考虑仅用于体质状况良好且所有其他方法失败或不可行或不能获得的患者，因为该方法创伤最大而并发症最多。尽管从定义上讲，获得手术切缘阴性达到治愈在大多数这类患者不太可能，但实施简单的毁损手术将不可避免。必须注意的是，许多病例既往被认为不能手术，当在接受新辅助化疗干预后可以实施潜在的治愈性手术。

生命终末，若经过慎重考虑之后患者不能接受膀胱灌注、经尿道肿瘤切除术或姑息性膀胱切除，有证据表明常规的放疗及明矾灌注可作为这类患者的替代选择(Abt *et al.*，2013)。

## 骨相关事件的预防及处理

PCa患者发生骨转移风险更高，强调需要鉴别出哪些患者最需要姑息性治疗。尽管去势前列腺癌出现骨转移提示疾病进展至不可治愈阶段，但一个多学科团队的共同努力仍可带来有价值的治疗获益。注意到骨转移及骨相关事件如疼痛、骨折的危险因素将有助于泌尿外科医生在这些并发症导致潜在的失能合并症之前明确骨骼健康问题。

骨为PCa最先转移的部位之一。68%高分期PCa患者，将会发生癌症骨转移(Gralow *et al.*，2009)。骨转移的特征包括骨代谢活跃、成骨和骨溶解失衡。然而除了前列腺癌因素，癌症治疗本身也可引起骨密度降低，导致骨量减少和随后的骨质疏松症。已知由于雄激素剥夺疗法具有增强异化分解作用，该疗法治疗进展性前列腺癌可加速骨丢失，从而导致严重的骨量减少和骨质疏松症。骨质疏松症反过来增加骨痛及骨折风险，两者均与生活质量降低密切相关，这在高龄癌症存活者尤为突出(Tipples and Robinson，2011)。接受外科手术去势(双侧睾丸切除术)或药物去势治疗(促黄体生成素释放素联合抗雄治疗)的PCa患者将会在治疗后一年即发生显著的早期骨丢失(Smith，2003)。此外，根据一项前列腺癌确诊后存活至少5年患者的大样本研究表明，接受雄激素剥夺治疗的患者19.4%发生骨折，而未接受该治疗的患者中仅12.6%发生骨折(Shahinian *et al.*，2005)。

## 双磷酸盐类药物

目前使用的复方药物主要为双磷酸盐类药物，证据表明其可降低绝经后妇女骨质疏松症的骨折风险，因而在治疗前列腺癌骨转移患者中获得极大青睐。双磷酸盐也被证实可降低多发性骨髓瘤和乳腺癌溶骨性骨转移患者的骨骼并发症。最初认为，通常导致成骨性骨转移的前列腺癌不适于双磷酸盐类药物治疗，因为这类药物主要抑制破骨功能。但随后研究证实前列腺癌骨吸收较高，反映了大量存在的破骨细胞活性。因此，将双磷酸盐用于前列腺癌以治疗骨转移与正在发生的因雄激素剥夺导致的骨丢失具有生物学依据(Body，2003)。最初研究探讨了双磷酸盐预防骨丢失的效果，Smith等报道，在药物去势基础上，将第三代氨基膦酸盐、唑来膦酸治疗非转移性PCa，静脉用药、每三个月一次，治疗后一年即可增加骨质密度(Smith *et al.*，2003)。

进展性疾病发生骨转移，会发生远期骨骼并发症如疼痛、骨丢失及骨折。若不存在禁忌证，这类患者应该考虑给予双磷酸盐类药物治疗。至今，治疗这类患者最安全有效的双磷酸盐类药物为唑来膦酸(Saad *et al.*，2003)。唑来膦酸4 mg，若肾功能受损减至3 mg，每3~4周静脉用药一次，每次用药持续15 min，副作用如流感样症状及低钙血症发生少且风险低(Hanamura *et al.*，2010)。接受双磷酸盐治疗的转移性PCa可发生颌骨坏死(图4-图5)，该并发症为最近所认识的双磷酸盐副作用(Bantis *et al.*，2011)。双磷酸盐的获益必须与颌骨坏死的风险相权衡，然而后者风险可通过减少用药剂量、遵照口腔卫生建议及在接受唑来膦酸治疗期间避免牙齿治疗的措施而降低(Kyrgidis *et al.*，2012)。该治疗应仅适于发生骨质疏松症的前列腺癌患者，发生骨量减少和/或其他风险因素患者可考虑使用(Srinivas and Colocci，2006)。

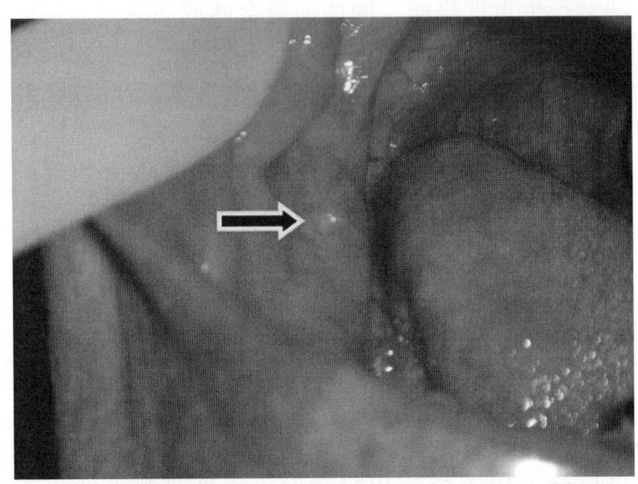

**图4　一例转移性前列腺癌患者接受唑来膦酸治疗后发生骨坏死性颌骨病变图示，注意患者右下颌持续9个月仍未愈合的拔牙窝(黑色箭头)**

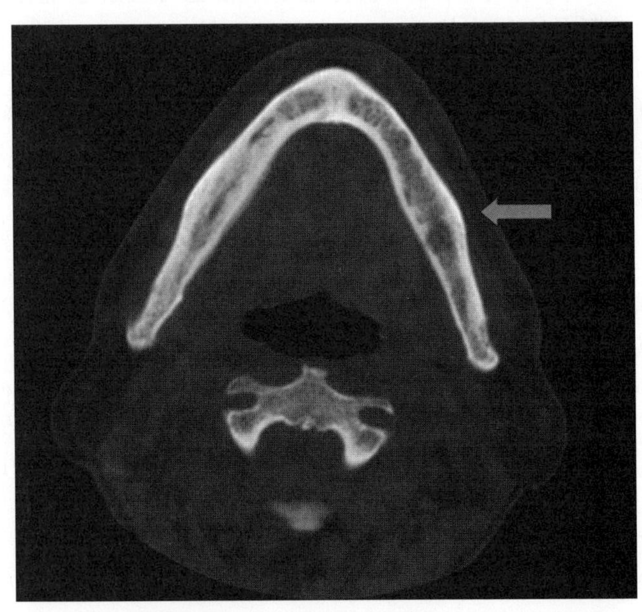

**图5　CT 轴位图像显示颌骨右份表现为合并广泛骨膜反应的骨硬化过程(绿色箭头)**

### 狄迪诺塞麦

最近，美国食品和药物管理局(Food and Drug Administration，FDA)批准了狄迪诺塞麦，一种全人源性单抗，用于预防实体肿瘤骨转移患者发生骨相关事件(skeletal-related events，SREs)的预防治疗。狄迪诺塞麦为核因子κB受体活化因子(RANK)-配体抑制剂，其在破骨细胞形成、功能和存活中发挥关键调控作用。狄迪诺塞麦的作用机制与在多部位增加接受芳香化酶抑制剂治疗乳腺癌患者的骨质密度相关。与之类似，狄迪诺塞麦用于治疗绝经后低骨密度患者的机制与增加所有被检骨的骨质密度和降低骨转换标记物水平相关(Miller *et al.*，2008)。狄迪诺塞麦的给药方法为，每月一次皮下注射，治疗PCa患者的骨相关事件。一项纳入734例患者的随机双盲、多中心临床研究表明，接受雄激素剥夺治疗的前列腺癌患者，狄迪诺塞麦用药后所有检测部位均发现骨质密度显著增加，包括腰椎、髋部和桡骨。此外，狄迪诺塞麦对比安慰剂可显著减少12，24及36个月新的椎体骨折的累积发生率(Smith *et al.*，2009)。最近证据证实，在预防转移性、去势抵抗性PCa患者发生骨相关事件方面，狄迪诺塞麦优于唑来膦酸(Omlin and de Bono，2012；Fizazi *et al.*，2011)。然而，总体而言，存活及无进展存活率二者类似。总之，尽管证实何种药物的有效性更大的证据尚不充分，直到更多确切证据产生之前，骨转移PCa患者给予唑来膦酸与狄迪诺塞麦均可获益(Iranikhah *et al.*，2012)。

### 核医学在骨病变治疗中的作用

骨转移相关的疼痛症状为常见的临床问题，增加了患者的病情并降低其生活质量。姑息性止痛策略包括镇痛药(非甾体抗炎药、阿片类药物)、激素、化疗及放疗。中度、局灶性骨症状通常可以常规或阿片类镇痛药治疗，单次外放射疗法仅适于能复原的疼痛病例(Thapa *et al.*，2011)。

然而，尽管广野半身放疗是一种有效的治疗手段，相比潜在获益显著的骨髓抑制与胃肠道毒性导致弊大于利，该方法在播散性骨转移患者应用受限。这类患者的姑息性止痛治疗可通过给予亲骨性放疗药物的系统性治疗(内放疗)获得疗效，因相对选择性肿瘤靶向治疗降低了潜在的骨髓毒性。姑息治疗放射性核素治疗已成功应用30多年。目前，放射性核素如锶-89(Sr-89)和钐-153(Sm-153)均被推荐用于间歇性治疗发生骨转移患者的多部位、非可控疼痛症状，通常这类患者不可能接受多或单野外放疗(Strigari *et al.*，2007)。

Sr-89为一种钙类似物，可被转移癌灶周围的成骨细胞所沉积。其释放浅穿透的低能β粒子，因而将损伤限定于周围组织。尽管初期疼痛可能加重，但80%患者最终获得疼痛缓解，10%完全缓解并维持3~6个月(Robinson *et al.*，1995)。

186Re-羟基亚乙基二磷酸盐(hydroxyethylidene diphosphonate，HEDP)为一种治疗PCa骨转移潜在有效的放射性核素药物，具有显著的优势。开始治疗后，骨髓毒性有限且可逆转，因而重复治疗安全。研究表明，采用186Re-HEDP获得了令人鼓舞的结果，治疗疼痛性骨转移患者总体反应率高达70%(图6-图7)。其用于姑息治疗其他多类肿瘤导致的疼痛性骨转移也有效，若患者接受治疗更早，则有效结果将维持更久(Kolesnikov-Gauthier *et al.*，2000)。

然而，该放射性同位素治疗并非总是有效，因其治疗获益需要持续数周的给药方能明显，故而不适于急症病例如脊髓压迫。治疗前必须具有充分的骨髓储备，从而降低骨髓抑制风险。其他可能的副作用包括贫血、全血细胞减少和肺炎。来昔决南钐(钐-153)是一种类似的放射性同位素药物，其治疗转移性PCa骨痛症状有效(Sartor *et al.*，2004)。

## 泌尿系恶性肿瘤中的副肿瘤综合征(paraneoplastic syndromes，PNSs)

### 简介及发病率

PNSs定义为一类发生于癌症患者的多种症状及临床体征，包括非肿瘤本身的系统性临床表现。这些症状与肿瘤局部浸润或远处转移均无关，且并非由感染、营养缺乏或治疗所引起(Sacco *et al.*，2009)。识别PNS在临床上具有重要意义，因其变化与患者所患癌症的临床病程一致，故可根据PNS作出既往未检出的新生物诊断，或更常用于疾病进展或缓解的替代性“肿瘤标记物”。本章将对与泌尿系恶性肿瘤尤其肾癌相关的主要PNSs进行详尽讨论。

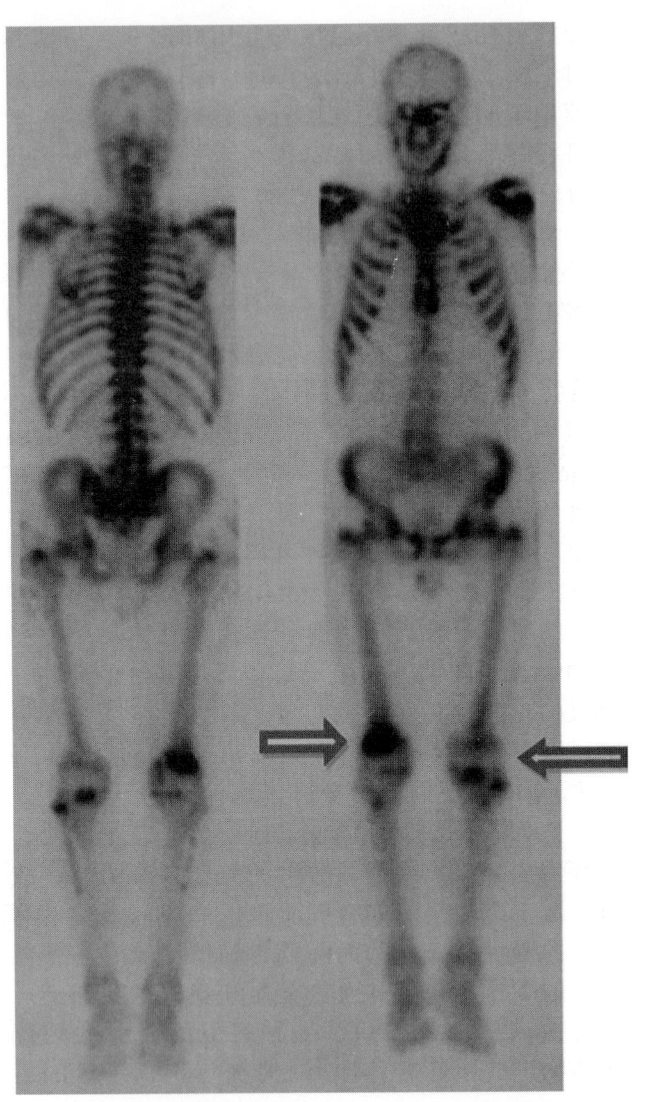

图6　一例前列腺癌患者的全身放射性核素闪烁显像图示，高锝(99 mTc)标记的亚甲基二膦酸盐(HEDP)在双侧膝盖处吸收(橘色箭头，尤其是右侧)提示骨转移

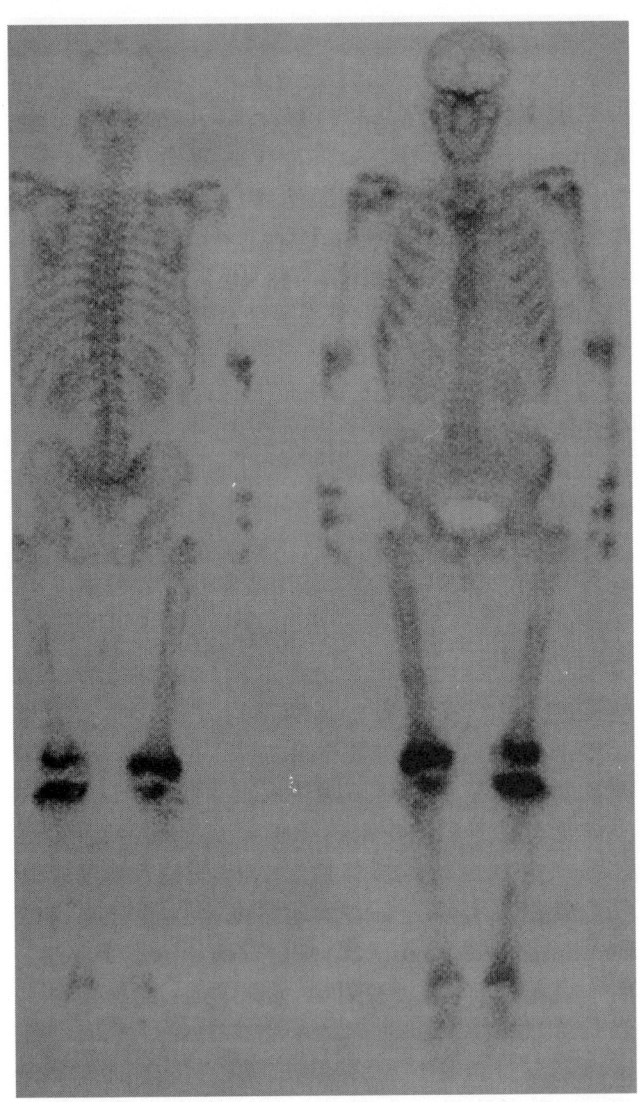

图7　相同患者因骨痛接受2周186铼(Re)姑息性治疗后的全身99 mTc-标记HEDP闪烁显像图示，图像提示膝盖区域病变轻度改善



## 副肿瘤性高钙血症

恶性肿瘤高钙血症(hypercalcemia of malignancy，HM)为最常见的内分泌性PNS，约占所有高钙血症病例的30%。甲状旁腺素释放肽(parathormone-releasing peptide，PTHrP)的分泌导致HM为熟知的副肿瘤性表现，见于30%的癌症患者，通常发生于小细胞乳腺癌、肺癌及泌尿生殖系癌症(Trias *et al.*，2001)。

HM为肾细胞癌(renal cell carcinoma，RCC)患者最常见的PNS。尽管高钙血症的有无或程度均未显示出与肿瘤分期或存活存在显著相关性，但在合并RCC与高钙血症患者，约75%为高分期病例，50%发生骨转移(Chasan *et al.*，1989；Ding *et al.*，2012b)。

HM的临床表现多样，部分患者症状为非特异性，如乏力、头痛、食欲不振、恶心、呕吐、便秘、嗜睡、多尿-烦渴(肾性尿崩症)，而其他病例则为更为严重且特异的临床表现，如急性精神错乱或昏睡状态，甚至超高血清钙($Ca^{2+}$>12 mg/dL)导致的昏迷。当血清钙水平超过18 mg/dL，可发生休克及死亡(Sacco *et al.*，2009)。常规实验室检查结果包括，总血清钙及游离钙水平升高而缺乏其他病因(骨转移)，PTH低值以及磷酸盐水平升高。

检测PTHrP水平有助于明确其他原因不明高钙血症的诊断。

HM病例通常不需药物治疗，因为机体生理平衡机制及口服或静脉途径纠正低血容量后可以维持血钙水平在正常范围。若有必要，可给予抑制破骨细胞和阻断骨吸收恶性循环(双磷酸盐，狄诺塞麦)或促进骨钙沉积(降钙素)的药物治疗。此外，尽管部分患者若发生临床容量负荷过大需使用利尿药，但应用糖皮质激素或利尿药充分水化及静脉给药双磷酸盐类的作用尚未明确(Turner *et al.*，2007)。

降钙素、EDTA(乙二胺四乙酸)或普卡霉素(光神霉素，一种可通过抑制破骨细胞RNA合成的降低血清钙浓度的药物)，这些药物的使用尽管受到给药困难及副作用(如需每天多次皮下注射给药及普卡霉素的长期骨髓抑制作用)的限制，但可试用于难治性病例(Turner *et al.*，2007)。对于极个别超高血清钙水平患者，血透可能成为必需的治疗方法。

## 副肿瘤性白细胞增多症

副肿瘤性白细胞增多症常见于癌症患者，包括RCC及膀胱、肾盂尿路上皮癌(Turalic *et al.*，2006；Lin *et al.*，2007)。其归因于肿瘤分泌的粒细胞集落刺激因子(granulocyte colony-stimulating factor，G-CSF)可反过来刺激造血祖细胞发育为成熟中心粒细胞(Sacco *et al.*，2009)。诊断证据包括标志性的白细胞增多(主要为成熟中性粒细胞)、血清G-CSF升高、抗-G-CSF抗体肿瘤细胞免疫组化染色阳性、白细胞增多及血清G-CSF升高且肿瘤切除后逆转。

## 全身症状

估计约10%~14%的RCC患者合并PNS，因而全身症状通常但非唯一与RCC相关(Sacco *et al.*，2009)。大多数与局灶性或至少外科可切除RCC相关的PNS可通过肾切除获得确切治愈。发热、贫血、体重减轻和疲劳为RCC首要表现，总计占总数的1/3。不能解释的发热占RCC的20%~30%，约为2%病例的唯一主诉。上述及其他全身症状在进展性RCC的发生受到细胞因子的调控，如TNF-β、IL-6、IL-1、干扰素和前列腺素。贫血的原因有多种，据观察发生于约20%的RCC患者。营养不良及合并慢性疾病为贫血的二个主要原因，贫血也可能与肿瘤分泌的IL-6和铁结合蛋白相关，如铁蛋白和乳铁蛋白(Loughlin *et al.*，1987；Nieken，1995)。临床上将患者贫血原因归属于PNSs之前，对其镜下或肉眼血尿或出血的替代位点、以及潜在的血清铁水平、维生素$B_{12}$或叶酸不足进行评估十分重要。给予6~12周的红细胞生成素(erythropoietin，EPO)可升高血红蛋白1~2 g/dL。对于需要更快升高血红蛋白值的患者，可考虑给予红细胞输注(Turner *et al.*，2007)。

与RCC相关最常见的PNSs之一为癌症食欲不振-恶病质综合征(cancer anorexia-cachexia syndrome，CACS)，该病表现为厌食症或味觉障碍(味觉改变及呼出恶臭气味)、全身乏力、盗汗、非自愿性体重减轻和差体质。近期一项研究表明恶病质以及红细胞增多症和高钙血症与血管内皮生长因子(vascular endothelial growth factor，VEGF)表达相关(Ding *et al.*，2013)。若患者出现非意愿性体重降低超过发病前体重的5%且持续2~6个月应怀疑合并CACS。最近一项研究提示在合并至少一种PNS、恶病质的患者，出现精索静脉曲张和发热通常与进展性RCC相关(Ding *et al.*，2013)。癌症相关恶病质的病因及治疗将在本书其他章节予以详细讨论。

一旦排除了RCC患者全身症状的非肿瘤性病因，肾切除为最有效的治疗方法。姑息性治疗包括低剂量糖皮质激素(氢化可的松，20 mg，2次/d)，或黄体酮，800 mg/d，然而，治疗效果较为短暂。若行肾切除术后症状仍持续，癌症可能发生转移，预后较差(Ok *et al.*，2005)。

## 真性红细胞增多症及EPO分泌异常

癌症过度分泌EPO导致的副肿瘤性红细胞增多症通常较为少见，但在RCC患者并非罕见，可见于1%~8%的患者人群(Sacco *et al.*，2009)。红细胞计数升高通常认为是受到EPO的调控，后者为高柱状肾间质细胞分泌的糖蛋白，可刺激骨髓生成大量红细胞。推测是透明细胞RCC表现出低氧诱导因子(Hypoxia-inducible Factor，HIF)的激活，该转录因子可调控EPO的表达。EPO基因在RCC表达的频率因而高于临床红细胞增多症的发病率(Wiesener *et al.*，2007)。

尽管瘤周细胞也可分泌，但EPO的过度表达

第三篇

通常发生于肿瘤细胞本身，继发于肿瘤局部压迫和组织缺氧(Nielsen *et al.*，1988)。在局限性癌症病例，肾切除术后EPO水平可恢复正常，倘若其仍高或再次上升，提示为癌症转移或后期肿瘤复发(Murphy *et al.*，1970)。

### Stauffer综合征(肾源性肝功能异常综合征)

肾细胞癌患者发生非转移性肝功能异常，即著名的Stauffer综合征，发生于约3%~22%的RCC患者。该综合征主要特征在于发生常见的肝炎且合并淋巴细胞浸润、肝细胞变性和肝酶异常，尽管已有关于可逆性阻塞性黄疸而无肝脏疾病证据的病例报告，但无癌症肝脏转移及黄疸发生(Morla *et al.*，2006；Tomadoni *et al.*，2010)。

该病发病机制尚不明确。部分学者认为肾脏肿瘤分泌肝脏毒素或溶酶体酶可刺激肝脏产生组织蛋白酶或蛋白磷酸酶，进而导致肝细胞损伤；其他学者则认为肿瘤分泌肝脏毒素导致肝细胞损伤，随后激活免疫系统。肿瘤异常的分泌白介素6，已知可刺激肝脏蛋白质合成，也可能Stauffer综合征的发病中扮演了重要角色(Sacco *et al.*，2009)。临床上，患者可能表现为肝脾肿大、发烧、体重下降。Stauffer综合征可能先于RCC的其他表现，主要特点是碱性磷酸酶、转氨酶、血沉、γ-转移酶升高和凝血酶原时间延长(Tomadoni *et al.*，2010)。

## 总结

面临进展性及非治愈性疾病，医患双方均应就个人目标、生命优先事项及可获得的缓解症状的各种资源进行坦率的沟通。当其诊治各类恶性肿瘤过程中如进展性肾癌面临治愈的方法有限或如PCa接受潜在治愈性治疗后获得较长存活时间时，姑息性治疗应当成为每一位泌尿外科医生医疗实践的标准部分。明确需要对各类与治疗或疾病本身相关的症状进行控制，从而获得这些疾病患者的生活质量最大化。即使不能获得治愈，新技术或针对调控癌症负效应的分子靶向药物将给予可能获得患者健康改善的一系列新机会。治愈无望之时医生的作用在于鼓励患者从延长寿命转为追求更高的生活质量。

## 致谢

声明：作者声称无任何利益冲突。

## 参考文献


- Abt D, Bywater M, Engeler DS, et al. Therapeutic options for intractable hematuria in advanced bladder cancer. Int J Urol, 2013, 20: 651-660.
- Al Mohajer M, Darouiche RO. Prevention and treatment of urinary catheter-associated infections. Curr Infect Dis Rep, 2013, 15: 116-123.
- Athar U, Gentile TC. Treatment options for metastatic renal cell carcinoma: a review. Can J Urol, 2008, 15: 3954-3966.
- Bantis A, Zissimopoulos A, Sountoulides P, et al. Bisphosphonate-induced osteonecrosis of the jaw in patients with bone metastatic, hormone-sensitive prostate cancer. Risk factors and prevention strategies. Tumori, 2011, 97: 469-473.
- Body JJ. Effectiveness and cost of bisphosphonate therapy in tumor bone disease. Cancer, 2003, 97: 859-865.
- Borin JF, Melamud O, Clayman RV. Initial Experience with Full-Length Metal Stent to Relieve Malignant Ureteral Obstruction. J Endourol, 2006, 20: 300-304.
- Braam PF, Delaere KP, Debruyne FM. Fatal outcome of intravesical formalin instillation, with changes mimicking renal tuberculosis. Urol Int, 1986, 41: 451-454.
- Breyer BN, McAninch JW. Management of recalcitrant bladder neck contracture after radical prostatectomy for prostate cancer. Endoscopic and open surgery. J Urol, 2011, 185: 390-391.
- Chapple C. Antimuscarinics in men with lower urinary tract symptoms suggestive of bladder outlet obstruction due to benign prostatic hyperplasia. Curr Opin Urol, 2010, 20: 43-48.
- Chasan SA, Pothel RL, Huben RP. Management and prognostic signifiance of hypercalcemia in renal cell carcinoma. Urology, 1989, 33: 167-171.
- Chen D, Xue B, Shan Y, et al. GreenLight HPS 120-W laser photoselective vaporization of the prostate as early therapy for acute urinary retention in advanced prostate cancer patients. Lasers Med Sci, 2013, 28: 1339-1344.
- Cheng YT, Chiang PH, Chen YT, et al. Effiacy and safety of photoselective vaporization of the prostate in patients with prostatic obstruction induced by advanced prostate cancer. Asian J Surg, 2011, 34: 135-139.
- Chung SY, Stein RJ, Landsittel D, et al. 15-year experience with the management of extrinsic ureteral obstruction with


第三篇

indwelling ureteral stents. J Urol, 2004, 172: 592-595.

- Danilovic A, Antonopoulos IM, Mesquita JL, et al. Likelihood of retrograde double-J stenting according to ureteral obstruction pathology. Int Braz J Urol, 2005, 31: 431-436.
- Dmochowski R. Bladder Outlet Obstruction: Etiology and Evaluation. Rev Urol, 2005, 7: S3-S13.
- Ding GX, Feng CC, Song NH, et al. Paraneoplastic symptoms: Cachexia, polycythemia, and hypercalcemia are, respectively, related to vascular endothelial growth factor (VEGF) expression in renal clear cell carcinoma. Urol Oncol, 2013, 31: 1820-1825.
- Ding GX, Song NH, Feng CC, et al. Is there an association between advanced stage of renal cell carcinoma and paraneoplastic syndrome? Med Princ Pract, 2012b, 21: 370-374.
- Efstathiou JA, Spiegel DY, Shipley WU, et al. Long-term outcomes of selective bladder preservation by combined-modality therapy for invasive bladder cancer: the MGH experience. Eur Urol, 2012, 61: 705-711.
- El-Assmy A, Mohsen T. Internal iliac artery embolization for the control of severe bladder hemorrhage secondary to carcinoma: long-term follow-up. ScientifiWorldJournal, 2007, 7: 1567-1574.
- Emmert C, Rassler J, Kohler U. Survival and quality of life after percutaneous nephrostomy for malignant ureteric obstruction in patients with terminal cervical cancer. Arch Gynecol Obstet, 1997, 259: 147-151.
- Erickson BA, McAninch JW, Eisenberg ML, et al. Management for prostate cancer treatment related posterior urethral and bladder neck stenosis with stents. J Urol, 2011, 185: 198-203.
- Ersoz M, Yildiz N, Akyuz M, et al. Effiacy of combined oral-intravesical oxybutynin hydrochloride treatment for patients with overactive detrusors and indwelling urethral catheters. Rehabil Nurs, 2010, 35: 80-86.
- Ferlay J, Autier P, Boniol M, et al. Estimates of the cancer incidence and mortality in Europe in 2006. Ann Oncol, 2007, 18: 581-592.
- Fizazi K, Carducci M, Smith M, et al. Denosumab versus zoledronic acid for treatment of bone metastases in men with castration-resistant prostate cancer: a randomised, double-blind study. Lancet, 2011, 377: 813-822.
- Gasparini M, Carroll P, Stoller M. Palliative percutaneous and endoscopic urinary diversion for malignant ureteral obstruction. Urology, 1991, 38: 408-412.
- Gayed BA, Mally AD, Riley J, et al. Resonance metallic stents do not effectively relieve extrinsic ureteral compression in pediatric patients. J Endourol, 2013, 27: 154-157.
- Ghahestani SM, Shakhssalim N. Palliative treatment of intractable hematuria in context of advanced bladder cancer: a systematic review. Urol J, 2009, 6: 149-156.
- Giannakopoulos X, Grammeniatis E, Chambilomatis P, et al. Massive haemorrhage of inoperable bladder carcinomas: treatment by intravesical formalin solution. Int Urol Nephrol, 1997, 29: 33-38.
- Gibbs CF, Johnson TM 2nd, Ouslander JG. Offie management of geriatric urinary incontinence. Am J Med, 2007, 120: 211-220.
- Goel AK, Rao MS, Bhagwat AG, et al. Intravesical irrigation with alum for the control of massive bladder hemorrhage. J Urol, 1985, 133: 956-957.
- Goldsmith ZG, Wang AJ, Bañez LL, et al. Outcomes of metallic stents for malignant ureteral obstruction. J Urol, 2012, 188: 851-855.
- Gralow JR, Biermann JS, Farooki A, et al. NCCN Task Force Report: Bone Health in Cancer Care. J Natl Compr Canc Netw, 2009, 7: S1-S32.
- Gupta K, Miller JD, Li JZ, et al. Epidemiologic and socioeconomic burden of metastatic renal cell carcinoma (mRCC): a literature review. Cancer Treat Rev, 2008, 34: 193-205.
- Hagen S, Sinclair L, Cross S. Washout policies in long-term indwelling urinary catheterisation in adults. Cochrane Database Syst Rev, 2010, (3): CD004012.
- Hanamura M, Iwamoto T, Soga N, et al. Risk factors contributing to the development of hypocalcemia after zoledronic acid administration in patients with bone metastases of solid tumor. Biol Pharm Bull, 2010, 33: 721-724.
- Hoe JW, Tung KH, Tan EC. Re-evaluation of indications for percutaneous nephrostomy and interventional uroradiological procedures in pelvic malignancy. Br J Urol, 1993, 71: 469-472.
- Hughes AJ, Schwarer AP, Millar IL. Hyperbaric oxygen in the treatment of refractory haemorrhagic cystitis. Bone Marrow Transplant, 1998, 22: 585-586.
- Hyams ES, Shah O. Malignant extrinsic ureteral obstruction: A survey of urologists and medical oncologists regarding treatment patterns and preferences. Urology, 2008, 72: 51-56.
- Iranikhah M, Wilborn TW, Wensel TM, et al. Denosumab for the prevention of skeletal-related events in patients with bone metastasis from solid tumor. Pharmacotherapy, 2012, 32: 274-284.
- Jemal A, Siegel R, Ward E, et al. Cancer statistics, 2008. CA Cancer J Clin, 2008, 58: 71-96.


第三篇

- Jin C, Xu YM, Fu Q, et al. Photoselective laser vaporization of the prostate in the treatment of bladder outlet obstruction in advanced-stage prostate cancer: a single-center experience. J Endourol, 2012, 26: 1314-1318.
- Kanou T, Fujiyama C, Nishimura K, et al. Management of extrinsic malignant ureteral obstruction with urinary diversion. Int J Urol, 2007, 14: 689-692.
- Khafagy R, Shackley D, Samuel J, et al. Complications arising in the fial year of life in men dying from advanced prostate cancer. J Palliat Med, 2007, 10: 705-711.
- Kolesnikov-Gauthier H, Carpentier P, Depreux P, et al. Evaluation of Toxicity and Effiacy of 186Re-Hydroxyethylidene Diphosphonate in Patients with Painful Bone Metastases of Prostate or Breast Cancer. J Nucl Med, 2000, 41: 1689-1694.
- Kouba E, Wallen EM, Pruthi RS. Management of ureteral obstruction due to advanced malignancy: Optimizing therapeutic and palliative outcomes. J Urol, 2008, 180: 444-450.
- Ku JH, Lee SW, Jeon HG, et al. Percutaneous nephrostomy versus indwelling ureteral stents in the management of extrinsic ureteral obstruction in advanced malignancies: Are there differences? Urology, 2004, 64: 895-899.
- Kyrgidis A, Tzellos TG, Toulis K, et al. An evidence-based review of risk-reductive strategies for osteonecrosis of the jaws among cancer patients. Curr Clin Pharmacol, 2013, 8: 124-134.
- Li CC, Li JR, Huang LH, et al. Metallic stent in the treatment of ureteral obstruction: experience of single institute. J Chin Med Assoc, 2011, 74: 460-463.
- Liatsikos E, Kallidonis P, Kyriazis I, et al. Ureteral obstruction. Is the full metallic double-pigtail stent the way to go? Eur Urol, 2010, 57: 480-486.
- Liguori G, Amodeo A, Mucelli FP, et al. Intractable haematuria: long-term results after selective embolization of the internal iliac arteries. BJU Int, 2010, 106: 500-503.
- Lima MV, Ferreira FV, Macedo FY, et al. Histological changes in bladders of patients submitted to ifosfamide chemotherapy even with mesna prophylaxis. Cancer Chemother Pharmacol, 2007, 59: 643-650.
- Lin HC, Chai CY, Su YC, et al. Leukemoid reaction resulting from granulocyte colony-stimulating factor producing urothelial carcinoma of the renal pelvis. Kaohsiung J Med Sci, 2007, 23: 89-92.
- Loughlin KR, Gittes RF, Partridge D, et al. The relationship of lactoferrin to the anemia of renal cell carcinoma. Cancer, 1987, 59: 566-571.
- Lu-Yao GL, Albertsen PC, Moore DF, et al. Outcomes of localized prostate cancer following conservative management. JAMA, 2009, 302: 1202-1209.
- Meier DE, Brawley OW. Palliative care and the quality of life. J Clin Oncol, 2011, 29: 2750-2752.
- Miller PD, Bolognese MA, Lewiecki EM, et al. Effect of denosumab on bone density and turnover in postmenopausal women with low bone mass after long-term continued, discontinued, and restarting of therapy: a randomized blinded phase 2 clinical trial. Bone, 2008, 43: 222-229.
- Morla D, Alazemi S, Lichtstein D. Stauffer ' s syndrome variant with cholestatic jaundice: a case report. J Gen Intern Med, 2006, 21: C11-C13.
- Murphy GP, Kenny GM, Mirand EA. Erythropoietin levels in patients with renal tumors or cysts. Cancer, 1970, 26: 191-194.
- Nieken J, Mulder NH, Buter J, et al. Recombinant human interleukin-6 induces a rapid and reversible anemia in cancer patients. Blood, 1995, 86: 900-905.
- Nielsen OJ, Jespersen FF, Hilden M. Erythropoietininduced secondary polycythemia in a patient with a renal cell carcinoma. APMIS, 1988, 96: 688-694.
- Niveditha S, Pramodhini S, Umadevi S, et al. The isolation and the biofim formation of uropathogens in the patients with catheter associated urinary tract infections (UTIs). J Clin Diagn Res, 2012, 6: 1478-1482.
- Ok JH, Meyers FJ, Evans CP. Medical and surgical palliative care of patients with urological malignancies. J Urol, 2005, 174: 1177-1182.
- Omlin A, de Bono JS. Therapeutic options for advanced prostate cancer: 2011 update. Curr Urol Rep, 2012, 13: 170-178.
- Pantuck AJ, Zisman A, Belldegrun AS. The changing natural history of renal cell carcinoma. J Urol, 2001, 166: 1611-1623.
- Pappas P, Stravodimos KG, Mitropoulos D, et al. Role of percutaneous urinary diversion in malignant and benign obstructive uropathy. J Endourol, 2000, 14: 401-405.
- Park DS, Park JH, Lee YT. Percutaneous nephrostomy versus indwelling ureteral stents in patients with bilateral nongenitourinary malignant extrinsic obstruction. J Endourol, 2002, 16: 153-154.
- Parkin DM, Bray F, Ferlay J, et al. Cancer incidence, mortality and prevalence worldwide, GLOBOCAN 2002, American Cancer Society. Cancer J Clin, 2005, 55: 74-108.
- Pascual D, Borque A. Epidemiology of kidney cancer. Adv Urol, 2008, 782381.
- Radecka E, Magnusson M, Magnusson A. Survival time and period of catheterization in patients treated with percutaneous nephrostomy for urinary obstruction due to malignancy. Acta Radiol, 2006, 47: 328-331.


第三篇

- Ramchandani P, Cardella JF, Grassi CJ, et al. Society of Interventional Radiology Standards of Practice Committee. Quality improvement guidelines for percutaneous nephrostomy. J Vasc Interv Radiol, 2003, 14: S277-S281.
- Rao MV, Polcari AJ, Turk TM. Updates on the use of ureteral stents: focus on the Resonance(®) stent. Med Devices (Auckl), 2011, 4: 11-15.
- Rini BI, Campbell SC, Escudier B. Renal cell carcinoma. Lancet, 2009, 373: 1119-1132.
- Robinson RG, Preston DF, Schiefelbein M, et al. Strontium 89 therapy for the palliation of pain due to osseous metastases. JAMA, 1995, 274: 4204.
- Rosenberg BH, Bianco FJ Jr, Wood DP Jr, et al. Stent change therapy in advanced malignancies with ureteral obstruction. J Endourol, 2005, 19: 63-67.
- Rosevear HM, Kim SP, Wenzler DL, et al. Retrograde ureteral stents for extrinsic ureteral obstruction: Nine years' experience at University of Michigan. Urology, 2007, 70: 846-850.
- Russo P. Urologic emergencies in the cancer patient. Semin Oncol, 2000, 27: 284-298.
- Saad F, Clarke N, Colombel M. Natural history and treatment of bone complications in prostate cancer. Eur Urol, 2006, 49: 429-440.
- Sacco E, Pinto F, Sasso F, et al. Paraneoplastic syndromes in patients with urological malignancies. Urol Int, 2009, 83: 1-11.
- Salminen E. Unconventional fractionation for palliative radiotherapy of urinary bladder cancer. A retrospective review of 94 patients. Acta Oncol, 1992, 31: 449-454.
- Sartor O, Reid RH, Hoskin PJ, et al. Samarium-153-Lexidronam complex for treatment of painful bone metastases in hormone-refractory prostate cancer. Urology, 2004, 63: 940-945.
- Sehgal A, Mandhani A, Gupta N, et al. Can the need for palliative transurethral prostatic resection in patients with advanced carcinoma of the prostate be predicted? J Endourol, 2005, 19: 546-549.
- Shahinian VB, Kuo YF, Freeman JL, et al. Risk of fracture after androgen deprivation for prostate cancer. N Engl J Med, 2005, 352: 154-164.
- Shappley WV 3rd, Kenfild SA, Kasperzyk JL, et al. Prospective study of determinants and outcomes of deferred treatment or watchful waiting among men with prostate cancer in a nationwide cohort. J Clin Oncol, 2009, 27: 4980-4985.
- Shekarriz B, Shekarriz H, Upadhyay J, et al. Outcome of palliative urinary diversion in the treatment of advanced malignancies. Cancer, 1999, 85: 998-1003.
- Siegel R, DeSantis C, Virgo K, et al. Cancer treatment and survivorship statistics, 2012. CA Cancer J Clin, 2012, 62: 220-241.
- Singhai M, Malik A, Shahid M, et al. A study on device-related infections with special reference to biofim production and antibiotic resistance. J Glob Infect Dis, 2012, 4: 193-198.
- Smith MR. Diagnosis and management of treatment-related osteoporosis in men with prostate carcinoma. Cancer, 2003, 97: 789-795.
- Smith MR, Eastham J, Gleason DM, et al. Randomized controlled trial of zoledronic acid to prevent bone loss in men receiving androgen deprivation therapy for nonmetastatic prostate cancer. J Urol, 2003, 169: 2008-2012.
- Smith MR, Egerdie B, Hernández Toriz N, et al. Denosumab HALT Prostate Cancer Study Group. Denosumab in men receiving androgen-deprivation therapy for prostate cancer. N Engl J Med, 2009, 361: 745-755.
- Song HY, Kim CS, Jeong IG, et al. Placement of retrievable self-expandable metallic stents with barbs into patients with obstructive prostate cancer. Eur Radiol, 2013, 23: 780-785.
- Sountoulides P, Pardalidis N, Sofiitis N. Endourologic management of malignant ureteral obstruction: indications, results, and quality-of-life issues. J Endourol, 2010, 24: 129-142.
- Srinivas S, Colocci N. Bone related events in high risk prostate cancer. J Urol, 2006, 176: S50-S54.
- Srinivasan V, Brown CH, Turner AG. A comparison of two radiotherapy regimens for the treatment of symptoms from advanced bladder cancer. Clin Oncol (R Coll Radiol), 1994, 6: 11-13.
- Strigari L, Sciuto R, D'Andrea M, et al. Radiopharmaceutical therapy of bone metastases with 89SrCl2, 186Re-HEDP and 153Sm-EDTMP: a dosimetric study using Monte Carlo simulation. Eur JNucl Med Mol Imaging, 2007, 34: 1031-1038.
- Taylor ER, Benson AD, Schwartz BF. Cost analysis of metallic ureteral stents with 12 months of follow-up. J Endourol, 2012, 26: 917-921.
- Textor HJ, Wilhelm K, Strunk H, et al. Locoregional chemoperfusion with mitoxantrone for palliative therapy in bleeding bladder cancer compared with embolization. Rofo, 2000, 172: 462-466.
- Thapa D, Rastogi V, Ahuja V. Cancer pain management-current status. J Anaesthesiol Clin Pharmacol, 2011, 27: 162-168.
- Tipples K, Robinson A. Optimal management of cancer treatment-induced bone loss: considerations for elderly

patients. Drugs Aging, 2011, 28: 867-883.
- Tomadoni A, García C, Márquez M, et al. Stauffer's syndrome with jaundice, a paraneoplastic manifestation of renal cell carcinoma: a case report. Arch Esp Urol, 2010, 63: 154-156.
- Trias I, Algaba F, Condom E. Small cell carcinoma of the urinary bladder. Presentation of 23 cases and review of 134 published cases. Eur Urol, 2001, 39: 85-90.
- Turalic H, Deamant FD, Reese JH. Paraneoplastic production of granulocyte colonystimulating factor in a bladder carcinoma. Scand J Urol Nephrol, 2006, 40: 429-432.
- Turner JS, Cheung EM, George J, et al. Pain management, supportive and palliative care in patients with renal cell carcinoma. BJU Int, 2007, 99: 1305-1312.
- Uthappa MC, Cowan NC. Retrograde or antegrade doublepigtail stent placement for malignant ureteric obstruction? Clin Radiol, 2005, 60: 608-612.
- Vieira MM, Brito GA, Belarmino-Filho JN, et al. Use of dexamethasone with mesna for the prevention of ifosfamide-induced hemorrhagic cystitis. Int J Urol, 2003, 10: 595-602.
- Wah TM, Irving HC, Cartledge J. Initial experience with the Resonance metallic stent for antegrade ureteric stenting. Cardiovasc Intervent Radiol, 2007, 30: 705-710.
- Waites KB, Canupp KC, Roper JF, et al. Evaluation of 3 methods of bladder irrigation to treat bacteriuria in persons with neurogenic bladder. J Spinal Cord Med, 2006, 29: 217-226.
- Wiesener MS, Münchenhagen P, Gläser M, et al. Erythropoietin gene expression in renal carcinoma is considerably more frequent than paraneoplastic polycythemia. Int J Cancer, 2007, 121: 2434-2442.
- Wilson JR, Urwin GH, Stower MJ. The role of percutaneous nephrostomy in malignant ureteric obstruction. Ann R Coll Surg Engl, 2005, 87: 21-24.
- Wilde MH, McDonald MV, Brasch J, et al. Long-term urinary catheter users self-care practices and problems. J Clin Nurs, 2013, 22: 356-367.
- Wong LM, Cleeve LK, Milner AD, et al. Malignant ureteral obstruction: Outcomes after intervention. Have things changed? J Urol, 2007, 178: 178-183.
- Zagoria RJ, Dyer RB. Do's and don't's of percutaneous nephrostomy. Acad Radiol, 1999, 6: 370-377.


第三篇


**译　者：**熊国兵，主治医师，泌尿外科，电子科技大学附属医院、四川省人民医院

**审　校：**吴晓明，主任医师、教授，综合科，医科院肿瘤医院

**终　审：**刘　巍，主任医师、教授，姑息治疗中心，北京大学肿瘤医院


(译文如与英文原文有异义，以英文原文为准)

# 第二十五章　咳嗽

**Howard S. Smith**

Department of Anesthesiology, Albany Medical College, Albany, New York 12208, USA

## 前言

在患者寻求医疗护理的诸多症状中，咳嗽是最常见的一种临床表现。虽然咳嗽是机体触发的一种保护机制，但难以控制的慢性咳嗽是最容易导致姑息治疗患者身体衰弱的一种症状。慢性咳嗽严重影响患者的生活质量(French *et al.*，1998；Kuzniar *et al.*，2007)。咳嗽与防护性呼气反射密切相关，但两者之间存在明显的差异，后者会导致最终咳嗽的结果(Widdicombe，2006)。临床医生可根据咳嗽声鉴别咳嗽和其他症状，如清嗓子、打喷嚏；咳嗽常表现为连续发作，称为顿咳。如表现为一系列的咳嗽称为咳嗽发作，在明显的干咳自由期(有时被称为“咳嗽发作”)之前，一些患者出现持续不断的顿咳可能持续很长时间(5~30 min)，在此期间，患者一般无法进食、喝水、集中注意力或进行有效的沟通。咳嗽是一种公认的防御反射机制。通过咳嗽，可以清除咽喉、气管和大支气管的分泌物，如黏液、有毒物质、外来颗粒和病原体。2008年，第一本《咳嗽编论》代表了对咳嗽领域研究和教学努力的成果。此外，2005年首次召开了以咳嗽为主题的年度国际会议。

咳嗽可分为急性自限性咳嗽，最多持续3周(根据定义)，或慢性持续性咳嗽，持续时间通常超过8周。某些类型的咳嗽持续时间介于上述两者之间，被称为亚急性咳嗽。通常，上呼吸道病毒感染可导致急性咳嗽，2/3的患者咳嗽症状可在2周内缓解(Chung and Pavord，2008)；然而，许多患者感染后咳嗽症状可能会持续6~8周。

## 咳嗽的流行病学

众所周知，咳嗽的流行病学尚不明确，尽管其会导致患者虚弱，但多数患者并不会因为咳嗽而寻求医疗护理。对欧洲和美国的多个社区人群，其中包括儿童患者进行的问卷调查发现，咳嗽的患病率为9%~33%(Lundback *et al.*，1991；Cullinan *et al.*，1993；Ludviksdottir *et al.*，1996；Cerveri *et al.*，2003；Carter *et al.*，2006；Ford *et al.*，2006)。但是肺癌患者中咳嗽的发生率明显增加。7项研究超过9 000多例的肺癌患者的报道显示，因患有咳嗽就诊的占24.9%~84%(Hopwood and Stephens，1995；Martins and Pereira，1999；Hernandez *et al.*，2006；Lovgren *et al.*，2008)。

Fujimura对29 085例随机选择的研究对象进行筛选调查，前1 000例咳嗽患者同意参加研究并签署知情同意书，因此对这些患者进行了更为详细的调查(Fujimura，2012)。普通人群中咳嗽的患病率为10.2%。各年龄组，男性和女性的咳嗽患病率之间没有差异。长期或慢性咳嗽(咳嗽持续≥3周)的患病率为35.8%，且咳嗽持续时间随年龄增加而增加。相比男性患者，女性更容易受到咳嗽的困扰。咳嗽引发困扰的主要原因包括“羞于在他人面前咳嗽”(49.0%)和“给他人带来麻烦”(42.8%)。超过60%的研究对象未接受他人照顾，44.0%的研究对象不准备到医疗机构接受治疗(Fujimura，2012)。

2009年5月至2009年10月，Desalu对尼日利亚伊洛林18岁以上的受试者进行了一项横断面研究(Desalu *et al.*，2011)。急性咳嗽的患病率为

3.8%，亚急性1.7%，慢性1.1%。多数急性咳嗽[16例(88.9%)]、亚急性咳嗽[8例(100%)]和慢性咳嗽受试者[3例(60%)]未接受医生治疗(Desalu *et al.*，2011)。

Bende和Millqvist进行了一项横断面、以人口流行病学为基础的研究，旨在确定与上呼吸道感染症状相关的慢性咳嗽的患病率(Bende and Millqvist，2012)。总计纳入1 387例受试者(73%的样本量)。自诉的慢性咳嗽总发病率为6.3%[置信区间(confidence interval，CI)：5.0~7.6]。女性、年龄、身高、体重指数(BMI)和吸烟与咳嗽存在显著相关性。此外，鼻塞、鼻分泌物、打喷嚏、哮喘、气味、冷空气过敏和阿司匹林不耐受与咳嗽存在统计学相关性(统计学意义)，表明慢性咳嗽和上呼吸道症状密切相关(Bende and Millqvist，2012)。

## 咳嗽的病理生理学

咳嗽的反射弧包括：

(Ⅰ)传入通路：位于上呼吸道(肺、耳、咽、上喉部和胃部)和膈膜的心脏和食道分支上纤毛上皮的感觉神经纤维(迷走神经分支)。传入冲动弥散性进入髓质；

(Ⅱ)中央通路(咳嗽中枢)：咳嗽的中央协调区位于上脑干和脑桥；

(Ⅲ)传出通路：咳嗽中枢发出的冲动通过迷走神经、膈和脊髓运动神经到达膈膜、腹壁和肌肉。通过膈和其它脊髓运动神经，后疑核可将冲动传送至吸气和呼气肌，也可通过迷走神经的喉分支进行传送 (Polverino *et al.*，2012)。

咳嗽反射至少包括3大类气道传入神经：

(Ⅰ)快速适应性受体(Rapidly Adapting Receptors，RAR)；

(Ⅱ)慢适应性牵拉受体(Slowly Adapting Stretch Receptors，SARs)；

(Ⅲ)C-纤维。

咳嗽的发病机制可分为三个阶段(McCool，2006)：

(Ⅰ)吸气阶段：吸气可产生有效咳嗽所需的气体量；

(Ⅱ)压缩阶段：咽喉闭合，胸壁、膈膜和腹壁的肌肉收缩(如相对封闭声门进行的有力呼气)，导致胸内压力迅速增加；

(Ⅲ)呼气或排出阶段：声门打开，产生高呼气气流，并发出咳嗽声。气流的快速流动性可迫使黏液脱离气管支气管树，并排出气道。

欧洲呼吸协会(European Respiratory Society，ERS)(Morice *et al.*，2007a)课题组对咳嗽作出了2个定义，而这3个阶段可为其中1个定义提供基础。咳嗽的另一个定义是“一个用力的呼吸动作，通常相对于封闭的声门，且发出特定的声音”。

用力咳嗽时，胸腔内的压力可达到300 mmHg，呼气流速高达每小时800公里(Ford *et al.*，2007)。这些压力和速度产生的有利影响是可将黏液清除，但同样因咳嗽可以出现相关并发症，包括疲劳、咳嗽引发的晕厥、咳嗽引发的气胸/气肿/心包积气(皮下气肿)、失眠、头晕、头痛、肌肉骨骼痛、声音嘶哑、多汗、尿失禁等(Irwin *et al.*，2006)。咳嗽引发的肋骨骨折是慢性咳嗽患者需要承受(疼痛)的另一种潜在的严重并发症。骨折往往涉及多个肋骨，特别是第5至第7肋骨(Polverino *et al.*，2012)。此外，咳嗽还可能导致骨转移性疼痛的恶化，或患者发生髓核突出，急性颈椎、胸椎或腰骶神经根病变症状。

### 气道的迷走神经支配

气道传入神经纤维起源于结神经节和颈神经节，可经由迷走神经传入，而迷走神经末端位于气道上皮内及其下(Grace *et al.*，2012)。刺激物或炎症介质(通常是通过G蛋白偶联受体的激活介导，例如缓激肽B2和前列腺素EP3受体)可刺激气道传入神经，随后打开离子通道(例如TRPA1或TRPV1)。然后，信息沿迷走神经传入位于延髓内的孤束核(NTS)。神经突触和二级神经元可将信息传送至中枢神经系统内的呼吸模式发生器，激活传出运动神经元，并引发咳嗽(Grace *et al.*，2012)。

这表明，前延髓通路对咳嗽的自觉调控非常重要。与疼痛相似，下行抑制通路可调节咳嗽反射(Sessle *et al.*，1981)。

### 瞬时受体电位(transient receptor potential，TRP)通道对咳嗽发生的作用

感觉神经元中发现离子通道TRP超家族的多个成员的表达(Nasra and Belvisi，2009)。最近发现，TRP类的离子通道，TRPA1和TRPV1与咳嗽反射的传入感觉环路有关，可增强疾病的咳嗽敏

第三篇

感性(Lalloo *et al.*, 1995; Groneberg *et al.*, 2004; Andre *et al.*, 2009; Birrell *et al.*, 2009)。建立的临床前模型表明，TRPV1拮抗剂能有效地抑制辣椒素和柠檬酸诱发的豚鼠咳嗽(Lalloo *et al.*, 1995; Trevisani *et al.*, 2004)。TRPA1受体(作为一种炎症介质)，仅在人类和豚鼠中得到验证(Andre *et al.*, 2009; Birrell *et al.*, 2009)，目前尚未开展TRPA1抑制剂有关的临床试验。

Canning和Mori采用微注射实验，精确定位谷氨酸受体拮抗剂的微注射部位，而谷氨酸受体拮抗剂可减轻诱发的麻醉豚鼠气管和喉部咳嗽，但其对基础呼吸速率无影响，对反射影响较小或无影响，这归因于其他传入神经亚型的激活(Canning and Mori, 2010)。而相邻脑干部位的微注射(远端0.5~2 mm)对咳嗽无影响。跨神经节追踪研究和神经双追踪研究证实，孤束核(nTS)两侧存在咳嗽受体的中央端和一级转接神经元，它们位于连合亚核旁，或可能存在于孤束核内侧亚核。这些突触具有咳嗽门控的生理特点(Canning and Mori, 2010)。

## 咳嗽G蛋白耦连$K^+$内整流通道(GIRK)

镇咳剂是一种异质组群，可发挥多种作用。Takahama和他的同事提出，中枢作用镇咳药可通过抑制耦合到5-HT1A受体的GIRK通道发挥作用(Ishibashi *et al.*, 2000; Takahama, 2012)。

## 咳嗽高敏的潜在机制

气道炎症和直接的神经元损伤可以致敏气道黏膜上的咳嗽神经末梢，从而导致兴奋性纤维敏化(Undem *et al.*, 2002)。Javorkova 等(Javorkova *et al.*, 2006)发现，接受肺照射的患者咳嗽反射的敏感性增加，可能源于外围C-纤维的损伤，而外围C-纤维损伤可能会导致咳嗽抑制性纤维缺失而非兴奋纤维的敏化，从而诱发咳嗽。咳嗽反射敏感性增加可能是这些过程的一种表现。

与咳嗽相关的传入途径致敏可分为三大机制，可进一步根据这些机制对咳嗽进行治疗(Young and Smith, 2011)。

(Ⅰ)外周敏化；

(Ⅱ)中枢敏化；

(Ⅲ)抑制受损。

## 作用于外周的镇咳剂

### 白三烯受体拮抗剂

有研究表明，抗炎白三烯受体拮抗剂、孟鲁司特和扎鲁司特可以减少咳嗽变异性哮喘患者咳嗽的发病率。

一项(双盲)交叉研究表明，咳嗽变异性哮喘患者服用扎鲁司特可改善咳嗽症状，同时可降低咳嗽反射敏感性(Dicpinigaitis *et al.*, 2002)。另外，一项开放性研究表明，孟鲁司特可提高咳嗽变异性哮喘患者的咳嗽症状主观评分(Kawai *et al.*, 2008; Young and Smith, 2011)。

利多卡因是一种非选择性的电压门控钠离子通道阻断剂，被广泛用作局部麻醉剂。在英国，雾化吸入利多卡因可用于咳嗽患者的姑息治疗，但在美国未使用。通常局部应用利多卡因可减少纤维支气管镜检查时诱发的咳嗽。

### TRPM8受体激动剂

薄荷醇早已用于咳嗽的治疗(含片和吸入)，随后发现薄荷醇可激活TRPM8，而TRPM8是感觉传入纤维上存在的一种配体门控离子通道，可对大范围的冷刺激进行编码(McKemy, 2005)。目前尚未发现吸入性薄荷醇治疗病理性咳嗽的研究，但与安慰剂相比，薄荷醇可抑制柠檬酸诱发的健康受试者咳嗽(Morice *et al.*, 1994; Young and Smith, 2011)。

### 神经激肽(neurokinin，NK)受体拮抗剂

虽然临床前研究发现NK受体拮抗剂可降低咳嗽反应(Girard *et al.*, 1995; Daoui *et al.*, 1998)，但对改善男性哮喘患者人群的咳嗽症状(NK1拮抗)(Fahy *et al.*, 2005)或健康志愿者的咳嗽反射敏感性未能表现出任何效果(NK3拮抗)(Young and Smith, 2011)。

## 突触前机制：抑制谷氨酸的释放

加巴喷丁和普瑞巴林是抗癫痫药物，他们可结合并抑制突触前α2δ 亚基的电压门控钙通道，从而抑制谷氨酸释放到中枢突触(Taylor, 2009)。

巴氯芬可与突触前GABA B受体结合，该受体是一种G蛋白偶联受体，可激活多种细胞内通路，导致电压门控钙通道的抑制。在动物试验中，巴

氯芬的镇咳效果可通过脑室内注射选择性GABA B拮抗剂进行逆转，这是一种中枢作用机制(Bolser *et al.*，1994)。对2例顽固性咳嗽患者进行的一项安慰剂对照交叉研究表明，巴氯芬可改善咳嗽症状，且降低患者对辣椒素的咳嗽反射敏感性(Dicpinigaitis and Rauf，1998；Young and Smith，2011)。

### 突触后机制：NMDA受体

N-甲基-D-天冬氨酸受体上调对中枢敏化的启动和持续至关重要(Woolf and Thompson，1991)，该受体位于突触后细胞，可通过兴奋性神经递质谷氨酸盐进行活化。右美沙芬是许多非处方咳嗽药的一种成分，为低亲和力的NMDA受体拮抗剂(Dicpinigaitis，2009)。一系列研究表明，右美沙芬可降低成人感冒患者咳嗽的发病率，但效果不甚显著(咳嗽的发病率可降低13%)(Pavesi *et al.*，2001)。一些研究还评估了右美沙芬对慢性咳嗽的治疗作用，但对慢性支气管炎患者进行的一项研究表明，相比安慰剂，60 mg美沙芬可显著降低客观咳嗽的频率(Aylward *et al.*，1984)，但30 mg对客观咳嗽无效(Ruhle *et al.*，1984)。此外，另一种NMDA受体拮抗剂，氯胺酮可抑制芬太尼诱导麻醉时引发的相关性咳嗽(Yeh *et al.*，2007)。

动物模型集中微注射右美沙芬，可抑制咳嗽 (Canning，2009)。然而，右美沙芬还是一种σ-1受体激动剂；该非阿片受体在nTS中高浓度表达(Alonso *et al.*，2000)，并具有镇咳作用(Brown *et al.*，2009；Young and Smith，2011)。

## 可能导致咳嗽的病因

已发表的慢性咳嗽治疗指南(Morice *et al.*，2006；Pratter *et al.*，2006)提出了3种可导致咳嗽的潜在性触发因素：哮喘、胃食管反流病(gastro-esophageal reflux disease，GERD)和鼻后滴漏综合征(post-nasal drip syndrome，PNDS)，需给予系统性治疗；因为这三个因素是导致慢性咳嗽的主要病因。

26例急性发作咳嗽患者中有18例已确定喉感觉神经是慢性咳嗽的病因，这些患者经常发生喉痉挛或进行清嗓子(Lee and Woo，2005)。咳嗽的其他病因可能包括：外耳道刺激、慢性感染(如支气管扩张、结核、艾滋病相关的疾病、囊性纤维化)、支气管内疾病、主动脉瘤和肺栓塞。

包括动静脉畸形和气管后肿物在内的病变可压迫上气道，诱发慢性咳嗽(Park *et al.*，1998；McLaughlin *et al.*，1999)。咳嗽也可能是气管支气管软化的一种症状表现，可导致气道刚性支撑的缺失和吸气崩溃，这些症状也常在具有吸烟史的阻塞性肺部疾病患者中发现(Waldron，1990)。社区研究表明，主动吸烟可将咳嗽和其他呼吸症状的患病率增加2~3倍，被动吸烟可增加13~16倍(Janson *et al.*，2001；Larsson *et al.*，2003)。

浸润性气道壁癌、咽喉回流、慢性支气管炎、嗜酸细胞性支气管炎、感染(例如百日咳)/感染后咳嗽、肉芽肿(如肉样瘤病或肺结核)、外部因素导致的气道压迫、肺间质病、肺炎/吸入性肺炎、肺脓肿)、异物吸入、过敏性鼻炎和充血性心脏衰竭均可能会导致咳嗽的发生 (Margarino *et al.*，1998；Scotti *et al.*，1988)。

大范围调查后，高达25%的咳嗽患者在广泛调查后病因仍不明确(Birring *et al.*，2007)。咳嗽患者常出现睡眠中断，这也是他们寻求治疗的原因。睡眠可抑制咳嗽，但该作用的生物学机制尚不明确。据报道，咳嗽是阻塞性睡眠呼吸暂停综合征的一种临床症状(Birring *et al.*，2007)。健康人群很少在夜间咳嗽；然而，约50%慢性咳嗽患者的睡眠中断是由于咳嗽。夜间咳嗽的发生率远低于白天。另外，夜间致咳嗽刺激接触减少，咳嗽反射的敏感性降低。相比慢波睡眠，在REM睡眠时更易诱导咳嗽(Lee and Birring，2010)。除阻塞性睡眠呼吸暂停外，扁桃体肿大和环境中的真菌也可看作是慢性咳嗽的致病因素(Birrin，2011)。特发性慢性咳嗽患者多数是女性，更年期(前后)容易诱导咳嗽的发生，另外咳嗽在特定器官的自身免疫性疾病，尤其是甲状腺功能减退的发病率较高。支气管肺泡淋巴细胞的存在表明，炎症细胞可从自身免疫性炎症的原发部位导向至肺部。增强的咳嗽反射是大多数慢性咳嗽患者的一个主要特点。一些研究者提出，慢性咳嗽被认为是一种独特的病症，称为咳嗽超敏综合征(CHS)(Birring，2011)，其与止咳刺激物如辣椒素或柠檬酸导致的超敏咳嗽反应相关(Chung，2011)。

## 药物引起的咳嗽

鬃毛类药物可能会诱发令人苦恼的咳嗽，停药后症状缓解。尽管阿片类药物可被用来治疗慢性咳嗽，但某些阿片类药物(例如芬太尼、舒芬太尼、瑞芬太尼)快速静脉注射可能会导致急性咳嗽。采用缓慢注射的方式(Kim *et al.*，2012)或小剂量给予(Gu *et al.*，2012)阿片类药物可降低这一现象。另外，使用喷他佐辛(Ai *et al.*，2010)、可乐定(Horng *et al.*，2007)、咪达唑仑(Agarwal *et al.*，2003)、右旋美托咪(He *et al.*，2012；Sun and Huang，2012)、氯胺酮(Sato *et al.*，1998)、右旋喃(Mukherjee *et al.* 进行预处理，2011)或含有咪达唑仑和右美托咪 的复方药物(Yu *et al.*，2012)可减少阿片类药物引起的咳嗽。

### 血管紧张素转换酶(angiotensin converting enzyme，ACE)抑制剂

血管紧张素转换酶抑制剂可导致大约2%~33%的患者发生夜间干咳(Chung and Pavord，2008)，通常发生于治疗后第一周，但有时发作时间可持续半年，呈低剂量反应关系。此外，尽管大部分患者在4周后缓解，但相当一部分患者会持续到停药3个月后症状才缓解(Dicpinigaitis，2006)。

Wyskida及其同事进行了一项前瞻性观察研究，对10 380例患者给予最多8周的雷米普利治疗，包括3个随访阶段：基线、第一次随访(4~8周后)和第二次随访(停服雷米普利后4~8周，仅用于评价患者的咳嗽症状)(Wyskida *et al.*，2012)。雷米普利相关咳嗽的发生率为7.1%。他们认为，女性、吸烟、慢性阻塞性肺病、哮喘、肺结核既往史可提高雷米普利诱发咳嗽的风险性。此外，治疗过程中诱发咳嗽的时间越迟，药物作为病源体的几率越小，雷米普利停药后咳嗽越不容易消失(Wyskida *et al.*，2012)。

### 血管紧张素2受体(angiotensin 2 receptor，A2R)拮抗剂

如果ACE抑制剂可诱发咳嗽，则通常首选血管紧张素2受体拮抗剂替代治疗，虽然它们也有类似ACE抑制剂的副作用。尽管血管紧张素2受体拮抗剂仍然会诱发咳嗽，但发生率可降低3~4倍，较不常见(Matchar *et al.*，2008；Yusuf *et al.*，2008)。

### β受体阻断剂

给予β受体阻断剂治疗，可诱发气道高反应性或支气管收缩等咳嗽的初期表现症状；也可能会出现伴随的喘鸣和呼吸困难。β受体阻断剂(包括眼药水)可通过支气管β2受体阻断诱发支气管收缩(Medford，2012)。

### 非类固醇类消炎药(non-steroidal anti-inflammatory drugs，NSAIDs)

阿司匹林和非类固醇类消炎药通过产生半胱氨酰白三烯和抑制环氧合酶-1(COX-1)导致5%的哮喘患者发生支气管(痉挛)。服药30 min~3 h内出现面部潮红、鼻和上呼吸道症状的临床表现(Medford *et al.*，2012)。

### 钙离子拮抗剂

钙离子拮抗剂可松弛下食管括约肌压力，并呈剂量依赖的方式影响食管清除率，进而导致反流性咳嗽(除其他症状外)。有报道异搏定和氨氯地平相比地尔硫卓引起更多的反流症状(Hughes *et al.*，2007)。包括硝酸盐在内的其他药物也可以通过降低食道括约肌压力加重反流性咳嗽(Medord，2012)。

据报道，导致咳嗽的其他药物还包括质子泵抑制剂(如奥美拉唑、泮托拉唑)(Howaizi and Delafosse，2003；Reiche *et al.*，2010)和托吡酯(Maggioni *et al.*，2010；Tosun *et al.*，2012)。他汀类药物治疗诱发慢性咳嗽的患者应停服他汀类药物。Psaila和他的同事在文献中描述了两例他汀类药物引发的单纯咳嗽症状的患者在停用他汀类药物后症状完全缓解(Psaila *et al.*，2012)。

## 咳嗽评估

咳嗽视觉模拟评分(VAS)是一个线性量表，可评估患者咳嗽症状的严重程度。临床研究中，咳嗽VAS量表也可用于评估慢性咳嗽，且具有较高的敏感性(Brightling *et al.*，2000；Birring *et al.*，2003；Birring *et al.*，2004)。目前，有3种需自我完成的咳嗽特异性生活质量调查问卷，有助于促进与患者的沟通并了解相关信息(French *et al.*，2002；Birring *et al.*，2003；Baiardini *et al.*，2005)。莱斯特咳嗽调查问卷(Leicester Cough Questionnaire，LCQ)和咳嗽特异性生活质量调查问卷(Cough Specific Quality of Life Questionnaire，CQLQ)经验证具有可重复

性和良好的反应性(Birring *et al.*，2003)。英国开发的莱斯特咳嗽调查问卷(LCQ)简单明了、易于管理，包括19个项目，分为3个方面：物理、心理和社会(采用李克特7分值量表)。LCQ具有临床意义的最小值(minimal important clinical difference，MICD)是1.3(Raj *et al.*，2009)。莱斯特咳嗽调查问卷(LCQ)可以从以下链接进行下载：(http://thorax.bmjjournals.com/cgi/content/full/58/4/339)。CQLQ是在北美开发并进行验证的28项调查问卷(French *et al.*，2002)。该项目可分为6个方面：身体不适、身体严重不适、心理问题、情绪健康、个人安全的担心和功能性能力。

CQLQ包括28个项目，可分为6部分(French *et al.*，2002)。对一部分获得成功治疗后治疗反应显现的咳嗽患者(Birring *et al.*，2003)，咳嗽频率可通过基于声音的咳嗽显示器(咳嗽计数)进行评估，发现LCQ得分与咳嗽视觉模拟评分相关(Birring *et al.*，2006；Pavord and Chung，2008)。

Lee和他的同事进行了一项研究，以确定短时间记录是否可准确反映24 h的咳嗽频率，并研究其相关性(Lee *et al.*，2012)。临床试验中发现4 h咳嗽频率能反映治疗后咳嗽严重程度的改善情况。4 h咳嗽频率与24 h咳嗽频率的记录高度相关，并且与慢性咳嗽主观干预措施具有相关性(Lee *et al.*，2012)。

一项Cochrane系统评价，2010年发表的《癌症性咳嗽的干预治疗》(Molassiotis *et al.*，2010a)和《肺癌咳嗽临床(治疗技术)指南》(Molassiotis *et al.*，2010b)，以及Wee和他的团队进行的一项回顾性分析(Wee *et al.*，2012)(2年后发表)表明，由于患者人群异质性和在一定程度上缺乏有效的咳嗽评估工具，肺癌患者进行镇咳治疗的基础证据极少(Harle *et al.*，2012)。

## 咳嗽缓解

咳嗽的缓解取决于疑似的病理生理机制/病因学，而这些机制在很大程度上可导致特定患者的咳嗽。针对主要途径/过程调整适合的治疗方案，可促进特定患者咳嗽症状的改善。

如果疑似PNDS(后鼻道分泌物滴漏综合征)诱发的咳嗽，可进行抗组胺药/减充血剂联合治疗。如果怀疑患者患有PNDS且最终发展为慢性鼻窦炎，除抗组胺药/减充血剂治疗外还需进行抗生素治疗。对PNDS治疗进行充分试验后，不完全性咳嗽治疗不会打折扣(足够疗程的PNDS治疗后咳嗽不能完全缓解不应该不受到重视)，因为慢性咳嗽往往是由多种因素同时导致的结果(Irwin *et al.*，1998；Irwin and Madison，2000)，相反，添加另外一种经验性治疗可能对部分患者有效(Peck and Mintz，2006)。

Macedo和他的同事研究了鼻后滴剂或“鼻黏膜卡它性炎”导致的慢性咳嗽患者给予特定的局部鼻窦炎治疗对咳嗽的影响(Macedo *et al.*，2009)。在一项开放性研究中，他们分别给予氟替卡松滴鼻剂(400 mcg，每天1次)、异丙托溴铵(42 mcg，每天3次)、氮卓斯汀鼻腔喷雾(140 mcg，每天2次)共28 d，然后对它们进行重新评估。21例患者中18例完成了这项研究。所有患者主诉喉咙中存在黏液。治疗后中位咳嗽评分得到改善($P<0.05$)，但对辣椒素敏感性咳嗽或问卷调查有鼻腔黏膜炎得分的患者没有显著变化。上述针对鼻窦炎及伴随PND综合征和慢性咳嗽的治疗可改善咳嗽症状(Macedo *et al.*，2009)。

一些哮喘患者可能有支气管扩张反应、皮质类固醇耐药性咳嗽，但该治疗模式的反应未有明确记录。嗜酸细胞性支气管炎的临床表现是一种特征性不同于哮喘或支气管高反应性症状的难治性咳嗽。试验结果表明，嗜酸性气管炎的存在情况下，可致痰中嗜酸性粒细胞计数增加(Carney *et al.*，1997。Brightling and Pavord，2000；Brightling *et al.*，2000)或呼出气一氧化氮浓度升高(Chatkin *et al.*，1999)均与皮质类固醇的成功治疗相关。他们有助于区分嗜酸性气道疾病导致的咳嗽和非嗜酸性咳嗽。在这些试验中没有被注意到，推荐指南中建议的30 mg/d口服强的松的治疗应该严格控制在2周内(Pavord and Chung，2008)。

据报道，噻托溴铵可抑制急性病毒性上呼吸道感染患者对辣椒素的咳嗽反射敏感性(Dicpinigaitis *et al.*，2008)。虽然噻托溴铵诱发的支气管扩张可以减少咳嗽的发生，但作者认为噻托溴铵可以通过其他机制，例如通过调节过多黏液分泌抑制咳嗽受体的敏感性发挥镇咳作用。

Takemura等前瞻性观察了23例无吸烟史的有咳嗽变异性哮喘的患者仅抗炎治疗后(cough variant asthma，CVA)每日服用孟鲁司特(10 mg)共4周的效果(Takemura *et al.*，2012)。孟鲁司特可显著降低咳嗽VAS($P$=0.0008)、痰嗜酸性粒细胞计数($P$=0.013)和咳嗽敏感性(C2：$P$=0.007；C5：$P$=0.039)，而肺功能、气道反应性及痰介质水平保持不变。多因素分析发现，孟鲁司特可发挥更好疗效的唯一因素是患者较年轻($P$=0.032)。他们还认为，孟鲁司特对CVA的镇咳疗效可以归因于嗜酸性炎症症状的改善，而不是它的支气管扩张属性(Takemura *et al.*，2012)。

对6个小样本随机对照试验进行的一项荟萃分析表明，质子泵抑制剂治疗对有慢性咳嗽的成人患者咳嗽的严重程度影响较小(Chang *et al.*，2006)，对咳嗽时酸反射的重要性提出了质疑。相比反流物酸度，潜在的反射和咳嗽之间的关系更多的是依赖于反流物的量，通过抑制胃食管括约肌功能减少反流量的治疗策略可能更有效。哮喘患者GERD的高发病率以及在这些患者中反流治疗结果无效的矛盾之处表明，GERD可能造成伤害和/或通过其他机制促进咳嗽，如胃蛋白酶原、胃蛋白酶、胆汁盐或回流物质的其他组分而非酸促进咳嗽(Saber and Ghanei，2012)。巴氯芬可用于治疗对PPIs不敏感的GERD相关性咳嗽。

## 咳嗽缓解的非药物方法

ACE抑制剂治疗和暴露于香烟烟雾是最重要的潜在性因素，可加剧咳嗽症状(Pavord and Chung，2008)。消除这些因素或相关的其他因素(例如环境刺激物)通常会显著缓解咳嗽症状。ACE抑制剂停药后，咳嗽症状持续，存在另外一种病因诱发咳嗽的可能性很大，如哮喘，其病因与使用ACE抑制剂有关(Lunde *et al.*，1994)。

Vertigan和他的同事(Vertigan *et al.*，2006)进行的一项随机安慰剂对照试验表明，言语治疗可改善慢性咳嗽。在对门诊理疗患者进行的一项非对照研究中也发现了类似的疗效(Carney *et al.*，1997)。

对冲动咳嗽(urge to cough，UTC)幅度的感知似乎受运动肢体和胸部肌肉信号或感觉和/或高级神经(皮层)机制的影响。结果表明，可通过调整由运动引起的或自愿过度通气施加于烟雾诱发咳嗽的感觉认知成分发挥抑制作用(可能通过咳嗽反射脱敏)(Lavorini *et al.*，2010)。生物反馈和认知应对有助于儿童习惯性咳嗽的治疗(Labbé，2006)。

## 缓解咳嗽的药物方法

2006年ACCP循证临床实践指南的研究结果表明，对于短期缓解咳嗽，抑制剂治疗是最有效的。但只有相对较少的镇咳药物有效(Bolser，2006)。

Smith和他的同事进行了一项Cochrane评价，评估口服非处方(OTC)咳嗽制剂对儿童和成人急性咳嗽的治疗效果。该研究纳入26项(成人18项，儿童8项)临床试验共4 037例患者(3 421名成人和616名儿童)(Smith *et al.*，2012)。他们认为，没有充分的证据支持或反对非处方(over the counter，OTC)药物对急性咳嗽的治疗效果(Smith *et al.*，2012)。急性咳嗽自我保健治疗的效果需要更高质量的证据来确定(Smith *et al.*，2012)。

Oduwole等对2岁以上的急性咳嗽患儿给予蜂蜜治疗进行Cochrane评价(Oduwole *et al.*，2012)。他们纳入了两项偏倚较大的随机对照试验，共265名儿童，采用7分值Likert量表比较蜂蜜与右美沙芬，苯海拉明和无治疗对咳嗽症状的缓解效果。他们认为，就咳嗽的症状缓解效果而言，蜂蜜优于“不治疗”和苯海拉明，但比右美沙芬的疗效差。无有效的证据支持或反对蜂蜜治疗咳嗽(Oduwole *et al.*，2012)。

Cohen和他的同事进行了一项双盲、随机、安慰剂对照试验，相比安慰剂(silan date提取物)，研究夜间单剂量服用3种蜜蜂产品(桉树蜂蜜、柑橘蜂蜜、唇形科蜂蜜)对上呼吸道感染(upper respiratory tract infections，URIs)患儿夜间咳嗽和失眠的疗效(Cohen *et al.*，2012)。家长认为，相比silan data提取物，蜂蜜产品可明显缓解上呼吸道感染患儿的夜间咳嗽和睡眠困难。蜂蜜可能是治疗上呼吸道感染患儿夜间咳嗽和睡眠困难的一种优选治疗方式(Cohen *et al.*，2012)。

Paul等进行了一项随机安慰剂对照双盲试验，分别给予URIs患儿蜂蜜或右美沙芬治疗或不采取治疗(Paul *et al.*，2007)。与不采取治疗措施相比，蜂蜜可明显降低上呼吸道感染患儿夜间咳嗽的发病率。右美沙芬并未发现具有特别显著的疗效(Paul *et al.*，2007)。

## 阿片类药物

阿片类药物一直以来被建议用来镇咳(Chung，2005；Chung，2003)。然而，很少有试验数据支持这一建议。虽然小的、单臂研究显示可待因治疗慢性支气管炎具有一定疗效(Sevelius and Colmore，1966；Sevelius *et al.*，1971；Aylward *et al.*，1984)，但最近的试验表明，其治疗效果与安慰剂治疗无差异(Smith *et al.*，2006)。尚未见对阿片类药物治疗顽固性慢性咳嗽进行大样本多中心设计的研究报道。

可待因可能是最常用的阿片类镇咳剂。与其他阿片类药物相比，它主要作用于脑干的咳嗽神经网络，而且还可能抑制咳嗽受体的外围活化。最近的一项随机双盲试验采用经过验证的动态咳嗽监测器客观测量咳嗽的发病率，但试验不能证明可待因对COPD相关咳嗽的疗效优于安慰剂(Smith *et al.*，2006)。一项关于健康受试者对柠檬酸的咳嗽反射敏感性研究表明，吗啡的止咳作用优于可待因，但副作用明显增加，如镇静作用(Fuller *et al.*，1988)。

在赫尔咳嗽诊所接受治疗的患者纳入一项随机双盲安慰剂对照研究，接受4周的硫酸吗啡缓释剂和相应期限匹配的安慰剂治疗。核心研究的一项开放标签允许将剂量增加至10 mg，每天两次。根据莱斯特咳嗽问卷、每天症状记录以及柠檬酸咳嗽激发试验对咳嗽进行评估(Morice *et al.*，2007b)。27例患者完成核心研究。在莱斯特咳嗽问卷评分相比基线水平，显著提高3.2个百分点($P<0.01$)。硫酸吗啡缓释片治疗患者每日咳嗽评分快速、显著下降近40%($P<0.01$)。采用柠檬酸咳嗽激发试验对咳嗽反射进行客观测试，发现无任何显著改变。18例患者继续进行扩展研究。其中三分之二的患者选择将吗啡剂量增加至10 mg，每日两次。3个月结束后，5 mg和10 mg组对咳嗽的改善作用相似(Morice *et al.*，2007b)。Morice等认为，每天2次5~10 mg硫酸吗啡缓释片对顽固性慢性咳嗽具有明显的镇咳作用(Morice *et al.*，2007b)。

吗啡和海洛因已被限制用于恶性疾病中严重的令人苦恼的咳嗽，而这种咳嗽通常伴随着疼痛和精神沮丧。以上证据表明，吗啡的缓释制剂可有效地治疗令人苦恼的，不明病因的咳嗽(Morice *et al.*，2007b)。

## α-2 B 配体 A

Ryan和他的同事进行了一项随机、双盲、安慰剂对照试验，研究加巴喷丁对难治性慢性咳嗽的治疗效果。无呼吸系统疾病或感染的成年顽固性慢性咳嗽患者(病程>8周)随机接受加巴喷丁(最大耐受剂量为每日1 800 mg)或安慰剂治疗10周。主要终点是从基线到治疗8周时咳嗽特异性生活质量的变化(LCQ评分)，并进行意向分析治疗(Ryan *et al.*，2012)。

随机分配62例患者接受加巴喷丁(32例)或安慰剂($n$=30)治疗，研究终点前共有10例患者退出。相比安慰剂，加巴喷丁可显著改善咳嗽特异性患者的生活质量(治疗期间LCQ评分的组间差异为1.80；CI：0.56~3.04，$P$=0.004；需治疗患者的LCQ评分为3.58)。不良反应的发生见于10例(31%)加巴喷丁治疗患者(最常见的不良反应为恶心和疲劳)和3例(10%)安慰剂治疗患者(Ryan *et al.*，2012)。加巴喷丁用于治疗难治性慢性咳嗽有效且耐受性良好。这些阳性结果表明，中枢反射敏化是难治性慢性咳嗽的相关机制(Ryan *et al.*，2012)。

## GABA B 受体激动剂

GABA B受体激动剂治疗可降低动物和GERD患者暂时性食管下端括约肌松弛的发病率(transient lower esophageal sphincter relaxations，TLESR；发生回流的主要病因)，因而可降低GERD。此外GABA B受体激动剂亦被发现对患者和动物有不依赖于TLESR(治疗短暂性下食管括约肌松弛作用以外)的镇咳作用，这表明lesogaberan有望用于治疗慢性咳嗽(Canning *et al.*，2012)。

Lesogaberan可抑制柠檬酸诱发豚鼠咳嗽，并呈剂量依赖性(Canning *et al.*，2012)。GABA B受体激动剂巴氯芬和3-氨基丙基磷酸(3-aminopropylphosphinic acid，3-APPiA)治疗咳嗽有类似的治疗效果。巴氯芬具有明显的镇静和呼吸抑制作用。但是，lesogaberan和3-APPiA(均由GABA转运体进行集中灭活，因此基本属于外周抑制剂)无镇静作用，且不会改变患者的呼吸率(Canning *et al.*，2012)。

除了用于疼痛、膀胱过度活动症、打嗝、破伤风/痉挛和头痛治疗外((Müller *et al.*，1986；Meythaler *et al.*，2001；Enna and McCarson，2006；Miyazato *et al.*，2008)GABA B受体激动剂还被认为对呼吸道高反应性、GERD和咳嗽的治疗有效(Dicpinigaitis *et al.*，2000；Lidmus *et al.*，2000；Lehmann，2009；Boeckxstaens *et al.*，2010)。Xu等的研究表明，巴氯芬可成功治疗胃食管反流诱导的难治性慢性咳嗽，而质子泵抑制剂疗法无疗效(Xu *et al.*，2012)。

## 其他镇咳剂

许多药物可能具有潜在的镇咳作用，但尚未就该方面进行精心设计的大样本试验研究或根本未进行较好的研究。然而，可以想象的是，对于那些传统镇咳药物难以治疗的某些患者，以下这些药物或许可用于实验性治疗。

右美沙芬对上呼吸道感染相关的咳嗽具有一定的疗效，但对咳嗽发生率的影响较小，尚不能确定其临床相关性(Pavesi *et al.*，2001；Grattan *et al.*，1995)。

在对病毒感染后的咳嗽患者进行的一项随机、非盲法研究中，发现低剂量阿米替林治疗咳嗽的主观评价和生活质量评分优于可待因/愈创甘油醚(Jeyakumar *et al.*，2006)。对特发性慢性咳嗽患者进行的一项前瞻性队列研究，发现阿米替林对症状的改善可持续3周以上，但治疗并没有与安慰剂组比较(Bastian *et al.*，2006；Young and Smith，2011)。

有帕罗西汀治疗咳嗽的个案报道/系列病例报道(Hamel *et al.*，2000；Zylicz and Krajnik，2004)。这种潜在的疗效可能源于帕罗西汀对5-HT1A受体的作用。

利多卡因气雾剂(Howard *et al.*，1977)或喷雾剂(Chong *et al.*，2005)可治疗慢性咳嗽，但尚未发现这种方法治疗咳嗽有效性和安全性的证据。Lim和他的同事对在2002~2007年接受处方药利多卡因雾化吸入治疗和护理指导的成人慢性咳嗽患者进行了一项回顾性研究(Lim *et al.*，2012)。165例符合条件的患者中，对99例(60%)进行了邮寄调查或电话随访。回访者的平均年龄为62岁(年龄范围为29~87岁)，77例患者(79%)为女性，80例患者(82%)为白种人。利多卡因雾化吸入治疗前，咳嗽持续时间的中位数为5年。给予利多卡因雾化治疗的患者(93%的调查响应人群)中，43%的患者发生不良事件，但无一起事件被认为是严重的，且没有事件要求紧急随访、住院治疗或因吸入性肺炎行抗生素治疗。理论上，肝功能正常患者每天两次或三次长期予雾化不会造成利多卡因在血清中聚集，因为利多卡因的血清半衰期约为90 min。最常见的副作用是令人不愉快的味道和咽喉、口腔刺激，这些结果与对儿童和成人哮喘患者进行雾化利多卡因长期治疗(12个月)的临床研究结果相一致。即使每日总剂量范围从160~640 mg，这些研究亦没有报道有显著的药物不良反应(Hunt *et al.*，1996；Decco *et al.*，1999)。咳嗽严重程度评分的平均值(SD)治疗前为8.4(1.6)，治疗后为5.9(3.4)($P<0.001$)。这些患者中咳嗽症状明显改善的占(49%)，80%的症状改善发生在治疗的前2周(Lim *et al.*，2012)。

## 未来可能的镇咳剂

未来可能的镇咳剂包括：外周μ阿片受体激动剂(Choudry *et al.*，1991)、外周δ阿片受体激动剂(Kotzer *et al.*，2000)、L型瞬时受体-1电位拮抗剂(Lalloo *et al.*，1995；Trevisani *et al.*，2004)、缓激肽B2受体拮抗剂(Featherstone *et al.*，1996；Fox *et al.*，1996)、速激肽受体拮抗剂(Fahy *et al.*，1995；Girard *et al.*，1995；Hay *et al.*，2002)、大麻素CB 2激动剂(Patel *et al.*，2003)和电压门控的$K^+$(Kv)通道开放的大型导电钙活化(calcium activated，CA)通道(例如NS-1619)(Fox *et al.*，1997)或ATP敏感性钾(KATP)通道(例如吡那地尔)(Mortia and Kamei，2000)。

## 总结

顽固性慢性咳嗽是最容易导致姑息治疗患者衰弱的一种病症。可能导致慢性咳嗽的因素很多。临床医生越是能够确定个体患者主要的“咳嗽促发因素”，越是有机会根据个体患者的病理生理学进行靶向治疗。目前治疗策略是有效缓解咳嗽，就许多患者而言似乎并不能令人满意，未来治疗策略前景光明，疗效值得期待。

## 致谢

声明：作者声称无任何利益冲突。

## 参考文献


- Agarwal A, Azim A, Ambesh S, et al. Salbutamol, beclomethasone or sodium chromoglycate suppress coughing induced by iv fentanyl. Can J Anaesth, 2003, 50: 297-300.
- Ai Q, Hu Y, Wang Y, et al. Pentazocine pretreatment suppresses fentanyl-induced cough. Pharmacol Rep, 2010, 62:


第三篇

747-50.

- Alonso G, Phan V, Guillemain I, et al. Immunocytochemical localization of the sigma(1) receptor in the adult rat central nervous system. Neuroscience, 2000, 97: 155-170.
- Andre E, Gatti R, Trevisani M, et al. Transient receptor potential ankyrin receptor 1 is a novel target for pro-tussive agents. Br J Pharmacol, 2009, 158: 1621-1628.
- Aylward M, Maddock J, Davies DE, et al. Dextromethorphan and codeine: comparison of plasma kinetics and antitussive effects. Eur J Respir Dis, 1984, 65: 283-291.
- Baiardini I, Braido F, Fassio O, et al. A new tool to assess and monitor the burden of chronic cough on quality of life: Chronic Cough Impact Questionnaire. Allergy, 2005, 60: 482-488.
- Bastian RW, Vaidya AM, Delsupehe KG. Sensory neuropathic cough: a common and treatable cause of chronic cough. Otolaryngol Head Neck Surg, 2006, 135: 17-21.
- Bende M, Millqvist E. Prevalence of chronic cough in relation to upper and lower airway symptoms; the Skövde population-based study. Front Physiol, 2012, 3: 251.
- Birrell MA, Belvisi MG, Grace MS, et al. TRPA1 agonists evoke coughing in guinea pig and human volunteers. Am J Respir Crit Care Med, 2009, 180: 1042-1047.
- Birring SS. New concepts in the management of chronic cough. Pulm Pharmacol Ther, 2011, 24: 334-338.
- Birring SS, Prudon B, Carr AJ, et al. Development of a symptom specific health status measure for patients with chronic cough: Leicester Cough Questionnaire (LCQ). Thorax, 2003, 58: 339-343.
- Birring SS, Passant C, Patel RB, et al. Chronic tonsillar enlargement and cough: preliminary evidence of a novel and treatable cause of chronic cough. Eur Respir J, 2004, 23: 199-201.
- Birring SS, Matos S, Patel RB, et al. Cough frequency, cough sensitivity and health status in patients with chronic cough. Respir Med, 2006, 100: 1105-1109.
- Birring SS, Ing AJ, Chan K, et al. Obstructive sleep apnoea: a cause of chronic cough. Cough, 2007, 3: 7.
- Boeckxstaens GE, Rydholm H, Lei A, et al. Effect of lesogaberan, a novel GABA-receptor agonist, on transient lower esophageal sphincter relaxations in male subjects. Aliment Pharmacol Ther, 2010, 31: 1208-1217.
- Bolser DC. Cough suppressant and pharmacologic protussive therapy: ACCP evidence-based clinical practice guidelines. Chest, 2006, 129: 238S-249S.
- Bolser DC, DeGennaro FC, O'Reilly S, et al. Peripheral and central sites of action of GABA-B agonists to inhibit the cough reflex in the cat and guinea pig. Br J Pharmacol, 1994, 113: 1344-1348.
- Brightling CE, Pavord ID. Eosinophilic bronchitis: an important cause of prolonged cough. Ann Med, 2000, 32: 446-451.
- Brightling CE, Ward R, Wardlaw AJ, et al. Airway inflammation, airway responsiveness and cough before and after inhaled budesonide in patients with eosinophilic bronchitis. Eur Respir J, 2000, 15: 682-686.
- Brown C, Fezoui M, Selig WM, et al. Antitussive activity of sigma-1 receptor agonists in the guinea-pig. Br J Pharmacol, 2004, 141: 233-240.
- Canning BJ. Central regulation of the cough reflex: therapeutic implications. Pulm Pharmacol Ther, 2009, 22: 75-81.
- Canning BJ, Mori N. An essential component to brainstem cough gating identified in anesthetized guinea pigs. FASEB J, 2010, 24: 3916-3926.
- Canning BJ, Mori N, Lehmann A. Antitussive effects of the peripherally restricted GABAB receptor agonist lesogaberan in guinea pigs: Comparison to baclofen and other GABAB receptor-selective agonists. Cough, 2012, 8: 7.
- Carney IK, Gibson PG, Murree-Allen K, et al. A systematic evaluation of mechanisms in chronic cough. Am J Respir Crit Care Med, 1997, 156: 211-216.
- Carter ER, Debley JS, Redding GR. Chronic productive cough in school children: prevalence and associations with asthma and environmental tobacco smoke exposure. Cough, 2006, 2: 11.
- Cerveri I, Accordini S, Corsico A, et al. Chronic cough and phlegm in young adults. Eur Respir J, 2003, 22: 413-417.
- Chang AB, Lasserson TJ, Kiljander TO, et al. Systematic review and meta-analysis of randomised controlled trials of gastro-oesophageal reflux interventions for chronic cough associated with gastro-oesophageal reflux. BMJ, 2006, 332: 11-17.
- Chatkin JM, Ansarin K, Silkoff PE, et al. Exhaled nitric oxide as a noninvasive assessment of chronic cough. Am J Respir Crit Care Med, 1999, 159: 1810-1813.
- Chong CF, Chen CC, Ma HP, et al. Comparison of lidocaine and bronchodilator inhalation treatments for cough suppression in patients with chronic obstructive pulmonary disease. Emerg Med J, 2005, 22: 429-432.
- Choudry NB, Gray SJ, Posner J, et al. The effect of 443C81, a mu opioid receptor agonist, on the response to inhaled capsaicin in healthy volunteers. Br J Clin Pharmacol, 1991, 32: 633-636.
- Chung KF. Current and future prospects for drugs to suppress

cough. IDrugs, 2003, 6: 781-786.

- Chung KF. Drugs to suppress cough. Expert Opin Investig Drugs, 2005, 14: 19-27.
- Chung KF. Chronic 'cough hypersensitivity syndrome': a more precise label for chronic cough. Pulm Pharmacol Ther, 2011, 24: 267-271.
- Chung KF, Pavord ID. Prevalence, pathogenesis, and causes of chronic cough. Lancet, 2008, 371: 1364-1374.
- Cohen HA, Rozen J, Kristal H, et al. Effect of honey on nocturnal cough and sleep quality: a double-blind, randomized, placebo-controlled study. Pediatrics, 2012, 130: 465-471.
- Cullinan P. Aetiological factors in persistent sputum production: a case-control study. J Epidemiol Community Health, 1993, 47: 27-31.
- Daoui S, Cognon C, Naline E, et al. Involvement of tachykinin NK3 receptors in citric acid-induced cough and bronchial responses in guinea pigs. Am J Respir Crit Care Med, 1998, 158: 42-48.
- Decco ML, Neeno TA, Hunt LW, et al. Nebulized lidocaine in the treatment of severe asthma in children: a pilot study. Ann Allergy Asthma Immunol, 1999, 82: 29-32.
- Desalu OO, Salami AK, Fawibe AE. Prevalence of cough among adults in an urban community in Nigeria. West Afr J Med, 2011, 30: 337-341.
- Dicpinigaitis PV. Angiotensin-converting enzyme inhibitor-induced cough: ACCP evidence-based clinical practice guidelines. Chest, 2006, 129: 169S-173S.
- Dicpinigaitis PV. Currently available antitussives. Pulm Pharmacol Ther, 2009, 22: 148-151.
- Dicpinigaitis PV, Rauf K. Treatment of chronic, refractory cough with baclofen. Respiration, 1998, 65: 86-88.
- Dicpinigaitis PV, Grimm DR, Lesser M. Baclofen-induced cough suppression in cervical spinal cord injury. Arch Phys Med Rehabil, 2000, 81: 921-923.
- Dicpinigaitis PV, Dobkin JB, Reichel J. Antitussive effect of the leukotriene receptor antagonist zafirlukast in subjects with cough-variant asthma. J Asthma, 2002, 39: 291-297.
- Dicpinigaitis PV, Spinner L, Santhyadka G, et al. Effect of tiotropium on cough reflex sensitivity in acute viral cough. Lung, 2008, 186: 369-374.
- Enna SJ, McCarson KE. The role of GABA in the mediation and perception of pain. Adv Pharmacol, 2006, 54: 1-27.
- Fahy JV, Wong HH, Geppetti P, et al. Effect of an NK1 receptor antagonist (CP-99,994) on hypertonic saline-induced bronchoconstriction and cough in male asthmatic subjects. Am J Respir Crit Care Med, 1995, 152: 879-884.
- Featherstone RL, Parry JE, Evans DM, et al. Mechanism of irritant-induced cough: studies with a kinin antagonist and a kallikrein inhibitor. Lung, 1996, 174: 269-275.
- Ford AC, Forman D, Moayyedi P, et al. Cough in the community: a cross sectional survey and the relationship to gastrointestinal symptoms. Thorax, 2006, 61: 975-979.
- Ford PA, Barnes PJ, Usmani OS. Chronic cough and Holmes-Adie syndrome. Lancet, 2007, 369: 342.
- Fox AJ, Lalloo UG, Belvisi MG, et al. Bradykinin-evoked sensitization of airway sensory nerves: a mechanism for ACE-inhibitor cough. Nat Med, 1996, 2: 814-817.
- Fox AJ, Barnes PJ, Venkatesan P, et al. Activation of large conductance potassium channels inhibits the afferent and efferent function of airway sensory nerves in the guinea pig. J Clin Invest, 1997, 99: 513-519.
- French CL, Irwin RS, Curley FJ, et al. Impact of chronic cough on quality of life. Arch Intern Med, 1998, 158: 1657-1661.
- French CT, Irwin RS, Fletcher KE, et al. Evaluation of a cough-specific quality-of-life questionnaire. Chest, 2002, 121: 1123-1131.
- Fujimura M. Frequency of persistent cough and trends in seeking medical care and treatment-results of an internet survey. Allergol Int, 2012, 61: 573-581.
- Fuller RW, Karlsson JA, Choudry NB, et al. Effect of inhaled and systemic opiates on responses to inhaled capsaicin in humans. J Appl Physiol, 1988, 65: 1125-1130.
- Girard V, Naline E, Vilain P, et al. Effect of the two tachykinin antagonists, SR 48968 and SR 140333, on cough induced by citric acid in the unanaesthetized guinea pig. Eur Respir J, 1995, 8: 1110-1114.
- Grace MS, Dubuis E, Birrell MA, et al. TRP channel antagonists as potential antitussives. Lung, 2012, 190: 11-15.
- Grattan TJ, Marshall AE, Higgins KS, et al. The effect of inhaled and oral dextromethorphan on citric acid induced cough in main. Br J Clin Pharmacol, 1995, 39: 261-263.
- Groneberg D, Niimi A, Dinh Q, et al. Increased expression of Transient Receptor Potential Vanilloid-1 in airway nerves of chronic cough. Am J Respir Crit Care Med, 2004, 170: 1276-1280.
- Gu C, Zhou M, Wu H, et al. Effects of different priming doses of fentanyl on fentanyl-induced cough: a double-blind, randomized, controlled study. Pharmacol Rep, 2012, 64: 321-325.
- Harle AS, Blackhall FH, Smith JA, et al. Understanding cough and its management in lung cancer. Curr Opin Support Palliat


第三篇

Care, 2012, 6: 153-162.

- Hay DW, Giardina GA, Griswold DE, et al. Nonpeptide tachykinin receptor antagonists. III. SB 235375, a low central nervous system-penetrant, potent and selective neurokinin-3 receptor antagonist, inhibits citric acid-induced cough and airways hyper-reactivity in guinea pigs. J Pharmacol Exp Ther, 2002, 300: 314-323.
- He L, Xu JM, Dai RP. Dexmedetomidine reduces the incidence of fentanyl-induced cough: a double-blind, randomized, and placebo-controlled study. Ups J Med Sci, 2012, 117: 18-21.
- Hernandez IS, Alonso JL, Sanchez CA. Epidemiology of lung cancer in Spain and forecast for the future. Arch Bronconeumol, 2006, 42: 594-599.
- Hopwood P, Stephens RJ. Symptoms at presentation for treatment in patients with lung cancer: implications for the evaluation of palliative treatment. The Medical Research Council (MRC) Lung Cancer Working Party. Br J Cancer, 1995, 71: 633-636.
- Horng HC, Wong CS, Hsiao KN, et al. Pre-medication with intravenous clonidine suppresses fentanyl-induced cough. Acta Anaesthesiol Scand, 2007, 51: 862-865.
- Howaizi M, Delafosse C. Omeprazole-induced intractable cough. Ann Pharmacother, 2003, 37: 1607-1609.
- Howard P, Cayton RM, Brennan SR, et al. Lignocaine aerosol and persistent cough. Br J Dis Chest, 1977, 71: 19-24.
- Hughes J, Lockhart J, Joyce A. Do calcium antagonists contribute to gastrooesophageal reflux disease and concomitant noncardiac chest pain? Br J Clin Pharmacol, 2007, 64: 83-89.
- Hunt LW, Swedlund HA, Gleich GJ. Effect of nebulized lidocaine on severe glucocorticoid-dependent asthma. Mayo Clin Proc, 1996, 71: 361-368.
- Ishibashi H, Kuwano K, Takahama K. Inhibition of the 5-HT1A receptor-mediated inwardly rectifying K+ current by dextromethorphan in rat dorsal raphe neurons. Neuropharmacology, 2000, 39: 2302-2308.
- Irwin R, Madison J. The diagnosis and treatment of cough. N Engl J Med, 2000, 343: 1715-1721.
- Irwin R, Boulet L, Cloutier M, et al. Managing cough as a defense mechanism and as a symptom. A consensus panel report of the American College of Chest Physicians. Chest, 1998, 114: 133S-181S.
- Irwin RS, Glomb WB, Chang AB. Habit cough, tic cough, and psychogenic cough in adult and pediatric populations: ACCP evidence-based clinical practice guidelines. Chest, 2006, 129: 174S-179S.
- Janson C, Chinn S, Jarvis D, et al. European Community Respiratory Health Survey. Effect of passive smoking on respiratory symptoms, bronchial responsiveness, lung function, and total serum IgE in the European Community Respiratory Health Survey: a cross-sectional study. Lancet, 2001, 358: 2103-2109.
- Javorkova N, Hajtmanova E, Kostkova L, et al. Changes of cough reflex sensitivity induced by cancer radiotherapy of chest and neck regions. J Physiol Pharmacol, 2006, 57: 157-163.
- Jeyakumar A, Brickman TM, Haben M. Effectiveness of amitriptyline versus cough suppressants in the treatment of chronic cough resulting from postviral vagal neuropathy. Laryngoscope, 2006, 116: 2108-2112.
- Kawai S, Baba K, Matsubara A, et al. The efficacy of montelukast and airway mast cell profiles in patients with cough variant asthma. J Asthma, 2008, 45: 243-250.
- Kim JY, Chae YJ, Kim JS, et al. A target-controlled infusion regimen for reducing remifentanil-induced coughs. Korean J Anesthesiol, 2012, 63: 30-35.
- Kotzer CJ, Hay DW, Dondio G, et al. The antitussive activity of delta-opioid receptor stimulation in guinea pigs. J Pharmacol Exp Ther, 2000, 292: 803-809.
- Kuzniar TJ, Morgenthaler TI, Afessa B, et al. Chronic cough from the patient's perspective. Mayo Clin Proc, 2007, 82: 56-60.
- Labbé EE. Biofeedback and cognitive coping in the treatment of pediatric habit cough. Appl Psychophysiol Biofeedback, 2006, 31: 167-172.
- Lalloo U, Fox A, Belvisi MG, et al. Capsazepine inhibits cough induced by capsaicin and citric acid but not by hypertonic saline in guinea pigs. J Appl Physiol, 1995, 79: 1082-1087.
- Larsson ML, Loit HM, Meren M, et al. Passive smoking and respiratory symptoms in the FinEsS Study. Eur Respir J, 2003, 21: 672-676.
- Lavorini F, Fontana GA, Chellini E, et al. Desensitization of the cough reflex by exercise and voluntary isocapnic hyperpnea. J Appl Physiol, 2010, 108: 1061-1068.
- Lee B, Woo P. Chronic cough as a sign of laryngeal sensory neuropathy: diagnosis and treatment. Ann Otol Rhinol Laryngol, 2005, 114: 253-257.
- Lee KK, Birring SS. Cough and sleep. Lung, 2010, 188: S91-S94.
- Lee KK, Savani A, Matos S, et al. 4-hour cough frequency monitoring in chronic cough. Chest, 2012, 142: 1237-1243.
- Lehmann A. GABAB receptors as drug targets to treat gastroesophageal reflux disease. Pharmacol Ther, 2009, 122:


第三篇

239-245.

- Lim KG, Rank MA, Hahn P, et al. ng-Term Safety of Nebulized Lidocaine for Adults with Difficult-to-Control Chronic Cough: A Case Series. Chest, 2013, 143: 1060-1065.
- Lovgren M, Levealahti H, Tishelman C, et al. Time spans from first symptom to treatment in patients with lung cancer---the influence of symptoms and demographic characteristics. Acta Oncol, 2008, 47: 397-405.
- Ludviksdottir D, Bjornsson E, Janson C, et al. Habitual coughing and its associations with asthma, anxiety, and gastroesophageal reflux. Chest, 1996, 109: 1262-1268.
- Lundbäck B, Nyström L, Rosenhall L, et al. Obstructive lung disease in northern Sweden: respiratory symptoms assessed in a postal survey. Eur Respir J, 1991, 4: 257-266.
- Lunde H, Hedner T, Samuelsson O, et al. Dyspnoea, asthma, and bronchospasm in relation to treatment with angiotensin converting enzyme inhibitors. BMJ, 1994, 308: 18-21.
- Macedo P, Saleh H, Torrego A, et al. Postnasal drip and chronic cough: An open interventional study. Respir Med, 2009, 103: 1700-1705.
- Maggioni F, Mampreso E, Mainardi F, et al. Topiramate-induced intractable cough during migraine prophylaxis. Headache, 2010, 50: 301-304.
- Margarino G, Scala M, Nocentini L. Cloperastine in the treatment of persistent chronic cough. A controlled clinical study. JAMA, 1998, 10: 3-7.
- Martins SJ, Pereira JR. Clinical factors and prognosis in nonsmall cell lung cancer. Am J Clin Oncol, 1999, 22: 453-457.
- Matchar DB, McCrory DC, Orlando LA, et al. Systematic review: comparative effectiveness of angiotensin-converting enzyme inhibitors and angiotensin II receptor blockers for treating essential hypertension. Ann Intern Med, 2008, 148: 16-29.
- McKemy DD. How cold is it? TRPM8 and TRPA1 in the molecular logic of cold sensation. Mol Pain, 2005, 1: 16.
- McLaughlin RB Jr, Wetmore RF, Tavill MA, et al. Vascular anomalies causing symptomatic tracheobronchial compression. Laryngoscope, 1999, 109: 312-319.
- McCool FD. Global physiology and pathophysiology of cough: ACCP evidence-based clinical practice guidelines. Chest, 2006, 129: 48S-53S.
- Medford AR. A 54 year-old man with a chronic cough--Chronic cough: don't forget drug-induced causes. Prim Care Respir J, 2012, 21: 347-348.
- Meythaler JM, Guin-Renfroe S, Brunner RC, et al. Intrathecal baclofen for spastic hypertonia from stroke. Stroke, 2001, 32: 2099-2109.
- Miyazato M, Sasatomi K, Hiragata S, et al. GABA receptor activation in the lumbosacral spinal cord decreases detrusor overactivity in spinal cord injured rats. J Urol, 2008, 179: 1178-1183.
- Molassiotis A, Bailey C, Caress A, et al. Interventions for cough in cancer. Cochrane Database Syst Rev, 2010a: CD007881.
- Molassiotis A, Smith JA, Bennett MI, et al. Clinical expert guidelines for the management of cough in lung cancer: report of a UK task group on cough. Cough, 2010b, 6: 9.
- Morice AH, Marshall AE, Higgins KS, et al. Effect of inhaled menthol on citric acid induced cough in normal subjects. Thorax, 1994, 49: 1024-1026.
- Morice AH, McGarvey L, Pavord I. Recommendations for the management of cough in adults. Thorax, 2006, 61: i1-i24.
- Morice AH, Fontana GA, Belvisi MG, et al. European Respiratory Society (ERS). ERS guidelines on the assessment of cough. Eur Respir J, 2007a, 29: 1256-1276.
- Morice AH, Menon MS, Mulrennan SA, et al. Opiate therapy in chronic cough. Am J Respir Crit Care Med, 2007b, 175: 312-315.
- Morita K, Kamei J. Involvement of ATP-sensitive K(+) channels in the anti-tussive effect of moguisteine. Eur J Pharmacol, 2000, 395: 161-164.
- Müller H, Börner U, Zierski J, et al. Intrathecal baclofen in tetanus. Lancet, 1986, 1: 317-318.
- Mukherjee A, Kundu AK, Ghosh S, et al. Pre-emptive oral dexmethorphan reduces fentanyl-induced cough as well as immediate postoperative adrenocortico-tropic hormone and growth hormone level. J Anaesthesiol Clin Pharmacol, 2011, 27: 489-494.
- Nasra J, Belvisi MG. Modulation of sensory nerve function and the cough reflex: understanding disease pathogenesis. Pharmacol Ther, 2009, 124: 354-375.
- Oduwole O, Meremikwu MM, Oyo-Ita A, et al. Honey for acute cough in children. Cochrane Database Syst Rev, 2012, 3: CD007094.
- Park SW, Lee YM, Jang AS, et al. Development of chronic airway obstruction in patients with eosinophilic bronchitis: a prospective follow-up study. Chest, 2004, 125: 1998-2004.
- Patel HJ, Birrell MA, Crispino N, et al. Inhibition of guinea-pig and human sensory nerve activity and the cough reflex in guinea-pigs by cannabinoid (CB2) receptor activation. Br J Pharmacol, 2003, 140: 261-268.

- Paul IM, Beiler J, McMonagle A, et al. Effect of honey, dextromethorphan, and no treatment on nocturnal cough and sleep quality for coughing children and their parents. Arch Pediatr Adolesc Med, 2007, 161: 1140-1146.
- Pavesi L, Subburaj S, Porter-Shaw K. Application and validation of a computerized cough acquisition system for objective monitoring of acute cough: a meta-analysis. Chest, 2001, 120: 1121-1128.
- Pavord ID, Chung KF. Management of chronic cough. Lancet, 2008, 371: 1375-1384.
- Peck C, Mintz ML. Chronic Chough. In: Mintz ML. eds. Current Clinical Practice: Disorders of the Respiratory Tract: Common Challenges in Primary Care. Totwa, NY: Human Press, 2006: 173-188.
- Polverino M, Polverino F, Fasolino M, et al. Anatomy and neuro-pathophysiology of the cough reflex arc. Multidiscip Respir Med, 2012, 7: 5.
- Pratter MR, Brightling CE, Boulet LP, et al. An empiric integrative approach to the management of cough: ACCP evidence-based clinical practice guidelines. Chest, 2006, 129: 222S-231S.
- Psaila M, Fsadni P, Montefort S. Chronic cough as a complication of treatment with statins: a case report. Ther Adv Respir Dis, 2012, 6: 243-246.
- Raj AA, Pavord ID, Birring SS. Clinical cough IV: what is the minimal important difference for the Leicester Cough Questionnaire? Handb Exp Pharmacol, 2009, (187): 311-320.
- Reiche I, Tröger U, Martens-Lobenhoffer J, et al. Omeprazole-induced cough in a patient with gastroesophageal reflux disease. Eur J Gastroenterol Hepatol, 2010, 22: 880-882.
- Ruhle KH, Criscuolo D, Dieterich HA, et al. Objective evaluation of dextromethorphan and glaucine as antitussive agents. Br J Clin Pharmacol, 1984, 17: 521-524.
- Ryan NM, Birring SS, Gibson PG. Gabapentin for refractory chronic cough: a randomised, double-blind, placebo-controlled trial. Lancet, 2012, 380: 1583-1589.
- Saber H, Ghanei M. Extra-esophageal manifestations of gastroesophageal reflux disease: controversies between epidemiology and clicnic. Open Respir Med J, 2012, 6: 121-126.
- Sato T, Hirota K, Matsuki A, et al. The role of the N-methyl-D-aspartic acid receptor in the relaxant effect of ketamine on tracheal smooth muscle. Anesth Analg, 1998, 87: 1383-1388.
- Scotti L, Borzani M. Cloperastine fendizoate in the treatment of coughproducing diseases in pediatrics. Minerva Pediatr, 1988, 40: 283-286.
- Sessle BJ, Ball GJ, Lucier GE. Suppressive influences from periaqueductal gray and nucleus raphemagnus on respiration and related reflex activities and on solitary tract neurons, and effect of naloxone. Brain Res, 1981, 216: 145-161.
- Sevelius H, Colmore JP. Objective assessment of antitussive agents in patients with chronic cough. J New Drugs, 1966, 6: 216-223.
- Sevelius H, McCoy JF, Colmore JP. Dose response to codeine in patients with chronic cough. Clin Pharmacol Ther, 1971, 12: 449-455.
- Smith J, Owen E, Earis J, et al. Effect of codeine on objective measurement of cough in chronic obstructive pulmonary disease. J Allergy Clin Immunol, 2006, 117: 831-835.
- Smith SM, Schroeder K, Fahey T. Over-the-counter (OTC) medications for acute cough in children and adults in ambulatory settings. Cochrane Database Syst Rev, 2012, 8: CD001831.
- Sun S, Huang SQ. Effects of pretreatment with a small dose of dexmedetomidine on sufentanil-induced cough during anesthetic induction. J Anesth, 2013, 27: 25-28.
- Takahama K. Multiple Pharmacological Actions of Centrally Acting Antitussives - Do They Target G Protein-Coupled Inwardly Rectifying K(+) (GIRK) Channels? J Pharmacol Sci, 2012, 120: 146-151.
- Takemura M, Niimi A, Matsumoto H, et al. Clinical, physiological and anti-inflammatory effect of montelukast in patients with cough variant asthma. Respiration, 2012, 83: 308-315.
- Taylor CP. Mechanisms of analgesia by gabapentin and pregabalin— calcium channel alpha2-delta (Cavalpha2- delta) ligands. Pain, 2009, 142: 13-16.
- Tosun E, Topaloğlu O, Akkalyoncu B. As a rare cause of drug-induced cough: topiramate. Acta Neurol Belg, 2012, 112: 217-220.
- Trevisani M, Milan A, Gatti R, et al. Antitussive activity of iodo-resiniferatoxin in guinea pigs. Thorax, 2004, 59: 769-772.
- Undem BJ, Carr MJ, Kollarik M. Physiology and plasticity of putative cough fibres in the Guinea pig. Pulm Pharmacol Ther, 2002, 15: 193-198.
- Vertigan AE, Theodoros DG, Gibson PG, et al. Efficacy of speech pathology management for chronic cough: a randomised placebo controlled trial of treatment efficacy. Thorax, 2006, 61: 1065-1069.
- Waldron D, Coffey J, Murphy S, et al. Retrotracheal goiter: a diagnostic and therapeutic problem. Ann Thorac Surg, 1990, 50: 133-135.

- Wee B, Browning J, Adams A, et al. Management of chronic cough in patients receiving palliative care: review of evidence and recommendations by a task group of the Association for Palliative Medicine of Great Britain and Ireland. Palliat Med, 2012, 26: 780-787.
- Widdicombe J, Fontana G. Cough: what' s in a name? Eur Respir J, 2006, 28: 10-15.
- Woolf CJ, Thompson SW. The induction and maintenance of central sensitization is dependent on N-methyl-D-aspartic acid receptor activation; implications for the treatment of post-injury pain hypersensitivity states. Pain, 1991, 44: 293-299.
- Wyskida K, Jura-Szołtys E, Smertka M, et al. Factors that favor the occurrence of cough in patients treated with ramipril--a pharmacoepidemiological study. Med Sci Monit, 2012, 18: PI21-PI28.
- Xu X, Chen Q, Liang S, et al. Successful resolution of refractory chronic cough induced by gastroesophageal reflux with treatment of baclofen. Cough, 2012, 8: 8.
- Yeh CC, Wu CT, Huh BK, et al. Premedication with intravenous low-dose ketamine suppresses fentanyl-induced cough. J Clin Anesth, 2007, 19: 53-56.
- Young EC, Smith JA. Pharmacologic therapy for cough. Curr Opin Pharmacol, 2011, 11: 224-230.
- Yu J, Lu Y, Dong C, et al. Premedication with intravenous dexmedetomidine-midazolam suppresses fentanyl-induced cough. Ir J Med Sci, 2012, 181: 517-520.
- Yusuf S, Teo KK, Pogue J. for the ONTARGET investigators et al. Telmisartan, ramipril, or both in patients at high risk for vascular events. N Engl J Med, 2008, 358: 1547-1559.
- Zylicz Z, Krajnik M. What has dry cough in common with pruritus? Treatment of dry cough with paroxetine. J Pain Symptom Manage, 2004; 27: 180-184.



**译　者：**史晓舜，住院医师，胸外科，广州医科大学附属肿瘤医院

**审　校：**王晓红，主任医师、教授，肿瘤内科，内蒙古包头市肿瘤医院

**终　审：**刘　巍，主任医师、教授，姑息治疗中心，北京大学肿瘤医院

(译文如与英文原文有异义，以英文原文为准)

# 第二十六章　谵妄

**Eric Prommer, Sara E. Wordingham**

Division of Hematology/Oncology, Mayo Clinic College of Medicine, Mayo Clinic Hospital, Phoenix, AZ 85054, USA

*Correspondence to:* Eric Prommer, MD, Director of Palliative Care, Assistant Professor. Division of Hematology/Oncology, Mayo Clinic College of Medicine, Mayo Clinic Hospital, Mayo Clinic Specialty Building, 5777 E. Mayo Blvd., Room SpC 209, Phoenix, AZ 85054, USA. Email: prommer.eric@mayo.edu; Sara E. Wordingham, MD, Senior Associate Consultant Palliative Medicine, Instructor of Medicine. Division of Hematology/Oncology, Mayo Clinic College of Medicine, Mayo Clinic Hospital, Mayo Clinic Specialty Building, Room SpC 219, Phoenix AZ 85054, USA. Email: wordingham.sara@mayo.edu.

## 简介

谵妄是晚期疾病患者的一种常见综合征，其特点为注意力不集中及急性的认知功能障碍。谵妄可能表现为迟滞、亢进或混合型，临床表现各异，可能表现为躲避、不交流、明显的精神症状或极度活跃(Lawlor and Bruera，2002)。谵妄的主要特征包括急性发作和波动的临床过程，这有助于与抑郁症和老年痴呆症相区分(Fong *et al.*，2009)。

谵妄是晚期疾病患者预后不良的征兆，有谵妄的晚期癌症患者生存中位数较无谵妄的晚期癌症患者短(21 *vs.* 39 d)(Caraceni *et al.*，2000)。谵妄也预示着危重患者预后不良，尤其是那些需要机械辅助通气的患者(Fong *et al.*，2009)。

运用谵妄的评价工具可降低谵妄的漏诊率(Pae *et al.*，2008)。谵妄的治疗可以通过药物及非药物。提倡积极的预防措施，但目前尚未证实是否有用。约50%的谵妄通常是可逆的(Lawlor *et al.*，2000)。本章的目的是对谵妄的流行病学、病理生理学和治疗进行回顾。

## 流行病学

社区医疗环境中谵妄的发生率为1%~2%，综合医院患者谵妄的发生率为14%~24%(Fong *et al.*，2009)。住院患者谵妄的发生率为56%，但在术后、重症、危重前期或姑息护理中可能更高(Fong *et al.*，2009)。>65岁的老年患者更容易发生谵妄，术后老年患者谵妄的发生频率为15%~53%(Inouye，2006)，其中入住到重症监护病房的老年患者中更高(Pisani *et al.*，2003)。晚期癌症住院患者的谵妄发生率为28%~48%，并且几乎所有患者在死亡前几个小时或几天均有谵妄发生(Coyle *et al.*，1990)。

## 病因学

有几个因素及急性诱因可能会导致谵妄(表1-表2)(Burns *et al.*，2004)。在老年患者中，痴呆是谵妄的一个重要危险因素，谵妄和痴呆往往相互关联，当患者两者都有时可能会降低脑血流量及减慢新陈代谢(Van Gool *et al.*，2010)。中枢神经系统受累是癌症患者发生谵妄的高风险因素(Caraceni and Simonetti，2009)。全身器官的损伤可能是引起谵妄的另一潜在因素(Fong *et al.*，2009)。

## 病理生理学

谵妄的病理生理学比较复杂，目前尚不完全明确。药物的毒性、炎症以及急性的压力可能通过扰乱神经传递从而导致谵妄。谵妄患者可能存在胆碱能物质不足(Hshieh *et al.*，2008)，住院患者使用抗胆碱能药物后通常引起谵妄(Han *et al.*，

**表1　瞻望状态的诱因**

| 兴奋 |
|---|
| 忧郁 |
| 脑血管意外 |
| 脱水 |
| 髋骨折 |
| 酗酒 |
| 活动少 |
| 改编自(Fong *et al.*，2009)。 |

**表2　瞻妄的急性诱因**

| 类罂粟碱药物 |
|---|
| 感染 |
| 缺氧 |
| 代谢异常 |
| 脓毒症 |
| 疼痛 |
| 手术 |
| 身体制动 |
| 繁杂的医院程序 |
| 入住重症监护病房 |
| 使用导尿管 |
| 贫血 |
| 体外循环 |
| 改编自(Fong *et al.*，2009)。 |

2001)。其他神经递质与谵妄的发生也有关系，包括高浓度的多巴胺以及多巴胺系统及胆碱能系统间的失衡(Trzepacz，2000)。药物治疗多巴胺系统及胆碱能系统失衡的帕金森患者后可能引起谵妄，而多巴胺拮抗剂例如氟哌啶醇在治疗谵妄方面非常有用(Young *et al.*，1997)。

炎症细胞因子的产生可能是引起谵妄的重要原因(Rudolph *et al.*，2008；MacLullich *et al.*，2008)。外周细胞因子分泌可能作用于中枢神经细胞如小神经胶质细胞，并导致大脑中的炎症反应(Dilger and Johnson，2008)。炎性细胞因子可能影响乙酰胆碱、多巴胺、去甲肾上腺素和5-羟色胺合成或释放，而这些物质可能会改变神经元的功能(Dunn *et al.*，1999)以及直接损伤神经系统(Jonker *et al.*，1982)。谵妄患者的细胞因子水平升高(de Rooij *et al.*，2007)。此外，与老年痴呆症有关的慢性神经退行性变化的轻度炎症反应可导致谵妄的发生。

与情绪压力有关的高皮质醇水平可能会导致谵妄的发生及其持续存在(Trzepacz and Van der Mast，2002)。类固醇可损害认知功能以及偶尔导致精神病的发生。此外，在术后谵妄的患者中已经发现皮质醇水平升高(Kudoh *et al.*，2005)。另外，在一些谵妄患者中地塞米松抑制试验结果显示异常(Robertsson *et al.*，2001)。

代谢异常及脑部缺血可导致谵妄。低氧血症、低血糖以及代谢紊乱可直接导致神经元损伤；这可能导致神经元能量缺乏，影响神经递质的产生，影响通过神经网的神经冲动的传导，而这些传导对注意力及认知功能来说非常重要，故而影响了注意力及认知功能(Trzepacz and Van der Mast，2002)。

## 临床特征

谵妄通常发病迅速并有个波动的过程，常常在晚上更严重。有些损害可能非常微小，以至于常常误诊。可有意识障碍以及思维混乱，患者可能容易思想不集中并且难以集中，可存在判断、抽象思维、记忆方面的损害，睡眠觉醒周期异常及颠倒，言语方面也可受到影响。

谵妄的三种亚型包括亢进、迟滞以及混合型，取决于精神运动的活跃程度及觉醒水平(Trzepacz and Van der Mast，2002)。烦躁不安的患者可能会不断大喊，在床上乱动，试图下床，拔除静脉置管等。患者还会不停地重复所说的话。在迟滞或亢进的谵妄患者中常常有幻觉产生(Centeno *et al.*，2004)。约50%临终患者在生命的最后几个星期都会有幻觉的经历(Centeno *et al.*，2004)。虽然亢进型谵妄较常见，但大多数患者为迟滞型及混合性(Stagno *et al.*，2004)。迟滞型谵妄可能因为患者比较安静、躲避和较少交流而难以鉴别，然而在这些患者中，进一步的观察可发现其注意力及思维混乱。

体格检查可发现谵妄的易患因素，如感染、神经功能缺损、尿潴留以及便秘。根据护理目标，进一步的评价可包括血液学及影像学检查。评价的程度可根据疾病的严重程度及患者或监护人的意愿而定。

阿片类药物，苯二氮卓类和其他精神药物可能对谵妄的发生起到促进作用。当给无阿片类药物使用史的患者使用阿片类药物或使用的剂量迅速增加，可能会导致谵妄。在一项研究对象为连续入住重症监护室的216例患者的前瞻性研究中，不管剂量多少，芬太尼和吗啡都与谵妄的发生高度相关(Dubois *et al.*，2001)。阿片类药物诱发的谵妄表现为肌阵挛或痛觉过敏。引起谵妄且具有较强抗胆碱能性质药物包括：抗胆碱能类、苯二氮卓类、类固醇类、非甾体类抗炎药类、一些抗生素(喹诺酮类、头孢菌素)、抗震颤麻痹类药物以及一些癌症化疗药物。

老年患者可能因疼痛控制不佳而发生谵妄(Morrison *et al.*，2003)。在一项包含113名国内居民护理情况的研究中，与认知功能损害低的患者相比，认知功能障碍较高患者使用的止痛药较少(Closs *et al.*，2004)。

谵妄的鉴别诊断中酒精戒断症状非常重要。感染所致的谵妄包括：尿路感染、吸入性肺炎、细菌性肺炎以及褥疮感染等；代谢所致的谵妄包括：低钠血症、高钙血症、肝功能不全以及肾功能衰竭等。此外，癌症患者的谵妄可能是由中枢神经系统和脑膜受累引起的。

意识模糊评估法(Confusion Assessment Method，CAM)是通过运算法则来鉴别及诊断谵妄的有用工具(Inouye *et al.*，1990)。CAM评估谵妄的特点，如急性发作或波动的临床症状、注意力分散、思维混乱以及意识改变(Inouye *et al.*，1990)。CAM方法具有高敏感性、特异性，CAM对于受评者具有高敏感性、高特异性、评价者间可信度高等特点(Inouye *et al.*，1990)。然而从业人员的培训对CAM方法的成功应用很重要。护士应用CAM方法可能无法识别出每一位谵妄患者，尤其当患者为迟滞型谵妄、有视力障碍、老年(≥80岁)以及患者患有痴呆时(Inouye *et al.*，2001)。其他的工具可对谵妄的严重程度进行量化，例如10项记忆谵妄评定量表(Breitbart *et al.*，1997)以及谵妄评分量表98修订版(Delirium Rating Scale-Revised-98，DRS-R98)(Meagher *et al.*，2008)。

## 预防措施

### 非药物疗法

非药物及药物预防措施可减少谵妄的发生。医院老人生活计划(Hospital Elder Life Program，HELP)是一种非药物策略，它通过谵妄预防策略来全面改进医院护理质量(Inouye *et al.*，2006)。这个计划的重点是保持对环境的适应、满足基本需要如营养、水分以及睡眠；在患者身体状况有一定局限性的条件下鼓励适当活动，评估感觉障碍，为感觉障碍提供视觉和听觉适应。在一项对照试验中，HELP与降低谵妄发生频率有相关性(HELP组，9.9%；普通护理组，15.0%；匹配率为0.60；95%置信区间为0.39~0.92)，HELP干预降低了住院老年患者谵妄发生的次数、降低了谵妄的发作强度以及发作时间(Inouye *et al.*，1999)。

其他非药物手段如使用多因素干预和教育策略干预卫生保健人员(Inouye *et al.*，1999)。体育活动的改进在谵妄的非药物治疗方法中非常重要。在一项老年患者的对照试验中，急性住院治疗后实施家庭康复疗法的患者发生谵妄的风险较低，且较住院治疗的患者有较高的满意度(Caplan *et al.*，2006)。

在晚期癌症患者中，支持策略例如温和的水化疗法是预防谵妄的有效措施。加拿大安宁缓和医疗病房通过采用有力的水化策略降低了谵妄的发生率(Bruera *et al.*，1995)。一项随机、双盲对照试验(Bruera *et al.*，2005)通过评价静脉水化疗法(1 000 *vs.* 100 mL/d)对镇静、疲劳、幻觉和肌阵挛等症状的作用，研究结果显示，83%接受1 000 mL/d水化疗法的患者的肌阵挛和镇静情况有所改善，大多数患者同时接受阿片类药物治疗，水化可能得益于促进阿片类药物的代谢。这项研究也显示了明为的安慰剂效应，59%的患者接受了安慰剂后不到36 h症状改善。

### 药物预防

相关研究评估了谵妄的预防性药物治疗疗效。研究报道氟哌啶醇可能降低术后患者谵妄的发生率(Kaneko *et al.*，1999)，但在一项更大型研究中，此作用未被肯定(Kalisvaart *et al.*，2005)。一项随机对照临床研究评估了胆碱酯酶抑制剂预防谵妄的作用，但并未显示术后谵妄的预防作用。但这些研究有一定的局限性，因为是小样本量及非强有力的统计因素(Liptzin *et al.*，2005)。已经有相关病例报告及开放性研究提示抗胆碱能药物的预防作用(Noyan *et al.*，2003；Slatkin *et al.*，2001)，但在明确的建议提出之前有必要进行其他的随机对照研究(Bourne *et al.*，2008)。最小化使用阿片类药物或苯二氮卓类如替代性药物加巴喷丁(Leung *et al.*，2006)或右旋美托咪啶亦有相关性研究(Levanen and Makela，1995)。

### 支持与环境措施

非药物的支持治疗在预防谵妄方面可能有用(Inouye *et al.*，2003)。从谵妄中恢复的患者讲述了几项可能增加谵妄控制感的措施，其中包括清晰的沟通、重新定位、一个可以看到的时钟以及家庭成员的陪伴(Schofield，1997)。另外几项可能帮助患者调整的措施包括一个安静及随时的单护病房、舒适的环境温度、充足的光线以及一个可提供患者所在地及日期的清晰可见的标识。也可通过降低外界噪声、员工、器械及来访者等环境刺激因素来减少谵妄的发生。

当患者佩戴有眼镜、助听器及假牙时，既简单又清晰的沟通内容，会使沟通有所改善，如此将有助于用重复的语言提醒患者时间、地点、识别关键的人物包括治疗团队成员以及亲属。家庭成员将患者熟悉的物品带入病房可能会有助于改善患者定位。这也可能有助于患者参与自我照顾及提高医疗措施的耐受性。物理治疗如在房间内及走廊里步行可能对患者有所帮助。卧床的患者可在床上进行运动训练及方位改变训练。尽管在姑息治疗人群中相关研究有限，但这些措施很可能对患者有益。

### 家庭支持

谵妄的出现对患者及家庭来说都会引起明显的痛苦(Morita *et al.*，2004)。家庭成员可能视谵妄为苦难和痛苦的标志(Del Fabbro *et al.*，2006)。在谵妄恢复后，大约53.5%患者讲述妄想是痛苦最重要的因素，而且迟滞型谵妄与亢进型谵妄一样痛苦(Spiller and Keen，2006)。家庭成员通过获得医护人员对谵妄的解释来得到支持，包括疾病在进展中谵妄发生的频率、潜在的诱因以及好转的可能性等。

## 药物治疗

### 抗精神病药物

抗精神病药物是治疗谵妄的首选药物，它们对治疗迟滞型或亢进型谵妄均有效(Breitbart *et al.*，1996)。尽管缺乏不同药物间对比的研究，氟哌啶醇被认为是治疗谵妄最好的药物，因为其最小的活性代谢产物以及抗胆碱能作用，可产生轻微的镇静作用以及对血压轻微的影响，且有多种给药途径(Prommer，2012)。在谵妄患者中静脉注射氟哌啶醇较其他给药途径可产生较少的椎体外系反应。总静脉用量<2 mg/d不易引起QT间期延长(Prommer，2012)。

推荐以下几种剂量策略。一些专家主张根据症状积极治疗，如有烦乱及妄想的谵妄患者予以氟哌啶醇0.5~1 mg口服、静脉注射、肌肉注射或皮下注射均可，并根据临床反应每小时进行评估管理(Breitbart and Strout，2000)。一些指南推荐根据谵妄的严重程度及对初始剂量的反应进行给药(Hogan *et al.*，2006)。这些指南建议给予轻-中度谵妄患者最低剂量为0.5 mg口服，2~3次/d，根据临床反应调整剂量。但是，这些建议均无相关临床试验评估。

其他一些建议提出重症谵妄可静脉注射氟哌啶醇并根据年龄制定初始剂量，这些建议提出年轻的谵妄患者初始剂量1~2 mg，年龄≥60岁患者予以0.25~0.5 mg。在1~2 h后根据需要可重复使用直到患者的烦躁程度下降(Lipowski，1987)。在一项研究中，检验氟哌啶醇积极调整剂量给药法治疗肿瘤相关性谵妄，给药方案(30 min间歇)包括设定的给药剂量(初始：0.5 mg肌肉或静脉注射或者0.75 mg口服共3剂，随后剂量为：1 mg肌肉或静脉注射或1.5 mg口服共3剂；然后2 mg肌肉或静脉注射或3 mg口服共3剂；随后5 mg肌肉或静脉注射共3剂)(Akechi *et al.*，1996)。根据这种给药方案，患者需要平均6 mg/d的剂量(5~11 mg/d)来控制谵妄发作，许多患者在第一天仅需要<5 mg的剂量即可控制烦躁等症状。氟哌啶醇的后续剂量是基于前一天的总剂量，这种积极调整剂量的治疗方案可能对谵妄的治疗非常有效。一些原因可能影响治疗谵妄的氟哌啶醇剂量，健康护理等困境也可能增加了给药剂量(Hui *et al.*，2010)。

### 非典型抗精神病药物

非典型抗精神病药物如利培酮和奥氮平也被用于治疗谵妄，并有相关研究对其评估(Passik and Cooper，1999)。这些药物的优势包括较少的锥体

第三篇

外系不良反应，因为其降低了与多巴胺D2受体的相互作用以及较少的药物相互作用。此类非典型抗精神病药物的劣势在于费用太高以及有限的给药途径(多数为口服)。非典型抗精神病药物为5-羟色胺(5-HT2A)拮抗剂。利培酮可能会提高精神错乱患者的认知(Mittal *et al.*，2004)。在一项双盲试验中，利培酮和氟哌啶醇在副反应及记忆谵妄评定量表得分没有差异(Han and Kim，2004)。

奥氮平和氟哌啶醇同样有效(Skrobik *et al.*，2004)。在重症监护病房中患有谵妄的患者，肠内予以奥氮平和氟哌啶醇治疗谵妄时，效果等同，但较氟哌啶醇相比奥氮平的锥体外系不良反应更少(Skrobik *et al.*，2004)。奥氮平也是治疗肿瘤相关性谵妄的有效替代药物 (Breitbart *et al.*，2002)。奥氮平在治疗肿瘤谵妄患者时效果不佳的危险因素包括：>70岁的老年患者、既往有痴呆、已有中枢神经系统转移、组织缺氧、迟滞型谵妄以及严重的谵妄(记忆谵妄评定量表得分≥23)。奥氮平可以通过皮下给药(Elsayem *et al.*，2010)。

阿立哌唑是一种非典型抗精神病药物，可激动部分多巴胺D2受体(Alao and Moskowirz，2006)。在一项治疗谵妄的公开试验研究中显示阿立哌唑有效(Boettger *et al.*，2011)。



### 苯二氮卓类

苯二氮卓类是最早治疗戒酒相关性谵妄的药物(Del Fabbro *et al.*，2006)。但是，苯二氮卓类药物也可引起思维混乱(Hall and Zisook，2012)。住院患者患有谵妄及获得性免疫缺陷综合征时，劳拉西泮无效，并且可能增加认知功能障碍(Breitbart *et al.*，1996)。

### 其他药物

精神兴奋剂药物如利他灵可能对治疗迟滞型谵妄有效。在迟滞型谵妄患者中，利他灵可能增加简易智能状态测验评分和精神活动(Gagnon *et al.*，2005)。

## 总结

谵妄是一种晚期疾病及引起家庭主要痛苦的重要临床症状。非药物和药物治疗的方法在预防及治疗谵妄方面均非常重要。

## 致谢

声明：作者声称无任何利益冲突。

## 参考文献


- Akechi T, Uchitomi Y, Okamura H, et al. Usage of haloperidol for delirium in cancer patients. Support Care Cancer, 1996, 4: 390-392.
- Alao AO, Moskowitz L. Aripiprazole and delirium. Ann Clin Psychiatry, 2006, 18: 267-269.
- Boettger S, Friedlander M, Breitbart W, et al. Aripiprazole and haloperidol in the treatment of delirium. Aust N Z J Psychiatry, 2011, 45: 477-482.
- Bourne RS, Tahir TA, Borthwick M, et al. Drug treatment of delirium: past, present and future. J Psychosom Res, 2008, 65: 273-282.
- Breitbart W, Strout D. Delirium in the terminally ill. Clin Geriatr Med, 2000, 16: 357-372.
- Breitbart W, Marotta R, Platt MM, et al. A double-blind trial of haloperidol, chlorpromazine, and lorazepam in the treatment of delirium in hospitalized AIDS patients. Am J Psychiatry, 1996, 153: 231-237.
- Breitbart W, Rosenfeld B, Roth A, et al. The memorial delirium assessment scale. J Pain and Symptom Manage, 1997, 13: 128-137.
- Breitbart W, Tremblay A, Gibson C. An open trial of olanzapine for the treatment of delirium in hospitalized cancer patients. Psychosomatics, 2002, 43: 175-182.
- Bruera E, Franco JJ, Maltoni M, et al. Changing pattern of agitated impaired mental status in patients with advanced cancer: association with cognitive monitoring, hydration, and opioid rotation. J Pain Symptom Manage, 1995, 10: 287-291.
- Bruera E, Sala R, Rico MA, et al. Effects of parenteral hydration in terminally ill cancer patients: a preliminary study. J Clin Oncol, 2005, 23: 2366-2371.
- Burns A, Gallagley A, Byrne J. Delirium. J Neurol Neurosurg Psychiatry, 2004, 75: 362-367.
- Caplan GA, Coconis J, Board N, et al. Does home treatment affect delirium? A randomised controlled trial of rehabilitation of elderly and care at home or usual treatment (The REACH-

OUT trial). Age Ageing, 2006, 35: 53-60.

- Caraceni A, Simonetti F. Palliating delirium in patients with cancer. Lancet Oncol, 2009, 10: 164-172.
- Caraceni A, Nanni O, Maltoni M, et al. Impact of delirium on the short term prognosis of advanced cancer patients. Italian Multicenter Study Group on Palliative Care. Cancer, 2000, 89: 1145-1149.
- Centeno C, Sanz A, Bruera E. Delirium in advanced cancer patients. Palliat Med, 2004, 18: 184-194.
- Closs SJ, Barr B, Briggs M. Cognitive status and analgesic provision in nursing home residents. Br J Gen Pract, 2004, 54: 919-921.
- Coyle N, Adelhardt J, Foley KM, et al. Character of terminal illness in the advanced cancer patient: pain and other symptoms during the last four weeks of life. J Pain and Symptom Manage, 1990, 5: 83-93.
- Del Fabbro E, Dalal S, Bruera E. Symptom Control in Palliative Care-Part III: Dyspnea and Delirium. J Palliat Med, 2006, 9: 422-436.
- de Rooij SE, van Munster BC, Korevaar JC, et al. Cytokines and acute phase response in delirium. J Psychosom Res, 2007, 62: 521-525.
- Dilger RN, Johnson RW. Aging, microglial cell priming, and the discordant central inflammatory response to signals from the peripheral immune system. J Leukoc Biol, 2008, 84: 932-939.
- Dubois MJ, Bergeron N, Dumont M, et al. Delirium in an intensive care unit: a study of risk factors. Intensive Care Med, 2001, 27: 1297-1304.
- Dunn AJ, Wang J, Ando T. Effects of cytokines on cerebral neurotransmission. Comparison with the effects of stress. Adv Exp Med Biol, 1999, 461: 117-127.
- Elsayem A, Bush SH, Munsell MF, et al. Subcutaneous olanzapine for hyperactive or mixed delirium in patients with advanced cancer: A preliminary study. J Pain Symptom Manage, 2010, 40: 774-782.
- Fong TG, Tulebaev SR, Inouye SK. Delirium in elderly adults: diagnosis, prevention and treatment. Nat Rev Neurol, 2009, 5: 210-220.
- Gagnon B, Low G, Schreier G. Methylphenidate hydrochloride improves cognitive function in patients with advanced cancer and hypoactive delirium: a prospective clinical study. J Psychiatry Neurosci, 2005, 30: 100-107.
- Hall RC, Zisook S. Paradoxical reactions to benzodiazepines. Br J Clin Pharamcol, 2012, 11: 99S-104S.
- Han CS, Kim YK. A double-blind trial of risperidone and haloperidol for the treatment of delirium. Psychosomatics, 2004, 45: 297-301.
- Han L, McCusker J, Cole M, et al. Use of medications with anticholinergic effect predicts clinical severity of delirium symptoms in older medical inpatients. Arch Intern Med, 2001, 161: 1099-1105.
- Hogan DB, Gage L, Bruto V, et al. National Guidelines for Seniors' Mental Health: the assessment and treatment of delirium. Can J Geriatr, 2006, 9: S42-S51.
- Hshieh TT, Fong TG, Marcantonio ER, et al. Cholinergic deficiency hypothesis in delirium: a synthesis of current evidence. J Gerontol A Biol Sci Med Sci, 2008, 63: 764-772.
- Hui D, Bush SH, Gallo LE, et al. Neuroleptic dose in the management of delirium in patients with advanced cancer. J Pain Symptom Manage, 2010, 39: 186-196.
- Inouye SK. Delirium in older persons. N Engl J Med, 2006, 354: 1157-1165.
- Inouye SK, van Dyck CH, Alessi CA, et al. Clarifying confusion: the confusion assessment method. Ann Intern Med, 1990, 113: 941-948.
- Inouye SK, Bogardus ST Jr, Charpentier PA, et al. A multicomponent intervention to prevent delirium in hospitalized older patients. N Engl J Med, 1999, 340: 669-676.
- Inouye SK, Foreman MD, Mion LC, et al. Nurses' recognition of delirium and its symptoms: comparison of nurse and researcher ratings. Arch Intern Med, 2001, 161: 2467-2473.
- Inouye SK, Bogardus ST Jr, Williams CS, et al. The role of adherence on the effectiveness of nonpharmacologic interventions: evidence from the delirium prevention trial. Arch Intern Med, 2003, 163: 958-964.
- Inouye SK, Baker DI, Fugal P, et al. Dissemination of the hospital elder life program: implementation, adaptation, and successes. J Am Geriatr Soc, 2006, 54: 1492-1499.
- Jonker C, Eikelenboom P, Tavenier P. Immunological indices in the cerebrospinal fluid of patients with presenile dementia of the Alzheimer type. Br J Psychiatry, 1982, 140: 44-49.
- Kalisvaart KJ, De Jonghe JF, Bogaards MJ, et al. Haloperidol prophylaxis for elderly hip-surgery patients at risk for delirium: a randomized placebo-controlled study. J Am Geriatr Soc, 2005, 53: 1658-1666.
- Kaneko T, Cai J, Ishikura T, et al. Prophylactic consecutive administration of haloperidol can reduce the occurrence of postoperative delirium in gastrointestinal surgery. Yonago Acta Med, 1999, 42: 179-184.
- Kudoh A, Takase H, Katagai H, et al. Postoperative interleukin-6 and cortisol concentrations in elderly patients

with postoperative confusion. Neuroimmunomodulation, 2005, 12: 60-66.

- Lawlor PG, Bruera ED. Delirium in patients with advanced cancer. Hematol Oncol Clin North Am, 2002, 16: 701-714.
- Lawlor PG, Gagnon B, Mancini IL, et al. Occurrence, causes, and outcome of delirium in patients with advanced cancer: a prospective study. Arch Intern Med, 2000, 160: 786-794.
- Leung JM, Sands LP, Rico M, et al. Pilot clinical trial of gabapentin to decrease postoperative delirium in older patients. Neurology, 2006, 67: 1251-1253.
- Levanen J, Makela ML, Scheinin H. Dexmedetomidine Premedication Attenuates Ketamine-induced Cardiostimulatory Effects and Postanesthetic Delirium. Anesthesiology, 1995, 82: 1117-1125.
- Lipowski ZJ. Delirium (acute confusional states). JAMA, 1987, 258: 1789-1792.
- Liptzin B, Laki A, Garb JL, et al. Donepezil in the prevention and treatment of post-surgical delirium. Am J Geriatr Psychiatry, 2005, 13: 1100-1106.
- MacLullich AMJ, Ferguson KJ, Miller T, et al. Unravelling the pathophysiology of delirium: a focus on the role of aberrant stress responses. J Psychosom Res, 2008, 65: 229-238.
- Meagher DJ, Moran M, Raju B, et al. Motor symptoms in 100 patients with delirium versus control subjects: comparison of subtyping methods. Psychosomatics, 2008, 49: 300-308.
- Mittal D, Jimerson NA, Neely EP, et al. Risperidone in the treatment of delirium: results from a prospective open-label trial. J Clin Psychiatry, 2004, 65: 662-667.
- Morita T, Hirai K, Sakaguchi Y, et al. Family-perceived distress from delirium-related symptoms of terminally ill cancer patients. Psychosomatics, 2004, 45: 107-113.
- Morrison RS, Magaziner J, Gilbert M, et al. Relationship between pain and opioid analgesics on the development of delirium following hip fracture. J Gerontol A Biol Sci Med Sci, 2003, 58: 76-81.
- Noyan M, Elbi H, Aksu H. Donepezil for anticholinergic drug intoxication: a case report. Prog Neuropsychopharmacol Biol Psychiatry, 2003, 27: 885-887.
- Pae CU, Marks DM, Han C, et al. Delirium: Underrecognized and undertreated. Curr Treat Options Neurol, 2008, 10: 386-395.
- Passik SD, Cooper M. Complicated delirium in a cancer patient successfully treated with olanzapine. J Pain Symptom Manage, 1999, 17: 219-223.
- Pisani MA, McNicoll L, Inouye SK. Cognitive impairment in the intensive care unit. Clin Chest Med, 2003, 24: 727-737.
- Prommer E. Role of Haloperidol in Palliative Medicine An Update. Am J Hosp Palliat Care, 2012, 29: 295-301.
- Robertsson B, Blennow K, Bråne G, et al. Hyperactivity in the hypothalamic-pituitary-adrenal axis in demented patients with delirium. Int Clin Psychopharmacol, 2001, 16: 39-47.
- Rudolph JL, Ramlawi B, Kuchel GA, et al. Chemokines are associated with delirium after cardiac surgery. J Gerontol A Biol Sci Med Sci, 2008, 63: 184-189.
- Schofield I. A small exploratory study of the reaction of older people to an episode of delirium. J Adv Nurs, 1997, 25: 942-952.
- Skrobik YK, Bergeron N, Dumont M, et al. Olanzapine vs haloperidol: treating delirium in a critical care setting. Intensive Care Med, 2004, 30: 444-449.
- Slatkin NE, Rhiner M, Bolton TM. Donepezil in the treatment of opioid-induced sedation: report of six cases. J Pain Symptom Manage, 2001, 21: 425-438.
- Spiller JA, Keen JC. Hypoactive delirium: assessing the extent of the problem for inpatient specialist palliative care. Palliat Med, 2006, 20: 17-23.
- Stagno D, Gibson C, Breitbart W. The delirium subtypes: a review of prevalence, phenomenology, pathophysiology, and treatment response. Palliat Support Care, 2004, 2: 171-179.
- Trzepacz PT. Is there a final common neural pathway in delirium? Focus on acetylcholine and dopamine. Semin Clin Neuropsychiatry, 2000, 5: 132-148.
- Trzepacz P, Van der Mast R. The neuropathophysiology of delirium. In: Lindesay J, Rockwood K, Macdonald AJ. eds. Delirium in old age. New York: Oxford University Press, 2002: 51-100.
- Van Gool WA, Van de Beek D, Eikelenboom P. Systemic infection and delirium: when cytokines and acetylcholine collide. Lancet, 2010, 375: 773-775.
- Young BK, Camicioli R, Ganzini L. Neuropsychiatric adverse effects of antiparkinsonian drugs. Characteristics, evaluation and treatment. Drugs Aging, 1997, 10: 367-383.



**译　者：**陈　琳，住院医师，重症医学科，金华市中心医院

**审　校：**唐丽丽，主任医师、教授，康复科，北京大学肿瘤医院

**终　审：**刘　巍，主任医师、教授，姑息治疗中心，北京大学肿瘤医院


(译文如与英文原文有异义，以英文原文为准)

第三篇

# 第二十七章　痴呆

**Abdul Qadir Brula**

Albany Medical College, Department of Psychiatry and Alzheimer's Disease Center, Albany Medical Center, MC 65, Albany NY 12208, USA

*Correspondence to:* Abdul Qadir Brula, MD, Assistant Professor of Psychiatry. Albany Medical College, Department of Psychiatry and Alzheimer's Disease Center, Albany Medical Center, 43 New Scotland Avenue, MC 65, Albany NY 12208, USA. Email: drbrula@yahoo.com or brulaa@mail.amc.edu.

## 引言

痴呆是一种与衰老相关的神经退行性疾病，是以广泛的脑损伤为特点的进行性、不可逆性临床综合征。痴呆具有下列某些或全部特征：记忆丧失、语言障碍、定向力障碍、人格改变、日常生活能力减退、自我忽视和行为异常(例如冲动攻击、睡眠障碍、性行为异常)(National Institute for Health and Clinical Excellence，2006)。多数痴呆是由阿尔茨海默病(Alzheimer's disease，AD)引起的，少数是由额颞部疾病、路易体痴呆或卒中(血管性痴呆)引起的。本章中的术语“痴呆”以AD为例。痴呆患者的人数大约每20年增加一倍，即2020年将达到4 230万人，2040年将达8 110万人。尽管专家们已达成共识，发达地区比发展中地区痴呆的发病率高，但中国及其周边的西太平洋地区的痴呆患者最多(600万)，其次是西欧(490万)和北美(340万)(Ferri *et al.*，2005)。据估计，2013年有520万美国人患有AD。65岁及以上人群九分之一(11%)患有AD，85岁及以上人群三分之一(32%)患有AD。AD患者中约4%为65岁以下、13%为65~74岁、44%为75~84岁、38%为85岁及以上(Alzheimer's Association，2013)，从诊断到死亡的中位生存期为8年(Davies and Higginson，2004)，其他类型痴呆可能更短。例如，额颞叶痴呆或伴随帕金森病预示中位生存期更短。患者的预后为2~15年以上(Lloyd-Williams，1996)，而终末期患者为2或3年(Shuster，2000)。此外，未来50年痴呆患者数量将增加约一倍(Byrne *et al.*，2006)。

## 挑战

痴呆的病程通常为长期渐进的功能障碍(Murray *et al.*，2005；Murtagh *et al.*，2004)。可能因为从疾病的发现到死亡需经历漫长的时间，痴呆有时并未看作是姑息性疾病(Albinsson and Strang，2002)。因为痴呆主要影响已患有其他合并症的老年人，所以其功能基线水平往往较低。而癌症与此相反，刚开始功能从高水平缓慢下滑，等到临终时功能下降相对较快，终末期能够预见，从而有足够时间进行姑息治疗和临终关怀(Murray *et al.*，2005；Lachs and Pillemer，2004)。未能及时把痴呆当作不治之症常常影响痴呆患者的临终关怀(Mitchell *et al.*，2004a)。

姑息治疗可以减轻患者的痛苦，为痴呆患者提供高质量的临终关怀。然而，与终末期癌症患者相比，处于同等需求的痴呆患者往往未能获得姑息治疗(Mitchell *et al.*，2004a)。临终前的痴呆患者往往接受住院治疗(Mitchell *et al.*，2009；Lamberg *et al.*，2005)，经历难以承受的侵入性医学干预，包括胃管进食、实验室检测和其他限制措施(Mitchell *et al.*，2004a)，疼痛也难以得到有效控制(Teno *et al.*，2001；Won *et al.*，1999)。

随着疾病的进展，每位痴呆患者平均至少有一位照料者(提供照料)将面临一系列复杂而又富于挑战的问题：攻击行为、徘徊不安、大小便失禁、妄想和幻觉、活动力下降和进食问题。姑息治疗针对的是老年人经常提出的关于可治愈的、姑息治疗的和无用治疗的分界问题(Wary，2003)。是停止或隐瞒，还是开始或持续治疗，对于这样的抉择前者比后者要困难得多(Hinkka *et al.*，2002)。临床医生不愿和/或不能预测老年非癌症患者的姑息状态和死亡时间，这是专科医生不能开展姑息治疗的主要屏障(Coventry *et al.*，2005)。然而，拖延的死亡过程耗资巨大，老年人的人数逐渐增多(Von Genten and Twaddle 1996；Evers *et al.*，2002；Aminoff and Adunsky，2004)，很难在痴呆患者临终前对其进行精神需求的评估(Sampson *et al.*，2006a)。

与此同时，沟通障碍和缺乏如“拒绝抢救”的生前预嘱(Bayer，2006)导致对痴呆患者的需求和意愿缺乏了解。目前，为痴呆患者提供的临终关怀主要是在养老院或少数非正式照料者的家中(Smith *et al.*，2000)。临终关怀医院等传统的姑息治疗机构不能满足痴呆患者的综合治疗和社会护理需求，也不能为痴呆患者提供必要的设备。对终末期痴呆预后的判断十分困难，这使得以上挑战更加复杂。因此，痴呆关乎一系列问题(Bayer，2006；Hughes *et al.*，2005)。



令人欣慰的是，近些年来高质量的临终关怀和姑息治疗的需求逐渐得到认识(Department of Health 2000；2003)。痴呆是一种不可治愈的进展性致死性疾病(Shuster，2000；Lloyd-Williams and Payne，2002；Burgess，2004)。尽管“姑息治疗”原本只适用于绝症，但范围逐步扩大，已包括一些危及生命的疾病，这些疾病不能治愈，这些患者数月或数年才会死亡(National Council for Palliative Care，2007)。鉴于痴呆的发病率不断增加，姑息治疗与这些老年人密切相关(Roger，2006)。一项英国对于痴呆患者姑息治疗效果的一系列试验的系统评价的调查显示，“痴呆姑息治疗模型的效果难有定论”(Sampson *et al.*，2006b)。与此同时，姑息治疗正受到正式和非正式(无偿)照料者的青睐，世界卫生组织将姑息治疗的定义拓展到非恶性、生活受限性疾病(Hughes *et al.*，2005；Davies and Higginson，2004)：“……面临危及生命的疾病时，提高患者与患者家庭生活质量的途径……对疼痛及其他心理、社会和精神问题的早期识别、评估及治疗”。

## 痴呆的认知和神经行为症状(behavioral and psychological symptoms of dementia，BPSD)的药物姑息治疗

### 认知症状的治疗

美国食品药品监督管理局(Food and Drug Administration，FDA)批准了四种药物用于治疗痴呆。三种胆碱酯酶抑制剂：多奈哌齐、卡巴拉汀和加兰他敏；第四种是N-甲基-D-天冬氨酸(N-methyl-D-aspartate，NMDA)非竞争性受体拮抗剂——美金刚(Yiannopoulou and Papageorgiou，2012)。

### 胆碱酯酶抑制剂

对于中重度(Feldman *et al.*，2001；Tariot *et al.*，2001)或重度(Feldman *et al.*，2005；Winblad *et al.*，2006；Black *et al.*，2007；Homma *et al.*，2008)AD患者的随机对照试验结果显示，胆碱酯酶抑制剂可适度改善患者的认知功能，因此美国FDA批准这些药物用于治疗重度AD。

用于治疗AD的胆碱酯酶抑制剂多奈哌齐能改善认知测试评分和日常生活能力，随后的试验还表明，该药物的有效作用时间为1~2年(Birks and Harvey，2006)。此前批准的多奈哌齐为5 mg和10 mg片剂，最大剂量为每日10 mg(后来FDA又批准了13.3 mg的艾斯能贴片)。2010年7月27日，美国FDA批准每日23 mg盐酸多奈哌齐片剂治疗中重度AD，但患者须已服用过至少3个月的10 mg多奈哌齐。FDA的决策是基于一项包含1 467名患者的头对头临床研究，该随机试验显示，在治疗24周后，接受23 mg药物治疗的患者与继续接受10 mg药物的患者相比较，认知功能显著改善。通过严重障碍量表评分基线的改变量化了收益的大小，该量表是用来评价认知功能的有效临床工具，包括记忆力、语言、定向力、注意力、行为、视知觉、结构、社会交往等，总分范围为0~100，分数愈低表明损害愈重。23 mg多奈哌齐最常见的不良反应(与10 mg多奈哌齐相比≥5%)有恶心(11.8%：3.4%)、呕吐(9.2%：2.5%)、腹泻(8.3%：5.3%)和厌食(5.3%：1.7%)。不良反应还包括体重减轻(4.7%：2.5%)，研究结束时23 mg剂量组8.4%的患者体重减轻了7%或更多(10 mg剂量组的体重减轻

为4.9%)。23 mg剂量组(18.6%∶7.9%)停药明显多见，主要因为治疗的第1个月伴有呕吐、腹泻、恶心、头晕等症状。FDA警告说多奈哌齐等胆碱酯酶抑制剂对窦房结和房室结有迷走神经性效应，导致心动过缓或心脏传导阻滞，无论患者有无基础性心脏传导异常，此前曾有晕厥发作的报道。因为胆碱能活性增强可使胃酸分泌增加，应密切监测患者活动性或隐匿性消化道出血的症状，特别是有溃疡病史或同时接受非甾体类抗炎药治疗的患者(Medscape，2010)。然而，约半数使用胆碱酯酶抑制剂的患者一年内停药，主要是因为疗效较差或发生不良反应，如厌食、体重减轻、激越、心动过缓、晕厥等(Gill *et al.*，2009)。

#### N-甲基-D-天冬氨酸(N-methyl-D-asparate，NMDA)拮抗剂——美金刚

FDA批准美金刚用于治疗中重度AD。NMDA拮抗剂——美金刚可阻断谷氨酸的作用。虽然美金刚有助于缓解一部分患者AD的症状，但没有证据表明它有助于疾病的病理改变。最常见的不良反应是头晕(7%)、头痛(6%)和便秘(6%)(FDA News，2003)。美金刚主要对中重度AD患者有效(Areosa *et al.*，2005)。

#### 胆碱酯酶抑制剂(如多奈哌齐)和NMDA拮抗剂(如美金刚)的联合应用及其医疗决策

有研究表明，联合应用美金刚和胆碱酯酶抑制剂比单独应用胆碱酯酶抑制剂的治疗效果好(Tariot *et al.*，2004)，也有研究持不同结论(Porsteinsson *et al.*，2008)。因为病情持续恶化，所以很难确定联合应用是否有益(Herrmann *et al.*，2011)。随着疾病的进展，应持续治疗还是停止治疗，尚需要积累更多的临床研究证据，但持续治疗会增加不良反应，包括晕厥、需要植入永久起搏器和髋部骨折(Gill *et al.*，2009)。

根据英国国家医疗服务体系(National Health Service，NHS)制定的英国用药范围，对于正在使用多奈哌齐治疗的认知障碍相对较重的患者，当医生不确定药物是有益抑或有害时，有三个原则可供选择：一是持续应用多奈哌齐，二是停止应用多奈哌齐，三是替换成美金刚，这是一种NMDA受体拮抗剂，它在英国和美国专门用来治疗中重度AD。NHS尚未批准美金刚联合应用胆碱酯酶抑制剂。与此相反，当患者认知障碍尚处于轻度水平时，美国医生通常在应用多奈哌齐的基础上联合应用美金刚，而不必等待其到达中度至重度(已经过FDA批准)(Schneider，2012)。

最近一项使用多奈哌齐和美金刚治疗中重度阿尔茨海默病(Donepezil and Memantine in Moderate to Severe Alzheimer's Disease，DOMINO)的大规模、随机、安慰剂对照试验(Howard *et al.*，2012)结果显示：经过一年随访，持续应用多奈哌齐与停止应用多奈哌齐相比，认知能力和日常生活能力的评分更高；停止应用多奈哌齐后应用美金刚，比不应用美金刚评分更高；联合应用多奈哌齐和美金刚，并不比单独持续应用多奈哌齐评分更高。虽然单独应用美金刚(McShane *et al.*，2006)或美金刚替换多奈哌齐(Howard *et al.*，2012)对于中重度AD患者治疗效果更好，但DOMINO试验并不支持FDA批准的美国经典治疗方案，即在应用多奈哌齐的基础上联合应用美金刚。与美国在一项为期6个月的试验中观察到的获益(Tariot *et al.*，2004)不同，DOMINO试验时间更长，与单独持续应用多奈哌齐相比，美金刚联合应用多奈哌齐并未改善认知或功能(Schneider，2012)。很多医生根据ADL/IADLs决定何时停药。例如，评分很低且疾病进展时，吞咽丸剂药物已难以实施，这时最好也停止应用所有其他不必要的药物(如维生素、他汀类药物和阿司匹林)。

多奈哌齐在DOMINO中的试验结果可能并不适用于其他市售胆碱酯酶抑制剂，如加兰他敏和利凡斯的明，因为其药物动力学特征、胆碱酯酶抑制作用机制以及这些药物的其他作用与多奈哌齐不尽相同(Darreh-Shori and Soininen，2010)。

### 痴呆精神行为症状(behavioral and psychological symptoms of dementia，BPSD)的治疗

非认知症状，如激越或精神错乱是痴呆最令人苦恼的症状(Ropacki and Jeste，2005)。虽然个体差异很大，90%的AD患者病程中会发生BPSD(Lyketsos *et al.*，2002)。最常见的BPSD有情绪变化、精神错乱、人格改变、焦虑不安、激越冲动、运动行为异常和植物神经紊乱，植物神经紊乱包括睡眠模式和食欲的改变(Mega *et al.*，1996)。BPSD的存在增加护理的成本 (Murman *et al.*，2002)。激越在疾病早期与抑郁相关，在疾病晚期与妄想等其他症状相关

(Benoit *et al.*, 2003; Cohen-Mansfield and Libin, 2005)。

抑郁症状的治疗

抑郁是在姑息治疗中常见的心理障碍，可使患者生活质量下降，医疗系统开销增加(Stiefel *et al.*, 2001; Qaseem *et al.*, 2008)。这些人群中与抑郁相关的因素包括躯体症状频繁加重、总幸福感降低、死亡率增加并且希望死亡(Lloyd-Williams *et al.*, 2004; Delgado-Guay *et al.*, 2009; Smith *et al.*, 2003; O'Mahony *et al.*, 2005)。虽然已经意识到这一人群中抑郁的患病率较高，但很少能够及时发现和治疗，只有50%的患者认定患有抑郁并进行治疗(Irwin *et al.*, 2008; Wilson *et al.*, 2007)。未得到及时处理的抑郁会严重影响患者的生活质量，最近的证据支持对其进行药物和心理治疗(Rayner *et al.*, 2011; Price and Hotopf, 2009)。

美国所有年龄组中，老年人自杀率最高。初诊医生往往比其他医务人员更易发现抑郁症状和自杀意念。为了准确评估老年人的自杀意念，初诊医生需直接处理此问题，因为老年人很少主动报告自杀意念，但如果被问及，往往也会诚实回答(Heisel *et al.*, 2010; Cohen *et al.*, 2010)。同时也要注意，高达50%的老年人照料者也有抑郁症状(Ellison *et al.*, 2012)。

第三篇

对于老年患者，尽管医患双方都可能不愿意开始应用抗抑郁药物，但已证实应用抗抑郁药物对于老年人安全有效。50%~65%使用抗抑郁药的老年患者，治疗后症状均得到改善(Mottram *et al.*, 2006; Pinquart *et al.*, 2006)。5-羟色胺的减少与冲动控制障碍和攻击密切相关(Lesch and Merschdorf, 2000)。与此相似，在阿尔茨海默病型痴呆患者中，可以观察到激越和攻击与5-羟色胺失调有关(Sweet *et al.*, 2001; Mintzer *et al.*, 1998)。选择性5-羟色胺再摄取抑制剂(selective serotonin reuptake inhibitors, SSRIs)不良反应少，因而成为一线治疗药物。像所有老年人的用药一样，最好是以低剂量开始，逐渐加量，直到有效剂量，在用药过程中要监测不良反应和药物的相互作用。如果使用治疗剂量四周后患者没有改善，该药很可能不能有效控制症状，需要制定其他治疗方案。对于治疗中的反应等问题，最好向老年精神科或老年病科专科医生咨询(Downing *et al.*, 2013)。虽然没有痴呆患者使用SSRIs安全性的数据库，在老年抑郁患者中SSRIs与低钠血症、出血和自杀倾向有关(Dalton *et al.*, 2006; Fabian *et al.*, 2004; Juurlink *et al.*, 2006)。

精神病性症状的治疗

约40%的AD患者有精神病性症状，如幻觉、妄想、持续误解等熟知的并发症(Ropacki and Jeste, 2005)。精神病性症状有全程持续的倾向(Ropacki and Jeste, 2005; Devanand *et al.*, 1997)，即使消失，95%的患者也会在一年内再次出现(Levy *et al.*, 1996)。随着时间的演进妄想和幻觉以不同方式变化；妄想会一直持续下去而幻觉往往几个月后就会消失(Ballard and Howard, 2006)。

AD型精神病(psychosis of AD, PoAD)与精神分裂症型精神病患者的病程不同(Leroi *et al.*, 2003)。额叶、顶叶和颞叶的结构和功能的改变与某些精神病性症状有关(Bruen *et al.*, 2008)。阿尔兹海默病患者精神病性症状的出现可能并非由大脑特定区域的功能障碍所致(例如精神分裂症患者的中脑边缘区多巴胺活性增强)，而是由于大脑不同区域功能失衡所致：大脑半球之间或前后。易怒等非认知症状可能是PoAD的危险因素或首发症状(Wilkosz *et al.*, 2007)。神经化学的研究数据显示痴呆患者多巴胺减少，这使得D2阻断剂的应用失去理论依据(Colloby *et al.*, 2004)。

精神病的发生会导致患者入住社会收容机构提前、认知和功能损伤加速、护理人员负担加重。精神病性症状会降低患者和照料者的生活质量(Bassiony and Lyketsos, 2003; Scarmeas *et al.*, 2005)；精神病性症状往往与激越和攻击等其他破坏性行为相关(Rapoport *et al.*, 2001; Mizrahi *et al.*, 2006)。

AD型精神病的精神药理学研究任务艰巨。在所有精神病药物中，只有抗精神病药物对痴呆症患者的精神病和激越-攻击的治疗优于安慰剂，且疗效并不显著(Schneider *et al.*, 2006; Maher *et al.*, 2011; Sultzer *et al.*, 2008)。抗精神病药物的不良反应包括镇静作用、锥体外系症状、迟发性运动障碍、体重增加和代谢综合征(Jeste *et al.*, 2000; Zheng *et al.*, 2009)。涉及痴呆患者的17项短期试验数据分析表明，使用抗精神病药物患者的死亡率与使用安慰剂患者的死亡率相比，平均高1.6~1.7倍。这一发现导致FDA要求这些药物对其说明书加注黑框警示(Schneider *et al.*, 2005)。养老院的观察性研究尚未显示出痴呆患者使用抗精神病药物与死亡率增加相关(Raivio *et al.*，2007；Simoni-Wastila *et al.*，2009；Chan *et al.*，2011)。

即使抗精神病药物有效，也经常因为不良反应及相关法规而停药，联邦规定使用抗精神病药3~6个月治疗后要及早停药(Shorr *et al.*，1994)。大部分试验结果显示痴呆患者停用抗精神病药物后(Fitz and Mallya，1992；Avorn *et al.*，1992；Thapa *et al.*，1994；Bridges-Parlet *et al.*，1997；Cohen-Mansfield *et al.*，1999；Ballard *et al.*，2004)没有再度出现精神病症状或激越，而有些研究持不同结论(Horwitz *et al.*，1995；Ruths *et al.*，2004；Ballard *et al.*，2008)。最近的研究表明，对使用抗精神病药物治疗4~8个月仍有作用的精神病或激越–攻击患者，停药至少4个月后复发风险显著增加，故应权衡这一发现与持续应用抗精神病药物治疗的不良反应间的利弊关系(Devanand *et al.*，2012)。

Declercq及其团队对痴呆患者应用抗精神病药物的文献进行了详尽的回顾。他们认为，文献对应用抗精神病药物治疗痴呆患者神经精神症状(neuropsychiatric symptoms，NPS)持怀疑态度，认为其效果有限且有许多不良反应，包括死亡率的增高。医生、护士与患者家庭因担心NPS恶化，往往不愿停止应用抗精神病药物。目前已经提出减少应用抗精神病药物的策略，但还没有对老年痴呆患者停用抗精神病药物的系统评价报道。许多阿尔兹海默病型痴呆和NPS患者可以停用长期应用的抗精神病药物，而不对行为产生不利影响。然而，对抗精神病药物反应良好的激越或精神病患者，停药后复发风险增加或很快复发。基线期NPS较重的患者可从持续应用抗精神病药物中获益，对于这些患者，不推荐停药。停药对智力、生活质量或日常生活能力是否有益，有害事件的风险是否减少，这些都还不得而知。尚需要积累更多的研究证据，以确定哪些患者不应停药，还须权衡复发风险与长期应用抗精神病药物治疗的不良反应间的利弊关系(Declercq *et al.*，2013)。

## 伦理问题

### 沟通交流、个性化护理方案和生前预嘱

临终前的优质护理因人而异，需要与患者及患者家庭就其价值和意愿充分沟通、共同决定。痴呆有一个关键问题，即除非在疾病的早期阶段就开始沟通，否则认知功能丧失后，很难或无法采纳个人意见，增加了照料者的精神负担(Steinhauser *et al.*，2000)。讨论生前预嘱的时间与晚期痴呆患者对护理的满意度相关。除了正式的生前预嘱外，有证据表明，预先的护理方案不仅有助于患者，也有助于患者家属(Engel *et al.*，2006)。调查研究医生、护士和家属对临终医疗决定的态度后发现，家属比医生更重视生前预嘱，从而得出结论，临终决定应该更加公开(Rurup *et al.*，2006)。然而目前的情况是，很晚才与患者及患者家庭探讨预先护理方案，甚至从不探讨(Mast *et al.*，2004)。患者、患者家庭和医生的预先沟通应以患者的意愿为基础，而不是以医生的态度或价值为基础(Hinkka *et al.*，2004)。在很多文献中，作者都十分重视痴呆患者临终计划的地位和作用，要求沟通有所改进、及时适当(Ahronheim *et al.*，1996；Maguire *et al.*，1996；McCarthy *et al.*，1997；Morrison and Siu，2000；Volicer，2001；2003；Hinkka *et al.*，2002；Lloyd-Williams and Payne，2002；Michel *et al.*，2002)。

### 护理地点

一项全国范围内的回顾性研究调查了美国终末期痴呆患者在不同环境中的护理特点，这些家庭中有家属在12个月内死于痴呆，结果发现痴呆患者临终经历随环境而有所不同。例如，临终前90 d在家照料的患者比在其他地方照料的患者症状更少(Volicer *et al.*，2003)。研究还发现，无论是长期住在医院病房还是住在养老院，大部分患者(高达95%)最终需要24 h护理(Luchins and Hanrahan，1993；Ahronheim *et al.*，2000)。大部分晚期痴呆患者在养老院治疗，但发生急性病时，常被送往医院，在那里他们有可能接受侵入性或不舒适的非姑息性干预 (Ahronheim *et al.*，1996)。例如，即使尸检显示肺炎是痴呆患者的直接死亡原因(McCarthy *et al.*，1997)，养老院的患者并没有因肺炎住院使其最终结果得到改善，而住院患者却更易功能恶化或死亡。也许应考虑到这一点，为姑息治疗提供最佳地点(Fried *et al.*，1997)。实现这一目标的一种方法是拥有临终护理专业知识的医院与相应的养老院共享最佳实践原则(Campbell and Guzman，2004)。借鉴专业知识和技能对痴呆

的护理大有裨益(Burgess，2004)，医院的姑息治疗团队可以提供专业意见，有益于非癌症患者的护理(Kite *et al.*，1999)。

## 医学干预

一项痴呆患者和癌症患者的大范围定量比较研究结果显示，痴呆患者临终前一年最常见的症状是精神错乱(83%)、尿失禁(72%)、疼痛(64 %)、情绪低落(61%)、便秘(59%)和食欲减退(57%)。虽然痴呆患者和癌症患者症状的数量相似，但两组患者症状发生的频率不同，痴呆患者症状更为持久(McCarthy *et al.*，1997)。大量证据显示终末期痴呆患者疼痛不能得到有效控制、常插入胃管进食(Sachs *et al.*，2004)，还受到人身限制和实验室检查等不当治疗(Mitchell *et al.*，2004a)。对痴呆患者和非痴呆患者临终前6个月的研究显示，尽管疗效有限且引起不适(Morrison and Siu，2000)，但终末期痴呆患者全身应用抗生素十分普遍(53%)(Evers *et al.*，2002)。普遍应用抗生素治疗的原因可能是缺乏生前预嘱、医生临终决定的讨论培训不足或对病程的预后疑惑不解(Evers *et al.*，2002)。这些发现证实了其他研究，即往往对痴呆患者进行强化治疗(Fabiszewski *et al.*，1990)。关于痴呆患者不适当的医学干预的争论有很多，大量证据表明强化治疗的效果有限 (Ahronheim *et al.*，1996；Lloyd-Williams，1996；Morrison and Siu，2000；Volicer，2001；Evers *et al.*，2002；Hinkka *et al.*，2002；Sampson *et al.*，2006b)。终末期痴呆预后差且预期寿命短，侵入性操作不起作用(Morrison and Siu，2000；Evers *et al.*，2002)。

一直以来对重度痴呆患者疼痛等症状的认识和治疗不足，强化治疗不起作用且使人不适，这就需要对其进行姑息治疗(Evers *et al.*，2002)。多数痴呆不能阻止其进展或治愈，应对于这些患者提供姑息治疗，把舒适度和生活质量的提高作为治疗重点(Head，2003)。一些研究强调实施高质量的姑息治疗，缓解痴呆患者的症状，提高他们的舒适度和生活质量(Fabiszewski *et al.*，1990；Luchins and Hanrahan，1993)。利物浦护理路径就是其中之一，它要求重视每位患者与患者家庭的具体需求，运用循证指南对症状进行系统的评估、管理和监控(Ellershaw and Wilkinson，2003)。



# 6个月内痴呆患者死亡率的预后因素

## 个体预后因素及其范围

预后主要依靠临床判断，是一项复杂而又艰巨的任务(Von Genten and Twaddle，1996；Coventry *et al.*，2005)。各项研究中发现的6个月内死亡率的预后因素差别很大。然而所有研究中，至少有一个重要的预后因素与营养、营养品和/或饮食习惯有关，包括食欲下降(Luchins *et al.*，1997)、食物摄入量不足(Mitchell *et al.*，2004b；2010)、营养不良(Zvi Aminoff，2008；Aminoff and Adunsky，2006)和体重减轻(Marsh *et al.*，2000；Mitchell 2010；Schonwetter *et al.*，2003)。多个研究显示，厌食与6个月内死亡率增加密切相关(Zvi Aminoff，2008；Aminoff and Adunsky，2006；Schonwetter *et al.*，2003)，口干损害吞咽功能，死亡风险增加近一倍(Schonwetter *et al.*，2003)。

大部分文献使用FAST、新米切尔风险评分量表(Mitchell Novel Risk Score，MDS/米切尔评分量表)和晚期老年痴呆预后评价量表(Advanced Dementia Prognostic Tool，ADEPT)等痴呆评分量表判定风险因素(Zvi Aminoff，2008；Aminoff and Adunsky，2006；Luchins *et al.*，1997；Marsh *et al.*，2000；Mitchell *et al.*，2004b；2010)。简易痛苦状态测查量表(Mini-Suffering State Examination，MSSE)评分与6个月内死亡率增加密切相关(Zvi Aminoff，2008；Aminoff and Adunsky，2006)。

大部分文献把癌症和心衰等并发症判定为重要的预后因素(Zvi Aminoff，2008；Aminoff and Adunsky，2006；Luchins *et al.*，1997；Mitchell *et al.*，2004b；2010；Schonwetter *et al.*，2003)。与此同时，合并一种或多种并发症是疾病恶化的重要因素(Luchins *et al.*，1997；Mitchell *et al.*，2004b；Schonwetter *et al.*，2003)。医疗条件不稳定(Zvi Aminoff，2008；Aminoff and Adunsky，2006；Mitchell *et al.*，2004b；2010)和行动障碍也是重要的预后因素(Luchins *et al.*，1997；Marsh *et al.*，2000；Mitchell *et al.*，2004b；2010)。大部分文献还把功能和认知障碍判定为6个月内死亡率的重要预后因素(Zvi Aminoff，2008；Aminoff and Adunsky，2006；Luchins *et al.*，1997；Marsh *et al.*，2000；Mitchell *et al.*，2004b；2010；Schonwetter *et al.*，2003)。日常生活

能力减退与死亡率增加密切相关，“几乎整天不清醒”也是风险因素之一(Mitchell *et al.*，2004b)。

文献中其他预后因素包括语音和语言障碍(Luchins *et al.*，1997；Marsh *et al.*，2000)、血液学指标(血红蛋白、胆固醇和总蛋白水平)和痛苦体征(尖叫和疼痛)。最后，所有研究均未显示痴呆类型是终末期患者6个月内死亡率的影响因素(Zvi Aminoff，2008；Aminoff and Adunsky，2006)。

## 目前痴呆死亡预后因素指南

本综述的5项研究均来自美国，临终关怀的护理仅限于6个月或<6个月预后的患者(National Council for Palliative Care，2005)。

目前美国国家临终关怀和姑息治疗组织(National Hospice Palliative Care Organization，NHPCO)对医疗保险的临终关怀资格进行评估，指征为：(Ⅰ)痴呆足够严重；(Ⅱ)发生医疗并发症。痴呆的严重程度使用FAST量表进行评估，超过7c才能进行临终关怀(National Hospice Organization，1996)。与此相反，英国临终关怀的金标准(Gold Standards Framework，GSF)没有把临终时间作为护理重点，而是规划和预期最坏的情况，以便根据患者的意愿进行护理。GSF预后指南(虽然广泛应用但还未进行确认)旨在判定患者过去6~12个月的生活质量，按照年、月、周、日的范围，根据ABCD四个等级分类记录，每月进行评估(National Gold Standards，2012)。

虽然大部分研究支持使用6个月内死亡率的预后因素评判痴呆严重程度(Zvi Aminoff，2008；Aminoff and Adunsky，2006；Luchins *et al.*，1997；Marsh *et al.*，2000；Mitchell *et al.*，2004b；2010a)，但对于最佳的标准还没有达成共识。本综述的所有研究均发现美国现行的FAST量表7c标准不能准确预测六个月内死亡率(Zvi Aminoff，2008；Aminoff and Adunsky，2006；Marsh *et al.*，2000；Mitchell *et al.*，2004b；2010；Schonwetter *et al.*，2003)，仅有一项研究持不同结论(Luchins *et al.*，1997)。FAST量表的局限在于它假定疾病是有序的进展，而把非线性进展排除在外(Luchins *et al.*，1997)，尤其是排除了伴有合并症的患者，这些患者由于继发疾病可能跳过某些阶段(Schonwetter *et al.*，2003)。与此同时，FAST可能不适用于非阿尔兹海默病型痴呆(Reisberg *et al.*，1996)。ADEPT量表适合作为6个月内死亡率的预后因素，其施测者间信度高、校准好、区分度适中且灵敏度高(>90%)，但特异性低(30%)。与ADEPT量表相比，美国医疗保险的临终关怀资格指南的区分度差(Mitchell *et al.*，2010)。MMSE量表与6个月内死亡率的增加密切相关，且其特异性高，但灵敏度低，尤其是对于非阿尔兹海默病型痴呆(Zvi Aminoff，2008；Meulen *et al.*，2004)。

研究结果还支持把营养的预后因素加入现有指南。在营养、营养品和食品分类等预后因素中最常提到的是厌食(Zvi Aminoff，2008；Aminoff and Adunsky，2006；Schonwetter *et al.*，2003)。然而，厌食可能只是死亡率的一般性危险因素，而不是晚期痴呆所特有的。尽管当前NHPCO预后因素指南使用FAST量表对体重减轻进行评估，进而间接评估营养变量，但分别评估营养变量和功能程度可提高预后因素的灵敏度。各项研究对营养方面的评估方法不尽相同，包括每日食物消耗(Mitchell *et al.*，2004b；2010)、体重减轻(Schonwetter *et al.*，2003)和营养不良(Aminoff and Adunsky，2006)，今后的研究应该对这些方法的预后价值进行比较，以确定与临床最相关的预后因素。

语音和语言障碍、血液学指标和痛苦体征等预后因素可能有价值，但文献中没有持续评估，因此很难确定其有效性。今后的研究应该评估这些方法的预后价值。

## 预后因素的推广

预后标准影响所有相关患者的护理水平，一旦确立就要确保其推广。大部分研究是在临终关怀医院等社会收容机构中进行的(Luchins *et al.*，1997)，但有一项队列研究是家庭中进行的，尚缺乏社区的队列研究。虽然在评估政府标准的情况下，重点关注社会收容机构切实有效，研究人员也不能忽视社区中仍然住在自己家中的患者，他们可能与医疗或社会收容机构的护理不尽相同。与医疗机构的患者相比，社区患者疾病的进展可能不同，他们的姑息治疗可能开始得更早，持续的时间更长。与此同时，据我们了解，尚缺乏比较不同卫生保健系统之间的研究(如美国的私人医疗保险对比加拿大和英国的全民医疗保险)(Brown *et al.*，2013)。

## 生命的结束和死亡的原因

对荷兰一养老院痴呆患者的研究显示，恶病质/脱水、心血管疾病以及肺炎等急性肺部疾病是导致死亡最常见的直接原因，痴呆并没有列为死亡的直接原因。与没有存活至终末期的痴呆患者相比，存活至终末期的痴呆患者更易因恶病质/脱水而死亡(53.2%：32.2%)。与此同时，存活至痴呆的终末期是因恶病质/脱水而死亡的独立预测因素。

对于加速死亡，荷兰可以进行明确的沟通而不必担心法律诉讼(Bosshard G *et al.*，2005；van der Steen *et al.*，2005)。与美国患者相比，荷兰重症痴呆及肺炎患者很少住院或补液治疗，更常见的是仅仅口服抗生素治疗且抗生素的应用也更少(Mehr *et al.*，2003；van der Steen *et al.*，2004)。与美国重症痴呆患者经常使用胃管进食不同，尽管荷兰患者脱水率更高、液体摄入量不足，但还是很少使用胃管进食(Mehr *et al.*，2003；van der Steen *et al.*，2004)。美国养老院的痴呆患者16.7%使用胃管进食(Mitchell and Kiely，2001)，临终护理也更加积极(Mitchell *et al.*，2004a；Lamberg *et al.*，2005)。不同的护理机构有不同的做法，荷兰养老院的医生有专门的员工培训，针对姑息治疗和道德问题等复杂的医学伦理困境，从入院开始便有很多机会提前制定护理方案(Hoek *et al.*，2001；Pasman *et al.*，2004)。

## 照料者的健康

越来越多的家庭成员为痴呆患者提供非正式的无偿的(即非专业的或家庭的)照料(National Alliance for Caregiving and AARP，2004)。非正式的照料者需花费长时间照料痴呆患者，全美护理联盟和美国退休人员协会(2004)指出，照料者平均要花费4.3年的时间进行照料。平均来说，与为其他老年人提供照料的时间相比，照料者要为AD及其他痴呆患者提供更久的帮助(Ornstein *et al.*，2013)。这些非正式的(无偿的)照料者替代了长期从事护理工作的正式照料者，为家庭成员提供了主要的服务，但长期压力往往给他们的身心健康造成负面影响(Aneshensel *et al.*，1995；Pinquart and Sorensen，2003)。姑息治疗的患者家属也是精神疾病的高风险人群(Pitcheathly and Maguire，2003)，然而研究表明他们往往没有得到专业的护理服务(Proot *et al.*，2003)。

目前对痴呆照料者的研究表明，及时了解照料过程中的压力和非正式照料者的结局十分重要。例如，痴呆发生的年龄与入住养老院的时间成反比(Stern *et al.*，1997)。与此同时，护理早期应变能力低与随访三年内放弃护理相关，这表明患者疾病早期阶段照料者的经历可以预测以后的结局(Gaugler *et al.*，2007)。总之，这些研究结果表明，出现疾病体征时早期护理面对的挑战对照料者护理患者疾病的全过程有持续的影响。

虽然认知能力下降是痴呆的临床特点，多数文献表明BPSD是照料者最大的负担，最终可能导致决定将患者送往社会收容机构(Black and Almeida，2004)。无论晚期是否发生BPSD，护理早期严重的行为症状是3年内负担增加和发生抑郁的独立预测因素(Gaugler *et al.*，2005)。虽然文献没有表明哪些行为症状最能引起照料者的抑郁症状(Ornstein and Gaugler，2012)，但患者的激越和攻击行为对照料者有着负面影响(Covinsky *et al.*，2003)。

## 发展方向

未来研究的基石是设计并验证一些医学干预，使晚期痴呆患者在各种医疗机构中得到高质量的、以目标为导向的护理。例如，避免养老院晚期痴呆患者不必要住院的随机临床试验(randomized clinical trial，RCT)研究，其目的是确保患者的舒适性。不同民族和种族的晚期痴呆患者的护理质量存在差距，要设法减少这种差距。虽然针对晚期患者的临床试验很有必要，但实行起来并不容易；干预往往很复杂，环境条件不适合进行研究(如养老院)，结果很难确定和测量。然而，面临相似的挑战，之前也有很多成功的RCTs，说明这些障碍是能够克服的(Hanson *et al.*，2011；Loeb *et al.*，2006；Volandes *et al.*，2009；Loeb *et al.*，2005)。

医疗卫生政策的研究对于改善晚期痴呆患者的护理至关重要。这一研究的主要目的是寻求经济有效的、循证的护理政策，而不必比较患者姑息治疗的质量。患者保护与平价医疗法案恰好是一项示范项目，它评估各个金融机构，减少养老院中晚期痴呆患者不必要且不想要的住院治疗，如捆绑付款或人头计划，类似于全面的老年人服务项目(它整合了年老体弱患者的医疗保险和医疗救助)(Ouslander and Berenson，2011)。其关键一环是扩大临终关怀和姑息治疗的医疗保险范围。例如，前期工作清楚地表明，临终前6个月才有资格进行临终关怀的规定很不恰当(Mitchell *et al.*，2010)。因此，要探索新的方法，研究哪些痴呆患者需要进行临终关怀。比较常见并发症(如肺炎)的各种治疗策略的效果，也可为政策的制定提供依据(Mitchell *et al.*，2012)。

另一个领域涉及到新技术的发展，目前已有辅助器具供残疾患者使用，通常用于年轻人，但不能用于痴呆患者的认知、功能和行为等方面的后遗症。正在研发认知辅助终端、环境传感器、视频和音频技术以及先进的集成传感器系统，用来监测有认知和/或功能障碍的患者的健康和安全(LoPresti *et al.*，2004；Pew and van Hemel，2004)。这些技术的持续研究将应用于痴呆患者的护理。据估计，全美65岁以上的老年人在养老院多住1个月，每年便可减少医疗支出12亿美元(Johnson *et al.*，2000)。预计医疗服务体系改革的下一个主要浪潮将是远程移动健康监测，它能使老年人尽可能长时间保持独立，这是很多老年人即使面临残疾也坚持选择的(Dishman *et al.*，2004)。

## 总结

痴呆是一种迁延不愈的终末疾病，治疗方式随着疾病进展的不同阶段而有所不同。照料者负担重、伦理问题繁琐、6个月内死亡率预测困难，这些都使其更加错综复杂。治疗干预花费高、效果差，在疾病不同阶段给予患者及患者家属教育和支持显得难能可贵。我们要理解痴呆是不治之症这一事实，并把姑息治疗的原则应用于疾病的全程，做出最合理的决策。这既是一门艺术，又是一门科学。

## 致谢

声明：作者声称无任何利益冲突。

## 参考文献


- Ahronheim JC, Morrison RS, Baskin SA, et al. Treatment of the dying in the acute care hospital. Advanced dementia and metastatic cancer. Arch Intern Med, 1996, 156: 2094-2100.
- Ahronheim JC, Morrison RS, Morris J, et al. Palliative care in advanced dementia: a randomized controlled trial and descriptive analysis. J Palliat Med, 2000, 3: 265-273.
- Albinsson L, Strang P. A palliative approach to existential issues and death in end-stage dementia care. J Palliative Care, 2002, 18: 168-174.
- Alzheimer's Association. 2013 Alzheimer's Disease Facts and Figures. Prevalence of Alzheimer's Disease and Other Dementias, 2013, 9: 15.
- Aminoff BZ, Adunsky A. Dying dementia patients: too much suffering, too little palliation. Am J Alzheimers Dis Other Demen, 2004, 19: 243-247.
- Aminoff BZ, Adunsky A. Their last 6 months: suffering and survival of end-stage dementia patients. Age Ageing, 2006, 35: 597-601.
- Aneshensel CS, Pearlin LI, Mullan JT, et al. eds. Profiles in Caregiving: the Unexpected Career. San Diego, CA: Academic Press, 1995.
- Areosa SA, Sherriff F, McShane R. Memantine for dementia. Cochrane Database Syst Rev, 2005, (3): CD003154.
- Avorn J, Soumerai SB, Everitt DE, et al. A randomized trial of a program to reduce the use of psychoactive drugs in nursing homes. N Engl J Med, 1992, 327: 168-173.
- Ballard C, Howard R. Neuroleptic drugs in dementia: benefits and harm. Nat Rev Neurosci, 2006, 7: 492-500.
- Ballard CG, Thomas A, Fossey J, et al. A 3-month, randomized, placebo-controlled, neuroleptic discontinuation study in 100 people with dementia: the Neuropsychiatric Inventory median cutoff is a predictor of clinical outcome. J Clin Psychol, 2004, 65: 114-119.
- Ballard C, Lana MM, Theodoulou M, et al. A randomised, blinded, placebo controlled trial in dementia patients continuing to take or stopping neuroleptics (the DARTAD trial). PLoS Med, 2008, 5: e76.
- Bassiony MM, Lyketsos CG. Delusions and hallucinations in Alzheimer's disease: review of the brain decade. Psychosomatics, 2003, 44: 388-401.
- Bayer A. Death with dementia-the need for better care. Age Ageing, 2006, 35: 101-102.
- Benoit M, Staccini P, Brocker P, et al. Behavioral and psychologic symptoms in Alzheimer's disease: results of the REAL.FR study. Rev Med Interne, 2003, 24: 319s-324s.
- Birks J, Harvey RJ. Donepezil for dementia due to Alzheimer's disease. Cochrane Database Syst Rev, 2006, (1): CD001190.
- Black W, Almeida OP. A systematic review of the association between the behavioral and psychological symptoms of


第三篇

dementia and burden of care. Int Psychogeriatr, 2004, 16: 295-315.

- Black SE, Doody R, Li H, et al. Donepezil preserves cognition and global function in patients with severe Alzheimer disease. Neurology, 2007, 69: 459-469.
- Bosshard G, Nilstun T, Bilsen J, et al. Forgoing treatment at the end of life in six European countries. Arch Intern Med, 2005, 165: 401-407.
- Bridges-Parlet S, Knopman D, Steffes S. Withdrawal of neuroleptic medications from institutionalized dementia patients: results of a double-blind baseline-treatment-controlled pilot study. J Geriatr Psychiatry Neurol, 1997, 10: 119-126.
- Brown MA, Sampson EL, Louise Jones L, et al. Prognostic indicators of 6-month mortality in elderly people with advanced dementia: A systematic review. Palliat Med, 2013, 27: 389-400.
- Bruen PD, McGeown WJ, Shanks MF, et al. Neuroanatomical correlates of neuropsychiatric symptoms in Alzheimer's disease. Brain, 2008, 131: 2455-2463.
- Burgess L. Addressing the palliative care needs of people with dementia. Nurs Times, 2004, 110: 36-39.
- Byrne A, Curran S, Wattis J. Alzheimer's disease. Geriatric Medicine, 2006: S213-S216.
- Campbell M, Guzman J. A proactive approach to improve end-of-life care in a medical intensive care unit for patients with terminal dementia. Critical Care Medicine, 2004, 32: 1839-1843.
- Chan TC, Luk JK, Shea YF, et al. Continuous use of antipsychotics and its association with mortality and hospitalization in institutionalized Chinese older adults: an 18-month prospective cohort study. Int Psychogeriatr, 2011, 23: 1640-1648.
- Cohen A, Chapman BP, Gilman SE, et al. Social inequalities in the occurrence of suicidal ideation among older primary care patients. Am J Geriatr Psychiatry, 2010, 18: 1146-1154.
- Cohen-Mansfield J, Libin A. Verbal and physical agitation in cognitively impaired elderly with dementia: robustness of syndromes. J Psychiatr Res, 2005, 39: 325-332.
- Cohen-Mansfield J, Lipson S, Werner P, et al. Withdrawal of haloperidol, thioridazine, and lorazepam in the nursing home: a controlled, double-blind study. Arch Intern Med, 1999, 159: 1733-1740.
- Colloby SJ, O'Brien JT, Fenwick JD, et al. The application of statistical parametric mapping to 123I-FP-CIT SPECT in dementia with Lewy bodies, Alzheimer's disease and Parkinson's disease. Neuroimage, 2004, 23: 956-966.
- Coventry P, Grande G, Richards D, et al. Prediction of appropriate timing of palliative care for older adults with nonmalignant life-threatening disease: a systematic review. Age and Ageing, 2005, 34: 218-227.
- Covinsky KE, Newcomer R, Fox P, et al. Patient and caregiver characteristics associated with depression in caregivers of patients with dementia. J Gen Intern Med, 2003, 18: 1006-1014.
- Dalton SO, Sorensen HT, Johansen C. SSRIs and upper gastrointestinal bleeding: What is known and how should it influence prescribing? CNS Drugs, 2006, 20: 143-151.
- Darreh-Shori T, Soininen H. Effects of cholinesterase inhibitors on the activities and protein levels of cholinesterases in the cerebrospinal fluid of patients with Alzheimer's disease: a review of recent clinical studies. Curr Alzheimer Res, 2010, 7: 67-73.
- Davies E, Higginson I. eds. Better Palliative Care for Older People. Copenhagen, Denmark, Europe: World Health Organization, 2004.
- Declercq T, Petrovic M, Azermai M, et al. Withdrawal versus continuation of chronic antipsychotic drugs for behavioral and psychological symptoms in older people with dementia. Cochrane Database Syst Rev, 2013, 3: CD007726.
- Delgado-Guay M, Parson HA, Li Z, et al. Symptom distress in advanced cancer patients with anxiety and depression in the palliative care setting. Support Care Cancer, 2009, 17: 573-579.
- Department of Health. The NHS Cancer Plan: A Plan for Investment, A Plan for Reform. London: Department of Health, 2000.
- Department of Health. Building on the Best: Choice Responsiveness and Equity in the NHS. London: Department of Health: 2003.
- Devanand DP, Jacobs DM, Tang MX, et al. The course of psychopathologic features in mild to moderate Alzheimer disease. Arch Gen Psychiatry, 1997, 54: 257-263.
- Devanand DP, Mintzer J, Schultz SK, et al. Relapse Risk after Discontinuation of Risperidone in Alzheimer's Disease. N Engl J Med, 2012, 367: 1497-1507.
- Dishman E, Matthews J, Dunbar-Jacob J. In: Pew RW, Van Hemel SB. eds. Everyday health: technology for adaptive aging, in Technology for Adaptive Aging. Washington, DC: The National Academies Press, 2004: 179-209.
- Downing LJ, Caprio TV, Lyness JM. Geriatric psychiatry review: differential diagnosis and treatment of the 3 D's - delirium, dementia, and depression. Curr Psychiatry Rep

2013, 15: 365.

- Ellershaw J, Wilkinson S. eds. Care of the Dying: A Pathway to Excellence. Oxford: Oxford University Press, 2003.
- Ellison JM, Kyomen HH, Harper DG. Depression in later life: an overview with treatment recommendations. Psychiatr Clin N Am, 2012, 35: 203-229.
- Engel SE, Keily DK, Mitchell SL. Satisfaction with end-of life care for nursing home residents with advanced dementia. J Am Geriatr Soc, 2006, 54: 1567-1572.
- Evers M, Purohit D, Perl D, et al. Palliative and aggressiveend-of life care for patients with dementia. Psychiatric Services, 2002, 53: 609-613.
- Fabian TJ, Amico JA, Kroboth PD, et al. Paroxetine-induced hyponatremia in older adults: A twelve-week prospective study. Arch Intern Med, 2004, 164: 327-332.
- Fabiszewski KJ, Volicer B, Volicer L. Effect of antibiotic treatment on outcome of fevers in institutionalized Alzheimer patients. JAMA, 1990, 263: 3168-3172.
- FDA News press release #P03-82; FDA Approves Memantine (Namenda) for Alzheimer's Disease October 17, 2003. Available online: http: //www.medicinenet.com/script/main/art.asp?articlekey=24850
- Feldman H, Gauthier S, Hecker J, et al. A 24-week, randomized, double-blind study of donepezil in moderate to severe Alzheimer's disease. Neurology, 2001, 57: 613-620.
- Feldman H, Gauthier S, Hecker J, et al. Efficacy and safety of donepezil in patients with more severe Alzheimer's disease: a subgroup analysis from a randomised, placebo-controlled trial. Int J Geriatr Psychiatry, 2005, 20: 559-569.
- Ferri CP, Prince M, Brayne C, et al. Global prevalence of dementia: a Delphi consensus study. Lancet, 2005, 366: 2112-2117.
- Fitz D, Mallya A. Discontinuation of a psychogeriatric program for nursing home residents: psychotropic medication changes and behavioral reactions. J Appl Gerontol, 1992, 11: 50-63.
- Fried TR, Gillick MR, Lipsitz LA. Short-term functional outcomes of long-term care residents with pneumonia treated with and without hospital transfer. J Am Geriatr Soc, 1997, 45: 302-306.
- Gaugler JE, Kane RL, Kane RA, et al. The longitudinal effects of early behavior problems in the dementia caregiving career. Psychol Aging, 2005, 20: 100-116.
- Gaugler JE, Kane RL, Newcomer R. Resilience and transitions from dementia caregiving. J Gerontol B Psychol Sci Soc Sci, 2007, 62: 38-44.
- Gill SS, Anderson GM, Fischer HD, et al. Syncope and its consequences in patients with dementia receiving cholinesterase inhibitors: a population-based cohort study. Arch Intern Med, 2009, 169: 867-873.
- Hanson LC, Carey TS, Caprio AJ, et al. Improving decision making for feeding options in dementia care: a randomized trial. J Am Geriatr Soc, 2011, 59: 2009-2016.
- Head B. Palliative care for persons with dementia. Home Healthcare Nurse, 2003, 21: 53-60.
- Heisel MJ, Duberstein PR, Lyness JM, et al. Screening for suicide ideation among older primary care patients. J Am Board Fam Med, 2010, 23: 260-269.
- Herrmann N, Black SE, Li A, et al. Discontinuing cholinesterase inhibitors: results of a survey of Canadian dementia experts. Int Psychogeriatr, 2011, 23: 539-545.
- Hinkka H, Kosunen E, Metsanoja R, et al. Decision making in terminal care: a survey of Finnish doctors' treatment decisions in end-of-life scenarios involving a terminal cancer and a terminal dementia patient. Palliat Med, 2002, 16: 195-204.
- Hinkka H, Kosunen E, Lammi UK, et al. Attitudes to terminal patients' unorthodox therapy: Finnish doctors' responses to a case scenario. Support Care Cancer, 2004, 12: 132-136.
- Hoek JF, Ribbe MW, Hertogh CM, et al. The specialist training program for nursing home physicians: a new professional challenge. J Am Med Dir Assoc, 2001, 2: 326-330.
- Homma A, Imai Y, Tago H, et al. Donepezil treatment of patients with severe Alzheimer's disease in a Japanese population: results from a 24-week, double-blind, placebo-controlled, randomized trial. Dement Geriatr Cogn Disord, 2008, 25: 399-407.
- Horwitz GJ, Tariot PN, Mead K, et al. Discontinuation of antipsychotics in nursing home patients with dementia. Am J Geriatr Psychiatry, 1995, 3: 290-299.
- Howard R, McShane R, Lindesay J, et al. Donepezil and memantine for moderate-to-severe Alzheimer's disease. N Engl J Med, 2012, 366: 893-903.
- Hughes JC, Robinson L, Volicer L. Specialist palliative care in dementia. BMJ, 2005, 330: 57-58.
- Irwin SA, Rao S, Bower K, et al. Psychiatric issues in palliative care: Recognition of depression in patients enrolled in hospice care. Palliat Support Care, 2008, 6: 159-164.
- Jeste DV, Okamoto A, Napolitano J, et al. Low incidence of persistent tardive dyskinesia in elderly patients with dementia treated with risperidone. Am J Psychiatry, 2000, 157: 1150-1155.
- Johnson N, Davis T, Bosanquet N. The epidemic of Alzheimer's disease. How can we manage the costs?

Pharmacoeconomics, 2000, 18: 215-223.

- Juurlink DN, Mamdani MM, Kopp A, et al. The risk of suicide with selective serotonin reuptake inhibitors in the elderly. Am J Psychiatry, 2006, 163: 813-821.
- Kite S, Jones K, Tookman A. Specialist palliative care and patients with non-cancer diagnosis: the experience of a service. Palliat Med, 1999, 13: 477-484.
- Lachs MS, Pillemer K. Elder abuse. Lancet, 2004, 364: 1263-1272.
- Lamberg JL, Person CJ, Kiely DK, et al. Decisions to hospitalize nursing home residents dying with advanced dementia. J Am Geriatr Soc, 2005, 53: 1396-1401.
- Leroi I, Voulgari A, Breitner JC, et al. The epidemiology of psychosis in dementia. Am J Geriatr Psychiatry, 2003, 11: 83-91.
- Lesch KP, Merschdorf U. Impulsivity, aggression, and serotonin: a molecular psychobiological perspective. Behav Sci Law, 2000, 18: 581-604.
- Levy ML, Cummings JL, Fairbanks LA, et al. Longitudinal assessment of symptoms of depression, agitation, and psychosis in 181 patients with Alzheimer's disease. Am J Psychiatry, 1996, 153: 1438-1443.
- Lloyd-Williams M. An audit of palliative care in dementia. Eur J Cancer Care, 1996, 5: 53-55.
- Lloyd-Williams M, Payne S. Can multidisciplinary guidelines improve the palliation of symptoms in the terminal phase of dementia? Int J Palliat Nurs, 2002, 8: 370-375.
- Lloyd-Williams M, Denis M, Taylor F. A prospective study to determine the association between physical symptoms and depression in patients with advanced cancer. Palliat Med, 2004, 18: 558-563.
- Loeb M, Brazil K, Lohfeld L, et al. Effect of a multifaceted intervention on number of antimicrobial prescriptions for suspected urinary tract infections in residents of nursing homes: cluster randomized controlled trial. BMJ, 2005, 331: 669.
- Loeb M, Carusone SC, Goeree R, et al. Effect of a clinical pathway to reduce hospitalizations in nursing home residents with pneumonia: a randomized controlled trial. JAMA 2006, 295: 2503-2510.
- LoPresti EF, Mihailidis A, Kirsch N. Assistive technology for cognitive rehabilitation: state of the art. Neuropsychol Rehabil, 2004, 14: 5-39.
- Luchins D, Hanrahan P. What is the appropriate health care for end - stage dementia? J Am Geriatr Soc, 1993, 41: 25-30.
- Luchins DJ, Hanrahan P, Murphy K. Criteria for enrolling dementia patients in hospice. J Am Geriatr Soc, 1997, 45: 1054-1059.
- Lyketsos CG, Lopez O, Jones B, et al. Prevalence of neuropsychiatric symptoms in dementia and mild cognitive impairment. Results from the cardiovascular health study. JAMA, 2002, 288: 1473-1483.
- Maguire C, Kirby M, Coen R, et al. Family members' attitudes toward telling the patient with Alzeheimer's disease their diagnosis. Br Med J, 1996, 313: 529-530.
- Maher AR, Maglione M, Bagley S, et al. Efficacy and comparative effectiveness of atypical antipsychotic medications for off-label uses in adults: a systematic review and meta-analysis. JAMA, 2011, 306: 1359-1369.
- Marsh GW, Prochoda KP, Pritchett E, et al. Predicting hospice appropriateness for patients with dementia of the Alzheimer's type. Appl Nurs Res, 2000, 13: 187-196.
- Mast K, Salama M, Silverman G, et al. End-of-life in treatment guidelines for life-limiting disease. J Palliat Med, 2004, 7: 754-773.
- McCarthy M, Addington-Hall J, Altmann D. The experience of dying with dementia: a retrospective study. Intern J Geriatr Psychiatry, 1997, 12: 404-409.
- McShane R, Areosa Sastre A, Minakaran N. Memantine for dementia. Cochrane Database Syst Rev, 2006, 2: CD003154.
- Medscape. FDA Approves High-Dose Donepezil for Advanced Alzheimer's Disease. Available online: http: //www.medscape.com/viewarticle/725849, accessed September 24, 2013.
- Mega MS, Cummings JL, Fiorello T, et al. The spectrum of behavioral changes in Alzheimer's disease. Neurology, 1996, 46: 130-135.
- Mehr DR, van der Steen JT, Kruse RL, et al. Lower respiratory infections in nursing home residents with dementia: a tale of two countries. Gerontologist, 2003, 43: 85-93.
- Meulen EF, Schmand B, van Campen JP, et al. The seven minute screen: a neurocognitive screening test highly sensitive to various types of dementia. J Neurol Neurosurg Psychiatry, 2004, 75: 700-705.
- Michel JP, Pautex S, Zekry D, et al. End of life care of persons with dementia. J Gerontol A Biol Sci Med Sci, 2002, 57: M640-M644.
- Mintzer J, Brawman-Mintzer O, Mirski DF, et al. Fenfluramine challenge test as a marker of serotonin activity in patients with Alzheimer's dementia and agitation. Biol Psychiatry, 1998, 44: 918-921.
- Mitchell SL, Kiely DK. A cross-national comparison of institutionalized tube-fed older persons: the influence of contrasting healthcare systems. J Am Med Dir Assoc, 2001, 2: 10-14.

- Mitchell SL, Black BS, Ersek M, et al. Advanced dementia: state of the art and priorities for the next decade. Ann Intern Med, 2012, 156: 45-51.
- Mitchell SL, Kiely DK, Hamel MB. Dying with advanced dementia in the nursing home. Arch Intern Med, 2004a, 164: 321-326.
- Mitchell SL, Kiely DK, Hamel MB, et al. Estimating prognosis for nursing home residents with advanced dementia. JAMA, 2004b, 291: 2734-2740.
- Mitchell SL, Teno JM, Kiely DK, et al. The clinical course of advanced dementia. New Engl J Med, 2009, 361: 1529-1538.
- Mitchell SL, Miller SC, Teno JM, et al. Prediction of 6-month survival of nursing home residents with advanced dementia using ADEPT vs hospice eligibility guidelines. JAMA, 2010, 304: 1929-1935.
- Mitchell S, Black, BS, Ersek, M, et al. Advanced Dementia: State of the Art and Priorities for the Next Decade. Ann Intern Med, 2012, 156: 45-51.
- Mizrahi R, Starkstein SE, Jorge R, et al. Phenomenology and clinical correlates of delusions in Alzheimer disease. Am J Geriatr Psychiatry, 2006, 14: 573-581.
- Morrison S, Siu A. Survival in end stage dementia following acute illness. JAMA, 2000, 284: 47-52.
- Mottram PG, Wilson K, Strobl JJ. Antidepressants for depressed elderly. Cochrane Database Syst Rev, 2006, (1): CD003491.
- Murman DJ, Chen Q, Powell MC, et al. The incremental direct costs associated with behavioral symptoms in AD. Neurology, 2002, 59: 1721-1729.
- Murray SA, Kendall M, Boyd K, et al. Illness trajectories and palliative care. BMJ, 2005, 330: 1007-11.
- Murtagh FE, Preston M, Higginson I. Patterns of dying: palliative care for nonmalignant disease. Clin Med, 2004, 4: 39-44.
- National Alliance for Caregiving and AARP. Caregiving in the US. Washington, DC: National Alliance for Caregiving and AARP, 2004.
- National Council for Palliative Care. The Palliative Care Needs of Older People. Briefing Bulletin No. 14. Available online: www.ncpc.org.uk (January 2005).
- National Council for Palliative Care. Palliative Care Bill: Briefing for Peers. London: The National Council for Palliative Care, 2007.
- National Gold Standards Framework Centre. Available online: http://www.goldstandardsframework.org.uk, accessed September 24, 2013.
- National Hospice Organization. Medical guidelines for determining prognosis in selected non-cancer diseases. 2nd ed. Arlington, VA: National Hospice Organization, 1996.
- National Institute for Health and Clinical Excellence. Dementia: supporting people with dementia and their carers (draft guidelines). London: NICE, 2006: 298.
- O'Mahony S, Goulet J, Kornblith A, et al. Desire for hastened death, cancer pain and depression: Report of a longitudinal observational study. J Pain Symptom Manage, 2005, 29: 446-457.
- Ornstein K, Gaugler JE. The problem with "problem behaviors": a systematic review of the association between individual patient behavioral and psychological symptoms and caregiver depression and burden within the dementia patient-caregiver dyad. Int Psychogeriatr, 2012, 24: 1536-1552.
- Ornstein KA, Gaugler JE, Devanand DP, et al. Are there sensitive time periods for dementia caregivers? The occurrence of behavioral and psychological symptoms in the early stages of dementia Int Psychogeriatr, 2013, 25: 1453-1462.
- Ouslander JG, Berenson RA. Reducing unnecessary hospitalizations of nursing home residents. N Engl J Med, 2011, 365: 1165-1167.
- Pasman HR, Onwuteaka-Philipsen BD, Ooms ME, et al. Forgoing artificial nutrition and hydration in nursing home patients with dementia. Patients, decision-making, and participants. Alzheimer Dis Assoc Disord, 2004, 18: 154-162.
- Pew RW, van Hemel SB. eds. Technology for Adaptive Aging. Washington, DC: The National Academies Press, 2004.
- Pinquart M, Sorensen S. Differences between caregivers and noncaregivers in psychological health and physical health: a meta-analysis. Psychol Aging, 2003, 18: 250-267.
- Pinquart M, Duberstein PR, Lyness JM. Treatments for later-life depressive conditions: a meta-analytic comparison of pharmacotherapy and psychotherapy. Am J Psychiatry, 2006, 163: 1493-1501.
- Pitceathly C, Maguire P. The psychological impact of cancer on patients' partners and other key relatives: a review. Eur J Cancer, 2003, 39: 1517-1524.
- Porsteinsson AP, Grossberg GT, Mintzer J, et al. Memantine treatment in patients with mild to moderate Alzheimer's disease already receiving a cholinesterase inhibitor: a randomized, double-blind, placebo-controlled trial. Curr Alzheimer Res, 2008, 5: 83-89.
- Price A, Hotopf M. The treatment of depression in patients with advanced cancer undergoing palliative care. Curr Opin Support Palliat Care, 2009, 3: 61-66.

- Proot IM, Abu-Saad HH, Crebolder HF, et al. Vulnerability of family caregivers in terminal palliative care at home; balancing between burden and capacity. Scand J Caring Sci, 2003, 17: 113-121.
- Qaseem A, Snow V, Shekelle P, et al. Evidence-based interventions to improve the palliative care of pain, dyspnea, and depression at the end of life: A clinical practice guideline from the American College of Physicians. Ann Intern Med, 2008, 148: 141-146.
- Raivio MM, Laurila JV, Strandberg TE, et al. Neither atypical nor conventional antipsychotics increase mortality or hospital admissions among elderly patients with dementia: a two-year prospective study. Am J Geriatr Psychiatry, 2007, 15: 416-424.
- Rapoport MJ, van Reekum R, Freedman M, et al. Relationship of psychosis to aggression, apathy and function dementia. Int J Geriatr Psychiatry, 2001, 16: 123-130.
- Rayner L, Price A, Evans A, et al. Antidepressants for the treatment of depression in palliative care: A systematic review and meta-analysis. Palliat Med, 2011, 25: 36-51.
- Reisberg B, Ferris SH, Franssen EH, et al. Mortality and temporal course of probable Alzheimer's disease: a 5-year prospective study. Int Psychogeriatr, 1996, 8: 291-311.
- Roger KS. A literature review of palliative care, end of life and dementia. Palliat Support Care, 2006, 4: 295-303.
- Ropacki SA, Jeste DV. Epidemiology of risk factors for psychosis of Alzheimer's disease: a review of 55 studies published from 1990 to 2003. Am J Psychiatry, 2005, 162: 2022-2030.
- Rurup ML, Onwuteaka-Philipsen BD, Pasman H, et al. Attitudes of physicians, nurses and relatives towards end-of-life decisions concerning nursing home patients with dementia. Patient Educ Couns, 2006, 61: 372-380.
- Ruths S, Straand J, Nygaard HA, et al. Effect of antipsychotic withdrawal on behavior and sleep/wake activity in nursing home residents with dementia: a randomized, placebo controlled, double-blinded study. J Am Geriatr Soc, 2004, 52: 1737-1743.
- Sachs GA, Shega JW, Cox-Hayley D. Barriers to excellent end-of-life care for patients with dementia. J Gen Intern Med, 2004, 19: 1057-1063.
- Sampson EL, Gould V, Lee D, et al. Differences in care received by patients with and without dementia who died during acute hospital admission: a retrospective case note study. Age Ageing, 2006a, 35: 187-189.
- Sampson EL, Ritchie CW, Lai R, et al. A systematic review of the scientific evidence for the efficacy of a palliative care approach in advanced dementia. Int Psychogeriatrics, 2006b, 17: 31-40.
- Scarmeas N, Brandt J, Hadjigeorgiou G, et al. Delusions and hallucinations are associated with worse outcome in Alzheimer disease. Arch Neurol, 2005, 62: 1601-1608.
- Schneider LS, Dagerman K, Insel PS. Efficacy and adverse effects of atypical antipsychotics for dementia: metaanalysis of randomized, placebo-controlled trials. Am J Geriatr Psychiatry, 2006, 14: 191-210.
- Schneider LS, Dagerman KS, Insel P. Risk of death with atypical antipsychotic drug treatment for dementia: metaanalysis of randomized placebo-controlled trials. JAMA, 2005, 294: 1934-1943.
- Schneider LS. Discontinuing Donepezil or Starting Memantine for Alzheimer's Disease. N Engl J Med, 2012, 366: 957-959.
- Schonwetter RS, Han B, Small BJ, et al. Predictors of six-month survival among patients with dementia: an evaluation of hospice Medicare guidelines. Am J Hosp Palliat Care, 2003, 20: 105-113.
- Shorr RI, Fought RL, Ray WA. Changes in antipsychotic drug use in nursing homes during implementation of the OBRA-87 regulations. JAMA, 1994, 271: 358-362.
- Shuster JL. Palliative care for advanced dementia. Clin Geriatr Med, 2000, 16: 373-386.
- Simoni-Wastila L, Ryder PT, Qian J, et al. Association of antipsychotic use with hospital events and mortality among Medicare beneficiaries residing in long-term care facilities. Am J Geriatr Psychiatry, 2009, 17: 417-427.
- Smith EM, Gomm SA, Dickens CM. Assessing the independent contribution to quality of life from anxiety and depression in patients with advanced cancer. Palliat Med, 2003, 17: 509-513.
- Smith GE, Kokmen E, O'Brien PC. Risk factors for nursing home placement in a population-based dementia cohort. J Am Geriatr Soc, 2000, 48: 519-525.
- Steinhauser K, Christakis N, Clipp E, et al. Factors considered important at the end of life by patients, family, physicians and other care providers. JAMA, 2000, 284: 2476-2482.
- Stern Y, Tang MX, Albert MS, et al. Predicting time to nursing home care and death in individuals with Alzheimer disease. JAMA, 1997, 277: 806-812.
- Stiefel F, Die Trill M, Berney A, et al. Depression in palliative care: a pragmatic report from the Expert Working Group of European Association for Palliative Care. Support Care Cancer, 2001, 9: 477-488.
- Sultzer DL, Davis SM, Tariot PN, et al. Clinical symptom

responses to atypical antipsychotic medications in Alzheimer's disease: phase 1 outcomes from the CATIE-AD effectiveness trial. Am J Psychiatry, 2008, 165: 844-854.

- Sweet RA, Pollock BG, Sukonick DL, et al. The 5HTTLPR-polymorphism confers liability to a combined phenotype of psychotic and aggressive behavior in Alzheimer's disease. Int Psychogeriatr, 2001, 13: 401-409.
- Tariot PN, Cummings JL, Katz IR, et al. A randomized, double-blind, placebo controlled study of the efficacy and safety of donepezil in patients with Alzheimer's disease in the nursing home setting. J Am Geriatr Soc, 2001, 49: 1590-1599.
- Tariot PN, Farlow MR, Grossberg GT, et al. Memantine treatment in patients with moderate to severe Alzheimer disease already receiving donepezil: a randomized controlled trial. JAMA, 2004, 291: 317-324.
- Teno JM, Weitzen S, Wetle T, et al. Persistent pain in nursing home residents. JAMA, 2001, 285: 2081.
- Thapa PB, Meador KG, Gideon P, et al. Effects of antipsychotic withdrawal in elderly nursing home residents. J Am Geriatr Soc, 1994, 42: 280-286.
- Van der Steen JT, Kruse RL, Ooms ME, et al. Treatment of nursing home residents with dementia and lower respiratory tract infection in the United States and the Netherlands: an ocean apart. J Am Geriatr Soc, 2004, 52: 691-699.
- Van der Steen JT, van der Wal G, Mehr DR, et al. End-of-life decision making in nursing home residents with dementia and pneumonia: Dutch physicians' intentions regarding hastening death. Alzheim Dis Assoc Disord, 2005, 19: 148-155.
- Volandes AE, Paasche-Orlow MK, Barry MJ, et al. Video decision support tool for advance care planning in dementia: randomised controlled trial. BMJ, 2009, 338: b2159.
- Volicer L. Management of severe Alzheimer's disease and end of-life issues. Clin Geriatr Med, 2001, 17: 377-391.
- Volicer L, Hurley A, Blasi Z. Characteristics of dementia end-of-life care across care settings. Am J Hosp Palliat Care, 2003, 20: 191-200.
- Von Genten C, Twaddle M. Terminal care of non-cancer patients. Clin Geriatr Med, 1996, 12: 349-358.
- Wary B. Geriatrics and palliative care: the best of both worlds. Eur J Palliat Care, 2003, 10: 29-31.
- Wilkosz PA, Kodavali C, Weamer EA, et al. Prediction of psychosis onset in Alzheimer disease: the role of depression symptom severity and the HTR2A T102C polymorphism. Am J Med Genet B Neuropsychiatr Genet, 2007, 144B: 1054-1062.
- Wilson KG, Chochinov HM, Skirko MG, et al. Depression and anxiety disorders in palliative cancer care. J Pain Symptom Manage, 2007, 33: 118-129.
- Winblad B, Kilander L, Eriksson S, et al. Donepezil in patients with severe Alzheimer's disease: double-blind, parallelgroup, placebo-controlled study. Lancet, 2006, 367: 1057-1065.
- Won A, Lapane K, Gambassi G, et al. Correlates and management of nonmalignant pain in the nursing home. J Am Geriatr Soc, 1999, 47936-47942.
- Yiannopoulou KG, Papageorgiou SG. Current and future treatments for Alzheimer's disease. Ther Adv Neurol Disord, 2012, 6: 19-33.
- Zheng L, Mack WJ, Dagerman KS, et al. Metabolic changes associated with second-generation antipsychotic use in Alzheimer's disease patients: the CATIE-AD study. Am J Psychiatry, 2009, 166: 583-590.
- Zvi Aminoff BZ. Mini-Suffering State Examination Scale: possible key criterion for 6-month survival and mortality of critically ill dementia patients. Am J Hosp Palliat Care, 2008, 24: 470-474.

**译　者：**张首龙，住院医师，门诊部，军械工程学院
**审　校：**唐丽丽，主任医师、教授，康复科，北京大学肿瘤医院
**终　审：**刘　巍，主任医师、教授，姑息治疗中心，北京大学肿瘤医院
(译文如与英文原文有异义，以英文原文为准)

第三篇

# 第二十八章　脑病

**Renato V. Samala[1], Mellar P. Davis[2]**

[1]Center for Connected Care, Cleveland Clinic, Cleveland, OH 44195, USA; [2]Division of Solid Tumor, Taussig Cancer Institute, Cleveland Clinic, Cleveland, OH 44195, USA

*Correspondence to:* Renato V. Samala, MD, FACP, Assistant Professor of Medicine. Cleveland Clinic Lerner College of Medicine of Case Western Reserve University, Associate Staff, Center for Connected Care, Cleveland Clinic, 9500 Euclid Ave., S31, Cleveland, OH 44195, USA. Email: samalar@ccf.org.

## 引言

脑病是指在无原发性脑主要结构病变的情况下因患系统性疾病而出现的一般性或全脑功能障碍。能够引起脑功能障碍的系统性疾病多种多样，包括器官功能衰竭(神经系统除外)、电解质紊乱、致命性感染、有毒物质的暴露及累积等等。脑病多表现为急性起病，但是也存在亚急性和慢性亚型的报道。而一旦有毒物质的沉积或疾病进程得到缓解，大多数脑病是可逆性的。

对临床医生而言，脑病的诊疗管理存在多重挑战。由于疾病的千变万化和众多的鉴别诊断，脑病的早期诊断并不容易。脑病所导致的凶险的病情有时可能得不到有效的诊疗。脑病不仅对患者的预后有实质性的影响，对患者周边环境也影响颇大。本文将探讨成人脑病的临床特征，详解其具体病因及诊疗管理措施。由于脑病患者基本均合并严重疾病，且多为急危重症，此时体现了高质量的姑息治疗的重要性，相关内容将在本文中重点讨论。

## 谵妄与脑病

脑病这个术语常与诸如精神状态转变、谵妄、急性意识障碍等情况相对应，甚至交替使用。虽然字面上的意思是单纯的“脑部的病变”，但脑病却是重要的内涵丰富的病种，值得临床医生特别关注。脑病不同于谵妄，它是由潜在的系统性病变导致的广泛脑代谢障碍(Lipowski，1990)。谵妄多表现为急性发作的意识障碍、行为无章、认知和意识波动性失调，而脑病不仅仅表现为意识或认知的错乱。脑病表现为多种局灶性神经系统症状，包括癫痫等，因此尽管有些武断，可以说谵妄仅仅是脑病的一种表现形式(Zampieri *et al.*，2011)。进一步区分两种情况，谵妄归类于一种精神障碍或一种症状，而脑病是一个特定的神经系统疾病诊断，定义为脑部受毒性物质或代谢状态影响的表现(Pinson，2010)。

## 流行病学

引起成人脑病的原因有很多，脓毒症和肝衰竭是临床上最常见的。重症监护室(intensive care unit，ICU)内的患者，脓毒症相关脑病占所有严重系统性感染患者的70%(Gofton and Young，2012)，肝性脑病占所有肝硬化患者的60%~80%(Bajaj，2010)，而关于其他原因引起的脑病鲜有报道。

值得一提的是，谵妄在重症及终末期患者中非常普遍。可以推测，这些患者出现的谵妄确实是由于严重的系统性疾病导致的脑病的一种症状。不同的临床表现谵妄的预期发生率如下：80%的ICU中应用机械通气的患者(Pun and Ely，2007)，60%~80%的ICU住院患者(Ely *et al.*，2001)，10%~31%的普通住院患者(Siddiqi *et al.*，

2006)，37%~46%的普外科住院患者(Dyer *et al.*，1995)，26%~44%的在院或接受临终关怀的肿瘤患者(Centeno *et al.*，2004)。

## 脑功能障碍机制

导致脑功能障碍的一个共同通路是上行网状结构激动系统(ascending reticular activating system，ARAS)的失调。ARAS是调节觉醒、睡眠清醒转换及注意力的系统。这个关键的结构包括从中脑到基底前脑到丘脑和大脑皮层的多重路径。任何导致成人脑病的特定原因(表1)均能影响ARAS及/或其预测系统导致精神状态损害。

**表1　脑病的病因**

| | |
|---|---|
| 代谢和激素相关 | 缺氧-缺血<br>高碳酸血症<br>低血糖症<br>高血糖症<br>甲状腺功能减退症<br>甲状腺功能亢进症<br>韦尼克脑病 |
| 电解质紊乱相关 | 低钠血症<br>高钠血症<br>低钙血症<br>高钙血症<br>低镁血症 |
| 器官衰竭和其他系统性疾病 | 肝性<br>尿毒症性<br>自身免疫性<br>副瘤综合症<br>高血压性<br>胰腺性 |
| 感染相关 | 脓毒症相关<br>人类免疫缺陷病毒(human immunodeficiency virus，HIV)<br>其他病毒和细菌感染 |
| 药物和毒物相关 | 化疗<br>其他药物<br>金属<br>工业用料<br>杀虫剂<br>一氧化碳 |

导致脑病确切的机制未明，但其中一些病理生理过程已有研究。神经元由于其高脂质含量及高代谢特性，极易受毒物或药物代谢产物及缺血缺氧状态的损害及破坏。电解质紊乱、代谢产物过度或缺乏、抑制性和兴奋性神经递质失调都能扰乱神经元局部内环境，进而导致脑功能障碍。系统性疾病，以脓毒症为例，可通过多种机制影响脑部，例如直接损伤细胞、使线粒体和内皮功能紊乱、使钙离子浓度失衡及脑血流障碍等。

## 危险因素

总的来说，罹患脑病的风险随基础疾病的进展而升高。例如，对于脓毒症相关脑病，已知的危险因素包括：进行性肾功能恶化、进行性胆红素升高、需机械通气和急性生理及慢性健康评分Ⅱ(Acute Physiology and Chronic Health Evaluation Ⅱ，APACHE Ⅱ)的升高(Eidelman *et al.*，1996)。存在诸如肝硬化之类的基础肝疾病患者，当面临感染、脱水、手术、电解质紊乱及出血等应激情况时，就有可能出现脑病。

血脑屏障保护中枢神经系统(central nervous system，CNS)避免受到毒物及药物的伤害。至于药物引起的脑病，尤其是与化疗相关的类型，罹患风险增加多因为因高剂量的化疗或颈动脉内注射超过血脑屏障负荷，或者因鞘内注射绕过了血脑屏障(Hildebrand，2006)。附加风险包括：频繁的化疗和同步放疗，通常发生在使用甲氨蝶呤治疗中(Verstappen *et al.*，2003)。

由于谵妄与脑病有密切的联系，这两种疾病存在一些共同的危险因素(Maldonado，2008)。包括：年龄>75岁，严重疾病(感染、低血压、缺氧、营养不良和代谢障碍)，外源性物质(多重用药、精神类药物、药物滥用或戒断综合征、重金属中毒和毒物)。

# 临床特征

## 体征和症状

尽管脑病患者临床表现多种多样，但必然会出现的是精神状态改变。需警惕的早期症状包括：觉醒状态紊乱，患者对医生询问进行适当反应的感觉刺激增加。约1/4的患者出现觉醒过度或觉醒过少，一半患者在两种状态波动(Posner *et al.*，2007)。定向障碍、幻觉或幻视、睡眠/觉醒周期转换、注意力及集中力紊乱等症状都需要早期警惕。谵妄症状经常伴随着脑功能障碍的发展恶化为昏睡及昏迷。

除了存在觉醒及认知障碍之外，脑病患者经常会呈现其他类型的神经系统障碍。局部虚弱在代谢性脑病中并不少见(Posner *et al.*，2007)，可引起阿普唑仑释放症或者原始反射(例如吮吸反射、撅嘴反射、掌颏反射和抓握反射)。毒素导致的小脑损伤可表现为共济失调和平衡不良。暴露于汞、感染和长春新碱会导致皮质盲(Dobbs，2011)。三氯乙烯中毒脑病可导致双侧三叉神经痛，铅和砷中毒会伴随周围神经病变。毒物或代谢性脑病常会伴发局灶性或全脑性的癫痫，而不同于脑结构疾病导致的癫痫之处在于这种癫痫的发病灶多存在迁移。

其他突出的神经系统表现为震颤、扑翼样震颤及肌阵挛等等。代谢性脑病的震颤特征为粗的、不规则的，通常不在休息时出现，首先表现为伸指震颤，最终可能发展为面部、舌头和下肢。扑翼样震颤，或称伸手位手掌拍打运动，是肝性脑病的经典表现，但也有可能出现在其他类型的代谢性脑病及脓毒性脑病中。多发肌阵挛(突发、机体不同部位非节律抽搐)多与尿毒症和高血糖引起的脑病相关。

除了神经系统检查，潜在疾病的症状和体征也有助于脑病的诊断。慢性肝疾病体征，例如杵状指、肝掌、黄疸、腹水、蜘蛛痣、水母头征(即肿胀的脐静脉)、男性乳房发育和睾丸萎缩等等，均能提示一个表现为交替精神状态的患者出现了肝性脑病。铅中毒脑病在精神错乱的同时可伴有蓝胶变色。米氏线(一种在指甲或趾甲上出现的横纹)可在一些金属(例如砷和铊)和化学中毒时出现，砷中毒还可能出现胃肠道症状。自主神经症状，例如高血压、低血压、心动过速、发热以及呼吸异常，例如陈施呼吸(即深快呼吸后出现呼吸暂停)等等，都经常在严重系统性疾病中出现。在可复性后脑部综合征(posterior reversible encephalopathy syndrome，PRES)中高血压是最主要的非神经系统症状。

关于不同成因脑病的神经系统表现将在下文中详述。

## 神经影像学和脑电图(electroencephalogram，EEG)

神经影像，例如CT和MRI，是用来排除其他如大脑主要结构病变等可能导致意识和认知改变病因的手段。中毒和代谢性脑病患者最常见的征象是脑水肿。例如PRES，MRI在顶枕叶可发现T2期白质水肿伴高代谢病变，这些是重要的诊断线索。

与神经影像学相比，EEG能更有效发现急性脑病。最常见的图像是非癫痫干扰，例如背景活动的减慢，伴或不伴三相波和额叶间歇性节律性δ波。不同脑电图波形与预后的关系将在下一节讨论。

## 鉴别诊断

由于脑病多样化的临床表现，尤其是精神状态的转换，其鉴别诊断是非常广泛的。必须强调的是在生命垂危的患者中脑病可能是不同原因造成的共同结果，不同病因可能错综复杂，彼此恶化或掩盖。想象一个有基础肝疾病的患者出现严重感染及随之而来的肾功能衰竭，当他的意识变得模糊，其他的神经系统症状也变得明显时，这个患者脑病的原因就有可能是交互作用或者以下一种：肝脏、尿毒症、脓毒血症。因此要求临床医生依据询问详细的病史和体格检查，注重实验室检查的结果，最终确定脑病发生的确切原因，并给予最适当的治疗。

最重要的鉴别是精神状态的改变是否是由于脑主要结构的病变(例如脑肿瘤或梗塞)所导致的。而这是与代谢性脑病截然相反的，神经系统影像学检查可以很轻易的发现差异，但也需注意几个临床特征。代谢性脑病表现为扩散动作征象，例如颤抖、多病灶肌阵挛和双侧扑翼样震颤，通常EEG迟钝(Posner *et al.*，2007)。与之相反，局灶的和单侧的征象多见于结构性脑病变。另外，与脑主要结构病变不同的是，代谢性脑病患者不表现为喙尾退化和区域限制性缺陷。

精神疾病也需与脑病鉴别。患有严重抑郁症，焦虑、躁狂和精神错乱者也可能表现为意识错乱。它们与脑病的鉴别在于：不存在病理反射和不自主运动，能保留定向感或记住新信息，EEG正常。

其他与急性脑病相关的重要的鉴别诊断包括：CNS感染(即脑膜炎和脑炎)、CNS肿瘤(包括原发和继发)、CNS血管炎、多发性硬化、急性播散性脑脊髓炎、结节病、精神性红斑狼疮、非惊厥性癫痫持续状态、酒精戒断症、药物戒断症(例如苯二氮卓类药物)和空气栓塞。自身免疫性脑病要么表现为迅速进展，要么表现为慢性进行性认知功能下降(Flanagan and Caselli，2011)。前者会被误认为是库贾氏病，后者可被误认为阿尔兹海默病和额颞叶痴呆。

## 管理

### 总则

当临床医生面临脑病患者时，病史、体格检查和神经系统检查仍是明确病因的最好手段。实验室检查对于确诊病因来说是必要的，例如电解质紊乱、高血糖或低血糖、甲状腺功能不全、肝肾衰竭、自身免疫性和副肿瘤综合征、中毒(尤其是金属中毒)。脑脊液检查可能有助于排除感染或肿瘤。如上所述，神经影像学检查的目的是排除其他导致神经精神状态改变的病因。另一方面，EEG不仅能够检测到与脑病相关的特征图形，还能够排除癫痫发作，尤其是持续性意识障碍的原因之一的非抽搐性癫痫持续状态。

首要的治疗目标是治疗引起脑病的根本原因。这可能涉及到纠正电解质紊乱，治疗严重感染，治疗肝肾功能不全，停止使用致病药物，消除体内特定毒素，不足的代谢底物替代疗法等等。具体的管理策略将在下文详述。

### 预后

尽管大多数类型的脑病经过有效的治疗可以逆转，但仍有某些类型预后很差。最近，Salluh等进行的一项国际多中心研究提示，谵妄的发生率随着ICU留置时间、住院死亡率以及住院时间的增加而增加(Salluh *et al.*，2010)。脓毒症相关脑病也提示类似的较差预后。据估计伴有严重脓毒血症相关脑病患者的死亡率约为70%，多器官功能衰竭是致死主要原因，而非神经系统并发症(Gofton and Young，2012)。Eidelman等的一项重要研究将脓毒症相关脑病死亡率与格拉斯昏迷评分(Glasgow Coma Score，GCS)联系起来(Eidelman *et al.*，1996)。GCS评分为15分的患者死亡率为16%，而<8分的患者死亡率飙升至63%。Sutter等进行的另一项重要的研究将154例脑病患者的预后与其EEG图形联系起来。研究者发现θ或δ图形的出现与不良预后有关(即格拉斯预后评分1~3分)，三项波形的存在与高死亡率相关，而额叶间歇δ活动的存在与较好预后相关(即格拉斯预后评分>3分)，也与较高出院率相关(Sutter *et al.*，2013)。

至于其他类型的脑病，Levy等的研究提示210例缺血缺氧性脑病患者中，只有13%在一年内能够重新获得独立生活的能力(Levy *et al.*，1985)。不良预后的因素包括瞳孔对光反射、运动反射、非定向性和非旋转性共轭自发眼球运动消失。低血糖脑病与高死亡率相关，在一项研究中死亡率达到46%(Witsch *et al.*，2012)。患有明显肝性脑病的住院患者死亡风险增加3.9倍(Chacko and Sigal，2013)。

### 姑息治疗

Larson和Curtis详述了终末期肝病患者由于并发症状和出现死亡风险需要接受高质量姑息治疗(Larson and Curtis，2006)。这和大多数类型脑病的需要一致，尤其是临床进展不可逆的患者。所以需要对可能存在的症状进行最佳管理，例如疼痛，恶心，呼吸困难和躁动。而更重要的是明确预期护理目标和临终前相关事务。

脑病损伤患者的沟通能力，因此，临床医生需要让患者信任的朋友和家庭成员积极参与到患者的护理中。除了认知功能损害，脑病患者随后会丧失独立能力，未来健康将会进一步恶化。因此，护理人员不可避免的扮演着重要的角色。在信任和开放的基础上建立临床医生与患者及护理人员关系，对提高脑病及其相关疾病的恰当护理质量是极重要的，应该贯穿治疗全过程。

医护人员需谨慎判断到患者最终会失去决策能力，因此需进行预立医疗自主计划，尽可能在疾病早期患者尚未丧失判断能力时安排律师或相关人员完成患者的医疗保健等需求。另外，医生要了解如何告知坏消息，提供预后信息，重塑希望，以及降低护理需求，包括当生存希望极其有限时，签署不施行心肺复苏术同意书(Do Not Resuscitate，DNR)。

## 脑病的具体病因

### 代谢和激素相关

#### 缺血缺氧

脑部氧气和血流的大量流失导致神经元坏死、细胞水肿和有害介质的释放，例如乳酸、谷氨酸、蛋白酶、核酸酶和一氧化氮(Greer，2006)。临床上可能导致此种结局的因素包括：(Ⅰ)全脑血流减少(心衰、室性心律失常、主动脉夹层、出血和休克)；(Ⅱ)窒息导致的低氧(溺水、勒颈、误吸、气流阻塞或限制)；(Ⅲ)导致呼吸肌麻痹的疾病(格林-巴利综合征、肌萎缩性侧索硬化症、重症肌无力)；(Ⅳ)一氧化碳中毒导致的非缺血性缺氧(见下文)(Samuels，2009)。临床上经常发现无论是缺氧还是缺血导致的特定脑部病变，是经常互补和无法区分的，因此，将其统称为“缺血缺氧性”。

在轻症病例，可观察到患者注意力迟钝，判断力及协调能力下降。在大多数病例，患者会出现昏迷，恢复取决于灌注不足的时间，而恢复不同于完全康复，遗留症状可从一定程度上表现为认知损害到持续植物状态。已有迟发性缺氧性脑病的病例报道，通常表现为完全康复表现之后随之而来的复发性神经功能缺陷、混乱和躁动(Custodio and Basford，2004)。诱导低温是被广泛认可的阻止神经系统功能进一步恶化的手段。其他尚存争议的策略包括：溶栓、诱导高血压以及神经保护药物的使用，例如苯巴比妥类、钙通道拮抗剂、苯二氮卓类和免疫抑制剂(Greer，2006)。

#### 高碳酸血症

高碳酸血症性脑病是持续性呼吸性酸中毒的结果，$PaCO_2$升高，$PaO_2$下降。导致高碳酸血症的条件包括：慢性阻塞性肺疾病(chronic obstructive pulmonary disease，COPD)、肺纤维化疾病、神经肌肉虚弱和中央性呼吸中枢受损。临床表现为持续头痛、间歇性嗜睡、注意力迟钝、视神经乳头水肿、扑翼样震颤、思维混乱、昏睡和昏迷。

治疗目标包括密切监测、控制诱发因素、气道保护、正压通气改善气体交换和精神错乱状态。传统的机械通气仍然是提供正压通气的“金标准”策略。无创正压通气(例如CPAP，BiPAP)的地位仍存在争议，因为存在诸如情绪激动的患者耐受性差和由于缺少气道保护导致吸入性肺炎等风险(Scala，2011)。

#### 低血糖症

当血糖低至大约30 mg/dL时就会发生急性意识模糊状态和癫痫，在10 mg/dL水平就会发生昏迷。除非血糖得到纠正，在此种血糖水平将会发生不可逆性脑损伤。神经系统完整性严重受损，细胞的燃料——三磷酸腺苷(adenosine triphosphate，ATP)也会随着血糖水平进行性下降耗尽。

低血糖发生的原因通常有意外或故意使用过量降糖药物(例如胰岛素、口服降糖药)，分泌胰岛素的胰腺肿瘤和肝糖原贮存量降低(例如肝衰竭、酗酒和饥饿)(Samuels，2009)。首先出现的临床表现与肾上腺素反应相关，例如焦虑、心悸、颤抖和冷汗。随后可能出现混乱或激进行为，然后是肌阵挛、癫痫，最终导致昏迷。最重要的治疗是补充葡萄糖。

#### 高血糖症

糖尿病酮症酸中毒和高血糖高渗性昏迷是导致脑病的两种严重的高血糖症形式。在前者，高渗血症和酸中毒的结合是意识改变的主要预测标记(Nyenwe *et al.*，2010)。两者都能导致脑水肿。然而，确切的脑损伤机制目前仍不清楚。

糖尿病酮症酸中毒和高血糖高渗性昏迷通常因为感染、不规律使用降糖药物和脱水等引发，表现为癫痫和昏迷。在高血糖高渗性昏迷状态，可经常观察到局部体征，例如轻偏瘫、单侧感觉障碍和同侧视野缺损。治疗手段包括积极补液及小心的使用胰岛素降血糖。

#### 甲状腺功能减退

困倦、注意力迟钝和神志淡漠是严重甲状腺功能减退或者黏液性水肿的早期表现。随着病情的进展，低体温症、肺泡通气不足和昏迷(因此存在“黏液水肿昏迷”这一术语)均可发生。感染和手术都能导致这种情况。甲状腺激素替代疗法是治疗的基石。

#### 甲状腺机能亢进

甲亢患者，包括患有急性极端甲状腺机能亢进或者说是“甲状腺危象”患者，存在多种多样的神经系统表现，例如意识混乱、精神错乱、肌阵挛、颤抖、癫痫和昏迷。除了甲状腺抑制治疗，苯二氮卓类药物被证实能够帮助改善伴有精神状态改变的舞蹈样运动(Tavintharan and Rajasoorya，1998)。

### 韦尼克 (Wernicke's) 脑病

韦尼克脑病是由于缺乏硫胺素(维生素B1)导致的，典型的三联征表现为精神障碍、眼肌麻痹和共济失调性步态。但三种症状均存在的仅占16%(Harper *et al.*，1986)。报道中描述过的精神状态改变包括精神反应迟钝、淡漠、注意力无法集中、幻觉和昏迷(Sechi and Serra，2007)。

韦尼克脑病多见于慢性酗酒者，这种脑病同样可发生在营养不良、低饮食摄入、吸收不良和其他严重疾病导致的硫胺素消耗和代谢情况下。Heye及合作者报道可见于胰腺炎、CNS淋巴瘤和植物酒精戒断状态患者(Heye *et al.*，1994)。血脑屏障障碍和脑血流量不足是导致脑病的主要病理过程。硫胺素替代治疗是最主要的治疗方法。

## 电解质紊乱相关

### 低钠血症

由于摄入过多水分或者经尿排出过多钠和钾导致血钠含量降低。手术后、烦渴、充血性心力衰竭(congestive heart failure，CHF)和获得性免疫缺陷综合征(acquired immunodeficiency syndrome，AIDS)导致的低钠血症如未经治疗会发展为脑损伤(Fraser and Arieff，1997)。低钠血症早期的临床表现包括恶心呕吐、乏力、肌阵挛和头痛。由于颅内压增高和脑疝导致脑病进展，可出现如下症状：对不同刺激的反应迟钝、行为怪异、去大脑僵直、温度调节改变、癫痫、呼吸抑制和昏迷。

对低钠血症的管理遵循如下2个因素：血容量状态和症状。鉴别患者是血容量减少，或是血容量增加还是血容量正常很重要，因为不同情况的处理完全不同(即血容量减少的低钠血症要管理液体量，血容量正常的要限制液体，血容量增加的要利尿)。类似的，有症状的患者可能需要积极但是谨慎的NaCl液体静滴以增加血清钠含量，而无症状的患者仅需要停用致病药物以及限制液体出入量。另外，Fraser和Arief建议，由于钠调整不当导致的进一步脑损伤(即脑桥中央髓鞘溶解症)是罕见的，那么对有症状的患者及时处理措施即使不当也优于不做任何处理(Fraser and Arief，1997)。

### 高钠血症

高钠血症指血清钠大于145 mmol/L，是由水净流失(例如昏迷患者无意识流失、尿崩症、利尿药、腹泻、呕吐、肠外瘘以及烧伤)或者是高渗盐获取(例如海水或盐摄入、高渗盐水输入、原发性醛固酮增多症以及库欣综合征)导致的(Adriogué and Madias，2000)。神经系统表现包括意识混乱、癫痫和昏迷。潜在的脑损伤机制是大脑内环境高渗导致的脑萎缩。这种机制导致血管破裂和脑内出血；因此，脑实质和硬膜下血肿在严重高血钠患者中并不少见。治疗方面重要的是逆转根本病因以及谨慎的纠正血钠。对血钠过快或过量的纠正很可能导致脑水肿，从而进一步造成脑损伤。

### 低钙血症

低钙血症患者神经系统功能改变是由于神经系统兴奋性的增强和后续颅内压的升高，包括感觉异常、癫痫和锥体外束体征(例如舞蹈病、帕金森病)、抑郁、焦虑、意识混乱和昏迷。低钙血症常见的病因是甲状旁腺功能减退、慢性肾功能衰竭、维生素D缺乏和药源性(例如抗生素、抗惊厥药、类固醇类和双磷酸盐类)。治疗主要是钙替代，通常同时使用维生素D。

### 高钙血症

高钙血症通常因以下原因导致：甲状旁腺功能亢进(常见于青壮年)、溶骨性肿瘤(例如骨转移、多发性骨髓瘤)、其他恶性肿瘤(尤其是乳腺和肺)、肉芽肿性疾病(特别是结节病)、慢性肾功能衰竭和维生素D过量摄取等。体征和症状包括：恶心呕吐、便秘、疲乏、思维混乱、肌阵挛和嗜睡以及随之发展而来的昏迷。积极地盐水水化是治疗高钙血症的关键，后续包括降低血钙浓度药物，例如双磷酸盐和降钙素。

### 低镁血症

镁缺乏通常伴随钾和钙代谢障碍，同时也可能是发生在饮食缺乏、吸收障碍、持续肠外营养、酒精中毒、腹泻和利尿药(Lockwood，2004)。可导致虚弱、昏睡和颤抖。除了充分补充镁离子外，其他关键的电解质，主要是钙，也需

第三篇

一并检查并适当的补充。

## 器官衰竭或其他系统性疾病相关

### 肝脏

肝性脑病是脑病最常见的形式之一，也是文献中描述最详尽的脑病之一。这种神经系统并发症可发生在急性和慢性肝脏衰竭中，可表现为明显症状，也可表现为轻微症状。对任何一种形式的症状，目前均已有相应的治疗手段并且在继续发展。另外，相关文献也提倡对涉及到姑息医学的慢性肝疾病所致脑病早期预防、早期诊断和及时治疗(Coggins and Curtiss，2012)。

肝性脑病可表现为从轻微认知功能改变到昏迷不等。轻症患者表现为记忆力、注意力和学习能力下降，无法完成日常活动。随着疾病的发展，精神状态退化为昏睡和神情淡漠，意识混乱和嗜睡，最终发展为昏迷(Ferenci *et al.*，2002)。可能观察到的神经系统体征包括扑翼样震颤、构音障碍、肌阵挛和去大脑强直。肝功能不全表现，肝功能检查所见以及以上的症状结合可确定诊断。

据报道，肝性脑病发病的诱因包括镇静药物的使用、消化道出血、脱水、蛋白质过量摄入、电解质紊乱(例如低血钾)、便秘、手术和感染(Lockwood，2004)。脑损伤的首要机制是氨累积，而正常情况下氨在肝内转换成尿素。因此，治疗的首要方向是通过减少肠源性氨产物来降低血氨水平。首选乳果糖口服或灌肠。其他已建立起的治疗方案包括治疗诱因，利用抗生素减少产氨细菌，例如新霉素、甲硝唑、利福昔明，谨慎的评估和优化营养状况。

### 尿毒症

急性或慢性肾衰竭均可并发脑病。脑损伤的机制不仅仅是因为尿毒症毒素累积，还包括继发性甲状旁腺功能亢进导致的高钙血症，循环炎症因子增加导致的营养不良，高血压，CNS渗透性增加也有报道(Seifter and Samuels，2011)。这些因素的联合作用导致代谢活动降低和耗氧量增加(Brouns and De Deyn，2004)，以及神经系统抑郁和神经兴奋(Lockwood，2004)。

在某种程度上，尿毒症脑病区别于其他类型的是它总是在意识受损的同时伴有运动障碍，例如颤抖、扑翼样震颤、肌阵挛，偶可出现全身性癫痫发作。最主要的治疗手段是透析。鉴于患者肾功能不全的背景，管理尿毒症癫痫和精神症状的重点在于药物剂量的选择。

另一种与肾功能衰竭相关的脑病是透析性脑病，或者称之为“透析性痴呆”。这是一种亚急性进行性疾病，表现为肌阵挛、胡言乱语、认知功能下降、行为异常和癫痫发作(Samuels，2009)。此种脑病的发生在以前，与透析液和磷酸盐结合物中的铝成分有关。现在的透析液已经将铝过滤。肾移植是透析性脑病的治疗方法。

### 自身免疫

自身免疫性脑病的特点是自身免疫病的血清学标记，脑脊液发现的鞘内炎症(即轻度细胞增多，轻至中度蛋白增加及无感染)，神经系统体征包括头痛、记忆力减退、幻觉、言语障碍、肌阵挛和卒中样发作(Flanagan and Caselli，2011)。此类型脑病多见于中老年妇女。大剂量糖皮质激素治疗可显著改善症状，预后一般良好。

需要特别提到的一种自身免疫性脑病是桥本氏脑病。这种类型脑病多见于中年女性，对糖皮质激素治疗反应良好。大多数患者甲状腺机能正常，但抗甲状腺过氧化物酶(anti-thyroperoxidase，anti-TPO)抗体检测阳性。桥本氏脑病的患者可共存桥本氏甲状腺炎和Grave's病(de Holanda *et al.*，2011)。

### 副肿瘤综合征

副肿瘤综合征脑病是一种广泛的、自身免疫介导型脑病的一部分，通常以波动和亚急性方式发作。神经系统症状和体征，例如认知和行为改变、颤抖、肌阵挛、共济失调、睡眠障碍和癫痫，病程进展数天或数月(Pruitt，2011)。这种症状在潜在的肿瘤被发现之前或者肿瘤治疗早期就出现的情况并非少见。一旦症状发生时，有力的诊断检测应立即启动，包括肿瘤筛查和抗体检测，尤其是存在肿瘤高危因素的患者。治疗包括支持治疗、肿瘤切除和合适的肿瘤学治疗。副肿瘤综合征脑病的预后一般较差，取决于原发肿瘤是否能够切除(Flanagan and Caselli，2011)。

### 高血压

高血压性脑病是血压急性升高的结果，表现为头痛、恶心、呕吐、意识混乱、视觉障碍和癫痫。通常发生在停用降压药的原发性高血压患者，或者是肾上腺或肾脏疾病导致的继发性高血压(Nakabou *et al.*，2010)。脑损伤机制假说是血管神经性水肿导致的血脑屏障破坏(Schwartz *et al.*，1992)，细胞毒性水肿导致的脑血管痉挛和灌注不足，最终导致脑缺血(Schaefer *et al.*，1997)。应用降压药物通常能改善神经系统症状，但需谨慎使用以避免血压急剧下降导致的脑缺血。

现已认识到高血压脑病存在其他类型，例如可逆性后部脑白质病和可逆性后部脑病综合征(PRES)。特别是PRES，尽管和高血压脑病的临床表现相似，进一步区分要通过神经系统影像学(如上文神经系统影像学和EEG所述)，及是否与格林巴利综合征、子痫、自身免疫疾病、器官移植、低蛋白血症和一些化疗药物有关(Shah *et al.*，2012)。

#### 胰腺

已有报道在急性胰腺炎患者出现神经系统症状和体征，主要是精神错乱。据报道可在急性胰腺炎发生的最初两周内出现波动性症状。可表现为突发各种类型的癫痫、短暂失明、构音障碍和局部肢体乏力，或者是渐进性行为改变和意识混乱发展到昏迷(Ruggieri *et al.*，2002)。已提出的机制包括血液中的胰腺酶、细胞因子和氧自由基的过度释放、血氧不足、细菌感染和继发硫胺素不足等导致脑损伤(Zhang and Tian，2007)。除了通常的急性胰腺炎管理策略(即保守或手术)之外，恰当的营养支持和补充硫胺素也被证实有效(Ding *et al.*，2004)。

## 感染相关

#### 脓毒症

脓毒症相关或者是脓毒症性脑病是不涉及CNS自身的严重感染结果。虽然在前面章节中已讨论了这种类型脑病的临床特点和病理生理学，仍有几个关键点需要特别提出。首先，伴有脑病的脓毒症患者死亡率高达49%，与之相比，不伴神经系统症状的脓毒症患者死亡率为26%(Sprung *et al.*，1990)。与其他所有类型的脑病一样，谵妄通常是脓毒症脑病最初的神经系统症状。但是在某些患者昏迷也可以为首发症状。其次，在使用镇静药物的患者中检测到脑病的发生极具挑战性。Iacobone等建议对此类患者每日进行神经系统检查，如果出现以下表现：不能用镇静药物输入率改变解释的精神状态突发改变、新发局部神经系统症状、癫痫及颈强直，则需进一步检查(即神经影像学检查、EEG、腰椎穿刺术和脑细胞损伤生物标记物)(Iacobone *et al.*，2009)。治疗原则包括：合适的抗生素治疗、器官衰竭的管理、代谢障碍的纠正、避免神经毒性药物的使用。

#### 人类免疫缺陷病毒(human immunodeficiency virus，HIV)

HIV相关脑病，又称艾滋病痴呆综合征或者HIV-1相关痴呆综合征，既非HIV直接感染脑细胞，也不是由病毒引发的自身免疫反应的结果(Antinori *et al.*，2001)。相反，脑损伤是由吞噬了逆转录病毒的巨噬细胞破裂释放的神经毒素(例如二十烷类、自由基、花生四烯酸)累积导致的。这些神经毒性因素诱导脑细胞损伤和死亡，导致认知功能和运动功能受损，并且随着疾病进展而发展(Zheng and Gendelman，1997)。此类型脑病典型的表现包括进行性记忆力减退、行为障碍、意识混乱和情绪亢奋。抗逆转录药物治疗有可能逆转神经系统损伤。

#### 其他病毒和细菌

大量涉及精神状态改变和运动障碍的脑病的例子，在多种传染病中均有描述，例如结核(Lammie *et al.*，2007)、莱姆病(Kaplan and Jones-Woodward，1997)、百日咳(Halperin and Marrie，1991)以及流感(Wang *et al.*，2010)。

## 药物和毒物相关

#### 化疗

接受化疗的患者经常出现神经系统并发症。这通常是终止方案或改变方案的原因。已被发现能够引起脑病的方案包括：顺铂、卡铂、长春新碱、紫杉醇、甲氨蝶呤、阿糖胞苷、5-氟尿嘧啶、依托泊苷和卡培他滨(Verstappen *et al.*，2003)。

化疗相关脑病的机制多种多样。顺铂导致的电解质紊乱，例如低钙血症、低镁血症和低钠血症，以及其对大脑的直接毒性均可导致CNS损伤。即使使用常规剂量，10%~30%的患者仍会发生异环磷酰胺脑病(Merimsky *et al.*，1991)。异环磷酰胺的代谢物胱氨酸氯胺酮和氯乙醛，能够透过血脑屏障抑制线粒体呼吸导致神经损伤

第三篇

(Hildebrand，2006)。在5-氟尿嘧啶导致的脑病中，高剂量的药物使用会导致氨累积从而导致脑部损伤(Cheung *et al.*，2008)。

以甲氨蝶呤(Blay *et al.*，1998)和5-氟尿嘧啶(Cheung *et al.*，2008)为例，神经系统症状可在接受首次化疗剂量的数天内到停药数月后发生。临床表现通常包括意识损伤、扑翼样震颤、脑神经麻痹、锥体外束体征、精神病行为和癫痫。终止药物使用及适当的支持治疗通常可改善脑病症状。

其他药物

据报道抗癫痫药丙戊酸钠可轻度增加血氨水平，极罕见的情况下可导致脑病(Lewis *et al.*，2012)。抗生素甲硝唑(Huang *et al.*，2012)和头孢吡肟也与之相关。亚甲蓝，一种经常用来手术中染色标记甲状旁腺的染料，有报道称当与血清抗抑郁药物联用时会导致脑病(Shopes *et al.*，2013)。

金属

铅和汞是两种了解最多的导致脑病的金属。铅性脑病通常发生在儿童，但也偶有可能发生在职业暴露(即涂料、电池、管道)、进行娱乐活动(即枪炮、玩具)和使用一些传统药物的成分(Dobbs，2011)。神经系统体征包括神志淡漠、昏睡、昏迷和一些非特异性神经系统影像学表现，例如脑水肿和钙化。暴露于毒性剂量汞的患者可表现为感觉异常、失协调、听力下降、失明、颤抖、行为异常和昏迷(Dobbs，2011)。暴露史包括工业废料或者食用汞污染的鱼类和海鲜。

某些金属毒物暴露有独特的表现。砷中毒除了精神错乱、注意力下降和认知功能下降外，常见的表现为周围神经病变(Bolla-Wilson and Bleecker，1987)。铊中毒不仅引起脑病和周围神经病变，也会发生脱发，这可能是一个关键的线索，尽管脱发多可能发生在铊暴露的2周之后(Tromme *et al.*，1998)。另一方面，锰中毒经常导致帕金森症状，且往往对左旋多巴治疗不敏感(Dobbs，2011)。

金属中毒脑病的治疗通常包括消除暴露来源，以及螯合剂治疗，包括乙二胺四乙酸(ethylenediaminetetraacetic acid，EDTA)、二巯基丙醇、二巯基琥珀酸(dimercaptosuccinic acid，DMSA)。

工业因素

有机化合物可能会引起脑损伤，例如甲苯、三氯乙烯、乙二醇和二硫化碳，这些物质经常出现在工作场所。这些化学物质可以在清洗剂、脱脂剂、油漆、汽油和胶粘剂中发现。神经系统损伤可发生于急性中毒和慢性暴露。支持治疗和彻底清除中毒物质是管理的支柱。解毒药物，例如乙醇针对乙二醇毒性，在某些情况下是有帮助的。

杀虫剂

有机氯和氨基甲酸酯杀虫剂高剂量暴露，以及有机磷杀虫剂低剂量暴露能够引发谵妄、癫痫、昏迷甚至死亡。尤其是有机磷类，为剧毒，通过抑制乙酰胆碱酯酶导致损伤。因此神经系统表现为类胆碱症状，例如恶心呕吐、腹泻、鼻涕和呼吸道分泌物增加。阿托品是解毒剂，苯二氮卓类药物可治疗癫痫。

一氧化碳

当一氧化碳与血红蛋白结合成碳氧血红蛋白导致缺氧性脑损伤，主要原因是它能阻止氧气向脑组织的释放。起初出现头痛、头晕、乏力、恶心。而后癫痫发作、意识丧失，最终导致死亡。治疗方法是给予100%纯氧，在某些严重病例甚至需要高压氧疗。在急性暴露者幸存后5~30 d可能出现迟发性神经系统后遗症，特点为情绪波动、抑郁、自杀倾向和认知损害(Dobbs，2011)。

## 总结

脑病是一种全脑功能障碍，可由一系列广泛的系统性疾病、药物、毒物及其他物质诱发。由于疾病多种多样的表现和广泛存在的鉴别诊断，及时诊断可能并非易事。精神状态的改变是脑病的普遍特性，可同时伴有运动失调、行为障碍、癫痫发作和认识损害。一旦根本病因被控制或者诱发因素被消除，大多数的病例能够好转。

姑息医疗在脑病的管理中承担着重要的角色，尤其是临床病情进展至不可逆时。姑息治疗的医生需要履行的特别任务包括：与患者及家属建立互信关系、预测和有效治疗症状、启动预定临终照顾计划、商讨护理目标、解决临终问题、提供预后信息、重塑希望以及在预期寿命极其有限的时候提倡护理降级。

## 致谢

声明：作者声称无任何利益冲突。

## 参考文献


- Antinori A, Giancola ML, Alba L, et al. Cardiomyopathy and encephalopathy in AIDS. Ann N Y Acad Sci, 2001, 946: 121-129.
- Adriogué HJ, Madias NE. Hypernatremia. N Eng J Med, 2000, 342: 1493-1499.
- Bajaj JS. Review article: the modern management of hepatic encephalopathy. Aliment Pharmacol Ther, 2010, 31: 537-547.
- Blay JY, Conroy T, Chevreau C, et al. High-dose methotrexate for the treatment of primary cerebral lymphomas: analysis of survival and late neurologic toxicity in a retrospective series. J Clin Oncol, 1998, 16: 864-871.
- Bolla-Wilson K, Bleecker ML. Neuropsychological impairment following inorganic arsenic exposure. J Occup Med, 1987, 29: 500-503.
- Brouns R, De Deyn PP. Neurological complications in renal failure: a review. Clin Neurol Neurosurg, 2004, 107: 1-16.
- Centeno C, Sanz A, Bruera E. Delirium in advanced cancer patients. Palliat Med, 2004, 18: 184-194.
- Chacko KR, Sigal SH. Update on management of patients with overt hepatic encephalopathy. Hosp Pract (1995), 2013, 41: 48-59.
- Cheung WY, Fralick RA, Cheng S. The confused cancer patient: a case of 5-fluorouracil-induced encephalopathy. Curr Oncol, 2008, 15: 59-61.
- Coggins CC, Curtiss CP. Assessment and management of delirium: a focus on hepatic encephalopathy. Palliat Support Care, 2013, 11: 341-352.
- Custodio CM, Basford JR. Delayed postanoxic encephalopathy: a case report and literature review. Arch Phys Med Rehabil, 2004, 85: 502-505.
- De Holanda NC, de lima DD, Cavalcanti TB, et al. Hashimoto's encephalopathy: systematic review of the literature and an additional case. J Neuropsychiatry Clin Neurosci, 2011, 23: 384-390.
- Ding X, Liu CA, Gong JP, et al. Pancreatic encephalopathy in 24 patients with severe acute pancreatitis. Hepatobiliary Pancreat Dis Int, 2004, 3: 608-611.
- Dobbs MR. Toxic encephalopathy. Semin Neurol, 2011, 31: 184-193.
- Dyer CB, Ashton CM, Teasedale TA. Postoperative delirium. A review of 80 primary data-collection studies. Arch Intern Med, 1995, 155: 461-465.
- Eidelman LA, Putterman D, Putterman C, et al. The spectrum of septic encephalopathy: definitions, etiologies, and mortalities. JAMA, 1996, 275: 470-473.
- Ely EW, Gautam S, Margolin R, et al. The impact of delirium in the intensive care unit on hospital length of stay. Intensive Care Med, 2001, 27: 1892-1900.
- Ferenci P, Lockwood A, Mullen KD, et al. Hepatic encephalopathy—definition, nomenclature, diagnosis, and quantification: Final report of the Working Party at the 11th World Congresses of Gastroenterology, Vienna. Hepatology, 2002, 2: 716-721.
- Flanagan EP, Caselli RJ. Autoimmune encephalopathy. Semin Neurol, 2011, 31: 144-157.
- Fraser CL, Arieff AI. Epidemiology, pathophysiology, and management of hyponatremic encephalopathy. Am J Med, 1997, 102: 67-77.
- Gofton TE, Young GB. Sepsis-associated encephalopathy. Nat Rev Neurol, 2012, 8: 557-566.
- Greer DM. Mechanisms of injury in hypoxic-ischemic encephalopathy: implications to therapy. Semin Neurol 2006, 26: 373-379.
- Halperin SA, Marrie TJ. Pertussis encephalopathy in an adult: case report and review. Rev Infect Dis, 1991, 13: 1043-1047.
- Harper CG, Giles M, Finlay-Jones R. Clinical signs in the Wernicke-Korsakoff complex: a retrospective analysis of 131 cases diagnosed at necropsy. J Neurol Neurosurg Psychiatry, 1986, 49: 341-345.
- Heye N, Terstegge K, Sirtl C, et al. Wernicke's encephalopathy--causes to consider. Intensive Care Med 1994, 20: 282-286.
- Hildebrand J. Neurological complications of cancer chemotherapy. Curr Opin Oncol, 2006, 18: 321-324.
- Huang YT, Chen LA, Cheng SJ. Metronidazole-induced encephalopathy: case report and review literature. Acta Neurol Taiwan, 2012, 21: 74-78.
- Iacobone E, Bailly-Salin J, Polito A, et al. Sepsis-associated encephalopathy and its differential diagnosis. Crit Care Med, 2009, 37: S331-S336.
- Kaplan RF, Jones-Woodward L. Lyme encephalopathy: a neuropsychological perspective. Semin Neurol, 1997, 17: 31-37.
- Lammie GA, Hewlett RH, Schoeman JF, et al. Tuberculous


第三篇

encephalopathy: a reappraisal. Acta Neuropathol, 2007, 113: 227-234.

- Larson AM, Curtis JR. Integrating palliative care for liver transplant candidates: "to well for transplant, too sick for life". JAMA, 2006, 295: 2168-2176.
- Levy DE, Caronna JJ, Singer BH, et al. Predicting outcome from hypoxic-ischemic coma. JAMA, 1985, 253: 1420-1426.
- Lewis C, Deshpande A, Tesar GE, et al. Valproate-induced hyperammonemic encephalopathy: a brief review. Curr Med Res Opin, 2012, 28: 1039-1042.
- Lipowski ZJ. eds. Delirium: acute confusional states. New York: Oxford University Press, 1990: 44-45.
- Lockwood AH. Chapter 62. Toxic and Metabolic Encephalopathies. In: Bradley WG. eds. Neurology in Clinical Practice. 4th ed. Philadelphia: Elsevier, 2004: 1673-1692.
- Maldonado JR. Delirium in the acute care setting: characteristics, diagnosis and treatment. Crit Care Clin, 2008, 24: 657-722.
- Merimsky O, Inbar M, Reider-Groswasser I, et al. Ifosfamide-related acute encephalopathy: clinical and radiological aspects. Eur J Cancer, 1991, 27: 1188-1189.
- Nakabou M, Kai T, Maeshima T, et al. Hypertensive encephalopathy in patients with chronic renal failure caused by stopping antihypertensive agents: a report of two cases. Clin Exp Nephrol, 2010, 14: 256-262.
- Nyenwe EA, Razavi LN, Kitabchi AE, et al. Acidosis: the prime determinant of depressed sensorium in diabetic ketoacidosis. Diabetes Care, 2010, 33: 1837-1839.
- Pinson RD. Encephalopathy. Available online: http://www.acphospitalist.org/archives/2010/09/coding.htm. Accessed December 26, 2013.
- Posner J, Saper C, Schiff N, et al. (2007). Plum and Posner's Diagnosis of Stupor and Coma. 4th ed. Available online: http://0-www.r2library.com.library.ccf.org/Resource/Title/0195321316. Accessed December 28, 2013.
- Pun BT, Ely EW. The importance of diagnosing and managing ICU delirium. Chest, 2007, 132: 624-636.
- Pruitt AA. Immune-mediated encephalopathies with an emphasis on paraneoplastic encephalopathies. Semin Neurol, 2011, 31: 158-168.
- Ruggieri RM, Lupo I, Piccoli F. Pancreatic encephalopathy: a 7-year follow-up case report and review of the literature. Neurol Sci, 2002, 23: 203-205.
- Salluh JI, Soares M, Teles JM, et al. Delirium epidemiology in critical care (DECCA): an international study. Crit Care, 2010, 14: R210.
- Samuels MA. Chapter 40. The Acquired Metabolic Disorders of the Nervous System. In: Samuels MA. eds. Adams and Victor's Principles of Neurology. 9th ed. New York: McGraw-Hill, 2009: 1081-1107.
- Scala R. Hypercapnic encephalopathy syndrome: a new frontier for non-invasive ventilation? Respir Med, 2011, 105: 1109-1117.
- Schaefer PW, Buonanno FS, Gonzalez RG, et al. Diffusion-weighted imaging discriminates between cytotoxic and vasogenic edema in a patient with eclampsia. Stroke, 1997, 28: 1082-1085.
- Shopes E, Gerard W, Baughman J. Methylene blue encephalopathy: a case report and review of published cases. AANA J, 2013, 81: 215-221.
- Schwartz RB, Jones KM, Kalina P, et al. Hypertensive encephalopathy: findings on CT, MR imaging, and SPECT imaging in 14 cases. AJR Am J Roentgenol, 1992, 159: 379-383.
- Sechi G, Serra A. Wernicke's encephalopathy: new clinical settings and recent advances in diagnosis and management. Lancet Neurol, 2007, 6: 442-455.
- Seifter JL, Samuels MA. Uremic encephalopathy and other brain disorders associated with renal failure. Semin Neurol, 2011, 31: 139-143.
- Shah L, Samala RV, Davis MP. Posterior reversible encephalopathy syndrome: an unexpected finding in a palliative care unit. J Pain Symptom Manage, 2012, 44: e3-e6.
- Siddiqi N, House AO, Holmes JD. Occurrence and outcome of delirium in medical in-patients. Age Ageing, 2006, 35: 350-364.
- Sprung CL, Peduzzi PN, Shatney CH, et al. Impact of encephalopathy on mortality in the sepsis syndrome. The Veterans Administration Systemic Sepsis Cooperative Study Group. Crit Care Med, 1990, 18: 801-806.
- Sutter R, Stevens RD, Kaplan PW. Clinical and imaging correlates of EEG pattern in hospitalized patients with encephalopathy. J Neurol, 2013, 260: 1087-1098.
- Tavintharan S, Rajasoorya C. A case report of acute confusional state in thyrotoxicosis. Ann Acad Med Singapore, 1998, 27: 586-588.
- Tromme I, Van Neste D, Dobbelaere F, et al. Skin signs in the diagnosis of thallium poisoning. Br J Dermatol, 1998, 138: 321-325.
- Verstappen CC, Heimans JJ, Hoekman K, et al. Neurotoxic complications of chemotherapy in patients with cancer: clinical signs and optimal management. Drugs, 2003, 63: 1549-1563.
- Wang GF, Li W, Li K. Acute encephalopathy and encephalitis

caused by influenza virus infection. Curr Opin Neurol, 2010, 23: 305-311.

- Witsch J, Neugebauer H, Flechsenhar J, et al. Hypoglycemic encephalopathy: a case series and literature review on outcome determination. J Neurol, 2012, 259: 2172-2181.
- Zampieri FG, Park M, Machado FS, et al. Sepsis-associated encephalopathy: not just delirium. Clinics, 2011, 66: 1825-1831.
- Zhang XP, Tian H. Pathogenesis of pancreatic encephalopathy in severe acute pancreatitis. Hepatobiliary Pancreat Dis Int, 2007, 6: 134-140.
- Zheng J, Gendelman HE. The HIV-1 associated dementia complex: a metabolic encephalopathy fueled by viral replication in mononuclear phagocytosis. Curr Opin Neurol, 1997, 10: 319-325.

**译　者：**朱启航，住院医师，胸外科，广州军区广州总医院
**审　校：**刘　巍，主任医师、教授，姑息治疗中心，北京大学肿瘤医院
**终　审：**刘　巍，主任医师、教授，姑息治疗中心，北京大学肿瘤医院
(译文如与英文原文有异义，以英文原文为准)

第三篇

# 第二十九章　抑郁症

**Lisa J. Norelli**[1,2,3]

[1]Capital District Psychiatric Center, [2]Albany Medical College, Department of Psychiatry, Albany, New York 12208, USA; [3]University at Albany, School of Public Health, Department of Epidemiology and Biostatistics, Rensselaer, New York 12144, USA

*Correspondence to:* Lisa J. Norelli, MD, MPH, Director of Psychiatry, Capital District Psychiatric Center; Associate Professor of Psychiatry, Albany Medical College; Assistant Professor, University at Albany, School of Public Health. Capital District Psychiatric Center, 75 New Scotland Avenue, Albany, New York 12208 USA. Email: Lisa.Norelli@omh.ny.gov.

**不要害怕承受生命之重，将你无法承载的归还大地；山是沉重的，海是沉重的。甚至你儿时种的那些树也早已变得很重，现在你不能把他们带走。但你可以带走风和广阔的空间。**

——里尔克

## 前言

任何人在经历进展性的终末期疾病时，都会有一定程度的心理痛苦。目前许多文献都探讨了这个问题，特别是终末期癌症患者，但是在其他终末期疾病如肺、心脏、肾脏和神经系统疾病等报道较少。除了猝死的人之外，大部分人在生命的尽头都会体验到一定程度的丧失，可能包括：身体健康状况的逐渐下降、心理功能、职业角色、自我形象、自尊、生命的意义、财务资源、控制感、隐私、尊严感、人际关系和独立等各方面的丧失(Lobb *et al.*，2006)。这些丧失往往是逐渐累积的，特别是对于生存期较长的进展性终末期患者。悲伤是人们应对这些丧失的一种普遍且独有的反应，也被认为是一种健康的适应性心理反应(Block，2001)。悲伤是一个自然的过程，包括生理、情感、精神、哲学、社会和认知维度。它让人们接受和适应丧失，在丧失中前进。与健康人群相比，重症抑郁症等精神疾病，在接受姑息治疗的人群中更普遍(Cassem，1995)。许多接受姑息治疗的患者在治疗期间患有或者发生重度抑郁症；这不应该被认为是临终患者的适应或正常反应(Hotopf *et al.*，2002)。在这个群体中，抑郁症的诊断和治疗仍然存在不足(Rayner *et al.*，2009)。

临床医生在区分健康、适应性情感压力以及更严重的需要治疗的精神疾病时面临着复杂的挑战。预期的情绪状态，如悲伤、丧失和终末期患者预期的悲伤，会影响患者可以治疗的精神障碍，如抑郁和焦虑的评估。抑郁症常见的躯体症状，如睡眠障碍、疲劳、没有食欲、体重减轻等，常归因于姑息治疗患者的医学疾病或治疗。由于证据有限以及在姑息治疗患者抑郁症状和抑郁障碍的临床概念化、评估和治疗上的不确定，这个问题变得更复杂(Wasteson *et al.*，2009)。但目前关于姑息治疗患者重度抑郁症和其他抑郁障碍的专家共识推荐要注意预防、诊断和把治疗的门槛降低，原因如下：首先，抑郁症的心理和精神治疗的不利影响与减少心理痛苦和提高生活质量可能的潜在获益相比是相对少的；其次，抑郁症会影响患者体验快乐、与他人联系、建立有意义的人际关系，会导致治疗的依从性差(Block，2000；Rayner *et al.*，2011)；第三，抑郁症与自杀的风险增加以及要求加快死亡有关(Chochinov *et al.*，1995)；最后，有证据表明抑郁症与疼痛的增加、疲劳、残疾以及一些身体疾病的预后差和高死亡率有关(Hotopf *et al.*，1998；Wells *et al.*，1989；Barkwell，1991；Frasure-Smith *et al.*，1993；House *et al.*，2001；Lloyd-Williams *et al.*，2009)。

## 流行病学

在普通人群中，抑郁障碍是最普遍的精神疾病之一，普通人群抑郁障碍的患病率大约是姑息治疗患者的2倍(Ayuso-Mateos *et al.*，2001；Kessler *et al.*，2005a；Hotopf *et al.*，2002)。抑郁症在女性多发，是男性发病的2倍，而且抑郁症多并发于焦虑症和酒精滥用(Kessler *et al.*，2005b)。双胞胎和收养儿的研究表明，重度抑郁障碍的遗传因素大约占45%。抑郁症的其他危险因素包括年龄(49~54岁的年龄段患病率最高)、缺乏心理社会支持、身体功能状态低下以及较低的社会经济地位(Belmaker and Agam，2008)。姑息治疗患者抑郁症的患病率因研究方法不同而差异较大，然而，近期的系统综述表明，走到生命尽头的人中有15%会受重度抑郁症的困扰(Hotopf *et al.*，2002)。其他的危险因素有伴随疾病的状况，其中包括慢性疼痛、甲状腺疾病以及睡眠障碍。另外，冠心病、痴呆、糖尿病以及脑血管意外也可以导致抑郁症(Rodin *et al.*，2005)。在某些临床病例中，抑郁症尤其高发。例如，高达一半的癌症(特别是脑部、头颈部以及腹膜后的恶性肿瘤)、多发性硬化或者帕金森病患者伴随抑郁症。许多药也与抑郁症的发生有关，例如皮质类固醇、甲氨蝶呤以及干扰素(Shakum and Chochinov，2005)。

## 抑郁症的神经生物学

多年来，经典的抑郁症单胺假说经历了细化过程：从简单的单胺(主要是5-羟色胺(serotonin，5-HT)和去甲肾上腺素(norepinephrin，NE))不足模型，到中枢神经系统单胺通路调节异常、外源性单胺神经肽和神经内分泌系统调节异常等更细化的概念(Flores *et al.*，2004)。正在探索用于治疗抑郁症的新型外源性单胺系统药物作用靶点，包括：促肾上腺皮质激素释放因子(corticotropin-releasing factor，CRF)拮抗剂、糖皮质激素受体拮抗剂、P物质受体拮抗剂、N-甲基-D-天冬氨酸(N-methyl-D-aspartate，NMDA)拮抗剂系统、ω-3脂肪酸以及褪黑激素受体激动剂(Rakofsky *et al.*，2009)。

有证据表明，5-HT、NE和多巴胺(dopamine，DA)单胺类通路在抑郁症以及它的治疗方法中起着重要作用，因为大多数抗抑郁剂以某种方式作用以调节其中的一个或多个系统。除精神兴奋剂之外，所有目前可用的抗抑郁药都有延迟治疗效应，通常在治疗2~4周之后抑郁症状才开始改善。抗抑郁药的长期治疗不仅加速了NE的更新，还使β肾上腺素能受体和α2自身受体水平得到下调。抑郁症也与下丘脑-垂体轴(hypothalamic pituitary axis，HPA)功能障碍有关，如皮质醇和促肾上腺皮质激素(ACTH)水平的提高，CRF分泌的增加和皮质醇昼夜节律曲线扁平化等(Flores *et al.*，2004)。应激激素，如CRF、ACTH以及皮质醇的持久分泌，可能通过减少脑源性神经营养因子(brain derived neurotrophic factor，BDNF)，损害海马和前额叶皮层树突分支。长期使用抗抑郁药可逆转这些效应。抑郁症的睡眠结构也通常变化显著，表现为入睡困难、快动眼时相(REM)前移、觉醒次数增加和REM睡眠时间延长和增多(Flores *et al.*，2004)。此外，慢性疼痛和抑郁症之间也有相互联系。持续性疼痛已被证明可使患抑郁症的风险增加，反过来，抑郁症也可增加发生慢性疼痛的风险(Tsang *et al.*，2008；Tunks *et al.*，2008)。

## 抑郁症的诊断

抑郁症常见的症状包括：持续的抑郁心境、兴趣丧失、疲乏和躯体症状(例如睡眠障碍、食欲减退以及体重下降)、注意力不集中、过分内疚和无价值感、对未来感到悲观、自伤或者自杀观念或行为。典型的病例是，显著的症状每天都会出现或者几乎每天都会出现，持续至少2周，并导致不同程度的功能损害；抑郁症还会伴有显著的焦虑、多疑的先占观念、易怒、坐立不安或者迟滞等症状(WHO，1992；American Psychiatric Association，2013)。抑郁症的许多心理症状和躯体症状会和终末期疾病或治疗的症状重叠。因此临床医生要熟悉这些特点，这将有利于区分正常适应性的悲伤和抑郁症，从而可以保证对患者采取积极的干预和治疗措施。正常悲伤和抑郁症的重要区别已经在表1中列出。除了DSM-5和ICD-10中列出的心理学症状和标准外，提示终末期患者有抑郁症的表现还有：顽固性疼痛或者其他症状、过度的关注躯体、不协调的失能、依从性差、拒绝治疗、临床医生的失望、厌恶或缺乏兴趣(Block，2000；Goldberg，1983；Maltsberger and Buie，1974)。

**表1　终末期患者的悲伤与抑郁的对比**

| 特征 | 适度的悲伤(适应性反应) | 抑郁症(适应不良的反应) |
|---|---|---|
| 心理痛苦的范围 | 心理痛苦是对特定丧失的反应，但没有影响生活的所有方面 | 心理痛苦是普遍的，影响到生活的所有或许多不同的方面 |
| 症状病程 | 呈波动性，随着时间的推移常常减轻 | 持续不断存在 |
| 心境 | 悲伤，烦躁不安 | 迁延持久的抑郁，压抑的情感 |
| 兴趣和乐趣 | 兴趣和乐趣未受损，但由于能力降低，活动减少 | 兴趣和乐趣显著减少(快感缺乏) |
| 希望 | 发作性的或部分希望丧失，会随着时间而改变，对未来有积极的态度 | 持续和普遍的绝望，以消极的情绪对待未来 |
| 自我价值 | 自我价值不受影响，但是可能会有无助感 | 无价值感，觉得人生没有价值，过度的无助 |
| 内疚 | 对特定的事情或行为感到遗憾和内疚 | 过度或不适当的内疚感 |
| 自杀观念 | 被动的一闪而过的死亡渴望 | 一心寻死的先占观念 |

[Block，2000 (作者允许后可以改编转载)；Pessin H，2005 (获得剑桥大学出版社授权后可以改编转载)；Widera and Block， 2012 (再版获得临终关怀悲痛和抑郁管理协会授权，2012年8月1日出版，第86卷，第3版，版权归美国家庭医生杂志，美国家庭医生学会保留所有解释权利)]。

## 诊断抑郁症的障碍

抑郁症和其他类型的心理痛苦可在姑息治疗的患者中得以查证，尽管抑郁症由于多种原因仍处于诊断不足和治疗不足的境况(Kaasa *et al.*，1993；Steifel *et al.*，1990)。众多因素干扰着对姑息治疗患者作出抑郁症的诊断。这些因素包括：患者和临床医生认为抑郁症是临终过程的自然结果；以及随后的不能区分临床抑郁症和健康悲伤、患者和临床医生由于内在的或文化的羞耻感轻视或忽视讨论心理症状；患者和临床医生由于时间限制或者担心会增加患者痛苦而避免探讨心理症状；临床医生缺乏区分适应性情绪困扰和临床抑郁症的技巧；临床医生不愿开其他药物以避免可能出现的副反应；以及治疗终末期患者时，临床医生感到绝望和体验到治疗毫无意义(Block，2000；Block and Billings，1994；Jaeger *et al.*，1985；Periyakoil and Hallenback，2002)。

## 抑郁症的筛查工具

临床医生可以使用几个简单的筛查工具筛出抑郁症(Lloyd-Williams *et al.*，2003)。一个简单的筛查问题例如：“你抑郁吗？”被认为是终末期患者抑郁症的敏感且特异的预测指标。大多数肯定回答的患者很有可能会在不久的综合诊断会谈中被诊断出抑郁症(Chochinov *et al.*，1997；Lloyd-Williams *et al.*，2003)。另外两个条目的筛查量表涉及到过去1个月的心境、无望、兴趣或乐趣丧失(Akechi *et al.*，2006；Payne *et al.*，2007)。医院焦虑抑郁量表(hospital anxiety and depression scale，HADS)有14个条目，用于筛查抑郁和焦虑，不包括躯体症状。近期的一项荟萃分析发现，在姑息治疗患者中，HADS作为筛查工具很有用，但因它的长度在临床使用中可能会受到限制(Zigmond and Snath，1983；Lloyd-Williams *et al.*，2001；Mitchell *et al.*，2010)。爱丁堡抑郁量表简版(brief Edinburgh depression scale，BEDS)包含了内疚、失眠、恐惧、悲伤、无法应对和自伤想法6个条目。研究表明BEDS是可用于姑息治疗患者抑郁症的快速筛查工具，敏感性也较好(Lloyd-Williams *et al.*，2007；Lloyd-Williams *et al.*，2003)。

## 抑郁症的治疗

姑息治疗患者有复杂的医疗和心理需求，他们常常要接受来自各科的临床医生和照顾者的照顾。临床医生应以一种开放的、客观的、以患者为中心的方式与姑息治疗患者进行沟通，并积极探索患者的顾虑和感受来作为常规评估的一部分。然后，医生能够更好地根据患者的需求和意愿提供信息和支持(Rayner *et al.*，2011)。不要出现换其他的治疗者就变成在评估或治疗严重的心理痛苦。临床医生、照顾者、患者和其他主要家庭成员之间的协作和定期沟通有助于优化治疗效果，减少患者及家属的心理痛苦。当探索心理症状时，临床医生需要对任何特定的文化问题，以及预期的或实际的社会羞耻感非常敏感，因为这些因素都可能会影响姑息治疗患者讨论情绪和感受的意愿。

姑息治疗患者抑郁症的治疗可能会涉及到一种或多种模式的使用，如心理治疗、药物治疗、心理支持以及其他补充与替代医学(complementary and alternative medicine，CAM)的方法。如果这些方法可行，那么避免或尽量少用一些可能会加重抑郁症的药物(如皮质类固醇、干扰素)是可取的。有效控制重度疼痛和其他躯体痛苦对于抑郁症的治疗至关重要。注意对以下因素进行纠正或缓解同样很重要：任何潜在内分泌、营养、电解质或其他躯体状况异常。尽管姑息治疗患者抑郁症的最佳心理和药物治疗的研究仍然有限，但鼓励临床医生降低门槛去治疗抑郁症，因为干预对患者来说是比较受益的，并已被证明可以减轻心理痛苦、提高生活质量，有时甚至能延长生命(Greer *et al.*，1992；Speigal *et al.*，1981；Speigal *et al.*，1989；Fallowfield *et al.*，1990；Fawzy FI，1990a；1990b)。

有些情况应及时转诊到精神科专科进行会诊，且最好是擅长评估和管理躯体疾病的精神科医生。这些情况可能包括：临床医生不确定精神科的诊断、既往存在重性精神障碍的患者、有自杀倾向或请求安乐死或协助自杀的患者、一线抗抑郁药没有效果的疑难患者和家庭不和谐的患者(Block，2000)。无处不在的绝望、对死亡的极度渴望、精神病性症状和器质性精神障碍可能使患者自杀的风险增高(Block，2000；Mackenzie and Popkin，1987)。

## 心理治疗

研究表明个人和集体心理干预能够减轻患者及其家属的心理痛苦，提高生活质量，甚至在某些情况下能延长生命。一项针对晚期癌症患者心理干预的荟萃分析纳入了有关支持表达治疗、认知行为治疗和问题解决治疗的六项随机对照研究，结果显示，尽管不是所有受试者都达到临床诊断抑郁障碍的标准，但他们的抑郁症状显著改善(Akechi *et al.*，2008)。很少有综合治疗的对照研究(比如心理干预和药物干预)。认知行为治疗(cognitive behavioral therapy，CBT)被广泛使用，并被用于评估重度抑郁症，几项随机对照研究已经显示出CBT在躯体疾病的有效性，但在姑息治疗人群使用的研究很少(Beltman *et al.*，2010；Moorey *et al.*，2009；Uitterhoeve *et al.*，2004)。虽然研究证据有限，但焦点问题解决短期治疗可用于姑息治疗中来帮助患者解决他们生活中的特殊问题(Cuijpers *et al.*，2007)。尽管缺乏研究，在姑息治疗中可以用的其他治疗有：集体治疗、夫妻或者家庭治疗、意向引导以及正念的方法。

## 精神药理学

姑息治疗患者抗抑郁治疗的主要药物是：选择性5-羟色胺再摄取抑制剂(selective serotonin reuptake inhibitors，SSRIs)，三环类抗抑郁药(tricyclic antidepressants，TCAs)和精神兴奋剂(Katon and Sullivan，1990；Maguire *et al.*，1985)。当患者的病情严重到不能参加心理治疗时，这些药物尤其重要。目前现有的主要抗抑郁剂类型和常见作用在表2中列出。Rayner及其同事的一篇Cochrane综述和荟萃分析得出，有证据表明在4~5周内的治疗中，抗抑郁剂比安慰剂的疗效更好，但除了姑息治疗患者(Rayner *et al.*，2010)。一项最近的系统综述夸大了在不同躯体疾病接受姑息治疗的患者使用抗抑郁剂治疗抑郁症的安全性和有效性，包括慢性阻塞性肺疾病和心脏衰竭、艾滋病毒/艾滋病、癌症、多发性硬化、老年痴呆症和帕金森病。共有36项随机对照研究符合纳入标准，当标准扩大到包括还没有进入到晚期疾病阶段的患者时，又有4篇研究被纳入。大多数研究验证了SSRI类药物和三环类抗抑郁药的疗效，但是作者提出，由于缺乏头对头的研究在一些终末期疾病使用特定抗抑郁剂尚无确凿证据；然而，SSRI类药物却普遍显现出了良好的耐受性(Ujeyl and Müller-Oerlinghausen，2012)。

SSRI类药物经常被作为抑郁症的一线治疗药物。舍曲林、西酞普兰、艾司西酞普兰和帕罗西汀常用，因为它们具有较少的活性代谢物以及低毒性。三环类抗抑郁药也常被使用，但是其耐受性相对较差，因为它们具有镇静作用，副作用

**表2 抗抑郁药物的类型、常见作用及一般性评论**

| 抗抑郁剂的类型以及代表药物 | 常见作用 | 评论 |
|---|---|---|
| 精神兴奋药 | | |
| 哌甲酯、右旋安非他命、匹莫林、莫达非尼 | 在年老体弱者耐受性好，会导致心脏病患者呼吸困难、偶发的谵妄或耐药性增加，匹莫林有肝毒性 | 减少疲乏，提高大部分患者的认知、食欲和精力，起效快：24~48 h |
| 选择性5-羟色胺再摄取抑制剂 (selective serotonin reuptake inhibitors，SSRIs) | | |
| 氟西汀、帕罗西汀、舍曲林、西酞普兰、艾司西酞普兰 | 失眠、激动、性功能障碍、胃肠道反应、5-羟色胺综合征、镇静、体重增加、疲乏、恶心、噩梦 | 一线药物，药物相互作用更少，副反应更少，2~4周起效 |
| 5-羟色胺和去甲肾上腺素再摄取抑制剂 (serotonin and norepinephrine reuptake inhibitors，SNRIs) | | |
| 文拉法辛、度洛西汀 | 失眠、激动、性功能障碍、高血压、心脏毒性、肝毒性 | 逐渐当做一线药物使用，但在姑息治疗患者研究较少，2~4周起效 |
| 三环类抗抑郁药(tricyclic antidepressants，TCAS) | | |
| 去甲阿米替林、阿米替林、丙咪嗪、地昔帕明、氯丙咪嗪 | 镇静，抗胆碱能副作用，心血管毒性，低血压，治疗指数狭窄，过量具有高致死性，药物相互作用 | 主流治疗药物，如果耐受性良好，对于慢性疼痛、失眠、抑郁和焦虑是有效的，2~4周起效 |
| 单胺氧化酶抑制剂 (monoamine oxidase inhibitors，MAOIs) | | |
| 苯乙肼、司来吉兰、吗氯贝胺、强内心百乐明、异唑肼 | 失眠、体重增加、高血压、药物相互作用、酪胺效应 | 由于副作用太大不作为一线药物，药物相互作用，饮食限制，2~4周起效 |
| 选择性去甲肾上腺素重摄取抑制剂 | | |
| 瑞波西汀、托莫西汀 | 失眠、激动、性功能障碍、镇静、恶心、体重减轻 | 姑息治疗患者数据较少，2~4周起效 |
| 非典型抗抑郁药 | | |
| 安非他酮 | 激动、失眠、恶心、降低癫痫发作阈值 | 姑息治疗研究少，镇静作用弱 |
| 米氮平 | 镇静、体重增加、疲乏 | 研究少，但可能有助于治疗失眠、食欲、焦虑，2~4周起效 |
| 曲唑酮 | 在服用抗抑郁剂量时镇静作用很强，有过阴茎异常勃起的报道 | 低剂量常用于失眠 |

(Block，2000；Ujeyl and Müller-Oerlinghausen，2012；Farriols *et al.*，2012；Candy *et al.*，2008)。

较大，尤其是抗胆碱能副作用。精神兴奋剂如哌甲酯、右旋安非他命、匹莫林以及莫达非尼，起效快(通常在24~48 h内)，普遍耐受性好，尤其适用于年老虚弱的患者，有助于改善疲劳、食欲和认知。匹莫林通常不作为一线药，因为它有肝毒性，因此使用匹莫林必须定期监测患者的肝功能。支持使用这些药物的研究数据很有限，但是有证据表明它们的使用对某些患者是安全而有益的(Bruera *et al.*，1992；Candy *et al.*，2008；Woods *et al.*，1986；Masand and Tesar，1996)。尽管研究有限，但最近发表的一篇关于临床使用抗抑郁药的综述显示其他选择性双通道抗抑郁药在姑息治疗患者中使用得越来越多，如度洛西汀、文拉法辛和米氮平(Farriols *et al.*，2012)。

调节谷氨酸系统的药物目前正处于研究中，以观察其潜在的抗抑郁作用(Lapidus *et al.*，2013)。氯胺酮，NMDA受体拮抗剂，最常用作短效麻醉剂，一些小型研究和最近的难治性重度抑郁症的随机对照研究表明其有快速的抗抑郁作用(Murrough *et al.*，2013)。一个小型开放性为期28 d口服氯胺酮的研究表明，氯胺酮显著减轻接受临终关怀的抑郁症患者的抑郁和焦虑(Irwin *et al.*，2013)。在氯胺酮可以在临床上普遍被推荐使用之前，我们需要了解更多关于氯胺酮剂量、反应和安全性方面的信息。

## 抑郁症的补充和替代医学和其他综合治疗

较少的研究支持姑息治疗患者使用CAM作为抑郁和心理痛苦的有效治疗方法，这些治疗包括瑜伽、冥想、针灸和按摩(Lin *et al.*，2011；Lafferty *et al.*，2006；Towler *et al.*，2013)。虽然关于不同疾病的患者的复杂性需要进一步研究，但近期一篇文献综述显示针灸在姑息治疗中已经成功应用于控制疼痛、疲乏、口干、潮热、呼吸困难、恶心、呕吐和焦虑等方面。由于抑郁与慢性疼痛和焦虑高度相关，虽然不是针灸特定的治疗目标，但针灸也可以成为姑息治疗患者抑郁症的有效干预方法(Towler *et al.*，2013)。

大量生物、营养、躯体、心身和饮食的方法在治疗抑郁心境方面提供了有限或者暂时的证据，但迄今为止，这些方法在姑息治疗患者中还没有很好的研究。然而，因为某些原因，这些干预作为辅助方法可能是有效的，应该被强调。某些综合性的和自然的方法可能更容易被一些姑息治疗患者接受，可能会减少无助感和失控感、潜在风险较低，需要进一步研究。

有关治疗抑郁症的其他方法研究证据较少，主要是小型研究和病例报告，包括圣约翰草、S-腺苷甲硫氨酸(S-adenosylmethionine，SAMe)、维生素B6、维生素$B_{12}$、维生素C、维生素D和维生素E、ω-3脂肪酸类、锻炼、早晨强光暴露治疗、正念训练、瑜伽和按摩。目前其他暂时的治疗缺乏研究证据，但普遍治疗风险较低。这些治疗包括印度草药、5-羟基色氨酸、左旋色氨酸、乙酰左旋肉碱、肌醇、脱氢表雄酮(dehydroepiandrosterone，DHEA)、生物反馈、心脏节律变异性(heart rhythm variability，HRV)生物反馈、顺势疗法以及治愈性或治疗性触摸治疗(Lake，2007)。

## 灵性和社会支持

必要时取得卫生保健人员、家庭和社会团体成员的帮助对治疗抑郁的姑息治疗患者也是相当重要的。比如，宗教或牧师的服务能帮助患者及其家属解决灵性的需求。社会工作者可以评估和促进照顾者的最优化，必要时可以丰富社会网络和完善应对策略以及支持系统。家庭和适合患者文化的社团中有名望的人的参与可能有助于减轻患者及其家属的心理痛苦、促进人际关系、有利于创造意义以及提高终末期的综合质量(Block，2000)。

## 总结

姑息治疗，从定义上讲就是要减轻严重疾病患者的疼痛和痛苦，从而提高患者和他们的家庭的生活质量。在生命的末期，丧失常是显著的，且逐渐累积。悲伤是可预期的、适应性的，也是对这些丧失的非常个体化的反应。临床抑郁症不是适应性的，会显著增加患者的疼痛和痛苦。文献表明终末期患者抑郁症的识别和治疗仍然不足。专家共识通常推荐内科医生应降低门槛去治疗姑息治疗患者的抑郁症，因为心理和药物干预是有效的且耐受性良好。一些药物起效快，心理干预有助于患者在濒死阶段加强连接、意义、应对与和解(Block，2000)。临床医生要熟悉适应性悲伤和临床抑郁症的区别(在一些患者识别它们的共性)、诊断抑郁症的障碍、可用的治疗选择，以及何时转诊到精神专科进行会诊。抑郁症的及时诊断和治疗可以显著地减轻患者及亲人的心理痛苦，有助于提高姑息治疗患者的生活质量。

## 致谢

声明：作者声称无任何利益冲突。

第三篇

## 参考文献


- American Psychiatric Association. Major depressive disorder. In: American Psychiatric Association: Diagnostic and Statistical Manual of Psychiatric Disorders, Fifth Edition. Arlington, VA: American Psychiatric Publishing, 2013: 160-161.
- Akechi T, Okuyama T, Sugawara Y, et al. Screening for depression in terminally ill cancer patients in Japan. J Pain Symptom Manage, 2006, 31: 5-12.
- Akechi T, Okuyama T, Onishi J, et al. Psychotherapy for depression among incurable cancer patients. Cochrane Database Syst Rev, 2008, (2): CD005537.
- Ayuso-Mateos JL, Vazquez-Barquero JL, Dowrick C, et al. Depressive disorders in Europe: prevalence figures from the ODIN study. Br J Psychiatry, 2001, 179: 308-316.
- Barkwell DP. Ascribed meaning: a critical factor in coping and pain attenuation in patients with cancer-related pain. J Palliat Care, 1991, 7: 5-14.
- Belmaker RH, Agam G. Major depressive disorder. N Engl J Med, 2008, 358: 55-68.
- Beltman MW, Voshaar RC, Speckens AE. Cognitive-behavioural therapy for depression in people with a somatic disease: meta-analysis of randomised controlled trials. Br J Psychiatry, 2010, 197: 11-19.
- Block SD. For the ACP-ASIM End-of-Life Care Consensus Panel. Assessing and managing depression in the terminally ill patient. Ann Intern Med, 2000, 132: 209-218.
- Block SD. Perspectives on care at the close of life. Psychological considerations, growth, and transcendence at the end of life: the art of the possible. JAMA, 2001, 285: 2898-2905.
- Block SD, Billings JA. Patient requests to hasten death. Evaluation and management of terminal care. Arch Intern Med, 1994, 154: 2039-2047.
- Bruera R, Fainlinger R, MacEachern T, et al. The use of methylphenidate in patients with incident cancer receiving opiates: a preliminary report. Pain, 1992, 50: 70-75.
- Candy M, Jones L, Williams R, et al. Psychostimulants for depression. Cochrane Database Syst Rev, 2008, 16: CD006722.
- Cassem EH. Depressive disorders in the medically ill. An overview. Psychosomatics, 1995, 36: S2-S10.
- Chochinov HM, Wilson KG, Enns M, et al. Desire for death in the terminally ill. Am J Psychiatry, 1995, 152: 1185-1191.
- Chochinov HM, Wilson KG, Enns M, et al. "Are you depressed?" Screening for depression in the terminally ill. Am J Psychiatry, 1997, 154: 674-676.
- Cuijpers P, van Straten A, Warmerdam L. Problem solving therapies for depression: a meta-analysis. Eur Psychiatry, 2007, 22: 9-15.
- Goldberg RJ. Systematic understanding of cancer patients who refuse treatment. Psychother Psychosom, 1983, 39: 180-189.
- Fallowfield LJ, Hall A, Maguire GP, et al. Psychological outcomes of different treatment policies in women with early breast cancer outside a clinical trial. BMJ, 1990, 301: 575-580.
- Farriols C, Ferrández O, Planas J, et al. Changes in the prescription of psychotropic drugs in the palliative care of advanced cancer patients over a seven year period. J Pain Symptom Manage, 2012, 43: 945-952.
- Fawzy FI, Cousins N, Fawzy NW, et al. A structured psychiatric intervention for cancer patients I. Changes over time in methods of coping and affective disturbance. Arch Gen Psychiatry, 1990a, 47: 720-725.
- Fawzy FI, Kemeny ME, Fawzy NW, et al. A structured psychiatric intervention for cancer patients II. Changes over time in immunological measures. Arch Gen Psychiatry, 1990b, 47: 729-735.
- Flores BH, Müsselman DL, Battista C, et al. Biology of mood disorders. In: The American Psychiatric Publishing Textbook of Psychopharmacology, Third Edition. Washington, DC: American Psychiatric Publishing, 2004: 717-763.
- Frasure-Smith N, Lesperance F, Talajic M. Depression following myocardial infarction. Impact on 6-month survival. JAMA, 1993, 270: 1819-1825.
- Greer S, Moorey S, Baruch JD, et al. Adjuvant psychological therapy for patients with cancer: a prospective randomized trial. BMJ, 1992, 304: 675-680.
- Hotopf M, Mayou R, Wadsworth M, et al. Temporal relationships between physical symptoms and psychiatric disorder. Results from a national birth cohort. Br J Psychiatry, 1998, 173: 255-261.
- Hotopf M, Chidgey J, Addington-Hall J, et al. Depression in advanced disease: a systematic review. Part I. Prevalence and case finding. Palliat Med, 2002, 16: 81-97.
- House A, Knapp P, Bamford J, et al. Mortality at 12 and 24 months after stroke may be associated with depressive symptoms at 1 month. Stroke, 2001, 32: 696-701.
- Irwin SA, Iglewicz A, Nelesen RA, et al. Daily oral ketamine for the treatment of depression and anxiety in patients receiving hospice care: a 28-day open-label proof-of-concept trial. J Palliat Med, 2013, 16: 958-965.
- Jaeger H, Morrow GR, Carpenter PJ, et al. A survey of psychotropic drug utilization by patients with advanced


第三篇

neoplastic disease. Gen Hosp Psychiatry, 1985, 7: 353-360.

- Kaasa S, Malt U, Hagen S, et al. Psychological distress in cancer patients with advanced disease. Radiother Oncol, 1993, 27: 193-197.
- Katon W, Sullivan MD. Depression and chronic medical illness. J Clin Psychiatry 1990, 51 Suppl: 3-11; discussion, 12-14.
- Kessler RC, Berglund P, Demleer O, et al. Lifetime prevalence and age-of-onset distributions of DSM-IV disorders in the National Comorbidity Survey Replication. Arch Gen Psychiatry, 2005a, 62: 593-602.
- Kessler RC, Chiu WT, Demler O, et al. Prevalence, severity, and comorbidity of 12-month DSM-IV disorders in the National Comorbidity Survey Replication. Arch Gen Psychiatry, 2005b, 62: 617-709.
- Lake JH. Integrated management of depressed mood. In: Lake JH. eds. Textbook of Integrative Mental Health Care. New York: Thieme Medical Publishers, Inc, 2007: 141-679.
- Lapidus KA, Soleimani L, Murrough JW. Novel glutamatergic drugs for the treatment of mood disorders. Neuropsychiatr Dis Treat, 2013, 9: 1101-1112.
- Lafferty WE, Downey L, McCarty RL, et al. Evaluating CAM treatment at the end of life: a review of clinical trials for massage and meditation. Compliment Ther Med, 2006, 14: 100-112.
- Lin KY, Hu YT, Chang KJ, et al. Effects of yoga on psychological health, quality of life, and physical health of patients with cancer: a meta-analysis. Evid Based Compliment Alternat Med, 2011, 2011: 659876.
- Lloyd-Williams M, Friedman T, Rudd N. An analysis of the validity of the hospital anxiety and depression scale as a screening tool in patients with advanced metastatic cancer. J Pain Symptom Manage, 2001, 22: 990-996.
- Lloyd-Williams M, Spiller J, Ward J. Which depression screening tools should be used in palliative care? Palliat Med, 2003, 17: 40-43.
- Lloyd-Williams M, Shiels C, Dowrick C. The development of the brief Edinburgh depression scale (BEDS) to screen for depression in patients with advanced cancer. J Affect Disord, 2007, 99: 259-264.
- Lloyd-Williams M, Shiels C, Taylor F, et al. Depression–an independent predictor of early death in patients with advanced cancer. J Affect Disord, 2009, 113: 127-132.
- Lobb EA, Clayton JM, Price MA. Suffering, loss, and grief in palliative care. Aust Fam Physician, 2006, 35: 772-775.
- Mackenzie TB, Popkin MK. Suicide in the medical patient. Int J Psychiatry Med, 1987, 17: 3-22.
- Maguire P, Hopwood P, Tarrier N, et al. Treatment of depression in cancer patients. Acta Psychiatr Scand Suppl, 1985, 320: 81-84.
- Maltsberger JT, Buie DH. Countertransference hate in the treatment of suicidal patients. Arch Gen Psychiatry, 1974, 30: 625-633.
- Masand PS, Tesar GE. Use of stimulants in the medically ill. Psychitr Clin North Am, 1996, 19: 515-547.
- Mitchell AJ, Meader N, Symonds P. Diagnostic validity of the hospital anxiety and depression scale (HADS) in cancer and palliative care settings: a meta-analysis. J Affect Disord, 2010, 126: 335-348.
- Moorey S, Cort E, Kapari M, et al. A cluster randomized controlled trial of cognitive behavior therapy for common mental disorders in patients with advanced cancer. Psychol Med, 2009, 39: 713-723.
- Murrough JW, Iosifescu DV, Chang LC, et al. Antidepressant efficacy of ketamine in treatment-resistant major depression: a two-site randomized controlled trial. Amer J Psychiatry, 2103, 170: 1134-1142.
- Payne A, Barry S, Creedon B, et al. Sensitivity and specificity of a two-question screening tool for depression in a specialist palliative care unit. Palliat Med, 2007, 21: 193-198.
- Periyakoil VJ, Hallenback J. Identifying and managing preparatory grief and depression in end of life. Am Fam Physician, 2002, 65: 883-890.
- Pessin H, Olden M, Jacobson C, et al. Clinical assessment of depression in terminally ill cancer patients: a practical guide. Palliat Support Care, 2005, 3: 319-324.
- Rodin GM, Nolan RP, Katz MR. Depression. In: Levenson JL. eds. Textbook of Psychosomatic Medicine. Washington, DC: American Psychiatric Publishing, 2005: 193-217.
- Rakofsky JJ, Holtzheimer PE, Nemeroff CB. Emerging targets for antidepressant therapies. Curr Opin Chem Biol, 2009, 13: 291-302.
- Rayner L, Loge JH, Wasteson E, et al. The detection of depression in palliative care. Curr Opin Support Palliat Care, 2009, 3: 55-60.
- Rayner L, Price A, Evans A, et al. Antidepressants for depression in physically ill people. Cochrane Database Syst Rev, 2010, (3): CD007503.
- Rayner L, Price A, Hotopf M, et al. The development of evidence-based European guidelines in the treatment of depression in palliative cancer care. Eur J Cancer, 2011, 47: 702-712.

- Shakum K, Chochinov HM. Anxiety and depression. In: MacDonald N, Oneshuk D, Hagen N, et al. eds. Palliative Medicine: A Case-Based Manual. Oxford, UK: Oxford University Press, 2005: 97-110.
- Speigal D, Bloom JR, Yalom I. Group support for patients with metastatic cancer. A randomized outcome study. Arch Gen Psychiatry, 1981, 38: 527-533.
- Speigal D, Bloom JR, Kraemer HC, et al. Effect of psychosocial treatment on survival of patients with metastatic breast cancer. Lancet, 1989, 2: 888-891.
- Steifel FC, Kornblith AB, Holland JC. Changes in the prescription patterns of psychotropic drugs for cancer patients during a 10-year period. Cancer, 1990, 65: 1048-1053.
- Towler P, Molassiotis, A, Brearly SG. What is the evidence for the use of acupuncture as an intervention for symptom management in cancer supportive and palliative care: an integrative overview of reviews. Support Care Cancer, 2013, 21: 2913-2923.
- Tsang A, von Korff M, Lee S, et al. Common chronic pain conditions in developed countries: gender and age differences and comorbidity with depression-anxiety disorders. J Pain, 2008, 9: 883-891.
- Tunks ER, Crook J, Weir R. Epidemiology of chronic pain with psychological comorbidity: prevalence, risk, course, and prognosis. Can J Psychiatry, 2008, 53: 224-235.
- Uitterhoeve RJ, Vernooy M, Litjens M, et al. Psychosocial interventions for patients with advanced cancer–a systematic review of the literature. Br J Cancer, 2004, 91: 1050-1062.
- Ujeyl M, Müller-Oerlinghausen B. Antidepressants for treatment of depression in palliative patients. A systematic literature review. Schmerz, 2012, 26: 523-536.
- Wasteson E, Brenne E, Higginson IJ, et al. Depression assessment and classification in palliative cancer patients: a systematic literature review. Palliat Med, 2009, 23: 739-753.
- Wells KB, Stewart A, Hays RD, et al. The functioning and well-being of depressed patients. Results from the Medical Outcomes Study. JAMA, 1989, 262: 914-919.
- WHO. Depressive Episode in: The International Classification of Diseases, Tenth edition, (ICD-10) Classification of Mental and Behavioural Disorders: clinical descriptions and diagnostic guidelines. Geneva, Switzerland, World Health Organization, 1992: 119-128.
- Widera EW, Block SD. Managing grief and depression at the end of life. Am Fam Physician, 2012, 86: 259-264.
- Woods SW, Tesar GE, Murray GB, et al. Psychostimulant treatment of depressive disorders secondary to medical illness. J Clin Psychiatry, 1986, 47: 12-15.
- Zigmond AS, Snath RP. The hospital anxiety and depression scale. Acta Psychiatr Scand, 1983, 67: 361-370.


第三篇


**译　者：** 郭旭光，主管技师，检验科，广州医科大学附属第三医院

**审　校：** 唐丽丽，主任医师、教授，康复科，北京大学肿瘤医院

**终　审：** 唐丽丽，主任医师、教授，康复科，北京大学肿瘤医院


(译文如与英文原文有异义，以英文原文为准)

# 第三十章　临终前喉鸣音

**Bee Wee**

Sir Michael Sobell House, Oxford University Hospitals NHS Trust and University of Oxford, Churchill Hospital, Oxford OX3 7LE, United Kingdom

*Correspondence to:* Bee Wee, MBBCh, MRCGP, FRCP, MAEd, PhD, Consultant and Senior Clinical Lecturer in Palliative Medicine. Sir Michael Sobell House, Oxford University Hospitals NHS Trust and University of Oxford, Churchill Hospital, Oxford OX3 7LE, United Kingdom. Email: bee.wee@ouh.nhs.uk.

## 概述

临终前喉鸣音预兆着人临终前的最后几个小时。这个现象在各种文化和国家的民俗传说中都被提到，因为临终前喉鸣音预示着濒临死亡，因此对临终前喉鸣音充满了恐惧和害怕。临终前喉鸣音为一个特别带有情绪色彩的濒临死亡现象，这个现象对于患者本人和他们的家庭以及照顾他们的医务人员具有不同的意义和涵义。对临终前喉鸣音的管理需要艺术和科学的完美结合，甚至可能超越了其他姑息疗法。

临终前喉鸣音是一种嘈杂的呼吸声：小到水流声、水泡声，大到刺耳的摩擦声和嘎嘎声。呼吸的音量和模式不变，除非同时出现陈-施氏呼吸(呼吸由浅慢变为深快，又由深快变为浅慢，随后出现一段呼吸暂停，如此周而复始)。据报道，临临终前喉鸣音会出现在23%~92%的濒死患者中(Lichter and Hunt，1990；Ellershaw *et al.*，1995；Bennett，1996；Morita *et al.*，2000；Wildiers and Menten，2002)。发生率范围变化这么大，可能与临床处理方式的不同(比如人工液体的管理)有关，但更有可能是因为研究方法的不同。有的研究是基于回顾性分析，并用M受体阻断剂处方记录作为临终前喉鸣音的评判标准。目前有种观点：患者出现脱水可能预示着临终前喉鸣音的发生率会较低，但是还没有明确的证据(Ellershaw *et al.*，1995)。还有人发现临终前喉鸣音可能与头颅恶性肿瘤、肺部肿瘤以及住院时间>9 d相关(Bennett，1996，Morita *et al.*，2000)，这些发现也没有被反复印证。

在传统习俗中，临终前喉鸣音仅仅是被当作即将死亡的信号。在那些死亡经常发生在家里的年代，家属们开始学会辨别临终前喉鸣音和它的含义。这些知识一代代传下来。但在家中死亡比起过去少得多的文化氛围和国家里，专业的医务人员很容易忘记家属们可能不会辨别、也不理解临终前喉鸣音的含义，这种情况下，医务人员经常没能成功地让家属及时做好患者即将死亡的心理准备。

## 临终前喉鸣音假说

临终前喉鸣音的机制主要由三个假说支持。必须弄清楚这些假说，临床实践才能经得起恰当的挑战。第一个假说是临终前喉鸣音是气道滞留的分泌物随着呼吸在气道上下振荡。这一点还未得到证实，还有一种机制可能是上呼吸道的肌肉随着呼吸发生振动或者间歇性塌陷，类似打鼾。关于气道滞留分泌物的假说还是得到了很好的认同，相关药物治疗(M受体阻断剂)完全也是基于这样的前提。把临终前喉鸣音归因于呼吸道分泌物的说法，虽然有着丰富的临床研究甚至研究文献，但还是不够精确，因为其中的因果关系还没得到证实。临终前喉鸣音有一种可能更准确的叫法：嘈杂的呼吸，这个叫法简单地描述了临终前喉鸣音这种现象。

第二个主要假说是患者的家属以及在他们周围的人因为听到患者的临终前喉鸣音，感到特别悲痛。支撑这个假说的相关证据和实践将在本篇后续的章节中提到。第三个假说是，临终前喉鸣音并不会给患者带来任何不适和悲痛，临床经验也许支持这个假说。在目前阶段，一切还未得到证实，但很难设想用怎样的研究去验证这些问题。

## 药物管理

临终前喉鸣音是由于气道滞留分泌物导致的假说意味着M受体阻断剂是唯一可靠的药物。甚至有建议说，由于M受体阻断剂仅仅只能避免更多的分泌物产生，而不能对气道中已经存在的分泌物起作用，所以濒死患者在临终前喉鸣音发生前就应该给予M受体阻断剂。如果药物没有不利影响，或者如果临终前喉鸣音在所有濒死患者中普遍存在，这可能是一个明智的方法。然而M受体阻断剂会造成口干、尿储留还有其他该阶段的患者无法说出的一些副作用。给所有濒死患者M受体阻断剂意味着将他们暴露于所有可能的不良反应中，并且我们也知道，并不是所有的濒死患者都会经历临终前喉鸣音。所以M受体阻断剂作为一种预防性用药并不推荐。



一旦决定给临终前喉鸣音的患者加以药物干预，进一步的事情就是应该选择用哪一种M受体阻断剂。候选药物有阿托品、东莨菪碱和格隆溴铵。比较分析显示，无论用哪种药物，只对大概65%的临终前喉鸣音患者有效(Hughes *et al.*，2000；Back *et al.*，2001)。一篇2008年编写、2009年更新并于2012年发表的综述显示，没有明确的证据表明哪种药优于另一种(Wee and Hillier，2008)。一项纳入137例患者的随机双盲、安慰剂对照的平行实验显示，单次给予舌下含服阿托品在减轻临终前喉鸣音上没有比安慰剂组更有效(Heisler，2012)。实践证明，这几种药物之间，主要有4种区别：不能通过血脑屏障(如丁溴东莨菪碱、格隆溴铵)所以不会引起镇静作用；药物起效更快(如丁溴东莨菪碱和格隆溴铵相比)；单剂量用药的持续作用时间比其他的药物短(如丁溴东莨菪碱和格隆溴铵相比)；有的药品价格更贵。

这一领域的研究受到一系列问题的困扰。首先，很多以前的证据主要是基于回顾性分析，而不是对照试验。第二，很难召集到适合的大量的患者做随机对照试验，特别在单个研究中心(Likar *et al.*，2008)。第三，不是所有的研究给药人员和效果评定人员都能做到“双盲”(Wildiers *et al.*，2009)。在很多案例中，给药的护士和效果评定的护士是同一个人。第四，临终前喉鸣音很难被客观的进行测定，即使一些研究中研究人员努力地用分贝仪来测定临终前喉鸣音但最后也不能确定是否测出了最有意义的参数。研究者总是尝试去测出影响临终前喉鸣音减少的因素，但值得争论的是，这种声音的性质或者即将死亡给患者带来的情绪变化才是造成悲恸的真正原因。选择正确的测量方法至关重要。

## 非药物管理

临终前喉鸣音的非药物管理选择很有限。相当长的一段时间里都是推荐患者将身体偏向一侧，并且这已被临床证实是有益的。用软导管进行温和的吸痰也有效。在一项对200例患者的连续研究中，Lichter和Hunt发现，112例发生临终前喉鸣音的患者中，有62例患者对独立的护理干预有反应，包括间断吸痰、翻身和安慰鼓励。没有后续研究证据支持或者驳斥这个观点。重要的是，医务人员应该在任何时候都以患者的最大利益来做出判断决定，平衡翻身吸痰给患者带来的潜在不适和临终前喉鸣音的改善之间的关系。

## 与家属的沟通

一直以来，患者与家属、爱人之间的有效沟通是最重要的，也是提供良好的临终护理的关键所在。就我们目前所了解的信息来看，用来减少临终前喉鸣音的临床选择很有限，特别是当考虑到这些干预手段对患者可能带来的潜在伤害时。虽然如此，专家们似乎觉得还是要采取一些措施，部分原因是他们觉察到了家属因临终前喉鸣音而产生了悲恸情绪。

确实有部分家属和其他陪在患者身边的人会因临终前喉鸣音感到悲恸，但也不尽如此。一项定性深入的研究采访了丧失家人的人，结果显示，只有不到一半的受访者会因这声音本身而感到悲伤(Wee *et al.*，2006a)；有一些人对此表示中立态度；还有一些人甚至把临终前喉鸣音当作一种濒死的预兆并做好准备。第二项研究探究了亲属对这种声音的感觉，确认了并不是所有家属都会感到悲伤(Wee *et al.*，2006b)。家属们的情绪会受到患者表现出的样子的影响，以及患者是否看起来很烦躁有关。他们对这种声音的态度有的平淡、也有的明显悲痛，特别是他们被错误的告知这种声音是哽噎或窒息的表现时。如果医务人员没有澄清这些误解、没有解释清现状、甚至没有弄明白患者就要死亡的情况下，家属就可能出现这样的情绪。家属们并不总是会询问解释，所以专家们不要以为家属是处于悲恸状态而不是因为这种声音，这是医生自己对现状的误解。

## 做出决策

不像其他常见的姑息疗法(比如疼痛、呼吸停止和紧张)，对临终前喉鸣音的管理还存在着伦理难题。患者在经历临终前喉鸣音时，一般是处于半清醒状态或完全失去意识。大多数临床医生都知道患者自己好像不会受到临终前喉鸣音的声音干扰，任何药物干预或非药物的干预通常都是看在家属的份上。所以，患者在没有机会知情同意的情况下，或为了他人的利益，被给予了一种可能会带来不良反应或压力的治疗。有一些情况,干预措施不是以患者的直接最大利益为重，而是考虑到家属、爱人们的最大利益，这不一定说是完全错的，但确实需要全面思考。特别是我们目前已经知道并不是所有家属都会因为临终前喉鸣音感到悲恸，所以这种以家属最大利益的干预措施的理论还站不住脚。

临终前喉鸣音带来的情绪同样也会影响健康专业人员。在一项问卷调查中，护士们表示，如果出现临终前喉鸣音，她们会感到悲伤(Watts and Jenkins，1999)。后来一个研究表明，无论家属还是医务人员在患者濒死时，悲伤和无助是两种主要的情绪(Wee，2003)。

学习研究专家们在面临临终前喉鸣音时如何做出决策，能帮我们仔细考虑自己的决定和行动。有两项焦点的组对组研究，一组是来自不同专业背景的分开的团队(Wee *et al.*，2008)，一组是来自混合的团队(Hirsch *et al.*，2012)，结果显示，决策会受到医务人员自己对临终前喉鸣音感觉的影响，包括对家属和其他患者情绪的考虑，考虑到他们被期望做到的以及感受到做出治疗选择的必要性。决策会因患者是否被期望从治疗中获益而不同(Bradley *et al.*，2010；Hirsch *et al.*，2012)。“需要做一些事”是一个出现在所有研究中的特别有力的因素。作为专业人员，“需要做一些事”不足以让我们去做一些不是以患者利益最大化甚至可能带来伤害的行为，这一点非常重要。

## 总结

显然，对于临终前喉鸣音的最佳管理方案还有很多问题没有得到解决。因为临终前喉鸣音涉及到这么多复杂的问题，可能我们永远都找不到一个完善的答案。目前所获得的信息对比较不同M受体阻断剂的试验似乎没有意义。对于临终前喉鸣音真实机制的科学调查研究仍然很重要：为了找到更有效的干预措施，需要更加精确地了解临终前喉鸣音的发生机制。

与此同时，临终前喉鸣音管理的关键是要理解姑息疗法的精髓是什么。调查已经表明，家属对临终前喉鸣音的反应是复杂和个体化的。对部分人来说，患者嘈杂的呼吸声作为一个及时的濒死预告对家属是有帮助的。可以把它比作打鼾，打鼾的人本身是不会被鼾声影响的，反倒是身边的人会受到影响。另一个很好的比喻是，这种声音像在一个装有水的管子里吹气，这种情况下，在与家属沟通过程中关键的是找出他们对此是怎么看的，并且为家属提供正确的解释和澄清误解。医务人员需要跟家属们一起来到病床边，告诉家属为什么患者没有感到很难受，一些家属会因此觉得安心。由于临终前喉鸣音并不是发生在所有濒死患者身上，在医生解释之前，一些家属会一直谨慎的观察临终前喉鸣音是否出现。重要的是，医务人员不知道家属是否都能理解临终前喉鸣音的意义，这一点也很重要，比如说，他们需要告诉家属患者可能即将死亡。

在决定如何处理临终前喉鸣音时，需要深思熟虑和专业应对，包括是否以及何时采用药物或非药物干预措施，如何敏感、清楚、诚实地去回答家属的问题。为了提升这些实践能力，医务人员需要花时间与同行交流他们怎么做的、为什么这样做。

## 致谢

声明：作者声称无任何利益冲突。

## 参考文献


- Back IN, Jenkins K, Blower A, et al. A study comparing hyoscine hydrobromide and glycopyrrolate in the treatment of death rattle. Palliat Med, 2001, 15: 329-336.
- Bennett MI. Death rattle: an audit of hyoscine (scopolamine) use and review of management. J Pain Symptom Manage, 1996, 12: 229-233.
- Bradley K, Wee B, Aoun S. Management of death rattle: what influences the decision making of palliative medicine doctors and clinical nurse specialists? Progress in Palliative Care, 2010, 18: 270-274.
- Ellershaw JE, Sutcliffe JM, Saunders CM. Dehydration and the dying patient. J Pain Symptom Manage, 1995, 10: 192-197.
- Heisler M, Hamilton G, Abbott A, et al. Randomized double-blind trial of sublingual atropine vs. placebo for the management of death rattle. J Pain Symptom Manage, 2013, 45: 14-22.
- Hirsch CA, Marriott JF, Faull CM. Influences on the decision to prescribe or administer anticholinergic drugs to treat death rattle: a focus group study. Palliat Med, 2013, 27: 732-738.
- Hughes A, Wilcock A, Corcoran R, et al. Audit of three antimuscarinic drugs for managing retained secretions. Palliat Med, 2000, 14: 221-222.
- Lichter I, Hunt E. The last 48 hours of life. J Palliat Care, 1990, 6: 7-15.
- Likar R, Rupacher E, Kager H, et al. Efficacy of glycopyrronium bromide and scopolamine hydrobromide in patients with death rattle: a randomized controlled study. Wien Klin Wochenschr, 2008, 120: 679-683.
- Morita T, Tsunoda J, Inoue S, et al. Risk factors for death rattle in terminally ill cancer patients: a prospective exploratory study. Palliat Med, 2000, 14: 19-23.
- Watts T, Jenkins K. Palliative care nurses feelings about death rattle. J Clin Nurs, 1999, 8: 615-618.
- Wee B. Death rattle: an exploration. PhD 2003, University of Southampton.
- Wee B, Hillier R. Interventions for noisy breathing in patients near to death. Cochrane Database System Rev, 2008, (1): CD005177.
- Wee B, Coleman P, Hillier R, et al. Death rattle: its impact on staff and volunteers in palliative care. Palliat Med, 2008, 22: 173-176.
- Wee BL, Coleman PG, Hillier R, et al. The sound of death rattle I: are relatives distressed by hearing this sound? Palliat Med, 2006a, 20: 171-175.
- Wee BL, Coleman PG, Hillier R, et al. The sound of death rattle II: how do relatives interpret the sound? Palliat Med, 2006b, 20: 177-181.
- Wildiers H, Menten J. Death rattle: prevalence, prevention and treatment. J Pain Symptom Manage, 2002, 23: 310-317.
- Wildiers H, Dhaenekint C, Demeulenaere P, et al. Atropine, hyoscine butylbromide or scopolamine are equally effective for the treatment of death rattle in terminal care. J Pain Symptom Manage, 2009, 38: 124-133.


**译　者：**姜友定，主治医师，胸外科，广州市胸科医院
**审　校：**唐丽丽，主任医师、教授，康复科，北京大学肿瘤医院
**终　审：**刘　巍，主任医师、教授，姑息治疗中心，北京大学肿瘤医院
(译文如与英文原文有异义，以英文原文为准)

第三篇

# 第四篇

# 特殊人群和环境下的姑息治疗问题

# 第一章　姑息急症

**Dirk Schrijvers**

Department Medical Oncology, Ziekenhuisnetwerk Antwerpen (ZNA)-Middelheim, Lindendreef 1, B-2020 Antwerp, Belgium

*Correspondence to:* Dirk Schrijvers. Department Medical Oncology, ZNA-Middelheim, Lindendreef 1, B-2020 Antwerp, Belgium. Email: dirk.schrijvers@zna.be.

## 引言

姑息急症是患有不治之症的患者发生的紧急状况和情况，其会严重影响晚期患者的生命和生活质量。姑息急症将对患者和周围环境造成极大的困扰，因此在处理急症前应充分了解和掌握患者处理相关事宜的意愿(如临终问题)，并指导他们在急症发生时如何正确的处理。必须设法预防急症的发生，而当急症发生时应给予充分的治疗以避免伤害(Schrijvers，2011)。

姑息性治疗患者可发生在多种疾病中，既往主要包括肿瘤、神经疾病、获得性免疫缺陷疾病(人类免疫缺陷病毒引起)。而近几十年来，姑息治疗关注的焦点已扩展至无法治愈的终末期心脏、肺脏、肾脏疾病。所有这些不同的医学领域已经确立了其疾病特异性急症，并制定了相关指南。本综述重点阐述姑息治疗患者常见的特异性急症的诊治。

## 疼痛

疼痛是一种不愉快的感觉和情绪性体验，常伴有急性或潜在的组织损伤(Schrijvers，2007)。在姑息治疗过程中，难以控制的疼痛属于急症之一，影响着患者的生存质量。疼痛在晚期肿瘤患者的发生率高达95%，而艾滋病、心脏疾病、慢性阻塞性肺疾病、肾脏疾病的发生率在34%~96%(Solano *et al.*，2006)。

按照持续时间，疼痛分为急性疼痛、慢性疼痛、爆发性疼痛；而根据病理生理机制，疼痛分为感受伤害性疼痛或神经受体介导性疼痛与神经病理性或神经损伤性疼痛。

在姑息治疗的患者中，疼痛持续时间为3~6个月者属于慢性疼痛，而爆发性疼痛被定义为在应用镇痛药治疗慢性疼痛过程中出现的短暂性、突发性疼痛，严重影响患者生活质量。

新发的急性疼痛和爆发性疼痛应给予充分治疗，预防生活质量的恶化，而慢性疼痛则应得到充分的疼痛控制治疗。

疼痛的处理在姑息治疗中至关重要，具体治疗步骤如下。

### 疼痛评估

疼痛可通过直观模拟标度尺(visual analogue scale，VAS)、数字比例尺等验证工具进行衡量，而神经病理性疼痛、疼痛ID、神经病理性疼痛症状量表、神经试验症状量表、神经病理性疼痛量表等特殊测量评估表可以进行感受伤害性疼痛和神经病理性疼痛之间的鉴别，对疼痛程度的变化和治疗效果进行评价，并将疼痛评分记录在患者病历资料中。

### 疼痛治疗

80%的疼痛患者可以应用镇痛药物治疗得以控制，如受体介导性疼痛。而联合应用不同类型的镇静药可缓解神经损伤、肌肉痉挛、炎症等疼痛症状(Schrijvers，2007)。

慢性感受伤害性疼痛的治疗应根据世界卫生组织的疼痛阶梯原则进行：轻度疼痛者给予非阿片类受体镇痛药(如扑热息痛、非甾体抗炎药等)；而中到重度者根据情况给予适量的阿片类受体镇痛药。按时间持续给药，采取口服、肛门注药等方式，注意个体化给药方案，联合用药往往会有更好的止痛效果。

对于慢性神经病理性疼痛的治疗，单纯应用镇痛药效果不佳，可联合应用抗癫痫药、抗抑郁药、局部麻醉药。

当爆发性疼痛出现时，可立即给予快速短效的阿片类受体镇痛药，如芬太尼透皮贴剂、静脉注射吗啡等(Zeppetella，2011)。

对于终末期患者，经常会出现吞咽困难或系统循环功能降低影响吸收功能，因此静脉给予阿片类药物将会控制慢性或爆发性疼痛。

当疼痛症状显著加剧时，可能导致疼痛危象，可给予静脉注射阿片类药物，如效果不佳，可联合咪达唑仑皮下注射治疗。

### 药物治疗导致的急性不良反应

单独或联合应用镇痛药会导致患者出现不良反应。这种情况应该跟患者及家属交代。

在阿片类药物未耐受的患者中，恶心和呕吐的发生率约为26%，可应用抗多巴胺药物(如氟哌啶醇、胃复安)进行治疗，而呼吸抑制的发生率约为1.5%(Cepeda *et al.*，2003)。阿片类药物未耐受和耐受的患者其他急性不良反应包括镇静、谵妄(应用安定类药物进行治疗)和急性尿潴留导致的躁动(Benyamin *et al.*，2008)。

## 急性呼吸困难

呼吸困难或呼吸急促被定义为一种呼吸不畅的感觉，在姑息治疗的患者中比较常见(Schrijvers，2011)。呼吸急促常见于肺癌、慢性阻塞性肺疾病(COPD)、心脏疾病等，发生率约为60%~90%(Solano *et al.*，2006)。急性呼吸困难是姑息治疗患者急诊入院的最常见原因之一，严重影响患者生活质量。

导致呼吸困难的主要原因包括心血管疾病、肺部疾病、急性贫血、心理困扰等。且常伴随呼吸急促、辅助呼吸肌利用、脸色苍白、紫绀、心动过速、吸气性喘鸣等症状。

应将急性呼吸困难的治疗作为姑息治疗的一部分，其具体治疗步骤如下：

### 呼吸困难评估

对于呼吸困难严重程度的判断，可依靠VAS、Borg/改良Borg呼吸困难量表、数字评定量表(numeric rating scale，NRS)。对呼吸困难的演变和干预措施效果进行评估，并记录在患者的病历资料中。

临床检查可发现胸腔积液、伴随中心静脉高压或水肿的心力衰竭。

动脉血氧浓度与呼吸困难的严重程度无明显相关性，但可诊断过度换气或缺氧状态。其他诊断手段包括：血红蛋白水平有助于排除贫血，D-二聚体检测有助于排除肺栓塞，肺部X线检查有助于排除胸膜或肺部病变。

### 呼吸困难治疗

对于不同诱因引发的呼吸困难，应给予纠正病因治疗。

对症治疗包括氧疗和药物治疗(Ben-Aharon *et al.*，2012)。

氧疗仅针对缺氧患者，而对无缺氧患者效果不大。

全身应用阿片类药物有效，而雾化吸入阿片类药物无明确指征。苯二氮卓类药物可用于焦虑症患者或者姑息性镇静。

## 严重出血

严重出血可由血管、血小板、凝血功能等异常引起，其中恶性血液病患者发生率约为30%，而实体肿瘤患者的发生率因肿瘤部位不同而异(Schrijvers，2011)。血小板减少症($<10\times10^9$/L)引起的出血事件需要输入血小板进行治疗。

### 严重出血治疗

当患者出现严重出血时，应当保持血流动力学稳定，输注新鲜冻血浆或血小板。局部压力治疗、内镜下止血治疗、血管造影栓塞治疗可控制出血。对于已知的反对医学病因干预的终末晚期患者，可给予姑息性镇静。

## 急性功能丧失

急性功能丧失作为姑息性急症之一，严重影响患者的生存治疗，及时诊治对于功能恢复至关重要。

### 急性运动功能损伤

急性运动功能损伤严重影响患者自主性而降低生活质量。导致原因包括局部病变(如病理性骨折)和神经系统病变(如脊髓压迫、神经压迫、颅内转移)。

#### 长骨病理性骨折

病理性骨折患者因运动障碍而呈现中到重度疼痛，伴发症状包括骨折部位的压痛、肿胀、瘀斑，并可能因脱位导致畸形。影像学检查可以辅助诊断。当溶骨性损害超过长骨皮质50%时，可通过骨外科矫形手术预防骨折并发症(Schrijvers and van Fraeyenhove，2010)。治疗手段包括固定夹板固定和镇痛治疗。适度牵引可以缓解患者痛苦，当出现神经血管损伤迹象时，在牵引时应减少肢体活动。髓内针也是明确的治疗手段，随后序贯放疗。

对于终末期患者，固定和牵引是缓解疼痛的主要治疗手段，但需要制动。

第四篇

#### 脊髓压迫

脊髓压迫主要由于脊柱骨折、骨转移肿瘤侵犯或软脊膜转移导致，其神经体征多不典型，需排除肿瘤及骨质疏松患者。椎体后壁受累的肿瘤患者应进行预防性放疗。脊髓压迫诊断依靠脊椎磁共振成像(脊椎校准呈中立位，以保证骨骼和神经位置的稳定)。大剂量糖皮质激素(如16 mg地塞米松)可以缓解因水肿导致的脊髓受压，在急诊手术或放射疗法之前应持续给药。

#### 周围神经压迫

周围神经压迫往往经过一段时间迁延，常见于粗大神经(如坐骨神经)附近的淋巴结或内脏病变。患者首发症状多为感觉异常，最终出现功能丧失。诊断手段包括肌电图、CT和MRI。急性周围神经压迫需要应用抗炎类药物，对于部分患者可通过手术或放疗解除周围神经受压病变。

#### 脑组织受压

脑组织受压患者(脑转移、脑出血)常出现头痛、呕吐、视觉障碍等症状。常表现为典型的偏身性功能丧失，伴有癫痫样损害。诊断依靠头部CT、MRI。

糖皮质激素可减轻病变脑组织周围水肿，如果运动障碍症状改善或病变因脑肿瘤侵犯，全脑放疗照射可有助于稳定病情。当糖皮质激素治疗无效时，放疗效果往往欠佳。

### 急性尿潴留

急性尿潴留常见原因包括尿路梗阻、神经损害、药物副作用、精神心理因素，约占神经急症患者的20%。其主要表现为排尿不畅、下腹或耻骨上方不适。诊断依靠临床查体、超声检查等方法。治疗手段包括导尿、耻骨上膀胱造瘘等(Pannek *et al.*，2012)。对于合并肾功不全者，膀胱减压后应用利尿药可能加重肾功能损害。

### 急性肠梗阻

急性肠梗阻是由于正常肠流中断引起，多由肠道功能异常或者肠腔内外因素导致。主诉多为腹胀、呕吐、腹部绞痛或腹痛、停止排气。

查体可闻及高调和亢进肠鸣音，腹平片可见胀气的肠袢及气液平面。病因治疗包括旁路支架，而对症治疗包括胃肠减压、糖皮质激素、生长抑素类似物等。

## 中枢系统紊乱

### 谵妄

谵妄是一种急性意识障碍综合征，85%的终末晚期患者会出现此症状。表现为情绪波动明显、思维紊乱和异常的兴奋状态。病因包括药物作用、药物戒断、感染、代谢紊乱、缺氧等。

综合管理

- 谵妄早期患者多出现心理变化，这时应再次确认患者的状况；
- 促进患者进行简单的工作，但不要提出过分要求；
- 通过移情和尊重给予患者充分支持；
- 患者所处的环境应该熟悉、安全、舒适、放松；
- 向家属解释患者并没有失去意识，并会出现反复和波动，没有必要让患者承受伴随的疼痛和折磨；
- 如果可能可进行病因治疗。

药物治疗

当患者出现焦虑和感知障碍(错觉、幻觉、梦魇)等症状，可进行药物对症治疗改善症状。

神经安定剂(如氟哌啶醇)

对于症状控制主要采用抗精神病药物(如氟哌啶醇)(Candy *et al.*，2012)。氟哌啶醇作为首选药，对活动过度或活动减弱性谵妄均有效，给药途径包括口服、皮下注射、静脉注射、肌内注射等。不良反应轻微，但可出现肌肉强直、运动障碍和颤抖等锥体外系症状。

苯二氮平类

可有效缓解伴有抽搐、酒精诱发或镇静剂戒断综合征的谵妄。对于氟哌啶醇治疗无效、严重焦虑的患者，可推荐尝试使用。但单独使用苯二氮平类药对谵妄无效，且可能会加重意识和认知障碍。当用于镇静时可应用咪达唑仑。

## 癫痫发作

癫痫以大脑皮质中脑神经元异常放电引起反复痫性发作为特征，常见疾病包括脑转移瘤、颅内原发肿瘤、脑血管疾病、代谢性疾病、滥用药物、戒断效应。

诊断依据患者既往史、临床症状、脑电图等。

急性发作时首选苯二氮平类药物进行治疗，当癫痫持续发作时，可给予苯妥英钠或苯巴比妥进行治疗。

## 难治性症状及姑息性镇静

难治性症状是指姑息治疗阶段经过多种治疗手段仍无法完全控制住的症状，其中呼吸困难和谵妄最为常见。

针对难治性症状，姑息性镇静是刻意给予镇静药物以降低患者的意识。通过持续给予苯二氮平类药物或麻醉药物达到镇静效果；同时给予止痛药物治疗及留置导尿。应加强并发症的预防和家庭支持(Cherny *et al.*，2009)。

## 总结

姑息性治疗急症严重影响患者的生存质量，应给予足够的重视和诊治以减轻患者的损害。而且某些急症可以预期，事先应与患者和家属进行充分讨论，解释可能发生的场景，按照姑息治疗患者的意愿采取适宜的诊治。

## 致谢

声明：作者声称无任何利益冲突。

## 参考文献


- Ben-Aharon I, Gafter-Gvili A, Leibovici L, et al. Interventions for alleviating cancer-related dyspnea: a systematic review and meta-analysis. Acta Oncol, 2012, 51: 996-1008.
- Benyamin R, Trescot AM, Datta S, et al. Opioid complications and side effects. Pain Physician, 2008, 11: S105-S120.
- Candy B, Jackson KC, Jones L, et al. Drug therapy for delirium in terminally ill adult patients. Cochrane Database Syst Rev, 2012, 11: CD004770.
- Cepeda MS, Farrar JT, Baumgarten M, et al. Side effects of opioids during short-term administration: effect of age, gender, and race. Clin Pharmacol & Ther, 2003, 74: 102-112.
- Cherny NI, Radbruch L, Board of the European Association for Palliative Care. European Association for Palliative Care (EAPC) recommended framework for the use of sedation in palliative care. Palliat Med, 2009, 23: 581-593.
- Pannek J, Stöhrer M, Blok B, et al. Guidelines on neurogenic lower urinary tract dysfunction. European Association of Urology 2012. Available online: http: // www.uroweb.org/gls/pdf/19_Neurogenic_LR% 20II.pdf. Accessed January 28, 2013.

- Schrijvers D. Pain control in cancer: recent findings and trends. Ann Oncol, 2007, 18: ix37-ix42.
- Schrijvers D. Emergencies in palliative care. Eur J Cancer, 2011, 47: S359-S361.
- Schrijvers D, van Fraeyenhove F. Emergencies in palliative care. Cancer J, 2010, 16: 514-520.
- Solano JP, Gomes B, Higginson IJ. A comparison of symptom prevalence in far advanced cancer, AIDS, heart disease, chronic obstructive pulmonary disease and renal disease. J Pain Symptom Manage, 2006, 31: 58-69.
- Zeppetella G. Opioids for the management of breakthrough cancer pain in adults: a systematic review undertaken as part of an EPCRC opioid guidelines project. Palliat Med, 2011, 25: 516-524.



**译　者：**范　博，住院医师，泌尿外科，大连医科大学附属第一医院

**审　校：**刘　巍，主任医师、教授，姑息治疗中心，北京大学肿瘤医院

**终　审：**唐丽丽，主任医师、教授，康复科，北京大学肿瘤医院


(译文如与英文原文有异义，以英文原文为准)

第四篇

# 第二章　恶性创面治疗

**Vincent Maida[1,2,3], Susan Alexander[4], Amy Allen Case[5], Pirouz Fakhraei[5]**

[1]Division of Palliative Care, University of Toronto, Toronto, Canada; [2]Division of Palliative Care, McMaster University, Hamilton, Canada; [3]Palliative Medicine & Wound Management, William Osler Health System, Toronto, Canada; [4]University of Western Sydney, Penrith NSW, Australia; [5]State University of New York at Buffalo School of Medicine and Biomedical Sciences, VA Western New York Healthcare System, Buffalo, NY, USA

*Correspondence to:* Vincent Maida, MD, MSc, BSc, CCFP, FCFP, ABHPM, Associate Professor, Division of Palliative Care, University of Toronto; Clinical Assistant Professor, Division of Palliative Care, McMaster University. Division of Palliative Care, University of Toronto, Toronto, Canada. Email: vincent.maida@utoronto.ca; Susan Alexander, PhD, BN (Honours), GCTE, RN, Lecturer. University of Western Sydney, Locked Bag 1797, Penrith NSW 2751, Australia. Email: Susan.alexander@uws.edu.au; Amy Allen Case, MD, ABHPM, ABPM, Hospice and Palliative Medicine Fellowship Program Director, Palliative Medicine Director, Assistant Professor of Medicine. State University of New York at Buffalo School of Medicine and Biomedical Sciences, VA Western New York Healthcare System, 3495 Bailey Avenue, Buffalo, NY 14214, USA. Email: amycase@buffalo.edu; Pirouz Fakhraei, MD, Palliative Medicine Fellow. University at Buffalo School of Medicine and Biomedical Sciences, Buffalo, NY, State University of New York at Buffalo School of Medicine and Biomedical Sciences, VA Western New York Healthcare System, 3495 Bailey Avenue, Buffalo, NY 14214, USA. Email: pirouz_f@yahoo.com.

## 引言

恶性创面，通常指由肿瘤细胞对皮肤及附属器的增殖、侵袭、破坏作用引起的恶性皮肤创口及皮肤缺损(Maida，2011)。恶性创面来源各异，表现多样，可为新生肿物、肿物复发以及转移性病灶。原发皮肤肿瘤包括黑色素瘤、基底细胞癌、鳞状细胞癌、卡波西肉瘤、血管肉瘤、皮肤T细胞淋巴瘤(蕈样真菌病)(McDonald and Lesage，2006；Gerlach，2005；Grocott *et al.*，2005；Naylor，2005；Haisfield-Wolfe and Rund，1997)。局部或区域复发肿瘤常继发于原发皮肤、头颈部和胸部的恶性肿瘤，一般认为与微小病灶残留或术中伤口污染有关(Schulz，2003)。一般来说，以上两种病变可以通过直接蔓延进行转移，真正意义的转移性皮肤损害是指远隔部位原发恶性肿瘤通过血液或淋巴途径转移而形成(McDonald and Lesage，2006；Gerlach，2005；Grocott *et al.*，2005；Naylor，2005；Haisfield-Wolfe and Rund，1997)。

晚期肿瘤患者恶性创面的表现往往触目惊心，给患者及其照顾者均带来极度的痛苦，因此，它的治疗是复杂而充满挑战的。取得理想治疗效果的前提是着眼于患者整体情况而不能仅重视病变本身(Maida，2013)。此外，还应该注重多学科协同、各级医疗机构的协同(横向和纵向)，以及始终坚持以患者为中心的医疗理念(Maida，2013)。

## 流行病学

美国一家癌症中心曾对10年资料进行了回顾性研究，发现处于各阶段的癌症患者中有5%会发生各种转移性皮肤损害(Lookingbill *et al.*，1990)，后继研究表明，同一被研究群体中的转移癌患者中有10.4%合并转移性皮肤损害(Lookingbill *et al.*，1993)。一项前瞻性研究表明，晚期癌症患者中有14.5%需要针对恶性创面的治疗，而恶性创面的新发率则为每月3.9/100例(Maida *et al.*，2008)。恶性创面发生率最高的恶性肿瘤依次包括乳腺癌(47.1%)、头颈部恶性肿瘤(46.7%)、原发皮肤癌(39.1%)(Maida *et al.*，2009a)。在癌症终末期患者中，恶性创面最常见的部位为胸壁/乳房、头/颈、腹壁(Maida *et al.*，2008)。与恶性创面相关的并发症包括浅表感染(危险定植)、深部感染(蜂窝织炎、脓肿、淋巴管炎)以及全身性感染(败血症、骨髓炎、腹膜炎、胸膜炎)(Sibbald *et al.*，2006)。与消化道和泌尿系统相关的恶性创面有形成瘘道的倾向(Grocott *et al.*，2005；Naylor，2005；Haisfield-Wolfe and Rund，1997)。另外，因淋巴系统受影响，恶性创面会引起持续进展的淋巴性水肿(Schulz，2003)。因恶性创面可表现为任意形式的皮肤损害，所以应对所有慢性创面保持警惕。比如湿疹样乳腺癌(Pagets病)在早期就与该部位的炎性病变极其相似(Cooper *et al.*，2012)，而慢性压疮也可能发展为恶性的马乔林溃疡(一种继发于瘢痕溃疡的鳞状细胞癌)(Esther *et al.*，1999)。最近的一项前瞻性研究对已诊断为动脉或静脉性溃疡的患者进行活检，结果发现有10.4%可检出恶性组织(Senet *et al.*，2012)。

## 创面评估

从形态学上看，恶性创面很少表现为单一性质(Maida，2011)，它们通常都是混杂多种形态的复杂病灶(Maida，2011)(图1-图5)，因此很难建立获得公认的分类。有研究发现，在晚期癌症患者中，60%的恶性创面呈蕈状(外生)形态(Maida *et al.*，2008)，其他形态包括溃疡、硬结、结节、红斑等，相关形态种类可见表1。为更好地描述和记录恶性创面的不同表现及其细节，建议进行数字化摄影，将摄影资料作为创口电子病历(Wound Electronic Medical Record，WEMR)的一部分利于有效提高对创面的评估和治疗质量(Rennert *et al.*，2009)。数字摄影可帮助提高创口形态、大小、深浅等情况描述的准确性(Rennert *et al.*，2009)，相关的记录方法包括VERG和VISITRAK(Ahn and Salcido，2008)，这些数字化描述法能提高对创面二维性质描述的准确性。立体摄影技术及其相关分类方法能更好地从三维角度对病变进行描述和记录，并评估病变的体积，相关的方法如ATOSⅡ和MAVIS(Ahn and Salcido，2008)。

## 预防

鉴于恶性创面对患者及其家属的深刻影响，专业医疗团队有必要对其进行基于循证医学的初级和二级预防。乳腺癌患者无论是否绝经，在接受改良根治术后进行放疗和化疗可以显著提高生存率并降低恶性创面的发生率，即使同时合并淋巴转移，这一结论也同样适用(Rutqvist and Johansson，2006)。早期切除恶性创面有助于降低复发风险(Sladden *et al.*，2009)，近期的系统回顾和meta分析认为切缘超过2 cm(而不是1 cm)时生存率最高，局部病灶复发率最低(Haigh *et al.*，2003)。有研究对避免术中污染和微小病灶残留的手术技术进行了报道，咽部鳞状细胞癌的动物模型试验表明，术区应用生理盐水或吉西他滨冲洗均能有效降低局部复发率(Allegretto *et al.*，2001)。



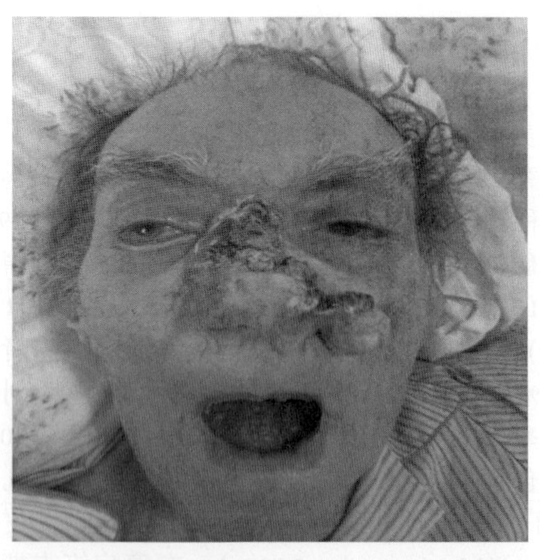

**图1　恶性鳞状细胞癌，鼻梁和左侧鼻翼被破坏**

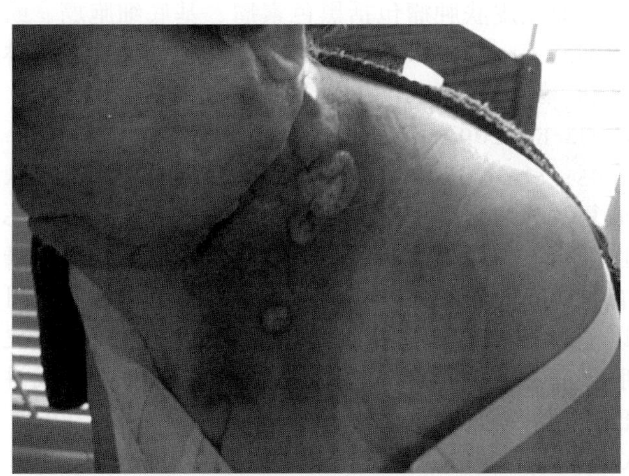

**图2　腮腺转移癌，病灶表现呈蕈样、溃疡状、结节样生长相混合**

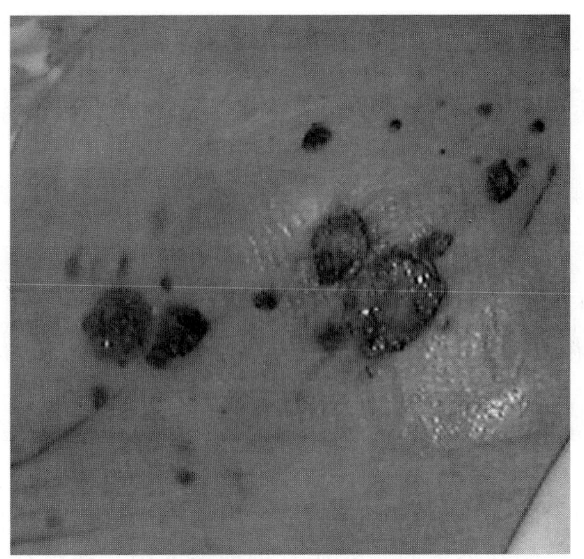

**图3　晚期乳腺癌，带状疱疹样病灶分布**

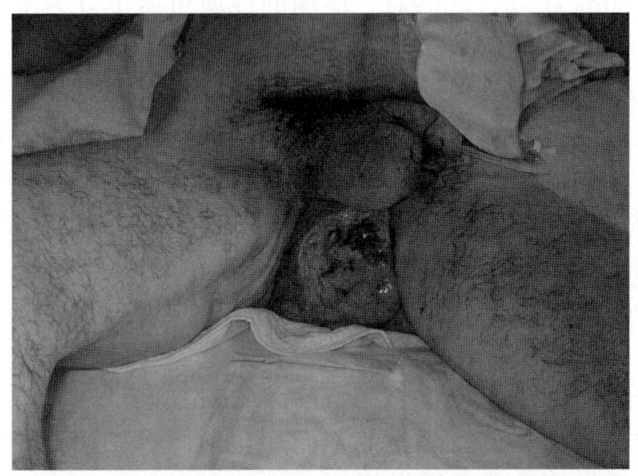

**图4　生长于会阴部位的外生型直肠肿瘤，可见溃疡创面合并出血**

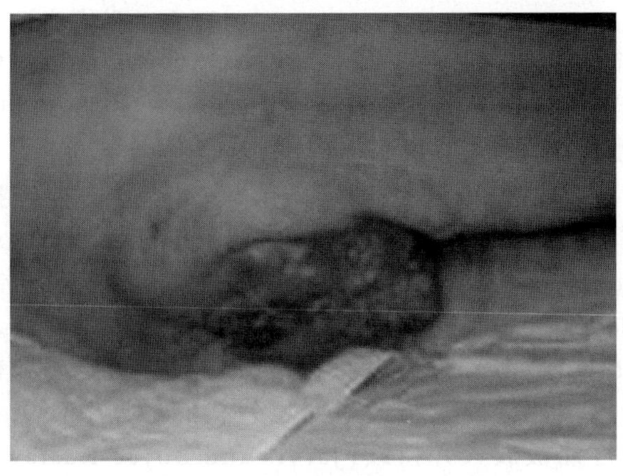

**图5　外生型直肠癌**

## 预后

恶性创面的治疗包括两个层面，一是关注创面伤口愈合，二是关注患者生存期(Maida，2013)。概括地说，当恶性创面较小、单发、发生于年轻患者、一般状况较好、病变为早期、合并症少时，有望通过有限切除辅以放疗、化疗治愈。而当恶性创面发生于晚期转移癌、预期生存期有限，将其治愈就显得不现实了。事实上，关于恶性创面完全治愈的病例报道不仅数量有限，而且缺乏有说服力的证据(Lo *et al.*，2007；Haisfield-Wolfe and Rund，1997)。虽然完全治愈难以达到，但通过应用局部细胞抑制剂使病灶稳定是可能的，如6%的米替福新。一项在乳腺癌患者中开展的多中心随机双盲对照试验表明，在对恶性创面的治疗中，6%的米替福新相对于安慰剂能更有效地延长生存时间(Leonard *et al.*，2001)。新的可以稳定病灶并缓解疼痛的治疗方法还包括电化学疗法(Grocott *et al.*，2013；Mali *et al.*，2012)，在此种治疗中，首先于局部或全身应用低渗药物(如顺铂)或非渗透性细胞毒性药物(如博来霉素)，随后在肿瘤局部药物达峰值时予以电脉冲治疗，通过这些过程，可在肿瘤细胞的细胞膜上形成纳米级缺口，使细胞毒性药物的分子可以较容易地进入细胞质并发挥毒性作用。近期的一项荟萃分析对包括1 894例恶性创面患者的44项研究进行了系统回顾，结果显示完全有效率和客观有效率分别为59.4%和84.1%(Mali *et al.*，2012)。

过去40年中，恶性创面患者的生存率显著提高，1966年的数据显示，在发生皮肤病损后患者的存活期仅为3个月，而1993年的数据显示恶性创面患者的存活期已达11.27个月，其中肺癌、卵巢癌、肠道转移的患者预后最差(Lookingbill *et al.*，1993)。加拿大(Viagno *et al.*，2000)和香港(Lam *et al.*，2007)的回顾性研究均提示恶性创面的发生并不与晚期癌症患者的生存期缩短直接相关，近期的一项前瞻性研究也证实了这一结论(HR 1.17；CI 0.88~1.56；$P$=0.285)(Maida *et al.*，2009b)，此研究采用了多变量分析的方法，并考虑了各种因素的作用，包括合并创面、年龄、性别、查尔森合并症指数(Charlson comorbidity index，CCI)、姑息行为功能评分等(Palliative Performance Scale，PPSv2)(Maida *et al.*，2009b)。恶性创面并不是降低生存率的独立危险因素，而癌症患者生存率的提高更应

**表1　恶性创面的形态类型(数据来源www.vincentmaida.com)**

| 通用名称 | 形态特征 |
|---|---|
| 蕈样生长 | 外生型 |
| 溃疡状生长 | 病灶处形成空腔 |
| 皮下结节 | 完整皮肤下质硬结节 |
| 丹毒样癌 | 病灶处皮肤硬化、平坦、潮红，似蜂窝织炎表现而对抗生素治疗无效 |
| 铠甲样癌 | 病灶处皮肤硬化、平坦 |
| 象皮肿 | 皮肤硬化、隆起，变厚并有淋巴水肿，常伴有角化过度和瘤样增生 |
| 硬癌(局限性硬皮病) | 局部或多部位硬皮病，表现为皮肤反应导致的硬化表现 |
| 毛细血管扩张癌 | 毛细血管扩张形成红斑病灶 |
| 带状疱疹 | 类似于带状疱疹的脓疱样病灶，通常符合周围神经支配区域 |

该视作几十年来肿瘤治疗方法逐渐进步的结果，尤其是乳腺癌的治疗。

## 创面治疗

鉴于晚期癌症患者的恶性创面通常无法完全治愈，则其治疗目标为对创面相关情况的最优化治疗，包括创面相关的疼痛和其他合并症状的管理。在所有伤口分类中恶性创面是最高程度的躯体症状(Maida *et al.*，2009c)，其中疼痛最为常见，几乎占到近1/3的患者(Maida *et al.*，2009c)。其他常见症状包括渗出、异味、瘙痒以及出血(Maida *et al.*，2009c；Schulz *et al.*，2002)，也有患者对蕈样生长的肿物产生焦虑，并担心病灶影响外观(Maida *et al.*，2009c)。对病灶进行治疗的关键是对疼痛和其他症状进行准确评估并量化表示，多伦多创面评估系统(Toronto Symptom Assessment System for Wounds，TSAS-W)在这方面有一定作用(Maida *et al.*，2009c)，这一评价方法可用来对各种类型的创面进行评估，且使用简单而易于掌握。该系统借鉴了公认的埃德蒙顿症状评估系统(Edmonton Symptom Assessment System)，采用了10项指标，每项0~10分，借以对各种创面相关的症状进行评分(图6)，各项累积所得分数即为全球伤口评分(Global Wound Distress Score，GWDS)(Maida *et al.*，2009c)。此系统可用于评价创面治疗的结果，还可用于临床事件监测和研究的评估。

### 疼痛

恶性创面相关的疼痛可能来自创面本身，或其周围皮肤、临近结构，或牵涉痛。一项前瞻性研究的结论表明，在所有创面形态中，溃疡合并疼痛的可能性最大(Maida *et al.*，2009a)，从发生部位来看，会阴和生殖器部位的病变最常合并疼痛(Maida *et al.*，2009a)。疼痛的性质可简单分为基础痛和爆发痛(Gallagher，2013；Woo *et al.*，2013；Maida *et al.*，2009c)。基础痛是指持续存在、相对稳定的疼痛，在静止状态下或无其他刺激因素时仍存在(Payne，2007；Portenoy and Hagen，1990)，爆发痛是指在患者原有稳定并被有效控制的基础痛的基础上阵发并加重的疼痛(Gallagher，2013；Payne，2007；Portenoy and Hagen，1990)。爆发痛可以为自发的，也可能由某种刺激因素引发，后者也被称为诱发痛(Payne，2007；Portenoy and Hagen，1990)。诱发痛根据诱发因素的不同还包括两种亚型，即有意诱发痛和无意诱发痛(Payne，2007；Portenoy and Hagen，1990)，其中有意诱发痛最为常见，通常发生于拆除辅料、清洁创面、更换辅料和清创时，也被称为创面相关的操作痛(wound-related procedural pain，WRPP)(Gallagher，2013)，还有一种有意诱发痛是在大小便时位于会阴或外生殖器部位的创面发生的疼痛。无意诱发痛的一个例子是当患者突然咳嗽或打喷嚏时其头颈部病灶的疼痛。

恶性创面引起疼痛的病理机制包括神经损伤、组织缺血、炎症以及感染(Gallagher，2013；Woo *et al.*，2013)。创面相关的疼痛是由炎性机制和神经机制共同作用激发的，当疼痛转为慢性，NMDA激活、神经易感化(外周及中枢神经)和神经可塑性等因素将通过对继发机制的调节使患者的疼痛被放大并持续(Jarvis and Boyce-Rustay，2009)。应该认识到，创面相关疼痛是多维感受，

**多伦多创面评估量表(TSAS-W)**

姓名：__________ 日期：____日____月____年 时间：__________

研究代码：________ 创面代码：______________ 创面编号：________

创面部位：1□面部/头部/颈部 5□上肢 9□骶骨/尾骨

2□胸部/乳房 6□下肢 10□足(不包括踝)

3□腹部/侧腹部 7□骨盆/臀部 11□踝

4□背部 8□会阴/生殖器

侧别：1□左 2□右 3□中间 必要的进一步描述：________

创面分类：1□恶性 4□糖尿病足部溃疡 7□医源性

2□压疮 5□静脉性溃疡 8□感染/炎症

3□创伤 6□动脉性溃疡 9□造口

分期：__________ 尺寸：__________ (cm²) 10□其他

*请圈出在最近24 h中关于您的创面症状描述最为准确的选项：*

| | | |
|---|---|---|
| 换药和/或清创时无痛 | 0 1 2 3 4 5 6 7 8 9 10 | 换药和/或清创时有最严重的疼痛 |
| 换药和/或清创间隔无痛 | 0 1 2 3 4 5 6 7 8 9 10 | 换药和/或清创间隔有最严重的疼痛 |
| 无引流或渗出 | 0 1 2 3 4 5 6 7 8 9 10 | 最严重和/或连续性的引流或渗出 |
| 无臭味 | 0 1 2 3 4 5 6 7 8 9 10 | 最严重的臭味 |
| 无发痒 | 0 1 2 3 4 5 6 7 8 9 10 | 最严重的发痒 |
| 无出血 | 0 1 2 3 4 5 6 7 8 9 10 | 最严重和/或连续性的出血 |
| 无外观或审美担忧和/或沮丧 | 0 1 2 3 4 5 6 7 8 9 10 | 最严重外观或审美担忧和/或沮丧 |
| 创面周围无肿胀或水肿 | 0 1 2 3 4 5 6 7 8 9 10 | 最严重的创面周围肿胀或水肿 |
| 无创面体积或质量相关影响 | 0 1 2 3 4 5 6 7 8 9 10 | 最严重的创面体积或质量相关影响 |
| 无辅料体积或质量相关影响 | 0 1 2 3 4 5 6 7 8 9 10 | 最严重辅料相关体积或质量相关影响 |

评估人：1□患者 2□看护人员协助的患者 3□看护人员



**图6 用于评估创面治疗效果的TSAS-W工具(评定创面相关疼痛及其他合并症状)**



其影响因素不仅来自机体，还包括心理(认知和情感)、社会(个人和环境)、精神，甚至存在主义等多个方面(Woo *et al.*，2013)。由此可以更深地理解Dame Cicely Saunders提出的“整体疼痛”的定义(Saunders，1963)。

*基础疼痛的治疗*

对创面疼痛的有效治疗包括多个层面以患者为中心的方法(Woo *et al.*，2013)，这包括了药物治疗、全身及局部治疗、创面管理、物理治疗、认知疗法、患者教育、取得患者的理解和授权、消除焦虑等(Woo *et al.*，2013)。显然依靠单一治疗专家不可能实现以上综合治疗，因此，多学科协作是治疗所必需的。没有任何一种止痛剂能药到病除，因此应遵循WHO疼痛阶梯治疗原则和Twycross的广谱止痛理论(Twycross，1999)。一般来说，阿片类药物与其他药物的联用适用于绝大多数患者，这些药物包括加巴喷丁、三环类抗抑郁药、SNRI及SSRI类抗抑郁药、大麻等加拿大慢性神经疼痛治疗指南中列出的药物(Moulin *et al.*，2007)，局部止痛药剂包括阿片类药物，如硫酸吗啡(Zeppetella *et al.*，2003；Twillman *et al.*，1999)、美沙酮(Gallagher *et al.*，2005)的水凝胶制剂。利多卡因的局部剂型，如将恩纳(eutectic mixture of local anesthetics，EMLA)(Vanscheidt *et al.*，2001)和缓释布洛芬辅料已被证实对下肢溃疡的慢性疼痛有缓解作用，但还没有研究证实其对恶性创面有效(Briggs and Nelson，2010)。局部用药可以缓解中等程度的疼痛，但对严重疼痛的治疗必须联用全身和局部止痛药物。

操作痛的治疗

对基础疼痛的有效控制能降低操作痛的程度。黏附在创面的辅料在被去除时会引发疼痛，因此应注意在换药时尽量减少刺激，应用Nu-Derm凝胶或其他水凝胶(表2)可以湿化创面。但应注意避免过度湿化，以防创面被浸泡后感染和坏死的范围变大。另外，选择非黏附型辅料也能预防操作痛(表2)(Woo and Sibbald，2010)。近期的一项研究表明，相比于其他辅料，患者在使用纱布时更为疼痛(Ubbink *et al.*，2008)。非黏附性敷料包括基乙烯(Telfa™、Mesorb™)、聚酰胺/硅胶(Mepetel™)、乙烯甲基丙烯酸酯(Silvercel™)。然而，近期的一项Cochane系统回顾表明，对蕈样创面来说，敷料的种类对疗效并无影响(Adderley and Smith，2007)。

考虑到WRPP是一种爆发性疼痛，有效的止痛药物应该是针对短时疼痛的剂型(Gallagher，2013)，最为适用的止痛剂是阿片类药物中的芬太尼类，这些药物的特点是起效快而持续时间短(Gallagher，2013；Casuccio *et al.*，2009)，可以在操作前5~10 min经肠道外或经黏膜(口腔或鼻腔)给药(Gallagher，2013；Casuccio *et al.*，2009)。此外，对于严重的操作痛病例，笑气(Entonox)也有明显作用(Parlow *et al.*，2005)。

## 异味

异味是使恶性创面患者最为痛苦的症状(Naylor，2002)。据报道，晚期癌症患者中有11.9%存在创面相关异味(Maida *et al.*，2009a)。这一令人难堪的症状可以导致抑郁、自我封闭，影响患者食欲从而降低生活质量(McDonald and Lesage，2006；Naylor，2002；Elsenberger and Zeleznik，2003；Gorecki *et al.*，2009)。任何接近有蕈样生长病灶的患者都能注意到病灶散发的异味(Van

**表2　常用局部用药种类**

| 主要用途 | 产品种类 | 产品举例 | 附加作用 |
|---|---|---|---|
| 吸收剂 | 泡沫类 | Biatain IBU™ | 局部止痛 |
| | 亲水纤维 | Aquacel® Ag | 局部抑制微生物 |
| | 藻酸盐 | Katostat™ | 局部止血 |
| | 藻酸盐+乙烯丙烯酸甲酯接触层 | Silvercel™ non-adherent | 局部抑制微生物<br>非黏附型 |
| | 纤维素+聚丙烯接触层 | Mesorb® | 非黏附+保护衣物 |
| | 银制剂织物 | InterDry™ Ag | 防治潮湿导致的皮肤损害 |
| 保湿剂 | 水状胶体 | NU-DERM™ Hydrocolloid | 自溶性清创 |
| | 水凝胶 | Purilon™ Gel | 自溶性清创 |
| 局部抗菌剂 | 银纳米晶 | Acticoat™ | 吸收剂 |
| | 银离子+水凝胶 | Silvasorb® Gel | 保湿+抑制局部微生物 |
| | 卡地姆碘 | Iodosorb™ | 吸收剂 |
| | 10%聚维碘酮 | Inadine™ | 非黏附型 |
| 抗异味剂 | 甲硝唑 | Metrogel™ | 抑制局部微生物 |
| | 活性炭 | CarboFlex™ | 吸收剂 |
| 非黏性敷料 | 棉布+聚乙烯接触层 | Telfa™ | 水分可透过 |
| | 聚酰胺净+硅胶 | Mepetel® | 易于塑性 |
| 创面周围组织保护物 | 护肤脂 | Cavilon™ | 低过敏原 |

Toller，1994)。恶性创面的病理机制包括缺乏血供而导致的组织坏死，从而为细菌繁殖和感染创造了条件(Rodeheaver，1997)。需氧和厌氧菌的大量繁殖制造了挥发胺和尸胺、腐胺等二元胺类物质，这些物质被视作异味的来源。生物体产生异味最常见的来源是厌氧菌和肠道内细菌(如肠球菌和大肠杆菌)，研究表明，二甲基二硫醚(dimethyl trisulfide，DMTS)是导致恶性创面异味的原因(Shirasu *et al.*，2009；Woo *et al.*，2008)。

在开始治疗前，应对恶性创面的治疗目标进行整体的设计和讨论。美国国际压疮顾问小组-欧洲压疮顾问小组(American National Pressure Ulcer Advisory Panel-European Pressure Ulcer Advisory Panel，NPUAP-EPUAP)指南中推荐的治疗异味的措施包括创面清理、特定辅料、恰当换药、抗生素治疗，以及在充分止痛的情况下清创去除坏死组织，最常用的局部抗生素是在创面每天直接应用甲硝唑凝胶(0.75%~0.80%)，持续5~7 d并适当加量(Kalinski *et al.*，2005；Newman *et al.*，1989)。也可以用磨碎的甲硝唑片或粉剂涂擦于创面，如考虑存在深部组织感染，可采用全身应用甲硝唑的方法，但这种方法受限于副作用如恶心、神经病变和酒精过敏(McDonald and Lesage，2006)。有系统综述认为在恶性创面相关的异味治疗中，局部应用甲硝唑和Mesalt®辅料(通过生理盐水浸泡的粘胶纤维或聚酯材料制成的可吸收非组织材料，通过高渗对病损产生治疗作用)可评定为2b级，而2c级证据包括活性炭辅料、姜黄浸膏(姜黄粉为主的具有生物化学活性的合成物，可以通过抑制环氧酶和其他能调节炎性反应的酶类发挥作用)(Mamédio de Costa Santos *et al.*，2010)。

经常换药和生理盐水冲洗创面能有效去除分泌物和异味，从而发挥治疗作用(Naylor，2002；NPUAP，2009；Hampton，2006)。卡地姆碘是一种能持续释放低浓度碘的消毒剂，可以保持酸性环境而增强碘的抗菌作用(Falanga，1997)。饱含次氯酸钠的纱布可用来填塞病灶(Ferris and von Guten，2005)。也可以用含有活性炭、磺胺嘧啶银、蜂蜜的辅料来治疗创面异味(McDonald and Lesage，2006；Grocott *et al.*，2013；Molan，2002)。活性炭辅料通过分子集聚作用消除创面异味(McDonald and Lesage，2006；Naylor，2002；Goldberg and Tomaselli，2002；Williams，2001)。清创术可以去除坏死组织，能减轻异味并控制溃疡相关的感染和疼痛。清创的方法包括外科方法，即利用刀、剪去除坏死组织；机械方法，如冲洗和更换染湿的辅料；自溶，包括密闭保湿辅料、凝胶及水凝胶；酶的作用，最常用的是木瓜蛋白酶和胶原酶；生物方法，如利用幼虫。为了避免刺激患者，应注意清创前止痛、预先计划有效止血方法，也应注意到，清创对蕈样生长的创面作用有限(Eisenberger and Zeleznik，2003)。

在患者床下放置猫砂类物质或活性炭能有效吸附异味，应避免用醋、香草或咖啡等强烈味道来掩盖异味，以防其与异味混合后产生令人作呕的效果。

电化学疗法能使肿瘤体积变小，并改善异味、渗出、流血等症状。因其副作用小、治疗时间短而易于接受，此方法可能对其他疗法难以控制的恶性创面有效(Grocott *et al.*，2013)。

## 渗出

约1/5需要姑息治疗的恶性创面患者存在渗出的治疗问题(Maida *et al.*，2009a)。创面的组织水肿和血管扩张导致炎症反应和蛋白渗出至细胞外间隙，这些渗出物能破坏周围组织从而加重炎性反应，裸露的组织会导致疼痛和溃疡(Alvarez *et al.*，2002)。渗出物中含有蛋白，当渗出的量较大或转为慢性，可能伴发严重的低蛋白血症，使原本就较低的蛋白水平进一步下降(Alexander *et al.*，1995)，大量渗出将使创面被浸泡在渗出液中(Hampton，2006；White and Cutting，2006)。保护创面周围组织很重要而难以实现，藻酸盐、吸附剂和泡沫辅料能有效吸收渗出，但应注意及时更换。如创面有小的破口但渗出明显，可以在病变处放置引流装置，如尿管。当渗出严重时，应注意使用皮肤保护剂或防护脂来保护创面周围组织(McDonald and Lesage，2006；NPUAP，2009)。

## 出血

约5%恶性创面的患者存在出血(Maida *et al.*，2009a)，这些患者换药时必须小心以避免过量的失血，温盐水有助于湿化辅料和预防黏附，可利用的止血辅料包括藻酸钙，如Kaltostat®(慎用于脆性肿瘤)、胶原、非粘纱布、凝胶泡沫和硫糖铝膏。出血量较小时可以在创面直接应用硝酸银棒或硫糖铝膏，发生活动性出血时，压迫10 min左右多可以有效止血(Goldberg and Tomaselli，2002)，如创面持续出血，可应用含有1：100肾上腺素的纱布(可能导致局部组织坏死)，或局部应用小剂量(100 μ/mL)促凝血酶原激酶，或0.5%~1%的硝酸银(Naylor，2002)。外科止血纱布也可用来止血，但需考虑到成本问题。当蕈样生长的病变侵蚀周围血管导致自发性出血时，可应用口服抗纤维蛋白溶解剂、放疗、介入栓塞等方法。如果临终的患者出现难以控制的大出血，深色的床单和毛巾相比白色的同类物质被鲜血沾染后更不醒目，从而避免对医务人员和家人产生不良刺激。发生以上情况时，如果时间允许，建议应用苯二氮卓类药物镇静，同时应用阿片类药物止痛(McDonald and Lesage，2006)。

### 瘙痒

瘙痒的发生率约5%(Maida *et al.*，2009a)，恶性创面可能导致瘙痒并对抗组胺药物无反应。一项对慢性闭合性烧伤创面的随机对照研究表明，局部应用具有抗组胺作用的三环抗抑郁药5%多虑平乳剂能有效缓解瘙痒，但这一疗法对恶性创面的作用尚无研究(Demling and Desanti，2003)。有研究证实，多巴喷丁能减轻儿童烧伤患者的创面瘙痒(Mendham，2004)。其他措施还包括能降温的凝胶辅料、在闭合创面上应用含有薄荷成分的乳剂(Naylor，2002)。经皮神经电刺激(transcutaneous electrical nerve stimulation，TENS)也曾被用来进行治疗(Grocott，2000)。



## 恶性创面的社会心理学影响

关于恶性创面相关的社会心理学和精神问题的研究相对较少，已知的研究包括：创面异味的影响——社会孤立(Alexander，2010；Chrisman，2010；Watret，2011)；被降低的自我认知(Alexander，2010)；被改变的身体形象(Lazelle-Ali，2007)；烙印——被改变的关系(Lawton，2000)；情感性精神障碍(Alexander，2010)；濒死相关问题和对生命、苦难、死亡的探寻(Piggin and Jones，2007)。当面对机体的一部分快速而持续地被摧毁时，除非有意否认，没有人能忽视这些与疾病进展和面临死亡的信号(Watret，2011)。当创面发生于暴露部位(头颈)或隐私部位(乳房或会阴)时，其更可能导致沮丧等不良情绪(Watret，2011；Lawton，2000)。考虑到这些情况，也许更容易理解为什么恶性创面的患者会认为他们的生活被潮湿、散发着异味的创面所影响了(Alexander，2010)。

相关报道中提到，很多患者因创面的异味和渗出而难堪或感到羞耻，因此延误了就诊，不幸的是，相当一部分患者最终就医时，创面已经形成而难以治疗(Dolbeault and Baffie，2010；Lund-Nielsen *et al.*，2011；Nashan *et al.*，2009)。这一现象是社会心理问题影响治疗的典型案例，也更说明为了更好的对患者进行治疗，应充分考虑社会心理学问题以确保整体治疗的实施。同时，也应看到，正是社会心理学效应及精神问题研究的缺乏，使相关的治疗缺乏充分的证据基础。随着人类寿命的延长和癌症患者生存率的提高，对于恶性创面治疗问题的循证医学需求也将日益增长(Nashan *et al.*，2009)。同时，尽管还不尽如人意，姑息治疗和慢性创面护理的基本原则也应形成指南。无论如何，当面对恶性创面造成的痛苦时，临床医生必须时刻注意在遵循一般准则的同时注重个体化治疗。

## 社会心理治疗

任何治疗方案在制定时必须考虑到可能涉及的各个方面并兼顾个体化治疗，在整个治疗过程中必须持续评估以发现新的变化并最终获得良好疗效(Chrisman，2010)。对于恶性创面，临床医生还必须意识到留给他们的时间并不充裕。

受流行的叙事疗法的启发，鼓励患者自我表达是划算的做法，要让患者自主讲诉创面如何改变了他们的生活(Emmons and Lachman，2010；Lindahl *et al.*，2010；Lund-Nielsen *et al.*，2005)。这对医患双方都有益处。当患者意识到他们的讲述被充分倾听，他们的苦难被充分认可时，从治疗中获益的可能性会更大(Richardson，2002)。医生则可以更充分地了解患者所处的状态以及疾病对患者的影响(Taylor，2011)。如果时间允许，可以帮助患者将其讲述记录下来留给其家人，尽管这可能只是对人性尊重的一种表示，但有证据表明，当处于姑息治疗的患者将注意力转移到其生命的积极作用上时，可能有助于减轻其痛苦(Chochinov and Cann，2005)。

社会支持网络的积极作用已被广泛证实(Detillion *et al.*，2004；Karnell *et al.*，2007)，与亲朋的互动有助于缓解压力，使患者获得安乐并积极地应对危机。不幸的是，在面对姑息治疗的患者时，亲朋往往逐渐减少探视的时间和频率，因为他们不知道如何恰当的交谈或处置这种敏感的情况。事实上，在患者承受痛苦时仅仅是坐在身边陪伴和做到“在场”就能给患者带来益处(Lindahl *et al.*，2010；Fenton，2011；Nolan，2011)。

有证据表明，认知行为疗法(cognitive behaviour therapy，CBT)和心理辅导在复杂的慢性疾病治疗中有积极作用。即使时间有限，CBT也能改善沟通技巧(Mishra *et al.*，2010)；使患者放松并分散其注意力(Tremblay and Breitbart，2001)。有针对毁容患者的研究表明CBT有效，参与者的焦虑、抑郁、为外形苦恼的情绪和对生活的满意度均有提高(Kleve *et al.*，2002)。CBT和叙事疗法的结合能帮助患者重新认识其所面对的疾病和生活。

希望是生活的重要组成部分，它帮助人们度过灾难和创伤。对癌症患者来说，希望的存在可以平衡心理困扰和生活满意度间的关系，从而对改善生活治疗发挥积极作用(Rustoen *et al.*，2010)。即使在面对恶性创面时，希望也并非无处立足(Alexander，2010)。尽管不可能将其治愈，但可以有其他替代品：保留一份精神财富的希望、平静而无痛地逝去的希望等等。

人际关系和有效沟通对恶性创面患者的社会心理治疗和精神治疗也有重要作用。因为需求较为复杂而多样，可能需要一个多学科团队(multidisciplinary team，MDT)进行治疗(Emmons and Lachman，2010)。为确保以患者为中心的治疗，团队所有成员应充分而有效地交流，包括患者及其家人(Lindahl *et al.*，2010；Richardson，2002)。尽管创面的处理是整体治疗的一个重要方面，但也不能忽视患者的其他需求(Lindahl *et al.*，2010)。移情、令人感到安慰的语言和鼓励是和药物同样有效的个人技巧，且没有副作用且性价比更高(Chrisman，2010；Mishra *et al.*，2010)。

根据患者的不同情况，应给予抗抑郁药物或其他药物干预。抑郁症在姑息治疗的患者中较为常见(Rhondali *et al.*，2012)，但常常被忽视(Irwin *et al.*，2008)或被当做理所当然的存在(Noorani and Montagnini，2007)。事实上，同其他情况一样，放任抑郁症和其他心理疾病的存在将严重影响生活质量(Hotopf *et al.*，2002)，可能加重痛苦，使机体对疼痛更难以忍受，甚至导致自杀率的增高和患者希望尽早结束生命(Rhondali *et al.*，2012；Irwin *et al.*，2008；Noorani and Montagnini，2007；Rayner *et al.*，2011)。有系统回顾表明抗抑郁药物对姑息治疗有效，作者们还着重强调尽早诊断和进行干预(Rayner *et al.*，2011)。在治疗中可考虑合用CBT(Tremblay and Breitbart，2001)。考虑到患者的生存时间，Irwin和Iglewicz报道氯胺酮和利他林具有较好疗效，但也提醒此结论尚需进一步研究支持(Irwin and Iglewicz，2010)。

最后，还应考虑到面对恶性创面的临床医生和看护者，有限的几项研究表明，对相关经历的描述通常都是“令人难忘”的，会给当事人留下深刻而难以忘记的创伤体验(Alexander，2010；Probst *et al.*，2012；Wilkes *et al.*，2003)，这种强烈的心理反应使看护者容易罹患心理疾病，除非对其进行恰当地帮助。对相关人员进行正规的心理辅导、同行任务后讨论、职业教育已被证明有效，但尚需进一步研究支持(Alexander，2010)。

## 致谢

声明：作者声称无任何利益冲突。

## 参考文献


- Adderley U，Smith R. Topical agents and dressings for fungating wounds. Cochrane Database Syst Rev，2007，(2)：CD003948.
- Ahn C，Salcido R. Advances in wound photography and assessment methods. Adv Skin Wound Care，2008，21：85-95.
- Alexander LR，Spungen AM，Mon HL，et al. Resting metabolic rate in subjects with paraplegia：the effect of pressure sores. Arch Phys Med Rehabil，1995，76：819-822.
- Alexander S. An intense and unforgettable experience：the lived experience of malignant wounds from the perspectives of patients，caregivers and nurses. Int Wound J，2010，7：456-465.
- Alvarez O，Meehan M，Ennis W，et al. Chronic wounds：palliative management for the frail population. Wounds，2002，14：1S-27S.
- Allegretto M，Selkaly H，Mackey JR. Intraoperative saline and gemcitabine irrigation improves tumour control in human

squamous cell carcinoma-contaminated surgical wounds. J Otolaryngol, 2001, 30: 121-125.

- Briggs M, Nelson EA. Topical agents or dressings for pain in venous leg ulcers. Cochrane Database Syst Rev, 2010, (4): CD001177.
- Casuccio A, Mercadante S, Fulfaro F. Treatment strategies for cancer patients with breakthrough pain. Expert Opin Pharmacother, 2009, 10: 947-953.
- Chochinov H, Cann BJ. Interventions to Enhance the Spiritual Aspects of Dying. J Palliat Med, 2005, 8: S103-S115.
- Chrisman CA. Care of chronic wounds in palliative care and end-of-life patients. Int Wound J, 2010, 7: 214-235.
- Cooper JC, Hew KE, Audlin KM, et al. Synchronous of breast and vulvar Paget's disease: a case report. Eur J Gynaecol Oncol, 2012, 332: 534-536.
- Demling RH, DeSanti L. Topical doxepin significantly decreases itching and erythema in the chronically pruritic burn scar. Wounds, 2003, 15: 195-200.
- Detillion CD, Craft TK, Glasper ER, et al. Social facilitation of wound healing. Psychoneuroendocrinology, 2004, 29: 1004-1011.
- Dolbeault S, Baffie A. Psychological profile of patients with neglected malignant wounds: a qualitative exploratory study. J Wound Care, 2010, 19: 513-521.
- Eisenberger A, Zeleznik J. Pressure ulcer prevention and treatment in hospices: a qualitative analysis. J Palliat Care, 2003, 19: 9-14.
- Emmons KR, Lachman VD. Palliative wound care: a concept analysis. J Wound Ostomy Continence Nurs 2010, 37: 639-44.
- Esther RJ, Lamps L, Schwartz HS. Marjolin ulcers: secondary carcinomas in chronic wounds. J South Orthop Assoc, 1999, 8: 181-187.
- Falanga V. eds. Iodine-containing pharmaceuticals: a reappraisal, Proceedings of the 6th European Conference on Advances in Wound Management. London: Macmillan Mags Ltd, 1997.
- Fenton S. Reflections on lymphoedema, fungating wounds and the power of touch in the last weeks of life. Int J Palliat Nurs, 2011, 17: 60-66.
- Ferris F, von Gunten C. Fast facts and concepts #46: malignant wounds. Available online: http: //www. mywhatever.com/cifwriter/library/eperc/fastfact/ff46.html
- Gallagher R. The management of wound-related procedural pain (volitional incident pain) in advanced illness. Curr Opin Support Palliat Care, 2013, 7: 80-85.
- Gallagher RE, Arndt DR, Hunt KL. Analgesic effects of topical methadone: a report of four cases. Clin J Pain, 2005, 21: 190-192.
- Gerlach MA. Wound care issues in the patient with cancer. Nurs Clin N Am, 2005, 40: 295-323.
- Goldberg M, Tomaselli NL. Management of pressure ulcers and fungating wounds. In: Berger AM, Portenoy RK, Weissman DE. eds. Principles and Practice of Palliative Care and Supportive Oncology. 2nd ed. Philadelphia: Lippincott Williams & Wilkins, 2002: 321-322.
- Gorecki C, Brown JM, Nelson EA, et al. Impact of pressure ulcers on quality of life in older patients: a systematic review. J Am Geriatr Soc, 2009, 57: 1175-1183.
- Grocott P. Palliative Management of fungating malignant wounds. J Commun Nurs, 2000, 14: 31-36.
- Grocott P, Browne N, Cowley S. Quality of Life: Assessing the impact and benefits of care to patients with fungating wounds. Wounds, 2005, 17: 8-15.
- Grocott P, Gethin G, Probst, S. Malignant wound management in advanced illness: new insights. Curr Opin Support Palliat Care, 2013, 7: 101-105.
- Haigh PI, DiFronzo LA, McCready DR. Optimal excision margins for primary cutaneous melanoma: a systematic review and meta-analysis. Can J Surg, 2003, 46: 419-426.
- Haisfield-Wolfe ME, Rund C. Malignant cutaneous wounds: a management protocol. Ostomy Wound Manage, 1997, 43: 56-66.
- Hampton S. Managing symptoms of fungating wounds. J Cancer Nurs, 2006, 20: 21-28.
- Hotopf M, Chidgey J, Addington-Hall J, et al. Depression in advanced disease: a systematic review Part 1. Prevalence and case finding. Palliat Med, 2002, 16: 81-97.
- Irwin SA, Rao S, Bower K, et al. Psychiatric issues in palliative care: recognition of depression in patients enrolled in hospice care. J Palliat Med, 2008, 11: 158-163.
- Irwin, SA, Iglewicz, A. Oral ketamine for the rapid treatment of depression and anxiety in patients receiving hospice care. J Palliat Med, 2010, 13: 903-908.
- Jarvis MF, Boyce-Rustay JM. Neuropathic pain: models and mechanisms. Curr Pharm Des, 2009, 15: 1711-1716.
- Kalinski C, Schnepf M, Laboy D, et al. Effectiveness of a topical formulation containing metronidazole for wound odor and exudates control. Wounds, 2005, 17: 74-79.
- Karnell LH, Christensen AJ, Rosenthal EL. Influence of social support on health-related quality of life outcomes in head and neck cancer. Head Neck, 2007, 29: 143-146.
- Kleve L, Rumsey N, Wyn-Williams M, et al. The effectiveness


第四篇

of cognitive-behavioural interventions provided at Outlook: a disfigurement support unit. J Eval Clin Pract, 2002, 8: 387-395.

- Lam PT, Leung MW, Tse CY. Identifying prognostic factors for survival in advanced cancer patients: a prospective study. Hong Kong Med J, 2007, 13: 453-459.
- Lawton J. eds. The Dying Process. Patients' Experiences of Palliative Care. London: Routledge, 2000.
- Lazelle-Ali C. Psychological and physical care of malodorous fungating wounds. Br J Nurs, 2007, 16: S16-S24.
- Leonard R, Hardy J, van Tienhoven G, et al. Randomized, double-blind, placebo-controlled, multicenter trial of 6% milefosin solution, a topical chemotherapy in cutaneous metastases from breast cancer. J Clin Oncol, 2001, 19: 4150-4159.
- Lindahl E, Gilje F, Norberg A, et al. Nurses' ethical reflections on caring for people with malodorous exuding ulcers. Nurs Ethics, 2010, 17: 777-790.
- Lo SF, Hsu MY, Hu WY. Using wound bed preparation to heal a malignant fungating wound: A single case study. J Wound Care, 2007, 16: 373-376.
- Lookingbill DP, Spangler N, Sexton FM. Skin involvement as the presenting sign of internal carcinoma. J Am Acad Dermat, 1990, 22: 19-26.
- Lookingbill DP, Spangler N, Helm KF. Cutaneous metastases in patients with metastatic carcinoma: a retrospective study of 4020 patients. J Am Acad Dermatol, 1993, 29: 228-236.
- Lund-Nielsen B, Muller K, Adamsen L. Malignant wounds in women with breast cancer: feminine and sexual perspectives. J Clin Nurs, 2005, 14: 56-64.
- Lund-Nielsen B, Midtgaard J, Rorth M, et al. An avalanche of ignoring-a qualitative study of health care avoidance in women with malignant breast cancer wounds. Cancer Nurs, 2011, 34: 277-285.
- Maida V, Corbo M, Irani S, et al. Wounds in advanced illness: a prevalence and incidence study based on a prospective case series. Int Wound J, 2008, 5: 305-314.
- Maida V, Ennis M, Kuziemsky C, et al. Symptoms associated with malignant wounds: a prospective case series. J Pain Symptom Manage, 2009a, 37: 206-211.
- Maida V, Ennis M, Kuziemsky C, et al. Wounds and survival in cancer patients. Eur J Cancer, 2009b, 45: 3237-3244.
- Maida V, Ennis M, Kuziemsky C. The Toronto Symptom Assessment System for Wounds (TSAS-W): a new clinical and research tool. Adv Skin Wound Care, 2009c, 22: 468-474.
- Maida V. Management of Malignant Wounds and Pressure Ulcers. In: Davis M, Feyer P, Ortner P, et al. eds. Supportive Oncology, 1st Edition. Philadelphia: Elsevier, 2011: 342-353.
- Maida V. Wound Management in patients with advanced illness. Curr Opin Support Palliat Care, 2013, 7: 73-79.
- Mali B, Jarm T, Snoj M, et al. Antitumor effectiveness of electrochemotherapy: a systematic review and meta-analysis. Eur J Surg Oncol, 2013, 39: 4-16.
- Mamédio de Costa Santos C, Andrucioli de Mattos Pimenta C, Roberto Cuce Nobre M. The systemic review of topical treatments to control the odor of malignant fungating wounds. J Pain Sympt Manage, 2010, 39: 1065-1076.
- McDonald A, Lesage P. Palliative management of pressure ulcers and malignant wounds in patients with advanced illness. J Palliat Med, 2006, 9: 285-295.
- Mendham JE. Gabapentin for the treatment of itching by burns and wound healing of children: a pilot study. Burns, 2004, 30: 851-853.
- Mishra S, Bhatnagar S, Freeny AP, et al. Psychosocial concerns in patients with advanced cancer: an observational study at regional cancer centre, India. Am J Hosp Palliat Care, 2010, 27: 316-319.
- Molan PC. Re-introducing honey in the management of wounds and ulcers—Theory and practice. Ostomy Wound Manage, 2002, 48: 28-40.
- Moulin DE, Clark AJ, Gilron I, et al. Pharmacological management of chronic neuropathic pain-Consensus statement. Pain Res Manag, 2007, 12: 13-21.
- Nashan D, Muller ML, Braun-Falco M, et al. Cutaneous metastases of visceral tumours: a review. J Cancer Res Clin Oncol, 2009, 135: 1-14.
- National Pressure Ulcer Advisory Panel (NPUAP) and European Pressure Ulcer Advisory Panel. Prevention and treatment of pressure ulcers: clinical practice guideline. Washington: National Pressure Ulcer Advisory Panel, 2009. Available online: www.epuap.org, Accessed June 12, 2013.
- Naylor W. Malignant wounds: aetiology and principles of management. Nurs Stand, 2002, 16: 45-56.
- Naylor WA. A guide to wound management in palliative care. Int J Palliat Nurs, 2005, 11: 572-579.
- Newman V, Allwood M, Oakes RA. The use of metronidazole gel to control the smell of malodorous lesions. Palliat Med, 1989, 34: 303-305.
- Nolan S. Hope beyond (redundant) hope: how chaplains work with dying patients. Palliat Med, 2011, 25: 21-25.
- Noorani NH, Montagnini M. Recognizing depression in palliative care patients. J Palliat Med, 2007, 10: 458-464.

- Parlow JL, Milne B, Tod DA, et al. Self-administered nitrous oxide for the management of incident pain in terminally ill patients: a blinded case series. Palliat Med, 2005, 19: 3-8.
- Payne R. Recognition and diagnosis of breakthrough pain. Pain Med, 2007, 8: S3-S7.
- Piggin C, Jones V. Malignant fungating wounds: an analysis of the lived experience. Int J Palliat Nurs, 2007, 13: 384-391.
- Portenoy RK, Hagen NA. Breakthrough pain: definition, prevalence and characteristics. Pain, 1990, 41: 273-281.
- Probst S, Arber A, Trojan A, et al. Caring for a loved one with a malignant fungating wound. Support Care Cancer, 2012, 20: 3065-3070.
- Rayner L, Price A, Evans A, et al. Antidepressants for the treatment of depression in palliative care: systematic review and meta-analysis. Palliat Med, 2011, 25: 36-51.
- Reingold IM. Cutaneous metastases from internal carcinoma. Cancer, 1966, 19: 162-168.
- Rennert R, Golinko M, Kaplan D, et al. Standardization of wound photography using the wound electronic medical record. Adv Skin Wound Care, 2009, 22: 32-38.
- Rhondali W, Perceau E, Saltel P, et al. Depression assessment by oncologists and palliative care physicians. Palliat Support Care, 2012, 10: 255-263.
- Richardson J. Health promotion in palliative care: the patients' perception of therapeutic interaction with the palliative nurse in the primary care setting. J Adv Nurs, 2002, 40: 432-440.
- Rodeheaver G. Wound cleansing, wound irrigation, wound disinfection. In: Krasner D, Kane D. eds. Chronic wound care: a clinical source book for healthcare professionals. 2nd edition. Wayne: Health Management Publications, 1997: 209-218.
- Rustoen T, Cooper BA, Misakowski C. The importance of hope as a mediator of psychological distress and life satisfaction in a community sample of cancer patients. Cancer Nurs, 2010, 33: 258-267.
- Rutqvist LE, Johansson H. Long-term follow-up of the Stockholm randomized trials of postoperative radiation therapy versus adjuvant chemotherapy among "high risk" pre-and postmenopausal breast cancer patients. Acta Oncol, 2006, 45: 517-527.
- Saunders C. The treatment of intractable pain in terminal cancer. Proc Royal Soc Med, 1963, 56: 195-197.
- Schulz VN. Cutaneous metastases and malignant wounds. In: Nabholtz JM. eds. Breast cancer management, 2nd Edition. Philadelphia: Lippincott Williams & Wilkins, 2003: 475-488.
- Schulz V, Triska OH, Tonkin K. Malignant wounds: Caregiver-determined clinical problems. J Pain Symptom Manage, 2002, 24: 572-577.
- Senet P, Combemale P, Debure C, et al. Malignancy and chronic leg ulcers: The value of systematic wound biopsies: a prospective, multicenter, cross-sectional study. Arch Dermatol, 2012, 148: 704-708.
- Shirasu M, Nagai S, Hayashi R, et al. Dimethyl trisulfide as a characteristic odor associated with fungating cancer wounds. Biosci Biotechnol Biochem, 2009, 73: 2117-2120.
- Sibbald RG, Woo K, Ayello EA. Increased bacterial burden and infection: the story of NERDS and STONES. Adv Skin Wound Care, 2006, 19: 447-461.
- Sladden MJ, Balch C, Barzilai DA, et al. Surgical excision margins for primary cutaneous melanoma. Cochrane Database Syst Rev, 2009, (4): CD004835.
- Taylor C. Malignant fungating wounds: a review of the patient and nurse experience. Br J Community Nurs, 2011, 16: S16-S22.
- Tremblay A, Breitbart W. Psychiatric dimensions of palliative care. Neurol Clin, 2001, 19: 949-967.
- Twillman RK, Long TD, Cathers TA, et al. Treatment of painful skin ulcers with topical opioids. J Pain Symptom Manage, 1999, 17: 288-292.
- Twycross R. eds. Introducing palliative care, 3rd Edition. Oxon: Radcliffe Medical Press, 1999.
- Ubbink DT, Vermeulen H, Goossens A, et al. Occlusive vs gauze dressings for local wound care in surgical patients: a randomized controlled trail. Arch Surg, 2008, 143: 950-955.
- Vanscheidt W, Sadjadl Z, Lilliborg S. EMLA anaesthetic cream for sharp leg ulcer debridement: a review of the clinical evidence for analgesic efficacy and tolerability. Eur J Dermatol, 2001, 11: 90-96.
- Van Toller S. Invisible wounds: the effects of skin ulcer malodours. J Wound Care, 1994, 3: 103-105.
- Vigano A, Bruera E, Jhandri GS, et al. Clinical survival predictors in patients with advanced cancer. Arch Intern Med, 2000, 160: 861-868.
- Watret L. Management of a fungating wound. J Community Nurs, 2011, 25: 31-36.
- White R, Cutting KG. Modern Exudates Management: a review of wound treatments. World Wide Wounds. 2006. Available online: www.worldwidewounds.com/2006/September/White/Modern-Exudate-Management.html
- Wilkes L, Boxer E, White K. The hidden side of nursing: why caring for patients with malignant malodorous wounds is so difficult. J Wound Care, 2003, 12: 76-80.
- Williams C. Role of CarboFlex in the nursing management

of wound odour. Br J Nurs, 2001, 10: 123-125.

- Woo K, Sibbald G, Fogh K, et al. Assessment and management of persistent (chronic) and total wound pain. Int Wound J, 2008, 5: 205-215.
- Woo KY, Sibbald RG. Local wound care for malignant and palliative wounds. Adv Skin Wound Care, 2010, 23: 417-428.
- Woo KY, Abbott LK, Librach L. Evidence-based approach to manage persistent wound-related pain. Curr Opin Support Palliative Care, 2013, 7: 86-94.
- Zeppetella G, Paul J, Ribeiro MD. Analgesic efficacy of morphine applied topically to painful ulcers. J Pain Symptom Manage, 2003, 25: 555-558.



**译　者：**王　爽，副主任医师，骨科，解放军第二〇二医院

**审　校：**刘　巍，主任医师、教授，姑息治疗中心，北京大学肿瘤医院

**终　审：**唐丽丽，主任医师、教授，康复科，北京大学肿瘤医院


(译文如与英文原文有异义，以英文原文为准)

第四篇

# 第三章　婴幼儿、儿童和青少年的癌症照顾

**Joanne C. Porter**

Divisions of Pediatric Palliative Care and Pediatric Hematology Oncology, Childrengy, Chpital, Albany Medical College, Albany, NY 12208, USA

*Correspondence to:* Joanne C. Porter, MD, Associate Professor of Pediatrics, Director of Journeys Pediatric Palliative Care Team. Divisions of Pediatric Palliative Care and Pediatric Hematology Oncology, Children's Hospital, 43 New Scotland Avenue, Albany Medical College, Albany, NY 12208, USA. Email: PorterJ@mail.amc.edu.

## 简介

世界卫生组织(World Health Organization，WHO)把儿童姑息治疗定义为：在疾病诊断伊始，无论儿童患者是否接受直接针对疾病的治疗，即给予他们包括家庭支持在内的积极的身、心、灵全面照顾(WHO，2013)。十余年前美国儿科学会(American Academy of Pediatrics，AAP)就曾呼吁，对于那些危及儿童生命的疾病，我们需将病因治疗与姑息治疗整合，尤其强调了缓解症状这种缓和的治疗对于改善患者生活质量及延长生存时间的双重作用(AAP，2000)。儿科姑息治疗原则与成人姑息治疗原则类似，但儿童以及其家庭照顾的特殊性也给照顾者带来了不同的挑战。本章我们将盘点儿童和其家庭照顾的特征，从而指导我们提供最佳且有效的儿童姑息治疗。

## 流行病学

美国每年大约有54 000个儿童死亡(Arias *et al.*，2003；Hoyert *et al.*，2006)，70%的死因与先天畸形、早产、肿瘤、进行性神经系统疾病以及代谢紊乱相关。由于儿童与成人在死因上存有诸多不同，因此适用于成人的姑息治疗原则未必同样适用于儿童。

超过50%的儿童死亡发生在1岁以内，尽管围生医学和新生儿医学有了较大进展，依然有许多早产儿和患病的胎儿在宫内死亡(Vohr and Allen，2005)。儿童姑息治疗团队的早期介入，有助于复合决策的制定、解决症状和生活质量问题，而且为抚养危重患儿困苦家庭的遗产建立提供支持，帮助许多早产儿得以存活，尽管他们可能会有着严重残疾。儿童姑息治疗团队可以为这些家庭和他们的照顾者提供额外的帮助，就像灯塔一样在复杂的医学实践中引领他们前行。随着年龄增长，许多儿童将会反复辗转于医院。儿童姑息治疗团队的早期介入，他们将始终相伴并为这些家庭提供情感支持，引导照顾的方向，如果需要的话，他们还将为患儿的再住院提供便利。团队提供的源源不断的照顾在大型医疗系统中尤为适用，因为在那里，儿童通常会被一个以医院为基础的多学科团队所管理。

1岁以后，癌症是美国儿童死亡的主要原因。在肿瘤治疗疗效明显改善的同时，大部分被确诊为癌症的儿童都没有被推荐接受姑息治疗，患儿的初治治疗团队掌握着症状管理和关怀的方向(Dalberg *et al.*，2013)。即便儿童被诊断出肿瘤复发和预后较差，依然只有很少的患儿被施以姑息治疗干预(Himmelstein，2006)。痛苦的患儿和家长只想“继续和病魔作斗争”，而把姑息治疗看作是“放弃治疗”。对于那些患有致命性疾病的儿童，甚至在他们生命的终末期，大量的侵入性救治措施和生命支持手段仍然在继续使用(Carter *et al.*，2004a)。

先天性畸形、心血管畸形、神经退行性疾病和遗传/代谢异常性疾病在儿童中的发病率均较高，但是它们很少被认为是绝症(Williams *et al.*, 2003)。然而，许多患儿必将面对药物治疗失败以及在后续药物治疗过程中出现的各种虚弱症状。患有慢性疾病(如呼吸道疾病囊性纤维化、血液病、癌症以及慢性神经系统疾病)的儿童需要忍受数年的治疗，结果却可能是死于并发症或是疾病的进展，而所有这些疾病都可以在同期进行姑息治疗。

提供专业儿童姑息治疗的壁垒依旧存在。医疗机构怀疑姑息治疗的价值，他们害怕丧失医疗决策的自主权，害怕儿童姑息治疗团队的介入会引起家庭的困惑及焦虑(Dalberg *et al.*, 2013)。医疗机构对全球儿童姑息治疗定义尚存疑惑，因此依据自己错误的想法而不愿去实施。比如许多医疗机构把姑息医学看作是只在临终期进行治疗的一个医学领域，他们没有认识到当前关于儿童姑息治疗的定义是包含并且不排斥治愈性疗法的，它的核心正是延长生命的医学照顾，而姑息治疗关注了患者的自主权和生活质量(AAP, 2013)。在临床治疗的同时进行姑息治疗制度建立的同时，我们鼓励对于影响生活质量的任何疾病，早期就向家庭提供姑息治疗。

## 儿童姑息治疗原则

儿童姑息治疗4大原则：

(Ⅰ) 医疗服务需包含疼痛和症状管理在内。要充分认识疾病转归和治疗选择，协调最优化治疗方案；

(Ⅱ) 与患儿和其家属沟通。医务工作者们要确保对疾病过程、预后，包括替代治疗方案在内的各种治疗选择有充分的认识；

(Ⅲ) 对于晚期患儿，治疗目标计划应包括疾病进展指标、疾病预后、终末期诊疗计划。对于慢性疾病患儿，治疗目标计划应包括医疗制度依从性，或对患儿长期面对不确定医疗结局形成的挫折感的支持；

(Ⅳ) 社会心理学和精神方面。包括认识患儿和其家庭结构，确定他们对疾病的认识程度以及应对能力，评估其家庭资源和经济状况，评估患儿的希望和梦想等精神需求、精神生活和对死亡的信念。这些儿童姑息治疗原则的实施需要一个专家小组，小组成员角色可以有重复，但每个人又各司其职。

## 儿童姑息治疗团队

向新生儿、儿童以及青少年及其家庭提供姑息治疗服务是一项复杂的任务，需要一个拥有丰富的经验和专业知识的团队来进行。这个需要多个领域知识的团队成员包括了内科医生、护士、社会工作者、牧师、儿童生活专家、音乐治疗师、教师和其他服务人员，他们协同增加患儿的治疗体验，同时为医疗干预提供支持，并与医疗团队进行沟通。儿童姑息治疗团队应该拥有管理慢性疾病和生活限制性疾病患儿的经验。理论上，团队成员将会在各自的实践领域获得资格认定证书。

儿童姑息治疗团队中的一个特殊角色便是儿童生活专家，他们通过评估儿童的发育和认知水平来确定儿童的需求。这些专家们在面对患儿和他们的兄弟姐妹们时具有关键作用，他们帮助孩子们了解疾病和医疗措施的复杂性。专家们经常让患儿参加富有教育意义且无危险性的游戏活动，藉此挖掘患儿对于医疗环境的情感反应，收集患儿对于自身正在接受的治疗的恐惧和担忧信息。此类信息由治疗团队共享并确保家属和治疗团队共同努力，而解决的问题不仅仅是医疗护理及疾病进展的担忧，还包括了患儿的希望和恐惧。专家们也可以帮助家属进行遗产建立和丧事规划。成人姑息治疗团队也越来越多的邀请儿童生活专家来照顾那些成年患者的孩子，帮助他们理解和应对原有生活状态的改变(Sutter and Reid, 2012)。

儿童姑息治疗的另一大特色是广泛的社区人员参与，包括教师、宗教团体人士、家族亲属和同学。对疾病知识及发展进程、健康下降程度的教育有助于为患儿日后返回学校和社区带来活力与希望。这有助于营造一个开放交流的氛围，驱散那些儿童返回正常生活时常伴有的迷茫困惑情绪。此外，随着医疗进程的推进，与社区参与者坦诚的沟通也有助于他们有更充分的时间来准备应对儿童健康状态的变化。在预期死亡的时候，姑息治疗团队的社会工作者、牧师和儿童生活专家可以指导应对预期性悲痛，提供丧亲的支持和遗产建立。这对帮助家庭和他们所在的社区建立互助关系，应对悲痛、丧礼仪式和心理创伤都大有裨益。

儿童姑息治疗团队也常常使用音乐疗法和艺术疗法促使患儿表达自己的情绪和演奏(Fagan 1982；Stevens 1993)。这种频繁的非言语性间接表达可以让患儿表达出自己在独特的处境中最真实的感受，并且为讨论他们的感觉和需要打开了一扇门。希望、恐惧、愤怒和困惑可以被安全地放在纸上或者通过绘画来展示，并且可以作为治疗者需要的触发点来探讨这些情绪。根据年龄和参与程度，艺术治疗对患儿的兄弟姐妹而言也是一个非常有效的方法。

儿童姑息治疗团队还有许多其他相关组员。可以包括一个药剂师来提供用药建议，家庭护理机构来提供家庭基础医疗设备和医疗用品，包括保健护士、家庭教师和医疗运输公司。在特定的环境下可以使用按摩疗法、物理治疗、职业疗法和语言疗法甚至针灸等，以便提供最佳的症状缓解方法，提高生活质量。

## 儿童和青少年治疗的特殊方面

在儿科，了解家庭结构是非常关键的。不像成人科室中的患者都有自主权去做所有的决策，儿科患者的医疗决策都是由患儿的父母和医生来决定。基于家庭的结构、文化背景甚至其精神信仰，医疗团队可以挖掘许多人参与到对患儿的治疗中来。了解患儿身边每一个人所扮演的角色的等级和地位在创建队伍工作关系过程中是至关紧要的，并且将最大程度地使患儿受益。更加具有挑战性的是要让那些已经离异的父母对可能引起冲突的医疗决策达成一致意见。姑息治疗小组往往会帮助他们安排角色并且可以充当家庭会议的调停者，尤其是当姑息治疗目标与原有医疗目标发生争议时如何达成一致意见。在如何将诊断和预后信息告知患儿和其兄弟姐妹这一问题上达成一致是尤为重要的事情。父母经常会担心所有治疗细节告知孩子，尤其是当诊断是严重的或者致命性的时候。儿童生活专家和医疗团队的联合，有助于缓解父母的焦虑，并且为公开讨论疾病诊断及其内涵创造一个安全的空间。



## 发育年龄

当谈及疾病诊断、预后、诊疗措施和未来诊疗计划时，考虑到患儿(和兄弟姐妹)的年龄和发育阶段非常重要。对于父母，寻找一种与孩子发育阶段相适应的相处方式将有助于缓解他们对孩子理解上的担忧。为了达到这一目标，我们首先要认识到孩子们是如何认知疾病和死亡的概念的(Thompson and Gustafson，1996；Kenyon，2001；Gibbons，1993)。2岁以下的孩子对疾病和死亡无任何概念，他们仅对周围的刺激产生反应并且需要父母去安慰。学龄前的儿童也认识不到死亡和生存是互相排斥的，他们经常幻想或者相信死亡就像是睡觉或是离开，他们无法感知自己的死亡，他们把疾病、诊疗措施和痛苦过程看作是做错事情的惩罚。他们需要反复确认并非自己的错误引起了疾病。

学龄期儿童似乎对死亡有着具体的看法。他们对自身的健康有着直观的理解，即使未被告知，他们亦能意识到自己的预后。为了照顾父母的感受，他们更容易去佯装病情好转。我们提倡与该类患儿开放式沟通他们的希望和恐惧，这将有助于患儿表达他们的恐惧，并为他们搭建实现梦想的平台，诸如给他们的兄弟姐妹们制造特殊纪念品、收藏品等。

年轻的青少年(11~13岁)仍然未发育成熟，他们相当坚定自己的思想，但情感脆弱、富于幻想，仍然觉得结局是一件遥远的事情。年长一些的青少年可以更加现实一些的理解死亡并常常对死亡的结果进行推测。作为一名逐渐成长的少年，他们建立起一种意识：我是谁？我与谁有关系？并且他们可以领悟到接下来的生活他们将会失去什么。他们表现得更为独立，他们想要并认为自己应该获得更多的决策自主权。对于一些患有慢性消耗性疾病的大一些的孩子，他们可能在认知上受到限制，但依然渴望得到同龄人应有的自由。由于医学治疗的需要或者疾病所致的机体功能受限，即使是那些认知完整的青少年，他们也在努力争取自由。姑息治疗团队应敏锐的发觉并尊重青少年们对自主权的需要，确保他们的需求可以被满足并且可以自主做出决定。

儿童慢性疾病、致命性疾病相关的心理创伤不仅仅局限于患儿，它将会直接影响或延伸到他们的家庭和社区。认识到这一点对于儿童姑息治疗团队十分重要，他们将经常性的与患儿的家庭沟通，识别重点人群以将他们纳入关怀支持。

## 法律和伦理学问题

姑息治疗中的法律和伦理学问题往往涉及到未成年人决策、疾病晚期治疗计划、制止或撤除生命支持治疗。在“Baby Doe”法案后的时代，新生儿专家们采取了多种方法来挽救重度早产儿及危重新生儿的生命，这是因为20世纪80年代中期对一例患有致命性疾病的婴儿采取撤销诊疗措施而被认为是医疗过错。目前的一系列做法较前已有所变化，包括仅向高度预后不良(如18-三体综合征)的婴儿提供基本生命维持治疗，对所有患儿采取侵入性治疗后需重新评估婴儿是否存活。在一些情况下，婴儿如未能获得理想的治疗进展，则随后讨论是否撤除其生命支持治疗。

儿童姑息治疗团队使用了一套被广泛接受的生物伦理学原则指导医疗决策：(Ⅰ)如果治疗的确使儿童受益，那么治疗是道德义务；(Ⅱ)如果治疗是徒劳的，它就不应当被提供；(Ⅲ)如果治疗效果不明确，不确定，那么医疗服务者、父母和儿童(如果他有能力)，则必须一起做决策是否提供生命支持治疗(Lantos，2011)。在儿童将要死亡的情况下，伦理问题往往简单明了，姑息治疗团队可以与原有医疗服务者合作提供症状缓解措施和生命自然进程的预见性指导。伦理问题往往在冲突发生时出现，往往发生在家庭成员内部之间、患儿和医疗服务者之间或者医学专家之间。此时，医院的伦理委员会在澄清问题和达成一致上大有帮助。

## 决策

尊重自主权是医学的一项基本原则。在不满18周岁的未成年人的治疗过程中，父母常作为其在医疗环境中的代理决策者。在我们想告知患儿其医疗问题和诊疗计划的同时，我们仍然认为父母总是最为孩子利益着想的人。然而有研究报道，处于青春中后期年龄段的儿童完全可以胜任为自己做决定，包括做出有关临终治疗的决定，应给予他们参与讨论这些内容的机会(Freyer，2004；Hinds *et al.*，2005)。儿童和青少年或许有能力理解医疗情况的严重性，并且应当给予他们在其父母的知识和支持下做决定的机会。虽然年幼的儿童和青少年可能不适合行使自主权，但他们对于诊断、预后和治疗的想法和感受必须受到尊重。

所有照护者之间的沟通将有助于促进协同、合作的工作关系，从而达到共同的治疗目标。开放式的沟通有助于解决发生在医疗服务者、患儿和家庭之间有关疾病进程和预后的冲突与误解。很多父母想对孩子隐瞒疾病预后的信息，然而，重要的是医疗机构要坚守职责，直接向患儿提供准确真实的信息，避免给人误导和错误的期许。

## 终末期

终末期治疗的讨论需要精心组织安排，参与者包括最重要的家庭成员、治疗团队的成员，必要时再加上患儿本人。前期的计划应当是周到而从容的，包括有关患儿当前的健康状况、患儿的个人信仰和他们表达出的对未来治疗的期许。患儿是否参与讨论取决于患儿的年龄和发育水平。预立遗嘱的确定有助于患儿和家庭选择合适自己的抢救措施，包括CPR、静脉补液甚至延长生命的治疗。所以关于预立遗嘱的讨论经常会产生一种焦虑和恐惧的氛围，而实际上，通过允许患儿和其家庭的抉择进一步增加了他们的自主权，而选择的医疗干预措施更加明确并受到尊重。提前规划这个讨论有助于优化决策并提升治疗效果(Ashwal *et al.*，1992；AAP，2003)。同等重要的是放弃生命支持医疗措施的决定，并不意味着该决定是一个加速患儿死亡的意图或选择。姑息治疗的目的是减轻患儿的痛苦，加强沟通和理解，使患儿临终体验的质量得以优化，而不是加速死亡进程。

在一些情况下，支持一个终末期患儿的过程需要止痛药的不断升级和抗焦虑药物的应用。许多父母和医生抗拒使用各种镇静药物，他们害怕药物会加速身体状况的下降。必须强调的是疾病本身导致了机体状况的下降，而这个阶段治疗的目标应该是让患儿带着尊严安静离世，忘却痛苦。悲痛欲绝的家庭请求医生给予更强剂量的药物来减轻他们濒死中孩子的痛苦，意图“结束它”是很正常的。安乐死和辅助自杀的请求是不被允许的，但应得到同情。这种请求缘于家庭的极大悲痛，因此，在这种情况下，理解导致家庭悲痛的原因是很重要的，并通过适当的途径去解决问题(Dussel *et al.*，2010)。在荷兰安乐死是被允许的，《格罗宁根协议》正是为特殊适应证而设定的(Verhagen and Sauer，2005)。安乐死仍是一个有争议的、而且是能引起激烈争论的话题(Postovsky *et al.*，2007)。

## 文化/精神问题

对于任何家庭而言，面对孩子即将到来的死亡都是灾难性的。并且，特有的文化差异可能会进一步影响姑息治疗的介入和接受度。40%的儿童姑息治疗专家都认为文化壁垒是姑息治疗的一大威胁(Davies *et al.*，2008)。由于文化、信仰的原因，很多家长会在预后不良的状况下，仍然继续寻求延长患儿生命的治疗。比如拉丁美洲的家庭通常会认为不管孩子病情如何，必须不惜一切代价救治(Thibodeaux and Deatrick，2007)，而信仰基督教的非裔美国父母们则会因为相信神的救赎而犹豫是否撤除生命支持治疗(O'Neill *et al.*，2003)。他们把姑息治疗看作是“仅次于最佳”的治疗措施。对治疗目标无法达成一致、对姑息治疗缺乏足够了解以及“不放弃任何一丝希望”的信念常常使医生和家属的意见相左，导致推迟使用姑息治疗(Davies *et al.*，2008；Mack and Wolfe，2006；Koenig and Davies，2002)。多个实例表明姑息治疗提供者必须要对文化偏好引起足够的重视，并且要有敏锐的观察力。

在一些文化里，对治疗目标做出决策的可能是宗教领袖或者是家族中的长者。在另外一些文化里，基于母亲是孩子最初的照顾者，她们往往会对治疗目标做出抉择。在一些文化中，是不能告诉一个孩子他即将面临死亡的，然而另外一些文化则认为，儿童最好可以参与到自己疾病发展进程中来。许多亚洲文化不赞成让儿童知道自己有危及生命的诊断和预后(Elwyn *et al.*，1998；Brolley *et al.*，2007；Song and Ahn，2007)。医疗服务者需要了解家属的文化背景从而提供最优的治疗(Wiener *et al.*，2012)。



## 灵性

灵性并不与任何宗教实践相关，而是对于一个人来说最深刻最有意义的一种感觉。允许教牧同工参与到患者的治疗中来会使每一个儿童和家属确定什么对自己最重要。许多家庭都有自主选择对儿童临终前的照料习惯，询问家庭成员的偏好和宗教信仰可使姑息治疗提供者优化个性化服务，而非想当然或刻板的服务(Wiener *et al.*，2012)。只要有可能，要让社区精神顾问参与进来，他们也可以对家庭和儿童提供安慰和帮助，尤其是在临终阶段，并且要让这种帮助和安慰持续到丧事发生之后一段时间。

## 症状管理

症状管理是医生努力达到的核心目标。婴幼儿和儿童用药量常是以体重为计算基础，用mg/kg作为单位。儿童给药方式包括口服、皮下、直肠、静脉、经鼻、舌下和透皮给药。选择最有利的给药方式由许多因素决定，包括静脉通路可用性、觉醒状态、儿童神经功能、器官功能和药物作用的可用性。知道患儿及家属的常用药物对于规划处方用药是有用的。另外，要了解药物的复方制剂性状，因为儿童多数不愿意服用药片，而更乐意接受液体制剂和(或)混有布丁、苹果酱或者酸奶的药片。

## 疼痛

在患儿经历的所有痛苦症状里疼痛是最麻烦的，可悲的是，出于各种原因，大多数患儿的疼痛得不到有效治疗。一项研究表明，死于癌症的患儿大约只有27%的人接受了有效的镇痛治疗(Wolfe *et al.*，2000)。Wolfe发现许多医生不太情愿开具常规剂量的阿片类药物，原因是他们缺乏经验、害怕呼吸抑制、害怕发生药物相互作用、害怕会加速死亡。而许多患儿也害怕尝试此类药物，他们害怕药物副作用，并且(或者)害怕背上“服用毒品”的罪名。在许多儿童病例中，如果父母或监护人害怕麻醉药物的上瘾性或者耐药，往往儿童只能得到低于常规剂量的药物。姑息治疗团队应确保对家属进行充分的宣教并消除他们对药物安全性及治疗计划的疑虑。用药后要密切观察，不断评估，调整合适剂量，保持对副作用的警惕，与患儿和家属定期的沟通。

## 疼痛程度评估

与成人不同的是，儿童的疼痛评估必须要考虑到他们的发育年龄。对于成人，疼痛程度评估的金标准是依据患者的自我报告，但只有最年长的学龄儿童才能完成自我评估。照顾人员和医务人员亦需参与到儿童的疼痛综合评估中来。

CRIES评分量表常用于对婴幼儿的疼痛程度评估。CRIES是五项疼痛指标的首字母缩写：哭闹(crying)、氧气需求(requirement of oxygen)、血压升高/心率增快(increased blood pressure/heart rate)、表达能力(expression)和失眠(sleeplessness)(Krechel and Bildner，1995)。每一项评分为0~2分，最后相加得到总分，总分≥6分提示需要应用镇痛药物。早产儿疼痛量表(Premature Infant Pain Profile，PIPP)尤其适合于早产儿。该量表评价内容包括妊娠时间、行为状态、心率、氧饱和度、面部表情(Ballantyne *et al.*，1999)，与CRIES类似，每项内容都被评分后相加得到总分。得分高提示疼痛程度重，需要药物支持。还有另外两个测评工具：新生儿疼痛量表和新生儿疼痛、烦躁与镇静量表，两者也广泛应用于婴幼儿的疼痛程度评估中(Lawrence *et al.*，1993；Hummel *et al.*，2008)。使用这些量表的目的是发现儿童对疼痛的非言语类表现，从而决定其痛苦程度以便按需进行干预。

当儿童在幼儿期学会大量语言表达技能后，通过评估他们的活动水平和询问疼痛部位等问题使得评估疼痛程度变得简单起来，并且父母也可以说出他们所观察到的事情。疼痛的患儿常常会出现日常活动减少，包括进食，因此这就要求照顾者对日常的观察加以总结。FLACC量表专为婴儿到7岁以下儿童设计，并且它不需要言语交流，它的评价内容包括5个方面：面部表情、腿部活动、体位、哭闹和可安抚度，每项0~2分，评分越高疼痛程度越严重(Merkel *et al.*，1997)。

另一种常用的疼痛量表是Wong-Baker面部表情量表，很多医院和诊所用它来让家长或儿童通过辨认与他们疼痛程度相关的面部表情来判断他们的疼痛或不适程度。该量表采用从欢快的笑脸到痛苦的哭泣表情共6个面部表情，通过询问人们当时的感觉来确定痛苦程度，表情通常都配有对应的数字以作评分(Bieri *et al.*，1990)。临床医生在治疗过程中不断进行疼痛程度评估将有助于预测治疗效果及长期疼痛管理。

## 疼痛管理

儿童疼痛管理原则和成人类似(Friedrichsdorf and Kang，2007)。WHO疼痛阶梯(WHO，1998)是一个简单的工具，它可以把患儿疼痛评分与镇痛药物推荐分级结合起来，该表从简单的非麻醉镇痛药开始，适用于轻度疼痛(1~4分)。它推荐5~7分的中度疼痛应用一周阿片类药物，对于8~10分的重度疼痛则推荐强阿片类镇痛药。更多的医生同意从中度到重度都应该24 h持续给药才能保证效果，暴发痛的出现说明需要更大药物剂量干预(Carter and Levetown，2004b)。通常情况下口服给药是首选给药途径，经皮、静脉、直肠、皮下和舌下给药亦可以作为备选，视患儿症状和意愿而定。需要重申的是儿童用药剂量要以体重为基础，单位为mg/kg。表1显示了药物推荐剂量。特别小的婴儿与大龄儿童相比，由于肝脏代谢原因，用药剂量要明显减少。新生儿和婴儿一般从25%~30%的剂量开始，视具体情况增加(Moody *et al.*，2011)。治疗者往往以防止发生呼吸抑制为由减少或者低剂量应用麻醉类药物，然而该并发症在儿童中少有发生(Gill *et al.*，1996)。

必要的时候要考虑对每一位患儿应用非麻醉类镇痛药。辅助用药如抗惊厥药或者抗抑郁药可以对神经性疼痛起作用，而非甾体抗炎药对肌肉源性疼痛尤其有效(Carter and Levetown，2004b)。但非甾体类药物如布洛芬在6个月以下婴儿禁用(Ullrich and Wolfe，2009)。局部应用药物如利多卡因贴剂运用了透皮给药的方法，可以缓解局部骨骼和肌肉的疼痛。双磷酸盐类和类固醇静脉点滴治疗对儿童和成人难治性肿瘤的骨痛亦有效。

瘙痒和便秘是麻醉类药物的两大常见副作用，在每一位患者的应用过程中都需要积极去解决此类问题。根据患儿年龄和麻醉药物使用剂量不同便秘的程序不同，如果没有对排便习惯足够的重视以及应用合理的泻药，便秘就会发生。而瘙痒常对抗组胺药治疗有效。

**表1　儿科疼痛管理镇痛药用法**

| 药名 | 给药途径 | 剂量/用药间隔 | 最大剂量 | 备注 |
|---|---|---|---|---|
| 用于轻度疼痛和发热 | | | | |
| 对乙酰氨基酚 | 口服 | 10~15 mg/kg q4~6 h | 2 g | |
| | 静注 | 10 mg/kg q6 h | 总量/日 | |
| 布洛芬 | 口服 | 5~10 mg/kg q6~8 h | 40 mg/kg/d | 6月龄以下婴儿禁用 |
| 酮咯酸 | 静注、口服 | 0.5 mg/kg q6~8 h | | |
| 萘普生 | 口服 | 5 mg/kg q8~12 h | 1 g/d | 婴幼儿禁用 |
| 塞来昔布 | 口服 | 100~200 mg q12~24 h | | |
| 可待因 | 口服 | 0.5~1 mg/kg q3~4 h | 60 mg每剂 | 用于>6月龄儿童 |
| 曲马多 | 口服 | 1~2 mg/kg q6 h | 400 mg/d | |
| 羟考酮 | 口服 | 0.05~0.15 mg/kg q6 h | | |
| | 长效制剂 | 0.1~0.3 mg/kg q12 h | | |
| 氢可酮 | 口服 | | | |
| 吗啡 | 口服/舌下含化 | 0.2~0.5 mg/kg q3~4 h | | 小婴儿滴注需减少25%~30%。新生儿初始剂量一般0.015 mg/kg/h。新生儿吗啡清除速度延迟 |
| | 长效制剂 | 0.3~0.6 mg/kg q8~12 h | | |
| | 静注/皮下注射/肌注 | 0.1~0.2 mg/kg q2~4 h | | |
| | 静滴 | 0.05~0.1 mg/kg·h | | |
| 氢吗啡酮 | 口服 | 0.03~0.08 mg/kg q3~4 h | | 比吗啡有效5~8倍 |
| | 静注/舌下含化 | 0.015 mg/kg静注q2~4 h | | |
| | 静滴 | 0.005~0.015 mg·kg | | |
| 芬太尼 | 口服 | 5~15 μg/kg q4~6 h | | 非常有效。透皮贴剂尺寸固定，或许对小婴儿来说尺寸过大。高剂量静注要小心胸壁僵直及呼吸困难 |
| | 黏膜透皮制剂 | 0.5~1 μg/kg/h 1贴q72 h | | |
| | 静注/舌下含化 | 1~2 μg/kg静注q1~2 h | | |
| | 静滴 | 0.05 μg/kg·h | | |
| 美沙酮 | 口服 | 0.2 mg/kg q8~12 h | | 长半衰期，延迟镇静作用。一旦疼痛减轻需减量以免药物累积。一旦镇静作用出现立即停药 |
| | 静注/舌下含化/肌注 | 0.1 mg/kg静注q8~12 h | | |
| 氯胺酮 | 口服 | 0.5~2 mg/kg q8 h | | 无统一标准。应用于暴发性疼痛时不拘常规剂量。剂量依赖性副作用包括致幻作用、精神欣快感和抽搐 |
| | 静注/舌下含化 | 0.1~0.5 mg/kg静注滴定 | | |
| | 静滴 | 0.1~0.2 mg/kg·h | | |
| 神经性疼痛 | | | | |
| 阿米替林 | 口服 | 0.5~1 mg/kg·d | 滴定最大剂量150 mg/d | 副作用：便秘、长Q-T间期综合征 |
| 加巴喷丁 | 口服 | 5~10 mg/kg·d iv tid | 2 400 mg/d | 滴定至30 mg/kg/d |
| 普瑞巴林 | 口服 | 25 mg bid 滴定加量 | | 每3~5 d增加剂量一次，累积至150 mg bid |

(Collins *et al.*，2009；Himmelstein，2006；Moody *et al.*，2011；Ullrich and Wolfe，2009)。

第四篇

## 恶心

恶心是一种儿童难以描述的不愉快的症状。药物、肠梗阻、中枢神经系统疾病、辐射、肾功能衰竭、返流、中耳疾病和眼科疾病仅仅是引起恶心的一些原因。研究显示在终末期患儿中，恶心呕吐的发生率高达50%(Santucci and Mack，2007)。若恶心和呕吐可以预知，我们便可以早期识别并给予症状干预措施。全面详细的体格检查用于中枢神经系统和腹部疾病的评估。反复评估和密切观察有助于指导治疗的频次。针对上述症状有多种可供儿童使用的药物，给药途径亦多样化，包括口服、经皮、直肠和注射等。

## 便秘

便秘的定义为粪便排出过程困难，是一个令人感到不适和痛苦的症状。在幼儿该症状往往被忽视，从而导致患儿易激惹、腹胀、呕吐和梗阻的发生。诊断便秘需要详细询问病史，全面体格检查，必要时要做直肠检查。腹部X线平片可以提供大量信息，尤其在疑诊肠梗阻时。对于典型的便秘，推荐使用口服促胃肠蠕动制剂。如聚乙二醇、番泻叶、车前子和(或)乳果糖都可以用于预防便秘。直肠栓剂、婴幼儿灌肠剂和儿童灌肠剂的应用则较为受限。新制剂如鲁比前列酮和甲基纳曲酮仅用于年长儿和当传统制剂均失效时。

## 呼吸困难

呼吸困难是一种呼吸急促的感觉，对于患儿和治疗者来说可以相当的惊恐。据报道在濒死儿童中呼吸困难的发生率为30%~80%(Wolfe *et al.*，2008；Stenekes *et al.*，2009)。当患儿患有肺间质纤维化、肿瘤、心力衰竭、肾功能衰竭、肺炎、神经肌肉性疾病和神经退行性疾病时常会发生呼吸困难。我们可以根据发生该症状原因的不同，采取不同的医疗措施缓解症状。儿童应用阿片类药物引起的呼吸困难的治疗管理与成人类似。液体负荷过大可以使用利尿药，吸氧亦可作为治疗措施。苯二氮卓类药物可以用于缓解焦虑。用一台小风扇为患儿送去凉风常会让患儿感到舒适并且给患儿以安慰。

## 食欲不振/恶病质/喂养

食欲不振是一个常见症状，在慢性疾病进展过程中它常常令患儿及其家长感到痛苦。对于体重下降和恶病质而言，关注营养和喂养也是一种很自然的反应。多种小包装饭食和能量饮料对一些患儿来说非常有帮助。食欲促进剂包括醋酸甲地孕酮、赛庚啶、屈大麻酚等。然而，随着疾病的不断进展，我们需要诚恳并富于同情心地和家属沟通，使他们充分认识到营养和喂养在临终阶段的重要作用，要知道，这些治疗会伴随患儿直到生命的终点。强迫进食带来的负担或许大于其远期收益。家属需要重新认识到在生命的终末期机体代谢速度将会减退，持续的强迫进食不会逆转疾病进展。而且，家属需要安心，因为他们没有使得他们爱的那个人挨饿，患儿对食物欲望的减少既不痛苦，也不会使患儿产生压力。

## 终末期症状管理

当一个儿童走向他生命中最后的阶段，他们的家庭需要得到指导——当他们的孩子离去，他们将做些什么？家长们经常会问到：“什么症状应该是我们关注的？我们和孩子在一起剩下的时间还有多少？”而我们确实缺乏有理有据的能确定死亡时间的能力(Himmelstein，2006)。家长们需要医务人员的不断帮助，来理解什么样的体征预示着哪一步治疗措施效果的减退。父母们始终要告诉治疗者最真实和最完整的信息，这对于我们帮助他们参与远期决策是非常关键的。更进一步，医务人员应该对患儿的医疗需求进行再评估，排除一切不必要的需求，关注舒适度治疗和缓解症状的医疗措施。治疗团队的讨论内容应包括最后阶段患儿安排在何地，怎样给予患儿最需要的治疗，以及不管在家里还是在医院，如何去支持帮助他们的家庭。更进一步的姑息治疗应该延伸至患儿的兄弟姐妹，以帮助他们认识到将要发生什么。

在生命的最后几个小时，身体出现的变化为照顾人员和家属提供了预期的指导性建议。最后几个小时常常发生的变化包括皮肤发凉、尤其是四肢皮肤、无意识动作减少、意识模糊、呼吸类型改变、尿量减少等。帮助家属了解这些体征的意义将会减轻他们的焦虑情绪，并且帮助他们为最后时刻做好准备。医务人员要经常性的评估患儿并对终末期症状进行控制管理。另外，医务人员需解决家属的忧虑，尽最大的努力回答他们的问题，并且不要不在场。在这个关键时刻，医务人员往往低估了自己的存在对于这个家庭的帮助(Knapp and Contro，2009；Kars *et al.*，2010)。家属们证实，医务人员的治疗建议是非常宝贵的，并且将会被家属长期牢记。此外，家庭对于治疗者的认知程度与该家庭良好的远期居丧结局相关(Meyer *et al.*，2006)。

在死亡的时刻，悲伤的表达形式将会呈现多种多样。在死亡发生之后一个小时，给家属留下时间进行哀悼并在打击中恢复过来是至关重要的。一些家庭还会举行对他们而言非常重要的仪式。在死亡发生之前就确认这些传统才能保证一切按照家庭的希望进行。允许朋友和近亲成员在场对于丧子的家庭而言将会是一个极大的支持。医院里通常需要一个大的会议场所或是等待场所，从而为亲朋好友的聚集和到床边悼念提供场地。儿童生命专家和社工帮助组织此类集会，并且可以为悲伤咨询支持提供帮助，尤其是患儿的兄弟姐妹和年轻人员。

丧亲之痛的评估可以在患儿死亡前家庭为之准备终末期的时候开始。了解家庭结构，他们之前关于死亡的经历，他们对于儿童疾病和医疗行为的看法，了解他们的文化倾向和精神支撑，这些都将有助于我们帮助这些家庭去面对孩子的死亡。一些活动诸如保存记忆盒子，剪下并保存孩子的一绺头发、掌印和沐浴都是可以安慰人心，并且是一种表达他们对孩子的爱的温和方式。患儿去世后，赋予他们在病床前停留的家庭时间，让他们去接受死亡的事实，表达他们的悲伤，并且从亲朋好友那里获取力量。来自医务人员的安慰支持亦是受欢迎的，并且需要尊重家庭每一个人的需要。

对丧子家庭的持续帮助是被鼓励的和受欢迎的(Contro *et al.*，2002)。然而，一些丧子家庭如果用一种消极的方式来看待他们自身的经历，则或许不能接受来自医务工作者的支持，这些家庭将会沉浸于悲伤之中数月之久。理论上，姑息治疗团队在家庭居丧时期会一直持续与其保持联系，并且可以给这些家庭提供当地就近的社区资源帮助他们。



## 小结

对患有致命性疾病和复杂慢性疾病的儿童的治疗是许多儿科医生都要面对的一个挑战，或许他们仅在职业生涯中遇到过数次。为社区儿科医生创造更容易和姑息治疗团队联系的方法可以使社区医生们有更大的期许去为他们的患儿寻求建议和合作。不断努力去增加人们对于姑息治疗的认识，大力培养更多的专业人才将会解决现有儿科姑息治疗项目所面临的诸多问题。在儿科医生协会(AAP，2013)的支持下，我们希望所有患严重疾病的儿童都能同时接受姑息治疗服务，关注他们生命的长度和质量。

## 致谢

声明：作者声称无任何利益冲突。

## 参考文献


- American Academy of Pediatrics Committee on Bioethics and Committee on Hospital Care. Palliative care for children. Pediatrics, 2000, 106: 351-357.
- American Academy of Pediatrics Committee on Hospital Care. Family centered care and the pediatrician's role. Pediatrics, 2003, 112: 691-696.
- American Academy of Pediatrics Section on Hospice and Palliative Medicine and Committee on Hospital Care. Pediatric palliative care and hospice care commitments, guidelines, and recommendations. Pediatrics, 2013, 132: 966-972.
- Arias E, MacDorman MF, Strobino DM, et al. Annual summary of vital statistics—2002 Pediatrics, 2003, 112: 1215-1230.
- Ashwal S, Perkins RM, Orr R. When too much is not enough. Pediatr Ann, 1992, 21: 311-317.
- Ballantyne M, Stevens B, McAllister M, et al. Validation of the premature infant pain profile in the clinical setting. Clin J Pain, 1999, 15: 297-303.
- Bieri D, Reeve RA, Champion GD, et al. The Faces pain scale for the self assessment of the severity of pain experienced by children: Development, initial validation and preliminary investigation for ratio scale properties. Pain, 1990, 41: 139-150.
- Brolley G, Tu A, Wong E. Culture clue: communicating with you Chinese patient: patient and family education services at

the University of Washington Medical Center. 2007. Available online: http: //depts.washington.edu/pfes/CultureClues.htm

- Carter BS, Howenstein M, Gilmer MJ, et al. Circumstances surrounding the deaths of hospitalized children: opportunities for pediatric palliative care. Pediatrics, 2004a, 114: 361-366.
- Carter B, Levetown M. eds. Palliative care for infants, children and adolescents. Baltimore: The Johns Hopkins University Press, 2004b: 170-172.
- Collins JJ, Berne CB, Frost JA. Pain assessment and management. In: Wolfe J, Hinds PS, Sourkes BM. eds. Textbook of interdisciplinary pediatric palliative care. Philadelphia PA: Saunders, 2009: 290-296.
- Contro N, Larson J, Scofield S, et al. Family perspectives on the quality of pediatric palliative care. Arch Pediatr Adolesc Med, 2002, 156: 14-19.
- Dalberg T, Jacob-Files E, Carney PA, et al. Pediatric oncology providers perceptions of barriers and facilitators to early integration of pediatric palliative care. Ped Blood Cancer, 2013, 60: 1875-1881.
- Davies B, Sehring SA, Partridge JC, et al. Barriers to palliative care for children: Perceptions of pediatric health care providers. Pediatrics, 2008, 121: 282-288.
- Dussel V, Joffe S, Hilden JM, et al. Considerations about hastening death among parents of children who die of cancer. Arch Pediatr Adolesc Med, 2010, 164: 231-237.
- Elwyn TS, Fetters MD, Gorenflo DW, et al. Cancer disclosure in Japan: historical comparisons, current practices. Social Sciences and Medicine, 1998, 46: 1151-1163.
- Fagan TS. Music Therapy in the treatment of anxiety and fear in terminal pediatric patients. Music Therapy, 1982, 2: 13-23.
- Freyer DR. Caring of the dying adolescent: special considerations. Pediatrics, 2004, 113: 381-388.
- Friedrichsdorf SJ, Kang TI. The management of pain in children with life-limiting illnesses. Pediatr Clin North Am, 2007, 54: 645-672.
- Gibbons MB. Psychosocial aspects of serious illness in childhood and adolescence. In: Armstrong-Daley A, Goltzer SZ. eds. Hospice Care for Children. New York: Oxford University Press, 1993: 60-74.
- Gill AM, Cousins A, Nunn AJ, et al. Opiate-induced respiratory depression in pediatric patients. Ann Pharmacother, 1996, 30: 125-129.
- Himmelstein BP. Palliative care for infants, children, adolescents, and their families. J Palliat Med, 2006, 9: 163-181.
- Hinds PS, Drew D, Oakes LL, et al. End-of-life care preferences of pediatric patients with cancer. J Clin Oncol, 2005, 23: 9146-9154.
- Hoyert D, Mathews TJ, Menacker F, et al. Annual summary of vital statistics: 2004. Pediatrics, 2006, 117: 168-183.
- Hummel P, Puchalski M, Creech SD, et al. Clinical reliability and validity of the N-PASS: neonatal pain, agitation and sedation scale with prolonged pain. J Perinatol, 2008, 28: 55-60.
- Kars M, Grypdonck MH, Beishuizen A, et al. Factors influencing parental readiness to let their child with cancer die. Pediatr Blood Canc, 2010, 54: 1000-1008.
- Kenyon B. Current research in children's conceptions of death: a critical review. Omega J Death Dying, 2001, 43: 63-66.
- Knapp C, Contro N. Family support services in pediatric palliative care. Am J Hosp Palliat Care, 2009, 26: 476-482.
- Koenig BA, Davies E. Cultural dimensions of care at life's end for children and their families. In: Field MJ, Behrman RE. eds. When Children Die: Improving Palliative and End of Life Care for Children and Their Families. Washington, DC: National Academy Press, 2002: 509-552.
- Krechel SW, Bildner J. CRIES: a new neonatal postoperative pain measurement score. Initial testing of validity and reliability. Paediatr Anaesth, 1995, 5: 53-61.
- Lantos JD. The interface of ethics and palliative care. In: Wolfe J, Hinds P, Soarkes BM. eds. Textbook of Interdisciplinary Pediatric Palliative Care. Philiadelphia, PA: Saunders, 2011: 119-122.
- Lawrence J, Alcock D, McGrath P, et al. The development of a tool to assess neonatal pain. Neonatal Netw, 1993, 12: 59-66.
- Mack JW, Wolfe J. Early integration of pediatric palliative care: For some children, palliative care starts at diagnosis. Current Opinion in Pediatrics, 2006, 18: 10-14.
- Merkel SI, Voepel-Lewis T, Shayevity JR, et al. The FLACC: a behavioral scale for scoring post-operative pain in young children. Pediatr Nurs, 1997, 23: 293-297.
- Meyer EC, Ritholz MD, Burns JP, et al. Improving the quality of end-of-life care in the pediatric intensive care unit: parents priorities and recommendations. Pediatrics, 2006, 117: 649-657.
- Moody K, Siegel L, Scharbach K, et al. Pediatric palliative care. Prim Care Clin Off Pract 2011, 38: 327-61.
  Postovsky S, Moaed B, Krivoy E, et al. Practice of palliative sedation in children with brain tumors and sarcomas at the end of life. Pediatr Hematol Oncol, 2007, 24: 409-415.
- O'Neill J, Selwyn P, Schietinger MA. eds. Culture and Care (Electronic version) In: A clinical guide to supportive and palliative care for HIV/AIDS. 2003. Available online: http: //hab.hrsa.gov/deliverhivaidscare/files/palliativecare2003.pdf

- Santucci G, Mack JW. Common gastrointestinal symptoms in pediatric palliative care: nausea, vomiting, constipation, anorexia, cachexia. Pediatr Clin North Am, 2007, 54: 673-689.
- Song S, Ahn P. Culture clues: communicating with your Korean patient: patient and family education services at the University of Washington Medical Center. 2007. Available online: http: //depts.washington.edu/pfes/CultureClues.htm
- Stenekes SJ, Hughes A, Gregoire MC, et al. Frequency and self-management of pain, dyspnea, and cough in cystic fibrosis. J Pain Symptom Manage, 2009, 38: 837-848.
- Stevens MM. Psychological adaptation of the dying child. In: Doyle D, Hanke GWC, MacDonald N. eds. Oxford Textbook of Palliative Medicine. 2nd ed. New York: Oxford University Press, 1993: 1045-1056.
- Sutter C, Reid T. How do we talk to the children? Child life consultation to support the children of seriously ill adult inpatients. J Palliat Med, 2012, 15: 1362-1367.
- Thibodeaux AG, Deatrick JA. Cultural influence on family management of children with cancer. J Onc Nurs, 2007, 24: 227-233.
- Thompson RJ, Gustafson KE. Developmental changes in conceptualizations of health, illness, pain, and death: adaptation to chronic childhood illness. American Psychological Association, 1996: 181-195.
- Ullrich C, Wolfe J. Pediatric pain and symptom control. In: Walsh TD. eds. Palliative Medicine. Philadelphia: Saunders (Elsevier), 2009: 1101.
- Verhagen E, Sauer PJ. The Grogingen protocol: euthanasia in severely ill newborns. N Engl J Med, 2005, 352: 959-962.
- Vohr B, Allen M. Extreme prematurity: the continuing dilemma. N Engl J Med, 2005, 352: 71-72.
- Wiener L, McConnell DG, Latella L, et al. Cultural and religious considerations in pediatric palliative care. Palliat Support Care, 2012, 11: 47-67.
- Williams PD, Williams AR, Graff JC, et al. A community based intervention for siblings and parents of children with chronic illness or disability: the ISEE study. J Pediatr, 2003, 143: 386-393.
- Wolfe J, Grier HE, Klar N, et al. Symptoms and suffering at the end of life in children with cancer. N Engl J Med, 2000, 342: 326-333.
- Wolfe J, Hammel JF, Edwards KE, et al. Easing of suffering in children with cancer at end of life: is care changing? J Clin Oncol, 2008, 26: 1717-1723.
- World Health Organization (WHO). Cancer pain relief and palliative care in children. Geneva, Switzerland: World Health Organization, 1998.
- World Health Organization (WHO): definition of palliative care. Available online: http: //www.who.int/cancer/palliative/definition/en/. Accessed December 2, 2013.



**译　者：**褚　旭，住院医师，老年呼吸科，兰州大学第一医院

**审　校：**刘　巍，主任医师、教授，姑息治疗中心，北京大学肿瘤医院

**终　审：**唐丽丽，主任医师、教授，康复科，北京大学肿瘤医院


(译文如与英文原文有异义，以英文原文为准)

# 第四章　上呼吸道和消化道症状评价和管理

**David W. Yaffee[1], Thomas Fabian[2], Michael D. Zervos[3], Costas S. Bizekis[3]**

[1]Department of Cardiothoracic Surgery, New York University School of Medicine, New York, NY 10016, USA; [2]Division of Cardiothoracic Surgery, Albany Medical Center, Albany, NY 12208, USA; [3]Division of Thoracic Surgery, Department of Cardiothoracic Surgery, New York University School of Medicine, New York, NY 10016, USA

*Correspondence to:* Thomas Fabian, MD, Chief. Section of Thoracic Surgery, Division of Cardiothoracic Surgery, Albany Medical Center, 50 New Scotland Ave. MC-192, 3rd Floor, Albany, NY 12208, USA. Email: fabiant@mail.amc.edu. Michael D. Zervos, MD, Assistant Professor. Division of Thoracic Surgery, Department of Cardiothoracic Surgery, New York University School of Medicine, 530 First Avenue, Suite 9V, New York, NY 10016. Email: michael.zervos@nyumc.org. Costas S. Bizekis, MD, Assistant Professor. Division of Thoracic Surgery, Department of Cardiothoracic Surgery, New York University School of Medicine, 530 First Avenue, Suite 9V, New York, NY 10016. Email: costas.bizekis@nyumc.org.

## 引言

美国癌症协会的统计表明，2013年美国估计新发食管癌17 460例，肺癌226 160例(Siegel *et al.*, 2012)。这些癌症患者多数初诊时已处于晚期，无法治愈，但他们需要姑息治疗来缓解呼吸和吞咽困难(Mergener and Kozarek，2002)。

姑息治疗的目的是缓解呼吸和吞咽困难、预防和控制出血。处理这些并发症需要多学科治疗，包括传统化疗和放疗(radiation therapy，RT)，以及内镜下治疗，如光动力(photodynamic therapy，PDT)和支架。本章节集中阐述无法根治的食管癌和中心型支气管癌的局部治疗，特别是内镜下的支架治疗。

## 食管癌

### 诊断

按疾病的初始表现食管癌可分为三类。前两类患者多见于中年、白人男性，伴有突发性吞咽困难，既往有或无胃食管反流或食管裂孔疝病史，病理类型为远端食管及胃食管结合部腺癌。这些患者常无典型的体重减轻或其他全身症状。第三类食管癌多见于中年、非白人男性，其社会经济基础较低，常常是重度饮酒和吸烟患者，患者初始症状主要有吞咽困难和体重减轻，病理类型为鳞状细胞癌。

食管癌按TNM进行分期，其中T代表肿瘤浸润深度，N代表淋巴结转移个数，M代表远处转移。食道钡剂造影是诊断食管癌常用的检测手段，它可观察到食管狭窄、食管表面结节或溃疡性改变。食道钡剂造影诊断食管病变的敏感度为98%，诊断食管癌的特异性为96%，阳性预测值42%(Levine *et al.*，1997)。经食道钡剂造影检查一旦诊断为食管癌，患者需要行软性食管镜检查，通过刷片细胞学和组织活检获得病理诊断。内镜下超声(endoscopic ultrasound，EUS)活检可以在食管镜检查基础下提供进一步信息，包括评价肿瘤浸润深度、了解食管旁淋巴结情况，而PET/CT有助于判断是否发生远处转移(Li and Rice，2012)。

### 营养

营养支持治疗需要个体化，即要充分考虑患者的预计生存时间、吞咽困难程度、是否曾行手术治疗、潜在的经口营养维持治疗，以及患者意愿。由于肠外营养增加了感染、电解质紊乱、肝功能异常风险，且花费高，它通常只作为临时措施，大多数患者应该以肠内营养维持作为目标(Rivadeneira *et al.*，1998)。在治疗上应该尽可能做到保持食管通畅，减轻吞咽困难症状，使患者可经口进食，这样既减小了心理影响，也减少了放置饲管产生的相关并发症。如果完全经口营养不可行，则可考虑放置胃喂饲管或肠喂饲管。但如果将来有进行食管癌手术的可能，可考虑经皮内镜胃造瘘术(percutaneous endoscopic gastrostomy，PEG)和内镜下放置空肠营养管，以保护胃血供。

## 缓解吞咽困难

缓解吞咽困难是大多数初诊为进展期食管癌的主要治疗目的。局部治疗可有效缓解吞咽困难，包括姑息性外科、重复性食管扩张术、激光治疗、PDT、消融治疗和化放疗。然而，大多数治疗技术并不能快速缓解症状，需要多周期治疗(Vakil *et al.*，2001；Mergener and Kozarek，2002)。食管支架因其缓解速度快、并发症少、可获得长期缓解以及可联合其他技术等优点，已成为缓解进展期食管癌吞咽困难的首选方法。本节提供了有证据支持的、可有效缓解吞咽困难和出血的几种局部治疗方法，重点是食管支架治疗。

### 手术

缓解食管癌症状的手术包括食管切除术和食管旁路术，目前这两种治疗方法的应用均受到限制。手术治疗局部进展和转移性食管癌并非以治愈为目的，并发症多，也会增加死亡率。目前吞咽困难和出血可用其他技术来控制(Freeman *et al.*，2012)。

### 食管扩张术

与本节介绍的其他治疗方法不同，用探条或气球扩张食管可快速缓解吞咽困难(Boyce，1999)。然而，由于肿瘤负荷并未受影响，吞咽困难短时间会重复出现，因此需要反复进行此操作，但这会增加食管穿孔风险，特别是在无导丝或内镜引导的情况下更容易发生(Hernandez *et al.*，2000)。

### 外放疗(external-beam radiation therapy，ERT)和化放疗

即使ERT并未带来长期的生存获益，但它可显著缓解吞咽困难。然而，放疗需要1~2个月的时间才能显示出疗效，且缓解的时间长短不一。对于预计生存时间>3~6个月的患者，缓解时间过短(Freeman *et al.*，2012)。Caspers等报道(Caspers *et al.*，1988)，127例食管癌患者接受ERT，吞咽困难缓解率71%，但仅仅54%的患者获得了完全缓解。在另一项研究中，103例患者接受了ERT，吞咽困难缓解率高达89%，但症状控制的平均时间仅为3个月，只有14%的患者在过去的12个月内症状获得了持续缓解(Wara *et al.*，1976)。

化放疗(RTCT)常作为无严重吞咽困难的晚期食管癌的首选治疗方法，可联合机械性干预同步治疗，如食管扩张、食管支架。一项针对包含120名接受化放疗的食管癌患者的研究显示，2周内吞咽困难缓解率达88%，最佳缓解时间出现在治疗后的第4周。2/3的患者在随访终点或死亡时无症状反复(Coia *et al.*，1993)。

RT和RTCT的并发症包括气管食管瘘、放射性食管狭窄，或者反复性的食管狭窄需要进一步干预。此外，在患者有限的生存期内干预的措施需要明确时间上的考虑。除了需要考虑化疗引起的并发症外，整个治疗应该总是以姑息为目的。

### 近距离放疗

内镜下近距离放疗是指内镜引导下在肿瘤部位重复放置放射性材料，其改善吞咽困难有效率达70%，然而6~8周治疗获得的吞咽困难缓解时间仅为2~3个月(Rovirosa *et al.*，1995)。并发症包括食管增生性狭窄和瘘道形成，发生率超过25%(Freeman *et al.*，2012)。因此，吞咽困难改善的延后、缓解时间短、高并发症以及需要反复内镜检查均限制了内镜下近距离放疗的临床应用。

### PDT

PDT的原理是治疗前静脉注射光敏剂，因肿瘤血管供给和淋巴管清除的差异，光敏剂被肿瘤吸收。当肿瘤受到与增敏剂波长匹配的特定光照射后，产生了化学反应，并释放出氧自由基，导致肿瘤坏死。PDT治疗2~3 d后需要进行内镜检查以评估疗效，如有需要PDT可重复进行。

Litle等报道了215例食管癌患者接受PDT的疗效，治疗后4周，吞咽困难缓解率85%(Litle *et al.*，2003)，中位缓解时间66 d。由于吞咽困难复发，38%的患者后续接受了其他方式治疗，16%患者安置了食管支架，中位无复发时间59 d。31例有出血的患者接受PDT治疗后症状得到控制。

对于内梗阻或外压迫引起的恶性吞咽困难和出血，PDT操作简易，是有效的治疗方法之一。

PDT治疗的并发症包括胸痛、发热、白细胞数升高、吞咽痛、食管狭窄导致的复发性吞咽困难、胸腔积液、心包积液、加重性吞咽困难。光敏剂的半衰期长，超过10%的患者可发生皮肤光敏反应，因此治疗后的6周内患者要避免阳光暴露。此外，PDT较其他治疗方法昂贵。

### 激光治疗

激光治疗是指将钕：钇-铝石榴子石激光器(Nd:YAG)产生的激光照射肿瘤，使肿瘤细胞灼伤坏死。激光治疗吞咽困难的有效率为70%~80%，但要达到完全缓解需要治疗3~4个周期，穿孔发生率<5%(Dallal *et al.*，2001)。治疗的局限性包括高花费、处理长病灶效果差，以及需要重复治疗。

Marcon发现，与激光治疗相比，PDT治疗效果好，并发症少，特别适合于近端食管癌及病变长度超过8 cm的食管癌(Marcon，1994)。Lightdale等报道了236例食管癌激光治疗的效果，发现PDT和激光治疗吞咽困难缓解率相似，但PDT处理近端和长病变的完全缓解率似乎要高于激光治疗(Lightdale *et al.*，1995)。3%接受PDT治疗的患者和19%接受激光治疗的患者由于副反应而终止了治疗。

对照激光治疗和支架治疗食管梗阻的数据目前仍存在争议。Adam等进行了一项随机对照试验，发现与激光治疗比较，自膨式金属支架(self-expanding metal stents，SEMS)治疗吞咽困难缓解率更高(Adam *et al.*，1997)。然而，Dallal等(Dallal *et al.*，2001)进行的随机试验将患者分为支架治疗组和热消融治疗组(大多数接受激光治疗)，发现热消融治疗组患者有更长的中位生存时间，但住院时间更长，花费也较高。

### 冷冻消融

冷冻消融是指使用内镜导管将超级冷冻剂植入肿瘤，导致肿瘤冷冻性坏死。Greenwald等发现，冷冻消融治疗的腔内完全缓解率为6%(31/49)，然而有20%(10/49)的患者发生了良性食管狭窄(Greenwald *et al.*，2010)，无严重并发症报道。此外，冷冻消融治疗也可用于腔内止血。

### 氩离子凝固术(argon plasma coagulation，APC)

APC是指借助于氩离子束的电传导而将高频电能量传递至目标组织，导致组织电灼坏死。Eikhoff等(Eickhoff *et al.*，2007)报道，APC治疗食管和胃食管结合部肿瘤引起的吞咽困难有效率为94%，完全缓解率85%。出血是最常见的并发症。

### 内镜下硬化疗法

人们已经尝试注射无水酒精和化疗药物来处理吞咽困难，但这些方法获得的数据有限。无水酒精注射价格低廉，无需特殊设备，但并发症较多，如胸痛、纵隔炎症、气管食管瘘、穿孔，且这一方法缓解的时间较短，常需要多次注射(Freeman *et al.*，2012)。

顺铂-肾上腺素凝胶注射治疗的报道较少，虽有一些阳性结果，但疗效仍需要进一步研究证实(Harbord *et al.*，2002)。

### 食管支架

现代食管支架由自膨式的金属或硅胶环组成，它通过内镜引导下置入，用于扩张食管腔，或堵塞穿孔和瘘口。食管支架可包被覆膜或无覆膜，也可以携带抗反流阀，当置于胃食管结合部或其近端可阻止胃食管反流。与其他治疗方法不同，支架可快速缓解梗阻症状，而且当患者无法耐受或出现并发症时可被移出。支架也可联合其他治疗方法，作为将来获得长期缓解的过渡治疗措施。早期并发症包括(4周内)胸痛、发热、支架移位、穿孔、出血、异物感和胃酸反流。延迟并发症在数月后才会出现，包括因肿瘤生长或良性组织增生导致支架内再狭窄、食管狭窄、穿孔和支架移位。支架移位是最常见的早期和晚期并发症，发生率高达75%(Hindy *et al.*，2012)。下面我们介绍应用食管支架来缓解梗阻症状的疗效。图1显示不同类型的食管支架。

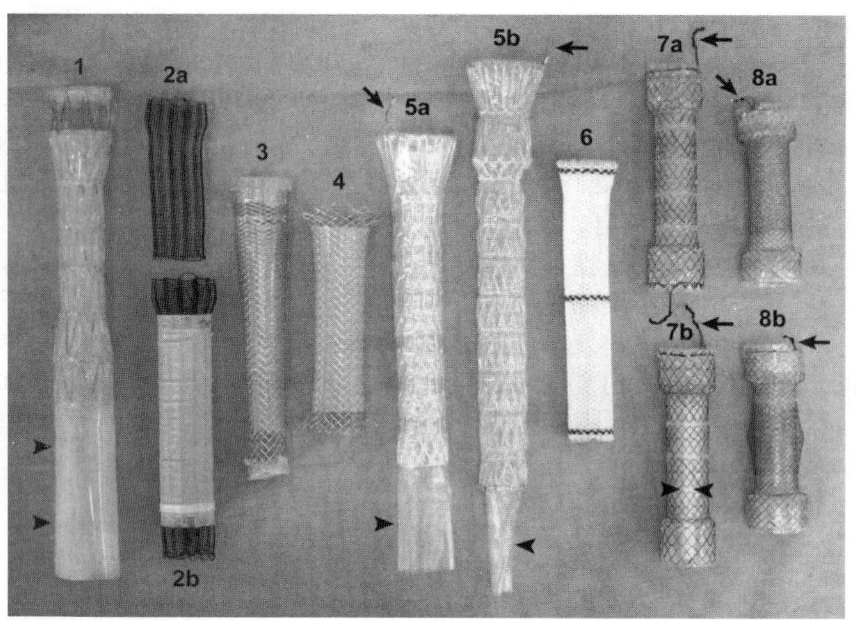


**图1 可供选择的不同类型支架(箭头符号表示用于移除和重新定位支架的金属线；三角符号表示反流阀)**

1，配有抗反流双阀的Gianturco支架；2a，无覆膜的Ultraflex支架；2b，有覆膜的Ultraflex支架；3，Flamingo Wallstent支架；4，Ⅱ型Wallstent支架；5a，可移除的Fer-X Ella抗反流支架(初始版)；5b，改进型的Fer-X Ella抗反流支架(Boubella)；6，Polyflex可移除塑料支架；7a，可移除的Choo支架；7b，带有中间阀的可移除Do抗反流支架(改进型)；8a，可移除的Niti-S单支架；8b，带有外部非覆膜成分的Niti-S支架。摘自ROST—食管支架注册；英国介入放射学协会；已获得Dendrite临床系统有限公司授权(2004年首次报告)。

## 食管支架

使用食管支架缓解症状并非是一种新的治疗方法。在19世纪中期，Leroy deroy d首先使用脱钙的象牙管做插管来缓解症状，但并未获得成功(Beynon *et al.*，1991)。1885年，Sir Charter Symonds首次成功完成食管插管，他使用黄树木制作了一个支架，支架连接有一长丝质缝线，并环绕在患者的外耳以防止支架移位(Symonds，1885)。1924年，Sir Henry Souttar使用螺旋金属管用作食管支架，盲插成功，当时这一技术非常流行(Souttar，1924)。1959年，Celestin发明了第一个塑料支架，它通过开腹手术来安置(Celestin，1959)。1970年纤维内镜发明后，Atkinson和Ferguson第一次在食管内窥镜下置入塑料管(Atkinson and Ferguson，1977)。这些传统的塑料支架(conventional plastic stents，CPS)是最初被广泛使用的食管支架(图2)。

然而半硬的塑料支架在置入前需要预扩张(直径达到18 mm)，其导致的急性并发症常见，发生率高达30%，包括穿孔(15%)、致死(17%)和支架移位(15%)(Knyrim *et al.*，1993；De Palma *et al.*，1996；Roseveare *et al.*，1998；Siersema *et al.*，1998)。因此，携带有小型灵活传递系统的新型自膨式金属支架(self-expandable metal stents，SEMS)应运而生。

1983年，Frimberger在内镜下首次成功置入SEMS，但直到1990年Domschke才首次将SEMS成功用于食管狭窄治疗(Frimberger，1983；Domschke *et al.*，1990)。置入SEMS较置入CPS简易，这是因为SEMS配有小型传递系统，在置入前无需预扩张。由于SEMS发生的并发症低、体积更小、改善吞咽困难更明显，且能降低死亡率，它已经取代CPS成为目前缓解食管癌症状最常用的支架(Knyrim *et al.*，1993；De Palma *et al.*，1996；Roseveare *et al.*，1998；Siersema *et al.*，1998)。

### SEMS

即使SEMS可以迅速缓解吞咽困难，但因肿瘤支架内生长导致的支架内狭窄仍然是个问题。为了防止支架内狭窄，人们发明了覆膜SEMS。Vakil等进行了一项临床试验，62例患者随机放置非覆膜SEMS($n$=32)或覆膜SEMS($n$=30)(Vakil

第四篇

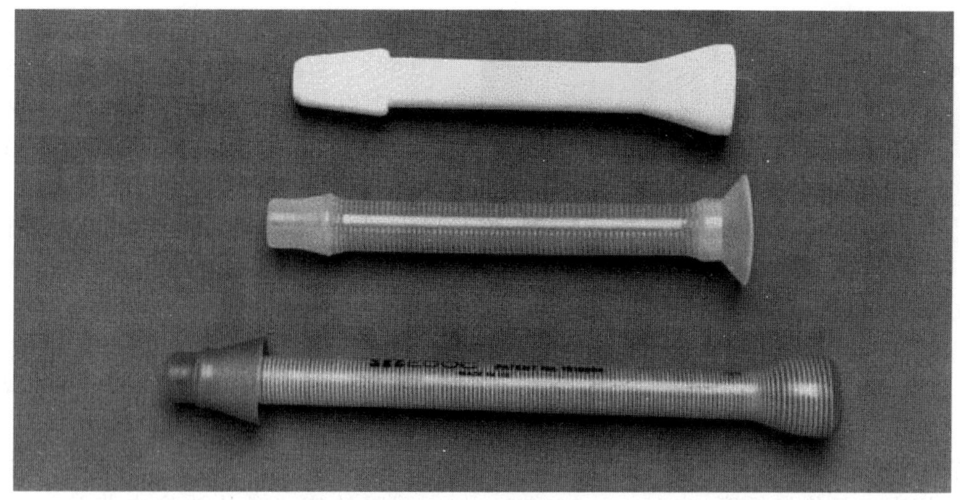

**图2　传统塑料支架：Atkinson (上)，Wilson-Cook (中)以及Celestin (下)**

摘自Gastrointestinal Endoscopy, 43(3), Kozarek RA, Expandable versus conventional esophageal prostheses: easier insertion may not preclude subsequent stent-related problem, 2., 1996。已获得Elsevier出版社授权。

*et al.*, 2001)。结果显示，治疗1周后，两组吞咽困难缓解率相似，但使用非覆膜SEMS患者因支架内肿瘤生长导致的梗阻更常见(9/32)，使用覆膜SEMS组患者梗阻发生较少(1/32)(*P*=0.005)，而且非覆膜SEMS患者肿瘤内生长更常见(27%：0%；*P*=0.002)，需要进行重复干预。因此，覆膜SEMS可有效缓解吞咽困难，其发生支架移位并发症风险可接受，并可有效阻止支架内肿瘤生长。

在此之后，支架技术的发展主要是为了减少相关并发症。使用部分覆膜SEMS虽然降低了支架内肿瘤生长但增加了支架移位风险。无覆膜包被的支架末端嵌入食管，可防止支架移位，但也因为组织增生造成了长期再狭窄。使用完全覆膜SEMS的优点是可以方便移出，但会增加支架移位(Talreja *et al.*, 2012)，这也促进了人们进一步研究限制支架移位的方法。

为减少支架移位而进行的研究从未停歇。1885年Symonds最开始将支架用丝线与患者的胡须和外耳相连，以阻止支架移位(Symonds, 1885)，这种方法目前也偶有使用(Shim *et al.*, 2001)。其他方法包括在支架上设置金属倒钩(Ji *et al.*, 2011)、抗移位环(Uitdehaag *et al.*, 2010)，或者使用双侧金属支架使其嵌入食管壁(Verschuur *et al.*, 2006)。最新设计的全覆膜SEMS(Bonastent; EndoChoice; Atlanta, GA)在支架的近端和远端设计成有对称性的喇叭状，这样既限制了支架移位又可方便支架取出，且兼有抗肿瘤支架内生长及良性组织增生的特点(图3)。我们曾经在47例患者中成功置入了58个支架(图4)，未发生因支架引起的并发症和死亡事件。平均吞咽困难评分从3.0降至1.2分(*P*<0.001)，移位发生率6.9%(4/58)，与文献报道使用FCSEMS发生的支架移位相当，发生率12%~36%(Sreedharan *et al.*, 2009; Uitdehaag *et al.*, 2009)。

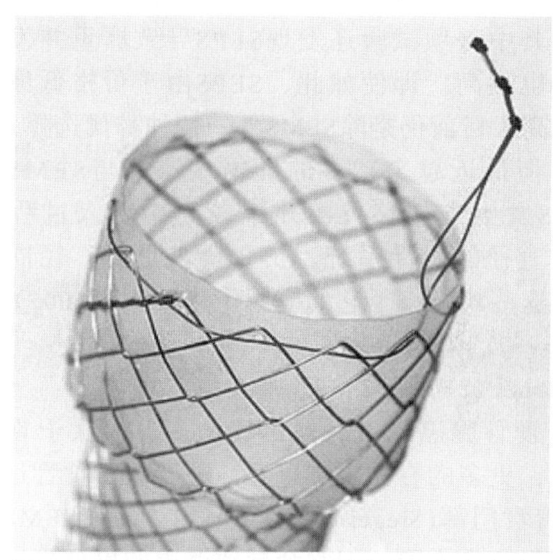

**图3　Bonastent支架，一种全覆膜的、自膨式的、可移除支架。已获得Endochoice公司授权**

第四篇

自膨式塑料支架(self-expanding plastic stents, SEPS)

SEPS覆膜成分为聚酯材料，兼有SEMS高疗效、CPS价格低廉双重特点(图1)。Polyflex支架是完全覆膜支架，容易被取出。SEPS在患者镇静状

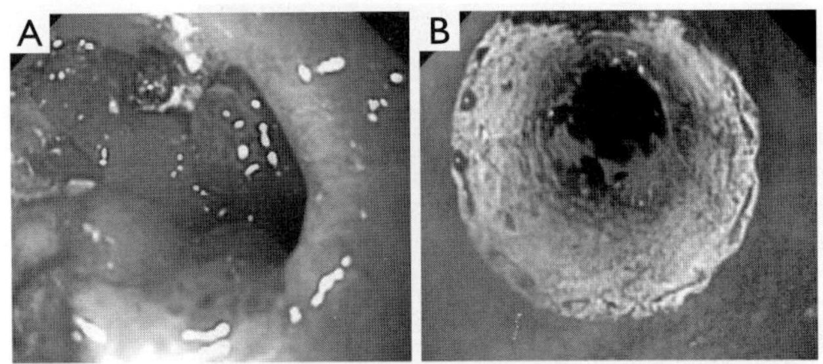

图4　置入Bonastent支架前(A)后(B)的食管癌结构

态下置入，但考虑到传递系统的直径问题，在插入前支架需要预扩张。即使最初人们发现SEPS的疗效与SEMS相当，且价格低廉(Bethge and Vakil，2001；Decker *et al.*，2001；Costamagna *et al.*，2003；Dormann *et al.*，2003)，但后续的两项随机对照试验均证实SEPS发生移位的几率要高于SEMS(Conio *et al.*，2007；Verschuur *et al.*，2008)，而且其中一项试验还发现SEPS导致严重并发症的几率也很高。即使如此，SEPS由于价格低廉，缓解率高，目前仍是除SEMS外的一种替代选择。

但最近越来越多的证据显示，与SEMS相比SEPS发生支架移位的几率较高，置入过程需要更大直径的引导系统，扩张要求更高，径向力更强，这些均缩小了它的应用优势(Dua，2007)。

*装有抗反流阀的SEMS*

食管腺癌患者目前迅速增多，仅次于胃食管反流，更多的吞咽困难患者其肿瘤位于食管远端和/或胃贲门部(Siegel *et al.*，2012)。即使SEMS可有效用于这类人群，但它会导致严重的胃食管反流，增加了消化道穿孔的机会。为了解决这个难题，人们对SEMS进行了改进，在支架的远端加装抗反流阀(图2)。有三项随机试验对照了装有抗反流阀的SEMS和普通型SEMS的疗效。其中一项试验发现装有抗反流阀的SEMS抗反流效果更好(Laasch *et al.*，2002)，但另两项试验认为装有抗反流阀的SEMS与普通型SEMS的疗效相当，甚至会增加反流(Homs *et al.*，2004a；Shim *et al.*，2005)。试验结果的差异可能是因为试验采用的支架设计上的不同。现阶段需要更多的临床试验来比较不同支架间的效果，以及比较支架与常规抗反流治疗的效果。

*SEMS和放射治疗*

对于既往接受放疗和/或放化疗的患者，何时置入SEMS，目前仍然存在争议(Siersema *et al.*，1998；Siersema *et al.*，2001)。Homs等前瞻性比较了既往接受RTCT患者($n$=49)和未接受RTCT患者($n$=151)使用SEMS缓解吞咽困难的效果(Homs *et al.*，2004b)。两组患者严重并发症(包括穿孔、出血、严重疼痛、发热、瘘道形成)、因支架移动导致的吞咽困难复发率、肿瘤生长、食物影响和中位生存时间均无显著差异。仅中度胸骨后疼痛在既往接受RTCT的患者中发生率较高。作者认为，对于既往接受RTCT的患者，SEMS是安全的，可有效缓解恶性吞咽困难。

另一个问题是，置入SEMS的患者是否可以耐受放疗，或从放疗中获益。Song等发表的回顾性综述显示，与单独SEMS组比较，放疗后或放疗前使用SEMS有生存优势，中位生存时间分别为(10±1)周、(13±2)周和(23±7)周(Song *et al.*，2002)。在中位随访时间为4周时，14%放置支架的患者因发生并发症需要取出支架，并发症包括支架移位和严重疼痛。随后他们又进行了一项随机对照研究，47名患者在放疗前1周放置SEMS，其中一组按预计的时间取出支架(4周后，如果并发症提前可即时取出支架)，另一组根据并发症情况决定是否及时取出支架。他们发现，按计划取出支架的试验组支架相关并发症发生率低，中位总生存时间和无吞咽困难生存时间也较长。作者因此认为，放疗前可考虑放置临时支架。

*SEMS与近距离放疗*

有两项随机试验对照了近距离放疗和SEMS的疗效(Homs *et al.*，2004c；Bergquist *et al.*，2005)。在第一项试验中，Holms等将209名恶性吞咽困难患者随机分为两组，一组接受单剂量放疗(12 Gy)($n$=101)，另一组放置SEMS(Ultraflex；$n$=108)。SEMS缓解症状更迅速，但长期缓解不如近距离放疗。与近距离放疗组比较，SEMS组患者有更多的并发症(33%：21%；$P$=0.02)。然而两组间中位生存时间(145：155 d；$P$=0.23)、吞咽困难复发率均并无差别(40%：43%；$P$=0.81)，总花费也相似。近距离放疗组的生活质量(quality-of-life，QOL)较高。

Bergquist等报道，在SEMS治疗1月左右，健康相关的生活质量评分(health-related quality of life，HRQL)较高，但随后逐渐降低(Bergquist *et al.*，2005)。而接受近距离放疗的患者，在治疗3个月的时候症状改善明显。两组间的中位生存时间相似，并发症也相似，但近距离放疗患者花费较高。

因此，目前的证据支持SEMS短期缓解吞咽困难的效果，但近距离放疗可获得长期缓解。有必要进一步比较近距离放疗联合SEMS与单用近距离放疗的疗效。

### 支架置入失败

如果患者在置入支架的早期就出现并发症，包括疼痛、异物感、出血、支架移位，可考虑取出支架，或重新放置小支架来缓解疼痛，或置入覆膜支架防止移位。晚期支架置入失败，包括无覆膜支架内肿瘤生长或覆膜支架末端组织良性增生，最终导致支架移位或再狭窄。解决方法是在覆膜支架内放置无覆膜支架，或将无覆膜支架替换为覆膜支架。通常情况下这些处理会联合其他辅助治疗来进行。

## 总结

目前有多种方法来缓解食管癌的恶性症状，但选择何种治疗需要个体化。每种治疗方法都有其特定的获益和并发症。由于食管支架可快速缓解吞咽困难，它是获得长期缓解治疗前的一种过渡治疗方法。支架也可以用于处理穿孔和瘘。技术的进步将进一步提高食管癌患者的生存并减少并发症。

# 呼吸道肿瘤

支气管内呼吸道肿瘤多属恶性，常会导致呼吸道梗阻。肺癌是最常见的恶性肿瘤。文献报道20%~30%的肺癌患者气管内可见新生物(Stohr and Bolliger，1999)。肺转移癌也很常见，肾细胞癌、乳腺癌、黑色素瘤均可转移至肺。

肺癌的症状程度不一，可表现为中度呼吸困难、呼吸衰竭、肺炎、咯血，或完全丧失呼吸功能。在这种情况下，姑息治疗尤其重要，它可以改善或减轻症状，使患者一般状况得到改善，为进行额外的抗肿瘤治疗创造条件。最近的研究认为，姑息治疗不仅提高了患者短期生活质量，在疾病无法治愈的情况下也延长了患者生存。

呼吸不畅原因包括气管腔不通畅、气体运动或分泌物排出受阻。内生长的肿瘤梗阻或外生长的肿瘤压迫造成的呼吸不畅更常见，这可以可通过多种姑息性方法来缓解，包括外放疗(external beam radiation，ERT)、硬质支气管镜检查、激光治疗、APC、消融治疗、PDT和气管支架。通常情况下，有效缓解呼吸困难需要联合多种治疗方法，因此有必要全面了解这些方法的优缺点，以成功缓解复杂患者的症状。

## 呼吸道梗阻的病理生理学

呼吸道梗阻所致症状形成机制是肺部气体运动或分泌物清除异常，或由于肺不张和逐渐发展的胸腔积液。症状可以渐进发生或突然出现，但只要气管腔容积降至正常的60%~70%，呼吸梗阻症状就会出现。内源性和外源性的病理状况均可降低气管腔直径，从而导致气道不通畅。无手术指征的原发性肺癌患者最容易出现气道梗阻，多为中央型气道梗阻(central airway obstruction，CAO)(Ernst *et al.*，2004)。Wood等报道，42%有中央气道梗阻的患者属于外源性压迫，27%患者是因气管内肿瘤所致。外源性压迫最常见于肺癌，其次是纵膈型甲状腺癌、食管癌、间皮瘤，或其他转移性疾病，包括肾癌、甲状腺癌、肉瘤或乳腺癌(Wood *et al.*，2003)。引起呼吸道压迫的少见原因是原发或转移性鼻咽癌、淋巴瘤、黑色素瘤，或任何疾病引起的淋巴结肿大(Wood *et al.*，2003；Ernst *et al.*，2004；Madden *et al.*，2004)。

## 缓解呼吸道梗阻

### ERT

有两种放疗方式可以缓解呼吸不畅：

即ERT和近距离放疗。ERT最常用于因肿瘤引起的呼吸道梗阻。由于它使用普遍，在将来仍会被持续使用。ERT缓解呼吸梗阻的有效率为20%~50%，疗效的高低取决于肿瘤生长的位置和症状的严重程度。在某些情况下，先用气管内技术达到快速缓解，随后使用ERT来进一步维持治疗效果。

### 近距离放疗

早期ERT技术使用的照射剂量不高，近距离放疗成为一种合适的支气管内治疗方法。近距离放疗是通过后装技术经鼻腔用聚酯导管传递铱192至肿瘤部位(Ernst *et al.*，2004)。1995年，Macha等

第四篇

分析了365名患者行近距离放疗的效果，照射总剂量500 cGy(10 mm，3~4次)，有效率为66%(Macha *et al.*，1995)。最近，Celebioglu等报道95名患者接受了更高剂量照射(750~1 000 cGy，10 mm，每周2~3次照射)，症状改善更显著(Celebioglu *et al.*，2002)。

## 支气管内治疗总结

支气管内治疗可作为其他治疗的补充，如ERT或气管支架。某些患者行ERT耐受性差，常常需要气管内干预来控制症状。在置入气管支架前患者常常需要进行呼吸道清理。Santos等认为，激光治疗、PDT、消融治疗、烧灼或后装放疗联合支架置入的效果要比单用支架好(Santos *et al.*，2004)。

### 硬质支气管镜检查

硬质支气管镜检查可用来削除肿瘤、扩张狭窄的气道，主要用于上气道症状控制。喉外科医生常常用到这个工具。硬质支气管镜检查为下一步进行软性支气管镜检查创造了条件，有利于观察支气管远端病变、调整支架位置或使用气球扩张气道。从本质上讲，硬质支气管镜可协助任何气道处理，包括激光治疗、电烙术、APC、PDT、消融术，或者微型刨削器(Lunn *et al.*，2005)。北美的外科医生最擅长使用它来缓解气道梗阻(Mathisen and Grillo，1989)，它成为推荐的气道处理和支架植入技术(Wood *et al.*，2003)，与其他控制气道的技术相比有特定的优势。

### 电烙术和氩离子电灼治疗

气道氩离子电灼最早是在1932年由Gilfoy发明(Gilfoy，1932)。在大通道软性支气管镜的协助下使用手术钳，可有效夹取和烧灼组织，达到肿瘤坏死和止血的双重目的。支气管镜下勒除器也可用来处理肿瘤，这一技术常用来清除较大的肿瘤，过程同结肠镜处理。氩离子凝固术是一种非接触型高频电凝固术，也可用于气道内凝固治疗。多次支气管内清理和凝固技术，如APC，均可以联合其他技术。在某些情况下单独使用氩离子凝固术也可以获得满意效果。

### 激光技术

激光技术已广泛应用于气道治疗。激光可以通过软性或硬质支气管镜来传递。最常用的激光是Nd：YAG激光，其可渗透10 mm的组织。目前有四项大的研究报道了气管内激光治疗中心型气道病变的疗效(Cavaliere *et al.*，1988；Cavaliere and Toninelli，1994；Venuta *et al.*，2002；Dumon *et al.*，1982)，有效率高达90%~100%。激光治疗中心型气道肿瘤和未完全梗阻的肿瘤成功率较高。比较而言，激光治疗肺叶上肿瘤导致的气道梗阻成功率仅为60%，失败主要见于肿瘤完全阻塞气道的病例。

息肉样肿瘤生长所致的气道部分梗阻或完全梗阻最适合进行激光治疗。激光单独治疗的并发症并不常见，但可导致出血，从而威胁生命，并发症的严重程度与临床医生的经验、肿瘤生长的位置、肿瘤大小以及医生/患者风险获益规避的水平密切相关。

### PDT

如上所述，PDT治疗前通过静脉注射光敏剂，随后被肿瘤组织吸收(Cavaliere *et al.*，1994；Moghissi *et al.*，1997；Moghissi *et al.*，1999；Moghissi and Dixon，2003；Moghissi，2004；Chen *et al.*，2006；Loewen *et al.*，2006；Vergnon *et al.*，2006；Moghissi *et al.*，2007；Moghissi and Dixon，2008；Allison *et al.*，2011)，与光敏剂匹配的光照射肿瘤后产生了化学反应，释放自由基导致肿瘤坏死。这种技术可用于治疗表浅肿瘤以及负荷大的肿瘤。PDT治疗后常需要多次气管镜检查以“清洁”气道。Moghissi等已多次对这一方法进行了详细综述，他坚持认为PDT不仅能改善进展期疾病症状，而且可处理早期病变(Moghissi，Dixon *et al.*，1997；Moghissi，Dixon *et al.*，1999；Moghissi，2004)。Moghissi最近进行的一项回顾性研究共纳入24篇论文，1 153例患者，结果显示，支气管镜下PDT是一种能安全有效缓解进展期肺癌症状的治疗方法。其他人的研究也肯定了PDT的治疗效果。Roswell Park癌症研究所的一篇综述认为，PDT能有效缓解气管内肿瘤导致的中央气道梗阻症状(Loewen *et al.*，2006)。Pittsburgh大学的Chan等则认为，PDT可有效缓解肺癌患者呼吸道梗阻症状(Chan *et al.*，2003)。

即使PDT可缓解上呼吸道和消化道症状，但光过敏所致的生活质量下降是这一治疗所面临的主要问题。因此，治疗前有必要向患者详细告知，特别是当有其他治疗方法存在，且同样能达到预期治疗目标时。光敏感性有时会很严重，因此PDT并不是首选的治疗方法。

消融术

循环冷冻是一项可以使肿瘤发生坏死的技术(Maiwand and Homasson，1995；Noppen *et al.*，2001；Chan *et al.*，2003)。当温度降低到-80至-160 ℃时，细胞内和细胞外形成的结晶和微血栓导致细胞死亡(Chan *et al.*，2003)。循环冷冻治疗可以在软性或硬质支气管镜引导下成功处理气管内肿瘤。此方法安全性高，但延迟的治疗效果是其最大缺点(Chan *et al.*，2003)。到目前为止，已进行的最大样本的试验是由Maiwand于1995年完成的，该试验共纳入622例患者，治疗后呼吸困难和出血均得到了明显改善(Maiwand and Homasson，1995)。Noppen等报道消融术有效率为80%(Noppen *et al.*，2001)。

气道支架

气道支架是一种有效治疗急性和慢性呼吸道梗阻的方法。与食管内支架相比较，气道内支架发挥的作用要小得多，这是因为处理气道梗阻还有一些其他更有效的方法可以选择，况且气道内置入支架会带来一些问题，包括支架移位、不能有效清除分泌物，以及造成健康气道梗阻。通过支架来缓解梗阻症状需要选择合适的患者，治疗中度有效，短期内可提高生活质量，但对长期生存和总生存无影响(Lemaire *et al.*，2005)。总之，放置支架的目的是改善出血和呼吸衰竭。现阶段有多种气管支架可供选择，如图5所示。目前尚无证据支持某种支架存在优势，选择哪种支架需要考虑到外科医生的经验和医疗机构的应用习惯。

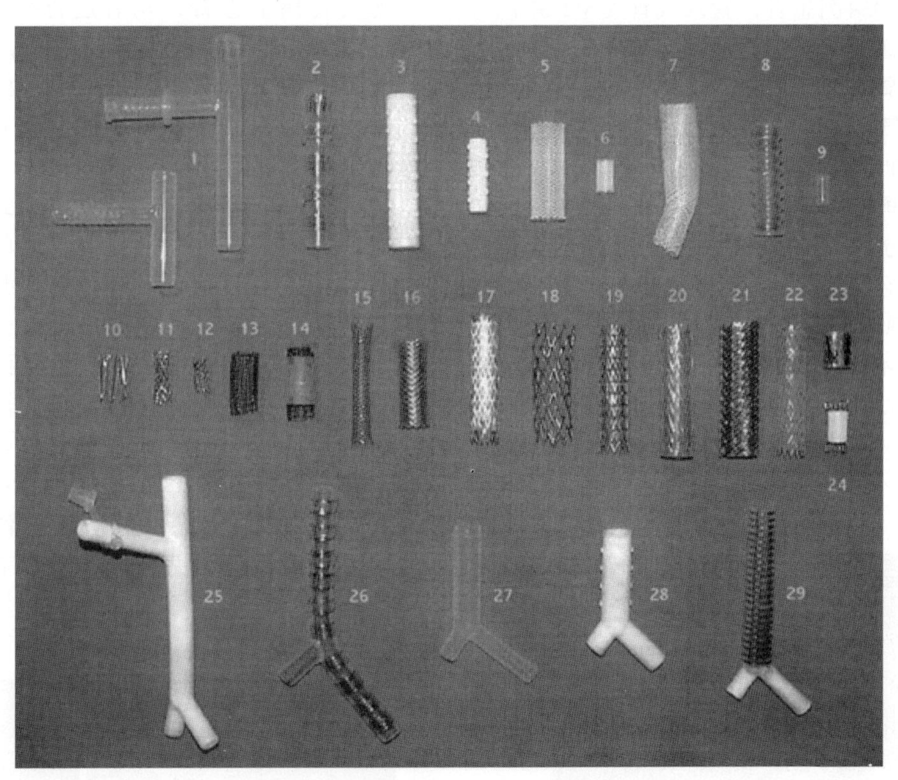


**图5 可供选择的气管支架**

1，Montgomery T管；2，Orlowski气管支架；3，Dumon气管支架；4，Dumon支气管支架；5，Polyflex气管支架；6，Polyflex支气管支架；7，Polyflex stump支架；8，Noppen气管支架；9，Hood支气管支架；10，Gianturco支架；11，Palmaz支架；12，Tantalum Strecker支架；13，无覆膜的Ultraflex支架；14，覆膜的Ultraflex支架；15，无覆膜的Wallstent支架；16，覆膜的Wallstent支架；17~24，各种金属及复合材料的支架；25，Westaby T-Y支架；26，Bifurcated Orlowski支架；27，Hood Y支架；28，Bifurcated Dumon支架；29，Dynamic支架。摘自Tracheobronchial Stents，In：Interventional Bronchoscopy，Prog Respir Res.，Freitag L，Bolliger CT，Mathur PN (eds). 2000；30：171-186。已获得Karger出版公司授权。

## 气管支架

目前尚无随机临床试验对照金属和硅胶支架缓解肺癌所致气道梗阻的疗效，也无临床试验比较支架和其他治疗方法缓解气道梗阻的疗效，可能原因是用这种对生命有威胁的方法来处理在伦理上存在的问题(Macha *et al.*，1994；Santos *et al.*，2004)。目前美国和世界其他地区所报道的病例数据和经验可以用作参考。所有病例所做的气管支架均是用来姑息处理咯血和呼吸衰竭。

有几项大型研究报道了恶性CAO进行气管支架治疗的效果。这几项研究的目的均是探索支架技术是否可以改进，以用来缓解气道不畅。气管支架带来的生存获益有限，平均生存时间3~4个月。

Dumon等于1999年报道了至今样本量最大的一项研究，纳入1 054例患者，置入气管支架1 574个。这是一项来自欧洲的多中心研究，放置支架的患者有气管良性狭窄或者恶性CAO。结果显示，气管支架可有效改善气道通气，并发症少，多为支架移位(9.5%)、肉芽肿形成(7.9%)、黏液栓塞(3.6%)。支架放置的平均时间为4个月(Dumon *et al.*，1999)。

Saad等分享了在82例患者中使用112个SEMS获得的经验(图6)。大多数患者有呼吸困难(80%)，16名患者使用呼吸机辅助通气，14名随后成功拔管，没有死亡病例的报道。最常见的并发症包括发热(15.9%)、阻塞性肉芽肿(14.6%) 和支架移位(4.7%)。中位随访时间42 d(1~672 d)。

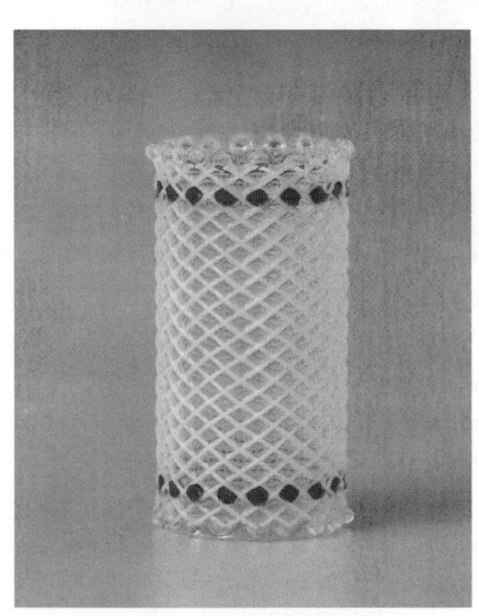

图6 Polyflex气管支架

Wood等(Wood *et al.*，2003)在143例患者中使用了309个支架，67%的患者是恶性呼吸道梗阻。所用的支架中，87%的是模具硅橡胶(Hood Laboratories；Penbroke，MA)，13%的是金属支架。在96例恶性CAO患者中，88例(92%)既往接受放疗、化疗或联合放化疗。14%的患者之前进行了肺、食管或甲状腺手术。此外，68%的患者进行了其他方式的姑息治疗(激光治疗、刮除治疗、气管扩张治疗、近距离放疗或PDT)，以作为支架治疗的补充或过渡。95%的患者自诉症状明显改善。53例患有恶性疾病的患者中，有45例(85%)在随访的13个月内呼吸道症状得到持续缓解(平均为4个月)，28%的患者需要支气管镜干预。

Shin等(Shin *et al.*，2003)评价了覆膜可回收扩张型支架的安全性和有效性(图7)，纳入的35例支气管狭窄患者，均有进行缓解治疗的意愿。在这项研究中，呼吸困难使用Hugh-Jones分级系统评分。平均生存时间9.6周(2天~26周)。作者认为气管支架置入安全有效，可显著改善呼吸困难并提高生活质量。

Lemaire等(Lemaire *et al.*，2005)进行了一项研究，目的是评价气管支架置入的短期(<30 d)和长期(>30 d)并发症以及疗效。他共对172名患者实施了气管支气管支架置入，置入支架225个，其中对142例患恶性疾病的患者置入了172个支架。支架置入的相关并发症包括肿瘤生长($n$=9)、过度生长的肉芽组织($n$=7)、支架移位($n$=5)以及因外压迫导致的支架内再狭窄($n$=2)。在治疗的30 d内仅有5次并发症出现，其余并发症都在治疗30 d后出现。最常见的晚期并发症是过度生长的肉芽组织、肿瘤

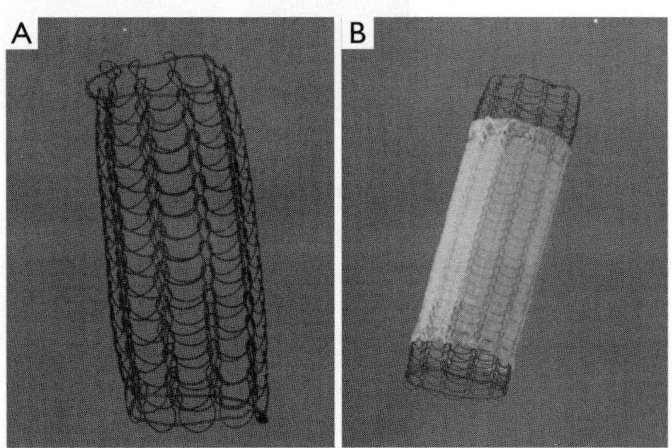


图7 无覆膜(A)和覆膜的(B)Ultraflex气管支架

内生长。支架置入患者的中位生存期是3.4个月，1年生存率15%。作者认为，对于无法切除的恶性CAO，支架置入是一种低度侵袭性的治疗方法，可有效缓解呼吸困难，其所致的并发症风险持续时间不长，尚可接受。

## 总结

缓解中央气道肿瘤所致的出血和呼吸道不畅涉及多学科处理，包括放射治疗ERT、近距离放疗、腔内治疗(激光治疗、PDT、电烙术、APC、消融术、支架置入)。虽然对于濒临死亡的肺癌患者，气管支架置入是一种可接受的缓解症状的措施，但相比较于食管支架，气管支架仍较少使用，这主要是因为治疗呼吸道梗阻的其他方法都有可观的疗效，而支架置入会带来众多问题，包括支架移位、分泌物排出不畅以及健康气道梗阻。

## 致谢

声明：作者声称无任何利益冲突。

## 参考文献


- Adam A, Ellul J, Watkinson AF, et al. Palliation of inoperable esophageal carcinoma: a prospective randomized trial of laser therapy and stent placement. Radiology, 1997, 202: 344-348.
- Allison R, Moghissi K, Downie G, et al. Photodynamic therapy (PDT) for lung cancer. Photodiagnosis Photodyn Ther, 2011, 8: 231-239.
- Atkinson M, Ferguson R. Fibreoptic endoscopic palliative intubation of inoperable oesophagogastric neoplasms. Br Med J, 1977, 1: 266-267.
- Bergquist H, Wenger U, Johnsson E, et al. Stent insertion or endoluminal brachytherapy as palliation of patients with advanced cancer of the esophagus and gastroesophageal junction. Results of a randomized, controlled clinical trial. Dis Esophagus, 2005, 18: 131-139.
- Bethge N, Vakil N. A prospective trial of a new self-expanding plastic stent for malignant esophageal obstruction. Am J Gastroenterol, 2001, 96: 1350-1354.
- Beynon J, Winston T, Thompson MH. Endoscopic insertion of Celestin tubes in carcinoma of the oesophagus. J R Soc Med, 1991, 84: 479-480.
- Boyce HW Jr. Palliation of Dysphagia of Esophageal Cancer by Endoscopic Lumen Restoration Techniques. Cancer Control, 1999, 6: 73-83.
- Caspers RJ, Welvaart K, Verkes RJ, et al. The effect of radiotherapy on dysphagia and survival in patients with esophageal cancer. Radiother Oncol, 1988, 12: 15-23.
- Cavaliere S, Foccoli P, Farina PL. Nd-YAG laser bronchoscopy. A five-year experience with 1,396 applications in 1,000 patients. Chest, 1988, 94: 15-21.
- Cavaliere S, Foccoli P, Toninelli C. Nd-YAG laser therapy in lung cancer: an 11-year experience with 2,253 applications in 1,585 patients. J Bronchol, 1994, 1: 105-111.
- Celebioglu B, Gurkan OU, Erdogan S, et al. High dose rate endobronchial brachytherapy effectively palliates symptoms due to inoperable lung cancer. Jpn J Clin Oncol, 2002, 32: 443-448.
- Celestin LR. Permanent intubation in inoperable cancer of the oesophagus and cardia: a new tube. Ann R Coll Surg Engl, 1959, 25: 165-170.
- Chan AL, Yoneda KY, Allen RP, et al. Advances in the management of endobronchial lung malignancies. Curr Opin Pulm Med, 2003, 9: 301-308.
- Chen M, Pennathur A, Luketich JD. Role of photodynamic therapy in unresectable esophageal and lung cancer. Lasers Surg Med, 2006, 38: 396-402.
- Coia LR, Soffen EM, Schulthesis TE, et al. Swallowing function in patients with esophageal cancer treated with concurrent radiation and chemotherapy. Cancer, 1993, 71: 281-286.
- Conio M, Repici A, Battaglia G, et al. A randomized prospective comparison of self-expandable plastic stents and partially covered self-expandable metal stents in the palliation of malignant esophageal dysphagia. Am J Gastroenterol, 2007, 102: 2667-2677.
- Costamagna G, Shah SK, Tringali A, et al. Prospective evaluation of a new self-expanding plastic stent for inoperable esophageal strictures. Surg Endosc, 2003, 17: 891-895.
- Dallal HJ, Smith GD, Grieve DC, et al. A randomized trial of thermal ablative therapy versus expandable metal stents in the palliative treatment of patients with esophageal carcinoma. Gastrointest Endosc, 2001, 54: 549-557.
- De Palma GD, di Matteo E, Romano G, et al. Plastic prosthesis versus expandable metal stents for palliation of inoperable esophageal thoracic carcinoma: a controlled prospective study. Gastrointest Endosc, 1996, 43: 478-482.


第四篇

- Decker P, Lippler J, Decker D, et al. Use of the Polyflex stent in the palliative therapy of esophageal carcinoma: results in 14 cases and review of the literature. Surg Endosc, 2001, 15: 1444-1447.
- Domschke W, Foerster EC, Matek W, et al. Self-expanding mesh stent for esophageal cancer stenosis. Endoscopy, 1990, 22: 134-136.
- Dormann AJ, Eisendrath P, Wigginghaus B, et al. Palliation of esophageal carcinoma with a new self-expanding plastic stent. Endoscopy, 2003, 35: 207-211.
- Dua KS. Stents for palliating malignant dysphagia and fistula: is the paradigm shifting? Gastrointest Endosc 2007, 65: 77-81.
- Dumon JF, Reboud E, Garbe L. et al. Treatment of tracheal bronchial lesions by laser photo resection. Chest, 1982, 81: 278-284.
- Dumon MC, Dumon JF, Perrin C, et al. Silicone tracheobronchial endoprosthesis. Rev Mal Respir, 1999, 16: 641-651.
- Eickhoff A, Jakobs R, Schilling D, et al. Prospective nonrandomized comparison of two modes of argon beamer (APC) tumor desobstruction: effectiveness of the new pulsed APC versus forced APC. Endoscopy, 2007, 39: 637-642.
- Ernst A, Feller-Kopman D, Becker HD, et al. Central airway obstruction. Am J Respir Crit Care Med, 2004, 169: 1278-1297.
- Freeman RK, Ascioti AJ, Mahidhara RJ. Palliative therapy for patients with unresectable esophageal carcinoma. Surg Clin North Am, 2012, 92: 1337-1351.
- Frimberger E. Expanding spiral--a new type of prosthesis for the palliative treatment of malignant esophageal stenoses. Endoscopy, 1983, 15 Suppl 1: 213-214.
- Gilfoy FE. Primary malignant tumors of the lower third of the trachea: Report of a case with successful treatment by electrofulguration and deep x-rays. Archives of Otolaryngology, 1932, 16: 182-187.
- Greenwald BD, Dumot JA, Abrams JA, et al. Endoscopic spray cryotherapy for esophageal cancer: safety and efficacy. Gastrointest Endosc, 2010, 71: 686-693.
- Harbord M, Dawes RF, Barr H, et al. Palliation of patients with dysphagia due to advanced esophageal cancer by endoscopic injection of cisplatin/epinephrine injectable gel. Gastrointest Endosc, 2002, 56: 644-651.
- Hernandez LV, Jacobson JW, Harris MS. Comparison among the perforation rates of Maloney, balloon, and savary dilation of esophageal strictures. Gastrointest Endosc, 2000, 51: 460-462.
- Hindy P, Hong J, Lam-Tsai Y, et al. A comprehensive review of esophageal stents. Gastroenterol Hepatol (N Y), 2012, 8: 526-534.
- Homs MY, Wahab PJ, Kuipers EJ, et al. Esophageal stents with antireflux valve for tumors of the distal esophagus and gastric cardia: a randomized trial. Gastrointest Endosc, 2004a, 60: 695-702.
- Homs MY, Hansen BE, van Blankenstein M, et al. Prior radiation and/or chemotherapy has no effect on the outcome of metal stent placement for oesophagogastric carcinoma. Eur J Gastroenterol Hepatol, 2004b, 16: 163-170.
- Homs MY, Steyerberg EW, Eijkenboom WM, et al. Single-dose brachytherapy versus metal stent placement for the palliation of dysphagia from oesophageal cancer: multicentre randomised trial. Lancet, 2004c, 364: 1497-1504.
- Ji JS, Lee BI, Kim HK, et al. Antimigration property of a newly designed covered metal stent for esophageal stricture: an in vivo animal study. Gastrointest Endosc, 2011, 74: 148-153.
- Knyrim K, Wagner HJ, Bethge N, et al. A controlled trial of an expansile metal stent for palliation of esophageal obstruction due to inoperable cancer. N Engl J Med, 1993, 329: 1302-1307.
- Laasch HU, Marriott A, Wilbraham L, et al. Effectiveness of open versus antireflux stents for palliation of distal esophageal carcinoma and prevention of symptomatic gastroesophageal reflux. Radiology, 2002, 225: 359-365.
- Lemaire A, Burfeind WR, Toloza E, et al. Outcomes of tracheobronchial stents in patients with malignant airway disease. Ann Thorac Surg, 2005, 80: 434-437; discussion 437-438.
- Levine MS, Chu P, Furth EE, et al. Carcinoma of the esophagus and esophagogastric junction: sensitivity of radiographic diagnosis. AJR Am J Roentgenol, 1997, 168: 1423-1426.
- Li Z, Rice TW. Diagnosis and staging of cancer of the esophagus and esophagogastric junction. Surg Clin North Am, 2012, 92: 1105-1126.
- Lightdale CJ, Heier SK, Marcon NE, et al. Photodynamic therapy with porfimer sodium versus thermal ablation therapy with Nd: YAG laser for palliation of esophageal cancer: a multicenter randomized trial. Gastrointest Endosc, 1995, 42: 507-512.
- Litle VR, Luketich JD, Christie NA, et al. Photodynamic therapy as palliation for esophageal cancer: experience in 215 patients. Ann Thorac Surg, 2003, 76: 1687-1692.
- Loewen GM, Pandey R, Bellnier D, et al. Endobronchial photodynamic therapy for lung cancer. Lasers Surg Med, 2006, 38: 364-370.

- Lunn W, Garland R, Ashiku S, et al. Microdebrider bronchoscopy: a new tool for the interventional bronchoscopist. Ann Thorac Surg, 2005, 80: 1485-1488.
- Macha HN, Becker KO, Kemmer HP. Pattern of failure and survival in endobronchial laser resection. A matched pair study. Chest, 1994, 105: 1668-1672.
- Macha HN, Wahlers B, Reichle C, et al. Endobronchial radiation therapy for obstructing malignancies: ten years' experience with iridium-192 high-dose radiation brachytherapy afterloading technique in 365 patients. Lung, 1995, 173: 271-280.
- Madden BP, Park JE, Sheth A. Medium-term follow-up after deployment of ultraflex expandable metallic stents to manage endobronchial pathology. Ann Thorac Surg, 2004, 78: 1898-1902.
- Maiwand MO, Homasson JP. Cryotherapy for tracheobronchial disorders. Clin Chest Med, 1995, 16: 427-443.
- Marcon NE. Photodynamic therapy and cancer of the esophagus. Semin Oncol, 1994, 21: 20-23.
- Mathisen DJ, Grillo HC. Endoscopic relief of malignant airway obstruction. Ann Thorac Surg, 1989, 48: 469-473.
- Mergener K, Kozarek RA. Stenting of the gastrointestinal tract. Dig Dis, 2002, 20: 173-181.
- Moghissi K. Role of bronchoscopic photodynamic therapy in lung cancer management. Curr Opin Pulm Med, 2004, 10: 256-260.
- Moghissi K, Dixon K. Is bronchoscopic photodynamic therapy a therapeutic option in lung cancer? Eur Respir J, 2003, 22: 535-541.
- Moghissi K, Dixon K. Update on the current indications, practice and results of photodynamic therapy (PDT) in early central lung cancer (ECLC). Photodiagnosis Photodyn Ther, 2008, 5: 10-18.
- Moghissi K, Dixon K, Hudson E, et al. Endoscopic laser therapy in malignant tracheobronchial obstruction using sequential Nd YAG laser and photodynamic therapy. Thorax, 1997, 52: 281-283.
- Moghissi K, Dixon K, Stringer M, et al. The place of bronchoscopic photodynamic therapy in advanced unresectable lung cancer: experience of 100 cases. Eur J Cardiothorac Surg, 1999, 15: 1-6.
- Moghissi K, Dixon K, Thorpe JA, et al. Photodynamic therapy (PDT) in early central lung cancer: a treatment option for patients ineligible for surgical resection. Thorax, 2007, 62: 391-395.
- Noppen M, Meysman M, Van Herreweghe R, et al. Bronchoscopic cryotherapy: preliminary experience. Acta Clin Belg, 2001, 56: 73-77.
- Rivadeneira DE, Evoy D, Fahey TJ 3rd, et al. Nutritional support of the cancer patient. CA Cancer J Clin, 1998, 48: 69-80.
- Roseveare CD, Patel P, Simmonds N, et al. Metal stents improve dysphagia, nutrition and survival in malignant oesophageal stenosis: a randomized controlled trial comparing modified Gianturco Z-stents with plastic Atkinson tubes. Eur J Gastroenterol Hepatol, 1998, 10: 653-657.
- Rovirosa A, Marsiglia H, Lartigau E, et al. Endoluminal high-dose-rate brachytherapy with a palliative aim in esophageal cancer: preliminary results at the Institut Gustave Roussy. Tumori, 1995, 81: 359-363.
- Saad CP, Murthy S, Krizmanich G, et al. Self-expandable metallic airway stents and flexible bronchoscopy: long-term outcomes analysis. Chest, 2003, 124: 1993-1999.
- Santos RS, Raftopoulos Y, Keenan RJ, et al. Bronchoscopic palliation of primary lung cancer: single or multimodality therapy? Surg Endosc, 2004, 18: 931-936.
- Shim CS, Cho YD, Moon JH, et al. Fixation of a modified covered esophageal stent: its clinical usefulness for preventing stent migration. Endoscopy, 2001, 33: 843-848.
- Shim CS, Jung IS, Cheon YK, et al. Management of malignant stricture of the esophagogastric junction with a newly designed self-expanding metal stent with an antireflux mechanism. Endoscopy, 2005, 37: 335-339.
- Shin JH, Kim SW, Shim TS, et al. Malignant tracheobronchial strictures: palliation with covered retrievable expandable nitinol stent. J Vasc Interv Radiol, 2003, 14: 1525-1534.
- Siegel R, Naishadham D, Jemal A. Cancer statistics, 2012. CA Cancer J Clin, 2012, 62: 10-29.
- Siersema PD, Hop WC, Dees J, et al. Coated self-expanding metal stents versus latex prostheses for esophagogastric cancer with special reference to prior radiation and chemotherapy: a controlled, prospective study. Gastrointest Endosc, 1998, 47: 113-120.
- Siersema PD, Hop WC, van Blankenstein M, et al. A comparison of 3 types of covered metal stents for the palliation of patients with dysphagia caused by esophagogastric carcinoma: a prospective, randomized study. Gastrointest Endosc, 2001, 54: 145-153.
- Song HY, Lee DH, Seo TS, et al. Retrievable covered nitinol stents: experiences in 108 patients with malignant esophageal strictures. J Vasc Interv Radiol, 2002, 13: 285-293.
- Souttar HS. A Method of Intubating the Oesophagus for

Malignant Stricture. Br Med J, 1924, 1: 782-783.

- Sreedharan A, Harris K, Crellin A, et al. Interventions for dysphagia in oesophageal cancer. Cochrane Database Syst Rev, 2009, (4): CD005048.
- Stohr S, Bolliger CT. Stents in the management of malignant airway obstruction. Monaldi Arch Chest Dis, 1999, 54: 264-268.
- Symonds CJ. A case of malignant stricture of the oesophagus illustrating the use of a new form of oesephageal catheter. Trans Clin Soc Lond, 1885, 28: 155-158.
- Talreja JP, Eloubeidi MA, Sauer BG, et al. Fully covered removable nitinol self-expandable metal stents (SEMS) in malignant strictures of the esophagus: a multicenter analysis. Surg Endosc, 2012, 26: 1664-1669.
- Uitdehaag MJ, van Hooft JE, Verschuur EM, et al. A fully-covered stent (Alimaxx-E) for the palliation of malignant dysphagia: a prospective follow-up study. Gastrointest Endosc, 2009, 70: 1082-1089.
- Uitdehaag MJ, Siersema PD, Spaander MC, et al. A new fully covered stent with antimigration properties for the palliation of malignant dysphagia: a prospective cohort study. Gastrointest Endosc, 2010, 71: 600-605.
- Vakil N, Morris AI, Marcon N, et al. A prospective, randomized, controlled trial of covered expandable metal stents in the palliation of malignant esophageal obstruction at the gastroesophageal junction. Am J Gastroenterol, 2001, 96: 1791-1796.
- Venuta F, Rendina EA, De Giacomo T, et al. Nd: YAG laser resection of lung cancer invading the airway as a bridge to surgery and palliative treatment. Ann Thorac Surg, 2002, 74: 995-998.
- Vergnon JM, Huber RM, Moghissi K. Place of cryotherapy, brachytherapy and photodynamic therapy in therapeutic bronchoscopy of lung cancers. Eur Respir J, 2006, 28: 200-218.
- Verschuur EM, Homs MY, Steyerberg EW, et al. A new esophageal stent design (Niti-S stent) for the prevention of migration: a prospective study in 42 patients. Gastrointest Endosc, 2006, 63: 134-140.
- Verschuur EM, Repici A, Kuipers EJ, et al. New design esophageal stents for the palliation of dysphagia from esophageal or gastric cardia cancer: a randomized trial. Am J Gastroenterol, 2008, 103: 304-312.
- Wara WM, Mauch PM, Thomas AN, et al. Palliation for carcinoma of the esophagus. Radiology, 1976, 121: 717-720.
- Wood DE, Liu YH, Vallieres E, et al. Airway stenting for malignant and benign tracheobronchial stenosis. Ann Thorac Surg, 2003, 76: 167-172.

**译　者**：王　俊，副主任医师，肿瘤科，济南军区总医院
**审　校**：唐丽丽，主任医师、教授，康复科，北京大学肿瘤医院
**终　审**：刘　巍，主任医师、教授，姑息治疗中心，北京大学肿瘤医院
(译文如与英文原文有异义，以英文原文为准)

# 第五章　恶性肠梗阻的处理

**Robert A. Milch[1], Jaclyn Schneider[2]**

[1]Clinical Surgery, State University at Buffalo School of Medicine, Palliative Care Service, 9A, Veterans Administration Hospital, Buffalo, New York 14221, USA; [2]Palliative Care and Hospice, State University at Buffalo School of Medicine, Palliative Care Service, 9A, Veterans Administration Hospital, Buffalo, New York 14221, USA

*Correspondence to:* Robert A. Milch, MD, FACS, Professor. Clinical Surgery, State University at Buffalo School of Medicine, Palliative Care Service, 9A, Veterans Administration Hospital, 3495 Bailey Avenue, Buffalo, New York 14221, USA. Email: Robert.Milch@va.gov; Jaclyn Schneider, MD. Fellow, Palliative Care and Hospice, State University at Buffalo School of Medicine, Palliative Care Service, 9A, Veterans Administration Hospital, 3495 Bailey Avenue, Buffalo, New York 14221, USA. Email: Jaclyn.Schneider@va.gov.

## 引言

恶性肠梗阻(malignant bowel obstruction，MBO)是恶性肿瘤(尤其是消化道或妇科来源肿瘤)患者的一种常见的令人困扰的并发症，可以以初发症状或因病情进展或转移而出现。恶性肠梗阻可分为机械性或功能性病因，二者均可引起无法经胃肠道排气排便。梗阻可能出现于食管至肛门直肠的整个胃肠道的一处或多处部位，可部分或完全阻塞肠腔。虽然出现MBO的患者通常存在进展期肿瘤，但梗阻本身可为良性或恶性(Krouse *et al.*，2002)。

## 发病率

肠梗阻累及小肠者约为结肠的2倍(Ripamonti *et al.*，2001)。妇科恶性肿瘤患者中MBO的发生率约为5%~51%，原发小肠恶性肿瘤者为10%~28%(Walsh *et al.*，2009)。在淋巴瘤、黑色素瘤、肺及胆胰肿瘤中也有报道。MBO是卵巢癌患者死亡的根本原因，这类患者多数于出现梗阻后一年内死亡(Baines，1997)。转移病变引起MBO的患者因为误吸、肺炎及营养不良等风险而预后较差，MBO之后的估计预期寿命为1~9个月(Sabharwal *et al.*，2007；Mirensky *et al.*，2012)。由于其发生具有重要的预后意义，需要对根据患者个体化实际情况确定的现实目标及治疗计划进行讨论(Soriano and Davis，2011)。

## 病理生理

恶性肠梗阻时，胃排空及肠道流出受到机械性或功能性阻碍。虽然存在多种机制，但最终结果是一致的。此前因恶性肿瘤行腹部或盆腔手术的患者容易因“良性”(即纤维性)及恶性原因的粘连而出现机械性梗阻。肿瘤本身可引起腔内或壁内阻塞，直接阻断肠道转运。原发肿瘤或网膜及肠系膜肿瘤的复发可使肠管扭转，引起外源性梗阻。放疗引起的纤维化及腹膜内化疗也可引起外源性梗阻(Mercadante，2009)。

功能性梗阻应视为一种运动障碍。肌神经丛或腹腔神经丛的浸润可损害神经系统信号转导导致蠕动减弱或紊乱以及梗阻。肿瘤也可浸润肠壁肌层，使其无法自如收缩及松弛。一部分自身免疫性副肿瘤自主神经病变(一种副肿瘤综合征)的患者可出现自主神经障碍，引起假性肠梗阻(Chinn and Schuffler，1988)。

无论机制如何，一旦肠道转运受损，肠腔内容物及无法吸收的分泌物会出现聚集。这使得肠腔内水钠分泌增加，重吸收减少。分泌物在肠腔内积聚，增加腹部和肠管张力，损害肠上皮，释放细胞因子及其它有害物质，导致广泛的炎症反应。肠腔内压力升高，可能阻塞受累区域的静脉回流，最终可能引起肠黏膜脱落，甚至穿孔。不过没有"闭袢性"梗阻时很少出现明显的坏疽(Krouse *et al.*，2002)。

## 临床表现

患者的病史及恶性肠梗阻的临床表现常可提示医生肠梗阻的部位。虽然结直肠癌患者通常以单一部位的大肠梗阻起病(至少在最初时是这样)，但妇科肿瘤患者或其他腹膜转移癌的患者常出现多部位的空肠及回肠梗阻，因而产生不同的症状(Feller and Schiffman，1987)。

肠腔缩窄引起的梗阻通常是慢性的，经数周至数月发展，在肠腔大部或完全阻塞前症状不典型(Hirst and Regnard，2003)。恶性肠梗阻的常见症状包括恶心、呕吐、腹部绞痛或持续疼痛、口腔干燥、便秘及溢出性腹泻(Ripamonti and Bruera，2002)。功能上来说，肠管试图通过增加收缩的频率及强度克服梗阻的发展，从而导致了腹部绞痛。与此前所说明的情况一样，肠道由于梗阻而变得水肿，由于过度分泌，腔内内容物增加，引起恶心呕吐。之后因炎症反应引起腹胀。溢出性腹泻可能为粪便物质流出阻力增加而引起，肠道菌群参与内容物的液化，这些物质最终被强行排出(Ripamonti and Bruera，2002)。

胃肠道近端的梗阻常使患者呕吐最近进食的食物。呕吐物中是否存在胆汁提示梗阻水平位于幽门及近端小肠以上或以下。小肠梗阻时，呕吐常为水样或胆汁样，于进食后45 min~1 h内出现，而远端小肠或大肠梗阻的患者在数小时后或一天中稍晚时候报告恶心呕吐加重(Roeland and Gunten，2009；Correa *et al.*，2011)。如果患者主诉短时间内的剧烈绞痛，常常提示空回肠梗阻或"高位"SBO(Roeland and Gunten，2009)。疼痛、绞痛或一天中稍晚时候出现的呕吐(常描述为粪性内容物)提示梗阻位于更远端的部位。

小肠梗阻相关的疼痛常为脐周绞痛，相比之下，大肠梗阻时疼痛更稳定，更为局限，也有一部分为阵发性或绞痛。这种急性腹痛通常表现为广泛的腹腔内病变引起的更为慢性的疼痛的加重，需要针对性治疗(见后文)。远端小肠或大肠梗阻时腹部膨隆更为常见，常有程度不一的持续性疼痛(Correa *et al.*，2011)。部分梗阻时也可能间断出现便秘或顽固性便秘，而患者可能在完全梗阻之初报告排气排便减少，之后出现彻底的顽固性便秘(Fainsinger *et al.*，1994)。

## 诊断

"医生，倾听患者吧。他在尝试帮助你。"

William Osler，格言

医治患者的关键是取得完整的病史及查体资料。MBO的诊断多为临床诊断，但常通过X线检查确诊。另外，考虑到对效费比的强调，讨论在起病24 h内应进行哪些检查来诊断MBO似乎是精明的做法。除X线检查外，还应进行血液化验，因为这些患者常常同时存在急性和慢性代谢异常。

腹部X线平片(立卧位)是确定梗阻程度及估计部位的最简单且便宜的方法。不过，X线平片也有其局限性。肠麻痹常常看上去与梗阻相似，并可能累及多个部位，在平片上难以识别，而医生在尝试诊断恶性肠梗阻时可能受到敏感性不足的限制，研究显示高达75%的X线平片可能没有诊断意义(Maglinte *et al.*，2005)。虽然有其局限性，但影像诊断肠梗阻的第一步仍应是腹部X线检查，存在肠袢扩张及气液平时可能提示恶性肠梗阻。

X线造影有可能区分机械性和功能性原因，并确定梗阻的部位和范围(Silva *et al.*，2009)。如果患者有顽固恶心，无法吞咽造影剂，或造影剂无法经肠管注入，该检查的价值可能受到限制。水溶性造影剂(如胃影葡胺)优于钡剂，因为钡剂可能出现潴留或引起嵌塞及误吸(Ripamonti and Bruera，2002)。

计算机断层显像(CT)扫描是疑诊恶性肠梗阻时最为常用的影像工具，其特异性为100%，敏感性为94%(Maglinte *et al.*，2005)。口服和静脉注射对比剂的腹部/盆腔CT扫描可定位梗阻，发现淋巴结肿大及肠壁的不规则改变，并确定腹部及盆腔内肿瘤负荷的范围(Bordeianou and Yeh，2013)。由于其敏感性及特异性，含对比剂的CT扫描最有价值，其他类型的X线检查通常较少应用(Stevenson，2008)。虽然MRI可提供更为详细的病变范围的资料(如腹膜种植)，但MRI更为麻烦、费时且昂贵，临床实践中更愿意选择CT，而较少应用MRI。

## 外科手术处理

"首先，他应该知道何时手术或不手术，之后是如何手术，然后是何时停止手术。"

Dr. Charles Mayo

谈为自己手术的外科医生应有的品质

针对MBO考虑手术干预时，要求就手头病例进行深思熟虑的个体化判断。不明智的干预带来的代价惨重，可伴随并发症、死亡，无法获得有意义的症状缓解，影响很大。可能的话，应与患者及其代理决策者就医治的目标、手术及其他治疗转归的实际预期进行讨论并达成一致，这种讨论应超越常见的"潜在危险与获益"的教条内容，需要具有实质性的内容以及同理心。

对于疑似腹内恶性肿瘤，且行为状况和营养状况较好的患者，通常所认可的开腹手术的适应证是明确诊断、对腹腔内病变进行分期，以及通过造口、松解、切除、建立旁路或减容来减轻梗阻。

其他情况下的外科手术干预需要进行细致考虑，将患者人群中的已知结局与患者个体与其总体治疗目标一致的"获益"进行权衡。合理的探查候选对象为估计预期寿命2个月或2个月以上，ECOG行为状况评分2分或2分以上，姑息行为功能评分(Palliative Performance Scale，PPS)40分或40分以上，以及肿瘤生长缓慢者。手术干预的不良预后因素包括患者有可触及的腹部肿物、大量腹水、多个水平的梗阻、远处转移、腹部放疗病史、肝功能或肾功能不全、营养不良/低蛋白血症<2.5 gm白蛋白，或此前因梗阻行开腹手术。多项系列研究显示具有这些并发症的患者并发症发生率为7%~90%，之后的再梗阻率为10%~50%，死亡率为15%~30%，30 d内死亡者数量惊人(Feuer，2000a；DeBernardo，2009)。

对于某些病变，内镜下支架可能是正式手术干预的替代选择，可用作梗阻暂时的姑息治疗或之后正式开腹手术的"桥梁"。这一方法可考虑用于存在食管、胃流出道和十二指肠、或远端结肠/近端直肠病变为单一部位梗阻或广泛局部病变的患者，或是其他行范围较大手术危险过高的患者。对于近端病变，支架可缓解恶心呕吐，与"开腹"手术相比，可缩短住院日、减少并发症，同时避免肠造瘘。对于有经验的医生，远端十二指肠与近端结肠病变也适合置入支架。无论从技术上还是临床上来说，初始的治疗成功率均>85%，即刻并发症(穿孔、出血)发生率<10%，后续支架移位或阻塞发生率为10%~15%(Turner *et al.*，2008)。

## 非手术治疗

### 一般考虑

对于许多MBO患者来说，置入鼻胃管是在纠正水电解质紊乱，作出后续治疗考虑的同时所采取的一种慎重的初始或暂时性的干预手段，可对常伴有疼痛的近端胃肠道扩张进行减压。不过，长期应用NG管是不舒服的，也会出现一些自身并发症，如鼻窦炎、误吸、口腔干燥甚至社交孤立。幸运的是，临床经验证实大多数MBO患者可按以下方法，在不需要长期插入鼻胃管的情况下进行满意处理。对于并非为外科手术候选者或药物治疗症状无缓解的患者来说，应考虑行胃造口术，可使患者的恶心、呕吐及腹胀明显缓解。

与之相似，静脉补液通常是恢复血管内容量缺失、纠正电解质异常及清除代谢产物积聚的一项合理的初始步骤。不过，长期应用晶体液(尤其是在营养不良或低蛋白血症的患者中)使血管外液体渗出增加，引起水肿不适，导致肺水增加，引起肺部并发症，并且不能减轻口渴感。口渴感主要来自于干燥的口腔黏膜，所有口服摄入受限的患者应特别注意口腔护理及口腔卫生，包括每两小时行安排好的常规湿化，每4~6 h向舌、唇、腭滴注人工唾液。

与手术干预一样，全胃肠道外营养(total parenteral nutrition，TPN)也是需要研究的决策。大多数MBO或广泛恶性肿瘤患者(尤其是恶液质患者)无法从TPN获益，生活质量指标、行为状况或总体生存均没有明显改善(Soriano and Davis，2011)。另外，作为一项需要密切监测和频繁调整的技术干预手段，TPN可影响和阻碍社交活动。还会有一些自身的危险及并发症，如局部感染、导管相关败血症、血管栓塞及高血糖。不过，在很可能死于饥饿而不是恶性肿瘤的特定患者中，或是在时间有限的特定场合(如家庭大事聚会)时可给予应用，应用时应清楚说明目标，并就获益评价及治疗延续的指标达成一致(Ripamonti *et al.*，2001)。

## 药物治疗

药物治疗寻求尽量减轻疼痛及恶心与呕吐。由于存在恶心、腹胀及淤滞(当然还有呕吐)时口服药物吸收受影响，最初应通过肠外途径给药，可以采用静脉、皮下或(极少情况下)肌肉注射。一旦恶心呕吐得到控制，胃肠动力恢复(通常持续许多周后的一项并不少见的结局)，可考虑舌下、口服或经皮应用某些药物。不过，通常总是需要联合应用止痛药、止吐药、抗胆碱能药、糖皮质激素及奥曲肽以使症状缓解。一旦达到缓解，所用的许多药物(如吗啡、甲氧氯普胺、氟哌啶醇及格隆溴铵)在溶液中相容，可联合用于巩固输注。

### 疼痛

MBO患者中两种类型的疼痛较为典型。第一种是广泛恶性病变引起的“背景”疼痛，常为持续性。这种情况可以通过逐渐调整吗啡、氢吗啡酮、芬太尼或美沙酮等有效的阿片类药物来起效。酮咯酸等协同镇痛药可能具有减少阿片类药物用量的作用，在治疗方案中其他成分发挥作用时短期应用效果更佳。

绞痛是因蠕动增加或不协调所致，腹胀加重时尤其如此。空肠梗阻时阵发性的疼痛较更为远端的梗阻或回肠梗阻发作频率更为频繁。可用抗胆碱能药物进行治疗，可在抑制肠道运动的同时减少肠道分泌，减轻呕吐。考虑到其制剂的多样性，每6~8 h 0.1~0.2 mg 皮下/静脉/1~2 mg 口服的格隆溴铵可能成为首选药物。另外，与阿托品(每6~8 h 0.4 mg 静脉/皮下)或东莨菪碱(每6~8 h 0.4 mg 静脉/皮下，经皮1.5 mg 每3天1次)相比，其心脏副作用及引发谵妄的可能性较小(Ripamonti *et al.*，2001)。

### 恶心/呕吐

多种药物可用于治疗恶心呕吐。氟哌啶醇是一种选择性D2拮抗剂，可皮下/静脉给药，之后每4-6 h 0.5~2 mg 口服，还具有治疗进展期疾病通常伴随的谵妄的附加优势。酚噻嗪(如氯吡嗪及普鲁氯哌嗪)也有效，不过无法皮下给药。甲氧氯普胺具有多种作用，是D2拮抗剂及5HT4激动剂，因此联合了酚噻嗪类抑制中枢化学感受器激活的作用及促动力作用(Ripamonti *et al.*，2008)。以每6 h 5~10 mg 皮下/静脉的剂量给药有效，在不完全梗阻及其它治疗药物发挥作用时有一定作用。绞痛加重时应调整剂量或停药，持续完全性梗阻时禁用。

奥氮平抑制多种诱发呕吐的神经递质，在难治性恶心的病例中应用正在增加。作为一种非典型抗精神病药物，用于肠梗阻的剂量为2.5~10 mg/d，也有舌下溶解的片剂可用，有限情况下可用作肌内注射(Glare *et al.*，2004)。

## 糖皮质激素

糖皮质激素有助于减轻恶性肠梗阻的预期机制是抑制炎性反应，减少肿瘤周围水肿及相关疼痛，很可能是通过中枢作用减轻恶心。其净效应是改善肠道功能，常可暂时减轻不完全梗阻，帮助恢复肠道功能。8~16 mg/d 静脉/皮下剂量的地塞米松最为常用，通常可试用5~7 d评价其疗效，有效时继续无限期使用。

## 抗分泌药物

作为抗胆碱能药物抑制肠道运动的补充，奥曲肽可抑制许多肠道分泌物(包括胃泌素、血管活性肠肽、胰酶及胆汁)的释放。奥曲肽也可减少内脏血流，因而减少恶性肠梗阻时的肠壁血管充血。奥曲肽(100~200 μg皮下或静脉 q 6~8 h给药)被视为恶心、呕吐及绞痛时的非手术治疗的一项关键方法。(Mercadante *et al.*，2007)。

# 小结

“疾病相同，患者不同。”

古老的外科格言

恶性肠梗阻的处理给临床医生、患者及其家属带来挑战。考虑到外科手术与并发症和死亡率明显相关，且创伤较小的操作(如支架或造口术)具有实质性获益，手术干预必须小心进行。非手术药物治疗常可成功减轻痛苦的症状，作用可持续数周至数月。不过由于恶性肠梗阻(尤其是无法手术时)是预期寿命有限的一项预示，出现恶性肠梗阻时要求与患者及其家属进行全面的、富有同理心的讨论，并根据各位患者及其医疗服务机构的情况进行医疗安排，以确定并取得现实的、相互认同的医治目标。

## 致谢

声明：作者声称无任何利益冲突。

## 参考文献


- Baines M. ABC of palliative care: nausea, vomiting, and intestinal obstruction. BMJ, 1997, 315: 1148-1150.
- Bordeianou L, Yeh DD. Epidemiology, clinical features, and diagnosis of mechanical small bowel obstruction in adults. Available online: http: //www.uptodate.com/contents/epidemiology-clinical-features-and-diagnosis-of-mechanical-small-bowel-obstruction-in-adults, accessed November 1, 2013.
- Chinn JS, Schuffler MD. Paraneoplastic visceral neuropathy as a cause of severe gastrointestinal motor dysfunction. Gastroenterology, 1988, 95: 1279-1286.
- Correa R, Ripamonti C, Dodge J, et al. Malignant bowel obstruction. In: Davis M, Feyer P, Ortner P, et al. eds. Supportive Oncology. Philadelphia: Saunders Elsevier, 2011: 326-341.
- DeBernardo R. Surgical management of malignant bowel obstruction: strategies towards palliation of patients with advanced cancer. Cur Oncol Rep, 2009, 11: 287-292.
- Fainsinger R, Spachynski K, Hanson J, et al. Symptom control in terminally ill patients with malignant bowel obstruction. J Pain Symptom Control, 1994, 9: 12-18.
- Feuer DJ, Broadley KE, Shepherd JH, et al. Surgery for the resolution of symptoms in malignant bowel obstruction in advanced gynecological and gastrointestinal cancer. Cochrane Database Syst Rev, 2000a, (4): CD002764.
- Feuer DJ, Broadley KE. Corticosteroids for the resolution of malignant bowel obstruction in advanced gynecological and gastrointestinal cancer. Cochrane Database Syst Rev, 2000b, (2): CD001219.
- Feller E, Schiffman F. Colonic obstruction as the first manifestation of ovarian carcinoma. Am J Gastroenterology, 1987, 82: 25-28.
- Glare P, Pereira G, Kristjanson L, et al. Systematic review of the efficacy of antiemetics in the treatment of nausea in patients with far-advanced cancer. Support Care Cancer, 2004, 12: 432-440.
- Hirst B, Regnard C. Management of intestinal obstruction in malignant disease. Clin Med, 2003, 3: 311-314.
- Krouse R, McCahill L, Easson A, et al. When the sun can set on an unoperated bowel obstruction: management of malignant bowel obstruction. J Am Coll Surg, 2002, 195: 117-128.
- Maglinte DD, Kelvin FM, Sandrasegaran K, et al. Radiology of small bowel obstruction: contemporary approach and controversies. Abdom Imaging 2005, 30: 160-178.
- Mercadante S. Intestinal dysfunction and obstruction. In: Walsh D. eds. Palliative Medicine. Philadelphia, PA: Saunders/Elsevier, 2009: 1267-1275.
- Mercadante S, Casuccio A, Mangione S. Medical treatment for inoperable malignant bowel obstruction: a qualitative systematic review. J Pain Symptom Manage, 2007, 33: 217-223.
- Mirensky TL, Schuster KM, Ali UA, et al. Outcomes of small bowel obstruction in patients with previous gynecologic malignancies. Am J Surg, 2012, 203: 472-479.
- Ripamonti C, Bruera E. Palliative management of malignant bowel obstruction. Int J Gynecol Cancer, 2002, 12: 135-143.
- Ripamonti C, Twycross R, Baines M, et al. Clinical-practice recommendations for the management of bowel obstruction in patient with end-stage cancer. Support Care Cancer, 2001, 9: 223-233.
- Ripamonti C, Easson A, Gerdes H. Management of Malignant Bowel Obstruction. Eur J Cancer, 2008, 44: 1105-1115.
- Roeland E, von Gutten C. Current concepts in malignant bowel obstruction management. Curr Oncol Rep, 2009, 11: 298-303.
- Soriano A, Davis M. Malignant bowel obstruction: Individualized treatment near the end of life. Cleve Clin J Med, 2011: 78: 197-205.
- Sabharwal T, Irani FG, Adam A. Cardiovascular and Interventional Radiological Society of Europe. Quality assurance guidelines for placement of gastroduodenal stents. Cardiovasc Intervent Radiol, 2007, 30: 1-5.
- Silva AC, Pimenta M, Guimarães LS. Small bowel obstruction: what to look for. Radiographics, 2009, 29: 423-439.

- Stevenson G. Colon imaging in radiology departments in 2008: goodbye to the routine double contrast barium enema. Can Assoc Radiol J, 2008, 59: 174-182.
- Turner J, Cummin T, Bennett A, et al. Stents and stentability: treatment for malignant bowel obstruction. Br J Hosp Med, 2008, 69: 676-680.
- Walsh D, Caraceni AT, Faisinger R, et al. eds. Palliative Medicine, 1st ed. Philadelphia: Saunders Elsevier, 2009.


**译　者：**刘揆亮，主治医师，消化内科，首都医科大学附属北京世纪坛医院
**审　校：**唐丽丽，主任医师、教授，康复科，北京大学肿瘤医院
**终　审：**刘　巍，主任医师、教授，姑息治疗中心，北京大学肿瘤医院
(译文如与英文原文有异义，以英文原文为准)

第四篇

# 第六章　胸膜疾病的评估和治疗

**Thomas Fabian, Charles Bakhos**

Division of Thoracic Surgery, Department of Surgery, Albany Medical Center, Albany, NY 12208, USA

*Correspondence to:* Tom Fabian, MD, Chief. Division of Thoracic Surgery, Department of Surgery, Albany Medical Center, 43 New Scotland Avenue, MC-192, Albany, NY 12208, USA. Email: fabiant@mail.amc.edu; Charles Bakhos, MD. Division of Thoracic Surgery, Department of Surgery, Albany Medical Center, 43 New Scotland Avenue, MC-192, Albany, NY 12208, USA. Email: bakhosc@mail.amc.edu.

## 引言

临床医生经常会对胸腔积液患者进行诊断、评估和治疗。社区医生、呼吸内科医生和胸外科医生经常会面对一些需要进行姑息治疗的胸膜疾病患者。这些胸膜疾病包括恶性胸腔积液(malignant pleural effusion，MPE)、慢性良性胸腔积液、继发于严重基础性肺部疾病的气胸以及通常发生于感染后或手术后自然形成的胸膜残腔病变。大多数的良性胸腔积液具有暂时性和自限性，还有一些积液与心功能不全和透析引起的非恶性的液体失衡密切相关，这类积液常持续存在且不易处理。然而，近45%的积液继发于恶性肿瘤，包括肺癌(35%)，乳腺癌(23%)，淋巴瘤(19%)，以及原发灶不明的积液(12%)(Hausheer and Yarbro，1985)。

在美国，MPE年发病率超过15万例，导致本已罹患癌症的人群增加了严重的打击和生活质量(quality of life，QOL)的下降(Reddy *et al.*，2011)。而且，由于这些积液通常反映疾病的终末状态，同时由于疾病进展和/或总体功能减退，使之难以通过针对肿瘤的治疗而得到控制。MPE患者的平均生存期为3~12个月，生存期的长短取决于原发恶性肿瘤(Roberts *et al.*，2010)。近年来，尽管总体上在胸腔积液的诊断和治疗上取得了很多进展，仍没有真正达成MPE最佳管理方法的共识，这主要是受各医疗机构的差异和医生的个人观念与经验所影响。在本章节中，我们讨论胸腔积液的病理生理学和MPE初始评估，同时回顾目前行之有效的不同治疗策略。最后结合自身的经验，提出我们对于管理MPE患者的观点。

## 胸腔积液的病理生理学

生理状态下，胸膜腔含有少量液体(约0.3 mL/kg体重)，在脏层胸膜和壁层胸膜之间起润滑作用(Miserocchi，1997)。在胸膜之间胸腔内液体的流动是一个持续、动态的过程，胸腔液体流动模型的研究表明淋巴系统在液体平衡的维持和稳定中扮演重要的角色(Miserocchi *et al.*，1992)。但胸膜腔中液体的清除机制尚未完全明确，一般认为大部分病理状态下的胸腔积液源自脏层胸膜，最后通过壁层胸膜回流(English and Leslie，2006)。此外，扫描与透射电镜下观察人类壁层胸膜发现膈肌表面壁层胸膜有淋巴管孔，起到引流胸膜腔液体和微粒的作用(Li and Jiang，1993；Peng *et al.*，1994)。

胸膜腔内正常的液体清除过程受阻的最终结果是导致恶性胸腔积液发生、发展的机制。恶性肿瘤通过多种方式导致胸膜腔液体流动和吸收功能障碍。例如，由于淋巴管阻塞或肿大的纵隔淋巴结压迫引起间质组织内静水压升高，进而导致液体增多；相似的，肿瘤侵犯脏层或壁层胸膜可影响液体吸收，同时诱发炎性反应导致毛细血管通透性增加(DeCamp *et al.*，1997)。癌症可以产生特定的增殖介质，如细胞因子、神经递质以及微环境中促进细胞存活和发展的生长因子从而加重胸腔积液(Kassis *et al.*，2005)。

## MPE的临床特点和诊断评估

MPE患者临床症状通常表现为呼吸困难、咳嗽、胸膜炎性胸痛、乏力和体重下降的症状。呼吸困难通常是肺内分流的结果，胸痛提示肿瘤可能侵袭壁层胸膜，侵及胸壁，体重下降通常与疾病进展和恶液质状态相关。肺部原发病灶的患者出现恶性胸腔积液，提示疾病进入进展期，目前被认为是Ⅳ期(M1a)(Rusch，2009)。新出现的MPE可以作为已知或隐匿的胸腔外肿瘤的进展或远处转移的标志。

常用的针对胸腔积液的影像学检查包括胸部X线、胸部CT，均可确定积液是否包裹分隔以指导引流操作。胸腔穿刺既能够用于诊断也能作为治疗措施。根据Light's标准，MPE患者的积液通常是渗出性(Light *et al.*，1972)。Loddenkemper等报道，胸腔镜活检诊断MPE的敏感性(95%)高于细胞学检查(62%)和针吸活检(44%)(Loddenkemper，1998)。当胸腔穿刺术不能明确是否有恶性病变或无法确定肿瘤的组织学类型时，适合进行电视辅助胸腔镜手术(video-assisted thoracoscopic surgery，VATS)。VATS以其低并发症发生率逐渐取代开胸胸膜活检和内科胸腔镜检查，成为诊断MPE最常用的方法(Light，2006)。

## MPE的治疗

大多数恶性胸腔积液具有临床症状，也有一部分是在疾病发展的终末期逐渐出现临床症状，50%~70%的患者表现为呼吸困难(Hu *et al.*，2004)。尽管在后面我们将提到一些恶性肿瘤如乳腺癌或淋巴瘤可能适合全身治疗，但通常MPE的治疗是基于局部姑息的方式。患者的一般状态和总体预后应作为治疗的指导，但实际上所有患者都能从姑息治疗中获益。然而判断预后并不总是一件容易的事，这是由于只有极少数临床预测指标可用于预后评估。Pilling和同事回顾性研究了278例外科姑息治疗的MPE患者，发现术前白细胞升高，低蛋白血症(≤35 g/L)和低氧血症($PaO_2$≤71 mmHg)是生存期差的独立预测因素。具有全部3个危险因素的患者中位生存期仅42 d，而无任何危险因素的患者中位生存期为702 d($P$<0.00001)(Pilling *et al.*，2010)。另外，胸腔积液的指标如低pH值(<7.3)和低葡萄糖(<60 g/L)也与预后差有关(Rodriquez-Panadero and Lopez-Mejias，1989)。

### 胸腔穿刺术

胸腔穿刺术是确定MPE诊断的常用方法，诊断的准确率在40%~87%之间并且有可能使呼吸困难立即缓解(Jay，1985；Toms *et al.*，2000)。虽然在1月内复发率接近100%(Antunes *et al.*，2003)，对积液产生速度缓慢和预期生存较短的患者可以考虑反复胸腔穿刺。但需要注意的是，反复胸腔穿刺可能引起胸膜粘连，继而导致肺萎陷，从而增加整体治疗的困难，不利于晚期患者的症状缓解(Musani，2009；Roberts *et al.*，2010)。

### 胸腔置管引流

胸腔置管(tunneled pleural catheter，TPC)引流由于具有易放置和适用于门诊患者的优点，因可避免住院和应用导致疼痛的胸膜硬化剂，正越来越多的用于治疗MPE。目前临床上经常应用的有2种产品，包含一个真空装置的PleurX®导管(CareFusion，San Diego，CA，USA)和不太常用的Aspira®胸腔置管引流系统(Bard Access Systems，Salt Lake City，UT，USA)，后者采用低压真空抽吸泵。Putnam和同事进行的第一个也是规模最大的一个临床试验证实胸腔置管引流比床旁开胸胸膜固定术具有优势(Putnam *et al.*，1999)，患者以2∶1的比例随机分配进入四环霉素胸膜固定组($n$=45)或PleurX®置管组($n$=99)。两组呼吸困难症状的改善程度和QOL评分接近，但TPC组中位住院时间1 d，明显低于应用四环霉素组(6.5 d)。四环霉素组胸腔积液复发率21%，TPC组13%，差异无统计学意义。在另一项研究中，Ohm和同事证实了TPC治疗对伴有肺萎陷患者($n$=34)有效，该试验对照组为胸腔镜下滑石粉胸膜固定术治疗肺膨胀正常的患者($n$=7)(Ohm *et al.*，2003)。两组相比TPC组住院时间显著缩短，大部分是门诊初诊的患者。Tremblay和Michaud进行的一项回顾性研究总结了250例TPC操作，结果表明2周后38.8%的患者呼吸困难评分明显改善，另外有50%的患者呼吸困难完全缓解(Tremblay and Michaud，2006)；有10例置管失败，43%的患者形成自发性的胸膜固定。最近发表了两个比较TPC与床旁滑石粉胸膜固定术的多中心前瞻性随机对照研究结果，第一个CALGB 30102研究(Demmy *et al.*，2012)是由

Demmy和同事延续之前的CALGB 9334试验进行的，结果表明床旁滑石粉胸膜固定术与胸腔镜下喷洒滑石粉疗效相当(Dresler *et al.*，2005)。由于获益不足，新的临床试验提前终止(原计划纳入530例患者，实际纳入58例患者时即认为有充分的证据表明两组疗效相当)。然而，作者发现TPC治疗组比床旁应用滑石粉溶液成功率高(62%：46%，OR 5，*P*=0.064)，在治疗30 d后，TPC治疗组胸腔积液控制情况好于胸膜固定组(*P*=0.024)。第2个临床试验是英国TIME 2前瞻性多中心研究，106例患者随机纳入前两种治疗方案组，重点观察呼吸困难缓解情况，受试者在接受任何一种治疗后，每天填写呼吸困难评分视觉模型至少42天(Davies *et al.*，2012)。该试验表明TPC组在第6个月时呼吸困难显著改善，但两组QOL没有明显差异。

虽然上述文献表明TPC在MPE治疗过程中扮演不可或缺的角色，但同时要注意潜在的并发症。这些风险包括胸腔置管导致的局部感染、脓胸和沿管道播散，管道引流不畅或阻塞需要溶栓，长期引流带来不便和需要家庭护士访视，不能使所有的患者达到胸膜固定的效果，甚至在床旁拔管时发生的导管折断和异物残留(Janes *et al.*，2007；Fysh *et al.*，2012)。此外，没有充分的前瞻性数据从肺复张的程度、患者症状缓解程度和成本-效益比的角度，直接比较TPC和VATS胸膜固定术。实际上即使TPC的前期费用低于VATS胸膜固定术，但后期护士访视和长期引流的费用通常是无法计算的(MacEachern and Tremblay，2011)。

## 胸膜固定术

胸膜固定术的最终目标是使脏层胸膜和壁层胸膜粘连、消除胸膜腔，防止积液复发，可在胸腔镜下或开胸摩擦胸膜完成机械性胸膜固定。但对于MPE，从手术的角度并不建议采用该法，因为在肿瘤负荷较高的终末期患者中有出血和较高的并发症发生率。胸膜固定还可通过应用硬化剂的化学法完成。常见的硬化剂包括阿霉素、四环素、多西环素、博莱霉素，滑石粉甚至是碘(Mohsen，2011；Shaw and Agarwal，2004)。滑石粉价格低廉，是最常用的硬化剂，Cochrane进行的一项对10个随机临床试验共308个患者的荟萃分析证明它是最有效的硬化剂。化学性胸膜固定可在术中或床旁利用穿刺置管或胸腔引流管进行。对原因不明的胸腔积液为明确诊断而进行手术的患者，可以向胸腔内注射硬化剂促进化学性胸膜固定的形成，通过胸腔引流管充分引流，使得两层胸膜最大程度粘连。这一过程通常需要住院数天。对非手术患者或已留置胸管者，可以在床旁通过胸管注入刺激性化学药物进行胸膜固定。化学性胸膜固定的相对禁忌证是经过引流后肺脏仍然无法复张和充填胸腔，这通常导致胸膜固定效果大打折扣，并可能导致进一步的肺萎陷和感染。

CALGB 9334试验通过比较两种化学性胸膜固定方法发现，以肺或乳腺肿瘤为原发疾病的患者，胸腔镜喷洒滑石粉成功率(82%)高于胸廓造口注入滑石粉匀浆(67%)(Dresler *et al.*，2005)。一项涉及109例MPE患者的单中心回顾性研究试验，发现与胸腔镜喷洒滑石粉相比，TPC更显著降低了管道相关住院时间和患侧胸腔需再干预的可能(Hunt *et al.*，2012)。

胸膜固定术后也可出现并发症，使用滑石粉后最常见的不良反应是发热(10%~17%)和疼痛(Shaw and Agarwal，2004；Viallat *et al.*，1996)。这些症状都具有自限性，通常在3 d内可缓解。感染性脓胸虽然少见但有可能发生，并会给患者的治疗增添极大的困难。急性呼吸窘迫综合征也有相关报道，属于较罕见的并发症，尤其是在使用滑石粉少于5 g的情况下。

## 置管引流和胸膜固定

胸腔镜和留置TPC并不是互斥的操作，可以同时进行，以实现胸膜固定，并尽可能地缩短患者住院时间。最近发表的一项回顾性研究分析发现，30例行胸腔镜滑石粉喷洒和留置TPC患者的中位住院时间1.79 d，92%的患者胸膜固定成功，TPC拔除的中位时间7.54 d。同时在该研究中发生1例脓胸(Reddy *et al.*，2011)。

## 胸膜切除术

胸膜切除术/剥脱术通常适用于恶性胸膜间皮瘤的治疗，尤其是通过一系列的治疗后，发现胸膜固定术控制恶性胸腔积液的效果不佳的情况下更是如此(Bielsa *et al.*，2011)。这个操作需要开胸并且并发症发生率较高，需要严格掌握适应证(Flores *et al.*，2008；Nakas *et al.*，2008)。需要注意的是，非小细胞肺癌相关性MPE并不是胸膜切除术的适应证。虽然临床上有时为了打开分隔包裹使肺尽可能复张，而通过诊断/治疗性胸腔镜手术中进行了一定程度的胸膜部分剥脱和粘连松解(Murthy and Rice，2013)。

## 胸腹腔分流术

目前已经很少再用胸腹腔分流治疗MPE，尤其在引流置管出现之后(Little *et al.*，1986)。尽管如此，对适当选择的患者通过胸腔镜进行胸腹腔分流术，能够在可接受的并发症发生率前提下使大部分患者得到缓解。但分流相关问题很常见(达15%)，包括堵塞、感染和沿通道种植转移，经常需要调整或更换分流管等问题(Genc *et al.*，2000；Tsang *et al.*，1990)。

## 非手术治疗：化疗、放疗和药物治疗

化疗通常有助于控制某些恶性肿瘤引起的恶性胸腔积液，例如乳腺癌，小细胞肺癌，生殖细胞肿瘤和淋巴瘤(Weick *et al.*，1973；Livingston *et al.*，1982)。放疗对于治疗终末期由受侵犯的肿大的淋巴结引起的积液比较有效。此外，最近的一项一期临床试验发现胸腔内注射多西紫杉醇疗效非常明显，大部分患者影像学上积液可完全消失，而且系统性毒性极小(Jones *et al.*，2010)。研究发现对具有呼吸困难症状的癌症患者，阿片类药物可缓解患者气短的感觉，并可能作为更确定的MPE辅助治疗方案之一(Abernethy *et al.*，2003；Jennings *et al.*，2002)。

## 结语

一般来说，我们认为在MPE的治疗方案中没有绝对正确或者错误的方法。每个病例都需要个体化考虑和耐心地讨论(Beyea *et al.*，2012)。对于已诊断明确的MPE患者来说，重点是姑息治疗、最大程度地提高QOL、尽量避免住院治疗，因此留置TPC引流管是最理想的。尽管有些患者不愿长期带管引流，以往丰富的经验，我们发现留置TPC的患者通常比较满意。对那些不愿留置导管、针对恶性肿瘤全身性治疗反应良好的年轻患者，治疗过程也可以有所变化，可以选择通过TPC或胸腔镜进行胸膜固定术。在肺萎陷的情况下，留置TPC毫无疑问是最佳的治疗手段。它不仅避免了胸膜固定失败、感染或肺实质损伤导致漏气时间过长等手术并发症，还可以随着时间的推移逐渐消除胸膜腔，进一步缓解症状。

我们在临床治疗中通常对不适合立即出院、已经放置胸管和需要接受诊断或分期操作的住院患者保留实施胸膜固定术的选择。建议的处理步骤如图1所示。

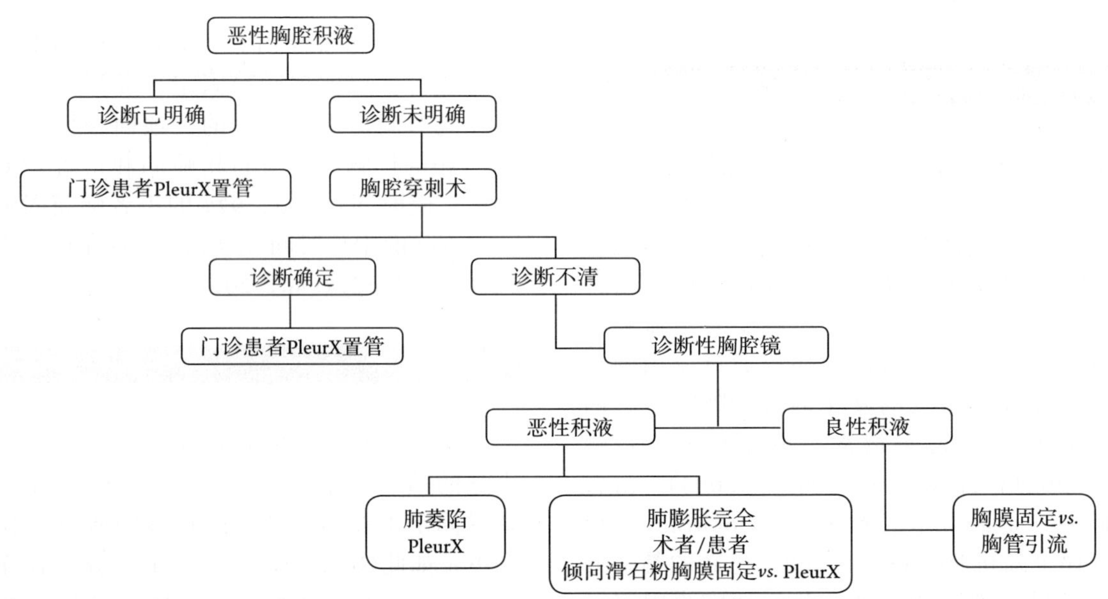


**图1 姑息治疗恶性胸腔积液的步骤**

第四篇

最后，大部分MPE患者在积液引流后症状可得到改善。在此我们特别提醒临床医生，即使一些胸腔积液可能无法成功缓解，不经过至少一次引流的尝试不要下此结论，以免错失改善患者生活质量的宝贵时机。

## 致谢

声明：作者声称无任何利益冲突。

## 参考文献


- Abernethy AP, Currow DC, Frith P, et al. Randomized, double blind, placebo controlled crossover trial of sustained release morphine for the management of refractory dyspnea. BMJ, 2003, 327: 523-528.
- Antunes G, Neville E, Duffy J, et al. BTS guidelines for the management of malignant pleural effusions. Thorax, 2003, 58: ii29-ii38.
- Beyea A, Winzelberg G, Stafford RE. To drain or not to drain: an evidence-based approach to palliative procedures for the management of malignant pleural effusions. J Pain Symptom Manage, 2012, 44: 301-306.
- Bielsa S, Hernández P, Rodriguez-Panadero F, et al. Tumor type influences the effectiveness of pleurodesis in malignant effusions. Lung, 2011, 189: 151-155.
- Davies HE, Mishra EK, Kahan BC, et al. Effect of an indwelling pleural catheter vs. chest tube and talc pleurodesis for relieving dyspnea in patients with malignant pleural effusion: the TIME2 randomized controlled trial. JAMA, 2012, 307: 2383-2389.
- DeCamp M, Mentzer S, Swanson S, et al. Malignant effusive disease of the pleura and pericardium. Chest, 1997, 112: 291S-295S.
- Demmy TL, Gu L, Burkhalter JE, et al. Optimal management of malignant pleural effusions (results of CALGB 30102). J Natl Compr Canc Netw, 2012, 10: 975-982.
- Dresler CM, Olak J, Herndon JE 2nd, et al. Phase III intergroup study of talc poudrage vs. talc slurry sclerosis for malignant pleural effusion. Chest, 2005, 127: 909-915.
- English J, Leslie K. Pathology of the pleura. Clin Chest Med, 2006, 27: 157-180.
- Fysh ET, Wrightson JM, Lee YC, et al. Fractured indwelling pleural catheters. Chest, 2012, 141: 1090-1094.
- Flores RM, Pass HI, Seshan VE, et al. Extrapleural pneumonectomy versus pleurectomy/decortication in the surgical management of malignant pleural mesothelioma: results in 663 patients. J Thorac Cardiovasc Surg, 2008, 135: 620-626.
- Genc O, Petrou M, Ladas G, et al. The long-term morbidity of pleuroperitoneal shunts in the management of recurrent malignant effusions. Eur J Cardiothorac Surg, 2000, 18: 143-146.
- Hausheer FH, Yarbro JW. Diagnosis and treatment of malignant pleural effusion. Semin Oncol, 1985, 12: 54-75.
- Hu WY, Chiu TY, Cheng SY, et al. Morphine for dyspnea control in terminal cancer patients: is it appropriate in Taiwan? J Pain Symptom Manage, 2004, 28: 356-363.
- Hunt BM, Farivar AS, Vallières E, et al. Thoracoscopic talc versus tunneled pleural catheters for palliation of malignant pleural effusions. Ann Thorac Surg, 2012, 94: 1053-1057.
- Jay SJ. Diagnostic procedures for pleural disease. Clin Chest Med, 1985, 6: 33-48.
- Janes SM, Rahman NM, Davies RJ, et al. Catheter- tract metastases associated with chronic indwelling pleural catheters. Chest, 2007, 131: 1232-1234.
- Jennings AL, Davies AN, Higgins JP, et al. A systematic review of the use of opioids in the management of dyspnoea. Thorax, 2002, 57: 939-944.
- Jones DR, Taylor MD, Petroni GR, et al. Phase I trial of intrapleural docetaxel administered through an implantable catheter in subjects with a malignant pleural effusion. J Thorac Oncol, 2010, 5: 75-81.
- Kassis J, Klominek J, Kohn C. Tumor microenvironment: What can effusions teach us? Diagn Cytopathol, 2005, 33: 316-319.
- Li J, Jiang B. A scanning electron microscopic study on three-dimensional organization of human diaphragmatic lymphatics. Funct Dev Morphol, 1993, 3: 129-132.
- Light R. The undiagnosed pleural effusion. Clin Chest Med, 2006, 27: 309-319.
- Light RW, MacGregor MI, Luchsinger PC, et al. Pleural effusions: the diagnostic separation of transudates and exudates. Ann Intern Med, 1972, 77: 507-513.
- Little AG, Ferguson MK, Golomb HM, et al. Pleuroperitoneal shunting for malignant pleural effusions. Cancer, 1986, 58: 2740-2743.
- Livingston RB, McCracken JD, Trauth CJ, et al. Isolated pleural effusion in small cell lung carcinoma: favorable prognosis. A review of the Southwest Oncology Group experience. Chest, 1982, 81: 208-211.
- Loddenkemper R. Thoracoscopy-state of the art. Eur Respir J,


第四篇

1998, 11: 213-221.

- MacEachern P, Tremblay A. Pleural controversy: pleurodesis versus indwelling pleural catheters for malignant effusions. Respirology, 2011, 16: 747-754.
- Miserocchi G. Physiology and pathophysiology of pleural fluid turnover. Eur Respir J, 1997, 10: 219-225.
- Miserocchi G. Venturoli D, Negrini D, et al. Intrapleural Fluid movements described by a porous flow model. J Appl Physiol, 1992, 73: 2511-2516.
- Mohsen TA, Zeid AA, Meshref M, et al. Local iodine pleurodesis versus thoracoscopic talc insufflation in recurrent malignant pleural effusion: a prospective randomized control trial. Eur J Cardiothorac Surg, 2011, 40: 282-286.
- Murthy SC, Rice TW. Surgical management of malignant pleural effusions. Thorac Surg Clin, 2013, 23: 43-49.
- Musani AI. Treatment options for malignant pleural effusion. Curr Opin Pulm Med, 2009, 15: 380-387.
- Nakas A, Martin Ucar AE, Edwards JG, et al. The role of video assisted thoracoscopic pleurectomy/decortication in the therapeutic management of malignant pleural mesothelioma. Eur J Cardiothorac Surg, 2008, 33: 83-88.
- Ohm C, Park D, Vogen M, et al. Use of an indwelling pleural catheter compared with thorascopic talc pleurodesis in the management of malignant pleural effusions. Am Surg, 2003, 69: 198-202.
- Peng MJ, Wang NS, Vargas FS, et al. Subclinical surface alterations of human pleura. A scanning electron microscopic study. Chest, 1994, 106: 351-353.
- Pilling JE, Dusmet ME, Ladas G, et al. Prognostic factors for survival after surgical palliation of malignant pleural effusion. J Thorac Oncol, 2010, 5: 1544-1550.
- Putnam JB Jr, Light RW, Rodriguez RM, et al. A randomized comparison of indwelling pleural catheter and doxycycline pleurodesis in the management of malignant pleural effusions. Cancer, 1999, 86: 1992-1999.
- Reddy C, Ernst A, Lamb C, et al. Rapid pleurodesis for malignant pleural effusions: a pilot study. Chest, 2011, 139: 1419-1423.
- Roberts ME, Neville E, Berrisford RG, et al. Management of a malignant pleural effusion. British Thoracic Society Pleural Disease Guideline 2010. Thorax, 2010, 65: ii32-ii40.
- Rodriquez-Panadero F, Lopez-Mejias J. Survival time of patients with pleural metastatic carcinoma predicted by glucose and pH studies. Chest, 1989, 95: 320-324.
- Rusch VW, Appelman HD, Blackstone E, et al. Lung. In: Edge SB, Byrd DR, Compton CC, et al. eds. AJCC Cancer Staging Manual. 7th ed. New York, NY: Springer, 2009: 253-270.
- Shaw P, Agarwal R. Pleurodesis for malignant pleural effusions. Cochrane Database Syst Rev, 2004, (1): CD002916.
- Tremblay A, Michaud G. Single-center experience with 250 tunnelled pleural catheter insertions for malignant pleural effusion. Chest, 2006, 129: 362-368.
- Tsang V, Fernando HC, Goldstraw P. Pleuroperitoneal shunt for recurrent malignant pleural effusions. Thorax, 1990, 45: 369-372.
- Toms AP, Tasker AD, Flower CD. Intervention in the pleura. Eur J Radiol, 2000, 34: 119-132.
- Viallat JR, Rey F, Astoul P, et al. Thoracoscopic talc poudrage pleurodesis for malignant effusions. A review of 360 cases. Chest, 1996, 110: 1387-1393.
- Weick JK, Kiely JM, Harrison EG Jr, et al. Pleural effusion in lymphoma. Cancer, 1973, 31: 848-853.





译　者：强光亮，主治医师，胸外科，中日友好医院

审　校：刘俊峰，主任医师、教授，胸外科，河北医科大学第四医院

终　审：刘　巍，主任医师、教授，姑息治疗中心，北京大学肿瘤医院


(译文如与英文原文有异义，以英文原文为准)

# 第七章　濒死患者顽固症状的可控性镇静治疗

**Sebastiano Mercadante**[1,2]

[1]Anesthesia and Intensive Care Unit & Pain Relief and Palliative Care Unit, La Maddalena Cancer Center, Palermo, Italy; [2]Chair of Anesthesiology, Intensive care and Emergency, and Palliative Medicine, University of Palermo, Italy

*Correspondence to:* Sebastiano Mercadante, MD, Director. Anesthesia & Intensive Care Unit and Pain Relief & Palliative Care Unit, La Maddalena Cancer Center, Via S. Lorenzo 312, 90145 Palermo, Italy. Email: terapiadeldolore@lamaddalenanet.it.

## 引言

对走到生命终点身患绝症的患者而言，尽管采取最大努力控制其症状，但仍可能经历难以忍受的痛苦，平静死去的目标看似无法实现。患者的痛苦也使其家庭成员饱受痛苦和煎熬，最终带着患者临终前的回忆和负罪感度过余生。如果患者的病痛已无药可治，那么减轻痛苦的有效手段之一便是镇静(Cherny，2006)。姑息治疗用于临床实践已有多年，但使用率从2%~52%不等(Cowan and Walsh，2001)。急诊姑息治疗病区的镇静治疗率往往相对较高，可能源于专业敏感性、对病痛的有力监管以及合理的决策沟通程序。

然而，急诊姑息治疗病区的现状可能并不能反映其他地方的情况。事实上，由于不同机构医生的态度以及执行政策的差异，不同医疗中心间镇静治疗使用率变化颇大。国家和州县的立法政策也可能影响其决策。因此，由于受道德、文化、法律和技术层面的影响，濒死患者的镇静治疗成为一项复杂的问题。本章旨在为临终镇静治疗的适应证、管理、伦理话题以及与生存率的相关性提供一些信息。

## 适应证

欧洲姑息治疗协会(European Association of Palliative Care，EAPC)对“濒死镇静”的定义为采用镇静药物缓解患者临终阶段无法忍受的痛苦。(Materstvedt *et al.*，2003)。专家小组已就相关术语、定义、适应证及使用条件、决策与知情同意、文化与伦理问题，镇静药物类型、结局与监管，以及营养水化方面做了详细推荐(Cherny，2006)。

最近有学者提出了“临终患者顽固症状的可控性镇静”这一替代说法。此说法包含了治疗模式、目标、需求以及相关背景，因此更为准确。具体来说，“可控”是指镇静的深浅程度、间断/持续性、如何监管以及实施者的资质。“镇静”该词义较隐晦，指通过使用药物(可控的)降低患者意识水平。“顽固症状”指标准的姑息药物治疗无效，导致患者遭受严重痛苦的一种临床状态，对其来说，镇静已成为最后的治疗手段。最后，“濒死患者”用以区别其他一些启用镇静治疗的情形，排除其他适应证(令患者感觉不适的操作)或混乱术语(终末期、姑息)的影响。这意味着治疗此类患者的医护团队应有足够的专业知识来判断患者是否身患绝症，并能对此达成一致意见(Mercadante *et al.*，2009)。

当临床医生察觉标准疗法无效且再无其他方法减轻患者难以忍受的症状时，即应开始对病情严重性、现用治疗的局限性以及在未采取特殊干预措施降低患者意识水平的情况下，患者临终前数天内的预期过程进行评估。这一点有别于短暂镇静，后者适用于一些引起短暂疼痛的治疗操作。“临终患者顽固症状可控性镇静”的典型适用情形是患者存在持续不适症状已超合理时间范围，所有可用治疗措施均告失败而认定为绝症。

激惹和呼吸困难是临终阶段需要镇静的最常见症状(Mercadante *et al.*，2009；Elsayem *et al.*，2009；Fainsinger *et al.*，2000)。这种情况下应就施予镇静的必要性、合理性以及伦理基础与参与治疗的人员进行沟通。众多医护人员之间的协作显得极为重要。该团队的所有成员都应为患者，更多时候可能是为家属就治疗策略的变化作出解释。此时提出要求的往往直接来自于家属，而极少为患者本人。事实上，姑息治疗的患者未接受镇静治疗有近一半原因是由于死亡前5天内未与患者就这一治疗方案进行全面的沟通(Fainsinger *et al.*，1998)。

临床决策应基于就启动镇静治疗必要性与家属进行的开放式讨论，要同时考虑患者躯体、精神、心理社会问题以及相应的社会背景。知情同意书和决策过程的相关文书必须规范化，目的在于将镇静治疗的初衷产生的误解最小化。患者临终前可能对生死问题感到痛苦和焦虑，并伴有躯体症状。这些症状的出现并不一定表明患者生命垂危，这使得决定是否启用镇静治疗变得困难。这种困境相当复杂，只有经过一段时间的反复评估才能对此类症状作出定义，同时还要考虑一些评估焦虑、抑郁以及生存痛苦的常规方法。目前仅采用心理学及生存痛苦量表一项决定镇静治疗适应证还存在争议，这种情况下镇静只能用于特殊情况并经过谨慎的会诊咨询(Kohara *et al.*，2005)。启动此种镇静治疗不应操之过急，治疗期间间断给药，寄希望打破某种循环。患者由于心理压抑通常伴随一些躯体症状，间歇治疗往往会转化为传统的连续性镇静。

在某些情况下可能还需要使用延缓式干预方式，以求为非濒死患者在等待更为明确的治疗措施期间获得症状的缓解。这种情况下的镇静应采取短期内间断给药或采用可逆性药物，使医生可以对患者一旦终止镇静后能否维持可接受的状态进行重新评估。在其他情况下，如不降低患者意识状态就无法缓解症状时，可以很明确地再次启用可逆性镇静。

有时患者可能会出现无法控制的症状，需作出紧急决策并付诸行动。比如突发呼吸困难、大出血以及谵妄的患者。此时必须马上做出决策，可能还需要采取更有力的一些治疗措施。如果能在某种程度上预见这种潜在的急症并提前与患者及家属做好沟通讨论，则局面可能得到缓解(Cherny，2006)。



## 管理

大多数回顾性研究在治疗意图、监管、方案实施以及数据收集方面存在难以克服的局限性。收集的数据多来自临床笔记，且适应证各异，质量较差(Fainsinger *et al.*，2000；Miccinesi *et al.*，2006；Rjetjens *et al.*，2006)。另一个问题则是入组的患者群体不同，同一项研究中往往同时包括肿瘤和非肿瘤患者(Cherny，2006；Fainsinger *et al.*，1998；Miccinesi *et al.*，2006；Bielsen *et al.*，2006；Morita *et al.*，2001；Morita *et al.*，1996)。多中心研究则提供了文化差异(Miccinesi *et al.*，2006；Bielsen *et al.*，2006)，问卷调查提供了医生临床实践态度方面的信息(Morita *et al.*，2001；Morita *et al.*，1996)。少数几项前瞻性研究显示，尽管结局存在差异，比如少数患者对镇静治疗无反应或发生镇静药相关并发症(Fainsinger *et al.*，1998)，但姑息性镇静仍是临终阶段控制难治症状的一种有效措施(Maltoni *et al.*，2009)。

如何施予镇静则根据患者需求的不同有所不同。有时患者需要在夜间增大药物剂量，或白天间断给药。对于急性意外且潜在致命性疾病的患者，如急性大出血或大块肺栓塞，往往需要迅速镇静，否则更多见到的是在尝试采取镇静治疗前患者已死亡。最具代表性的患者群体是死亡近在眼前且不可避免的患者。在生命最后几个小时里患者的认知功能受损，并出现呼吸困难、谵妄和/或疼痛。此时往往无法获得患者的知情同意。

一旦决定使用镇静疗法，医生应着手考虑实践层面的内容(Cowan and Walsh，2001)。目前有多种具有镇静作用的药物可供使用。咪达唑仑是最常用的一种苯二氮卓类药物。其半衰期短，允许医生快速滴定剂量，通过皮下或静脉途径给药。在静推2~3 mg达到初始镇静水平后，即可开始持续输注，输注剂量根据负荷量所获效果计算得出，一般初始剂量为30~45 mg/d，此后根据控制症状所需的镇静水平进行调整。目标是通过降低患者意识水平使患者感到舒适。尽管采用精细滴定法只为达到控制症状，但仍可导致患者沟通能力受损(Mercadante *et al.*，2009)。

姑息治疗病区的观察结果显示，患者临终前数天内开具咪达唑仑的平均剂量为22~70 mg/d，最大量为240 mg/d(Mercadante *et al.*，2009；Miccinesi *et al.*，2006；Morita *et al.*，2000)。大多数患者采用

90 mg/d治疗剂量时能良好地控制症状，并存在不同程度的意识丧失。有时则需要将咪达唑仑剂量滴定至超过100 mg/d，尤其是对较年轻患者、先前使用过咪达唑仑数天或更长期的镇静治疗之后(Fainsinger *et al.*，1998；Chater *et al.*，1998)和/或濒死的患者。虽然在肾功能受损患者中代谢产物的积聚可增加镇静作用(Bauer *et al.*，1995 )，但上述现象可能归因于耐受现象(Chater *et al.*，1998)。咪达唑仑联合阿片类药物未显著增加预期生存率。

镇静过程中必须对患者进行再次评估，根据临床需要调整输注速率。对于充分缓解症状所需的镇静深度，个体差异极大，有时为控制症状有必要给予紧急弹丸式推注，但这种操作至少要在医院或治疗晚期患者的安养院里进行。对某些患者来说，清醒状态下的镇静即足以缓解症状，而无需使认知功能完全丧失(Bauer *et al.*，1995)。尽管可能更需要在一种结构化的、持续监测的环境下完成这种改变，但开始采用镇静治疗时家属往往更倾向于该法。从患者及治疗系统的角度看，难治性均包含一定的短暂性成分。间歇或短暂镇静的做法是对以下两种情况的认可，即某一症状可能对持续治疗或未来的某种疗法产生反应，或镇静使患者得到休息和减压，患者耐受症状的能力由此得到改善(Morita *et al.*，2005)。例如，某姑息治疗病区住院间期接受镇静治疗的患者有23%最终存活出院(Elsayem *et al.*，2009)。

姑息性镇静(palliative sedation，PS)也可在家进行。PS是一种缓解濒死患者临终前数天痛苦的有效方法。特别对家属而言，他们认为这是缓解痛苦的一种有效且令人满意的治疗措施。做出这一决定前需就PS的临床需求向家属做出明确解释，而在三分之一的病例中，家属会要求医生做出这种解释。最近有研究表明，PS在家庭姑息单元中的使用率为13%~35%(Mercadante *et al.*，2011a)，这一点证实了先前对PS变异程度的报道(Mercadante *et al.*，2011b)。这一巨大差异提示对PS的应用缺乏合理的标准。例如，来自意大利的一项多中心研究表明，家庭PS使用率为0%~60%。该信息提示不同中心对PS的定义可能缺乏共识(Peruselli *et al.*，1999)。这一数字看似低于医院或安养院内的姑息治疗病区报道的使用率(Cherny，2006；Miccinesi *et al.*，2006；Rjetjens *et al.*，2006；Maltoni *et al.*，2009)，后者又以急救病区的使用率最高(Mercadante *et al.*，2009 )。这种差异的原因可以归结为如下的事实：住院患者的症状负担往往比家中患者更重，或家中患者在出现濒死症状后作为急症送入急诊(Mercadante *et al.*，2011a)。此外由于缺乏持续床旁监护、家人的配合、规划时机、以及紧急情况下做决策的能力，家庭环境下可能不会选择使用PS(Mercadante *et al.*，2011b)。

## 输液和营养

多数患者由于不同原因，包括恶心、吞咽困难以及认知障碍，造成水化程度和营养状态的下降，特别是在患者生命最后几天。罕有患者表现出饥饿。口干、喉咙发干的短时症状可通过积极的口腔护理得到纠正。

一旦决定启用明确的姑息镇静治疗，即应终止输液治疗或给予最小的补液量(Mercadante *et al.*，2009)。大多数患者此时已无法吞咽，或只是在不断地咳嗽，而随着意识水平的降低，这些能力会进一步下降。其中有半数患者在临死前会发出喉音。这会给患者及其家属带来严重的痛苦。肺和脑的恶性肿瘤患者可能更容易发出临终前喉音(Stone *et al.*，1997)。鉴于此，推荐使用抗胆碱能药物或利尿药来减少咽喉及支气管分泌物。在分泌物积聚前即应开始使用抗胆碱能药物，而在给予抗胆碱能药物前施予轻柔的吸引也可有效减少喉音(Mercadante *et al.*，2011c)。

## 监控

姑息性镇静是一个复杂问题，显然不同于慢性安乐死(Claessens *et al.*，2011)。镇静的预期副作用是沟通能力的丧失而非死亡；因此采取镇静治疗必须极为谨慎，特别是面对极为虚弱的患者。医护人员需给予细心监测以获得最佳结果。通过调整镇静深度使症状控制在需要水平，防止镇静不足或镇静过度。医生应持续对相应的症状进行评估。启用镇静治疗后患者的格拉斯哥昏迷评分会逐渐降低直至死亡(Claessens *et al.*，2012)。但是该评分工具常用于重症监护室，且在该患者群体中应用起来很困难，亦或对某些反应的评估基于疼痛刺激而不符合伦理的要求。对一位濒死患者来说，这种方法可能产生不良临床后果并破坏已取得的镇静水平。文献中报道了使用不同工具作为监测姑息镇静效果的观察量表，包括Richmond

激惹镇静量表、Ramsay镇静量表、Likert五分量表、社交能力量表等。监测时机和频率应根据个体条件及所处环境而定。其中，Richmond激惹量表可能耗时更少、标准更清楚、更容易使用(Arevalo *et al.*，2012)。

## 沟通问题

患者由于此时认知功能的下降往往无法签署知情同意书，常由其亲属代替完成。当患者需要采取镇静治疗时，其亲属可能会感到内疚、无奈以及身心疲惫。家属通常关心镇静状态下患者是否会感到痛苦。而临床医生应理解家属情绪上的困扰，使其相信患者所患确为绝症，为其提供支持及相关信息，帮助家属接受患者即将死亡的结果。如果是有经验的医生，家属与其发生冲突的可能性很低，最终接受将镇静作为最后治疗手段使患者平静离世的结果(Mercadante *et al.*，2009)。即使在盛行家长制和保持缄默约定的地中海文化也是如此(Centeno-Cortes and Nunez-Olarte，1994)，这里的人们很少预先声明病危时希望采取何种措施，家属往往在患者救治无望的情况下也仍然要求给予积极的治疗。

## 伦理问题的考虑

从法律的角度看，镇静的概念用于缓解难治性痛苦通常可以被公众认可。然而，由于易与安乐死的概念发生混淆，故围绕镇静治疗的使用仍存在争议(Morita *et al.*，2001)。两者的区别在于其主观意图。安乐死是在患者明确的要求下，有明确意向的采取药物结束患者生命(De Graeff and Dean，2007)。安乐死的目的在于加速死亡的到来，而镇静意在缓解痛苦。姑息性镇静不应有结束患者生命的意图，而是旨在减少顽固的不适以及无法控制的痛苦(De Graeff and Dean，2007)。

姑息性镇静普遍遵循双重效应原则，即均衡性与自主性。尽管双重效应理论为治疗提供了道德保证，但这种含糊的措辞仍可招致加速患者死亡的质疑，妨碍患者良好的症状控制(Morita *et al.*，2004)。由于镇静组患者生存率超过了非镇静组，因此从伦理角度无需就双重效应原则证明镇静的合理性(Mercadante *et al.*，2009；Maltoni *et al.*，2009)。

阿片类药物为缓解疼痛和/或呼吸困难，甚至镇静的首选药物，但遗憾的是，目前将阿片类药物单独作为镇静药已成为常规做法(Bielsen *et al.*，2006；Morita *et al.*，1996)。类似于现代麻醉概念中用特定药物取代乙醚，用于麻醉或镇痛等特定适应证，阿片类药物在姑息性镇静中的用途也应得到明确定义。具体地说，应将其用于疼痛或呼吸困难。正如EURELD研究所的报道(Bielsen *et al.*，2006；Morita *et al.*，1996)，由于阿片所需剂量可能过高，或产生无法预知的缩短寿命效应，将其用于镇静时可能会产生不良后果。另一项多中心调查研究显示，少数患者出现了采用阿片类药物镇静相关的致命并发症(Fainsinger *et al.*，1998)。阿片类药物不适用于缓解疲劳、精神错乱、焦虑、激惹性痛苦以及心理上的痛苦。相反可能会加重谵妄(Fainsinger *et al.*，1998)。

在正规的临终关怀机构，几乎所有需要接受姑息性镇痛治疗的患者均使用阿片类药物联合咪达唑仑的方案(Mercadante *et al.*，2009；Rjetjens *et al.*，2006)。这些病例中，镇静组患者在生命最后1周内需要的阿片类药物剂量较未镇静组的患者更高，这可能源于患者复杂的症状，包括呼吸困难和疼痛的严重程度(Bauer *et al.*，1995)。事实上，启用镇静治疗后，接受更高剂量阿片类药物的患者(Morita *et al.*，2000)和未做调整的患者(Hardy，2000)相比，生存率无显著差异。此外，在日本的一项研究中，80%的患者在接受镇静治疗后所接受的阿片类药物剂量稳定不变(大多小于300 mg的口服吗啡当量)，这意味着此类药物的给药目的在于镇痛而非镇静(Morita *et al.*，2000)。由于尚无确凿证据表明患者不会感到疼痛，因此一旦启用镇静治疗即应持续给予阿片类药物。

## 镇静与生存率

在应用大剂量阿片类及强镇静类药物治疗临终前数天痛苦的干预性研究中，大多数研究结果表明如果由经验丰富的人员实施干预，并不会加速患者的死亡(Fainsinger *et al.*，2000；Morita *et al.*，2000)。对于开始镇静到死亡的这段相对短暂的时间，文献的报道是一致的，为24~72 h(Mercadante *et al.*，2009；Fainsinger *et al.*，2000；Miccinesi *et al.*，2006；Rjetjens *et al.*，2006)，这表明出现镇静治疗的需求是提示患者已处于濒死状态，而非导致患者提前死亡。镇静和非镇静组患者入院

第四篇

后的生存率没有差别(Cherny，2006)。一项两组匹配的宁养院患者队列的意向性治疗研究证实了这一点，一组患者接受姑息性镇静，而另一组则按照常规做法管理，结果发现姑息性镇静组患者生存时间更长(Maltoni *et al.*，2009)。虽然镇静组患者使用的阿片类药物剂量显著的增加，但在启用镇静治疗前就已经普遍地观察到了这种现象，其目的在于治疗伴随的不适症状，如呼吸窘迫(Mercadante *et al.*，2010)。

在一项由急性姑息护理病区完成的研究中，镇静至死亡的平均时间为1 d，仅一人存活超过4 d(Mercadante *et al.*，2009)。和未接受镇静治疗的患者相比，镇静组患者生存时间更长。此外，大多数患者此时已不再进食，无法吞咽或咳嗽，并且存在严重疲劳感，因此在这种条件下不能将镇静理解为通过脱水或饥饿来加速死亡(Morita *et al.*，2000)。

## 总结

- 姑息性镇静定义为使用特定的镇静药物降低患者意识水平，达到缓解因难治症状所致的无法耐受的痛苦；
- 患者临终前数天内最常见的难治性症状为谵妄和呼吸困难；
- 由于意图不同，姑息性镇静与安乐死有明显区别；
- 如果条件允许应就镇静治疗同患者协商沟通。在需要作出决策时若患者已无能力沟通，需要联系家属；
- 姑息性镇静应在严密监测的条件下由经验丰富的专业人员实施，实施者应具备使用镇静药治疗难治症状的经验；
- 镇静剂的初始剂量通常宜小，并逐步按比例滴定直至达到预期效果；
- 如果小剂量镇静剂无效且患者处于濒死状态时，应考虑果断施予镇静治疗；
- 咪达唑仑是镇静治疗首选药物；
- 在没有打算启用镇静治疗前即应开始持续地应用阿片类药物或逐渐增加其剂量，特别是将阿片类药物用于治疗呼吸困难；
- 应限制患者的输液量，对存在咽喉反射差的患者应给予抗胆碱能药物，以减少死亡前的喉鸣。

## 致谢

声明：作者声称无任何利益冲突。

## 参考文献


- Arevalo JJ, Brinkkemper T, van der Heide A, et al. Palliative sedation: reliability and validity of sedation scales. J Pain Symptom Manage, 2012, 44: 704-714.
- Bauer T, Haberthur C, Ha HR, et al. Prolonged sedation due to accumulation of conjugated metabolites of midazolam. Lancet, 1995, 346: 145-147.
- Bielsen J, Norup M, Deliens L, et al. Drugs used to alleviate symptoms with life shortening as a possible side effect: end-of-life care in six European countries. J Pain Symptom Manage, 2006, 31: 111-121.
- Centeno-Cortes C, Nunez-Olarte JM. Questioning diagnosis disclosure in terminal cancer patients: a prospective study evaluating patients' response. J Palliat Med, 1994, 8: 39-44.
- Chater S, Viola R, Paterson J, et al. Sedation for intractable distress in the dying – a survey of experts. Palliat Med, 1998, 12: 255-269.
- Cherny NI. Sedation for the care of patients with advanced cancer. Nat Clin Pract Oncol, 2006, 3: 492-500.
- Claessens P, Menten J, Schotsmans P, et al. Palliative sedation, not slow euthanasia: a prospective longitudinal study of sedation in Flemish palliative care units. J Pain Symptom Manage, 2011, 41: 14-24.
- Claessens P, Menten J, Schotsmans P, et al. Level of consciousness in dying patients. The role of palliative sedation: a longitudinal prospective study. Am J Hosp Palliat Care, 2012, 29: 195-200.
- Cowan JD, Walsh D. Terminal sedation in palliative medicine-definition and review of the literature. Support Care Cancer, 2001, 9: 403-407.
- De Graeff A, Dean M. Palliative sedation therapy in the last weeks. J Palliat Med, 2007, 10: 67-85.
- Elsayem A, Curry Iii E, Boohene J, et al. Use of palliative sedation for intractable symptoms in the palliative care unit of a comprehensive cancer center. Support Care Cancer, 2009, 17: 53-59.
- Fainsinger RL, Landman W, Hoskings M, et al. Sedation for uncontrolled symptoms in a South African hospice. J Pain Symptom Manage, 1998, 16: 145-152.

- Fainsinger RL, Waller A, Bercovich M, et al. A multicentre international study of sedation for uncontrolled symptoms in terminally ill patients. Palliat Med, 2000, 14: 257-265.
- Hardy J. Sedation in terminally ill patients. Lancet, 2000, 356: 1866-1867.
- Kohara H, Ueoka H, Takeyama H, et al. Sedation for terminally ill patients with cancer with uncontrollable physical distress. J Palliat Med, 2005, 8: 20-22.
- Maltoni M, Pittureri C, Scarpi E, et al. Palliative sedation therapy does not hasten death: results from a prospective multicenter study. Ann Oncol, 2009, 20: 1163-1169.
- Materstvedt LJ, Clark D, Ellershaw J, et al. Euthanasia and physician-assisted suicide: a view from an EAPC ethics task force. Palliat Med, 2003, 17: 97-101.
- Mercadante S, Intravaia G, Villari P, et al. Controlled sedation for refractory symptoms in dying patients. J Pain Symptom Manage, 2009, 37: 771-779.
- Mercadante S, Ferrera P, Casuccio A. The use of opioids in the last week of life in an acute palliative care unit. Am J Hosp Palliat Care, 2010, 27: 514-517.
- Mercadante S, Porzio G, Valle A, et al. Home Care Italy Group. Palliative sedation in patients with advanced cancer followed at home: a systematic review. J Pain Symptom Manage, 2011a, 41: 754-760.
- Mercadante S, Valle A, Porzio G, et al. How do cancer patients receiving palliative care at home die? A descriptive study. J Pain Symptom Manage, 2011b, 42: 702-709.
- Mercadante S, Villari P, Ferrera P. Refractory death rattle: deep aspiration facilitates the effects of antisecretory agents. J Pain Symptom Manage, 2011c, 41: 637-639.
- Miccinesi G, Rietjens J, Deliens L, et al. Continuous deep sedation: physicians' experiences in six European countries. J Pain Symptom Manage, 2006, 31: 122-129.
- Morita T, Ianoue S, Chihara S. Sedation for symptom control in Japan: the importance of intermittent use and communication with family members. J Pain Symptom Manage, 1996, 12: 32-38.
- Morita T, Tsunoda J, Inoue S, et al. Risk factors for death rattle in terminally ill cancer patients: a prospective exploratory study. Palliat Med, 2000, 14: 19-23.
- Morita T, Tsunoda J, Inoue S, et al. Communication capacity scale and agitation distress scale to measure the severity of delirium in terminally ill cancer patients: a validation study. Palliat Med, 2001, 15: 197-206.
- Morita T, Ikenaga M, Adachi I, et al. Japan Pain, Rehabilitation, Palliative Medicine, and Psycho-Oncology Study Group. Family experience with palliative sedation therapy for terminally ill cancer patients. J Pain Symptom Manage, 2004, 28: 557-565.
- Morita T, Chinone Y, Ikenaga M, et al. Ethical validity of palliative sedation therapy: a multicenter, prospective, observational study conducted on specialized palliative care units in Japan. J Pain Symptom Manage, 2005, 30: 308-319.
- Peruselli C, Di Giulio P, Toscani F, et al. Home palliative care for terminal cancer patients: a survey on the final week of life. Palliat Med, 1999, 13: 233-241.
- Rjetjens JA, van Delden JJM, van der Heide A, et al. Terminal sedation and euthanasia. A comparison of clinical practice. Arch Intern Med, 2006, 166: 749-753.
- Stone P, Phillips C, Spruyt O, et al. A comparison of the use of sedatives in a hospital support team and in a hospice. Palliat Med, 1997, 11: 140-144.





**译　者：** 黄　雷，主治医师，心脏中心，天津市第三中心医院

**审　校：** 唐丽丽，主任医师、教授，康复科，北京大学肿瘤医院

**终　审：** 刘　巍，主任医师、教授，姑息治疗中心，北京大学肿瘤医院


(译文如与英文原文有异义，以英文原文为准)

# 第八章　姑息性放射治疗

**Kenneth Li[1], Florence Mok[2], Danielle Rodin[3], Kam-Hung Wong[1], Rebecca Yeung[2], Edward Chow[4]**

[1]Department of Clinical Oncology, Queen Elizabeth Hospital, Kowloon, Hong Kong SAR, China; [2]Department of Clinical Oncology, Pamela Youde Nethersole Eastern Hospital, Chai Wan, Hong Kong SAR, China; [3]Department of Radiation Oncology, Odette Cancer Centre, Sunnybrook Health Sciences Centre, University of Toronto, Toronto, Ontario M4N 3M5, Canada; [4]Department of Radiation Oncology, University of Toronto, Odette Cancer Centre, Sunnybrook Health Sciences Centre, Toronto, Ontario M4N 3M5, Canada

*Correspondence to:* Edward Chow, MBBS, MSc, PhD, FRCPC. Department of Radiation Oncology, University of Toronto, Odette Cancer Centre, Sunnybrook Health Sciences Centre, 2075 Bayview Ave, Toronto, Ontario M4N 3M5, Canada. Email: Edward.Chow@sunnybrook.ca; Kenneth Li, MBBS, FRCR. Department of Clinical Oncology, Queen Elizabeth Hospital, 30 Gascoigne Road, Kowloon, Hong Kong SAR, China. Email: kennethlws@gmail.com; Florence Mok, MBBS, FRCR. Department of Clinical Oncology, Pamela Youde Nethersole Eastern Hospital, 3 Lok Man Road, Chai Wan, Hong Kong SAR, China. Email: siutinggreen@gmail.com; Danielle Rodin, MD. Department of Radiation Oncology, Odette Cancer Centre, Sunnybrook Health Sciences Centre, University of Toronto, 2075 Bayview Ave, Toronto, Ontario M4N 3M5, Canada. Email: rodin.dl@gmail.com; Kam-Hung Wong, MBChB, FRCR. Department of Clinical Oncology, Queen Elizabeth Hospital, 30 Gascoigne Road, Kowloon, Hong Kong SAR, China. Email: wongkh@ha.org.hk; Rebecca Yeung, MBBS, FRCR. Department of Clinical Oncology, Pamela Youde Nethersole Eastern Hospital, 3 Lok Man Road, Chai Wan, Hong Kong SAR, China. Email: yeungmwr@ha.org.hk.

## 引言

放射治疗(放疗)是进展期恶性肿瘤姑息性减症治疗的有效手段。不同的分割方式和放疗技术在全世界范围内已被广泛应用，然而，在资源有限的发展中国家，姑息性放疗可能并不容易获得。因此，在这些地区低分割方案，甚至单次照射方案，因可以快速缓解症状、减少患者来访次数、节省机器使用时间而受到青睐。本章为工作在发展中国家或资源有限的医疗中心的医生提供参考。这里将探讨针对个体化的治疗部位最经济有效的放疗技术和分割方式。我们希望本章有助于医生更为有效地开展放射治疗，使更多患者从治疗中获益。

## 姑息性放疗的基本原则

姑息性放疗的目的是缓解晚期恶性肿瘤患者疼痛或出血等症状。考虑到这些患者有限的预期寿命，我们必须在生活质量、治疗期限和风险之间寻求平衡。

放疗是通过引起直接和间接DNA损伤而发挥作用。直接DNA损伤表现为碱基缺失和单、双链断裂。而间接损伤是通过电离辐射作用于水分子产生自由基而破坏DNA。若将放疗总剂量分次给予，正常组织有机会修复其DNA，而癌细胞一般修复能力较差，从而使正常组织得到保护，癌细胞得以死亡。辐射剂量的计量单位是戈瑞(Gray，Gy)。1 Gy为1 kg被辐照物质吸收1焦耳的能量。1 cGy等于0.01 Gy(在旧的测量系统中称为rad)。在发展中国家通常提倡低分割方案放疗，这样能够减少患者就诊次数、来返医院的时间，并可减轻患者及其家庭的负担，还可以更好地利用稀缺资源，从而让更多的患者接受治疗。

放射治疗可分为远距离治疗(即外照射)和近距离治疗。近距离治疗是通过将放射源植入或插入到邻近肿瘤的人体表面、组织或体腔，也可置于肿瘤组织内而进行的放疗。外照射(external beam radiation therapy，EBRT)是通过直线加速器产生的高能γ射线或放射性钴源产生的X射线进行治疗。本章主要探讨应用直线加速器开展的外照射。前后(anterior-posterior，AP)对穿野是最常用的一项简单技术。医生能够在模拟X线片上简单地勾画射野。患者一般舒适地躺在治疗床上。每次需应用三维激光束重复治疗体位。对于胸部或头颈部肿瘤一般用6 MV射线对穿野照射。对于腹部、盆腔等体深部的肿瘤可能需要8或10 MV等较高能量的射线。外照射时身体不同部位需特别注意的事项会在以下内容中详述。

## 头颈部

头颈部解剖结构的复杂性决定了头颈部肿瘤的放疗必然是复杂的。一些重要器官由于靠近肿瘤而处于辐射危险之中，但由于在姑息性放疗中所受的剂量通常低于其耐受剂量，因而较少受到关注。治疗的目的是为了获得较长时间的肿瘤控制，以有利于进食、吞咽和呼吸道通畅。姑息性放疗的照射野包括大体肿瘤并外扩1~2 cm的范围通常是足够的。在一般情况下，肩部以上可以设水平对穿野，肩部以下设单前野。如果肿瘤和淋巴结从肩部以上延续到肩部以下，可以应用半束照射的方法，将两种设野配合使用(图1-图2)。有时对单侧的肿瘤应用楔形配对野以避免危及器官受照射，减小毒副反应。

目前已经开展了对各种分割方式的研究。英国的Kancherla等(2011)开展了分程放疗，即前后程之间间隔2周，2程各给予20 Gy/5次。脊髓可接受的最大剂量为30 Gy(相当于37.5 Gy/2 Gy的晚反应组织的剂量，选取α/β=2)，必要时将后面射野的边界前移到脊髓。结果显示症状改善率、肿瘤完全缓解率、部分缓解率分别为79%、39%和33%。中位总生存期9个月，1年、2年无进展生存率分别为35%、25%。患者普遍耐受性良好，按照放射治疗肿瘤协作组(Radiation Therapy Oncology Group，RTOG)毒副反应标准，Ⅲ级皮肤损伤仅发生1例，Ⅲ级黏膜损伤2例，Ⅲ级食管损伤3例。33例患者中仅6例入院行鼻饲饮食和/或支持治疗。因此，首先给予前程放疗(20 Gy/5次)是合理可行的。如果患者能够耐受进一步治疗，并同时需记录肿瘤反应情况，2周后将被重新评估以确定其是否接受后程放疗。

Porceddu等(2007)在“Hypo Trial”方案中给予30 Gy/5次，每周2次，相邻两次间隔至少3 d，在适合的患者中对小体积病灶(≤3 cm)加量6 Gy。总体客观缓解率为80%，发生Ⅲ级黏膜炎和吞咽困难分别为9/35(26%)和4/35(11%)，生活质量改善和疼痛缓解率分别为62%和67%，中位进展时间和总生存时间分别为3.9和6.1个月。

剂量分割推荐：(Ⅰ)20 Gy/5次/1周，间隔2周后再评估，以确定是否接受后程放疗(20 Gy/5次/1周)；(Ⅱ)30 Gy/5次/2.5周。

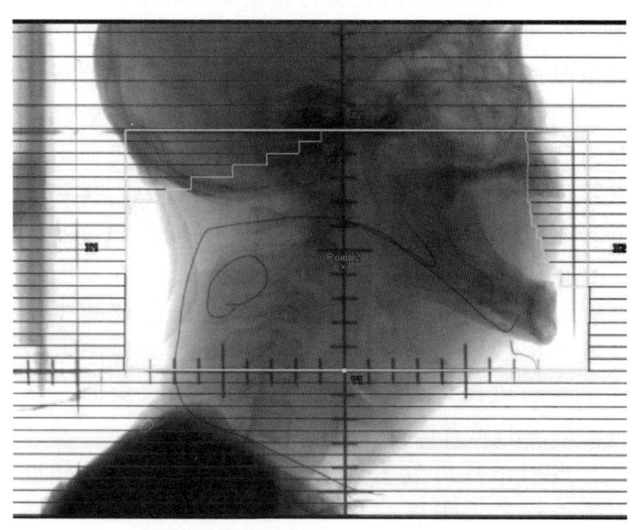

**图1　肩部以上头颈部癌姑息性放疗设野示例(舌癌)**

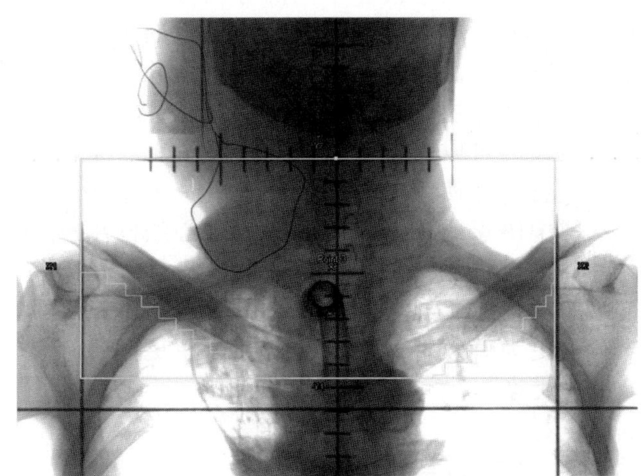

**图2　肩部以下头颈部癌姑息性放疗设野示例(与图1设野相结合)**

第四篇

对于高剂量放疗后的肿瘤复发，再程高剂量放疗的研究正不断涌现。我们将面临的挑战是如何保护危及器官，尤其是大脑、脑干和脊髓。在姑息治疗中，更多分割次数的放疗也可控制肿瘤，例如30 Gy/10次/2周。危及的器官应尽可能地予以保护。

## 胸部

### 非小细胞肺癌(non-small cell lung cancer，NSCLC)

在过去的20年里有13个前瞻性试验，比较了分次姑息性放疗治疗肺肿瘤的结果(表1)。大部分试验不包括化疗。13项研究报告中的患者均有明显的症状，包括：呼吸困难、咯血、咳嗽和疼痛。接受16或17 Gy/2次/7 d与更长疗程相比，症状缓解和生存期相近。在MRC试验中给予体能状态较差者(WHO 1979 2~4)单次10 Gy照射，有效率55%~72%，中位生存期4个月。对于体能状态较好者给予单次10 Gy照射的生存不及20 Gy/5次(Bezjak *et al.*，2002；Erridge *et al.*，2005)。在放疗资源有限的地区，它仍然是一种方便而有效的治疗。给予虚弱患者16 Gy/2次/8 d的方案，毒性反应(包括WHO Ⅲ级吞咽困难)发生率为5%(Lupattelli *et al.*，2000)。在其他采用更短的剂量分割方案的研究中，未发生明显毒性。

**表1　肺肿瘤姑息性放疗不同分割方式结果比较**

| 参考文献 | 病例数 | 分割方式 | 症状缓解 | 生存/月 |
|---|---|---|---|---|
| Simpson *et al.*，1985 | 409 | 30 Gy/10次/2周 | 总有效率69%，三组间无差异 | 6 |
| | | 40 Gy/20次/4周 | | 6 |
| | | 40 Gy/20次/6周(分段，间隔2周) | | |
| Teo *et al.*，1988 | 29 | 45 Gy/18次/3.5周 | 71% | 5 |
| | | 31.2 Gy/4次/4周 | 54% | 5 |
| MRC，1991 | 369 | 17 Gy/2次/8 d | 65%~81% | 6 |
| | | 27 Gy/6次或30 Gy/10次/2周 | 56%~86% | 6 |
| MRC，1992 | 295 | 17 Gy/2次/8 d | 48%~75% | 3 |
| | | 10 Gy/1次 | 55%~72% | 4 |
| Abratt *et al.*，1995 | 84 | 35 Gy/10次/2周 | 68% | 8.5 |
| | | 45 Gy/15次/3周 | 76% | 8.5 |
| Macbeth *et al.*，1996a | 509 | 17 Gy/2次/8 d | 17 Gy/2次组更快地获得缓解 | 7 |
| | | 39 Gy/13次/2.5周 | | 9 |
| Rees *et al.*，1997 | 216 | 17 Gy/2次/8 d | 无差异 | 6 |
| | | 22.5 Gy/5次/1周 | | 6 |
| Plataniotis *et al.*，2002 | 92 | 17 Gy/2次/8 d | 39% | 5.8 |
| | | 22.25 Gy/5次/1周 | 36% | 5.8 |
| Bezjak *et al.*，2002 | 52 | 10 Gy/1次 | 20 Gy/5次组控制较好 | 4.5 |
| | | 20 Gy/5次/1周 | | 6 |
| Sundstrøm *et al.*，2004 | 53 | 17 Gy/2次/8 d | 症状改善和毒副反应无差异 | 8.2 |
| | | 42 Gy/15次/3周 | | 7 |
| | | 50 Gy/25次/5周 | | 6.8 |
| Kramer *et al.*，2005 | 297 | 16 Gy/2次/8 d | 在治疗后22周 | 10.9% |
| | | 30 Gy/10次/2周 | 30 Gy/10次/2周组疗效较好 | 19.6%(1年时) |
| Senkus-Konefka *et al.*，2005 | 100 | 16 Gy/2次/8 d | 无差异 | 8 |
| | | 20 Gy/5次/1周 | | 5.3 |
| Erridge *et al.*，2005 | 149 | 10 Gy/1次 | 77% | 22.7 |
| | | 30 Gy/10次/2周 | 92% | 28.3 |

剂量分割推荐：(Ⅰ)16~17 Gy/2次/8 d；(Ⅱ)单次10 Gy。

## 小细胞肺癌(small cell lung cancer，SCLC)

广泛期小细胞肺癌患者的长期存活率通常是令人沮丧的。对于适合化疗的患者，含铂二联用药是治疗的基础。对于不适合化疗者，在NSCLC中所使用的姑息性放疗剂量/分割方案可以应用于小细胞肺癌(Radiotherapy Dose-Fractionation，2006)。

## 上腔静脉阻塞(superior vena cava obstruction，SVCO)

Rowell和Gleeson(2002)在2002年对SVCO的治疗进行了系统回顾，包括3个随机研究和98个非随机研究，其中2个随机研究和44个非随机研究符合纳入标准。10%的SCLC患者和1.7%的NSCLC患者在诊断时即伴有SVCO，其中77.6%的患者能够从放疗中获益。Rodrigues等报道应用低分割放疗24 Gy/3次/3周有效率达96%(Rodrigues *et al.*，1993)。第1次照射应用前后平行对穿野，后2次使用前野和后斜野以保护脊髓。三维模拟定位在保护脊髓方面更具优势，但一些发展中国家可能不具备这样的条件。Donato等应用20 Gy/5次/1周和30 Gy/10次/2周方案获得了相似的症状改善率(分别为73.9%和75%)(Donato *et al.*，2001)，再次表明低分割方案可以有效缓解症状。上述两个剂量分割方案可以使用简单的二维模拟技术(图3)。放疗初期可能出现局部水肿、症状加重，推荐应用类固醇类药物地塞米松4 mg/次，一天4次，同时服用抗酸剂/质子泵抑制剂。

剂量分割推荐：(Ⅰ)24 Gy/3次/3周(注意射野设计)；(Ⅱ)20 Gy/5次/1周。

## 胸部放疗所致的放射性脊髓炎

放射性脊髓病是接受胸部放疗的患者所发生的一种罕见但严重的副作用。Macbeth等评估了由医学研究理事会肺癌工作组开展的3个姑息性胸部放疗随机研究中发生放射性脊髓炎的风险(Macbeth *et al.*，1996b)，1 048例患者共发生5例。接受17 Gy/2次/8 d方案和39 Gy/13次/17 d方案估计2年累积风险分别为2.2%(3/524)和2.5%(2/153)。

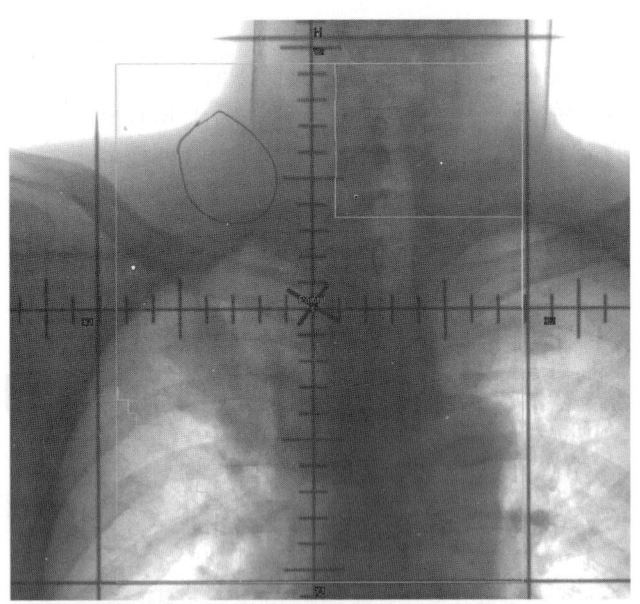

**图3　包括导致SVCO的肿瘤和右锁骨上窝的典型放疗射野。屏蔽喉以避免黏膜炎**

在接受其他分割方案(包括27 Gy/6次/11 d(47例)，30 Gy/6次/11 d(36例)，30 Gy/10次/12 d(88例)，36 Gy/12次/16 d(86例))中均未发生放射性脊髓炎。从他们的数据估计脊髓的α/β值最有可能小于3 Gy而接近2 Gy。他们建议脊髓所受剂量不应超过48 Gy/2 Gy的等效生物剂量(假设α/β=2)。分2次给予总量17 Gy的方案，既可以通过降低中平面剂量至16 Gy，也可以在第2次放疗时后野屏蔽脊髓，以减少其受量至14~16 Gy，并不降低远离中平面、引起症状的大部分肿瘤所受的剂量。

Macbeth进一步指出，如果保持脊髓所受剂量低于总剂量48 Gy(每次2 Gy)，放射性脊髓病的风险将小于1%，这是可以接受的(Macbeth，2000)。以下两点需要特别注意。首先，应用平行对穿野时，脊髓的剂量会比中平面剂量高5%~10%，这取决于所选光子束能量以及脊髓中平面的距离。另外，许多患者在射野上下界范围内的胸部表面呈倾斜状态，因此前野应使用适当的楔形板以防止脊髓接受过多剂量。

## 乳腺

晚期乳腺癌在发展中国家并非罕见。化疗和内分泌治疗能够使大的或蕈伞型的乳腺肿瘤有效缓解。很少有试验研究晚期乳腺癌的最佳放疗剂

第四篇

量。对于蕈伞型或出血的乳房肿块，通常应用切线对穿野给予20 Gy/5次或30 Gy/10次。对于年老体弱的患者，给予单次6 Gy能有效缓解症状。一周后重新评估以确定是否重复给予单次6 Gy，总共治疗最多不超过6次(Barrett *et al.*，2009)。

剂量分割推荐：(Ⅰ)20 Gy/5次/1周；(Ⅱ)30 Gy/10次/2周；(Ⅲ)单次6 Gy，每周1次，最多6次。

### 食管

许多食管癌患者年龄较大，且往往伴有明显的体重下降而体质虚弱。接受姑息性放疗者症状缓解率高达80%。模拟定位非常简单。可通过钡餐透视来查找XR片上所显示的狭窄位置以定位肿瘤。为消除呼吸运动和摆位误差的影响，肿瘤上下需外放3 cm。通常使用前后对穿野，给予20 Gy/5次或30 Gy/10次。在Sharma等的研究中，65%单独近距离放疗，35%应用了外照射和近距离治疗，其中腔内近距离放疗使用高剂量率铱192在距源中心1 cm处给予6 Gy治疗2次，可使48%的患者进食梗阻缓解，41%的患者保持了治疗前的吞咽状态(Sharma *et al.*，2002)。另一含有219例患者的大型试验，反映了联合应用外照射和腔内放疗(在距离源中心1 cm处给予8 Gy)的益处(Rosenblatt *et al.*，2010)。与放置支架相比，近距离放射治疗被证明在长期缓解吞咽困难上更为有效(Homs *et al.*，2004)。

剂量分割推荐(外照射)：(Ⅰ)20 Gy/5次/1周或30 Gy/10次/2周，2周后加或不加高剂量率近距离分次放疗(1周完成)；(Ⅱ)距源中心1 cm处6~8 Gy单次照射。

## 腹部和盆腔

### 胃

姑息性放疗通常用于改善梗阻症状或用于止血。通常使用20 Gy/5次的方案。对于体能状态极差者给予单次8~10 Gy可以止血。通常用钡餐造影显示胃，用前后对穿野照射肿瘤(图4)。

剂量分割推荐：(Ⅰ)20 Gy/5次/1周；(Ⅱ)单次8~10 Gy。

### 膀胱

医学委员会研究的B09试验表明，对于晚期膀胱癌患者，21 Gy/3次/1周内隔日一次方案与35 Gy/10次/2周方案在症状缓解上是等效的(Duchesne *et al.*，2000)。对于体弱患者，2006年英国大学放射学家推荐给予单次6~8 Gy照射也是不错的选择。使用前后对穿包括真骨盆的射野通常能够充分包括膀胱。

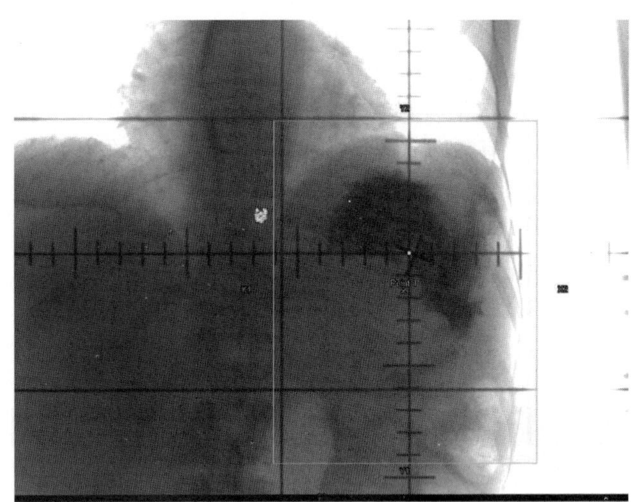

图4 胃癌患者钡餐透视以显示胃

剂量分割推荐：(Ⅰ)21 Gy/3次/1周内隔日一次；(Ⅱ)单次6~8 Gy。

### 前列腺

放疗对于改善尿路梗阻和血尿症状是行之有效的。Kawakami等发现最佳剂量大约30 Gy (Kawakami *et al.*，1993)。Kynaston等则提出：每次8 Gy，每周1次，共予1~3次的方案可使尿路梗阻缓解达88%，血尿改善达100%，尽管同时报道的还有35 Gy/15次/3周方案(Kynaston *et al.*，1990)。但是，在发展中国家低分割方案更受青睐。

剂量分割推荐：每次8 Gy，每周1次，共予1~3次。

### 妇科癌症

应用前后对穿野可以很好地包全肿瘤。体格检查能够帮助肿瘤科医生确定下界，并可以应用环状物来标记阴道口(图5)。Halle等报道晚期宫颈癌或子宫内膜癌的患者，盆腔接受单次10 Gy放疗能够使60%出血停止，22%疼痛完全缓解，28%肿瘤完全缓解(Halle *et al.*，1986)。该剂量被推荐用于预期寿命不到1年、体弱的患者。Boulware等尝试在3~4周间隔内重复给予单次10 Gy照射(Boulware *et al.*，1979)。他们发现接受3次治疗的减症效果最佳，接受2次治疗比1次治疗更有效。但必须强调的是，可能会发生明显的晚期肠毒性。为避免肠毒性的发生，推荐分次更多的治疗方案如30 Gy/10次或20 Gy/5次。

剂量分割推荐：(Ⅰ)30Gy/10次/2周；(Ⅱ)20Gy/5次/1周；(Ⅲ)体弱、预期生命有限者：每次8~10 Gy，每周1次，如可耐受可达3次。

### 直肠

对于直肠癌，我们可以通过体格检查或直肠镜检查来确定肿瘤下缘。可以将肛门标记出来以更好地保护。关于直肠癌姑息性放疗最佳剂量的资料很少。据报道30 Gy/6次/3周的低分割放疗方案联合5-FU持续输注，使75%的患者症状稳定(Janjan *et al.*，2000)。30 Gy/10次或20 Gy/5次这些更多分次的方案，可能避免预期生存较好患者的肠道毒性。Hatfield和Sebag-Montefiore(2003)回顾了直肠的放疗剂量，认为单次6~8 Gy的放疗剂量可推荐用于体弱患者。

剂量分割推荐：(Ⅰ)30 Gy/10次/2周；(Ⅱ)20 Gy/10次/2周；(Ⅲ)30 Gy/6次/3周(每周2次)(如可耐受化疗，联合5-FU输注)；(Ⅳ)体弱患者单次6~8 Gy。

## 中枢神经系统(central nervous system，CNS)

### 脑

脑部姑息性放疗可使用左右对穿野，射野包括了Reid's线以上的大部分脑膜，一般需保护眼球(图6)。

### 脑转移瘤

Tsao等(2012)分析了包括10 835例患者的39个随机对照研究，结果显示应用30 Gy/10次/2周方案与20 Gy/5次/1周方案具有相似的总生存。英国皇家放射学家学会研究(Priestman *et al.*，1996)表明12 Gy/2次/2 d方案有效率达39%，30 Gy/10次2周方案有效率达44%，而30 Gy组似乎显示出生存获益。对于体能状态不佳的患者来说，12 Gy/2次/2 d方案是减轻症状的较好选择。

剂量分割推荐：(Ⅰ)20 Gy/5次/1周；(Ⅱ)12 Gy/2次/2 d。

### 原发性恶性胶质瘤

高级别胶质瘤通常具有侵袭性。手术联合术后同步放化疗显示出生存获益。然而，对于体能状态不佳的患者，低分割放疗也是有益

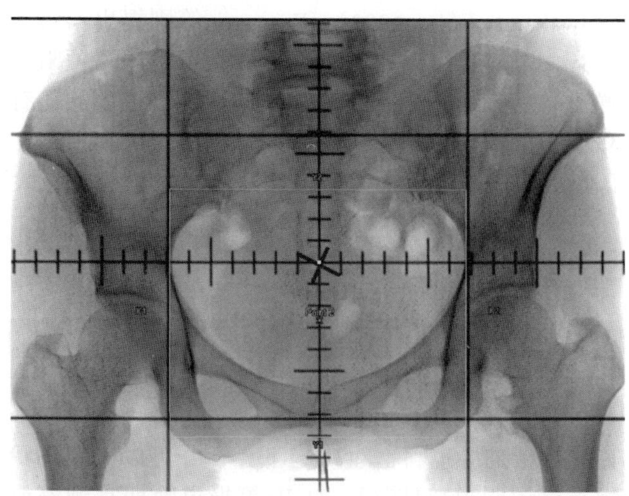

**图5　宫颈癌放疗中主要包括真骨盆的前后对穿野。刚好处于耻骨下方的黑线是置于阴道口的标记环**

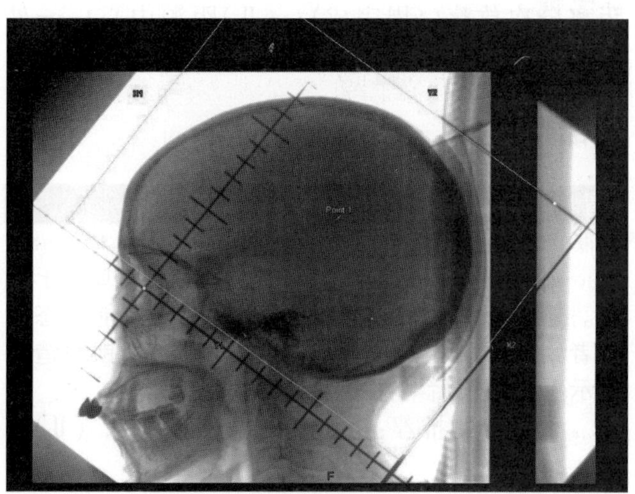

**图6　脑部肿瘤姑息性放疗射野**

第四篇

的(McAleese *et al.*, 2003)。部分脑组织接受30 Gy/6次/2周的低分割方案放射治疗，获得中位生存期5个月，1年生存率达12%(从诊断时计算)。病例对照研究显示60 Gy/30次/6周方案可使中位生存期延长2.5~4.5个月。然而，对于多发脑转移者，如果无法提供适形放疗，通常可使用姑息性放疗。

剂量分割推荐：(Ⅰ)30 Gy/6次/2周(部分脑放疗)；(Ⅱ)20 Gy/5次/1周或12 Gy/2次/2 d(全脑放疗)。

### 中枢神经系统淋巴瘤

中枢神经系统弥漫大B细胞淋巴瘤的主要治疗是高剂量化疗。全脑放疗用作巩固治疗，NCCN推荐剂量24~36 Gy/1.8~2 Gy(NCCN guideline, 2013 v2)。对于体能状态不佳者，可考虑单独应用类固醇类药物治疗或联合全脑放疗，然而可能疗效欠佳。对于该类患者可考虑应用短程剂量分割方案(例如20 Gy/5次)。在小部分HIV患者中，应用类固醇类药物联合放疗获得的中位生存好于单独应用类固醇类药物(de La Blanchardière *et al.*,1997)。对于这类患者的研究非常有限。

剂量分割推荐：(Ⅰ)24~36 Gy/1.8~2 Gy；(Ⅱ)体弱患者20 Gy/5次/1周。

## 淋巴瘤

### 霍奇金淋巴瘤

对于化疗前巨大肿块或化疗后有残留的晚期霍奇金淋巴瘤，通常需在化疗后追加放疗。推荐剂量30~36 Gy/1.5~2.0 Gy/3~4周(Radiotherapy Dose-Fractionation, 2006; NCCN guideline 2014 v1; Eichenauer *et al.*, 2011)。

对于姑息性病例，从30 Gy/10次/2周方案到单次7~8 Gy照射都可应用(Radiotherapy Dose Fractionation. RCR 2006)。在放疗资源有限的地区，单次给予8 Gy方案是一个合理的选择。

剂量分割推荐：单次8 Gy(如果多区域受累，并且能够包括在一个放射野之内，较多分次的放疗方案被推荐用以减轻毒副反应)。

### 非霍奇金淋巴瘤

#### 低级别淋巴瘤

一项较大的多中心Ⅱ期试验(Haas *et al.*, 2003)入组了109例患者，其中滤泡性淋巴瘤98例、结外边缘带黏膜相关性淋巴瘤9例、浆细胞淋巴瘤2例。患者接受4 Gy/2次的姑息性放疗，缓解率高达92%(完全缓解率为61%，部分缓解率为31%)，中位进展时间为14个月。因此，该方法成为姑息性治疗的一个标准剂量分割方案。在疾病的晚期阶段发生进展时仍能够重复应用。

剂量分割推荐：4 Gy/2次。

#### 中-高级别淋巴瘤

有关中-高级别淋巴瘤姑息性放疗最佳剂量的研究很少。英国皇家放射学家学会推荐了一个实用的剂量分割方案。

剂量分割推荐：(Ⅰ)20 Gy/5次/1周；(Ⅱ)单次8 Gy。

### 皮肤淋巴瘤

针对皮肤淋巴瘤缺少大规模的随机试验。Neelis等(2009)在荷兰进行了一项试验，对18例低级别皮肤B细胞淋巴瘤的44个有症状部位，给予4 Gy/2次的照射剂量，结果获得了72%的完全缓解率。在同一个研究中，对31例蕈样肉芽肿的82个有症状部位，给予8 Gy/2次的照射剂量，获得92%的完全缓解率。对疾病进展者给予20 Gy/8次/8 d的再程放疗，所有病例均获得快速完全缓解。近来美国的一项试验回顾了在20年期间内的58例以蕈样肉芽肿为主的皮肤T细胞淋巴瘤(cutaneous T cell lymphoma, CTCL)，给予单次7~8 Gy放疗，平均随访41.3个月，获得了94.4%的完全缓解(Thomas *et al.*, 2013)。然而，原发皮肤大B细胞淋巴瘤腿型(primary cutaneous large B-cell lymphomas, leg type; PCLBCLs, LT)侵袭性较强，应用中位剂量40 Gy(剂量范围20~46 Gy)治疗，复发率为63%，5年生存率仅为44%(Senff *et al.*, 2007)。对于这种类型可能需要更高的放疗剂量。

剂量分割推荐：8 Gy/1~2次；再程放疗：20 Gy/8次/1.5周。

## 骨转移

骨转移分为单纯骨转移和复杂骨转移。复杂骨转移是指伴有病理性骨折和/或脊髓压迫的骨转移。放疗使疼痛部分缓解率为50%~80%，完全缓解率可高达1/3(Chow *et al.*，2007)。最近的一项荟萃分析表明复治率在单次组较高，但单次放疗和多次放疗疗效相同(Chow *et al.*，2011)。进一步观察，尽管认为初治单次放疗具有较高的复治率(8%：20%)，但总体计算初始单次放疗复发后再应用多次放疗的成本仍然是较低的(van den Hout *et al.*，2003)。

美国放射治疗肿瘤学会(American Society for Therapeutic Radiation Oncology，ASTRO)已着手治疗指南开发。来自于放射肿瘤学(包括私人执业、学术和培训机构)，神经外科和姑息医学的公认的专家，组成了特别工作组，他们召开会议、提出对文献的看法与认识。关于分割方案，在几个设计良好的前瞻性随机试验的基础上，他们确定单次和多次放疗具有等效性(Lutz *et al.*，2011)。单次放疗是一种更具成本-效益比的治疗方法，开展起来更方便，减轻了患者及其照顾者的负担。一项荟萃分析表明再放疗仍然有效，其有效率为58%(Huisman *et al.*，2012)。

在放射治疗技术方面，对于非中轴骨而言，可以应用前后对穿野照射疼痛部位及其外一定的边界。对于中轴骨的相应脊髓部分，通常应用单一后野照射，射野包括疼痛部位上下1~2个椎体，野宽8 cm，使用6~8 MV光子，在脊髓深度处给予处方剂量。



### 转移性脊髓压迫症(metastatic spinal cord compression，MSCC)

脊髓压迫症可能导致永久性截瘫和大小便失禁，是肿瘤科的急症，需早诊断、早治疗。当临床上怀疑脊髓压迫时，应给予类固醇药物以减轻脊髓水肿(例如地塞米松4 mg口服或静脉注射，每日4次)。如有可能，应行磁共振检查以明确诊断。

放疗是治疗MSCC的有效手段。但是，在不同的情况下选择适合的剂量分割是尤为重要的。研究表明，多分次长程放疗可使受照节段更好的再钙化并减少复发(Rades *et al.*，2010，Rades，2010)。另外，一个来自于意大利的Ⅲ期试验(Maranzano，2009)对MSCC患者开展了单次8 Gy与16 Gy/2次/1周方案的疗效比较，这些患者或具有不利的组织学因素，由于肿瘤的自然病程而预期生存较短；或具有有利的组织学因素但伴有神经症状和/或体能状态较差以及其他预期生存较短的相关因素。该研究观察了症状控制情况(如背部疼痛、运动功能和括约肌功能)、缓解持续时间和生存情况。经比较两组间上述各项指标无明显差异。中位缓解持续时间在短程组和单次组分别为5个月和4.5个月($P$=0.4)。全组病例中位总生存期为4个月。放疗副反应不大，7%出现1级食管炎/消化不良，1%接受胸部放疗者中发生3级食管炎，2%在单次放疗组中发生1~2级腹泻。治疗过程中17.5%的患者给予预防性止吐治疗，6%的患者(接受放疗的脊柱并未处于风险之中)未予预防性止吐治疗，结果显示两组1~2级呕吐发生率相似。该研究得出结论：单次8 Gy方案毒副反应更小且减少了MSCC患者多次治疗的不便。安大略癌症中心一项最新的系统回顾和实践指南(Loblaw *et al.*，2012)，分析了从2004年1月到2011年5月发表的相关数据，得出了以下几点结论：

- 对所有神经功能缺损的患者，一旦怀疑或确诊为转移性硬膜外脊髓压迫症，若无禁忌，均推荐应用类固醇药物；
- 对预后较好、可手术的患者，应考虑手术治疗；
- 对不能手术的患者应行放疗。
  - 对于预后较差者，应给予单次剂量8 Gy；
  - 对于预后良好者，可考虑30 Gy/10次。

### 脊髓再程放疗的耐受性

当考虑再程放疗时，应当采用线性二次方程，仔细计算单次剂量为2 Gy的等效剂量EQD2Gy值。

$$EQD2Gy = Nd(\alpha/\beta + d)/(\alpha/\beta + 2)$$

(d，分次剂量；N，分次数)

对于放射性脊髓病的晚期反应，Schutheiss和Stephens(1992)建议选择α/β=2 Gy最适合该模型。当总EQD2Gy超过48 Gy时，放射性脊髓病有所增加(Macbeth *et al.*，1996)。然而，更新的一项研究(Nieder *et al.*，2006)提出当两次放疗的间隔超过6个月时，脊髓耐受的EQD2Gy最高可达135.5 Gy。值得注意的是，该研究初次放疗的单次剂量较小，并应用了适形和调强等新的放疗技术。对于姑息性放疗，仍然推荐EQD2Gy=48 Gy作为脊髓最大耐受剂量。

## 神经病理性疼痛

神经病理性疼痛可由骨转移瘤压迫神经根引起。它给患者带来了很大的负担，往往难以治疗。按WHO三阶梯止痛原则给予止痛药并联合抗抑郁药(例如三环类抗抑郁药)和抗惊厥药(例如普瑞巴林、加巴喷丁)有时仍不能缓解疼痛。放疗是减轻疼痛的重要治疗方法。以前通常认为更多的分次方案能够获得更好的结果。TROG 96.05随机试验比较了单次8 Gy与20 Gy/5次二种方案治疗神经病理性疼痛的疗效(Roos *et al.*, 2005)，结果显示二组间的总有效率、中位疼痛复发时间、复治率、脊髓受压和病理性骨折均未见统计学差异，作者得出结论，单次8 Gy方案未被证明与分5次给予20 Gy一样有效，但在统计学上也并不明显地较后者差，也就是单次8 Gy与20 Gy/5次方案的疗效相当。Dennis等(2001)回顾了目前放疗治疗神经病理性疼痛的相关文献。他们认为当今的治疗不同于TROG 96.05所开展的治疗，因为当前应用经过验证的检查和测量工具对神经病理性疼痛作出了更严格的定义。我们期待更多的结果来验证不同分割方案的疗效。然而，根据TROG 96.05试验结论，单次放疗仍然适用于预期生存期较短、体质差的患者，或资源有限的治疗机构。

剂量分割推荐：

(Ⅰ) 单纯骨转移：单次8 Gy(初始和复治均可应用)。

(Ⅱ) 复杂骨转移/脊髓受压症：(ⅰ)20 Gy/5次/1周或30 Gy/10次/2周(体质较好、预期生存期较长)；(ⅱ)单次8 Gy(体质较差、预期生存期较短)。

(Ⅲ) 神经病理性疼痛：单次8 Gy(体质较差、预期生存期较短)。

## 艾滋病相关的卡波氏肉瘤

Raju等(1990)报道，对8例患者的39个部位给予20~24 Gy/10~12次/2周放疗，37个部位的症状明显缓解。然而，在预期存活数月的患者，给予单次8 Gy姑息性放疗也是有效的。

剂量分割推荐：(Ⅰ)20~24 Gy/10~12次/2周；(Ⅱ)单次8 Gy(体弱者)。

## 总结

本章为发展中国家放疗科医生就开展经济有效的姑息性放疗提供了一个简单的指南。医生在实施放疗时可根据当地的具体情况对以上参数进行调整。在一般情况下，低分割放射治疗可以使症状迅速缓解，使预期生存期较短者获益。对于体质较好、组织学因素较好者仍应采用较多分次的放疗。

## 致谢

非常感谢尤德夫人那打素医院临床肿瘤科放射肿瘤学家佩吉唐提供放疗射野插图，地址：中国香港特区东区柴湾乐民道3号；感谢中国香港特区东区尤德夫人那打素医院临床肿瘤科允许使用该院的放疗射野插图。

声明：作者声称无任何利益冲突。

## 参考文献


- Abratt RP, Shepherd LJ, Salton DG. Palliative radiation for stage 3 non-small cell lung cancer--a prospective studyof two moderately high dose regimens. Lung Cancer, 1995, 13: 137-143.
- Barrett A, Dobbs J, Morris S. eds. Practical RadiotherapyPlanning. Fourth Edition. London: Hodder Arnold, 2009: 265-282.
- Bezjak A, Dixon P, Brundage M, et al. Randomized phase III trial of single versus fractionated thoracic radiation in the palliation of patients with lung cancer (NCIC CTG SC.15). Int J Radiat Oncol Biol Phys, 2002, 54: 719-728.
- Boulware RJ, Caderao JB, Delclos L, et al. Whole pelvis megavoltage irradiation with single doses of 1000rad to palliate advanced gynecologic cancers. Int J Radiat Oncol Biol Phys, 1979, 5: 333-338.
- Chow E, Harris K, Fan G, et al. Palliative radiotherapy trials for bone metastases: a systematic review. J Clin Oncol, 2007, 25: 1423-1436.
- Chow E, Zeng L, Salvo N, et al. Update on the systematicreview ofpalliative radiotherapy trials for bone metastases. Clin Oncol (R Coll Radiol), 2012, 24: 112-124.
- de La Blanchardière A, Lesprit P, Molina JM, et al. Primary cerebral lymphoma in AIDS. Retrospective study of 20 patients.


第四篇

Presse Med, 1997, 26: 940-944.

- de Wit R, Smit WG, Veenhof KH, et al. Palliative radiation therapy for AIDS-associated Kaposi's sarcomaby using a single fraction of 800cGy. Radiother Oncol, 1990, 19: 131-136.
- Dennis K, Chow E, Roos D, et al. Should bone metastases causing neuropathic pain be treated with single-dose radiotherapy? Clin Oncol (R Coll Radiol), 2011, 23: 482-484.
- Donato V, Bonfli P, Bulzonetti N, et al. Radiation therapy for oncological emergencies. Anticancer Res, 2001, 21: 2219-2224.
- Duchesne GM, Bolger JJ, Griffths GO, et al. A randomized trial of hypofractionated schedules of palliative radiotherapy in the management of bladder carcinoma: results of medical research council trial BA09. Int J Radiat Oncol Biol Phys 2000, 47: 379-388.
- Eichenauer DA, Engert A, Dreyling M. Hodgkin's lymphoma: ESMO Clinical Practice Guidelines for diagnosis, treatment and follow-up. Ann Oncol, 2011, 22: vi55-vi58.
- Erridge SC, Gaze MN, Price A, et al. Symptom control and quality of life in people with lung cancer: A randomized trial of two palliative radiotherapy fractionation schedules. Clin Oncol (R CollRadiol), 2005, 17: 61-67.
- Haas RL, Poortmans P, de Jong D, et al. High response rates and lasting remissions after low-dose involved field radiotherapy in indolent lymphomas. J Clin Oncol, 2003, 21: 2474-2480.
- Halle JS, Rosenman JG, Varia MA, et al. 1000cGy single dose palliation for advanced carcinoma of the cervix or endometrium. Int J Radiat Oncol Biol Phys, 1986, 12: 1947-1950.
- Hatfeld P, Sebag-Montefore D. The use of radiotherapy in rectal cancer. Scand J Surg, 2003, 92: 65-73.
- Huisman M, van den Bosch MA, Wijlemans JW, et al. Effectiveness of reirradiation for painful bone metastases: a systematic review and meta-analysis. Int J Radiat Oncol Biol Phys, 2012, 84: 8-14.
- Homs MY, Steyerberg EW, Eijkenboom WM, et al. Single-dose brachytherapy versus metal stent placement for the palliation of dysphagia from oesophageal cancer: multicentre randomised trial. Lancet, 2004, 364: 1497-1504.
- Janjan NA, Breslin T, Lenzi R, et al. Avoidance of colostomy placement in advanced colorectal cancer with twice weekly hypofractionated radiation plus continuous infusion5-fuorouracil. J Pain Symptom Manage, 2000, 20: 266-272.
- Kancherla KN, Oksuz1 DC, Prestwich RJ, et al. The Role of Split-course Hypofractionated Palliative Radiotherapy in Head and Neck Cancer. Clin Oncol (R Coll Radiol), 2011, 23: 141-148.
- Kawakami S, Kawai T, Yonese J, et al. Palliative radiotherapy for local progression of hormone refractory stage D2 prostate cancer. Nihon Hinyokika Gakkai Zasshi, 1993, 84: 1681-1684.
- Kramer GW, Wanders SL, Noordijk EM, et al. Results of the Dutch national study of the palliative effect of irradiation using two different treatment schemes for non-small-cell lung cancer. J Clin Oncol, 2005, 23: 2962-2970.
- Kynaston HG, Keen CW, Matthews PN. Radiotherapy for palliation of locally advanced prostatic carcinoma. Br J Urol, 1990, 66: 515-517.
- Loblaw DA, Mitera G, Ford M, et al. A 2011 updated systematic review and clinical practice guideline for the management of malignant extradural spinal cord compression. Int J Radiat Oncol Biol Phys, 2012, 84: 312-317.
- Lupattelli M, Maranzano E, Bellavita R, et al. Short course palliative radiotherapy in non-small cell lung cancer: results of a prospective study. Am J Clin Oncol, 2000, 23: 89-93.
- Lutz S, Berk LB, Chang EL. Palliative radiotherapy for bone metastases: an ASTRO evidence-based guideline. Int J Radiat Oncol Biol Phys 2011, 79: 965-976.
- Macbeth F. Radiation myelitis and thoracic radiotherapy: evidence and anecdote. Clin Oncol (R Coll Radiol), 2000, 12: 333-334.
- Macbeth FR, Wheldon TE, Girling DJ, et al. Radiation meylopathy: estimates of risk of 1048 patients in three randomized trials of palliative radiotherapy for non-small cell lung cancer. Clin Oncol (R Coll Radiol), 1996a, 8: 176-181.
- Macbeth FR, Bolger JJ, Hopwood P, et al. Medical Research Council Lung Cancer Working Party: randomized trial of palliative two-fraction versus more intensive 13-fraction radiotherapy for patients with inoperable non-small cell lung cancer and good performance status. Clin Oncol (R Coll Radiol), 1996b, 8: 167-175.
- Maranzano E, Trippa F, Casale M, et al. 8 Gy single-dose radiotherapy is effective in metastatic spinal cord compression: Results of a phase III randomized multicentre Italian trial. Radiother Oncol, 2009, 93: 174-179.
- McAleese JJ, Stenning SP, Ashley S, et al. Hypofractionatedradiotherapy for poor prognosis malignant glioma: matched pair survival analysis with MRC controls. Radiother Oncol, 2003, 67: 177-182.
- Medical Research Council Lung Cancer Working Party: a Medical Research Council (MRC) randomized trial of

palliative radiotherapy with two fractions of a singlefraction in patients with inoperable non-small-cell lung cancer (NSCLC) and poor performance status. Br J Cancer, 1992, 65: 934-941.

- Medical Research Council. Inoperable non-small cell lung cancer (NSCLC): a Medical Research Council randomized trial of palliative radiotherapy with two fractions or ten fractions. Report to the Medical Research Council by is Lung Cancer Working Party. Br J Cancer, 1991, 63: 265-270.
- National Comprehensive Cancer Network Guidelines (NCCN). Hodgkin's Lymphoma 2014 version 1.
- National Comprehensive Cancer Network Guidelines. Central Nervous System Cancer 2013 version 2.
- Neelis KJ, Schimmel EC, Vermeer MH, et al. Low-dose palliative radiotherapy for cutaneous B- and T-cell lymphomas. Int J Radiat Oncol Biol Phys, 2009, 74: 154-158.
- Nieder C, Grosu AL, Andratschke NH, et al. Update of human spinal cord reirradiation tolerance based on additional data from 38 patients. Int J Radiat Oncol Biol Phys, 2006, 66: 1446-1449.
- Plataniotis GA, Kouvaris JR, Vlahos L, et al. A short radiotherapy course for locally advanced non-small cell lung cancer (NSCLC): effective palliation and patients' convenience. Lung Cancer, 2002, 35: 203-207.
- Porceddu SV, Rosser B, Burmeister BH, et al. Hypofractionated radiotherapy for the palliation of advanced head and neck cancer in patients unsuitable for curative treatment—"Hypo Trial". Radiother Oncol, 2007, 85: 456-462.
- Priestman TJ, Dunn J, Brada M, et al. Final results of the Royal College of Radiologists' trial comparing two different radiotherapy schedules in the treatment of cerebral metastases. Clin Oncol (R Coll Radiol), 1996, 8: 308-315.
- Radiotherapy Dose-Fractionation. The Royal College of Radiologists. June 2006. Available online: http: //rcr.ac.uk/docs/oncology/pdf/Dose-Fractionation_Final.pdf. Accessed July 8, 2013.
- Rades D. Dose-Fractionation Schedules for Radiotherapy of Bone Metastases. Breast Care (Basel), 2010, 5: 339-344.
- Rades D, Schild SE, Abrahm JL. Treatment of painful bone metastases. Nat Rev Clin Oncol 2010, 7: 220-229.
- Raju PI, Roy T, Knight W 3rd, et al. Palliative radiation therapy for Kaposi's sarcoma in patients with AIDS. Mo Med, 1990, 87: 26-28.
- Rees GJ, Devrell CE, Barley VL, et al. Palliative radiotherapy for lung cancer: two versus fve fractions. Clin Oncol (R Coll Radiol), 1997, 9: 90-95.
- Rodrigues CI, Njo KH, Karim AB. Hypofractionatedradiation therapy in the treatment of superior vena cava syndrome. Lung Cancer, 1993, 10: 221-228.
- Roos DE, Turner SL, O' Brien PC, et al. Randomized trial of 8 Gy in 1 versus 20 Gy in 5 fractions of radiotherapy for neuropathic pain due to bone metastases (Trans-Tasman Radiation Oncology Group, TROG 96.05). Radiother Oncol, 2005, 75: 54-63.
- Rosenblatt E, Jones G, Sur RK, et al. Adding external beam to intra-luminal brachytherapy improves palliation in obstructive squamous cell oesophageal cancer: a prospective multi-centre randomized trial of the International Atomic Energy Agency. Radiother Oncol, 2010, 97: 488-494.
- Rowell NP, Gleeson FV. Steroids, radiotherapy, chemotherapy and stents for superior vena caval obstruction in carcinoma of the bronchus: a systemic review. Clin Oncol (R Coll Radiol), 2002, 14: 338-351.
- Schutheiss TE, Stephens LC. Permanent radiation myelopathy. Br J Radiol, 1992, 65: 737-753.
- Senff NJ, Hoefnagel JJ, Heelis KJ, et al. Results of Radiotherapy in 153 Primary Cutaneous B-Cell Lymphomas Classifed According to the WHO-EORTC Classifcation. Arch Dermatol, 2007, 143: 1520-1526.
- Senkus-Konefka E, Dziadziuszko, Bednaruk-Mlynski E, et al. A prospective, randomized study to compare two palliative radiotherapy schedules for non-small-cell lung cancer (NSCLC). Br J Cancer, 2005, 92: 1038-1045.
- Sharma V, Mahantshetty U, Dinshaw KA, et al. Palliation of advanced recurrent esophageal carcinoma with high-dose-rate brachytherapy. Int J Radiat Oncol Biol Phys, 2002, 52: 310-315.
- Simpson JR. Francis ME, Rao DV, et al. Palliative radiotherapy for inoperable carcinoma of the lung: final report of a RTOG multi-institutional trial. Int J Radiat Oncol Biol Phys, 1985, 11: 751-758.
- Sundstrøm S, Bremnes R, Aasebo U, et al. Hypofractionated palliative radiotherapy (17Gy per two fractions) in advanced non–small-cell lung carcinoma is comparable to standard fractionation for symptom control and survival: a national phase III trial. J Clin Oncol, 2004, 22: 801-810.
- Teo P, Tai TH, Choy D et al. A randomized study on palliative radiation therapy for inoperable non-small cell carcinoma of the lung. Int J Radiat Oncol Biol Phys, 1988, 14: 867-871.
- Thomas TO, Agrawal P, Guitart J, et al. Outcome of patients treated with a single-fraction dose of palliative radiation for cutaneous T-cell lymphoma. Int J RadiatOncol Biol Phys,

第四篇

2013, 85: 747-53.

- Tsao MN, Lloyd N, Wong RK, et al. Whole brain radiotherapy for the treatment of newly diagnosed multiple brain metastases. Cochrane Database Syst Rev, 2012, 4: CD003869.
- van den Hout W, van der Linden YM, Steenland E, et al. Single- versus multiple-fraction radiotherapy in patients with painful bone metastases: cost-utility analysis based on a randomized trial. J Natl Cancer Inst, 2003, 95: 222-229.

**译　者：** 邵明海，主任医师，放疗科，温州医科大学附属台州医院
**审　校：** 祝淑钗，主任医师、教授，放疗科，河北医科大学第四医院
**终　审：** 刘　巍，主任医师、教授，姑息治疗中心，北京大学肿瘤医院
(译文如与英文原文有异义，以英文原文为准)

# 第九章　针对临终症状的神经调节治疗

**AmiLyn M. Taplin[1], Joannalee C. Campbell[2], Howard S. Smith[3], Vikas K. Parmar[1], Julie G. Pilitsis[1,2]**

[1]Department of Neurosurgery, [2]Center for Neuropharmacology and Neuroscience, [3]Department of Anesthesia, Albany Medical College, Albany, NY 12208, USA

*Correspondence to:* Julie G. Pilitsis, MD, PhD. MC-10 Department of Neurosurgery, 47 New Scotland Ave, Albany, NY 12208, USA. Email: PilitsJ@mail.amc.edu; AmiLyn M. Taplin. MC-10 Department of Neurosurgery, 47 New Scotland Ave, Albany, NY 12208, USA. Email: taplina@mail.amc.edu;Joannalee C. Campbell, Center for Neuropharmacology and Neuroscience, Albany Medical College, 47 New Scotland Ave; MC-136, Albany, NY 12208, USA. Email: campbej1@mail.amc.edu; Vikas K. Parmar, MC-10 Department of Neurosurgery, 47 New Scotland Ave, Albany, NY 12208, USA. Email: parmarv@mail.amc.edu.

## 引言

神经调节治疗在未来具有不可估量的治疗价值，这种治疗方式是现有已经认可的标准治疗模式的辅助治疗，使得现有的治疗模式更加完整。除了对现在的适应证如活动障碍的进一步研究外，神经调节治疗技术已经用于一系列疾病的临床研究，例如抑郁症、强迫症、冲动性人格障碍、毒瘾、食欲异常、肥胖、耳鸣、控制血压和创伤性脑损伤。

神经调节治疗有望应用于姑息治疗人群，因为这类人群通常都饱受难治性的痛苦症状的折磨，而在这些症状的基础上进一步发展成为以上的一些疾病状态。神经调节技术可以减轻这些症状，有利于提高生活质量，使患者在平静中度过人生的最后时间。本章节将阐述神经调节治疗对于需要姑息治疗的人群的一些症状如呼吸困难、胃肠(gastrointestinal，GI)功能障碍、恢复相关的运动功能、心理状态及睡眠障碍具有积极的治疗作用。

## 深部脑刺激

### 目前的应用情况

深部脑刺激(deep brain stimulation，DBS)已经用于治疗运动障碍性疾病，通过分别作用于丘脑的底丘脑核(subthalamic nucleus，STN)、腹中间核(ventralis intermedius，VIM)、苍白球(globus pallidus internus，Gpi)来治疗帕金森病、特发性震颤和肌张力障碍。DBS治疗可以明显改善具有这些症状的特定人群的生活质量。现在DBS已经被批准治疗强迫症，而关于严重的抑郁症和阿尔海默症的临床试验正在进行中。

DBS的具体作用机制仍旧困扰着科研团队。人们提出了多种假说：(Ⅰ)通过阻止传出神经末梢的动作电位的产生从而阻止去极化；(Ⅱ)突触调节：通过激活神经末梢而活化和/或抑制传出神经输出信号；(Ⅲ)通过耗竭传出神经末梢的神经递质引起突触抑制；(Ⅳ)通过促进基底神经节电路的抗摆动效应过而引起的网络阻止或者调节作用；(Ⅴ)通过持续增加神经递质的释放来使突触易化。

然而以上所有的假说均认为DBS的作用发挥依赖于受刺激大脑神经核的局部改变，影响神经信号的传出，从而进一步引起大脑神经核团的后续改变(Lee *et al.*，2009)。其他的解释意见不一，包括电极的激活，抑制和同时激活和/或抑制的(Shah *et al.*，2010)。

值得一提的是DBS的治疗针对的靶点是在大脑深处，正是由于这个靶点的位置要求进行适当的定位。这主要是由MRI的T1和T2加权显像完成，再进行基于框架的立体定向(图1)，然后圈出多余的向量进而通过MRI做出精确定位。通过细致去除一些脉管系统和明显的结构，神经外科医生可能继续进行开颅手术和植入电极，使用微电极记录来评估神经元的活动，电极的植入最大程度地接近生理情况。术中使用粗大电极测试来确定刺激的阈值而不引起副作用。DBS在治疗运动障碍性疾病的主要作用是不仅改善运动症状，它还有一些别的益处。我们猜测这些意料之外的益处可能对姑息治疗人群有特别的帮助。

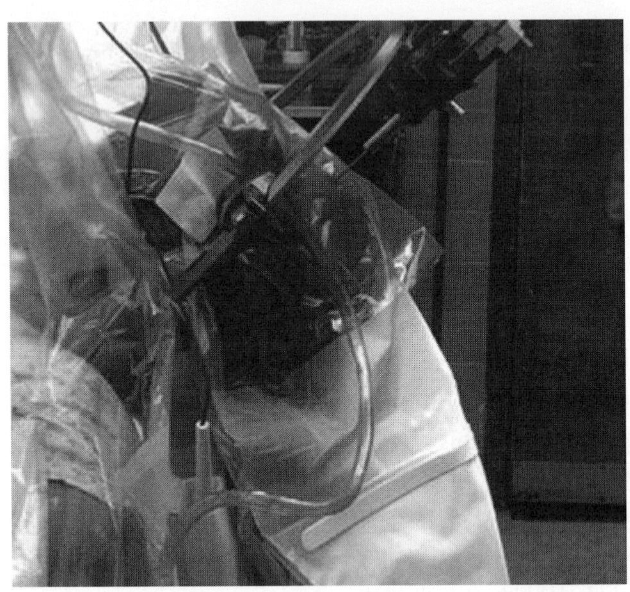

**图1　深部大脑刺激(deep brain stimulation，DBS)术中操作图**　这张图片显示了在立体定位架内的患者的头颅。立体定位架通过管路与微型驱动机相连，后者能指示DBS电极片的入点和入路的立体位置。



## 胃肠功能紊乱

吞咽困难、胃食管反流和便秘明显影响到需要姑息治疗的人群的生活质量。改善胃肠功能紊乱是姑息治疗的一个目标从而改善患者的日常生活。目前，关于治疗胃肠功能紊乱的方法主要来自我们使用STN DBS治疗帕金森患者的经验。使用STN DBS治疗帕金森患者15人中有12人的胃食管反流得到改善，而没有通过STN DBS治疗的帕金森患者并没有改善(Arai *et al.*，2012)。14例受试者接受STN-DBS治疗，在治疗前、干预后3、12个月均接受电视荧光透镜检查，发现患者吞咽固体食物得到改善，并可以进食流食，处于“开”的模式(相对于“关”而言)(Silbergleit *et al.*，2012)。患者主观的吞咽症状也改善(基于吞咽障碍指数，一个25个项目的问卷，涉及躯体、心理及功能方面的综合评分(Silbergleit *et al.*，2012))。其他一系列的病例报道也支持STN-DBS能够改善吞咽困难的观点(Asahi *et al.*，2012，Wolz *et al.*，2012)。

帕金森患者的胃肠功能障碍的原因可能有别于非帕金森患者。帕金森病患者的胃肠功能紊乱原因是肠内黏膜间神经丛和迷走神经背核紊乱及失调，导致胃排空延迟，从而出现一些难治性症状(Del Tredici *et al.*，2002)。STN DBS是否对非帕金森患者有益尚待评估。

另一个值得一提的是STN DBS在治疗恶液质方面的潜能。在一项研究中无意中发现STN DBS有助于增加体重。30个晚期帕金森病患者经STN-DBS治疗1年后体重增加了2.7 kg($P$=0.028)(Ford *et al.*，2004)。另一个研究小组报道了在患者接受双侧STN-DBS治疗3个月后，体重平均增加5.9 kg(Moghaddasi and Boshtam，2010)。进一步比较单侧和双侧STN-DBS后发现双侧电极植入患者体重增加有更高的趋势，但是没有统计学意义上的差异(Lee *et al.*，2011)。STN刺激治疗的体重增加显示可持续一段很长的时间(Foubert-Samier *et al.*，2012)。一项1996~2006年关于STN-DBS治疗帕金森患者的横断面研究，大约随访了4.7年，患者的体重平均增加7.2±8.1 kg($P$<0.001)，BMI平均增加2.7±3.0 kg/m$^2$。增加体重的机制尚不清楚，可能是改善胃肠道症状的缘故。

另外，改变STN和下丘脑的相互作用可能影响食欲，增加了食欲和进食量(Arai *et al.*，2012)。这可能对于姑息治疗人群有所帮助，因为恶液质使相当一部分人群饱受折磨。另一个进食不佳(如恶心和呕吐)的原因必须要考虑并给予相应干预。关于刺激下丘脑的进一步研究发现对这方面也会产生积极的效应。在一项可行性研究中发现使用经典的DBS设定参数刺激2只猴子的下丘脑腹正中核可以增加食物的摄取量(Lacan *et al.*，2008)。

在啮齿类动物中进一步进行的临床前研究观察了刺激伏隔核(nucleus accumbens，Nac)对进食的影响。刺激Nac的壳但不刺激核本身可以促进进食增加，刺激双侧的Nac壳导致蔗糖进食增强效应减弱(van der Plasse *et al.*，2012)。这项研究使得人们有兴趣进一步研究Nac中间的结构对进食行为和进食量的影响。4个严重的难治性神经性厌食症患者，使用Nac DBS治疗38个月，结果使患者体重平均增加了65%(Wu *et al.*, 2012)。因此Nac可能成为治疗厌食症或者恶液质，甚至作为姑息性治疗患者的潜在治疗靶点，包括终纹、膝下扣带回皮层、内囊前肢的上层神经核图案(Israël *et al.*, 2010; McLaughlin *et al.*, 2012)。

## 呼吸困难

姑息治疗人群另外一个常见的主诉是呼吸困难(Gilman and Banzett, 2009)。美国胸科协会将呼吸困难定义为“主观感觉呼吸不适”，包括三个不同的感受：乏氧、胸闷、呼吸费力(American Thoracic Society, 1999)。呼吸困难的感受完全是独特的，可以描述为对最重要的生物驱动机制受到威胁的主观反映。呼吸困难也可因对“窒息感”的恐惧从而诱发产生强烈的不良情绪。

大脑皮层调节呼吸感知有两条主要的途径。第一条途径起源于呼吸肌的信号传递给脑干髓质，进一步与丘脑的背侧核发生突触传递，后放射到大脑皮层的感觉中枢，从而调控呼吸困难的感觉或者强度(Von Leupoldt and Dahme, 2005; Birbaumer and Schmidt, 2003; Price, 2000)。第二条途径主要包括起源于肺和气道的迷走神经通过突触传递给予脑干髓质，再向上放射到小脑扁桃体和丘脑的背内侧区，沿着通路传到岛叶和扣带回(Von Leupoldt and Dahma, 2005)。关于这个通路的进一步研究主要参照其他前额区、海马壳核和额叶岛盖区处理呼吸困难传入神经感觉通路(Guz, 1997; Davenport *et al.*, 1995)。神经系统显像研究主要集中在边缘系统的特定区域——如岛叶的右前侧和小脑扁桃体的小部分——作为成像的原理(Gilman and Banzett, 2009; Von Leupoldt and Dahme, 2005)。对这些区域进行DBS和皮层刺激可以减少呼吸困难通常伴随的恐惧和不安的情绪。

Hyam等试图研究是否PAG、STN，影响心血管自主功能的区域，对于在呼吸活动的闭合信号通路上有作用，并且刺激这些区域是否引起肺功能的改变。研究包括10例患者使用DBS-STN，10例患者使用PAG，10例患者使用Gpi和7例患者使用丘脑传感器作为对照。采用随机盲法刺激3次，解除刺激3次。结果表明与对照组相比，刺激STN、PAG使得呼气流速峰值提高14%，而呼吸性能没有明显增加(Hyam *et al.*, 2012)。这项研究之所以引人关注是因为它测试了不同的大脑区，因此进行了多个参照。并且，这项研究既探索了慢性疼痛的患者，又包含了帕金森病患者，因此这个结果很有可能不仅仅适用于一种疾病状态。

## 睡眠

DBS可能有利于良好的夜间睡眠并减少白天睡眠。一项43例帕金森病患者长达24个月的研究，通过双侧的STN DBS后，患者的总体睡眠时间增加，而主观睡眠问题减少(Lyons and Pahwa, 2006)。另一篇病例报道显示一名帕金森患者在接受STN DBS治疗后白天睡眠时间减少，打瞌睡的次数减少，Epworth睡眠量表评分减低，主观上感觉夜间睡眠明显增多，白天睡眠减少(Lopiano *et al.*, 2001)。这些结果不一致，主要是缺乏足够的证据证实DBS对睡眠的作用，但是它们却为探索DBS治疗是否能改善终末期患者的睡眠提供证据。

## 谵妄

患者的认知发生急性改变或者知觉分化从而引起的意识障碍，这种状态称之为谵妄。谵妄有3个临床亚型：过度活跃、活动减少和混合型。活动过少型谵妄通常被误诊为抑郁或者痴呆，混合型谵妄为过度活跃和活动减少交替发作(Trzepacz *et al.*, 2002)。患者可能注意力不集中，不能够对一外部刺激集中注意力，健忘、易怒、焦虑、焦躁不安、难以入睡。在谵妄期间，患者定向力、执行力、记忆力和语言能力均受到影响。患者可能出现神志恍惚或者幻觉(Meagher *et al.*, 2000)。

谵妄通常难以诊断和治疗，但是它可以引起患者严重的并发症。细胞和突触水平的弥漫性异常而非局灶的病变可能是引起谵妄的原因(Gunther *et al.*, 2008)。谵妄是一种脑功能的异常，是异常神经物质浓度、对外部刺激和生理应急源的感知以及睡眠-觉醒机制的紊乱等相互作用的结果(Yokota *et al.*, 2003)。5-羟色胺、多巴胺、乙酰胆碱、γ氨基丁酸(gamma aminobutyric acid, GABA)的异常可能参与引起谵妄的发生(Gunther *et al.*, 2008)。乙酰胆碱的缺乏及多巴胺的过量蓄积之间相互作用对谵妄的最终的共同通路尤为重要(Trzepacz *et al.*, 2002)。一项研究使用增强CT发现10例活动减少型谵妄的全脑血流(cerebral blood flow, CBF)减少42%。枕部和皮层下的血流较其他区域减少得更为明显(Yokota *et al.*，2003)。使用99mTc-HMPAO单光子发射计算机断层扫描对6例谵妄患者检测，发现与谵妄治疗正常后相比，治疗前脑血流灌注异常(Fong *et al.*，2006)。

在肝性脑病患者中存在多种类型的脑低灌注，包括颞叶、额叶、顶叶、枕叶、带状前回、基底节和丘脑的血流灌注减少(Jalan *et al.*，2003；Yazgan *et al.*，2003；Strauss *et al.*，1999)。但是部分研究的统计效能较低，很可能就是由于灌注类型不一致。基于现在已有的研究结果，最普遍认同的观点是谵妄的神经通路包括丘脑、基底节和前额叶、纺锤体和后顶叶皮层(Trzepacz，2000；Trzepacz，1994)。弥散张量成像(diffusion tensor imaging，DTI)通过显示脑白质和丘脑异常，用于心脏手术后预测术后谵妄的发生(Shioiri *et al.*，2010)。颞叶(右侧多于左侧)、梭状回、舌回、尾状核和扣带回前部的病理改变可能使得患者易于发生活动过多型谵妄，主要的症状表现为过度激惹(Caplan，2010)。对9例谵妄患者和6例年龄匹配的非谵妄患者死后尸体解剖显示，谵妄的发生和星形细胞、小胶质细胞及IL-6水平有关(Munster *et al.*，2001)。尽管目前谵妄尚未使用DBS治疗，随着研究的深入，DBS有望应用于大脑区功能显像的领域中。

## 抑郁症

DBS另一个应用的领域是治疗难治性抑郁症。抑郁症是一个全球范围的疾病，大部分的患者已经从抗抑郁药、精神疗法、电休克治疗(electroconvulsive therapy，ECT)中获益。然而大约10%~20%的抑郁症患者对现有的治疗模式无效。目前已有一些致力于DBS治疗难治性抑郁症(treatment refractory depression，TRD)的研究。认知和边缘系统回路由前额叶和基底节系统、特别是前扣带皮层、眶前额叶皮层、Nac和丘脑相互交织而成。小脑扁桃体、5-羟色胺能神经元和中脑的多巴胺能神经元共同作用于上述的网络系统，处理一些基于奖励的学习、执行力、成瘾性疾病和刺激性冒险的信息(Haber and Brucker，2009)。

基于目前对于抑郁症的病理生理学的认识，有4个潜在的大脑区可以作为DBS治疗目标区：膝下扣带回皮层(subgenual cingulated cortex，SCC)、Nac、丘脑下脚和外侧系带。一些小样本的关于DBS植入到SCC、Nac、丘脑下脚的研究已经完成。虽然需要进一步的研究证实，但前期的研究结果证实均为安全有效(Hauptman *et al.*，2008)。对20例患者进行SCC的DBS，使用Hamilton抑郁评分量表(HSRD-17)显示早期仍在受益(图2)(Lozano *et al.*，2008)。35例患者1月随访后发现HSRD-17评分减少至少50%，10%的患者缓解，而6个月随访期后这两个数字分别为60%和35%。该研究中加用PET扫描发现皮层和边缘系统的代谢改变参与到抑郁症的发生过程中。将DBS植入胼胝体扣带回并按照事先设定的程序刺激，发现患者耐受性好，且无明显不良反应，也没有永久性损害(Lozano *et al.*，2008)。Ⅲ期临床试验正在进行中。

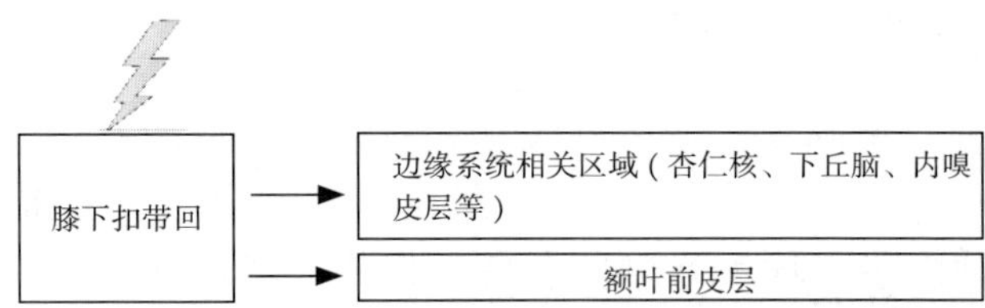


**图2 膝下扣带回皮层(subgenual cingulate cortex，SCC)和抑郁症**
刺激SCC可以减少扣带回和边缘系统的联系并增加额叶前背侧区的活动，从而起到抗抑郁效果，表现为抑郁症患者的情绪、睡眠模式和焦虑情况改善。

对11例治疗无效的抑郁症患者给予双侧Nac刺激发现其中5例受益(45%)(Bewernick *et al.*，2012)。1年后5例患者治疗仍有效，而4年后进行最后一次随访发现仍然有效。作者发现持续有效的患者随着时间的延长并未出现症状加重，且对Nac的刺激与服用抗抑郁药、抗焦虑药一样有效，均能改善生活质量。对10例治疗无效的抑郁症患者使用Nac DBS治疗前、治疗1年后发现除具有抗抑郁和抗焦虑效果外，认知能力亦出现明显提高(Grubert *et al.*，2011)。患者的学习、记忆、注意力、视觉感知和执行力更好。大鼠的动物实验进一步支持Nac刺激的抗焦虑作用。我们发现使用持续刺激模式也可降低前额皮质的酪氨酸羟化酶、多巴胺和去甲肾上腺素的水平(Falowski *et al.*，2011)。

## 运动症状

最后讨论一下关于中风后患者运动功能障碍的研究。刺激1例中风后的贝内迪克特综合征(红核综合征)患者的左侧豆核束可以明显改善震颤症状(Bandt *et al.*，2008)。2例患者因中脑上部的损伤引起的Holmes震颤(以前称为红核型或中脑震颤)，经过VIM DBS治疗后症状明显改善(Nikkhah *et al.*，2004)。1例男性患者中风后出现右上肢疼痛，使用PAG DBS刺激第三脑室室周灰质，目的是减轻疼痛(Phillips and Bhakta，2000)，结果不仅患者的疼痛有轻度改善，而且麻痹的上下肢运动功能也出现明显改善。使用三只脑血管闭塞的大鼠脑缺血模型实验发现，立体定位对侧植入双极电极到后面的小脑核团，给予低频刺激，可以恢复脑缺血中风后的大鼠运动功能，这就使得我们需要进一步进行动物实验的研究探讨，以便未来将该技术运用于人类中风后改善运动功能方面(Machado *et al.*，2009)。

## 运动皮层刺激

### 当前应用

应用运动皮层刺激(motor cortex stimulation，MCS)改善疼痛症状引人关注，但是仍未被临床认可。之前认为运动皮层刺激发挥作用是通过刺激初级躯体感觉皮层诱发电位(stimulating primary somatosensory cortex evoked potentials，SSEPs)来实现的。然而，大鼠的动物模型却得出了相反的结果。MCS其实抑制了SSEPs(Chiou *et al.*，2012)。运动皮层刺激的基础研究现在更多的集中在功能磁共振基础上的皮质丘脑联系方面，后者可以导致丘脑血流增加并随之引起中脑导水管周围阿片类物质的改变(Garcia-Larrea and Peyron，2007；Peyron *et al.*，2007；Peyron *et al.*，1995；Pirotte *et al.*，2005；Saitoh *et al.*，2004)。

患者在接受运动皮层刺激术前需要薄层功能磁共振来识别与疼痛区域相关的运动皮层。用无框神经导航系统指导标记合适的开颅位置，生理监测到位相改变后，就可以确定中央前回和中央后回的位置(图3)。一旦运动皮层在术中定位后，硬膜外的电极(经常是与膝下扣到皮层的电极一样)缝合固定在硬膜上，与运动皮层平行或者垂直(Stadler *et al.*，2011)。

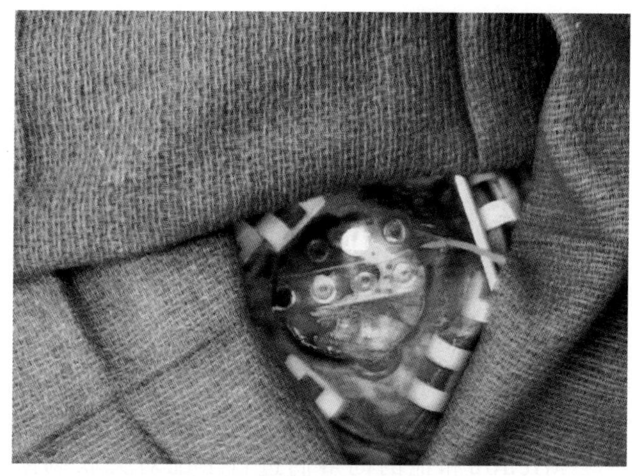

**图3　绘制感觉和运动皮层的地形图**

该图显示的是术中放入8个硬膜外格子用来使运动和感觉皮层实现位相反转从而便于恰当地置入MCS。缩写：MCS，运动皮层刺激。

### 吞咽困难

与其他神经调节技术一样，MCS可以扩展应用于姑息治疗，除了疼痛以外还可以治疗其他不适，如吞咽困难或其他胃肠道问题。一位神经性面部疼痛的患者症状表现为三叉神经痛、舌咽神经痛和吞咽困难，植入了MCS的系统后发现面部疼痛明显减轻了，吞咽困难也明显改善(Anderson *et al.*，2009)。有趣的是，电生理学方面类似的非侵入性技术支持这一发现。

14例患者中风后出现吞咽困难的患者接受经颅磁刺激(transcranial magnetic stimulation，TMS)食管皮层10 min，1周连续5 d，结果提示，与12例未接受TMS治疗的患者相比，吞咽困难的症状得到明显改善，并且这种效应持续长达2个月(Khedr *et al.*，2009)。进一步研究TMS治疗中风(特别是延髓外侧梗死和其他脑干梗死)后吞咽困难与假手术组相比，TMS患者的症状改善，并可持续2个月之久(Khedr and Abo-Elfetoh，2010)。

已有研究使用经颅直流电刺激(transcranial direct current stimulation，tDCS)来研究治疗中风后吞咽困难。tDCS使用一个电极板置于相关区域，而参照电极板放在颈部或肩部区域以便恒定的低电流通过。阳极的刺激皮层去极化而激活皮层，而阴极刺激使皮层超极化从而起抑制作用。16例患者随机分配到吞咽训练加上阳极的tDCS或吞咽训练加假的刺激组，结果发现干预后两组均能改善吞咽困难量表的评分(Yang *et al.*，2012)。治疗3个月后，与假刺激组相比，阳极的tDCS组吞咽困难量表评分得到更大改善(Yang *et al.*，2012)。虽然TMS使用一个快速变化的磁场去诱导电流的变化，顾名思义，tDCS使用身体的直流电。TMS不像tDCS那样需要头皮与设备接触。恰当的准备和置入电极板可以明显影响tDCS的效果。tDCS不像TMS那样定位明确(Edwardson *et al.*，2013).

Michou和他的同事们进行了配对关联刺激(paired associative stimulation，PAS)，通过联合刺激外周咽部和大脑皮层，PAS首先应用于视力有缺陷的健康人群，然后应用到中风后吞咽困难的患者。结果发现，PAS可引起患者行为反应和双侧大脑短期的改变，这值得我们进一步研究，可作为中风后吞咽困难的康复治疗的模式之一(Michou *et al.*，2012)。

### 运动功能恢复

反复的经颅磁刺激(repetitive TMS，rTMS)似乎也使中风后大脑半球受损的患者受益，该技术可能对于大脑功能和运动功能恢复方面安全有效。受损的那侧大脑半球的皮层功能受到破坏是由于该侧的梗死所致，然而，此时整个大脑皮层均受到影响，可能是由于未受损的对侧大脑半球不能对抗患侧，导致双侧大脑半球的胼胝体抑制通路失衡所致(Corti *et al.*，2012)。一项60例患者的回顾性分析发现，刺激皮层，那些受皮层损伤较少、皮质脊髓束保留的患者，运动功能恢复更好(Nouri and Cramer，2011)。研究表明，人类的大脑具有神经可塑性，而且动物实验也支持这种观点：刺激可以强化这种特性。

这一发现以及相关的证据证实，疼痛接受MCS治疗可以促进运动功能恢复，基于此理论，有研究人员设计了一个随机对照试验，纳入6例患者，除了接受物理康复治疗外加用MCS治疗3周。与4个只接受物理康复治疗的对照组相比，MCS治疗组中患者上肢运动功能及手功能恢复明显好于前者(上肢运动功能参照Upper Extremity Fugl-Meyer评分，*P*=0.003，手功能评分参照Stroke Impact Scale评分，*P*=0.001)(Brown *et al.*，2008)。与假刺激治疗组相比，对受损侧的大脑半球行tDCS治疗，对侧健侧的行阴极tDCS治疗后两者均能改善缺血性卒中患者的手功能(Fregni *et al.*，2005)。

通过强化刺激患侧大脑半球及抑制对侧大脑半球的活动，从而减少双侧运动皮层的胼胝体抑制，最终有利于卒中后的运动功能恢复(Fregni *et al.*，2005)。也有一些结果表明慢性卒中、有固定局灶病变达6个月以上的患者，可能从皮层刺激中受益。典型病例是一名左侧大脑中动脉梗塞的患者，出现运功和语言功能障碍长达18个月。另一个病例是由于内囊的皮层下梗死，出现运功功能减退，进入试验前已有8个月之久。两名患者均在硬膜外正对对侧运动前区及运动皮层处植入单极电极，有语言功能障碍的患者额外在Broca区植入电极。经过皮层刺激和物理康复治疗4个月后，两名患者的运动功能均有所改善。有语言功能障碍的患者语言功能也有一定改善(Kim *et al.*，2008)。

总之，目前的研究支持MCS在难治性疼痛和中风康复中的应用价值。从TMS和tDCS获得的数据可能有助于选择新的疾病进程和定位来适于使用MCS治疗。最优刺激参数的检测和MCS特异技术的发展可能在人群中具有更大的临床意义。例如，虽然影响不同的解剖定位，但MCS和SCS使用相同的电极板(Levy *et al.*，2010)。周围和中枢神经的联合刺激是一个有意思的议题。针对某个适应证的联合刺激可能起到联合效应，而且最终要优于任何一种单独刺激模式。

## 脊髓刺激(spinal cord stimulation，SCS)

在疼痛治疗中，SCS是最常用也是最被大家熟知的神经调节治疗方法。SCS治疗过程包括放置一个经皮电极或者电极板。通常SCS治疗经皮放置一个与疼痛部位水平一致的铅板。装置置入合适的位置后打开，询问患者是否有感觉异常，基于患者的感觉，调整置入的位置。一旦疼痛能够很好地缓解，再按照操作规程置入永久的铅极板(图4)。术中进行电生理监测以便进一步优化置入部位。

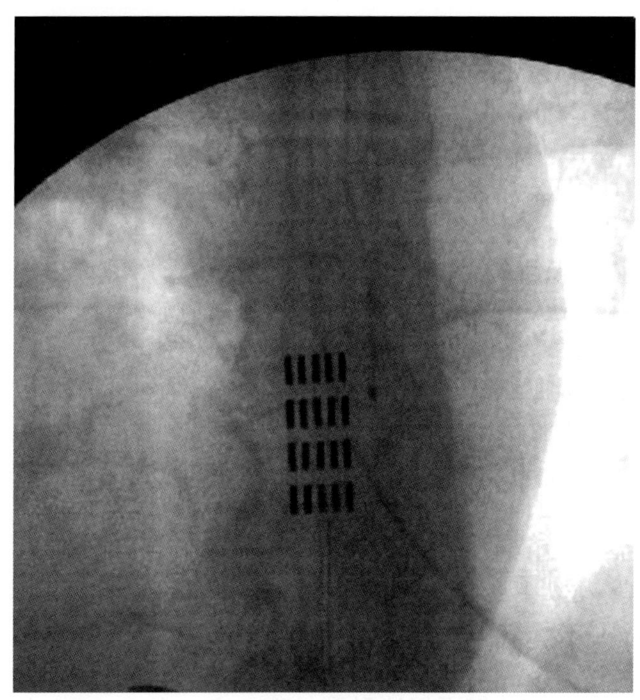

**图4　脊髓刺激术中的荧光显像图**

该图显示的是SCS电极置入$T_8$~$T_9$水平，治疗范围覆盖双侧背部和下肢。

## 运动功能恢复

目前SCS也用于控制帕金森病的症状。一项病例报道了一位61岁男性将电极置入$T_9$~$T_{10}$水平行SCS治疗，成功地治疗了FBSS相关的一系列症状。后来在他69岁时进展为震颤为主型的帕金森病，症状以右侧为主。SCS对其运动功能的影响使用联合帕金森疾病评分量表(Unified Parkinson's Disease Rating Scale，UPDRS-Ⅲ)进行运动评分。当患者服药时给予、不给予刺激和不服药时给予、不给予刺激时分别记录运动评分。当患者不服药时使用SCS治疗，运动评分提高了50%，这一结果与患者单纯服药(不给予刺激)类似。进一步研究发现，患者服药的同时给予SCS治疗，运动评分升高更明显。这个病例报道提示对帕金森患者下游的神经调节治疗可能对患者有益，SCS治疗对运动功能的改善可能在特定的姑息治疗人群也同样有效。值得注意的是，虽然关于啮齿类的PD动物模型的研究(Fuentes *et al.*，2009)也支持上面的观点，但是另一个关于SCS治疗的病例报道显示无治疗效果(Thevathasan *et al.*，2010)。

## 调节血管功能

SCS治疗慢性疼痛过程中出现的脑血流变化也是一个值得关注的效应(Hosobuchi，1985)。对10名患者颈部SCS治疗时，使用SPECT观察SCS引起的感觉异常的同侧大脑半球发现脑血流增加。在随后的几年里，Meglio等观察了36名患者，使用SCS治疗后重复了先前报道的脑血流增加的效应，并同时验证了SPECT和经颅多普勒(transcranial Doppler，TCD)的一致性(Meglio *et al.*，1991)。他们也评价了大脑血流动力学的改变，后者也是SCS的功能之一。颈部SCS与大脑血流增加有关，而胸部SCS可能引起大脑血流减少。另外一项研究提示SCS可能增加、也可能减少或者对大脑血流动力学无明显影响(Visocchi，2006)。

在一个新的SAH动物模型中，56只大鼠诱发双侧脑出血，在$C_1$节段水平行SCS治疗(Lee *et al.*，2008)。SAH后行SCS治疗，与对照组相比，前者可以使小脑血流增加62%~76%到91%~115%不等，大脑皮层血流增加69%~70%至115%~118%($P$<0.01)。脑血流的增加效应可能是由于基底动脉的直径和横截面积增加引起(Lee *et al.*，2008)。一项关于10名脑血管痉挛患者置入SCS治疗(Takanashi and Shinonaga，2000)的研究，由于样本量小且有明显的神经系统并发症，因此结论不具有确定意义(Hunt Hess 3~4)。Hunt Hess scale量表是用来评估非创伤性蛛网膜下腔出血患者的临床症状的。这些患者接受在$C_1$~$C_2$节段进行SCC治疗，SAH5天后开始连续刺激10~15 d。使用氙增强CT和诊断学血管造影检查显示，刺激后较刺激前相比MCA分布区的脑血流明显增加。

由SCS治疗引起的脑血流动力学改变的机制至今仍不清楚。一些人认为是自主神经系统作用的结果，其他认为是因脑血管释放的体液调节因子所致，另外一些人认为是自主调节的结果(Visocchi *et al.*，2011)。虽然缺乏精确的证据证实SCS如何影响脑血管活动，但很多的科学家探讨了SCS对创伤性缺血性脑损伤、缺血性脑卒中、SAH和动脉血管痉挛的作用。高位置的颈部SCS可能成为恢复血管的一种治疗模式(Visocchi *et al.*，2011)。

## 周围神经刺激(peripheral nerve stimulation，PNS)

虽然目前PNS用于治疗疼痛和膀胱功能障碍，但是最近的研究提示PNS可以有效改善多种症状。经皮点刺激(transcutaneous electrical stimulation，TENS)可能是一种检测置入PNS对治疗哪些症状有效的方法。PNS用于治疗吞咽困难和呼吸困难，因此可以减轻有上述症状的姑息治疗患者的痛苦。

## 吞咽困难

11例卒中后口咽吞咽困难的患者，给予5 d颏下TENS治疗，每天1 h，在治疗前和治疗后分别进行吞咽功能评估。吞咽障碍指数问卷调查表显示口咽吞咽困难明显改善，而电视荧光显微镜证实由于吞咽反应时间改善，喉吸和咽残留减少(Gallas *et al.*，2010)。

## 呼吸困难

TENS也用于减轻呼吸困难的症状。和疼痛一样，呼吸困难可引起患者明显不适，而这种不适很容易受到周围环境的影响。负面影响包括增加主观上的疼痛和呼吸困难的感觉(Bogaerts *et al.*，2005)。患者疼痛的阈值与呼吸困难的阈值相关，但是对疼痛的耐受和对呼吸困难的耐受却无明显相关(Nishino *et al.*，2010)。大脑皮层处理疼痛和呼吸困难有相似的通路，特别是前扣带回和岛叶皮层(Apkarian *et al.*，2005)。

一项双盲的随机对照研究，纳入了44例慢性阻塞性肺疾病(chronic obstructive pulmonary disease，COPD)患者，在Dingchuan(EX-B1)穿刺点行TENS治疗45 min，并设空白对照，发现TENS治疗后第一秒用力呼气容积(forced expiratory volume in one second，FEV1)提高，β-内啡肽的水平升高(Jones *et al.*，2011)。Dingchuan穿刺点是在C7水平、后正中线旁开0.5 cm。

COPD患者采用经皮神经肌肉点刺激(neuromuscular electrical stimulation，NMES)治疗后可以明显改善呼吸困难评分(Sillen *et al.*，2009)。NMES治疗过程中，电极置于正对目标肌肉群，并通上电流。NMES刺激肌肉收缩使得肌肉张力增加，同时TENS可以传递电流去阻滞或者调节疼痛信号。低频(15 Hz)和高频(75 Hz)NMES均可以对COPD患者提供康复治疗，并且对呼吸困难、乏力、下肢功能的效果相当(Sillen *et al.*，2011)。将NMES治疗加入到常用的康复治疗模式中治疗COPD患者，较单用标准康复治疗，患者的下肢功能、呼吸困难的程度和日常活动量都得到更大改善。

先前关于PNS和MCS/SCS协同作用的说法甚嚣尘上，然而NMES联合PNS或者MCS/SCS可能更有前景。虽然这些都是点刺激疗法，NMES可以直接增加肌肉的收缩性，而通过电流与MCS/SCS相互作用引起的改变只是起间接作用。在周围直接刺激肌肉收缩，并在已有的中枢水平强化刺激的基础上(间接与MCS/SCS作用)，使得这种作用明显增强。间接的MCS/SCS和直接的NMES再加上人工的物理康复治疗可能达到最佳治疗效果。除了MCS/SCS对运动功能改善的作用外，其对疼痛的影响使得疼痛减轻后人们更能接受康复锻炼，从而使治疗能够更好地耐受。

## 抑郁症

已有一些使用TENS治疗难治性抑郁症的初步研究。37例难治性抑郁症的患者随机分到刺激治疗组(每周5次，共2周)和假手术组(Hein *et al.*，2013)。经耳的TENS将头部电极放在外耳上，影响迷走神经耳支。刺激组的症状明显好于假手术组。另外一种PNS刺激形式如迷走神经刺激(vagal nerve stimulation，VNS)在难治性抑郁症中应用更多。一项随机、双盲的多中心试验纳入331例患者观察50周(长期)和22周(短期)(Aaronson *et al.*，2012)。患者被随机分到低、中、高刺激组。所有组的患者短期观察后抑郁症状均有明显改善，长期观察也发现症状有持续减轻。与低刺激组相比，中、高刺激组患者对VNS的反应有更好的耐受性，而且更不容易复发。然而不幸的是保险公司覆盖这些FDA批准适应证的设备也有一些难度。

VNS也可以通过减少一部分人群痉挛发生的频率和数量来改善患者功能。传统的VNS可以持续不断地传递刺激信号而不管大脑活动是否正常。这次临床试验采用闭合环状系统，如RNS(Responsive neurostimulation，NeuroPace，Inc.，Mountainview，California)，来评估这些新刺激的安全性和有效性，并传递一些小脉冲在合适的时间来抑制新发的痉挛(例如闭合环形技术)。

## 缺陷

基于神经调节技术目前的应用范围，已经有人考虑将其用做缓解患者症状，提高姑息治疗患者的治疗模式。神经调节技术的设备和配件的价格是影响姑息治疗人群的一个很大的障碍，这将是严重影响患者生存时间的效价比。所有的神经调节技术的设备都较昂贵，价格从15 000到35 000美元不等。内部脉冲生成器(internal pulse generator，IPG)或者电池可以产生电刺激，占成本中大部分价值。需要技术建立一种物美价廉的设备用于姑息治疗人群。外部构造在再利用和触觉接收器/外部电池刺激期可以明显削减价格(Blomstedt and Hariz，2010)。最近一项研究发现将捐赠者的起搏器经过合适的消毒处理后重新置入体内，经过至少2年的随访期后，尚未发现明显并发症(Kantharia *et al.*，2012)。另外一个影响该技术应用的障碍，主要是这些仪器与MRI不兼容。DBS治疗的患者可以通过佩戴特殊的装置后行头颅MRI检查，但是禁忌行躯体的MRI检查(Henderson *et al.*，2005)。除了一个设备外，MRI和SCS与PNS仍旧不能同时使用。

## 总结

尽管目前存在很多缺陷亟待解决，但神经调节治疗在姑息治疗人群中的作用仍不可估量。因为有了功能性神经外科手术的诸多进步，使得患者在处理其他疾病的同时可以得到其他益处，我们推测使用神经调节治疗改善姑息治疗人群的疼痛的同时可能对于缓解其他症状起着相似的效果。我们希冀使用神经调节治疗能改善患者终末期的生活质量，这将是一个鼓舞人心的时刻。

## 致谢

声明：作者声称无任何利益冲突。

## 参考文献


- Aaronson ST, Carpenter LL, Conway CR, et al. Vagus nerve stimulation therapy randomized to different amounts of electrical charge for treatment-resistant depression: acute and chronic effects. Brain Stimul, 2013, 6: 631-640.
- American Thoracic Society. Dyspnea. mechanisms, assessment, and management: a consensus statement. Am J Respir Crit Care Med, 1999, 159: 321-340.
- Anderson WS, Kiyofuji S, Conway JE, et al. Dysphagia and neuropathic facial pain treated with motor cortex stimulation. Neurosurgery, 2009, 65: E626.
- Apkarian AV, Bushnell MC, Treede RD, et al. Human brain mechanisms of pain perception and regulation in health and disease. Eur J Pain, 2005, 9: 463-484.
- Arai E, Arai M, Uchiyama T, et al. Subthalamic deep brain stimulation can improve gastric emptying in Parkinson's disease. Brain, 2012, 135: 1478-1485.
- Asahi T, Inoue Y, Hayashi N, et al. Alleviation of dysphagia after deep brain stimulation: results from a Parkinson's disease patient. Mov Disord, 2012, 27: 325-326.
- Bandt SK, Anderson D, Biller J. Deep brain stimulation as an effective treatment option for post-midbrain infarction-related tremor as it presents with Benedikt syndrome. J Neurosurg, 2008, 109: 635-639.
- Bewernick BH, Kayser S, Sturm V, et al. Long-term effects of nucleus accumbens deep brain stimulation in treatment-resistant depression: evidence for sustained efficacy. Neuropsychopharmacology, 2012, 37: 1975-1985.
- Birbaumer N, Schmidt RF. eds. Biologische psychologie. Berlin, Germany: Springer, 2003: 328-372.
- Blomstedt P, Hariz MI. Deep brain stimulation for movement disorders before DBS for movement disorders. Parkinsonism and Related Disorders, 2010, 16: 429-433.
- Bogaerts K, Notebaert K, Van Diest I, et al. Accuracy of respiratory symptom perception in different affective contexts. J Psychosom Res, 2005, 58: 537-543.
- Brown JA, Lutsep HL, Weinand M, et al. Motor cortex stimulation for the enhancement of recovery from stroke: a prospective, multicenter safety study. Neurosurgery, 2008, 62 Suppl 2: 853-862.
- Caplan LR. Delirium: a neurologist's view--the neurology of agitation and overactivity. Rev Neurol Dis, 2010, 7: 111-118.
- Chiou RJ, Lee HY, Chang CW, et al. Epidural motor cortex stimulation suppresses somatosensory evoked potentials in the primary somatosensory cortex of the rat.Brain Res, 2012, 1463: 42-50.
- Corti M, Patten C, Triggs W. Repetitive transcranial magnetic stimulation of motor cortex after stroke: a focused review. Am J Phys Med Rehabil, 2012, 91: 254-270.
- Davenport PW, Reep RL. Cerebral cortex and respiration. In: Dempsey JA, Pack AI. eds. Regulation of breathing.New York,


第四篇

NY: Dekker, 1995: 365-388.

- Del Tredici K, Rub U, De Vos RA, et al. Where does Parkinson disease pathology begin in the brain? J NEuropathol Exp Neurol, 2002, 61: 413-426.
- Edwardson MA, Lucas TH, Carey JR, et al. New modalities of brain stimulation for stroke rehabilitation.Exp Brain Res, 2013, 224: 335-358.
- Falowski SM, Sharan A, Reyes BA, et al. An evaluation of neuroplasticity and behavior after deep brain stimulation of the nucleus accumbens in an animal model of depression. Neurosurgery, 2011, 69: 1281-1290.
- Fong TG, Bogardus ST Jr, Daftary A, et al. Cerebral perfusion changes in older delirious patients using 99mTc HMPAO SPECT. J Gerontol A Biol Sci Med Sci, 2006, 61: 1294-1219.
- Ford B, Winfield L, Pullman SL, et al. Subthalamic nucleus stimulation in advance Parkinson's disease: blinded assessments at one year follow up. J Neurol Neurosurg Psychiatry, 2004, 75: 1255-1259.
- Foubert-Samier A, Maurice S, Hivert S, et al. A long-term follow-up of weight changes in subthalamic nucleus stimulated Parkinson's disease patients. Rev Neurol (Paris), 2012, 168: 173-176.
- Fregni F, Boggio PS, Mansur CG, et al. Transcranial direct current stimulation of the unaffected hemisphere in stroke patients. Neuroreport, 2005, 16: 1551-1555.
- Fuentes R, Petersson P, Siesser WB, et al. Spinal cord stimulation restores locomotion in animal models of Parkinson's disease. Science, 2009, 323: 1578-1582.
- Gallas S, Marie JP, Leroi AM, et al. Sensory transcutaneous electrical stimulation improves post-stroke dysphagic patients. Dysphagia, 2010, 25: 291-297.
- Garcia-Larrea L, Peyron R. Motor cortex stimulation for neuropathic pain: from phenomenology to mechanisms. Neuroimage, 2007, 37 Suppl 1: S71-S79.
- Gilman SA, Banzett RB. Physiologic changes and clinical correlates of advanced dyspnea. Curr Opin Support PalliatCare, 2009, 3: 93-97.
- Grubert C, Hurlemann R, Bewernick BH, et al. Neuropsychological safety of nucleus accumbens deep brain stimulation for major depression: effects of 12-month stimulation. World J Biol Psychiatry, 2011, 12: 516-527.
- Gunther ML, Morandi A, Ely EW. Pathophysiology of delirium in the intensive care unit. Crit Care Clin, 2008, 24: 45-65.
- Guz A. Brain, breathing and breathlessness. Respir Physiol, 1997, 109: 197-204.
- Haber SN, Brucker JL. Cognitive and limbic circuits that are affected by deep brain stimulation. Front Biosci, 2009, 14: 1823-1834.
- Hauptman JS, DeSalles AA, Espinoza R, et al. Potential surgical targets for deep brain stimulation in treatment-resistant depression. Neurosurg Focus, 2008, 25: E3.
- Hein E, Nowak M, Kiess O, et al. Auricular transcutaneous electrical nerve stimulation in depressed patients: a randomized controlled pilot study. J Neural Transm, 2013, 120: 821-827.
- Henderson JM, Tkach J, Phillips M, et al. Permanent neurological deficit related to magnetic resonance imaging in a patient with implanted deep brain stimulation electrodes for Parkinson's disease: case report. Neurosurgery, 2005, 57: E1063.
- Hosobuchi Y. Electrical stimulation of the cervical spinal cord increases cerebral blood flow in humans. Appl Neurophysiol, 1985, 48: 372-376.
- Hyam JA, Brittain JS, Paterson DJ, et al. Controlling the lungs via the brain: a novel neurosurgical method to improve lung function in humans. Neurosurgery, 2012, 70: 469-477.
- Israël M, Steiger H, Kolivakis T, et al. Deep brain stimulation in the subgenual cingulate cortex for an intractable eating disorder. Biol Psychiatry, 2010, 67: e53-e54.
- Jalan R, Olde Damink SW, Lui HF, et al. Oral amino acid load mimicking hemoglobin results in reduced regional cerebral perfusion and deterioration in memory tests in patients with cirrhosis of the liver. Metab Brain Dis, 2003, 18: 37-49.
- Jones AY, Ngai SP, Hui-Chan CW, et al. Acute effects of Acu-TENS on FEV1 and blood B-endorphin level in chronic obstructive pulmonary disease. Altern Ther Health Med, 2011, 17: 8-13.
- Kantharia BK, Patel SS, Kulkarni G, et al. Reuse of explanted permanent pacemakers donated by funeral homes. Am J Cardiol, 2012, 109: 238-240.
- Khedr EM, Abo-Elfetoh N. Therapeutic role of rTMS on recovery of dysphagia in patients with lateral medullary syndrome and brainstem infarction. J Neurol neurosurg Psychiatry, 2010, 81: 495-499.
- Khedr EM, Abo-Elfetoh N, Rothwell JC. Treatment of post-stroke dysphagia with repetitive transcranial magnetic stimulation. Acta Neurol Scand, 2009, 119: 155-161.
- Kim HI, Shin YI, Moon SK, et al. Unipolar and continuous cortical stimulation to enhance motor and language deficit in patients with chronic stroke: report of 2 cases. Surg Neurol, 2008, 69: 77-80.
- Lacan G, De Salles AA, Gorgulho AA, et al. Modulation of food intake following deep brain stimulation of the

ventromedial hypothalamus in the vervet monkey. J Neurosurg, 2008, 108: 336-342.

- Lee EM, Kurundkar A, Cutter GR, et al. Comparison of weight changes following unilateral and staged bilateral STN DBS for advanced PD. Brain Behav, 2011, 1: 12-18.
- Lee KH, Blaha CD, Bledsoe JM. Mechanisms of action of deep brain stimulation: a review. In: Krames ES, Peckham PH, Rezai AR. eds. Neuromodulation. London, UK: Elsevier, 2009: 157-169.
- Lee JY, Huang DL, Keep R, et al. Effect of electrical stimulation of the cervical spinal cord on blood flow following subarachnoid hemorrhage. J Neurosurg, 2008, 109: 1148-1154.
- Levy R, Deer TR, Henderson J. Intracranial neurostimulation for pain control: a review. Pain Physician, 2010, 13: 157-165.
- Lopiano L, Rizzone M, Bergamasco B, et al. Daytime sleepiness improvement following bilateral chronic electrical stimulation of the subthalamic nucleus in Parkinson's disease. Eur Neurol, 2001, 46: 49-50.
- Lozano AM, Mayberg HS, Giacobbe P, et al. Subcallosal cingulate gyrus deep brain stimulation for treatment-resistant depression. Biol Psychiatry, 2008, 64: 461-467.
- Lyons KE, Pahwa R. Effects of bilateral subthalamic nucleus stimulation on sleep, daytime sleepiness, and early morning dystonia in patients with Parkinson disease. J Neurosurg, 2006, 104: 502-505.
- Machado AG, Baker KB, Schuster D, et al. Chronic electrical stimulation of the contralesional lateral cerebellar nucleus enhances recovery of motor function after cerebral ischemia in rats. Brain Res, 2009, 1280: 107-116.
- McLaughlin NC, Didie ER, Machado AG, et al.Improvements in anorexia symptoms after deep brain stimulation for intractable obsessive-compulsive disorderBiol Psychiatry, 2013, 73: e29-e31.
- Meagher DJ, O'Hanlon D, O'Mahony E, et al. Relationship between symptoms and motoric subtype of delirium. J Neuropsychiatry Clin Neurosci, 2000, 12: 51-56.
- Meglio M, Cioni B, Visocchi M, et al. Spinal cord stimulation and cerebral haemodynamics. Acta Neurochir(Wien), 1991, 111: 43-48.
- Michou E, Mistry S, Jefferson S, et al. Targeting unlesioned pharyngeal motor cortex improves swallowing in healthy individuals and after dysphagic stroke. Gastroenterology, 2012, 142: 29-38.
- Moghaddasi M, Boshtam M. Weight changes in Parkinson's disease patients after subthalamic nucleus deep brain stimulation surgery. Acta Neurol Belg, 2010, 110: 311-313.
- Munster BC, Aronica E, Zwinderman AH, et al. Neuroinflammation in delirium: a postmortem case-control study. Rejuvenation Res, 2001, 14: 615-622.
- Nikkhah G, Prokop T, Hellwig B, et al. Deep brain stimulation of the nucleus ventralis intermedius for Holmes (rubral) tremor and associated dystonia caused by upper brainstem lesions. Report of two cases. J Neurosurg, 2004, 100: 1079-1083.
- Nishino T, Yashiro E, Yogo H, et al. Comparison of pain and dyspnea perceptual responses in healthy subjects. Pain, 2010, 148: 426-430.
- Nouri S, Cramer SC. Anatomy and physiology predict response to motor cortex stimulation after stroke.Neurology, 2011, 77: 1076-1083.
- Peyron R, Faillenot I, Mertens P, et al. Motor cortex stimulation in neuropathic pain. Correlations between analgesic effect and hemodynamic changes in the brain. A PET study. Neuroimage, 2007, 34: 310-321.
- Peyron R, Garcia-Larrea L, Deiber MP, et al. Electrical stimulation of precentral cortical area in the treatment of central pain: electrophysiological and PET study. Pain, 1995, 62: 275-286.
- Phillips NI, Bhakta BB. Affect of deep brain stimulation on limb paresis after stroke. Lancet, 2000, 356: 222-223.
- Pirotte B, Voordecker P, Neugroschl C, et al. Combination of functional magnetic resonance imaging-guided neuronavigation and intraoperative cortical brain mapping improves targeting of motor cortex stimulation in neuropathic pain. Neurosurgery, 2005, 56: 344-359.
- Price DD. Psychological and neural mechanisms of the affective dimension of pain. Science, 2000, 288: 1769-1772.
- Saitoh Y, Osaki Y, Nishimura H, et al. Increased regional cerebral blood flow in the contralateral thalamus after successful motor cortex stimulation in a patient with poststroke pain. J Neurosurg, 2004, 100: 935-939.
- Shah RS, Chang SY, Min HK, et al. Deep brain stimulation: technology at the cutting edge. J Clin Neurol, 2010, 6: 167-182.
- Shioiri A, Kurumaji A, Takeuchi T, et al. White matter abnormalities as a risk factor for postoperative delirium revealed by diffusion tensor imaging. Am J Geriatr Psychiatry, 2010, 18: 743-753.
- Silbergleit AK, Lewitt P, Junn F, et al. Comparison of dysphagia before and after deep brain stimulation in Parkinson's disease. Mov Disord, 2012, 27: 1763-1768.
- Sillen MH, Speksnijder CM, Eterman RA, et al. Effects of neuromuscular electrical stimulation of muscles of ambulation in patients with chronic heart failure or copd: a systematic

review of the English-language literature. Chest, 2009, 136: 44-61.

- Sillen M, Wouters E, Franssen F, et al. Oxygen uptake,ventilation, and symptoms during low-frequency versus high-frequency NMES in COPD: a pilot study. Lung, 2011, 189: 21-26.
- Stadler JA 3rd, Ellens DJ, Rosenow JM. Deep brain stimulation and motor cortical stimulation for neuropathic pain. Curr Pain Headache Rep, 2011, 15: 8-13.
- Strauss GI, Høgh P, Møller K, et al. Regional cerebral blood flow during mechanical hyperventilation in patients with fulminant hepatic failure. Hepatology, 1999, 30: 1368-1373.
- Takanashi Y, Shinonaga M. Spinal cord stimulation for cerebral vasospasm as prophylaxis. Neurol Med Chir (Tokyo), 2000, 40: 352-356.
- Thevathasan W, Mazzone P, Jha A, et al. Spinal cord stimulation failed to relieve akinesia or restore locomotion in Parkinson disease. Neurology, 2010, 74: 1325-1327.
- Trzepacz PT. Is there a final common neural pathway in delirium? Focus on acetylcholine and dopamine. Semin Clin Neuropsychiatry, 2000, 5: 132-148.
- Trzepacz PT. The neuropathogenesis of delirium: a need to focus our research. Psychosomatics, 1994, 35: 374-391.
- Trzepacz PT, Meagher DJ, Wise MG. Neuropsychiatric aspects of delirium. In: Yudofsly SC, Hales RE. eds.The American Psychiatric Publishing textbook of neuropsychiatry and clinical neurosciences, 4th ed.Washington, DC: American Psychiatric Publishing, 2002: 525-564.
- van der Plasse G, Schrama R, van Seters SP, et al. Deep brain stimulation reveals a dissociation of consummatory and motivated behaviour in the medial and lateral nucleus accumbens shell of the rat. PLoS One, 2012, 7: e33455.
- Visocchi M. Spinal cord stimulation and cerebral haemodynamics. Acta Neurochir Suppl, 2006, 99: 111-116.
- Visocchi M, Della Pepa GM, Esposito G, et al. Spinal cord stimulation and cerebral hemodynamics: updated mechanism and therapeutic implications. Stereotact Funct Neurosurg, 2011, 89: 263-274.
- Von Leupoldt A, Dahme B. Cortical substrates for the perception of dyspnea. Chest, 2005, 128: 345-354.
- Wolz M, Hauschild J, Fauser M, et al. Immediate effects of deep brain stimulation of the subthalamic nucleus on nonmotor symptoms in Parkinson's disease. Parkinsonism Relat Disord, 2012, 18: 994-997.
- Wu H, Van Dyck-Lippens PJ, Santegoeds R, et al. Deep-brain stimulation for anorexia nervosa. World Neurosurg, 2012. In Press.
- Yang EJ, Baek SR, Shin J, et al. Effects of transcranial direct current stimulation (tDCS) on post-stroke dysphagia. Restor Neurol Neurosci, 2012, 30: 303-311.
- Yazgan Y, Narin Y, Demirturk L, et al. Value of regional cerebral blood flow in the evaluation of chronic liver disease and subclinical hepatic encephalopathy. J Gastroenterol Hepatol, 2003, 18: 1162-1167.
- Yokota H, Ogawa S, Kurokawa A, et al. Regional cerebral blood flow in delirium patients. Psychiatry Clin Neurosci, 2003, 57: 337-339.



**译　者:** 雷　艳，主治医师，胸部肿瘤外科，南方医科大学中西医结合医院

**审　校:** 唐丽丽，主任医师、教授，康复科，北京大学肿瘤医院

**终　审:** 刘　巍，主任医师、教授，姑息治疗中心，北京大学肿瘤医院


(译文如与英文原文有异义，以英文原文为准)

# 第五篇

# 姑息治疗案例（中国实践经验）

# 第一章　晚期宫颈癌患者的姑息治疗

何毅，唐丽丽

北京大学肿瘤医院康复科

## 具体病例及治疗过程

1例晚期宫颈癌患者，尽管进行了数个周期的放化疗，但是疾病仍旧进展，进入姑息治疗阶段，主要是要控制由于骨盆转移所致的严重的疼痛。患者对于疼痛描述为骨盆深部的疼痛，并向会阴及腹股沟放射，疼痛与体位变化相关，坐着的时候最痛。使用羟考酮缓释片控制疼痛，吗啡处理爆发痛，加巴喷丁处理神经病理性疼痛，剂量逐渐加至羟考酮缓释片100 mg每次，每12小时1次，吗啡30~40 mg/d，加巴喷丁0.6 g每次，每天3次，但是疼痛控制仍不理想。

除了疼痛快速持续恶化外，患者的意识状态也变得越来越差，根据 DSM-IV诊断标准，患者目前还存在谵妄。所有导致谵妄的原因都有可能，其中，晚期转移癌、难治性疼痛以及药物可能是最主要的原因。

持续的神经病理性疼痛和爆发痛被认为是难治性的，这是因为尽管快速增加止痛药的剂量，但是疼痛症状仍继续恶化，并且治疗的获益／风险比也是患者不能耐受的。

剩下的选择包括进一步进行阿片的轮替，逐渐减停羟考酮缓释片，换为吗啡缓释片。试着使用利多卡因局部止痛，阴部神经阻滞等。

1个月前即使用地塞米松作为联合止痛，但疗效不佳。所以不再考虑使用更高剂量的地塞米松，这是因为继续使用更高剂量的地塞米松可能使得谵妄加重并加剧慢性骨盆感染。

患者摄入量逐渐减少，但是并没有出现恶病质。评估患者的预后时间为数周。向家属及患者交代病情，家属及患者对此能够接受，并表示最重要的是在这最后的阶段尽量保持患者意识清醒，因为希望保持家人间的交流，而不是面对一个植物状态的患者，但在保持患者意识清醒的同时，也希望患者遭受的疼痛及痛苦降至最低。

氟哌啶醇注射液10 mg加入500 mL葡萄糖注射液内静脉滴注，谵妄均逐渐改善。患者意识逐渐清楚，并能使用NRS评分，这有助于准确评估患者的疼痛水平，更加有效地调整止痛药物剂量。患者可以睡眠并能被唤醒，值得注意的是患者尽管表现为睡着，但还是能注意到别人的谈话。当她想与别人交谈时或是想要吃东西或喝水时，她自己会醒来。她的丈夫对能与妻子交流感到满意，护理人员也对患者的改善感到满意，因为不需要反复去患者的房间并进行监测护理。

由于疾病进一步进展，对患者预后的评估为数天，患者及家属均不希望患者被唤醒，因为这对于患者来说是很大的负担。咪达唑仑开始逐渐加量滴定直到患者去世那一天。

## 心得体会

患者的疼痛与谵妄改善，达到了患者与丈夫的治疗目标，患者可以被叫醒并能与其家人进行交流。患者是在痛苦较少的情况下去世。如何在患者的终末期既能维持患者意识的清晰，又能将疼痛水平控制在较满意的水平，往往在治疗上存在一些矛盾，如何找到这个平衡点对于姑息治疗来说很重要，在此过程中甚至在之前的阶段即应该与患者及家属充分沟通，了解他们对于终末期姑息治疗所需要达到的目标，制定较为个体化、细致的治疗方案，在生命的终末阶段给予患者及家属最满意的照料。

## 国外姑息治疗可借鉴的模式

### 急诊姑息医学—克利夫兰模式

急诊姑息医学是一个相对较新的概念，与安宁照料有区别，但其融合了很多安宁照料的概念与原则。

传统的治疗模式是首先寻求根治性治疗。当这些治疗都没有效果的时候，会转诊至安宁照料。现代姑息医学则提供了另一种选择，即是一种与传统治疗相平行的治疗方法，而不是传统治疗的延续——这就是在疾病的早期阶段即进入，而不仅仅是安宁照料，在整个疾病过程中提供持续的照料直至死亡。因此，提供急诊姑息治疗成为一种必要。克利夫兰诊所(Cleveland Clinic)成立了第一家急诊姑息中心，为晚期疾病患者提供紧急症状或新的并发症的控制与处理。

急诊姑息医学的7个基本要求：(1)交流；(2)作决定；(3)管理并发症；(4)症状控制；(5)心理社会评估；(6)临终照料；(7)协同照料。

急诊姑息治疗主要是症状控制及相关症状并发症的处理。相对于普通急诊来说，急诊姑息治疗更加强调医疗团队与患者及其家属之间的交流。他们的哲学是“好的交流是综合治疗的一部分，并且有助于治疗决定的作出”。只要可能，正式的家庭会议会由患者、家属、医生和社工组成，讨论有关照料的目标、预后、出院计划。

临床上常常会遇到癌症患者需要急诊的服务，尤其是在肿瘤专科医院，往往没有设立急诊科，癌症患者只能去综合医院急诊科就诊，但是综合医院急诊科却又缺乏相关的癌症姑息治疗的经验，使得癌症患者得不到良好的照料，所以有必要借鉴国外的急诊姑息医学模式，使得我国癌症患者获得更好的照料。

# 第二章　乳腺癌术前化疗患者的姑息治疗

汪艳

湖南省肿瘤医院宁养院

张某，42岁，中年女性，2014年9月自检发现乳房肿块，2014年9月17日就诊于我院门诊。完善相关检查，9月29日经空芯针穿刺诊断为：右乳腺黏液腺癌，同侧腋窝淋巴结针吸未见癌转移。行术前CEF方案化疗。患者6年前因右乳腺增生行“右乳腺区段切除术”，家族史阳性：患者二姐三姐均患乳腺癌。

化疗过程中患者出现焦虑失眠，于2014年11月13日就诊于我科门诊，精神检查发现：患者1年前因担心儿子高考，整天处于紧张状态，出现焦虑整夜不眠，在安定医院诊断为“抑郁症”，给予米氮平及安定类药物治疗后逐渐缓解，病情缓解后停药。近期发现患乳腺癌，加上化疗的不良反应，患者再次出现焦虑、担心、紧张、整夜无法入睡，伴有烦躁，易生气，周围声音一大就烦躁不安，照顾者只要有一句话让患者觉得不顺心，患者就控制不住发脾气，因此给照顾者带来很多麻烦并频繁更换照顾者。患者为此也很苦恼，希望能改善情绪及睡眠，但她对药物治疗顾虑重重，担心会终身依赖药物，更多的是担心儿子和丈夫。心理测试结果显示：严重焦虑，轻度抑郁症状。考虑到患者既往对米氮平治疗有效，不仅能改善焦虑，又能改善失眠，还能降低患者服药顾虑，于是继续给予米氮平治疗。为提高患者服药依从性及加强抗焦虑治疗，给予冥想及生物反馈治 疗，同时给予一周一次的心理治疗。治疗两周左右，患者失眠及焦虑较前改善，发脾气次数明显减少。治疗一月后，患者症状明显改善，照顾者反映患者情绪明显改善，很少发脾气，睡眠也明显改善，但情绪易波动，不够稳定。

2014年12月底患者丈夫来京照顾患者时，由于担心患者病情，出现失眠，患者病情出现波动，焦虑较前加重，但患者仍对药物有顾虑，坚持维持原药治疗，不愿意加用辅助类药物。她担心丈夫跟我们接触后我们会劝说她丈夫服药，所以不允许丈夫来我科门诊，坚决反对丈夫服用任何改善失眠的药物。为缓解丈夫失眠症状，患者提前让丈夫回家工作，丈夫回家后失眠症状改善，患者症状也逐渐平稳。2015年2月，患者丈夫在得知患者所患乳腺癌为家族遗传性乳腺癌，儿子有可能会得乳腺癌后，整个人彻底崩溃，紧张恐惧，坐立难安，彻夜难以入睡，觉得度日如年，做什么都没意思，无法继续工作，偷偷服用安定但症状无改善。2015年3月3日，患者及丈夫到我科门诊就诊，患者丈夫愁容满面，痛苦不堪，患者在一旁默默流泪，虽然极其不愿意让丈夫服药，但看到丈夫痛苦不已，终于同意让丈夫吃药试一试。为避免患者病情加重，加强心理治疗以稳定情绪，树立治疗信心。同时给予患者丈夫抗焦虑抑郁治疗，让其丈夫先回家治疗，防止两者相互影响。患者丈夫在治疗两周后，症状逐渐改善。

2015年4月，患者完成术前化疗，来门诊咨询术前及术后服药注意事项，指导患者用药，作术前心理辅导。2015年4月28日患者行右乳癌改良根治术加左乳预防性全乳切除术，术后恢复良好。2015年5月5日患者丈夫独自来门诊复诊，此时他的症状已完全改善，他咨询了后续用药问题，并对我们对他和妻子的帮助表示感谢，谢谢我们帮他们度过了最艰难的那段日子。2015年5月7日，患者就诊于我院门诊，诉术后恢复良好，但是对将来表示担心，担心遇到事情之后，情绪波动，病情反复，担心回去之后不知道怎么跟丈夫相处，怕自己会影响丈夫，导致丈夫病情波动。在这次治疗中，我们和患者一起回顾了这半年的治疗以及患者的变化和成长，鼓励患者正确区分正常情绪反应，不是所有情绪反应都是病态的，鼓励患者要相信自己的力量能克服很多困难，并让患者调整与丈夫的相处模式。

这个病例中的患者非常可爱，一心为了丈夫和孩子，即使在生病中，首要考虑的还是自己的丈夫和儿子，丈夫的情绪变化会影响到她的情绪和治疗。所以在本病例中，我们不仅要治疗患者，还要兼顾她的丈夫。我们在治疗过程中，也看到了夫妻双方的成长，在丈夫焦虑抑郁严重时，化疗中的患者带着丈夫来就诊，帮他缴费，给他寄药回家。回头来看一路走来真的很不容易，疾病给患者及家庭带来的影响，有时候往往超出了我们的预估，而我们所给予的支持却少之又少。可以说她是幸运的，因为从患病一开始，我们已经帮助她改善了焦虑和失眠症状，也帮家属解决了情绪问题。但是还有很多的患者和家属因为各种各样的原因，在独自承受痛苦，得不到帮助，甚至不知道从什么地方去寻求这种帮助。姑息治疗，任重而道远。

# 第三章　胰腺癌晚期患者的姑息护理

王云

北京肿瘤医院中西医结合科暨老年肿瘤科

一位79岁的男性胰腺癌晚期肿瘤患者，因腹腔淋巴结转移，腹部疼痛就诊。由于肿瘤包裹血管不能手术治疗，曾行射波刀治疗和单药口服姑息化疗。后因患者病情恶化，出现了肺转移、门静脉瘤栓、大量腹水、梗阻性黄疸、上消化道出血、低蛋白血症、肾功能衰竭等全身症状。在患者来我科治疗的一年半时间里，中医科医疗护理团队给予了他全程、全面和全身心的照护。尽管没有能力挽留患者走向生命终点的脚步，但我们却在患者和家属最无助时撑起了一片天，尽力使患者减轻痛苦，帮助他实现了心愿，并引导家属正确面对亲人的离世，使逝者安息，生者慰藉。下面是我们在患者病情变化的整个过程中，减轻患者痛苦和对他进行心灵关怀的体会。

## 1　疼痛处理

患者2011年12月19日首次入住我科，接诊护士发现患者步入病房时走路略向前弯腰，手捂腹部，原来患者近两月腹部疼痛比较明显。为了更好地了解患者的疼痛情况，护士耐心教他用数字打分评估自己的疼痛，患者诉腹部持续性牵拉痛达6~7分，间断口服奇曼丁后可缓解至2~3分，但夜间疼痛加重影响睡眠。医生根据患者情况给予镇痛药物治疗。用药初期，患者出现了恶心、呕吐、不思饮食、便秘等胃肠道症状，表现出不愿继续服药的想法。一方面医生立即给予对症药物治疗，同时护士向他详细讲解了止痛药的相关知识、不良反应的特点，鼓励他坚持服药。当患者疼痛缓解至3~4分时，我们用中药外敷的方法巩固效果，中药外敷没有副作用，也不增加胃肠负担，患者欣然接受并对镇痛效果给予了高度肯定。经过止痛治疗和积极防治副作用，患者疼痛症状得到了改善，情绪明显好转，也愿意和我们交谈了。见到患者如此变化，我们也都非常欣慰。

在随后的住院治疗期间，主管护士发现患者有时精神欠佳，在询问服药情况时语言搪塞，并说："这药老这么吃也也不行啊，以后怎么办？最近不怎么疼了，我想停几顿试试，晚上的药就没吃。"原来患者担心长期使用止痛药治疗会产生药物依赖，于是自行减量导致疼痛加重，影响睡眠。护士再次讲解了持续镇痛治疗的必要，帮助患者走出止痛药会成瘾的误区。经过耐心沟通，细心观察，随时指导，最后终于让患者打消了顾虑，并愿意按时服药。在之后的一段时间，患者疼痛症状一直控制满意，疼痛评分控制在1~2分。直至生命的最后时刻亦没有因疼痛加重患者的不适感。

## 2　皮肤黏膜护理

随着患者病情的逐渐加重，他陆续出现了腹胀、黄疸、高热、便血、双下肢水肿、营养失调等症状。患者的生命体征尚平稳，但自理能力下降、情绪低落。我们的团队制定了相应的护理干预措施，如预防口腔黏膜炎、皮肤破溃等并发症的发生。

(1)简单的话语取得理解。当患者感到自己的身体一天天衰弱难以好转时，尽管我们每天都在鼓励患者面对现实，活在当下，但依然能够感受到患者情绪的低落和对生命的渴望。我们所能够做的，只有尽自己最大努力减轻患者的痛苦。"我们现在要为您做……""这样做的目的是什么""您觉得这样可以吗？""我们现在可以开始了吗？""今天的输液结束了您可以休息了"等话语是我们每次护理操作时都要讲的。虽然简单，但老人的表情在传递着他内心的感动。适时地征求患者意见，让患者参与到护理措施中来，使患者充分感受到我们对他人格的尊重。

(2)适时翻身减少打扰。患者出现了消化道出血症状，营养失调，消瘦，双下肢水肿。尽管使用了防褥疮气垫床和减压贴保护危险部位的皮肤，但为了预防皮肤破溃，我们需要每隔2小时督促并帮助患者翻身。对于一个体质极度虚弱的晚期肿瘤患者来说，此时只希望安静地躺着，不愿意被打扰。针对这种情况，我们首先做通了家属的工作，选择在患者精神较好的时候帮助其翻身。在执行翻身操作时使用翻身单，教会患者、家属及陪护一些翻身技巧，避免拖、拉、拽的动作，尤其注重水肿部位皮肤的保护，尽量减少患者用力不当引起的乏力和不适。

(3)淋巴按摩与尊重隐私。患者因低蛋白导致双下肢及阴囊中度水肿，为缓解症状我们查阅了相关资料，学习了一些专业的按摩技巧，每日帮助患者进行下肢淋巴按摩，并教会了家属及陪护以便坚持为患者按摩，每次按摩之后局部涂油滋润皮肤。当我们希望进一步查看患者会阴部位的皮肤时，患者为难的表情使我们考虑到应尊重患者的隐私。于是指导患者的老伴进行查看，得知阴囊确实也存在明显水肿，便指导患者的老伴用纯棉方巾将阴囊托起，避免阴囊水肿部位与大腿内侧摩擦引起皮肤损伤。治疗方面，使用中药芒硝外敷以缓解局部水肿症状。

(4)口腔黏膜的舒适护理。每日观察患者口腔黏膜情况，由于进食量少，卧床，患者容易出现口腔溃疡及感染。护士指导患者使用软毛牙刷刷牙，进食前后用生理盐水漱口。当患者自理能力进一步下降，不能自己刷牙时，护士没有使用传统的口腔护理方法，而是采用口腔清洁棉棒沾取淡茶水的方式为患者进行口腔护理，淡茶水要比传统的生理盐水的口感好得多，可以大大增加患者的舒适度。如此直至患者生命终结都没有发生口腔疾患。

(5)中西医结合护理肛周黏膜。患者消化道出血症状始终存在，每日排便4~5次，均为黑褐色稀便，大便潜血强阳性。患者精神虚弱，为缓解老人的紧张情绪，分散注意力，我们找来了一些患者最喜欢的歌曲，如邓丽君的歌与患者共同欣赏。每次排便后指导陪护进行肛周护理，中药坐浴，局部使用液体辅料进行保护，预防因排便刺激导致肛周黏膜的损伤。同时，经过积极的止血治疗，患者便血症状明显好转。

(6)因地制宜为患者洗浴。洗澡是舒适护理的重要体现。由于条件所限我们每周给患者洗头及身体擦浴。在洗浴时充分尊重患者由老伴进行私密部位清洗的要求，护士给予相应指导。使患者既感到舒适，又感到受到了尊重。

## 3 心理支持与灵性关怀

与患者接触的时间长了，我们发现这位做领导工作的患者性格内向，老伴则是大学教授性格开朗，儿女在外企工作，患者对于疾病的严重程度并不十分了解。当患者的疼痛症状得到明显改善时，患者对于护理人员的信任也随之提高，

因为取得了患者的信任，我们能够最大程度地了解患者的真正想法，甚至可以与患者谈及家属不敢涉及的问题。2012年4月，患者第三次住院治疗，因病情进展，伴随而来的乏力、腹胀、贫血，使得本来就内向的老人更加焦虑，在与护士交谈过程中总是问："我这个病是不是好不了了？""这么长时间了，怎么症状越来越重了呢？"因为患者并不了解自己病情的严重程度，这时，医生主动与患者进行了几次深入的交谈，适当地逐步告知病情，引导患者正确面对自己的疾病，渐渐地我们发现患者又开始与医护人员主动交谈了，尽管话语不多，但老人关闭的心门打开了。

在住院期间患者曾几次提出想到海边疗养，以前每年他都会和老伴儿到海边休养一段时间，但是因为自己的病情已经有两年没有去过了，而且随着时间的推移和病情的进展，让这一希望变得更加渺茫。能否抓住时机帮助患者实现这一愿望呢？我们知道对于一个晚期癌症患者和家属而言，帮助患者实现心愿，是他们最大的幸福，哪怕是很小的一个愿望。我们要尽可能在患者身体状况允许的情况下满足他们的需求。最后经过科室讨论，我们向老人提出了积极的建议，同时针对病情给予了患者及家属全面细致的指导，患者单位安排了保健医生全程跟随，专车待命，以备病情突变。终于，在2012年的夏天，患者带着老伴再次前往北戴河疗养院休

养了十天，实现了他的心愿。当老人从北戴河回来时，我们看到，他不仅带着微笑和满足，而且人也略胖了些，精神状态也很好。我们也感到了深深的欣慰。

2012年11月，患者最后一次住院，护士每日陪伴在老人的身边，做护理的同时和他亲切交谈，宛如自己的长辈。患者也时常与医护人员分享他的经历以及兴趣爱好，我们了解到患者很喜欢听邓丽君的歌曲，以前很喜欢旅游、钓鱼等活动，很关心国家大事，每天都要听新闻、读报纸，有时还会和我们谈论一些自己的想法。他对生活的态度、对工作的执着以及夫妻间的相濡以沫深深感染着我们。2013年1月，春节前夕，老人就要迎来八十岁生日，大家都知道这是老人此生最后一次生日，于是科室全体医护人员决定送给老人一份特殊的生日礼物。提前一个月我们就开始准备，希望以VCD的形式回忆老人一生美好的生活。老伴提供了很多珍贵的照片，科里护士亲自将照片制作成了配乐视频短片，背景音乐选择了患者最喜欢的歌手邓丽君的一首老歌《小城故事》，并配以全科医护人员的祝福视频。当我们手捧鲜花、推着蛋糕来到老人病房，当我们把自己亲手制作的短片放映出来，这个意外的惊喜使老人眼睛里噙满了泪花，高兴的脸上露出了幸福的微笑。我们知道这份生日礼物凝结了老人一家的亲情，也凝聚了我们和患者深深的感情。

## 4 临终关怀与哀伤辅导

当患者出现嗜睡、反应迟钝、不能自理时，家属的心情是紧张而沉重的，所以护士在做好生活护理的同时，每天都要与家属交流，疏导情绪。我们了解到老人很想念自己的孩子们，便建议尽快让孩子们回来，在老人还有意识的时候多陪陪老人。同时向家属交代患者后期可能会出现昏迷，生命也随时可能结束。指导家属做好后事的准备工作。患者老伴在签署病危通知书之后说："唉……他这一辈子，我和他一起经历了辉煌，也走过低谷。其实我早就准备好了这一天，从他刚刚被确诊这个病，第一个给我们看病的大夫告诉我们只有三个月的生命了，但是你们却让他多陪了我一年多，我知足了。而且在这一年多的时间，我看到他虽然不舒服，但比我预期的痛苦少多了，我们知足啦！一切顺其自然吧，他活着的时候我对得起他，死后我们也没有任何遗憾了！"老人在说这段话的时候神情淡定。虽然我们不能够挽回患者的生命，但家属对于患者患病期间的治疗没有遗憾。最后，家属签署了放弃有创抢救的同意书，决定让患者的生命自然终止。2013年4月16日，患者在老伴、儿女的陪伴下结束了自己的一生。他走的时候，是安详的，是平静的，是有尊严的。

## 5 小结

从患者初次入院直到生命的终结，一年多的时间，中医科的医护人员一直陪伴着他，提供了身心社灵的全程护理。WHO在2002年针对姑息护理给出了明确的定义：姑息护理是针对所患疾病不能根治、进行性恶化或生存期较短的患者给予的积极整体护理，控制疼痛和其他非疼痛症状，给予患者积极的心理、社会和精神支持。

一个癌症晚期患者，在经历过多种治疗方法后，他们最关心的并不是自己的疾病还能否治愈，而是在以后有限的生命过程中还要承受什么样的痛苦。癌症的治疗过程可能带给患者生理上的痛苦和形象的改变，姑息护理团队应该帮助患者减轻症状，提供舒适护理，提高生活质量。对于生命的尊重正是通过医护人员对患者的细心治疗、舒适护理和心理支持乃至每一个细节来体现的。帮助患者重拾信心，获得尊重，在生命的最后阶段感受到舒适和温暖是我们姑息护理团队的目标。

# 第四章　鼻咽癌重度癌痛患者的姑息治疗

邹然，刘晓红

湖南省肿瘤医院宁养院

## 1　伴随疾病发展的心灵成长关怀

(1)一般项目：患者李先生，17岁，未婚，大学生。

(2)诊断：鼻咽癌并多处骨转移、肺转移。

(3)病历摘要：2007年12月患者无明显诱因出现双颈部肿块，头痛涕血，未予正规诊疗。颈部肿块增长迅速，2008年在某三甲医院确诊为鼻咽癌T2N2M0，Ⅲ期。行根治性放疗，达到CR出院。出院后未定期复查。1年后出现全身疼痛，双颈部淋巴结肿大，复查示多处骨转移，肺转移。因家庭经济困难，放弃治疗，自购尼美舒利止痛治疗，效果不佳。

首次探访体格检查：被动卧位，面部及双眼睑水肿。左颈部可扪及多个肿大淋巴结，直径为1~2 cm；左腋下可扪及直径为3 cm的淋巴结，质硬固定，有压痛。胸肋处多处压痛，右下肺呼吸音低，左肺呼吸音粗糙，心率90次/分，律齐。腹软，肝脾不大。左半肢体活动受限。双膝反射减弱，双下肢无凹陷性水肿。

疼痛评估：左肩部及双髂部疼痛，呈钝痛，严重影响活动和睡眠，考虑为肿瘤直接引起的疼痛，NRS评分7分，属重度癌痛。曾不规则服用尼美舒利止痛治疗，效果不佳。

## 2　患者临床特征

患者在身体、社会、心理、灵性上均存在巨大的困扰。

## 3　姑息治疗过程

主要问题如下。

(1)疼痛：重度癌痛，止痛效果不理想。

(2)咳嗽：咳嗽，无痰，影响睡眠。

(3)心理心灵问题：患者风华正茂的年龄就身患绝症，生的渴望，死的威胁，病痛折磨，孤独无助，理想和现实的巨大落差让少年的心中充满困惑和绝望。经常反问自己“活着还有什么意义，难道就是为了受苦吗”患者情绪低落，孤独隔绝，几次自杀，都被警惕的母亲阻止。

(4)社会问题：患者是外乡人，因病辍学，同学很少探望，母亲全职照顾，父亲在外打工，收入微薄，家庭经济困难，社会支持匮乏。

## 4　姑息治疗方式方法

(1)身体方面：运用三阶梯止痛原则控制疼痛，予即释吗啡滴定后转为盐酸吗啡缓释片60 mg/d治疗，效果好。可待因镇咳，舒适护理指导改善水肿等症状。

(2)心理和灵性：患者人生阅历很少，容易受挫，对疾病和生命缺乏正确的认知，对苦难感受无力和逃避。通过接受式音乐治疗和其他治疗方式使他改变认知，对人生进行回顾和反思，发现自己生命的意义和价值，减少对死亡的恐惧，锻炼与死亡威胁共存的坚强意志。聚焦于眼前自己能做到的建设性的行为，完成有意义的事情。改善内疚愤怒等情绪，表达自己的爱心和为他人做点好事的诚意。

(3)社会方面：无限的爱可以肯定生命的价值和激发生命的潜能，让生命重现光彩。多次组织媒体和慈善机构人士一起探访，自发捐款，帮助家属解决燃眉之急。安排同籍的义工带患者出游，干净舒适的轮椅、浓浓的乡音、温暖的太阳，让患者露出了久违的笑容。

患者的疼痛控制满意，生活质量提高，情绪逐渐稳定直到离世。患者心态发生了明显的转变，开始平静地面对死亡。他用手机拍下满意的照片作为自己的遗照，完成四道人生，向家人道爱、道歉、道谢，道别。在灵性层面，开始探讨人生意义和人生价值等问题。主动说服伤心欲绝的父母同意他捐献角膜，将光明留在人间。

患者去世后，依据风俗，不能回老家安葬。父母没有能力在长沙购置墓地。社工继续提供服务，为患者找到了免费的公益墓地安葬，完成患者的愿望，将他留在了长沙这个充满遗憾和爱意的土地上。

## 5 心得体会

绝症患者面对的不仅有身体的病理变化，还有身-心-灵的蒙难(王东红，2005)。生命的模式被破坏，感到无力无望。开始质疑自己的信念，思考生命意义，努力寻找终极的归宿。

虽然死亡不可逆转的，患者在灵性层面仍有峰回路转的生机，心灵有进一步升华的可能(陈钒，2008)。此时，临床心灵关怀的技巧如陪伴、聆听、艺术治疗等技巧，可以帮助患者与死亡和解，发现生命的意义，对人生价值和事物重新排序，找到新的支点，在面对疾病与死亡威胁却仍然充满宁静。

其中，艺术治疗有很大的发展空间。在艺术里，感性的东西是经过心灵化了，而心灵的东西也借感性而显现出来。艺术的真善美能触及每个人的灵魂，具有深入生命本体的力量。通过精心选择音乐，利用音乐的节奏、优美的旋律引导患者进人轻松愉快的境地，可以分散患者的注意力、缓解疼痛，发掘积极资源。

## 6 与国外的差异与差距

随着现代医学的发展，临终关怀最重要的问题已不在医疗技术上，而在心理和心灵的抚慰上了(Trask *et al.*，2003)。患者和家属有强大的需求，却得不到满足。医生面对生死境遇，经历比普通人更丰富，却缺乏相应的生死教育，也经常遭遇伦理和心灵困扰。

而对心灵和生死智慧的关注正体现着医学的人文关怀所在。与西方相比，国内姑息医学专业缺少强有力的学术支持和组织依托(黄丽等，2002)，医护人员缺乏持续的信息沟通与必要的心灵成长和及生死学的培训，工作中困难重重，很容易回避问题。如何加强心灵关怀、生死学，人文医学的教育既是从事姑息医学工作所面临的问题，也是一个巨大的转机。

## 参考文献


- 王东红. 人文关怀视野中的医院发展. 医学与哲学，2005，26(8)：47-48.
- 陈钒. 姑息医学-宁养疗护的家居照顾. 广东：汕头大学出版社，2008：278-285.
- Trask PC，Paterson AG，Griffith KA，et al. Cognitive-behavioral intervention for distress in patients with melanoma: comparison with standard medical care and impact on quality of life. Cancer，2003，98(4)：854-864.
- 黄丽，黄汉腾. 临床开展肿瘤心理治疗的必要性和可行性. 医学与哲学，2002，23(6)：61-62.


第五篇

# 第五章　子宫平滑肌肉瘤术后患者的姑息治疗

邹然，刘晓红

湖南省肿瘤医院宁养院

## 1　一位癌症患者姑息治疗的社会心理支持

(1)一般项目：患者余女士，43岁，已婚，家庭妇女。

(2)诊断：子宫平滑肌肉瘤术后伴双肺、肝及腹盆腔转移。

(3)病历摘要：患者因月经量多，痛经，于2011年10月在某医院诊断为“子宫肌瘤”，并行“子宫肌瘤剥离术”。术后月经量仍多，并逐渐出现下腹胀痛，尿频。2012年9月17日在某三甲医院在膀胱镜下行输尿导管放置术，经腹子宫切除，盆腔粘连松解及转移结节切除术。术后病理检查结果提示子宫平滑肌肉瘤，腹腔、盆腔及卵巢有种植转移。术后化疗7周期。2013年5月在我院复查提示双肺、肝及腹盆腔转移。以后开始出现咳嗽咯血，右上腹及左下肢疼痛，泰勒宁止痛效果不佳，放弃治疗并申请宁养服务。

首次探访体格检查：恶病质，神志清楚，被动卧位，表情痛苦。全身皮肤未见黄染，未扪及浅表淋巴结肿大。右肺呼吸音低，左肺呼吸音粗糙，心率90次/分，律齐。右上腹局限性膨隆，肝右肋下5 cm，明显触痛，表面高低不平。左下肢肌力3级，余肢体肌力正常。左膝关节明显压痛。双下肢无凹陷性水肿。

疼痛评估：患者右上腹及左下肢疼痛，呈胀痛，严重影响活动和睡眠，考虑为肿瘤直接引起的疼痛，NRS评分7分，属重度癌痛。曾不规则服用止痛药物治疗，效果不理想。

个人状况：患者儿子12岁，其1岁时被确诊为唐氏综合征，鉴定为一级智残，往往一个单词教上千遍都学不会。患者专职教育，丈夫早出晚归靠开摩托车支撑家庭。在他人介绍下，他们带孩子在长沙的一所特殊教育学校读书。四年来，老师的培育使孩子略有进步，但生活自理能力仍然堪忧。虽然如此，孩子的点滴进步仍使一家人都心怀感恩，倍感幸福。

可是，屋漏偏逢连夜雨，不幸再次残酷降临。2012年她被确诊为恶性子宫肿瘤，夫妻举债几十万完成了治疗，病情仍在恶化，于是他们陷入日夜的疼痛折磨中，开始不断质疑人生：“好人为什么没有好报，自己所受的苦难什么时候才是尽头”。看到疲惫的丈夫、懵懂的儿子和家徒四壁的家况，她陷入了深深的绝望！数次想自行了断，被丈夫阻止。

她亲人都在外地，只有低保固定收入，社区很少救助。

## 2　患者临床特征

患者在个人身体心灵和社会层面上均存在巨大的长期的困扰。

## 3　姑息治疗过程

主要问题如下。

(1)疼痛：重度癌痛，不规则服用泰勒宁等，止痛效果不佳。

(2)咳嗽：咳嗽，无痰，晚上咳嗽剧烈，影响睡眠。

(3)心理心灵社会等问题：患者意识到奇迹不会发生，疾病不断恶化，身体失能，负担加重，成为他人负累，社会支持缺乏，开始出现不断自我怀疑和否定、沮丧、失落、内疚和无奈。

## 4 姑息治疗方法成效

(1)身体方面：经调整后，予即释吗啡滴定后转为吗啡缓释片180 mg/d配合即释吗啡片治疗，效果好。可待因镇咳效果较好。

(2)心理和心灵问题：患者陷入内心的矛盾和冲突中，感受到低自尊和无价值，情绪低落退缩。运用综合的临床心灵关怀方法，包括陪伴聆听、尊严疗法(Chochinov，2002)、赠送小盆栽鼓励她和大自然连接，音乐治疗加放松内心意象法引导转移注意力和改善身心痛苦，义工协助她给儿子打毛衣、做手工等。

(3)社会方面：患者重视家人的需要，因家人的幸福而感满足和安心，担心家人的未来。鼓励患者表达关心，组织爱心人士帮助申请到社会救助，减免小孩学费，这些讨论和安排都让患者感受到自己仍然可以履行家庭责任，寻找到生存意义。大学生志愿者也上门陪伴教导小孩。孩子游戏、唱歌、欢乐的情景，都鼓舞这位母亲增强活下去的勇气。

(4)成效：患者的疼痛控制满意，开始由无可奈何变为接纳生命的有限和失落，重新认识生命和苦难的意义，重建自我价值，由愤怒抱怨转变为感谢生命，心灵获得更多的自由。带着对亲人和友人的祝福平静地离开人世。心怀感恩，希望尽自己一份微薄之力来回馈社会，去世前在义工帮助下捐献角膜。

## 5 心得体会

心理和心灵的照顾涉及最深的人际关系，需要临终关怀人员和患者及家属不断的互动。心灵照顾是属于灵性之间的相互影响(Fritzsche and Wirsching，2003)，是用生命影响生命。

临终关怀人员需要一定的专业技术修养，良好的人格、无限的爱心和较高的灵性修养，才能有效地运用内在力量，影响他人生命。除此，艺术修养也可以不断提升。艺术是一个富有灵性的媒介，能引起瑕思，与人共鸣，更能激活人的情感和想象。音乐、植物和手工制作治疗等艺术治疗形式很容易滑入患者的灵性领域，缓解晚期癌症患者的身心灵的痛苦症状，明显提高患者的生活质量。

## 6 临终关怀展望

临终关怀能给人们带来什么？这是一种智者的思维方式，也是一门艺术。它不仅是对人类的尊重，也是对医学的尊重；不只是对患者人性和人格的尊重，更是对医护人员自身的尊重。可以说，这样一项惠及到千家万户的事业，需要各方面人才去认真实践并加以推动，高效整合各种社会资源，探索出更多的形式，发展富有自身特色和发展趋势的本土化线路，从而为各类有服务需求的患者提供帮助，实现留者善生，去者善终。

## 参考文献


- Chochinov HM. Dignity-conserving care--a new model for palliative care: helping the patient feel valued. JAMA, 2002, 287(17): 2253-2260.
- Fritzsche K, Wirsching M. Psychotherapeutic interventions in cancer patients. The Chinese-German Journal of Clinical Oncology, 2003, 2(1): 53-54.


第五篇

# 第六章　多发转移癌患者的姑息关怀

冉凤鸣，周晓艺

湖北省肿瘤医院

具体病例：患者，男，65岁；退休工人。

临床特征：患者咳嗽咳痰两周，伴痰中带血，于2006年12月27日行胸部CT检查提示：右肺癌纵隔淋巴结转移，右肺内多发结节，考虑转移癌；支纤镜病检示：右肺中叶小细胞癌(SCLC)。肺癌是全球最为常见的肿瘤，SCLC占肺癌的15%~20%，由于其生物学特性与其他组织学类型不同，仅有少数早期患者首选手术治疗。该患者既往有高血压病史十余年。慢性胆囊炎、胆囊多发性结石，确诊时右肺多发转移瘤，已无手术机会。从那以后他就化疗—放疗—再化疗—再放疗一直与癌症打着持久战，在我们医院的放疗病房、化疗病房住院达十多余次，老人一直都非常乐观地面对癌症，坚持不懈的治疗。

治疗过程：于2007年1月2日—2007年2月2日按EP方案化疗2周期，2007年2月20日复查胸部CT：右肺门及右肺内肿瘤消退，并于2007年2月23日—2007年6月21日行EP方案化疗3周期，每次化疗因为胃肠道反应重而减量化疗。2007年6月30日复查CT右肺门及右肺中叶病灶较前无明显变化。随后改行放疗，于2007年7月14日—2007年8月14日在我院放疗科行肺部放疗DT60 Gy/30F。2007年9月患者无意中发现右侧颅骨有一结节，无痛，渐增大，于2007年10月15日行头颅CT示：考虑右侧颅骨转移瘤，于2007年10月18日行骨转移灶放疗DT30Gy/15F。2007年11月27日复查头颅及胸部CT颅骨转移瘤，放疗后消退，右肺病灶放疗后明显缩小。于2008年2月患者无意中又发现左侧颅骨处有一小结节，行头颅CT：考虑左侧颅骨转移瘤，给予GP方案化疗1周期后左侧颅骨结节消退，随后化疗期间因肾功能异常停止治疗。2008年5月因腰骶部疼痛，MRI检查：第3腰椎、左髋臼转移，放疗后症状缓解；2008年12月患者又出现左侧肩胛骨、肋骨疼痛，发现左侧额骨结节1.5 cm，证实多发骨转移，再次予以姑息性放疗、配合奥施康定止痛，辅以唑来膦酸等治疗后疼痛缓解，于2009年1月14日出院。2009年3月因肝转移行EP方案全身化疗2周期后行经皮肝动脉栓塞术。

方式方法：患者化放疗后2月出现颅骨转移，分期从局限期到广泛期，不论多么坚强开朗的人，内心还是难以接受再次的打击。此时，姑息关怀尤为重要。

姑息关怀是通过多功能的团队协作来完成的。湖北省肿瘤医院欣然心理工作室的周晓艺主任兼放疗科主任，加入了患者的姑息治疗过程中。除了姑息性放疗缓解患者疼痛，更多的是心理关怀和心理疏导。治愈不可能，但姑息性放化疗可以缓解症状，改善生存质量。我们想给予患者一定的希望，希望需要一个目标，拟定目标是对不可根治疾病患者关怀的一个组成部分。

2008年5月患者出现了第二处骨转移，他说："周医生，我别无他求，我只想看到8月8日奥运会在北京开幕……"他的愿望实现了。

2008年12月患者又出现了第三处骨转移，他又说："周医生，我没什么要求，只盼着能看到我们武汉市第一条过江隧道开通，我还想和家人过最后一个团圆的春节……"治疗顺利结束了，他的愿望又一次实现了。

2009年2月患者又出现了肝转移，他说："周医生，你一定要帮帮我，我还有目标没实现呢！

我还想看到我们祖国的60大庆呢！”愿望再一次实现了。

当我们把战胜癌症这个大目标化解成若干个眼前的小目标时，困难就没有那么大，也容易实现得多，而且实现每一个小目标都让我们充满了希望。

当这些小目标一个个实现的时候，癌症这个魔鬼就已经踩在了我们的脚下！

心得体会：患者不断地为自己设立人生的目标，而正是这种常人垂手可及的愿望，却变成他与癌症持久战的信念源泉，帮他一步一个脚印地战胜癌魔。

大多数人面对困难时，会出现畏缩、退却的正常反应，试着将大困难化解成一个个容易实现的小目标，在不断实现小目标的基础上，可不断为自己积累信心，实现最终的目标。

经验总结：从尊重患者的角度出发，医师还是应该把实情交待清楚，共同商讨如何面对；提倡患者要用积极的心态去如实地面对疾病，舒缓自己的情绪，配合治疗与康复。“希望是比所获得的目标为零大得多的一种期待。”希望需要目标，有时可能需要将远期目标(可能是不现实的)分为若干“小的目标”(较为现实的)。

与国外差距：在我国，仅有为数不多的几家专业化住院姑息关怀单位。姑息医学专业化医师，在英国需要一名医师获得医师资格后，再经过四年的姑息医学专业化培训，才能获得该学科的执业资格。我国目前尚未建成姑息医学专业学科，姑息关怀团队成员多为肿瘤科、疼痛科医师兼职。

# 第七章　晚期肺癌患者的自杀事件

周亚娟，周晓艺

湖北省肿瘤医院

孔夫子在两千五百年前，就意识到事情做过头和做不到位都是一样不好的结果，所谓“过犹不及”。过犹不及如果只是发生在简单的工作和日常生活上，可能尚有补救的机会。而作为临床一线肿瘤医生，在晚期肿瘤患者的治疗方面，笔者却是看到了太多“过犹不及”的实例，过度治疗给肿瘤患者了带来了无法弥补的遗憾。半年前，一位患者陈XX割颈自杀，幸而抢救及时，才不至于造成无法挽回的结局。为什么她会采取如此激烈的方式如此坚决地弃世呢？我们把患者的整个病例特征及心路历程总结如下。

## 1　病例特征

69岁女性患者，因“咳嗽伴痰中带血2月”起病到我院就诊，不幸被确诊左肺中叶肺腺癌（临床分期为T3N2M0，EGFR突变阳性）。患者当时的状态评分为1分（ECOG），根据患者及家属的意愿，患者接受了扩大行肺叶切除术。因纵隔淋巴结受侵，放疗科医师建议补充局部放疗。手术及放射治疗后，根据临床指南治疗规范及患者儿女的强烈要求，补充了4周期辅助化疗。整个治疗计划完成。

治疗后半年，患者在家休养时突然出现左侧面瘫及左侧下肢乏力，MRI结果提示患者出现了肿瘤脑转移。患者在附近医院接受了肿瘤伽马刀治疗。治疗后，患者的症状没有得到缓解仍伴随着面部麻木疼痛，无法控制的恶心、呕吐。听说还有最新的靶向治疗，患者儿女把她再次送到我院，也是这次住院期间，患者趁家人不注意采取了极端手段。

## 2　自杀事件之后

患者伤口愈合后，家属依旧有强烈的治疗意愿。我们告知了我们的态度：即使经济条件许可，也不建议患者再去尝试任何抗肿瘤的治疗，只建议患者来到我们的家庭病房接受最佳姑息治疗以及适度的心理疏导。家属反复纠结的几个主要问题是：(1)“已经花了这么多钱，怎么还转移”？(2)“姑息治疗不就是放弃生命了吗？这让我们如何面对周围的亲戚朋友？(3)“能不能不要告诉我们的母亲，她的生命即将走到尽头”？(4)“最新的靶向治疗可以试试吗，我们砸锅卖铁卖房子也要救母亲！”虽然无奈，我们还是反复向家属解释：目前确实没有肯定可以延长患者生命的医疗手段；如果经济确实不宽裕，我们不建议患者在如此强大的心理压力下接受昂贵的靶向治疗。令人惊讶的是，最后是患者自己坚决要求儿女同意我们给出的建议。

如此，患者住进了我院特设的家庭病房。我们的家庭病房床头供氧和各种医疗设备的插口都被名画掩饰，病房陈设有如家庭内部环境，面湖的落地窗户，可以使患者享受到从晨曦到晚霞的自然光线。在这样的环境中，我们连同患者家属陪伴着阿婆走完了她生命中的最后一程。而在这个过程中，我们分别对患者以及其儿女进行了多次充分的心理疏导。

住院期间患者告诉我们，自诊断出癌症以后，她始终觉得自己是“有罪之人”，“因为自己家庭有了精神上和经济上的灾难”“无用之人拖累之躯”“与其死得那么痛苦，还不如自行了断”“看着同病房的病友抢救时浑身都插满了管子，自己害怕那样离世”。面对敞开心扉和我们谈论死亡的患者，我们如实地告知，死亡是生命的过程，谁都不可能长命千年，但我们不该促进生命的结束，因为这会给家人带来更大的更难以解脱的伤痛，但是我们也向她保证最后关头不会给她不必要的机械措施维持生命。

对于患者子女，我们用数据告诉他们，晚期肺癌的5年存活率几乎为0，而姑息治疗的本意，绝不是放弃生命，而是尊重生命的自然过程，以最大的努力在患者临终前过上一种尽可能主动的生活，减轻患者以及家属两方面的痛苦。即使是医疗水平发达的欧洲、美国，靶向治疗也因为其高昂的费用以及微弱的疗效，而受到众多医疗专家的质疑。如果砸锅卖铁卖房子去治病，只会让患者心理负担更重，说不定会再次采取极端手段。我们不反对家属在隐瞒患者的基础上给患者尝试一些靶向治疗，但更建议家属加强与患者的交流，给予心理上的安慰，抓住最后的时光安排好家事，不留遗憾。

虽然我们每天只给患者最基本的治疗，但阿婆的精神却慢慢好转，已经面瘫的脸上露出欣慰的笑容。我院欣然心理工作室举行癌症患者集体心理治疗时，听着其他患者讲述其所经历的痛苦和折磨时，她坐在轮椅上坦然说出自己曾经割颈自杀的经历，鼓励其他患者树立生活的信心。患者最终还是离开了人世，但不论是医生还是家人，心理上都相对轻松了些许。

## 3 心得体会

中国肿瘤登记中心发布的《2012中国肿瘤登记年报》(赫捷等，2012)显示，我国每分钟有6人被诊断为癌症，有5人死于癌症。而尽管人类经过上百年的努力，试图彻底攻克癌症这一顽症，时至今日，有一半以上的癌症患者不能被治愈。客观地说，癌症的诊疗在过去30年里内并未取得翻天覆地的突破，癌症仍然是严重威胁人民健康的头号杀手。

阿婆生命终结前安详的面容让我们相信，我们整个基本治疗理念符合国际上的研究结果，即对于濒死的晚期肿瘤患者，如能避免采用旨在延长患者生命的积极生物学治疗，那么他们去世前的生活质量可能有明显改观(Katz *et al.*，2013)。生活在临终护理所的终末期患者比患有同样疾病但积极寻求治疗的患者活得更久(钟华，2007)。我们因此也不断地思考：高强度的治疗会不会降低患者本身的免疫功能，会不会不仅未能延长生命却反而降低了患者本该获得的生活质量？在我国目前严峻的医患关系面前，我们是不是有胆量去做“减法”？

其实很多时候，医患双方都只不过是这个推广“过度医疗”的庞大系统中的受害者而已。人们普遍认为“救死扶伤”才是医护人员首要的职责，如果医生建议不采取积极的治疗，那家属们很有可能会认为医生是出于自身医术不高明、害怕承担治疗失败的责任等原因才提出的这个建议。而中国的医生目前仍处在短缺中，几乎每个医生都被繁忙的医疗工作所束缚，很多晚期癌症患者就这样被忽略了甚至被“遗忘”了，更别指望着这些繁忙的医护人员能够开导即将离世的患者。而由于没有足够的力量比如医生的介入，患者和家属之间的相互压力也可能导致极端事件的发生，比如阿婆的自杀事件。当然临终患者能不能得到合理的医疗照顾及妥帖的心理安慰还与很多客观因素有关。比如中国绝大多数的晚期癌症患者，没有自主能力选择一个较好的外部环境，即熟悉的医生护士、熟悉的辞世地点等等，最后不得不在痛苦、孤独中“草草离去”。

总之，除去我们尚未能控制的很多其他因素，我们提倡所有医护人员牢记希波克拉底的“不伤害原则”，对于晚期肿瘤患者，切记，在诊治过程中尽量不使患者的身心受到损伤。这是医务工作者应遵循的基本原则。让我们在晚期肿瘤的诊疗过程中，记得“过犹不及”的哲学，记得“过”就是伤害，给予患者“适可而止”的治疗，加上“恰到好处”的精神心理支持，让生命得到最大的尊重。

## 参考文献


- 赫捷，赵平，陈万青. 2012中国肿瘤登记年报. 北京：军事医学科学出版社，2012.
- Katz MH, Grady D, Redberg RF. Undertreatment improves, but overtreatment does not. JAMA Intern Med, 2013, 173(2): 93.
- 钟华. 恶性肿瘤的过度治疗与避免. 中国医学伦理学，2007，20(1)：107-108.


第五篇

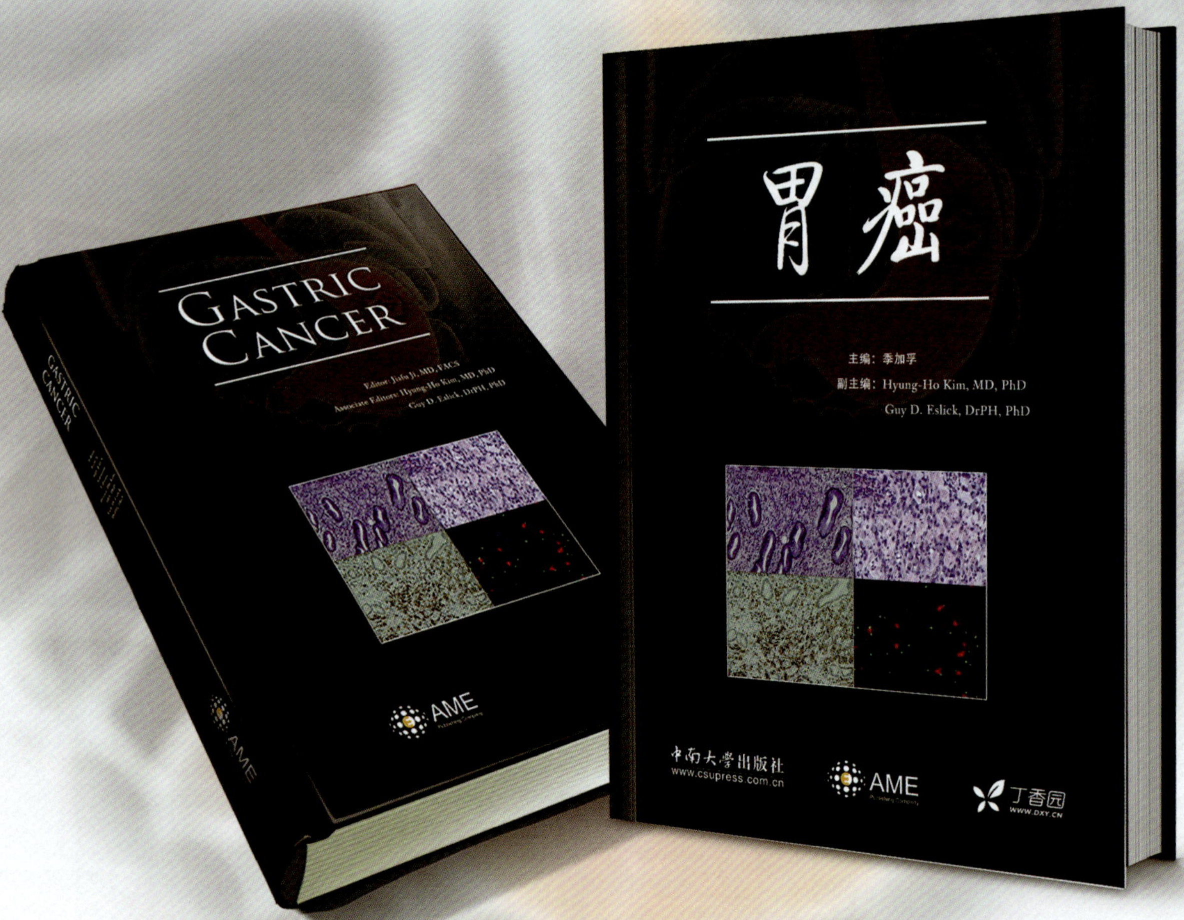